Clinique

et

Thérapeutique

spéciales

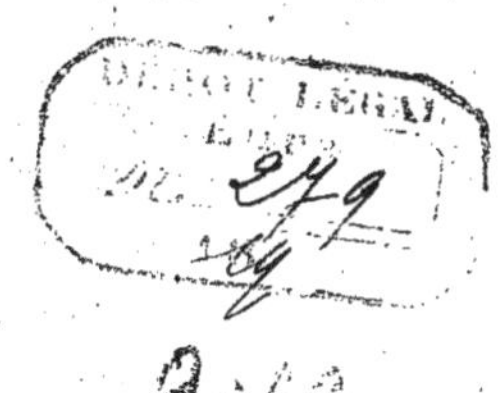

HENRY PAULIN ET Cie, ÉDITEURS

MANUEL DE CLINIQUE

ET DE

THÉRAPEUTIQUE

SPÉCIALES

MANUEL DE CLINIQUE

ET DE

THÉRAPEUTIQUE

SPÉCIALES

PAR

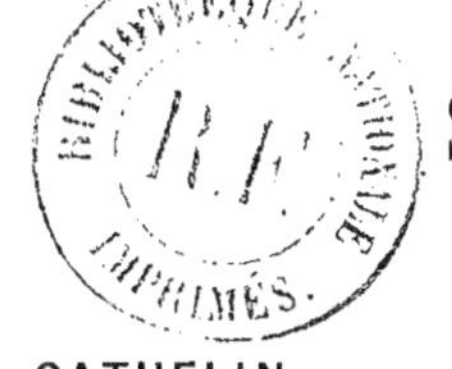

CATHELIN
Chef de clinique à l'hôpital
Necker.

DELHERM
Ancien interne des Hôpitaux.

L. DEVRAIGNE
Ancien interne des Maternités
de la Charité
et de Lariboisière.

ISELIN
Chef de clinique à l'hôpital
Necker.

MOUCHET
Ancien chef de clinique,
Assistant de chirurgie
aux Enfants-Malades.

M. ROY
Dentiste des Hôpitaux.

F. TERRIEN
Ophtalmologiste des Hôpitaux

WICART
Ancien interne des Hôpitaux.

Directeur de la Publication : WICART

DEUXIÈME SÉRIE

Chirurgie orthopédique : **A. MOUCHET.** — *Voies urinaires :* **F. CATHELIN.**
Gynécologie : **ISELIN.**
Obstétrique : **L. DEVRAIGNE.** — *Électro-radiothérapie :* **L. DELHERM.**

Ce volume contient **314 gravures,**
AVEC PHOTOGRAPHIES ORIGINALES

PARIS

HENRY PAULIN ET Cie, ÉDITEURS
21, RUE HAUTEFEUILLE, 21

1906

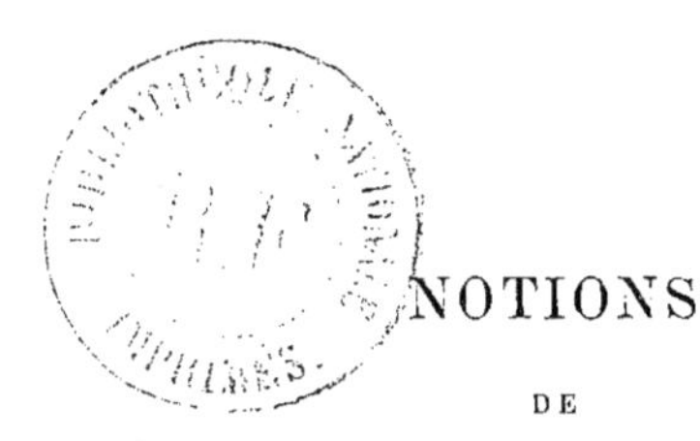

NOTIONS

DE

CHIRURGIE ORTHOPÉDIQUE

AVERTISSEMENT

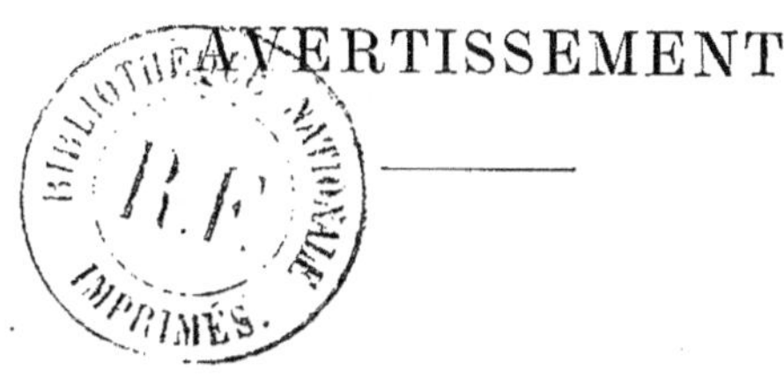

On ne trouvera pas dans les pages qui suivent un manuel complet de chirurgie orthopédique. Mon seul but a été de condenser en quelques pages aussi claires et aussi précises que possible, les notions élémentaires, indispensables aux praticiens, sur les principales difformités congénitales et acquises[1]. J'ai donc laissé systématiquement de côté l'historique de ces difformités ; je n'ai décrit de leurs lésions anatomiques que le strict nécessaire pour expliquer leurs symptômes ; enfin la thérapeutique a été restreinte à l'énumération des procédés et à leurs indications, la technique opératoire constituant à elle seule un chapitre trop important pour être décrite ici avec les détails qu'elle mérite.

Le beau *Traité de chirurgie orthopédique* de MM. Berger et Banzet fournit sur cette thérapeutique tous les éclaircissements nécessaires. Je renvoie également le lecteur — pour les détails anatomiques et cliniques — aux travaux classiques de M. le professeur Kirmisson sur les *Affections d'origine congénitale* et les *Difformités acquises de l'appareil locomoteur* ainsi qu'à l'excellent *Précis de chirurgie orthopédique* de M. Nové-Josserand, et aux livres de Broca, Redard, etc.

L'orthopédie a été trop longtemps négligée en France à la fin du siècle dernier, alors qu'en Italie, en Amérique et en Allemagne surtout, elle faisait l'objet d'importants travaux. Il est grand temps qu'elle reprenne dans notre pays — pour le plus grand profit des malades — l'essor vigoureux qu'elle y avait pris au début du siècle dernier.

Albert MOUCHET.

Paris, 23 octobre 1905.

---

[1] Peut-être une place exagérée a-t-elle été laissée à la description de certaines difformités rares ou réputées telles, mais c'est précisément en vue d'attirer sur elles l'attention du praticien que j'ai cru devoir les décrire un peu longuement.

NOTIONS

DE

CHIRURGIE ORTHOPÉDIQUE

PAR

ALBERT MOUCHET

Ex-chef de clinique chirurgicale à la Faculté,
Assistant de chirurgie à l'hôpital des Enfants malades.

CHAPITRE PREMIER

DÉFORMATIONS DU COU

Les déformations du cou qui intéressent l'orthopédiste sont groupées sous le terme général de *torticolis*. Ce terme désigne toute attitude vicieuse de la tête qui est inclinée sur une épaule et regarde plus ou moins de côté. Le fait en lui-même est aisément constatable ; on peut dire qu'il saute aux yeux, mais il est d'une interprétation parfois délicate, qui demande en tous cas à être raisonnée.

Faites asseoir convenablement le malade, découvrez-lui le cou et les épaules et regardez immédiatement si la déviation de la tête n'est pas due à une rétraction de la peau cicatrisée vicieusement. Le *torticolis cicatriciel* succède le plus souvent aux brûlures, parfois aux lésions tuberculeuses ou syphilitiques des téguments du cou, ou aux phlegmons gangréneux de la région ; il est facile à reconnaître, quelle que soit l'affection causale. Vous aurez vite fait de l'éliminer et vous devrez vous demander si vous êtes en présence d'une affection aiguë ou d'une lésion chronique.

Si le début a été brusque, les commémoratifs sont toujours à peu près les mêmes : c'est un sujet qui, en se réveillant, a ressenti de violentes douleurs dans le cou et s'est trouvé dans l'impossibilité de le redresser : *torticolis musculaire* (qui est le plus souvent en réalité d'origine *articulaire*) ; ou encore c'est un homme habitué à porter sur la tête de lourds fardeaux et dont le cou a été brusquement tordu, *torticolis traumatique par lésions articulaires* (entorse, luxation incomplète des vertèbres cervicales).

Il ne faut pas oublier que dans certains cas, les déviations, qui ont évolué ainsi d'une façon aiguë, sont susceptibles de passer à l'état chronique, et vous aurez parfois à cette période quelque peine à les distinguer des torticolis chroniques d'emblée. Ceux-ci sont l'un : le torticolis *congénital* qui est le torticolis proprement dit, *torticolis par rétraction du muscle sterno-mastoïdien* ; l'autre, le *mal de Pott sous-occipital* ou ostéo-arthrite tuberculeuse des premières vertèbres cervicales qui constitue le type du *torticolis osseux*. Je rappellerai seulement pour mémoire les exceptionnelles variétés de torticolis osseux qui se rattachent à l'ostéo-arthrite syphilitique et à l'arthrite sèche déformante.

TORTICOLIS CONGÉNITAL

Le torticolis congénital offrant le type le plus complet et le plus fréquent du torticolis, c'est de lui que je parlerai d'abord.

Sans entrer dans le domaine de la pathogénie qui ne doit pas être abordé ici, je dois dire que le plus souvent la déviation de la tête apparaît seulement quelques semaines après la naissance. L'époque de son apparition est en rapport avec la cause déterminante qui semble à l'heure actuelle la plus fréquente, avec la lésion du sterno-mastoïdien résultant d'un accouchement laborieux, que cette lésion soit un hématome (Stromeyer) ou qu'elle soit une nécrose traumatique spéciale du muscle (Mikulicz et Kader), l'une et l'autre lésion aboutissant toujours en fin de compte à la rétraction fibreuse du sterno-cléido-mastoïdien (*origine* OBSTÉTRICALE *du torticolis*).

Ce qui est certain — et dans une clinique récente, M. Broca insistait avec raison sur ce fait — c'est qu'un très grand nombre des enfants atteints de torticolis sont nés par le siège et qu'on voit survenir chez eux quelques jours après la naissance, un noyau dur dans un des muscles sterno-mastoïdiens tiraillé ou contus davantage au moment de l'extraction de la tête dernière.

Quelques semaines après, le même muscle est atteint de rétraction fibreuse ; la déviation du cou s'accuse. J'ajoute qu'on peut la voir coïncider avec d'autres lésions congénitales proprement dites, bec-de-lièvre, pied bot, luxation congénitale de la hanche, etc., ou avec des lésions acquises, de nature obstétricale encore, telles que les paralysies radiculaires du plexus brachial.

Le torticolis congénital est certainement plus fréquent à droite ; il s'observe un peu plus souvent chez la fille que chez le garçon.

Symptômes. — *Inclinaison de la tête sur l'épaule d'un côté,* le droit un peu plus souvent ; *rotation de la face du côté opposé ;* voilà les deux termes de la difformité (fig. 1 et 2). Il s'en faut que ces deux termes aient la même valeur ; l'inclinaison latérale est le phénomène primordial : très légère parfois, assez prononcée dans d'autres circonstances où l'oreille est presque collée à l'épaule, elle ne manque jamais, et c'est elle qui frappera le plus vos regards. La rotation de la face du côté opposé peut être absolument inappréciable, cependant elle est presque constante, le chef sternal du muscle étant rétracté aussi souvent, sinon plus souvent — comme on le disait à tort autrefois — que le chef claviculaire.

Le cou, plus ou moins raccourci du côté de la déformation, est parcouru par des plis transversaux ; du côté sain, il est allongé et en même temps élargi. On ne voit pas se dessiner sous les téguments comme de l'autre côté la corde du muscle rétracté.

Regardez maintenant la nuque et le dos du sujet ; vous apprécierez les déformations subies secondairement par la colonne vertébrale : courbure du rachis cervical à convexité du côté sain (inclinaison surtout, mais aussi torsion comme dans la plupart des scolioses) — c'est la *scoliose* principale, *cervicale moyenne ;* — et *courbures de compensation* cervicale supérieure et dorsale moyenne, à convexité dirigée vers le côté difforme. La scoliose cervicale moyenne peut exister seule, l'épaule est alors relevée du côté malade. S'il existe des courbures de compensation, l'épaule est plutôt abaissée et très allongée de ce côté. Il existe souvent aussi un certain degré de cyphose dorsale.

Ce premier examen superficiel terminé, palpez le cou, vous sentirez du côté lésé la corde dure du muscle sterno-mastoïdien ; vous la rendrez plus saillante encore en cherchant à redresser la tête. Ce redressement est impossible ; vous pourrez en revanche exagérer la flexion de la tête, son inclinaison latérale ou sa rotation. Certains sujets ont plutôt la tête fléchie avec l'attitude du torticolis, et ne peuvent l'étendre que très imparfaitement; d'autres tiennent la tête étendue et peuvent la

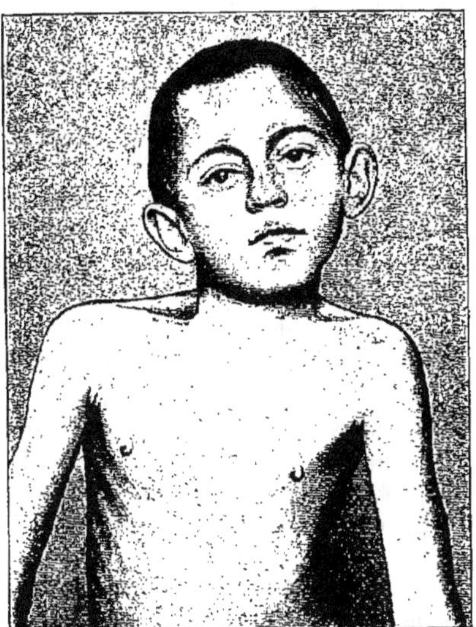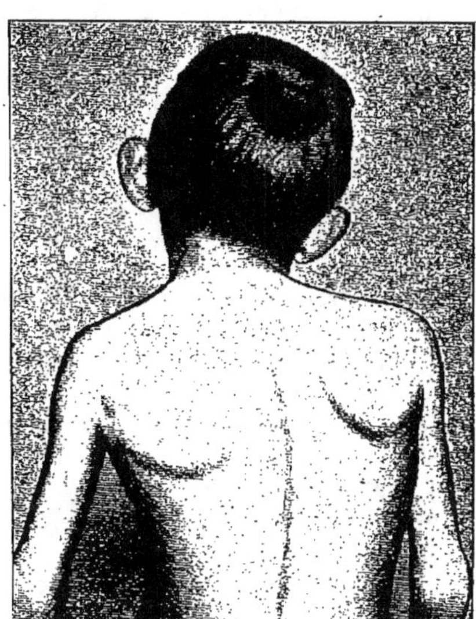

Fig. 1 et 2. — Torticolis congénital droit. D'après Stumme.

fléchir assez bien. Ne vous attendez pas dans votre palpation du cou à pouvoir distinguer nettement le faisceau sternal du faisceau claviculaire ; on sent généralement mieux le premier, mais on ne peut pas dire qu'il est le seul pris. Ce n'est guère qu'après la section du tendon sternal qu'on sent le tendon claviculaire rétracté faisant obstacle à la réduction complète de la difformité.

Vous achèverez votre examen par l'inspection des *déformations du crâne et de la face ;* vous ne les observerez guère dans les premières années de la vie ; mais, passé ce temps, vous ne pouvez manquer de les remarquer. Elles s'annoncent par une asymétrie plus ou moins prononcée du crâne et de la face. Au crâne, le front du côté du torticolis est moins saillant, la bosse pariétale est plus large et plus courte. A la face, même atrophie du côté malade dont le squelette est plus large et plus court que du côté sain : cavité orbitaire plus basse et plus étroite, moindre saillie de la pommette, aile du nez amincie.

Diagnostic. — Quand vous aurez au complet tous les signes que je viens d'énumérer, vous n'aurez pas de peine à diagnostiquer : *torticolis congénital.* Cependant je dois vous mettre en garde contre deux erreurs également fâcheuses que vous pourriez commettre à un examen un peu trop superficiel.

Chez les nouveau-nés, on observe assez souvent une attitude un peu penchée de la tête coïncidant avec une certaine asymétrie du crâne et de la face. Mais cette déformation, qui résulte probablement d'une attitude vicieuse intra-utérine est trop précocement remarquée pour constituer un torticolis; d'autre part, vous ne sentez aucune induration dans le sterno-mastoïdien du côté où la tête penche. Si vous revoyez l'enfant au bout de quelques mois, voire même au bout de quelques semaines, la difformité a considérablement diminué si elle n'a pas disparu; évolution qui ne s'observe jamais avec le plus léger des torticolis.

Quand l'enfant est plus âgé, toute confusion semble impossible. Pourtant il est arrivé à d'éminents cliniciens de prendre pour un torticolis congénital la déviation du mal de Pott sous-occipital. — Cette erreur grave doit être évitée si l'on tient compte moins des commémoratifs souvent vagues et incomplets que des signes fournis par l'examen approfondi du rachis cervical. L'attitude de la tête peut se trouver absolument la même dans le torticolis congénital et dans le torticolis *osseux*; — mais ce dernier présente deux ordres de symptômes : phénomènes douloureux et troubles de la motilité du rachis cervical qui lèvent tous les doutes. *Phénomènes douloureux* : car le sujet accuse le plus souvent des douleurs dans la nuque irradiées sur les côtés du cou, dans l'épaule, le dos, etc...; et — fait absolument constant — la palpation méthodique des apophyses épineuses ou des apophyses transverses des vertèbres cervicales réveille des douleurs plus ou moins vives. *Troubles de la motilité du rachis* : car ici au lieu que les seuls mouvements limités soient ceux auxquels fait obstacle le muscle sterno-mastoïdien rétracté, *tous* les mouvements de la colonne cervicale sont plus ou moins limités et ils sont douloureux. Enfin, on observe dans le mal sous-occipital de l'empâtement de la nuque; je ne parle pas des abcès ossifluents qui surviennent à une période tardive où le diagnostic s'impose.

Il n'est pas difficile de distinguer le torticolis congénital du *torticolis musculaire réflexe*, celui qui accompagne les abcès du cou, les parotidites, les mastoïdites, ou du *torticolis musculaire dit rhumatismal* qui est en réalité une contracture musculaire dépendant d'une arthrite cervicale. Il n'y a pas davantage de confusion possible avec un *torticolis post-traumatique* (entorse, luxation des vertèbres cervicales), si l'on tient compte des commémoratifs, du début brusque de la difformité et des autres symptômes présentés par le sujet.

L'*hystérie* n'est pas exceptionnelle dans l'enfance, mais la variabilité des symptômes, le caractère douloureux de la contracture, l'exagération de cette contracture pendant l'examen, tout cela, joint aux phénomènes névropathiques présentés par l'enfant, permettra de reconnaître la nature hystérique de certains torticolis.

Traitement. — Dès que le torticolis congénital est reconnu, la thérapeutique doit intervenir, orthopédique seulement chez les tout jeunes enfants, opératoire à partir de deux ans environ. Il n'y a pas de temps à perdre, parce que si l'on veut obtenir après le traitement un bon résultat esthétique et fonctionnel, il faut intervenir avant que les déformations secondaires soient constituées ou tout au moins avant qu'elles soient trop prononcées; je veux parler de la scoliose et des malformations cranio-faciales. Il est vrai que ces dernières paraissent quelquefois en même temps que le torticolis; par suite elles ne sauraient être supprimées par une intervention précoce; mais comme elles se prononcent singulièrement avec l'âge, elles resteront fort atténuées si le torticolis est traité de bonne heure. Pareil sort est réservé à la scoliose qui, supprimée rapidement par une thérapeutique précoce, est seulement améliorée au bout de plusieurs mois, si le torticolis est traité tardivement.

Chez le nouveau-né, il faut pratiquer le *massage* du muscle sterno-mastoïdien, si on y trouve la nodosité dont nous avons parlé, et de toute façon prévenir la déviation du cou par les moyens orthopédiques (voir plus loin).

A partir de deux ou trois ans, l'intervention chirurgicale est indiquée : ce sera *la ténotomie* du muscle rétracté — de son chef sternal toujours et du claviculaire le plus souvent, et de leur gaine fibreuse — .Cette ténotomie doit être à l'heure actuelle pratiquée à *ciel ouvert* si on veut qu'elle soit innocente et efficace ; on pratique une petite incision pour éviter une cicatrice trop visible surtout chez les petites filles. Peut-être chez celles-ci conviendrait-il d'employer la méthode de ténotomie sous-cutanée (Berger) en ayant soin de rompre avec le doigt les brides et adhérences profondes.

La *résection* — même partielle, la seule admissible — du muscle sterno-mastoïdien (Mikulicz) ne paraît indiquée qu'en cas de récidive post-opératoire, encore ses indications seront-elles extrêmement restreintes si l'opération a été complète et si elle a été suivie d'un traitement orthopédique longtemps prolongé.

Entre les mains de Lorenz (de Vienne) le *myorrhexis* ou « massage forcé » du muscle a donné quelques bons résultats ; mais il nous paraît trop aveugle pour être recommandé.

Après la ténotomie, vous devez appliquer pendant une dizaine de jours au plus un appareil orthopédique (fig. 3) (minerve, collier) ou une minerve plâtrée [1] avec ou sans tube élas-

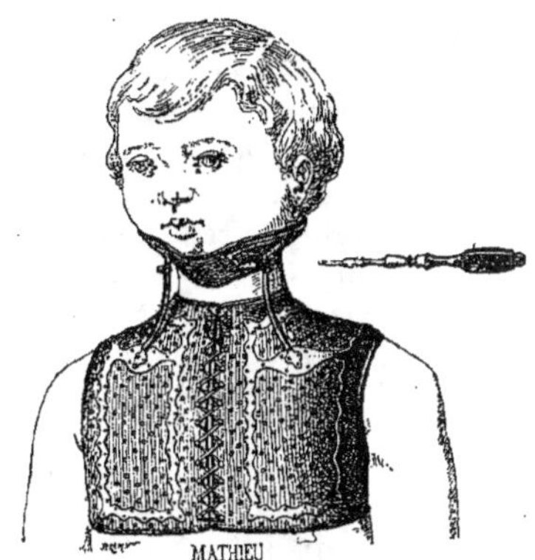

Fig. 3. — Collier en cuir moulé pour torticolis.

tique intermédiaire à la bande plâtrée céphalique et à la bande thoracique, voire même un simple bandage ouaté du cou avec beaucoup de coton et la tête en forte hyperextension (Schanz).

L'opération du torticolis ne donne de bons résultats que si le *traitement orthopédique post-opératoire* (massage, mobilisation) est commencé de bonne heure et poursuivi pendant un temps fort long.

Les manipulations pratiquées par le chirurgien ont une importance considérable dans le traitement post-opératoire du torticolis et comme ces manipulations sont de tous points analogues à celles qu'on doit pratiquer chez les petits enfants avant toute opération, je les décrirai brièvement.

Elles consistent essentiellement en mouvements, imprimés à la tête dans la flexion, l'extension, et surtout la torsion dans le sens opposé à la difformité primitive. Le mieux est de placer le sujet assis devant vous, de telle façon qu'il vous tourne le dos. Passez alors vos avant-bras autour du cou de l'enfant, vos deux mains venant se superposer au-devant de sa face, la main gauche appuyée sur le menton, la main droite empaumant le front ; vos deux avant-bras appuyés sur les épaules de l'enfant les empêchent de participer aux mouvements que vous allez imprimer à la tête.

---

[1] Voy. plus loin, p. 11.

Redressez alors celle-ci en hyperextension doucement, progressivement, sans à-coups, et cela à plusieurs reprises pendant cinq minutes environ, un peu plus longtemps dans les séances suivantes qui se succéderont tous les deux jours à peu près.

Vous pouvez encore placer le sujet de la façon suivante. Toujours assis devant vous et vous tournant le dos, empaumez-lui de votre main gauche le côté sain du cou. Avec la main droite placée sur l'occiput, relevez fortement la tête du côté sain, de façon à la pencher le plus possible sur l'épaule saine maintenue immobile par votre main gauche.

Les mouvements actifs, effectués par le malade, possibles seulement à partir de cinq ou six ans, sont des plus recommandables. On indique au sujet les mouvements de redressement qu'il doit effectuer seul plusieurs fois par jour, en le mettant autant que possible en face d'une glace.

Redard conseille de « faire tenir pendant ces exercices un poids par la main du « côté du torticolis, le sujet ne peut ainsi faire remonter son épaule et la rappro- « cher de la tête qui a tendance à s'incliner de ce côté. Les mouvements sont « continués jusqu'à ce que le sujet arrive presque à toucher l'épaule du côté sain « avec l'oreille de ce même côté ».

Les manipulations passives et les mouvements actifs doivent être commencés vers le dixième jour après l'opération; il n'est pas nécessaire, à moins d'indications spéciales, de prolonger au delà de cette limite le port de l'appareil immobilisateur.

MAL DE POTT SOUS-OCCIPITAL

Le mal de Pott sous-occipital est une ostéo-arthrite tuberculeuse des articulations de l'atlas avec l'occipital et de l'atlas avec l'axis.

Comme dans toutes les ostéo-arthrites tuberculeuses, les contractures réflexes des muscles voisins constituent le premier élément de la difformité; au bout d'un temps variable, l'attitude vicieuse est fixée par les progrès de l'ulcération osseuse. On voit ainsi survenir une luxation en avant de l'occipital et de l'atlas sur l'axis, soit brusquement (compression du bulbe par l'apophyse odontoïde et mort subite), soit lentement, progressivement.

Rarement un abcès de l'espace rétro-pharyngien ou de la région carotidienne constitue le premier symptôme du mal sous-occipital [1]. Le plus souvent ce sont des douleurs irradiées au cou, aux épaules ou c'est une attitude vicieuse de la tête et du cou (fig. 4). Le sujet a l'air « empalé »; il tourne la tête tout d'une pièce. Celle-ci est penchée en avant, assez fortement pour que le menton entre en contact avec la face antérieure de la poignée sternale. Parfois c'est exactement la déformation typique du *torticolis congénital* que l'on observe. Mais les mouvements du cou ne sont pas plus libres dans le sens de la difformité que dans le sens opposé; la nuque est empâtée, les apophyses épineuses ou transverses sont douloureuses à la pression ; le toucher pharyngien permet de réveiller une douleur locale ou même de constater un déplacement osseux.

L'évolution lente et chronique permet d'éliminer les torticolis rhumatismaux qui ne sont le plus souvent que des ostéo-arthrites cervicales.

---

[1] Je viens d'observer un cas de mal sous-occipital chez un vieillard de soixante-dix ans où un gros abcès rétro-pharyngien fut le premier signe qui engagea le malade à consulter.

Le principe du *traitement* dans cette affection comme dans toutes les ostéo-arthrites tuberculeuses est l'immobilisation dans une bonne position.

La première indication est d'obtenir cette bonne position; la seconde est de la maintenir.

L'extension continue réalise au mieux la première indication en quelques jours seulement, s'il s'agit de contractures musculaires, en plusieurs semaines s'il s'agit de subluxations pathologiques. On relève légèrement les pieds du lit, on place la tête dans une mentonnière de Glisson, et on attache à la partie supérieure de la

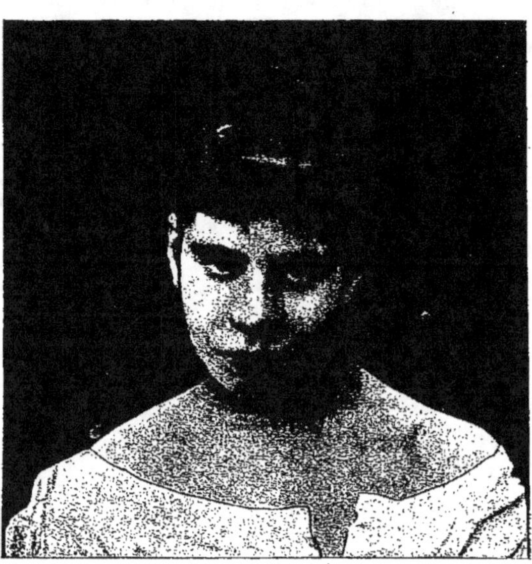

Fig. 4. — Mal de Pott sous occipital.

mentonnière une corde qui passe sur une poulie et soutient des poids de 2 à 3 kilogrammes.

Une fois la tête placée en bonne position, on l'y maintiendra par une minerve plâtrée. Si l'état local n'était pas trop grave auparavant, on pourra laisser marcher le sujet avec la minerve. Sinon, il serait plus sage de le condamner au décubitus dorsal, toujours avec cette minerve.

Une fois survenue la période de convalescence (disparition des douleurs, reprise de l'état général) les corsets orthopédiques seront avantageux.

Minerve plâtrée pour torticolis après l'opération ; pour mal de Pott sous-occipital.

OBJETS NÉCESSAIRES. — Une *capeline en lint* pour recouvrir la tête avant d'appliquer la minerve, ou, à son défaut, un bonnet fait avec des bandes de crêpe Velpeau.

Un *jersey* destiné à entourer le cou, les épaules et la poitrine.

Une *grande attelle en* T, faite avec de la tarlatane apprêtée ou de la mousseline sèche.

Du *plâtre* fin, à mouler, dit plâtre de Paris, sec, pur, non éventé (c'est-à-dire doux, sans odeur, prenant rapidement), bien tamisé.

Préparation de l'attelle en T. — La tarlatane se vend dans le commerce en pièces de 60 à 70 centimètres de largeur et de 10 à 30 mètres de long.

Vous taillez une attelle en T dont les chefs transversaux larges de 4 à 6 centimètres, et possédant 16 épaisseurs sont assez longs pour entourer la tête, se croiser sur la nuque et revenir sur les épaules et la région thoracique antérieure descendant jusqu'au rebord costal. La branche verticale du T, préparée de la même façon et cousue au milieu de la bande de tarlatane précédente, part du front, suit la suture sagittale, recouvre la nuque, descend sur le dos jusqu'à la région lombaire.

Préparation de la bouillie plâtrée. — Dans une cuvette à demi remplie d'eau (pas chaude, le plâtre prendrait trop vite), vous semez le plâtre, jusqu'à ce qu'il reste à la surface de l'eau sans s'y enfoncer; alors vous plongez la main et vous agitez le mélange de façon à préparer une crème un peu liquide.

Application de l'appareil. — L'attelle en T est trempée dans la bouillie plâtrée, malaxée, imbibée soigneusement, finalement essorée au sortir de la cuvette par les deux mains qui la compriment à plat de haut en bas.

Achevez de la sécher sur l'alèze qui recouvre la table de pansement; ne la saupoudrez pas de plâtre sec.

Appliquez-la maintenant sur le patient. Disposez soigneusement les chefs transversaux sur les régions mastoïdiennes, de façon à ce qu'ils ne blessent pas le pavillon de l'oreille.

Vous pourrez consolider la minerve, en roulant *autour de la base du thorax des attelles larges* de 15 centimètres environ entre lesquelles vous interposerez les extrémités de l'attelle en T.

CHAPITRE II

DÉFORMATIONS DU THORAX

La plupart des déformations du thorax sont acquises et s'observent à la suite des lésions vertébrales (cyphose, scoliose, mal de Pott, etc.); nous aurons l'occasion de les mentionner à propos de chacune de ces affections.

Il est cependant quelques difformités qui sont primitives : les unes congénitales, les autres acquises.

Congénitales : ce sont l'absence du sternum partielle ou totale, la fissure du sternum simple ou compliquée d'ectocardie [1], le thorax en entonnoir.

Acquises : ce sont les difformités dues au rachitisme, à savoir les nodosités chondro-costales ou *chapelet* rachitique, le rétrécissement de la partie moyenne du thorax avec projection en dehors des dernières côtes, le thorax en carène ou thorax de poulet [2]; enfin certains cas de thorax en entonnoir paraissent entrer dans le cadre des difformités acquises, dues probablement au rachitisme.

THORAX EN ENTONNOIR

Le thorax en entonnoir, décrit pour la première fois en France par un auteur anonyme de la *Gazette des Hôpitaux* (1860), et dans la suite par Ebstein en 1882, sous le nom de *Trichterbrust* est une difformité le plus souvent congénitale, consistant dans une dépression à la fois sternale et costale, en forme d'entonnoir ovale ou circulaire étendue de la 2e ou 3e pièce du sternum à l'appendice xiphoïde.

L'enfoncement est médian, les cartilages costaux participent avec le sternum à sa formation. On n'observe pas de troubles cardio-pulmonaires concomitants ; en revanche on a vu coexister d'autres lésions congénitales, telles que l'absence des muscles pectoraux.

Certaines formes de thorax en entonnoir, mais à caractères moins nets, semblent dues au rachitisme pour les uns, constituent un stigmate de dégénérescence pour d'autres.

Il existe une autre difformité congénitale assez analogue au thorax en entonnoir,

[1] Lannelongue. *Acad. des Sciences,* mai 1888 et *Leçons de clinique chirurgicale,* Masson, 1905, p. 460.

[2] Exagération de « l'angle de Louis », angle saillant en avant formé par l'union de la première avec la deuxième pièce du sternum : saillie des deuxièmes cartilages costaux.

c'est le thorax *en gouttière*. Ce dernier se caractérise par l'intégrité du sternum avec convexité des extrémités antérieures des côtes. Enfin — mais il s'agit ici d'une déformation acquise et toute confusion est impossible, — Pierre Marie a signalé dans certains cas de myopathie progressive primitive la présence au niveau du tiers inférieur du sternum d'une dépression assez analogue à celle du thorax en entonnoir.

CHAPITRE III

DÉFORMATIONS DE LA COLONNE VERTÉBRALE

La colonne vertébrale, presque rectiligne chez l'enfant, présente normalement chez l'adulte des courbures antéro-postérieures : courbure cervicale, à convexité antérieure ; courbure thoracique, à concavité antérieure ; courbure lombaire, à convexité antérieure ; courbure pelvienne, à concavité antérieure.

La convexité postérieure du rachis thoracique a son point culminant au niveau de l'articulation des 5e et 6e vertèbres dorsales.

La courbure lombaire est plus marquée chez la femme que chez l'homme.

Le rachis normal n'a pas de courbures latérales ; il présente, il est vrai, sur le côté gauche des corps des 3e, 4e et 5e vertèbres dorsales une légère concavité, mais cette concavité ne correspond pas à une inclinaison du rachis, c'est une gouttière artérielle, portant l'empreinte de l'aorte.

La *cyphose* est l'exagération de la courbure dorsale convexe en arrière ; la *lordose* est l'exagération de la courbure lombaire convexe en avant. La *scoliose* est une courbure latérale anormale.

Les déformations de la colonne vertébrale que nous aurons à étudier, consistent soit en anomalies des courbures antéro-postérieures (cyphose, lordose), soit en courbures latérales anormales (scolioses).

I. — ANOMALIES DES COURBURES ANTÉRO-POSTÉRIEURES

A. Cyphose traumatique (Kümmel) ou spondylite traumatique, apparaissant après un traumatisme du rachis à symptômes assez atténués : au bout de quelques semaines ou mois, douleurs intercostales, troubles de la marche, fatigue par la station debout et cyphose dorsale, ressemblant parfois à la gibbosité du mal de Pott, plus arrondie en général. Peut-être doit-on mettre cette cyphose sur le compte d'une fracture ancienne dont les signes ont été assez frustes pour passer inaperçue ; vraisemblablement aussi, il faut invoquer une altération trophique des vertèbres. Même traitement que pour le mal de Pott (voy. p. 19).

B. Cyphose et lordose paralytiques, succédant à la paralysie infantile qui frappe soit les muscles extenseurs du rachis (cyphose), soit les muscles spinaux ou les muscles de l'abdomen (lordose) ; elles disparaissent quand le malade est couché et nécessitent seulement le port d'un corset orthopédique.

C. Cyphose et lordose rachitiques, à deux âges différents de la vie, la première enfance (deux à trois ans) et l'adolescence.

La cyphose est plus fréquente que la lordose, elle est étendue à toute la hauteur de la colonne dorsale, et apparaît surtout quand le malade est assis. Le rachis reste généralement assez souple. Mais si la déformation persiste jusqu'à l'adolescence, il peut s'enraidir notablement et simuler un rachis « pottique ».

A noter que parfois la scoliose se combine à la cyphose (voy. p. 22) ; le pronostic est alors assombri.

La cyphose de l'adolescence est rachitique aussi, mais cette fois les stigmates habituels du rachitisme font le plus souvent défaut; il s'agit de ce rachitisme partiel, spécial aux adolescents que des auteurs allemands ont désigné à tort par le terme d'ostéomalacie

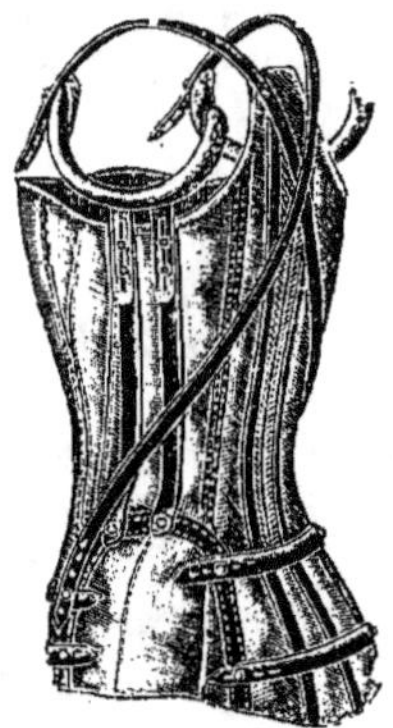

Fig. 5. — Corset en coutil (système de Hessing) pour cyphose.

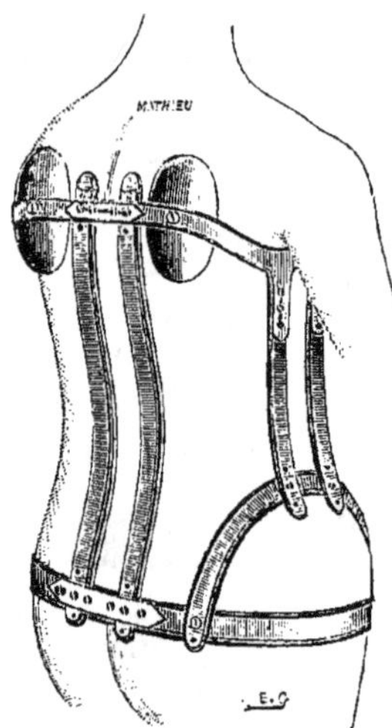

Fig. 6. — Corset pour cyphose, en ressorts d'acier.

juvénile (voy. Scoliose, p. 22). L'hérédité doit être invoquée aussi à l'origine de cette déformation. Il faut distinguer :

La *cyphose totale* (dos rond proprement dit), courbure à convexité postérieure étendue à toute la hauteur de la colonne vertébrale : dos saillant, omoplates détachées du tronc (scapulæ alatæ), fesses plates. —La tête et le cou sont penchés en avant, les épaules fuyantes, la poitrine rentrée et rétrécie, le ventre saillant. La difformité reste longtemps mobile, mais elle peut se fixer à un moment donné.

La *cyphose partielle* soit à la région cervicale inférieure et dorsale supérieure, soit à la région dorsale seulement, l'excavation lombaire restant normale ou s'exagérant (dos rond creux).

Si vous avez affaire à un enfant, traitez avant tout le rachitisme, évitez la position assise, et faites coucher l'enfant sur un matelas dur, avec une planche en bois disposée dessous.

Chez l'adulte, le traitement général présente aussi une extrême importance ; il doit être physique et moral à la fois, fortifier l'organisme en général et le système musculaire en particulier, éduquer la volonté souvent défaillante. Les reconstituants: huile de foie de morue, arsenic, les bains salés, les bains de mer, les douches, voilà autant de moyens de traitement recommandables. Vous devez leur joindre la gymnastique, en particulier les exercices d'assouplissement, suspension à l'échelle dorsale ou emploi du mât horizontal. Les corsets de coutil bien faits, avec ou sans brassières, rendent quelques services (fig. 5 et 6).

D. Cyphose tuberculeuse (gibbosité du mal de Pott). — Dans l'affection si fréquente chez l'enfant qu'est le mal de Pott, la gibbosité est pour l'orthopédiste le fait dominant ; il faut éviter à tout prix cette difformité. Sans être fatale, elle est trop souvent la conséquence, chez l'enfant plus encore que chez l'adulte (à cause de la mollesse friable de son squelette en évolution), de l'effondrement des corps vertébraux causé par les progrès de la tuberculose.

Dans certaines formes de carie superficielle qui se rapportent du reste vraisemblablement à l'actinomycose, la gibbosité peut manquer, alors que l'abcès est précoce. Elle manque encore dans certaines formes de tuberculose localisée en un point central du corps vertébral, lorsque ce foyer reste nettement enkysté et que la résistance de l'état général jointe à une thérapeutique précoce s'oppose à son extension.

Dans les formes ordinaires du mal de Pott, la gibbosité marque un processus de cicatrisation du foyer tuberculeux, une tendance de l'hiatus formé en avant de la colonne par la destruction des corps à se combler par du tissu fibreux ou osseux. Ce que nous devons faire, c'est empêcher cet hiatus de se produire et pour cela reconnaître le mal dès le début avant que les lésions osseuses soient trop étendues. Dans certains cas, la gibbosité apparaît rapidement, dans d'autres, lentement : d'une façon générale, elle est surtout apparente dans la région dorsale (dans ses deux tiers supérieurs) parce que là existe déjà une convexité du rachis. Elle est moins volumineuse dans la *région dorso-lombaire*, où la *localisation est le plus fréquente*, sans doute parce que le segment vertébral est celui qui travaille le plus : elle est à peine apparente à la région lombaire qui perd alors sa lordose pour devenir droite.

Si légers que soient les signes du début, un clinicien avisé ne manquera pas de les reconnaître. Pour cela, le mieux est d'examiner le sujet debout, le corps complètement nu. Chez les fillettes ou chez les femmes, on pourra laisser le jupon serré à la taille après avoir fait enlever la chemise.

Suivant les cas, on observera une contracture des muscles des gouttières vertébrales, une rigidité du rachis, ou une voussure anormale de ce dernier, voire même une déviation scoliotique (cas plus rare).

La première manœuvre clinique à pratiquer, la plus caractéristique est *la recherche de la mobilité du rachis* ; la douleur provoquée vient ensuite.

Quel est le degré de souplesse, de mobilité du rachis ? Tel est le renseignement essentiel à obtenir. Le sujet est debout ; jetez à terre devant lui un objet (M. Lannelongue, M. Broca emploient leurs trousseaux de clefs) qu'il devra ramasser sans fléchir les jambes ; répétez l'épreuve à plusieurs reprises en faisant ramasser l'objet successivement par la main droite, par la main gauche, par les deux mains.

La main qui ne sert pas à ramasser les clefs vient peu à peu chercher la cuisse du même côté pour y prendre un appui, pendant que l'autre main arrive lentement sur l'objet à saisir.

Si le sujet tente de ramasser l'objet avec les deux mains, il conserve le rachis vertical, il descend le corps tout d'une pièce en fléchissant fortement les deux hanches et les deux genoux.

Explorez maintenant la *sensibilité du rachis à la pression* ; appuyez sur chaque apophyse épineuse, sur chaque apophyse transverse, méthodiquement, de haut en bas ou de bas en haut. Tenez compte de la contracture des muscles latéraux du rachis.

Faites coucher le malade sur le ventre et soulevez à pleines mains les deux membres inférieurs pour faire se creuser le rachis, vous déterminerez de vives douleurs et vous constaterez la rigidité de la colonne vertébrale; c'est un excellent moyen, chez l'enfant surtout, de reconnaître le mal de Pott au début.

Interrogez le malade, et il se plaindra de *douleurs* dans les reins, dans l'estomac, dans le ventre, ou dans les espaces intercostaux, dans les deux membres inférieurs; les petits enfants principalement se plaignent de souffrir au niveau de la région sternale (mal de Pott dorsal) ou au niveau de l'ombilic (mal de Pott dorso-lombaire ou lombaire); l'adulte se plaint souvent de douleurs en ceinture.

Dès l'instant que vous aurez exploré méthodiquement le degré de souplesse du rachis et sa sensibilité à la pression, vous éviterez l'erreur avec les coliques néphrétiques, le lombago, la sciatique, les névralgies intercostale ou lombo-abdominale, le tabes, etc. La névralgie spinale de Brodie ne s'observe guère que chez les femmes névropathes, présentant des stigmates d'hystérie; la douleur rachidienne est très superficielle, il y a de l'hyperesthésie cutanée. S'il y a contracture du psoas, on peut hésiter entre coxalgie ou mal de Pott.

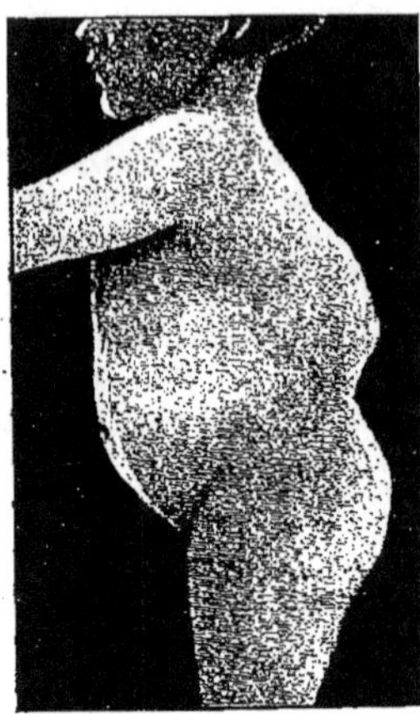

Fig. 7. — Mal de Pott dorso-lombaire.

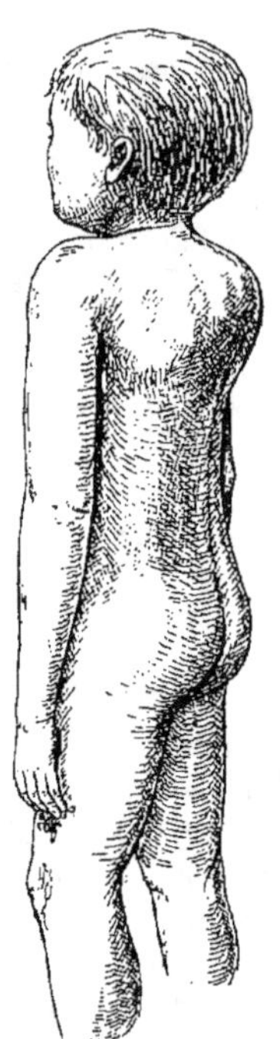

Fig. 8. — Mal de Pott dorsal.

C'est au début qu'il est important de reconnaître le mal de Pott si l'on veut éviter l'apparition fâcheuse de cette gibbosité.

Cette *gibbosité* a des caractères spéciaux : elle est médiane, quelquefois angulaire (moins souvent qu'on ne l'a dit), souvent arrondie (s'il y a plusieurs vertèbres atteintes par la tuberculose et effondrées — surtout à la région dorsale).

La gibbosité angulaire forme un angle obtus en général; le rachis reste rectiligne au-dessus et au-dessous de la lésion.

La gibbosité arrondie forme un arc de cercle à rayon plus ou moins long, sur lequel toutes les apophyses épineuses sont uniformément saillantes.

Certaines gibbosités dorsales supérieures ressemblent simplement au dos rond, parce que la courbe qu'elles dessinent est à grand rayon (type *dos rond*).

Rarement, mais non exceptionnellement, on voit une déviation latérale prédominante, une « *scoliose* » symptomatique, causée au début simplement par des contractures des muscles des gouttières vertébrales plus prononcées d'un côté que de l'autre, et plus tard par un affaissement latéral du corps de la vertèbre qui déplace de son côté la gibbosité.

A la région lombaire, la gibbosité est à peine marquée; souvent même il existe simplement une absence de creusement de la région.

Au-dessus et au-dessous des gibbosités, il existe des *lordoses compensatrices* destinées à rétablir la situation verticale du rachis.

Dans les gibbosités lombaires, les dernières côtes entrent en contact avec l'os iliaque, la cavité abdominale est réduite en hauteur.

Dans les gibbosités dorsales inférieures ou dorso-lombaires, le thorax est court et disposé en forme de tonneau (fig. 7) ; dans les gibbosités dorsales supérieures, le thorax est au contraire allongé de haut en bas, aplati d'avant en arrière, les côtes sont dirigées presque verticalement en bas (fig. 8).

Diagnostic. — Tous les caractères physiques que nous avons énumérés permettent de différencier la gibbosité pottique de la cyphose simple, de la scoliose, de la gibbosité traumatique (après les fractures du rachis). D'autre part, ni l'ostéomyélite ni la syphilis du rachis ne fournissent de déformation semblable.

C'est surtout avant que la gibbosité soit constituée que le diagnostic est épineux : par exemple lorsque ce sont des troubles nerveux ou des abcès « par congestion » qui attirent dès le début l'attention, mais alors un examen attentif du rachis permettra toujours de rattacher ces troubles à la lésion vertébrale.

Il est intéressant de chercher quel est le degré de réductibilité de la gibbosité ; sous l'influence de la station debout, celle-ci paraît toujours plus considérable. En faisant coucher l'enfant sur le ventre et surtout en le suspendant verticalement, vous pourrez voir diminuer cette gibbosité d'une façon plus ou moins notable si elle est récente ; elle ne changera pas, si elle est ancienne et ankylosée. Un ruban de plomb permettra de noter la courbe de la gibbosité que l'on reportera sur une feuille de papier et de constater les changements survenus dans cette gibbosité au fur et à mesure du traitement.

Ce n'est pas le lieu d'insister sur l'évolution trop souvent progressive du mal de Pott, sur les accidents nerveux et le tuberculome (Lannelongue) ou abcès par congestion qui surviennent le plus souvent après la gibbosité et qui aggravent si fâcheusement l'état général. Cela nous entraînerait trop loin, et nous ne voulons insister ici que sur le tableau clinique et thérapeutique de la difformité du mal de Pott.

Traitement. — Un traitement général et local appliqué de bonne heure pourra seul empêcher les progrès de la tuberculose vertébrale.

Général, c'est le traitement de toute tuberculose : grand air, bains salés, huile de foie de morue, arsenic, viande crue, alimentation substantielle, etc...

Local, le traitement doit viser principalement l' « ulcération compressive » causée par l'appui les unes sur les autres des vertèbres malades. C'est l'ennemi qu'il faut atteindre. Pour cela le mieux est d'appliquer un *corset plâtré* dans la suspension de Sayre (voy. plus loin, p. 21 pour la technique) et de maintenir l'enfant dans le décubitus dorsal absolu.

On a vanté la gouttière de Bonnet, elle est insuffisante ; le lit plâtré de Lorenz est simplement un moulage en plâtre du dos fait sur le patient dans le décubitus ventral, il constitue, une fois sec, une gouttière plâtrée, mais il est assez lourd et difficile à nettoyer.

On s'est trouvé bien dans certains cas, mais plutôt alors chez des adolescents que chez de jeunes enfants, du décubitus ventral absolu sans appareil.

Le *corset plâtré* semble être l'appareil le plus efficace quand il est bien fait, suffisamment long, inamovible et que le porteur reste couché pendant un temps suffisant. Il doit prendre en bas point d'appui sur les hanches, entourer les épaules ; cela suffit si le mal de Pott est dorsal inférieur ou lombaire. Mais avec un mal de Pott dorsal moyen ou supérieur, le corset doit former col montant (fig. 12, p. 22).

Avant d'appliquer le corset, il se peut qu'on soit obligé de recourir à l'extension continue (anse de Glisson autour de la tête et poids tirant sur celle-ci) pendant quelque temps, lorsqu'en cas de mal de Pott cervical inférieur ou cervico-dorsal la contracture musculaire fixe la tête dans une attitude vicieuse.

Combien de temps faut-il immobiliser dans ce corset ? — Il est impossible de fixer un chiffre à cet égard. Certaines lésions pottiques sont très limitées et n'ont aucune tendance à la progression ; elles restent à l'état de petites gibbosités angulaires avec soudure très rapide des apophyses articulaires et des arcs postérieurs. D'autres formes au contraire sont en progression continue malgré le corset et le décubitus dorsal réunis et aboutissent, quoi qu'on fasse, à de grosses gibbosités

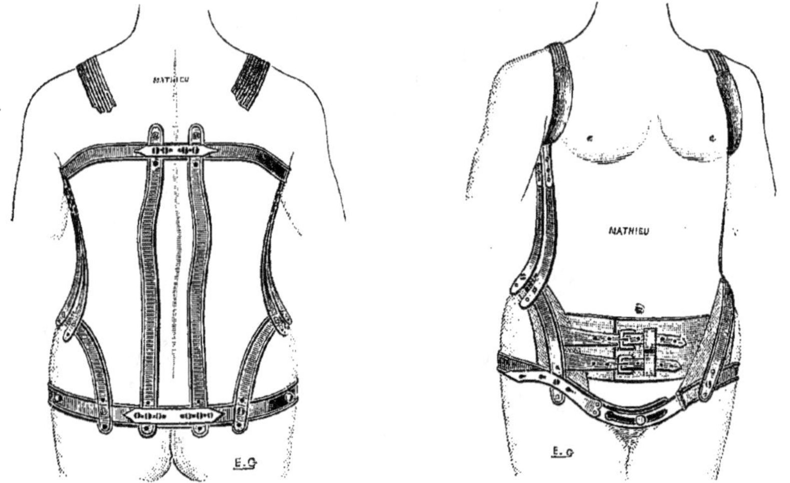

Fig. 9. — Corset à tuteurs pour mal de Pott lombaire ou dorsal.

arrondies et étendues. Enfin il y a des cas où le mal de Pott se réchauffe après une période de guérison apparente.

Il faut compter au moins deux ou trois ans pour qu'un mal de Pott guérisse, mais, on ne peut, je le répète, établir aucune règle à ce sujet ; cela dépend des formes anatomiques et c'est au flair du clinicien d'apprécier l'amélioration des symptômes.

Soutenez donc le rachis longtemps. Renouvelez le corset aussi souvent que cela sera nécessaire, pas trop souvent cependant, ces applications étant fatigantes pour l'enfant.

Dans la *période de convalescence*, mais dans cette période seulement, appliquez des *corsets amovibles* en plâtre ou mieux en cuir moulé, en celluloïd (fig. 9).

Une fois la gibbosité constituée, que faire ? Le redressement forcé, tant prôné par Calot, est condamné actuellement par tous, même par celui qui en vanta le plus les bienfaits. Quand il n'était pas dangereux, il échouait. Ce qui est resté de la méthode de Calot, c'est l'application d'un grand corset plâtré, mieux compris que le corset de Sayre ancien, dans la suspension verticale et au besoin sous la narcose chloroformique.

Lorsque la gibbosité existe, on peut enrayer ses progrès par l'application de ce corset surveillé très minutieusement, on peut même diminuer son étendue lorsqu'elle est réductible, en supprimant la part qui revient à l'influence musculaire.

Mais, en règle générale, on ne peut à peu près rien contre la gibbosité constituée : l'essentiel est d'empêcher sa production, et seul un diagnostic précoce du mal de Pott permettra d'appliquer le traitement prophylactique.

Corset de Sayre.

Objets nécessaires. — *Maillot* collant, en tissu des Pyrénées de préférence.

Plâtre à mouler, fin, sec, bien tamisé.

Bandes de tarlatane, 6 à 7, ainsi préparées. Cette tarlatane se vend dans le commerce en pièces de 60 à 70 centimètres de largeur et de 10 à 30 mètres de long.

Roulez cette tarlatane sur une longueur de 10 mètres ; vous avez ainsi un cylindre de 60 à

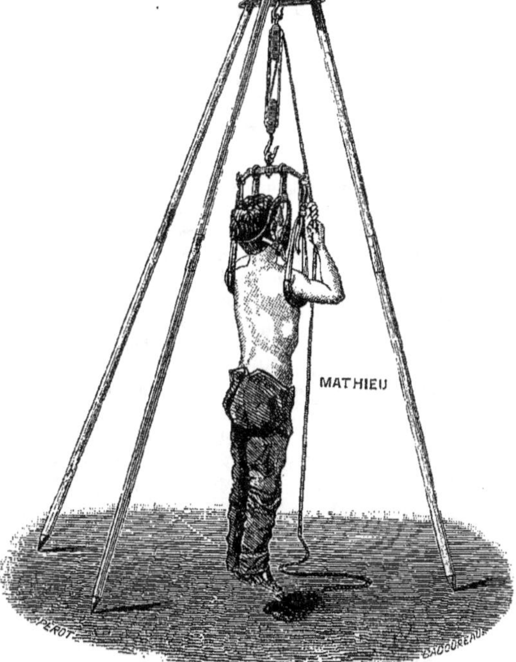

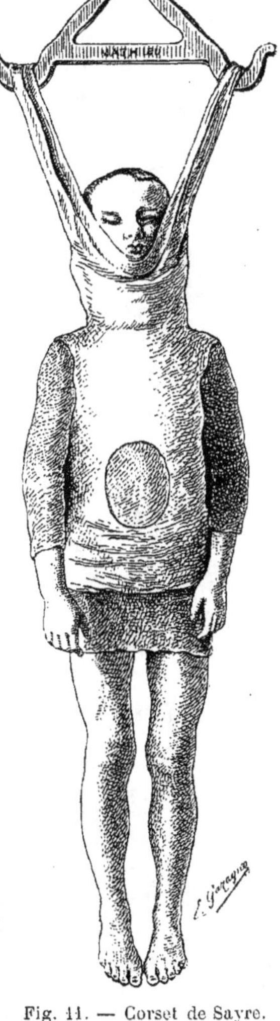

Fig. 10. — Appareil à suspension de Sayre. Fig. 11. — Corset de Sayre.

70 centimètres de largeur. Vous le découpez dans toute son épaisseur avec un grand couteau ou un vieux rasoir, de façon à avoir la largeur de 10 centimètres environ. Il faut 6 à 7 bandes semblables.

Vous pouvez les enduire de bouillie plâtrée au fur et à mesure que vous les roulez sur le malade mais le mieux est de les plâtrer à sec et de les mouiller au moment de s'en servir. Pour les préparer, on place sur une table recouverte d'une alèze sèche un bon tas de plâtre.

On déroule la bande d'une main et on la saupoudre de l'autre, et on roule peu à peu cette bande sans trop serrer.

Au moment de s'en servir, vous placez les bandes dans une cuvette pleine d'eau. Des bulles d'air se dégagent à la surface, puis vous retirez la bande de la cuvette et vous l'exprimez. Il vaut mieux ne pas mettre toutes les bandes à la fois dans la cuvette pleine d'eau mais seulement les y plonger au fur et à mesure, un peu avant de les utiliser.

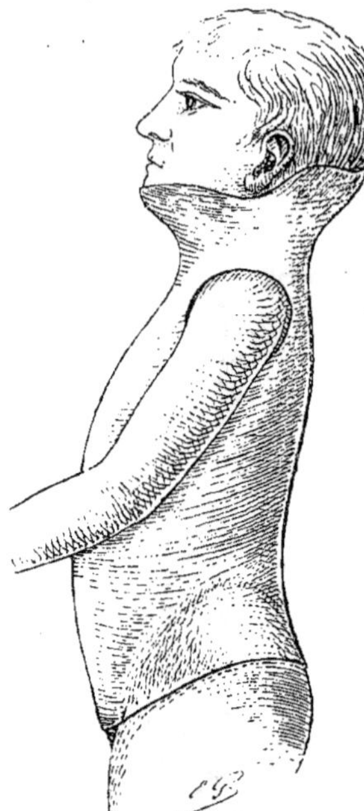

Fig. 12. — Corset de Sayre pour mal de Pott dorsal supérieur ou moyen.

Le corset est fabriqué dans la suspension du sujet soit avec le trépied de Sayre (fig. 10), soit avec un collier spécial ou des bandes de toile formant fronde au menton et à la nuque (nouées ensemble au-dessus de l'oreille) fixés à une traverse métallique qui est accrochée par des poulies au piton du plafond. Les pieds touchent le sol par la pointe des orteils.

Vous mettez le maillot au sujet, puis vous le suspendez, vous disposez un peu de coton sur la région ombilicale pour permettre la distension de l'abdomen après les repas, et vous roulez les bandes autour du tronc, des épaules et des crêtes iliaques. Votre corset doit, pour être efficace, prendre un point d'appui sur les hanches. Si le mal de Pott est dorsal moyen ou à plus forte raison dorsal supérieur ou cervico-dorsal, il faut rouler les bandes plâtrées autour du cou, sous le menton autour de la tête, puis quand l'appareil est terminé, détacher soigneusement avec un couteau la calotte céphalique de façon à laisser en haut du corset une sorte de col qui soulève le menton et soutient la nuque (fig. 11 et 12).

Au fur et à mesure de leur application, lissez les bandes plâtrées, inutile d'ajouter du plâtre.

Roulez bien régulièrement sans serrer, moulez soigneusement les saillies iliaques, ce sera le meilleur moyen d'éviter les eschares à ce niveau.

Laissez le sujet suspendu jusqu'à ce que le plâtre soit absolument sec.

Pendant la dessiccation, faites une fenêtre abdominale ombilicale et retirez le coton qui avait été disposé là. C'est le moment de détacher la calotte céphalique, si vous avez fait un grand corset céphalo-thoracique.

Certains préconisent l'ouverture d'une fenêtre au niveau de la gibbosité pour éviter les eschares, ou entassent sur la gibbosité des rondelles de feutre en les y maintenant par une bande roulée autour du corset.

II. — SCOLIOSES

Les scolioses ou déviations latérales du rachis relèvent de causes multiples :

1° Scoliose *congénitale ;*

2° Scoliose *rachitique de la première enfance ;*

3° Scoliose des *adolescents* ou scoliose essentielle, « scoliose habituelle » des Allemands ;

4° Scoliose d'*origine nerveuse* : *a.* maladies de l'encéphale (hémiplégie, maladie de Little, etc.) ; *b.* maladies de la moelle épinière (paralysie infantile, atrophie musculaire progressive, tabes, syringomyélie) ; *c.* maladies du système nerveux périphérique (sciatique) ; *d.* névroses (hystérie).

5° Scolioses *mécaniques secondaires* à des lésions du thorax, du bassin (scoliose pleurétique, scoliose de la luxation congénitale de la hanche, scoliose après fractures du membre inférieur, etc.).

Nous n'insisterons guère ici que sur la scoliose essentielle ou *scoliose des adolescents* ; c'est elle que nous prendrons comme type de description, parce qu'elle est la plus fréquente, la plus caractéristique.

SCOLIOSE DES ADOLESCENTS

Je ne fais que rappeler les éléments anatomiques fondamentaux de cette déformation : *inflexion latérale* du rachis qui peut être, suivant le segment atteint, cervicale, ou dorsale ou lombaire, mais qui, au bout d'un certain temps, devient complexe, donnant lieu à des déviations compensatrices sus- et sous-jacentes, *torsion* plus ou moins marquée des corps vertébraux, d'où saillie des apophyses transverses et des côtes du côté de la convexité et formation d'une *gibbosité costale* (fig. 13).

C'est une déformation *très fréquente,* atteignant près du quart de la population scolaire ; si l'on en croit les nombreuses statistiques publiées sur ce point à l'étranger. Il y a en faveur *des filles* une prédominance très marquée, au moins dans les consultations orthopédiques (80 à 90 filles sur 100 scoliotiques); dans les écoles, au contraire, il y aurait à peine plus de filles que de garçons. Cette différence tient à ce que les garçons ont plutôt des scolioses légères, et aussi sans doute à ce que ces scolioses, dont on se préoccupe moins chez eux que chez les filles, se corrigent spontanément par les exercices physiques.

La scoliose apparaît surtout de *sept à dix ans ;* une scoliose que l'on observe à quinze ans est presque toujours une scoliose qui a débuté depuis plusieurs années, mais qui a évolué lentement et qui est restée méconnue jusqu'au jour où la difformité est devenue notable ou bien s'est accrue brusquement sous l'influence de conditions débilitantes ou pathologiques : puberté, troubles menstruels, apprentissage pénible, fatigues excessives, etc.

Les sujets atteints de scoliose sont le plus souvent des enfants lymphatiques, aux muscles grêles ; ils présentent une mollesse particulière du squelette qui rend leur colonne vertébrale particulièrement apte à subir l'influence des positions vicieuses. Les fatigues excessives qui surchargent le rachis, les attitudes défectueuses imposées par le travail scolaire ou professionnel et accrues par les troubles de la vision, myopie, astigmatisme (position assise unifessière, station debout hanchée, etc.), les poussées de croissance qui entraînent une faiblesse générale des os et des muscles, voilà autant de causes adjuvantes qui créent la localisation vertébrale du rachitisme, car nous avons affaire ici, comme pour le genu valgum, le pied plat valgus, à une manifestation de ce rachitisme spécial, dit rachitisme des adolescents. Il faut faire également une part à l'hérédité dans ces déviations vertébrales. Redard, Kirmisson ont invoqué le rôle étiologique du pied plat qui pourrait n'être cependant qu'une déformation concomitante de même nature (Zesas).

Signes et formes cliniques. — Le début de la scoliose passe souvent inaperçu ; et la difformité n'apparaît aux yeux des parents que lorsqu'elle est déjà assez prononcée.

Quelquefois cependant le sujet se plaint de douleurs vagues dans les épaules, dans les reins ; dès lors, pour peu qu'en même temps la santé générale éprouve quelque atteinte, diminution de l'appétit, pâleur de la face, fatigue rapide, etc., on songe à examiner l'enfant et on découvre la déformation du rachis.

Il est important de noter tout d'abord que la déviation de la ligne des apophyses épineuses n'indique pas exactement le degré de la déviation du rachis tout entier. Il peut arriver à cause de la torsion que les corps vertébraux soient extrêmement déformés alors que la déviation des apophyses épineuses reste insignifiante. C'est sur un ensemble de signes que l'on doit s'appuyer pour reconnaître une scoliose, apprécier son degré, établir son pronostic.

Le sujet doit être complétement nu jusqu'au-dessous des hanches ; on doit l'exa-

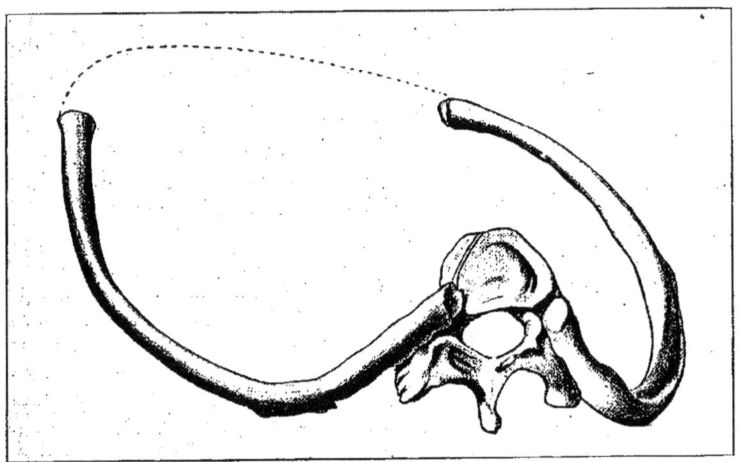

Fig. 13. — Déformation des côtes dans la scoliose.

miner debout, les jambes rapprochées et droites, les bras pendants et cela successivement de face, de dos, de profil.

Regardez dès l'abord le dos et passez successivement en revue les modifications subies par la ligne des contours du tronc. Ces modifications sont en général précoces ; et ce sont elles qui frappent immédiatement vos regards.

1° « *Une des épaules est plus grosse que l'autre* » disent les parents, ce qui veut dire qu'une omoplate est plus haute que l'autre, en même temps elle bascule en bas, en avant et en dehors de telle sorte que l'angle inférieur se porte en haut, en arrière et en dedans, soulevant les téguments du dos : *omoplate plus élevée, plus saillante sur le dos*, en somme.

2° La *ligne de l'épaule*, correspondant au bord sensible du trapèze, varie suivant les sujets ; presque rectiligne et plus ou moins oblique, lorsque les épaules sont tombantes, elle forme un angle obtus en haut et en dehors, dans les autres cas. Chez un sujet scoliotique, cette ligne de l'épaule est modifiée, relevée ou abaissée, creusée exagérément ou formant un dôme saillant.

3° Le *triangle de la taille* dont les côtés sont formés par la ligne de contour de la hanche en bas, la ligne de contour du thorax en haut, dont la base est formée par le bord interne du membre supérieur pendant le long du corps et tangent à la saillie de la hanche, est toujours modifié dans la scoliose.

Tantôt ce triangle est effacé, allongé, il prend une forme semi-lunaire, tantôt au contraire il est accentué, profondément creusé. Suivant les cas c'est le côté thoracique ou le côté pelvien qui est raccourci ; l'angle peut devenir droit au sommet du triangle dans les scolioses avancées.

4° *L'attitude du bassin* est à observer en même temps. Saillie exagérée d'une hanche par rapport à l'autre ; élévation plus ou moins considérable des épines iliaques. A noter les changements de direction du sillon interfessier, du pli de l'aine.

5° Enfin, examinant le sujet de face, vous voyez que la *déformation de la poitrine* est en sens inverse des déformations du dos. Par exemple dans une scoliose dorsale à convexité droite, vous avez noté la saillie dorsale de la moitié droite du thorax (omoplate saillante, côtes saillantes) ; regardez la face antérieure du même thorax, elle est aplatie à droite, avec creux sus- et sous-claviculaires plus accentués ; elle est au contraire saillante à gauche, de telle sorte que la mamelle paraît plus volumineuse et un peu plus basse à gauche qu'à droite (fig. 13).

Une fois notés ces changements dans la forme des épaules, des hanches, du thorax, pratiquez l'examen minutieux du rachis lui-même :

1° *Déterminez la ligne des apophyses épineuses* en marquant chacune d'elles avec la pointe d'un crayon dermographique : vous apprécierez ainsi le sens, l'étendue de la courbure principale et des courbures de compensation. Lorsque la scoliose est avancée, vous n'aurez pas toujours la possibilité de savoir quelle est la courbure principale ; ce point n'a heureusement pas une réelle importance pratique.

2° *Recherchez la torsion des vertèbres* en tenant compte de la saillie des muscles des gouttières vertébrales au cou et aux lombes et de la saillie des côtes au thorax. En effet le mouvement de torsion des vertèbres a pour effet de porter la face antérieure des corps vers la convexité de la ligne de courbure, tandis que les apophyses sont rejetées sur la concavité.

Dès lors au cou et surtout aux lombes, les muscles des gouttières forment du côté de la

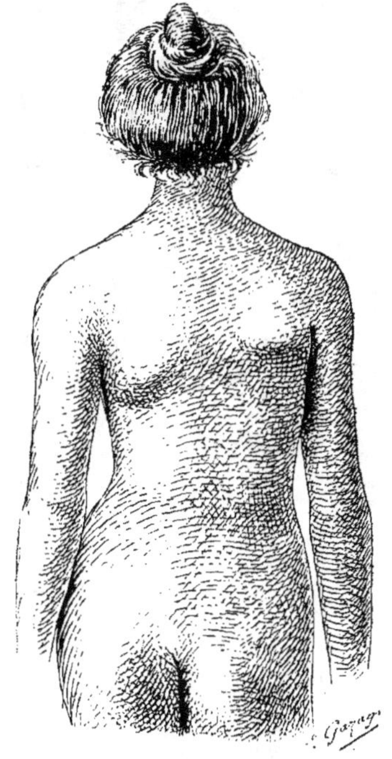

Fig. 14. — Scoliose dorsale moyenne à convexité droite (1er degré).

convexité une saillie en bourrelet ; du côté de la concavité, vous observerez une dépression. A la région dorsale, ce sont les côtes qui, suivant la direction des apophyses transverses dans leur mouvement de torsion, déterminent la formation d'une voussure plus ou moins prononcée, « la *gibbosité costale* ».

L'examen clinique sera utilement complété par la *photographie* si on doit traiter le sujet ; on pourra de la sorte, sans recourir à des appareils compliqués, se rendre un compte exact des améliorations apportées par le traitement. Le fil à plomb, le cyrtomètre sont des instruments utiles.

La *radiographie* est également une précieuse ressource.

SCOLIOSE DORSALE

Il est généralement admis — en France au moins — que la scoliose dorsale est *la plus fréquente* de toutes les formes de scoliose (fig. 14 et suiv.).

Elle est marquée généralement par une courbure à convexité droite (fig. 14) ; le point le plus saillant de la convexité se trouve à la partie moyenne de la colonne dorsale, au niveau de la 6ᵉ ou 7ᵉ vertèbre, le plus souvent. En pareil cas, l'omoplate droite est plus haute, plus saillante ; elle est basculée en dehors et en avant. Le

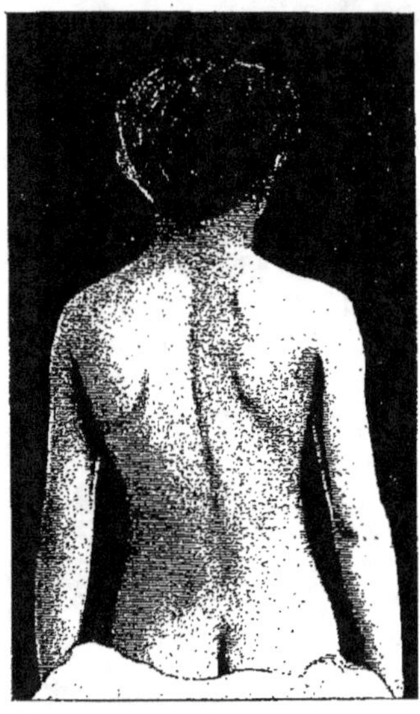

Fig. 15. — Scoliose dorsale simple
à convexité gauche. D'après Schulthess.

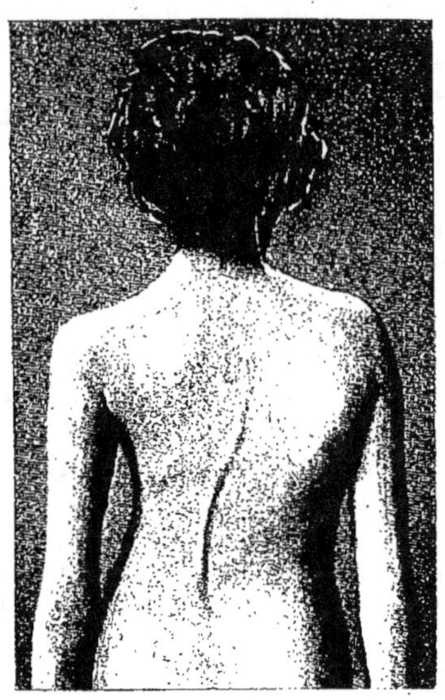

Fig. 16. — Scoliose dorsale moyenne
à convexité droite (2ᵉ degré). D'après Strube.

bras est écarté du corps et ne touche plus la saillie de la hanche, le triangle de la taille semble plus profond. La hanche droite est plus saillante.

Quand on fait mettre le sujet en avant, les bras croisés sur la poitrine, on distingue la légère saillie dorsale des côtes droites ; à gauche, au point correspondant, les côtes sont au contraire déprimées.

Sein droit, atrophié, en retrait. Sein gauche plus saillant, plus volumineux.

A un degré avancé, le relief des côtes droites en arrière constitue une vraie gibbosité, répondant à la ligne des angles postérieurs des côtes, allongée verticalement soit en forme de côte de melon, soit en forme d'arête. En même temps, la saillie de la hanche du côté concave s'accuse de plus en plus, alors qu'au contraire la hanche droite primitivement saillante, s'efface.

La présence de courbures secondaires « de compensation », à convexité gauche dans les colonnes cervicale et lombaire complique la déformation ; elles peuvent, d'autre part, rectifier la déviation première (fig. 16, 17).

SCOLIOSE LOMBAIRE

La scoliose lombaire, à convexité gauche le plus souvent, est considérée par certains auteurs comme la plus commune (fig. 18) : relief de la hanche droite, creusement du triangle de la taille de ce côté, saillie des muscles de la gouttière vertébrale à gauche, etc... Assez souvent le dos est plat. On observe une courbure de compensation dorsale plus ou moins accusée, quelquefois prédominante à ce point qu'on se demande si elle n'est pas la déformation primitive. Quand la scoliose lombaire

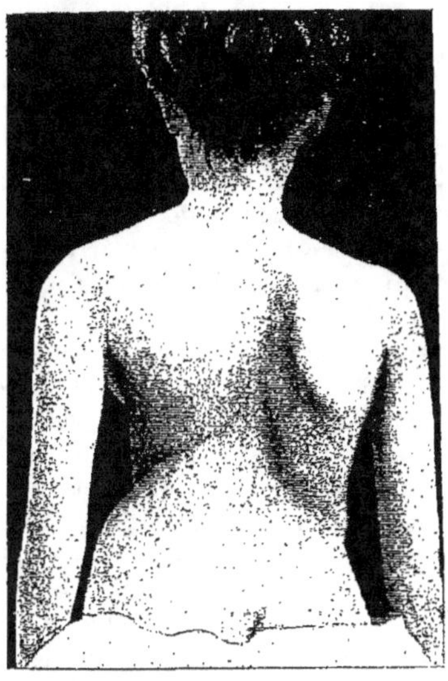

Fig. 17. — Scoliose dorsale complexe. D'après Schultess.

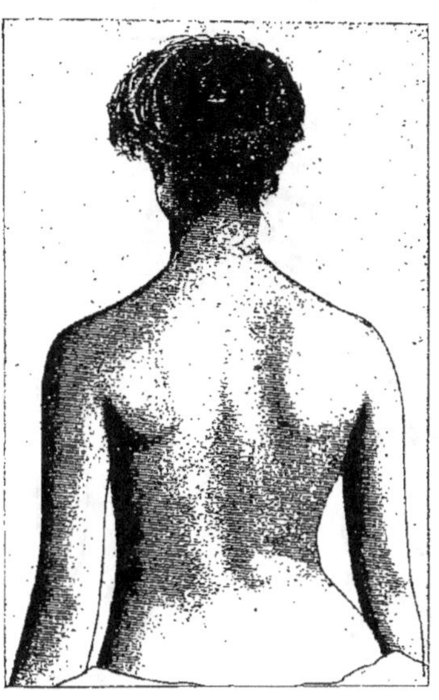

Fig. 18. — Scoliose lombaire à convexité gauche. D'après Schultess.

à convexité gauche est primitive, elle s'accompagne d'élévation de l'épaule gauche, ce qui n'a pas lieu dans la scoliose lombaire gauche consécutive.

SCOLIOSE TOTALE

Dans la scoliose totale, il y a une courbure unique, très allongée, étendue à la presque totalité du rachis dorsal et lombaire et dont la convexité est dirigée le plus souvent à gauche. Le sommet de cette convexité est à la partie moyenne du dos. Déplacement du thorax à gauche, inclinaison de l'épaule abaissée à droite, saillie de l'omoplate gauche, de la hanche droite, tels sont les caractères principaux de cette scoliose (fig. 19).

Assez souvent la torsion du rachis, lorsqu'elle existe, se trouve du côté de la concavité, dans la région dorsale. Contrairement à la règle, on a ainsi une scoliose dans laquelle la gibbosité costale est du côté opposé à la convexité de la courbure rachidienne (*scoliose paradoxale de Kirmisson et Sainton*).

Les scolioses totales sont généralement peu prononcées ; dans un tiers de cas environ, elles se compliquent par l'adjonction d'autres courbures.

Diagnostic. — Reconnaître la scoliose est chose simple, mais il est un écueil que vous devez éviter, c'est de croire à une scoliose essentielle, alors que vous avez affaire à de simples déviations vertébrales secondaires à des affections du voisinage. Telles sont les inflexions latérales de la colonne vertébrale observées dans l'élévation congénitale de l'omoplate (voy. p. 33), dans les affections douloureuses de l'abdomen, du rein, du petit bassin, dans les déformations des membres inférieurs (inégalité de longueur, paralysie infantile, genu valgum, pied plat, etc...).

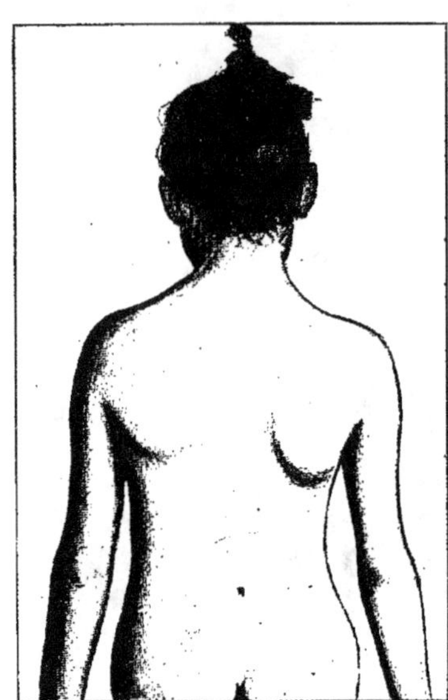

Fig. 19. — Scoliose totale à convexité gauche. D'après Schultess.

Plus difficile est le diagnostic avec le *mal de Pott*, lorsque celui-ci affecte un type *pseudo-scoliotique* (Kirmisson). Cependant un examen soigneux permettra toujours cette différenciation. Le mal de Pott est douloureux (douleurs locales, douleurs irradiées à la partie antérieure du thorax, de l'abdomen et réveillées par la pression sur les apophyses épineuses) ; la scoliose n'est guère douloureuse ; il est vrai que les sujets accusent au début quelques douleurs vagues dans les épaules, le dos, mais ces douleurs ne sont jamais vives, jamais nettement localisées ; c'est plutôt à un degré très avancé de déformation que les scoliotiques souffrent. De sorte qu'en règle générale une scoliose douloureuse doit toujours être tenue pour suspecte. L'examen de la mobilité et de la souplesse du rachis lèvera tous les doutes (voy. mal de Pott, p. 17).

Chez les jeunes filles au moment de la puberté, il peut survenir, à la suite d'un traumatisme, d'une émotion vive, une contracture *hystérique* des muscles des gouttières vertébrales simulant la scoliose. C'est dans la région lombaire que s'observe cette contracture qui augmente dans la station debout, s'accompagne souvent aussi de contracture du membre inférieur du même côté ; il y a généralement de l'hyperesthésie cutanée au niveau de la déformation lombaire, et le sujet présente toujours des signes plus ou moins accusés de névropathie. Brusque est l'apparition, comme brusque aussi la disparition spontanément ou sous l'influence d'un traitement approprié (suggestion, calmants, etc.).

Ce n'est pas le tout de diagnostiquer scoliose, il faut pouvoir définir la nature de cette scoliose : est-ce une scoliose essentielle ? ou une scoliose secondaire à des lésions thoraciques ? ou une scoliose d'origine nerveuse ?

Enfin, si c'est une scoliose essentielle, il faut absolument chercher si le rachis est encore souple, mobile ; si, en l'étendant par la suspension, on peut obtenir une disparition plus ou moins complète de la difformité : cette notion présente une importance capitale pour établir le pronostic et instituer le traitement.

Pronostic et traitement. — Le pronostic de la scoliose des adolescents doit toujours être réservé : il est subordonné à un certain nombre de conditions. D'une façon générale, les scolioses qui débutent avant l'âge de 9 à 10 ans sont plutôt graves ; celles qui surviennent chez des sujets délicats, malingres, s'accroissent presque toujours malgré le traitement; les déviations thoraciques supérieures ou cervico-thoraciques sont plus graves que les lombaires.

Enfin, l'évolution de la scoliose dépend beaucoup de la précocité du traitement ; une scoliose traitée convenablement dès son apparition a des chances de guérir complètement, ou plutôt de ne pas s'aggraver. Tant que la croissance n'est pas achevée, on ne saurait tenir la guérison pour absolument certaine.

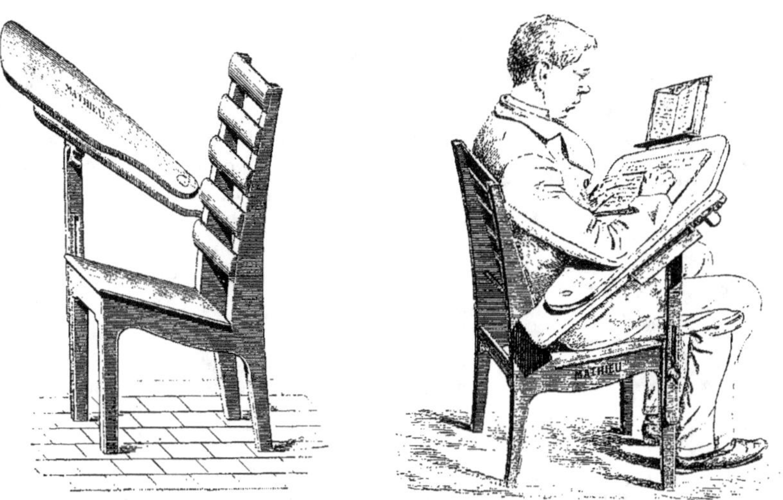

Fig. 20 et 21. — Chaise et table pour scoliose.

Il reste une part d'inconnu au sujet de l'évolution des scolioses : certaines, légères, guérissent pour ainsi dire d'elles-mêmes alors que d'autres résistent au traitement le mieux conduit, s'aggravent très rapidement sous la moindre influence déprimante.

Le *traitement* de la scoliose doit être appliqué le plus tôt possible si l'on veut qu'il soit efficace. Il doit s'adresser à l'état général trop souvent déprimé des scoliotiques (enfants fatigués par une croissance rapide dont ils ne peuvent faire les frais, enfants ne prenant pas assez d'exercice, surmenés par les travaux scolaires ou les difficultés de l'apprentissage, etc...), il doit combattre les attitudes vicieuses du tronc qui dévient et tordent si fâcheusement un rachis dystrophié, enfin, lorsque la difformité est constituée, le traitement doit enrayer ses progrès, et tenter même de la supprimer.

Traitement prophylactique ou général : éviter la fatigue, l'air confiné ; ordonner le grand air, les exercices physiques, les douches suivies de massage, les bains salés, le traitement du rachitisme (huile de foie de morue, phosphate de chaux, arsenic, etc.).

Traitement local : fortifier le système musculaire par des exercices pas trop

longs et bien compris de gymnastique suédoise, par des douches froides ; soutenir
en même temps le tronc *par un corset en coutil* fait sur mesure et muni de tuteurs
métalliques légers ; *lutter contre les attitudes vicieuses* dans la position debout,
dans la position assise surtout, où il faut éviter la station unifessière ; prescrire
une table de travail avec pupitre, une chaise avec dossier sur laquelle les cuisses
doivent être relevées, la table touchant presque la poitrine de l'enfant (fig. 20 et 21),
le cahier est placé droit, et l'enfant écrit droit, etc... Repos horizontal pendant deux
heures environ chaque jour, en plusieurs fois, pour éviter la surcharge du rachis
par le poids de la tête et des membres supérieurs.

Pas de lit moelleux, mais un matelas dur, mince, avec une planche en bois disposée dessous ; ni oreiller, ni traversin.

Pas d'équitation ni de bicyclette ; de la natation et de la rame avec modération ; peu de piano et encore doit-on être bien assis en l'étudiant.

Si la déviation est notable et s'accompagne de torsion, un traitement plus énergique est de rigueur. Deux cas peuvent se présenter : ou le rachis est mobilisable ou il ne l'est plus.

Dans le premier cas, il faut recourir à l'assouplissement du rachis (massage, suspension par l'appareil de Sayre, de Kirmisson, appareil de Beely, de Redard, etc.). On cherche à obtenir ainsi un redressement progressif, on peut maintenir le résultat obtenu par un corset amovible en celluloïd, en feutre, en cuir moulé (fig. 22).

Dans le cas où la déformation paraît fixée, on peut tenter le redressement forcé (Redard) sous la narcose en une ou plusieurs étapes successives

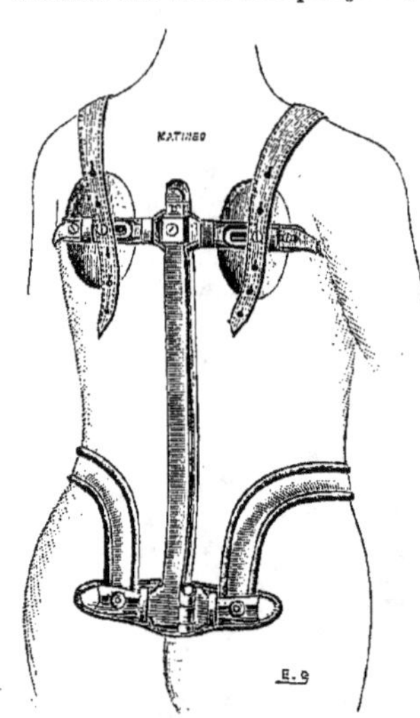

Fig. 22. — Corset pour scoliose
(modèle Schaerer).

suivi du port prolongé d'un grand corset plâtré. Mais on réserve ce traitement
aux scolioses graves qui subissent un accroissement rapide ; et dans le plus grand
nombre de cas, la gymnastique doit être préférée.

SCOLIOSE CONGÉNITALE

La scoliose congénitale n'est pas si rare qu'on le croyait avant la radiographie,
puisque, pour notre part[1], nous en avons publié trois cas et que Nau[2] en rassemble
88 observations dans sa thèse. Elles sont fréquemment associées à d'autres malformations, mais quand ces malformations passent inaperçues, on conçoit l'embarras du clinicien à reconnaître la nature de la scoliose. Quelquefois la colonne
vertébrale est intacte, le nombre et le développement des vertèbres sont normaux,
mais plus souvent le rachis n'a pas son intégrité, les vertèbres sont incomplètes,
fusionnées, ou il existe une hémivertèbre surnuméraire placée en coin entre deux

[1] Alb. Mouchet. *Gaz. hebdom.*, 19 mai 1898 ; *Bull. Soc. Anat.*, 1899 : *Musée Dupuytren et Gaz. hebdom.*, 1902.

[2] Pierre Nau. Les scolioses congénitales, *Th. de Paris*, 1904, J. Roussel, édit.

corps vertébraux (Mouchet[1]). La radiographie vous viendra dans ce cas puissamment en aide.

Sans elle, vous pouvez affirmer la congénitalité de la scoliose, en songeant à l'apparition précoce de la déviation, à l'absence de signes de rachitisme, au siège généralement bas (dorso-lombaire surtout), de la courbure rachidienne qui est assez fortement saillante, enfin à l'indolence absolue de la colonne vertébrale. Le développement exagéré du système pileux au niveau de la saillie osseuse est un signe de la plus grande valeur lorsqu'il existe.

Vous traiterez le plus tôt possible la scoliose congénitale par le repos et l'application d'appareils orthopédiques, en vous souvenant que ce traitement, si bien dirigé qu'il soit, ne peut pas nous faire espérer la guérison complète, mais seulement une amélioration plus ou moins notable.

SCOLIOSE RACHITIQUE DE LA PREMIÈRE ENFANCE

La scoliose n'est point rare chez les enfants rachitiques aux environs de la troisième année; elle ne se présente pas isolée, mais accompagnée en général d'un certain nombre de signes de rachitisme (thorax déformé, nouures des membres, genu-valgum, etc...). Une certaine importance étiologique doit être attribuée aux attitudes vicieuses du tronc résultant de la façon dont on porte l'enfant sur le bras.

Il existe le plus souvent une déviation dorso-lombaire à grande courbure, associée à la cyphose. La gibbosité costale apparaît vite.

D'ailleurs l'évolution de cette scoliose rachitique du premier âge est rarement favorable, même lorsque les courbures des membres disparaissent spontanément. Elle s'atténue cependant parfois pour reparaître quelques années plus tard.

Vous devez interdire la marche à ces enfants scoliotiques, les tenir couchés sur un lit résistant, ou dans une gouttière de Bonnet en les nourrissant convenablement, en leur faisant respirer le plus possible le grand air et en leur appliquant le traitement général du rachitisme. Plus tard on leur fera faire de la gymnastique appropriée.

---

[1] Dans nos trois cas, l'hémivertèbre surnuméraire était interposée entre la première et la deuxième lombaire.

CHAPITRE IV

DÉFORMATIONS DU MEMBRE SUPÉRIEUR

Mensuration des membres. — Sans insister sur les méthodes d'examen clinique qui trouvent leur place dans les livres de séméiologie[1], je crois utile de dire quelques mots de la *mensuration des membres*, si importante et si souvent négligée par le praticien.

La mensuration sera pratiquée sur les deux membres droit et gauche placés dans des positions absolument symétriques. Le ruban métrique ordinaire suffit toujours ; le compas d'épaisseur peut cependant être employé dans les cas délicats (le Dentu, Lannelongue).

La mensuration offre souvent des difficultés considérables ; lorsque les membres diffèrent de volume, le ruban métrique peut être soulevé par les masses musculaires plus ou moins développées du membre sain, tandis qu'il va directement d'un point de repère à l'autre sur le membre atrophié : d'où raccourcissement apparent à la mensuration de ce dernier, alors que la longueur peut être la même sur les deux membres.

Pour éviter le plus possible ces causes d'erreur et surtout pour empêcher leur multiplication, pratiquez vos mensurations, non sur la totalité du membre, mais seulement sur le segment dont vous voulez déterminer la longueur.

Au MEMBRE SUPÉRIEUR, s'il s'agit de mesurer le BRAS, rejoignez avec le ruban métrique sur le bord externe de ce segment de membre les deux points de repère osseux que vous aurez déterminés à l'avance : le bord externe de l'acromion et le sommet de l'épicondyle. Pour plus de sûreté, marquez ces points de repère au crayon dermographique.

Pour mesurer *l'avant-bras*, prenez comme points de repère *du côté externe*, la cupule radiale, facile à déterminer en imprimant au radius des mouvements alternatifs de pronation et de supination, et en bas, le sommet de l'apophyse styloïde du radius ; *du côté interne*, le sommet de l'olécrâne et le bord inférieur de l'apophyse styloïde du cubitus.

La MENSURATION DU MEMBRE INFÉRIEUR est plus délicate à pratiquer. Veillez avant tout à ce que les deux membres droit et gauche soient placés dans une position exactement symétrique.

Mesurez séparément la cuisse et la jambe. Le sujet étant placé sur un plan horizontal, c'est-à-dire plutôt sur une table que sur le matelas mou de certains lits, déterminez vos points de repère. Ce sont pour la cuisse, l'épine iliaque antéro-supérieure et l'interligne articulaire du genou.

---

[1] Je dois citer à cet égard l'excellent livre de DUPLAY, ROCHARD et DEMOULIN : *Manuel de Diagnostic chirurgical*, O. Doin, édit.

L'*épine iliaque antéro-supérieure* est facile à marquer ; ayez soin que l'axe transversal passant par les deux épines droite et gauche soit rigoureusement perpendiculaire à la ligne médiane du corps, ligne réunissant les trois points, appendice xiphoïde, ombilic et symphyse pubienne.

L'*interligne articulaire du genou* n'est pas toujours aisé à déterminer, surtout chez les sujets gras. Cherchez le bord inférieur du condyle externe, ou mieux faites fléchir légèrement le genou, vous ferez bâiller ainsi l'articulation et vous pourrez introduire l'ongle dans la rainure articulaire au voisinage du bord externe de la rotule. Si vous avez quelque peine à trouver l'interligne de cette façon, prenez une ficelle pas trop volumineuse, tendez-là transversalement en rasant la pointe de la rotule, elle doit ainsi s'enfoncer sur les parties latérales dans l'interligne articulaire, à condition que le membre soit bien horizontal et le quadriceps fémoral tout à fait relâché.

Le mieux, si vous voulez mesurer *la cuisse* seule, est de prendre comme point de repère supérieur, non l'épine iliaque antéro-supérieure, mais le bord supérieur du grand trochanter ; vous évitez ainsi les causes d'erreur qui résultent d'une asymétrie du bassin.

Pour mesurer *la jambe*, réunissez par le ruban métrique l'interligne articulaire du genou déterminé sur le côté interne au sommet de la malléole interne. C'est généralement la longueur du tibia qu'il importe de connaître. On déterminerait de la même façon, mais sur le côté externe, la longueur du péroné.

SURÉLÉVATION CONGÉNITALE DE L'OMOPLATE

Mince feuille triangulaire à sommet inférieur, l'omoplate est appliquée sur la face postérieure du thorax, depuis le bord supérieur de la 2ᵉ côte jusqu'au bord inférieur de la 7ᵉ ; son bord interne ou spinal, reste parallèle à la ligne des apophyses épineuses dorsales, quoique un peu plus distant de cette ligne au niveau du sommet en bas qu'au niveau de l'angle supéro-interne ; l'épine est sur la ligne horizontale passant par l'apophyse épineuse de la 3ᵉ vertèbre dorsale.

Dans un certain nombre de cas [1], l'une ou l'autre des deux omoplates, ou quelquefois les deux simultanément, n'occupent pas cette situation normale, mais se trouvent congénitalement placées à un niveau plus élevé. C'est ce qu'on appelle la *surélévation congénitale de l'omoplate*, malformation remarquée en général dans la première enfance, et surtout unilatérale, à gauche, plus fréquente dans ce cas chez les garçons. Dans un huitième des cas, elle est bilatérale et s'observe alors plutôt chez les filles.

D'abord décrite par *Willett et Walsham* (1880) puis par *Sprengel* (1891) la malformation présente des aspects cliniques assez variables. Le principal caractère est l'élévation de l'omoplate qui peut aller de 1 centimètre et demi à 10 centimètres. Mais à côté de ce signe constant il peut en exister un grand nombre d'autres qui permettent de distinguer artificiellement trois formes cliniques en procédant par degré de complexité croissante [2] :

1° Dans un premier groupe de cas, il y a *simple surélévation* de l'omoplate : elle

---

[1] Quatre-vingt-deux observations sont rassemblées dans la thèse récente de Thibon (1904) et cent dans un mémoire encore plus récent de Zesas (de Lausanne). *Zeitschrift f. Orthop. Chirurgie*, Bd XV, 1906.

[2] Alb. Mouchet et P. Clément, *Gazette des Hôpitaux*, 1903, p. 985.

est plus ou moins prononcée, mais toujours elle saute aux yeux, qu'on regarde le sujet de face, de profil ou de dos : soulèvement de l'épaule, creusement de l'espace sus-claviculaire, etc...

Si l'élévation de l'omoplate est bilatérale, le cou paraît court, presque absent, profondément enfoncé entre les épaules ; et la tête est projetée en avant.

2° Dans un deuxième groupe, l'omoplate présente en outre un mouvement de *bascule autour de l'axe antéro-postérieur ;* l'angle inférieur est rapproché de la colonne vertébrale, presque en contact avec la ligne des apophyses épineuses et le bord axillaire prend une direction voisine de l'horizontale en même temps que l'os tout entier se porte en avant. Exceptionnellement, c'est le mouvement de bascule inverse.

Parfois, c'est l'angle inférieur qui fait une forte saillie en arrière, comme s'il était détaché du tronc.

3° Dans un troisième groupe de faits enfin, l'omoplate est *atrophiée,* surtout

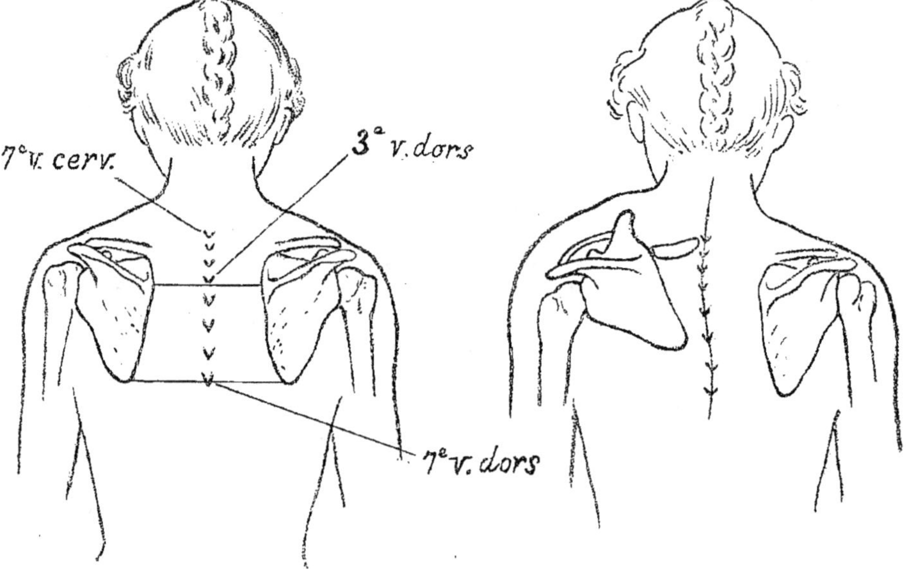

Fig. 23. — Situation normale
des omoplates.

Fig. 24. — Surélévation congénitale de l'omoplate gauche (type schématique complexe).

(On voit dans cette figure schématique la clavicule gauche plus mince, plus convexe en haut; l'omoplate pourvue d'un prolongement exostosiforme de l'angle supéro-interne, et reliée aux apophyses épineuses par une production osseuse partie du bord spinal).

transversalement ou elle présente un *pro-longement exostosiforme de son angle supéro-interne,* qui se recourbe comme un doigt dans la fosse sus-claviculaire, ou encore on sent entre l'épine de l'omoplate et les dernières apophyses épineuses cervicales ou la 1re dorsale *une pièce osseuse* complète ou incomplète, unie aux deux os par du tissu fibreux ou par un rudiment d'articulation (fig. 23 et 24).

Souvent enfin, vous noterez une légère scoliose dorsale, à convexité siégeant tantôt du côté sain, tantôt du côté difforme. Ne négligez jamais l'examen des muscles du voisinage ; vous pourrez trouver soit de l'atrophie du grand et du petit pectoral, du trapèze surtout, soit de la rétraction du sterno-mastoïdien (d'où torticolis concomitant). On a même observé l'atrophie du membre supérieur.

Tous ces signes physiques complétés par l'examen radiographique — qui est cependant ici moins facile et moins explicite qu'ailleurs — vous permettront de diagnostiquer « *surélévation congénitale de l'omoplate* », même au cas où vous seriez appelés à voir un sujet déjà adolescent ou adulte. Comment croire en effet à une scoliose dorsale primitive ayant déterminé secondairement une élévation de l'omoplate, lorsqu'on voit cette scoliose rester si légère et l'omoplate être pareillement soulevée, sans malformation costale ?

On a bien cité quelques faits de surélévation acquise d'origine musculaire, due à la paralysie des abaisseurs de l'omoplate où à la contracture des élévateurs de cause locale ou de nature hystérique ; mais dans ces cas, les troubles fonctionnels sont plus intenses et l'on observe soit des modifications profondes dans la réaction électrique des muscles, soit un détachement notable du tronc associé à l'élévation de l'omoplate.

Le *pronostic* du déplacement congénital de l'omoplate est réservé en ce sens que si cette malformation ne tend guère à s'accroître avec les progrès de l'âge, elle ne tend pas davantage à régresser et ce qu'il y a de plus fâcheux, c'est que la thérapeutique la mieux appropriée, ne parvient pas toujours à remédier à la difformité.

Sans doute le fonctionnement du membre supérieur n'est guère troublé, en général ; mais il y a des cas où il l'est passablement : quant à l'esthétique, elle est toujours plus ou moins compromise. On comprend que le pronostic soit subordonné au degré de la difformité scapulaire, à la présence de productions osseuses reliant cet os aux vertèbres, aux autres arrêts de développement concomitants sur lesquels le traitement ne peut avoir aucune prise.

Dans les cas simples, on se contentera du *traitement orthopédique* : massage, gymnastique rationnelle.

L'opération est indiquée s'il existe un prolongement exostosiforme de l'angle supéro-interne de l'omoplate ou des pièces osseuses reliant l'épine scapulaire au rachis, toutes formations qui peuvent gêner considérablement les mouvements d'abduction et de rotation en dehors du bras (*résection osseuse*).

L'opération peut encore être utile, lorsque l'obstacle à l'abaissement de l'omoplate est causé par la rétraction de certains muscles (trapèze, angulaire, rhomboïde, etc.) : la *section de ces muscles* a été pratiquée avec succès.

ANKYLOSE DE L'ÉPAULE

Les ankyloses de l'épaule sont l'aboutissant des diverses variétés d'arthrites: *arthrites infectieuses*, telles que blennorrhagique, ostéomyélitique, arthrite puerpérale, rhumatisme articulaire aigu, etc...; *arthrite traumatique* succédant aux fractures de la cavité glénoïde, de la tête et des tubérosités de l'humérus ; *arthrites* après les *luxations* acquises ou congénitales, traitées ou non; *arthrites sèches* (rhumatisme chronique, spondylose rhizomélique, rhumatisme tuberculeux de Poncet). L'épaule est le lieu d'élection de l'ostéo-arthrite tuberculeuse sèche, de « la carie sèche » de Volkmann, qui évolue lentement et se termine par ankylose.

Détail particulier à l'épaule, c'est que très souvent les ankyloses y sont la suite de lésions péri-articulaires bien décrites par Duplay sous le nom de *péri-arthrite scapulo-humérale*. Cette péri-arthrite est caractérisée par une inflammation de la bourse séreuse sous-deltoïdienne, inflammation succédant à des contusions simples mais plus souvent à des luxations, à des fractures. La radiographie a montré l'existence — dans beaucoup de faits de péri-arthrite — d'arrachements osseux au niveau des tubérosités. Les adhérences fibreuses qui comblent la bourse sous-deltoïdienne sont une cause fréquente de raideurs ou d'ankylose.

Signes. — L'attitude d'une épaule ankylosée est rarement une attitude vicieuse. Le bras pend le long du thorax plus ou moins en rotation interne. La région deltoïdienne est atrophiée et on peut sentir aisément sous l'acromion la tête humérale. Si celle-ci a été fracturée au voisinage de l'article, elle est plus ou moins déformée.

Suivant les cas, la mobilité de l'épaule est diminuée (raideur, ankylose imcomplète) ou absente (ankylose complète). L'absence de tout mouvement est une exception, parce que l'omoplate et la clavicule suppléent par leurs mouvements à ceux de l'articulation scapulo-humérale. Flexion, extension, abduction sont toujours possibles, quelque restreinte que soit leur étendue. La rotation du bras en revanche est toujours irrémédiablement compromise à un degré variable.

Veillez à immobiliser soigneusement l'omoplate quand vous recherchez les mouvements provoqués si vous voulez éviter toute cause d'erreur dans l'appréciation de ces mouvements. Dans la péri-arthrite, en général, la solidarité entre l'humérus et l'omoplate existe aussi bien dans le mouvement d'adduction que dans celui d'abduction ; de plus, la mobilisation de l'épaule est douloureuse et vous réveillez une certaine sensibilité en palpant le deltoïde.

Traitement. — En traitant l'ankylose de l'épaule, on ne se propose pas de corriger une attitude vicieuse qui manque presque toujours, mais de rendre des mouvements à une articulation qui les a perdus.

Dans les cas d'*arthrite tuberculeuse* (soit scapulalgie ordinaire, soit forme sèche), ayez grand soin d'immobiliser l'épaule dans une bonne position (coussin axillaire, coude fléchi à angle droit, main sur la ligne médiane du tronc en demipronation), et ne vous préoccupez pas des raideurs de l'articulation. L'ankylose fibreuse ou osseuse de celle-ci est le mode de guérison le plus fréquent ; l'essentiel est qu'elle survienne sans passer par la période d'abcès et de fistules. Ne tentez pas de lutter contre cette ankylose avant que la guérison clinique ne soit assurée depuis plusieurs mois ; à vouloir mobiliser trop tôt cette articulation, vous risqueriez de réchauffer le foyer tuberculeux mal éteint.

La tentative de mobilisation sera pratiquée sous l'anesthésie générale, après qu'une radiographie aura permis d'obtenir quelques notions sur la nature fibreuse ou osseuse de l'ankylose. Si par une mobilisation prudente, on n'obtient rien, inutile d'insister ; c'est que l'ankylose est probablement osseuse (bien qu'une ankylose fibreuse serrée puisse fournir le même résultat) et il faut la traiter comme telle par une opération sanglante. Cette opération, quand il s'agit de tuberculose, ne peut être que la résection. Chez l'enfant, il n'y a pas d'opération à pratiquer à cause du retard d'accroissement du membre qui suivrait la résection. Même chez l'adulte, la résection pour tuberculose ne doit être tentée que pour supprimer la lésion, sans chercher à obtenir dans l'avenir une mobilité de l'article que l'atrophie énorme des muscles ne permet guère d'espérer.

Dans les ankyloses autres que la tuberculeuse, il faut traiter sans tarder les raideurs ou l'ankylose incomplète par la *mobilisation manuelle*, aidée du *massage* et par la *mécanothérapie*. On veillera à maintenir soigneusement l'omoplate pendant cette mobilisation, à l'aide d'une main embrassant solidement l'épaule.

Il peut être indispensable, au cas où l'ankylose fibreuse est trop solide, de pratiquer la *mobilisation brusque* sous l'anesthésie générale; on maintient le résultat obtenu par le massage et les exercices de mobilisation.

Si l'*ankylose est complète,* il n'y a qu'une opération satisfaisante, la *résection,* mais à condition que les muscles ne soient pas trop atrophiés et que le sujet se soumette ensuite très régulièrement aux manœuvres de mobilisation. Chez l'enfant, la résection est contre-indiquée; il faut attendre, avant de la pratiquer, la fin de la croissance.

CUBITUS VALGUS ET CUBITUS VARUS

A l'état normal, l'avant-bras n'est pas exactement sur le prolongement du bras dans la position d'extension; l'axe du bras forme avec celui de l'avant-bras un angle obtus ouvert en dehors qui mesure environ 170°. Cet angle est un peu plus fermé chez la femme, et d'une façon générale chez les sujets à musculature grêle

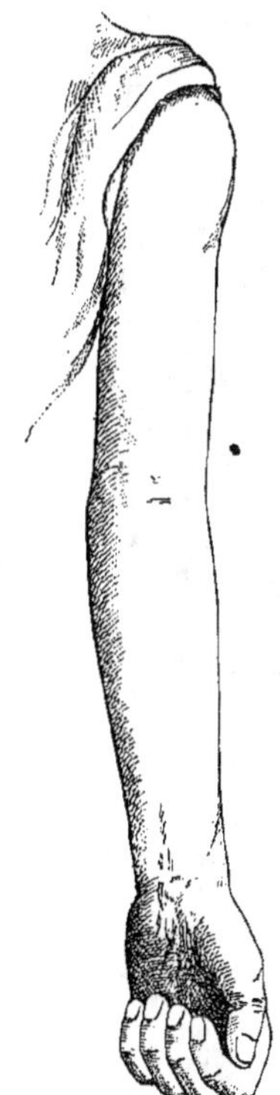

Fig. 25. — Attitude normale du coude dans l'extension. Cubitus valgus physiologique.

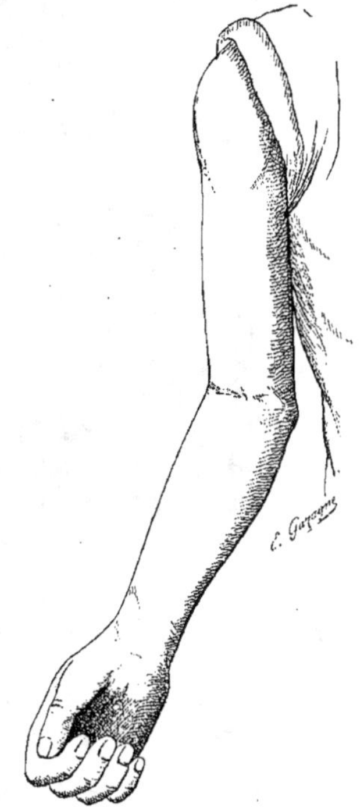

Fig. 26. — Cubitus valgus pathologique (150°).

qui ne travaillent pas. C'est un *cubitus valgus physiologique* (Mikulicz, Nicoladoni, Rieffel, Mouchet, etc.), analogue au genu valgum physiologique (fig. 25).

Lorsque le cubitus valgus est exagérément prononcé ou lorsqu'il s'accompagne de déformation dans les os qui forment l'articulation du coude, il est dit *pathologique* (fig. 26).

La position inverse du coude — lorsque l'avant-bras est dans l'extension — c'est-à-dire l'angle ouvert en dedans entre le bras et l'avant-bras est le cubitus varus. Le *cubitus varus n'est jamais une attitude normale, c'est toujours une attitude pathologique* (fig. 27).

C'est toujours dans la position d'extension avec supination du membre supérieur que vous devez placer les sujets pour apprécier ces attitudes vicieuses. La diffor-

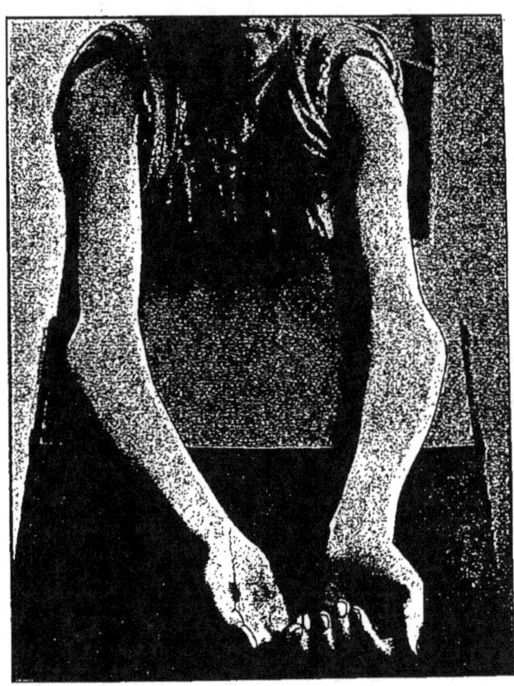

Fig. 27. — Cubitus varus bilatéral.

mité saute aux yeux lorsqu'on s'est mis ainsi dans les meilleures conditions pour la constater ; le point intéressant c'est de l'interpréter, d'en définir l'origine et la nature vraie.

Il existe chez certains enfants une laxité anormale de l'articulation du coude qui pourrait en imposer à un examen superficiel pour l'une quelconque des déviations en valgus ou en varus, mais ce « *cubitus laxus* », comme on l'a appelé, est facile à reconnaître. L'un de ses caractères primordiaux est l'hyperextension du coude amenant la formation d'une saillie dans la région antérieure et d'un angle ouvert en arrière ; on note également une grande laxité de la jointure.

Examinez avec soin le coude, sentez ses saillies, cherchez les points de repère classiques.

Quand *l'avant-bras est en extension complète* sur le bras, le sommet de l'olécrâne, l'épitrochlée et l'épicondyle se trouvent sur une même ligne transversale (l'olécrâne un peu plus rapproché de l'épitrochlée).

Dans la flexion à angle droit, ces trois saillies forment un *triangle* à sommet inférieur, à base supérieure (ligne transversale épicondylo-épitrochléenne) ; le sommet est représenté par l'olécràne.

À l'état normal, dans l'extension de l'avant-bras sur le bras, le sommet de l'olécràne est dans le même plan vertical que l'épicondyle et l'épitrochlée.

Constatez le degré de mobilité du coude : les mouvements normaux ont-ils conservé leur intégrité ? Existe-t-il des mouvements anormaux ? Notez ce fait que, dans la flexion du coude, le valgus et le varus peuvent s'atténuer au point de disparaître.

Aidé des commémoratifs, votre examen doit vous permettre de découvrir la nature de la difformité que vous avez observée. Pratiquement, vous serez ramenés à ces deux éventualités : ou les mouvements du coude sont normaux ou ces mouvements sont limités.

PREMIER CAS. — *Cubitus valgus ou varus avec mobilité normale du coude.* — Vous avez affaire à une difformité de nature *rachitique* ou à une déviation du coude de *nature ostéogénique*, liée à un trouble de croissance du cartilage jugal à la suite de fracture partielle de l'extrémité inférieure de l'humérus survenue dans le jeune âge.

Dans le cas de difformité *rachitique*, vous apprécierez — en dehors des autres stigmates de rachitisme que vous pouvez rencontrer — soit l'incurvation qui frappe la diaphyse humérale ou moins souvent celle des os de l'avant-bras, soit la déformation qui siège au niveau d'une partie de l'épiphyse.

S'il s'agit d'un cubitus valgus ou varus *ostéogénique*, vous obtiendrez presque toujours le commémoratif d'une fracture épiphysaire ancienne de l'humérus survenue avant la disparition du cartilage jugal et ayant altéré le pouvoir ostéogénétique de ce cartilage dans l'une de ses parties (en un point, croissance normale ; en l'autre croissance ralentie ou exagérée).

Le sujet a eu, dans l'enfance, une fracture du condyle externe le plus souvent ; exceptionnellement une fracture du condyle interne ou une fracture sus-condylienne transversale ; puis progressivement, est survenue, au fur et à mesure de l'accroissement du membre, une déviation de l'axe de l'avant-bras en valgus surtout, quelquefois aussi en varus[1].

Cette variété de déformation est exclusivement épiphysaire ; mais, caractère essentiel, ces cubitus valgus ou varus ostéogéniques constituent comme les rachitiques une *difformité purement esthétique,* ne compromettant en rien le fonctionnement régulier du coude.

DEUXIÈME CAS. — *Cubitus valgus ou varus avec limitation des mouvements du coude.* — Dans ce cas, il existe presque toujours une déformation plus ou moins marquée de la région et vous avez affaire :

Soit au vrai *cal vicieux du coude* (fracture ancienne de l'extrémité inférieure de l'humérus, variétés sus-condylienne transversale, ou condylienne externe surtout) ; la flexion est le mouvement le plus limité, on sent le heurtoir formé par la saillie antérieure du fragment condylien ou du fragment diaphysaire qui limite l'excursion du coroné. L'extension aussi peut être incomplète, les muscles sont restés plus ou moins atrophiés.

Soit plus rarement à une altération osseuse non traumatique d'une partie de

[1] RIEFFEL, *Revue d'Orthopédie* 1897 ; ALB. MORCHET, *Thèse de Paris,* 1898.

l'épiphyse humérale, *ostéomyélite* ou *tuberculose* partielles de l'extrémité inférieure de l'humérus ; arthropathies, sèche, nerveuse, etc.

La présence de fongosités dans l'articulation, l'existence d'altérations anciennes de la peau (fistules, cicatrices), la persistance de points douloureux en certains points du squelette huméral, etc., permettront aisément le diagnostic de cette variété rare de cubitus valgus ou varus ; son traitement n'a rien de spécial, c'est celui de l'ostéomyélite et de la tuberculose dont elle est la conséquence.

Les cals vicieux du coude doivent être évités à l'heure actuelle par un traitement convenable de la fracture ; si les troubles fonctionnels qu'ils entraînent, ne s'amendent pas avec l'âge ou avec le traitement massothérapique ou mécanothérapique, l'indication opératoire se pose, et l'ostéotomie, qui doit définitivement détrôner l'aveugle ostéoclasie, sera l'opération de choix.

Les cubitus valgus ou varus rachitiques, observés assez tôt, pourront bénéficier en quelque mesure du traitement général du rachitisme ; mais comme ils ne troublent que l'esthétique du membre, ils ne doivent pas plus que les cubitus valgus ou varus ostéogéniques vrais, être traités par une opération sanglante. Si cependant la déviation était extrêmement prononcée ou si elle entraînait par sa présence des troubles nerveux (principalement dans la sphère du nerf cubital à la suite de cubitus valgus, Mouchet[1]), une ostéotomie pourrait présenter quelque utilité (ostéotomie transversale sus-condylienne ou ostéotomie cunéiforme).

ANKYLOSE DU COUDE

Le coude, en raison de ses caractères anatomiques (articulation trochléenne, serrée, avec trois os constituants) est tout spécialement voué à l'ankylose.

Je ne pourrais que répéter ce qui a été dit à propos de l'ankylose de l'épaule (voy. p. 35).

Il est ici une cause d'ankylose plus fréquente encore qu'à l'épaule, ce sont les fractures épiphysaires atteignant le plus souvent l'extrémité inférieure de l'humérus dans le jeune âge[2], principalement les *fractures sus-condyliennes transversales* (surtout la variété, dite par extension, où le trait est oblique de haut en bas et d'arrière en avant avec fragment inférieur attiré en arrière par le triceps avec les os de l'avant-bras et fragment diaphysaire saillant en avant — aspect de luxation du coude en arrière) et les *fractures sus-condyliennes obliques* ou *du condyle externe* dont le trait oblique, parallèle au cartilage jugal correspondant, entame plus ou moins la lèvre externe de la trochlée avant de pénétrer dans l'articulation.

Mal réduites ou mal maintenues, ces fractures peuvent aboutir à des *consolidations vicieuses*. L'ankylose est le plus souvent incomplète et fibreuse ; c'est le mouvement de flexion surtout qui est compromis, le coroné étant gêné dans son excursion par le fragment condylien resté déplacé et plus ou moins déformé en avant ou par le fragment diaphysaire de la fracture sus-condylienne transversale resté saillant aussi à la partie antérieure.

Il faut tenir compte non seulement de la *mauvaise position des fragments* mais encore de l'*hypertrophie du cal*. Cette hypertrophie diminue du reste par elle-même avec le temps dans des proportions notables, au moins chez l'enfant.

[1] A. Mouchet, *Gaz. des Hôpit.*, 1902.

[2] Albert Mouchet. *Fractures de l'extrémité inférieure de l'humérus*, Th. de Paris, 1898, Steinheil, édit. — A. Broca. *Leçons cliniques*, t. I, 1901, Masson, édit.

La fracture du *col du radius*, décollement épiphysaire encore assez fréquent chez l'enfant entre neuf et douze ans, est susceptible de se consolider vicieusement et par sa saillie antérieure de limiter non seulement la pronation et la supination mais encore les mouvements du coude proprement dit, la flexion et l'extension.

Chez l'adolescent enfin, il peut survenir à la suite de simples contusions du coude, des arrachements périostiques, surtout antérieurs, qui sont l'origine de ces *ostéomes* s'étendant plus ou moins loin dans le muscle brachial antérieur.

Il n'y a pas que les fractures mal consolidées qui puissent être suivies d'ankylose ; les luxations non réduites aboutissent quelquefois au même résultat.

La radiographie renseignera nettement à l'aide de deux épreuves l'une de face, l'autre de profil, sur ces causes d'ankylose du coude.

Symptômes. — La flexion à angle droit avec main en demi-pronation est la meilleure position pour un coude ankylosé. On peut observer tous les intermédiaires entre les raideurs permettant une certaine mobilité et l'ankylose complète.

L'ankylose en flexion aiguë est gênante, et plus encore l'ankylose en extension.

L'anesthésie générale et la radiographie permettront de se rendre compte du degré de l'ankylose.

Traitement. — Prophylactique. — Un traitement précoce des arthrites du coude, l'immobilisation en flexion à angle droit ; une réduction satisfaisante des fractures épiphysaires et leur contention dans la flexion qui assure au maximum la bonne situation des fragments, une immobilisation pas trop prolongée après le traumatisme, etc..., tels sont les moyens prophylactiques dont nous disposons pour éviter les ankyloses du coude incomplètes ou complètes.

Curatif. — a. *Ankylose incomplète*. — Quand l'arthrite est complètement guérie ou la lésion traumatique absolument réduite, il convient de lutter contre les raideurs par le massage des muscles et la mobilisation articulaire. Cette mobilisation sera manuelle de préférence ou instrumentale.

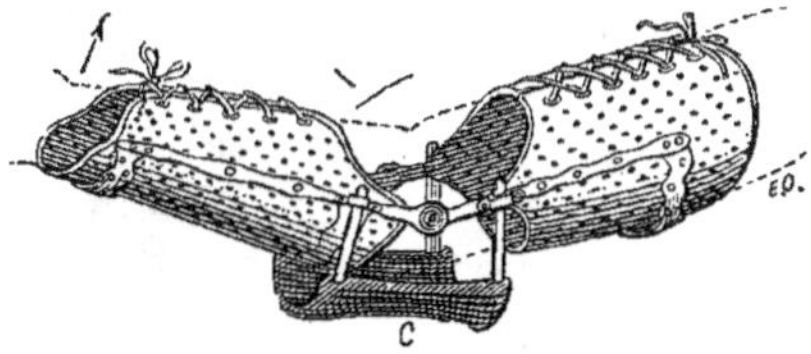

Manuelle, la mobilisation sera prudente, progressive, faite d'abord par le malade lui-même, jamais elle ne devra être poussée trop loin ou avec violence.

Fig. 28.
Appareil à traction élastique.

Ayez soin de maintenir le bras, pendant que vous faites fléchir ou étendre l'avant-bras.

Les *instruments* sont pour la plupart des appareils à tractions élastiques (par des bandes, des vis, etc..., appareils de Bonnet, de Zander, etc. (fig. 28).

Le plus simple est d'installer vous-mêmes de petits dispositifs à extension et à flexion avec des poids attachés à un bracelet maintenant le poignet du sujet : les schémas ci-contre vaudront mieux que toute description (fig. 29, 30).

Si les moyens précédents échouent et que la radiographie n'ait pas montré d'obstacle osseux, ayez recours à la *mobilisation forcée* sous l'anesthésie générale, et maintenez le résultat obtenu par des exercices longtemps continués.

Au cas où la radiographie a démontré l'existence d'un obstacle osseux à la flexion ou à l'extension, cal exubérant, fragment déplacé, ostéome, une opération san-

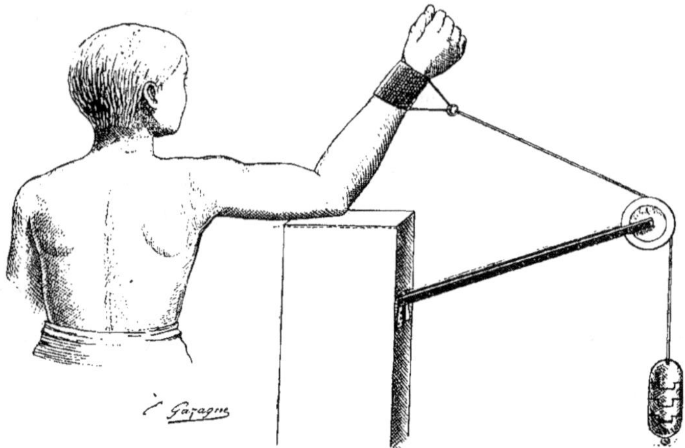

Fig. 29. — Raideurs du coude (Extension passive).

glante est nécessaire, ablation du fragment s'il est petit et sans importance, ablation de l'ostéome, simple rabotage, résection modelante économique qui devra

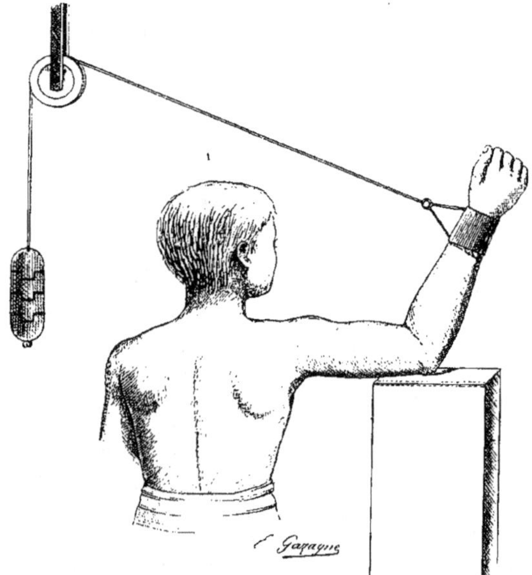

Fig. 30. — Raideurs du coude (Extension active par le triceps brachial).

toujours être préférée dans le jeune âge pour éviter les troubles ultérieurs de la
croissance.

b. *Ankyloses complètes.* — On ne fait plus actuellement d'ostéoclasie. Les ostéo-

tomies ne doivent pas être économiques, sous peine de voir se reproduire l'ankylose. Il faut une *résection* totale, large, des os du coude, complétée au besoin par
l'interposition musculaire (Berger, muscle anconé).

SUBLUXATION SPONTANÉE DU POIGNET EN AVANT (MADELUNG)

Cette déformation du poignet signalée d'abord en France par Dupuytren, Mal-
gaigne, a été bien étudiée surtout par Madelung (1878), par M. Kirmisson (luxation
progressive des adolescents), par M. Duplay, par M. Pierre Delbet (carpus cur-
vus), etc.

Elle est plutôt rare, et s'observe chez les *adolescents* de douze à quinze ou dix-
huit ans, surtout dans le sexe féminin. Presque
aussi souvent bilatérale qu'unilatérale, elle affecte
les sujets soumis à des traumatismes profession-
nels du poignet, principalement ceux qui sont
exposés aux mouvements incessants de flexion,
pianistes, typographes, tisserands, fouleurs d'étof-
fes, blanchisseuses, etc. La fatigue profession-
nelle ne sert que de cause occasionnelle; la vraie
cause semble résider dans la faiblesse spéciale,
des systèmes osseux et ligamenteux qui caractérise le « *rachitisme de l'adolescence* » et que l'on
retrouve dans d'autres lésions, telles que scoliose,
genu valgum, etc.

Signes. — Le *premier signe* est la *déformation
du poignet* : le carpe tend à se luxer en avant des
os de l'avant-bras et d'autre part, l'extrémité
inférieure du *cubitus* fait sur le côté dorsal une
saillie anormale qui la fait ressembler à une exostose : on l'a vue quelquefois augmentée de volume
(fig. 31). L'aspect clinique peut en rester là ; mais,
le plus souvent, la difformité s'accuse davantage.
En regardant le poignet de profil, on le voit luxé
en avant, soulevant les tendons fléchisseurs qui
font saillie sous les téguments. Sur la face dorsale
existe un creux surplombé par la saillie du cubitus
dépressible en touche de piano. Cet os est subluxé
sur le radius et sur le carpe. En même temps, le
radius est plus ou moins incurvé en avant au
niveau de son extrémité inférieure, incurvation
comparable à celle du fémur au niveau du genu

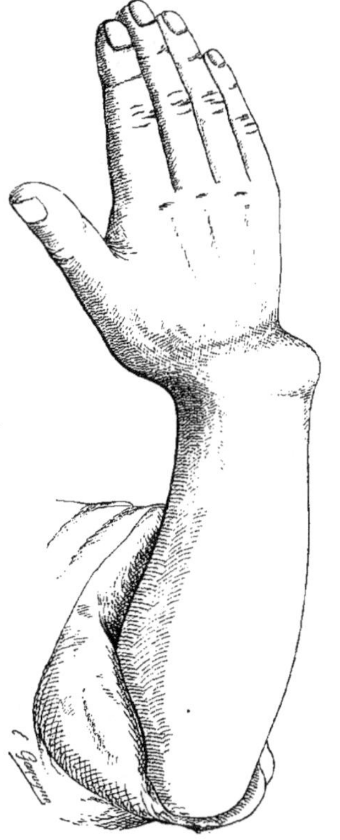

Fig. 31. — Subluxation progressive
du poignet.

valgum. Parfois — toujours comme dans le genu valgum — la diaphyse radiale
n'est pas incurvée ; c'est l'extrémité articulaire du radius seule qui s'est moins
développée en avant qu'en arrière, à cause de la pression continue qu'elle a supportée en avant (Madelung).

Les mouvements sont limités dans le sens de l'extension.

La *douleur* survient peu de temps après le début de la déformation, accrue par la fatigue du poignet, plus prononcée à la fin de la journée, calmée par le repos. Elle persiste pendant dix-huit mois, deux ans, à moins que le sujet n'ait suivi un traitement convenable. puis elle disparaît, laissant la place à la déformation, accompagnée d'une certaine gêne fonctionnelle.

Diagnostic. — L'important est de reconnaître le mal dès le début, pour empêcher la difformité de s'accroître. Vous éviterez facilement l'erreur avec une exostose ostéogénique du cubitus, avec une fracture ancienne de l'extrémité inférieure du radius ou une ostéite de cet os ; la recherche attentive des commémoratifs, le caractère des douleurs, l'attitude du poignet et la radiographie vous mettront sur la voie du diagnostic.

Traitement. — La première indication est de prescrire le repos ; le massage et l'électrisation des muscles de l'avant-bras sont de précieux moyens thérapeutiques.

Il peut être utile de faire porter aux sujets un gantelet de cuir (fig. 32), voire

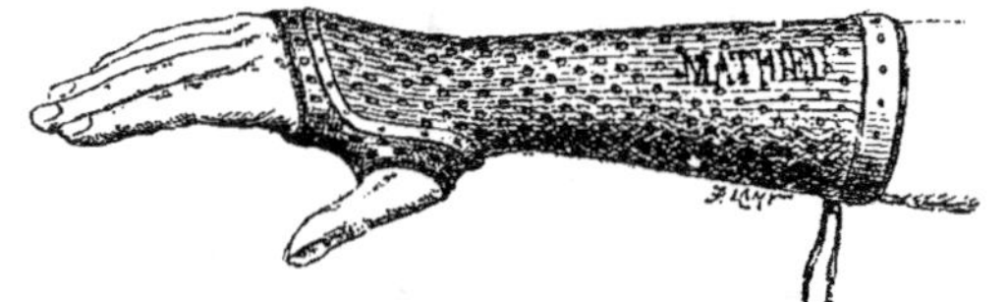

Fig. 32. — Appareil en cuir moulé pour maintenir le poignet.

même un appareil plâtré immobilisant le poignet ; il n'est guère nécessaire de recourir à une opération sanglante — l'ostéotomie — même si la difformité persiste, ce qui arrive le plus souvent, quoi qu'on fasse. Cette ostéotomie a dû cependant être pratiquée par quelques chirurgiens dans des cas de gêne fonctionnelle très considérable.

MALFORMATIONS CONGÉNITALES DU MEMBRE SUPÉRIEUR

Les malformations congénitales des membres peuvent être ainsi classées jusqu'à nouvel ordre : Isidore Geoffroy Saint-Hilaire subdivisait la famille des ectroméliens en trois genres :

1° Les *ectromèles* qui manquent d'un ou de plusieurs membres, parfois des quatre. Si l'absence n'est pas totale, elle l'est presque ; tout au plus observe-t-on un très court moignon avec doigts rudimentaires.

2° Les *phocomèles* qui ont des membres de phoque ; c'est-à-dire que leurs mains ou pieds sont directement attachés à la ceinture scapulaire ou pelvienne.

3° Les *hémimèles* dont les parties périphériques seules sont absentes en totalité ou en partie : ainsi absence du tibia ou de péroné avec cuisse régulièrement développée.

Ces derniers peuvent se diviser en : *hémimèles* proprement dits, *hémimèles par absence du radius, hémimèles par absence du cubitus*. Au membre inférieur, les hémimèles par absence du radius sont représentés par les hémimèles par absence du tibia, les hémimèles par absence du cubitus le sont par l'absence du péroné. Avec cette particularité que si l'absence du tibia est infiniment rare, l'absence du radius, os homologue, est fréquente.

L'absence du radius est trois fois plus fréquente au moins que l'absence du cubitus, elle est partielle ou totale.

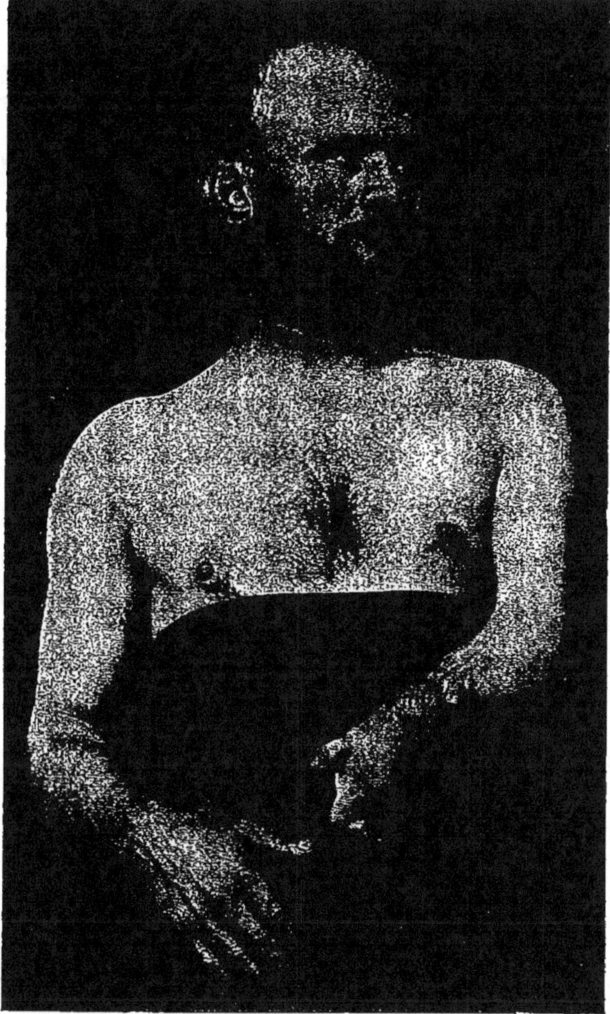

Fig. 33. — Hémimélie par absence du cubitus.

De l'absence du cubitus nous avons cependant quatre observations personnelles (trois publiées par nous et une inédite [1]) (fig. 33).

Dans les cas d'absence du cubitus, ce sont plutôt les derniers doigts qui man-

[1] Nous n'en connaissons que quinze observations publiées en dehors des quatre qui nous sont personnelles.

quent ; dans l'absence du radius, le pouce est atrophié et son métacarpien se détache du deuxième, mais il existe à cet égard de nombreuses variétés.

MAINS BOTES

La main bote est une malformation caractérisée par une déviation de la main, soit sur l'un de ses bords, soit sur l'une de ses faces, soit sur les deux à la fois.

Cette malformation est *congénitale* ou *acquise*. La main bote acquise succède à des lésions musculaires (paralysies localisées de l'enfance, contractures hystériques), à des lésions cutanées ou tendineuses (rétractions cicatricielles par brûlures de la main et du poignet, destructions tendineuses) ou elle survient après des lésions osseuses (fractures de l'extrémité inférieure des os de l'avant-bras à cals difformes, décollements épiphysaires de l'enfance suivis de troubles de l'ostéogenèse, ostéomyélite, tuberculose, etc.).

La main bote congénitale est celle qui mérite le plus votre attention ; elle est assez rare.

Elle présente deux variétés suivant qu'elle existe seule sans malformation du squelette ou qu'elle s'accompagne de difformité des os.

1° MAIN BOTE AVEC INTÉGRITÉ DU SQUELETTE. — C'est la variété la plus rare, presque toujours bilatérale, coexistant souvent avec des amputations congénitales, des pieds bots, etc.

La main est fléchie du côté palmaire et inclinée sur le bord cubital, elle est

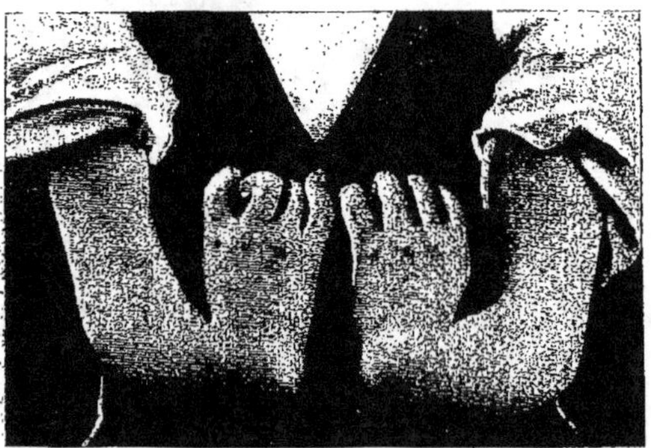

Fig. 34. — Main bote radiale bilatérale (absence du radius et du pouce). D'après Blencke.

généralement redressable, mais dès qu'on l'abandonne à elle-même, elle reprend sa position primitive.

Il faut traiter cette difformité aussitôt que possible par des manipulations comme celles qui visent la réduction du pied bot et cela sous l'anesthésie générale au besoin, puis recourir, une fois la correction obtenue, à l'appareil plâtré ou aux appareils à traction élastique.

2° MAIN BOTE AVEC MALFORMATION OSSEUSE. — La malformation du squelette atteint exceptionnellement le cubitus, c'est ordinairement le radius qui est absent par-

tiellement (environ 1/10 des cas) ou totalement (les 9/10). Quand l'absence du
radius est partielle, elle porte sur l'extrémité inférieure.

L'avant-bras est tout entier raccourci et atrophié ; le cubitus fortement convexe
en dedans fait saillie sous les téguments, tandis que sous le bord externe de
l'avant-bras exagérément concave, on ne sent que des masses musculaires molles.
La main est fléchie plus ou moins et inclinée sur le bord radial, faisant avec
l'avant-bras un angle de 45 à 90 degrés le plus souvent. La peau présente au voisinage du poignet un pli profond. On ne trouve pas trace de radius. L'atrophie
peut porter sur le bras et s'étendre à la ceinture scapulaire (fig. 34 et fig. 35).

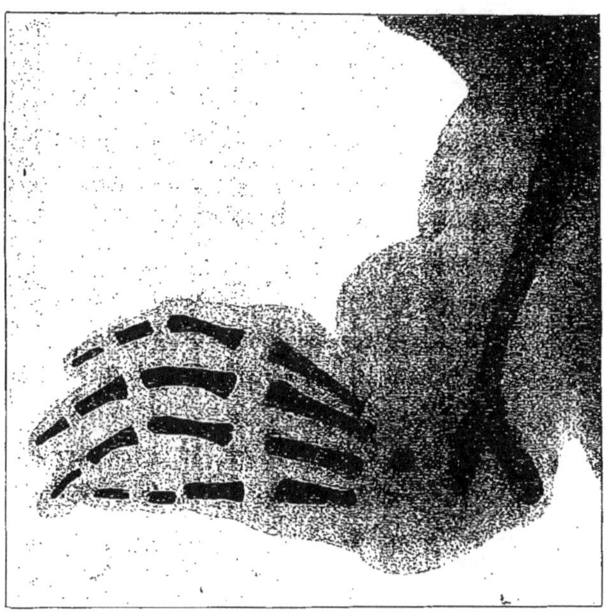

Fig. 35. — Main bote radiale (absence du pouce).

Le pouce manque très souvent, son métacarpien peut faire défaut aussi, de même
que la partie externe du carpe.

Sauf l'abduction nulle ou très limitée, les mouvements provoqués sont assez bien
conservés dans le sens de l'extension, de l'adduction et de la flexion surtout.

Les mouvements spontanés sont fort réduits, d'autant plus que le système musculaire est peu développé et qu'un des leviers osseux manque.

Les manipulations suivies d'appareils contentifs constituent le principal traitement.

On a pu dans des cas invétérés en présence de l'échec des moyens orthopédiques
et de la persistance d'une gêne fonctionnelle notable, recourir avec quelque succès
à l'ostéotomie du cubitus ou à l'arthrodèse. Mais il convient de ne pas se laisser
entraîner à un optimisme exagéré sur les résultats de ces opérations.

DÉFORMATIONS DU MEMBRE INFÉRIEUR

LUXATION CONGÉNITALE DE LA HANCHE

C'est une malformation fréquente, la plus fréquente des luxations congénitales ; venant immédiatement après le pied bot dans la statistique générale des difformités de naissance. Elle est connue depuis longtemps, mais surtout depuis les travaux de Cruveilhier, de Pravaz au XIXᵉ siècle, et elle n'est bien traitée que depuis ces quinze dernières années après les travaux de Paci, Lorenz, Hoffa, etc.

La luxation congénitale de la hanche est *unilatérale dans les deux tiers des cas*, et un peu plus fréquente du côté gauche ; elle s'observe principalement *chez les filles* (88 sur 100 enfants atteints de luxation), sans qu'on ait pu saisir nettement jusqu'ici la raison de cette prédominance dans le sexe féminin.

Toute congénitale qu'est cette malformation, elle n'apparait pas à la naissance ; les déformations du cotyle aplati, plus ou moins comblé par du tissu fibreux, celles de la tête fémorale atrophiée, amincie, avec col court, abaissé, etc., existent bien sur l'enfant nouveau-né, mais elles ne se manifestent qu'au moment où l'enfant commence à marcher. Seuls des cliniciens exercés ou simplement ayant l'attention portée sur la hanche sont capables de reconnaître avant la marche dans les premiers mois (à quatre mois, à six mois), une malformation de la hanche.

Symptômes. — En règle générale, les premiers signes qui attirent l'attention des parents et les poussent à consulter le médecin sont les suivants : l'enfant marche tard, il marche mal, il se fatigue vite.

Il *marche tardivement*, c'est-à-dire, à dix-huit, vingt mois et davantage, trop tard pour un enfant bien portant, indemne de rachitisme ; c'est entre dix-huit et vingt mois pour une luxation unilatérale, vingt-quatre mois et plus pour une luxation bilatérale.

Il *marche mal*, c'est-à-dire qu'il se balance, qu'il marche en cane.

Enfin il se fatigue vite ; il demande à être porté continuellement, il se plaint de douleurs dans les hanches après une marche un peu prolongée.

Forts de ces renseignements que les parents vous fournissent, procédez à l'examen méthodique du sujet, en n'oubliant pas que la luxation congénitale de la hanche est une *luxation iliaque, postéro-supérieure* ou quelquefois (surtout au début) une luxation supérieure, sus-cotyloïdienne.

Signes de la luxation unilatérale. — Regardez la fillette *debout* ; le membre parait plus court[1] (quelquefois de 6 à 7 centimètres), plus grêle ; la hanche est saillante,

[1] Pour la mensuration du membre inférieur, voir page 32.

on voit se dessiner sous la peau le grand trochanter ; le pli de l'aine est plus creusé, le triangle de Scarpa plus excavé ; le ventre plus saillant au-dessus de la cuisse correspondante (fig. 36).

La fesse est plus élargie, aplatie, elle est flasque et elle n'a pas la consistance ferme ni le contour arrondi de la fesse du côté opposé ; le pli fessier est abaissé, rectiligne.

Le genou est tourné en dehors, le bassin incliné du côté malade. Le rachis présente une scoliose lombaire à convexité du côté luxé.

Faites *marcher* ensuite le sujet devant vous ; il boite, non pas tant à cause du raccourcissement que de la suspension élastique du bassin. Au moment où l'enfant pose la pointe du pied sur le sol, on voit le tronc pencher brusquement du côté luxé, et le membre correspondant s'élever en paraissant s'enfoncer dans le flanc. La fillette ne peut pas appuyer sur le pied du côté luxé, ni sauter à cloche-pied, elle se fatigue rapidement à marcher.

Enfin l'enfant *étant couché* sur un matelas dur, non dépressible, ou sur une table, vous achevez votre examen de la hanche par la recherche de la tête fémorale luxée et l'étude des mouvements provoqués. Le pli de l'aine est dépressible ; vous ne rencontrez pas dans le triangle de Scarpa la tête fémorale, ce triangle est très creusé et « inhabité » ; vous trouvez la tête mobile, plus ou moins déformée dans la fosse iliaque externe, derrière et au-dessus (quelquefois surtout au-dessus) du cotyle ; vous pouvez parfois la faire rouler avec des craquements plus ou moins gros.

La *palpation* des muscles du côté luxé permet de constater l'atrophie des fessiers et de toutes les masses musculaires du membre (cuisse et jambe ; cuisse surtout) ; les muscles adducteurs rétractés forment une corde généralement visible sous la peau. La *mensuration* du membre pratiquée à

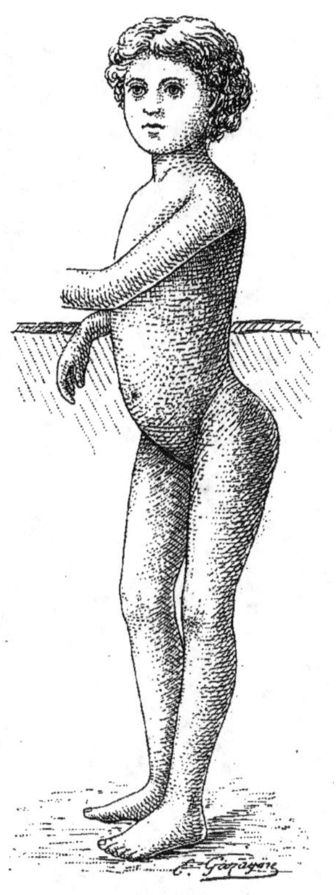

Fig. 36. — Luxation congénitale de la hanche gauche.

partir de l'épine iliaque antéro-supérieure dénote un raccourcissement plus ou moins considérable. Enfin le grand trochanter est situé à plusieurs centimètres au-dessus de la *ligne de Nélaton-Roser*.

Les *mouvements* de la hanche sont modifiés ; la flexion et l'extension toujours exagérées ; l'adduction et la rotation externe aussi, à un tel point que le membre peut être placé souvent sur le pli inguinal opposé, ou toucher l'épaule correspondante sans flexion du genou. L'abduction est toujours limitée.

Dans certaines luxations dites « *appuyées* », ou *antérieures*, ou *sus-cotyloïdiennes*, où le déplacement de la tête est faible et où celle-ci repose sur la portion d'os iliaque intermédiaire à l'épine iliaque antéro-inférieure et au cotyle, la saillie du grand trochanter est faible, le membre est surtout en rotation externe et les signes, décrits plus hauts, sont accusés au minimum.

Luxation bilatérale. — Le tableau clinique d'une luxation *bilatérale* est tout à fait spécial : les membres sont courts (les mains descendent jusqu'aux genoux), les genoux sont rapprochés avec les cuisses écartées en haut (triangle à sommet inférieur). Ce qui frappe surtout, c'est la saillie excessive des fesses, l'ensellure lombaire, avec le ventre proéminent en avant, les organes génitaux rejetés en arrière (fig. 37 et 38).

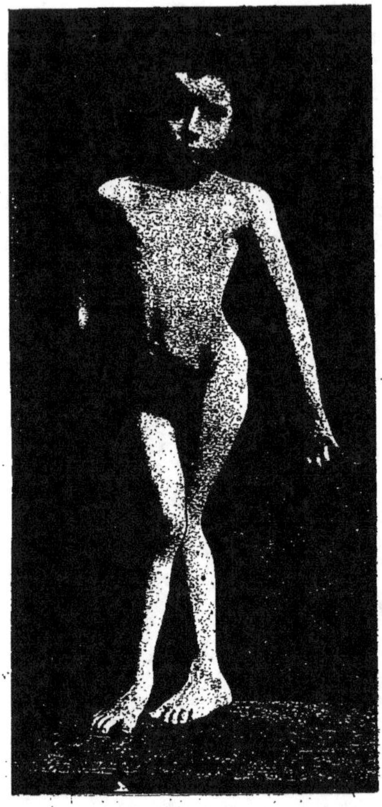

Ici les troubles fonctionnels sont plus marqués que dans la luxation unilatérale, la démarche est tout particulièrement dandinante et disgracieuse.

Évolution. Pronostic. — Une luxation congénitale non traitée traverse presque toujours des phases d'arthrite plus ou moins intense séparées par des accalmies. A la fin, les contractures musculaires résultant de ces *coxites* aboutissent à des rétractions qui accroissent notablement l'attitude vicieuse ou diminuent la motilité du membre (scoliose très prononcée ; adduction, rotation interne de la cuisse ; bassin très incliné). L'enfant se fatigue très rapidement pendant la marche, et celle-ci devient assez pénible parfois, pour qu'il en résulte une véritable infirmité. Si la luxation est bilatérale, les genoux arrivent à se heurter à chaque pas.

Le *pronostic* varie suivant les formes de luxation, suivant les sujets aussi. Certaines luxations antérieures, *appuyées*, sont compatibles avec un fonctionnement relativement satisfaisant du membre ; des luxations très ballantes compromettent à la fois l'esthétique et la marche. La laxité de l'appareil ligamenteux, l'atrophie du système musculaire assombrissent le pronostic. L'état social du sujet, la coexistence d'autres malformations sont des facteurs

Fig. 37. — Double luxation congénitale de la hanche avec contractures.

avec lesquels nous devons compter. L'asymétrie du bassin qui survient dans les luxations unilatérales constitue pour l'avenir une menace obstétricale. Enfin certaines formes de luxations s'aggravent progressivement et malgré tout.

Diagnostic. — Le *diagnostic* ne présente de réelles difficultés que chez les enfants très jeunes dans les cas de déformation peu accusée.

Les petits *rachitiques* chez lesquels survient la coxa vara marchent mal, boitent et se fatiguent facilement. Mais la démarche n'est pas aussi disgracieuse que celle de la luxation congénitale et l'examen attentif de la hanche dissipera tous les doutes (voy. coxa vara, p. 52).

La *luxation de la hanche paralytique* est une rareté pathologique telle que je n'insisterai pas sur le diagnostic, me contentant de rappeler ses signes caractéristiques, son apparition, non pas spécialement au début de la marche, mais à une période quelconque de l'enfance après une atteinte de paralysie infantile, et l'état de dégénérescence des muscles démontré par l'examen électrique.

Les *décollements épiphysaires* de la tête fémorale et les *fractures du col,* — moins rares dans l'enfance qu'on le croyait autrefois — peuvent présenter après consolidation vicieuse un aspect analogue à celui des hanches congénitalement luxées. Il suffit de palper la région pour éviter l'erreur.

Une poussée de « *coxite* » comme il s'en produit souvent dans les luxations congénitales de la hanche, peut faire croire momentanément à une *coxalgie* [1], mais il y a le déplacement de la tête fémorale. S'il s'agit d'une coxalgie qu'on a laissé arriver à la période ultime de luxation pathologique, les troubles fonctionnels sont trop marqués et l'état général trop touché pour que la confusion subsiste. Les mêmes réflexions s'appliquent à la luxation iliaque du fémur après *ostéomyélite* de la hanche.

L'examen *radiographique* — avec stéréoscopie, au besoin — doit toujours être pratiqué. Il ne peut fournir aucun renseignement sur l'appareil ligamenteux, mais il permet d'apprécier nettement les déformations de la tête fémorale et du cotyle, et la comparaison des épreuves radiographiques avant et après le traitement présente un très réel intérêt.

Traitement. — La luxation congénitale de la hanche ne nécessite aucun traitement si elle

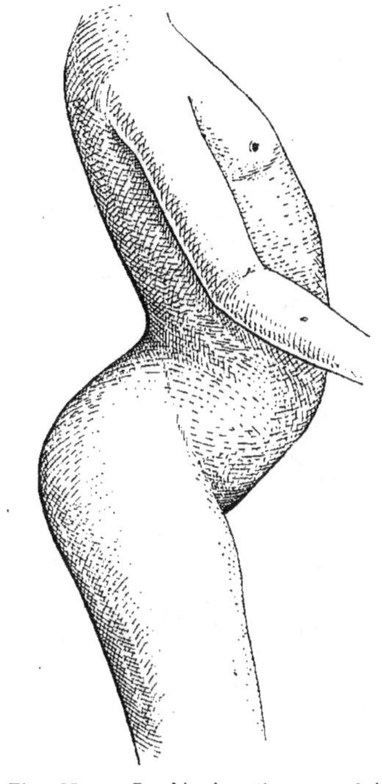

Fig. 38. — Double luxation congénitale de la hanche (lordose très marquée).

est *légère*, de variété antérieure, à symptômes fonctionnels restreints. Il faudra seulement que les sujets évitent les marches excessives, la fatigue ; la surveillance de leur hanche devra être très attentive et nous devrons être prêts à intervenir au moindre signe d'aggravation (apparition de douleurs, fatigue rapide, démarche trop disgracieuse, etc.), sans attendre que l'âge soit trop avancé.

Le traitement de choix est la *réduction orthopédique de Lorenz* (procédé de Paci perfectionné). Jusqu'à l'âge de quatorze à quinze ans, on peut recourir à ce traitement. Mais *l'âge d'élection* pour en obtenir les meilleurs résultats est entre trois ans et cinq ans. Trop tôt, les appareils sont souillés, la récidive est facile et la réaccoutumance à la marche se fait mal ; trop tard, la réduction est difficile, impossible ou suivie de raideurs insurmontables.

La réduction se fait sous l'anesthésie générale : après un massage forcé (myorrhexis) des adducteurs (une ténotomie est rarement nécessaire), on imprime

---

[1] Exceptionnellement la coxo-tuberculose s'est développée sur une luxation congénitale de la hanche.

à la cuisse des mouvements successifs de flexion forcée, d'abduction, de circumduction, en saisissant la tête luxée ; on sent finalement cette tête passer par-devant le bord postérieur du cotyle avec un ressaut caractéristique que l'on entend à distance. Pour assurer la correction, un appareil plâtré est appliqué autour du bassin et de la cuisse placée en abduction forcée (souvent à angle droit) et en rotation le plus souvent externe. Ce premier appareil est remplacé au bout de deux mois environ par un autre dans une abduction légère de la cuisse, cette fois, et trois ou quatre mois après, tout appareil est supprimé.

Les luxations bilatérales sont tantôt réduites en même temps, dans la même séance ; tantôt réduites à des intervalles de six à huit mois.

La *reposition anatomique* est obtenue dans près de la moitié ou les deux tiers des cas suivant les statistiques : elle est généralement durable, mais il y a des reluxations. La *transposition antérieure*, basse, où la tête est appuyée sur l'épine iliaque antéro-inférieure, sans valoir la reposition vraie, fournit une amélioration fonctionnelle considérable ; il reste un peu de raccourcissement, mais le sujet n'a plus de plongeon, il a seulement de la boiterie et « le moins qui puisse survenir, c'est qu'il marche sans fatigue » (Lorenz).

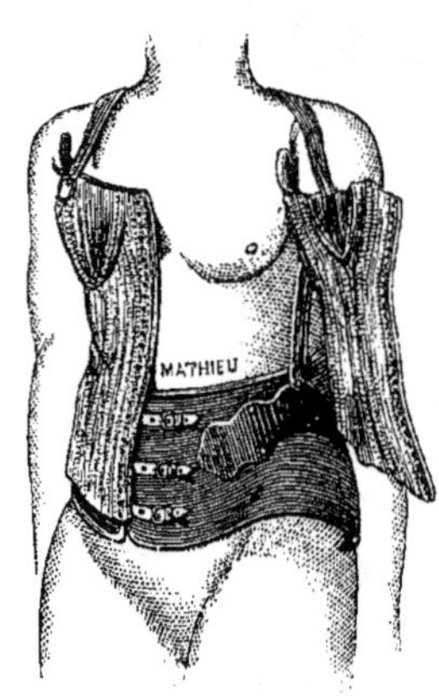

Fig. 39. — Appareil de maintien pour luxation congénitale de la hanche.

Les meilleurs résultats fonctionnels sont fournis par la reposition vraie. Le pronostic de l'intervention est moins favorable dans les luxations bilatérales : le résultat n'étant pas toujours identique aux deux côtés et la lordose persistant assez souvent.

La *reposition sanglante* (*opération de Hoffa*) ne vit plus que des échecs de la réduction de Lorenz ; encore faut-il noter que celle-ci peut réussir à une deuxième tentative. Passé dix ans, l'opération de Hoffa n'a guère de chances de succès, et on doit lui préférer l'*ostéotomie oblique sous-trochantérienne* si une intervention est nécessaire.

Mais il ne faut pas oublier que les *corsets orthopédiques* en cuir moulé, en celluloïd, constituent une méthode palliative des plus précieuses, toutes les fois que l'âge avancé ou l'échec des autres traitements ne permettent plus de conserver l'espoir d'une restauration fonctionnelle (fig. 39). Ajoutez-y aussi le repos, le massage, la gymnastique et de courtes périodes de traction continue, au cas où la coxite apparaîtrait.

COXA VARA

La coxa vara, dont l'introduction est assez récente dans la pathologie chirurgicale, désigne une *incurvation anormale du col du fémur*.

C'est à Ernest Müller (en 1888), que revient le mérite d'avoir établi nettement la relation entre cette incurvation du col fémoral constatée sur une pièce anatomique et un syndrome clinique bien déterminé. Je ne fais que rappeler ensuite les noms de Lauenstein, Hofmeister, Kocher, Alsberg, Hoffa, Kirmisson, etc.

Les figures suivantes montrent mieux que de longues descriptions, les modifications anatomiques qui caractérisent la coxa vara :

1° *Diminution de l'angle d'inclinaison* (angle entre l'axe du col et l'axe de la diaphyse) ; cet angle qui mesure en moyenne 125 à 130 degrés, s'abaisse dans la coxa vara à 90 degrés, 80 voire même 70 et 60 degrés ; d'où *incurvation du col*

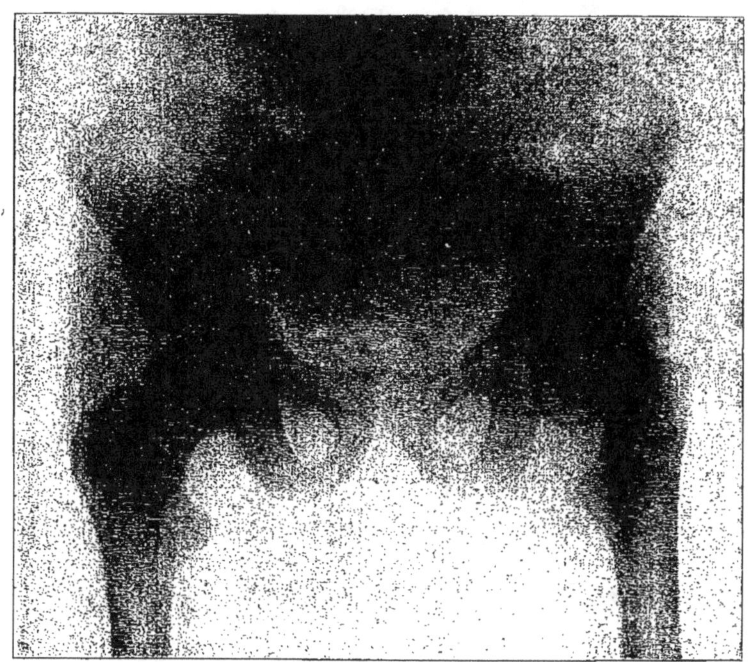

Fig. 40. — Coxa vara traumatique.

du fémur en bas, dans le sens de l'adduction vers la diaphyse (fig. 40). C'est parfois la seule altération morphologique du col.

2° *Diminution de l'angle de déclinaison* (angle ouvert en dedans de 20° environ, formé par le plan frontal du col en avant et le plan frontal des condyles fémoraux

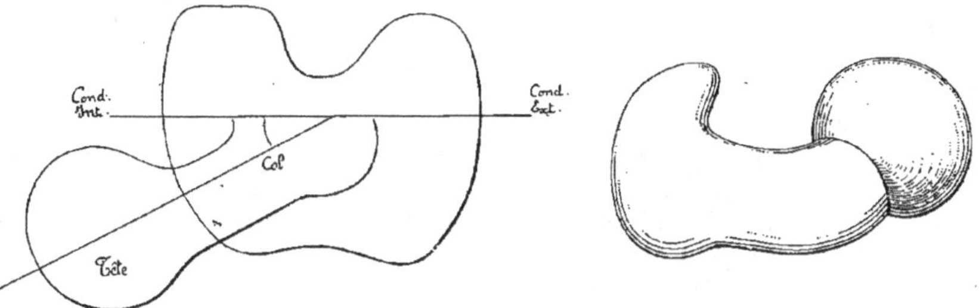

Fig. 41. — Angle de déclinaison normal (fémur gauche).

Fig. 42. — Schéma de l'antéversion du col du fémur dans la coxa vara (côté droit).

en arrière (fig. 41). Le col fémoral est non seulement *dévié en bas, mais encore en arrière*, présentant une convexité antérieure ; parfois même il est *tordu* autour de son axe longitudinal (fig. 42).

Le schéma suivant (fig. 43) représente « *l'angle de direction* » du fémur décrit par Alsberg, c'est-à-dire l'angle ouvert en bas et en dedans entre l'axe de la diaphyse et la ligne qui marque la jonction du cartilage jugal et du col (ligne épiphysaire). Cet angle peut devenir négatif dans les cas de coxa vara très accentuée.

Nous savons aujourd'hui que la coxa vara est beaucoup plus fréquente qu'on ne croyait autrefois, et que, sous cette dénomination, on doit comprendre non plus

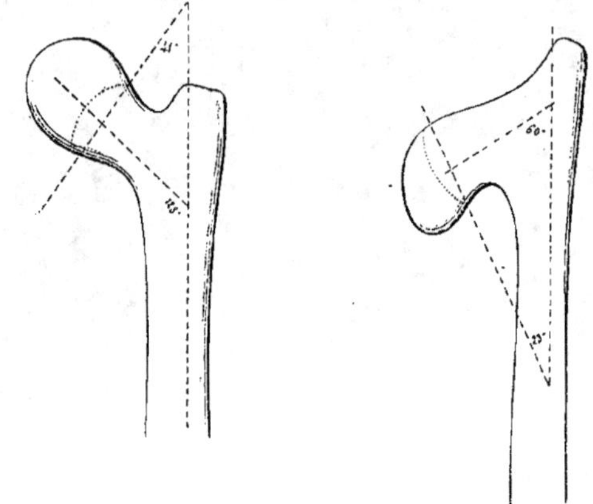

Fig. 43. — Angle de direction du fémur. (D'après Alsberg).

une entité « morbide » due au seul rachitisme, mais un syndrome clinique pouvant s'observer dans un grand nombre de circonstances.

A côté de la forme clinique, *coxa vara* « *essentielle* » *ou des adolescents* décrite en premier lieu et considérée jadis à tort comme la plus fréquente, il faut distinguer :

La *coxa vara congénitale* (Kredel, Mouchet et Audion, etc.).

La *coxa vara rachitique de la première enfance.*

La *coxa vara traumatique* pouvant survenir à tous les âges, mais spécialement chez les adolescents, avant la fin de la croissance, de douze à dix-sept ans (à la suite de décollements épiphysaires insignifiants), Ollier, Sprengel, Whitman, Hoffa.

La *coxa vara* que j'appellerai *coxitique* succédant à des lésions osseuses diverses, ostéomyélite (Volkmann, Schede), tuberculose (Kirmisson), arthrite déformante (Maydl), etc... Ici les modifications anatomiques du col existent surtout au voisinage du trochanter (juxta-trochantériennes) ; dans la coxa vara essentielle, les lésions sont plutôt juxta-capitales, au voisinage de la tête fémorale. Cette règle établie par Frœlich est loin d'être absolue.

COXA VARA DES ADOLESCENTS

La coxa vara, dite « essentielle » ou des adolescents, est une de ces affections *statiques*, de surcharge (Belastung, disent les Allemands), qui frappent de préférence les sujets appelés par leur profession à faire des travaux pénibles ou à passer une grande partie de la journée dans la station debout. Ce sont donc plutôt les jeunes gens qui seront atteints de coxa vara, comme ce sont eux qui présentent plus particulièrement — pour la même raison — le genu valgum, le pied plat valgus, etc.

Toutes ces affections sont comparables ; toutes surviennent à l'occasion des fatigues professionnelles, et résultent fondamentalement d'une dystrophie osseuse, dénommée tantôt rachitisme tardif de l'adolescence, tantôt ostéomalacie juvénile (Kocher).

Cette dystrophie osseuse et la faiblesse ligamenteuse qui l'accompagne entraînent les modifications anatomiques dont nous avons parlé tout à l'heure.

Le début de l'affection est lent et bien souvent insidieux ; les sujets commencent à ressentir des douleurs dans la hanche, irradiées à tout le membre, principalement au genou. Bientôt ils peuvent difficilement marcher à la fin de la journée, et présentent une légère claudication. Ils ont également de la peine à se courber, à se mettre à genoux.

A un moment donné, la fatigue ne se montre plus seulement après la station debout ou la marche prolongée, mais quelques heures après le réveil et tout travail devient impossible.

Cette période douloureuse dure un temps variable de quatre ou cinq mois à deux ou trois ans, pendant lequel se produit l'incurvation du col.

Au bout de ce temps les malades entrent dans la deuxième étape de l'affection, pendant laquelle les douleurs sont peu accusées alors que la déformation reste stationnaire. L'état fonctionnel peut continuer à s'aggraver, si les sujets sont exposés à la fatigue ou aux autres causes d'aggravation.

La coxa vara essentielle n'est pas susceptible de guérir anatomiquement, mais elle peut aboutir à un état fonctionnel satisfaisant du membre. Tout dépend du degré de la malformation, de l'état de la musculature, de la précocité et de la sévérité du traitement.

Il importe de dépister la coxa vara le plus tôt possible. Quels sont donc les signes de ce syndrome clinique ?

Vous aurez affaire le plus souvent à des jeunes gens robustes, grands, aux membres inférieurs démesurément longs ; ils sont doués de muscles assez grêles, exposés à la cyanose et au refroidissement des extrémités. Quand vous les découvrez, vous voyez leurs téguments présenter une série de marbrures violacées.

Faites-les marcher devant vous ; ils boitent si la coxa vara est unilatérale, à cause du raccourcissement du membre correspondant ; ils ont un dandinement plus ou moins accentué mais jamais comparable à celui de la luxation congénitale, si la coxa vara est bilatérale. Les troubles de la marche peuvent être accrus par la présence simultanée et assez fréquente d'un genu valgum ou d'un pied plat valgus.

Faites placer le sujet debout devant vous ; vous êtes frappés par la saillie du grand trochanter du côté malade ; ce trochanter paraît en même temps plus élevé que celui de l'autre côté. Tout le membre est dans la rotation en dehors, le genou placé en avant de celui du côté sain (fig. 44). Les muscles de la cuisse sont plus ou moins atrophiés, il existe une dépression entre le grand trochanter et la masse des muscles fessiers.

Faites coucher le malade bien à plat sur un lit et mesurez le membre depuis l'épine iliaque antéro-supérieure jusqu'à la malléole externe, vous observerez un raccourcissement du côté de la coxa vara. Pratiquez maintenant la mensuration de la pointe du grand trochanter à la malléole externe, le membre n'est pas raccourci.

Placez le malade dans le décubitus latéral, la cuisse légèrement fléchie, et mesurez la *ligne de Nélaton-Roser ;* le grand trochanter dépasse cette ligne de plusieurs centimètres. Enfin construisez le *triangle de Bryant* et vous constaterez que son isocélie est perdue par suite du raccourcissement du côté inférieur (fig. 45).

Voici en quoi consiste la construction du triangle de Bryant : le malade étant couché bien horizontalement sur le dos, on marque l'épine iliaque antéro-supérieure ; de cette épine on abaisse avec le fil à plomb une verticale sur le plan du lit. Du sommet du grand trochanter, on trace une ligne horizontale perpendiculaire à la précédente ; on relie enfin l'épine iliaque antéro-supérieure au sommet du grand trochanter. Dans les conditions normales, le triangle ainsi construit est un triangle rectangle isocèle. Dans le cas de coxa vara, le triangle n'a plus son isocélie, le côté *a* est devenu plus court que le côté *b* par suite de l'ascension du grand trochanter. Il est vrai que ce signe se rencontre également dans la luxation congénitale de la hanche mais cette dernière malformation a d'autres caractères spéciaux sur lesquels nous reviendrons.

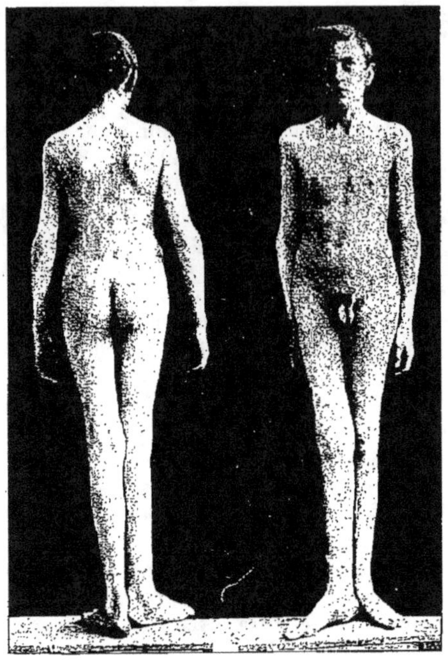

Fig. 44. — Coxa vara traumatique droite.

L'examen des mouvements de la hanche mérite une attention particulière. *L'abduction est toujours diminuée* plus ou moins : tantôt elle est limitée par la rencontre du grand trochanter avec la fosse iliaque externe ; tantôt c'est par la rétraction des muscles adducteurs ; l'adduction au contraire est normale. J'ai déjà signalé l'attitude du membre en rotation en dehors, et souvent aussi en adduction. Vous pourrez parfois pousser cette rotation en dehors au delà des limites physiologiques ; par contre la rotation en dedans est toujours très limitée, parfois complètement aboliе. Quant à la flexion, elle est toujours diminuée, souvent impossible, ou elle n'est réalisable dans une certaine mesure qu'en exagérant la rotation du fémur en dehors. On a noté exceptionnellement pendant la flexion un claquement spécial qui accompagnerait une subluxation temporaire de la tête fémorale. Celle-ci rentre dans le cotyle dès que le membre est de nouveau en extension, c'est une *luxation*

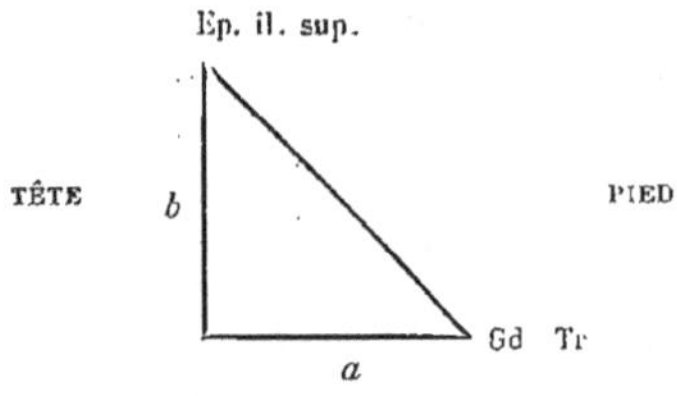

Fig. 45. — Triangle de Bryant.

fémorale intermittente, coïncidant avec les mouvements de flexion. J'ai observé personnellement un cas très net de ce genre chez un garçon boucher de dix-huit ans atteint de coxa vara « essentielle » bilatérale.

Je signalerai pour finir la scoliose dorso-lombaire de compensation à convexité du côté malade, si la coxa vara est unilatérale; la lordose, si la coxa vara est bilatérale. Quand le sujet est couché sur le lit et qu'il fléchit le genou et la hanche du côté malade, la jambe de ce côté croise le membre sain.

Il peut arriver que les sujets atteints de coxa vara bilatérale soient dans l'impossibilité de s'asseoir sans écarter les cuisses ou de se mettre à genoux autrement qu'en croisant les jambes.

Tels sont les signes de la coxa vara essentielle.

COXA VARA CONGÉNITALE

Les faits de cet ordre sont peut-être plus fréquents qu'on ne l'a dit ; il y en a peu de publiés (Kredel, Zehnder, Mouchet et Audion). La radiographie est indispensable, toutes les fois qu'on soupçonne cette difformité. On a prétendu que celle-ci pouvait être l'amorce d'une coxa vara douloureuse dans l'adolescence.

COXA VARA RACHITIQUE DE LA PREMIÈRE ENFANCE

On peut observer dans les quatre ou cinq premières années de la vie, une coxa vara, coïncidant avec les autres déformations osseuses du rachitisme infantile.

Même gêne, mêmes troubles de la marche que précédemment, mêmes signes cliniques. Le pronostic est seulement plus favorable que chez les adolescents. Nous savons combien sont curables spontanément les courbures rachitiques chez les enfants au-dessous de cinq ans. Passé cet âge, la déformation a toutes chances de rester définitive et l'on ne doit plus compter que sur l'amélioration fonctionnelle de la hanche.

COXA VARA TRAUMATIQUE

La radiographie seule a permis dans ces derniers temps de soupçonner la fréquence de cette variété jusqu'alors méconnue (Whitman, Sprengel, Hofmeister, Hoffa). Elle nous a montré qu'avec un traumatisme insignifiant certains sujets, de douze à dix-sept ans, dont le système osseux offrait vraisemblablement une prédisposition spéciale, se fracturaient le col fémoral ou se disjoignaient l'épiphyse supérieure du fémur. Si ces fractures du col ou ces décollements épiphysaires (ce sont surtout des décollements épiphysaires) restent si souvent méconnus, cela tient à ce que leur cause productrice est extrêmement minime et leur symptomatologie très atténuée.

MM. Kirmisson, Coville, Mouchet (thèse de Quesnot, Paris, 1904), ont vu des sujets atteints de décollements épiphysaires après des traumatismes insignifiants (« le grand écart » par suite de glissade dans le cas de Mouchet), continuer à travailler, à aller et venir tout en boitant et en souffrant légèrement de la hanche.

La radiographie, pratiquée dans la suite, montrait que la tête fémorale, détachée avec une partie du col le plus souvent, s'était déplacée en bas et en arrière, présentant l'attitude de la coxa vara dont le sujet offrait également les signes cliniques (fig. 40 et 44).

Il se peut qu'à l'instar de la coxa vara congénitale, la coxa vara traumatique soit, plus fréquemment qu'on ne l'a cru jusqu'ici, la cause déterminante d'une coxa vara essentielle, des adolescents : autrement dit, une conformation en vara du col fémoral, soit congénitale, soit post-traumatique peut, au moment de l'adolescence, s'accroître ou s'accompagner de douleurs donnant lieu alors au syndrome clinique spécial que nous avons décrit.

COXA VARA COXITIQUE

Sous ce nom, on peut décrire les incurvations du col fémoral qui surviennent à la suite d'inflammations aiguës ou chroniques de la hanche, atteignant particulièrement l'extrémité supérieure du fémur, c'est-à-dire à la suite des *coxites ostéomyélitique* (Volkmann, Schede, etc.), *tuberculeuse* (Kocher, Lannelongue, Kirmisson, Nové-Josserand), *sèche ou déformante*. Cette dernière variété de coxité est probablement tuberculeuse dans certains cas (Nové-Josserand), mais dans d'autres, elle représente une ostéo-arthrite sèche assez analogue au « morbus coxæ senilis » (Maydl, Küster).

Diagnostic de la coxa vara et de ses variétés cliniques. — Le diagnostic de la coxa vara ne laisse pas que d'être parfois très embarrassant.

Rappelez-vous les principaux signes cliniques : douleurs dans la hanche irradiées au genou, au mollet; boiterie ou dandinement suivant que l'affection est uni ou bilatérale, *rotation en dehors* et *adduction* du membre, *ascension du grand trochanter*, etc. ; examinez la situation de celui-ci par rapport à la ligne de Nélaton, construisez le triangle de Bryant, enfin cherchez sur le sujet les stigmates du rachitisme, fouillez les commémoratifs.

La rotation en dehors du membre pourrait faire croire parfois à une *luxation en avant de la tête fémorale*. Mais dans cette luxation la jambe est en abduction et la région trochantérienne est aplatie, attitude absolument inverse de celle que vous observez dans la coxa vara.

Une erreur de diagnostic beaucoup plus fréquemment commise consiste à confondre la coxa vara avec une *coxo-tuberculose* au début.

Vous éviterez cette erreur si vous vous rappelez que l'attitude du membre s'accompagne toujours de flexion dans la coxite tuberculeuse; l'abduction, la rotation en dehors peuvent sembler prédominantes, mais il y a toujours flexion. D'ailleurs au cas où vous seriez indécis, soumettez le membre malade à l'extension continue et si les douleurs cessent rapidement, c'est que vous avez affaire à la coxa vara. N'oubliez pas que celle-ci peut succéder à des lésions de coxite tuberculeuse, fait qui rend le diagnostic encore plus épineux.

Chez l'adolescent, la coxa vara est relativement facile à reconnaître à sa période de difformité constituée ; le point délicat est de déterminer sa nature. Y a-t-il sur le sujet des stigmates anciens de rachitisme qui permettent de croire à la continuation de ce processus? Est-il survenu un traumatisme antérieur, passé presque inaperçu ? ou une poussée d'ostéomyélite sans suppuration ? L'examen attentif des antécédents, la radiographie, etc., faciliteront cette recherche.

Chez les petits enfants, la coxa vara rachitique est aisément diagnostiquée en général ; cependant elle est simulée parfois par des *incurvations sous-trochantériennes à concavité interne de la diaphyse fémorale* (Kirmisson). D'autre part, si les signes de rachitisme font défaut, le diagnostic de *luxation congénitale* se pré-

sente immédiatement à l'esprit : le dandinement dans la marche, la saillie du grand
trochanter sont bien faits pour vous induire en erreur d'autant plus que la coxa
vara peut être congénitale comme la luxation et que la luxation peut s'accompagner de coxa vara. Mais, sans parler de la mobilité plus grande du fémur dans le
cas de luxation, il est un signe de la plus haute importance qui tranchera le diagnostic, c'est la présence de la tête hors du cotyle, dans la fosse iliaque externe ou
tout au moins dans le creux sus-cotyloïdien. L'examen radiographique dissipera
tous les doutes.

Traitement. — Une fois la coxa vara reconnue, la première indication thérapeutique consiste dans le *repos au lit* et l'*extension continue* prolongés jusqu'à la cessation des douleurs. Le membre soumis à l'extension devra être placé en abduction modérée avec rotation en dehors (traction de 4 à 5 kilogrammes). (Voy. plus
loin pour l'appareil à extension continue, page 63.)

Quand les douleurs ont disparu, le malade peut reprendre peu à peu ses occupations à condition que sa profession ne l'oblige pas à une station debout prolongée
ou à des fatigues qui surchargeraient son articulation coxo-fémorale. Le massage,
la gymnastique suédoise seront d'excellents moyens thérapeutiques.

Ne cherchez pas, en cas de coxa vara unilatérale, à corriger le raccourcissement
par une semelle surélevée, vous augmenteriez plutôt l'adduction du membre et la
scoliose compensatrice.

L'intensité des douleurs rebelles au traitement orthopédique ou l'extrême difformité du col gênant les mouvements deviennent des indications formelles à l'opération sanglante (*ostéotomie linéaire* ou *cunéiforme du col, ostéotomie inter* ou
surtout *sous-trochantérienne, résection* de la tête fémorale).

COXA VALGA

On a décrit sous ce nom (Albert, Hofmeister, Mauclaire, etc.), une déformation
du col du fémur dans laquelle l'angle entre ce col et la diaphyse est beaucoup plus
ouvert que normalement ; la coxa valga est, soit *congénitale* (coxa valga congénitale seule ou coxa valga avec luxation congénitale de la tête du fémur), soit *acquise*
(rachitisme, fractures, déformation statique secondaire au genu valgum).

Elle se caractérise cliniquement par une rotation en dehors du membre (comme
la coxa vara) mais avec abduction. Le mouvement d'adduction de la cuisse est très
gêné.

ANKYLOSE DE LA HANCHE

Les ankyloses de la hanche sont l'aboutissant des diverses variétés d'arthrites
(*arthrites infectieuses*, telles que blennorrhagique, ostéomyélitique, arthrites de
la fièvre puerpérale, du rhumatisme articulaire aigu, des fièvres éruptives, etc.) ;
arthrite traumatique succédant à la fracture du col du fémur, au décollement épiphysaire (voir « coxa vara ») ; arthrites après les *luxations acquises* ou les *luxations congénitales* traitées ou non ; *arthrites sèches* (rhumatisme chronique, spondylose rhizomélique, rhumatisme tuberculeux de Poncet). De toutes les arthrites
capables de causer l'ankylose de la hanche, l'arthrite chronique tuberculeuse, la
coxalgie est de beaucoup la plus fréquente. C'est presque uniquement cette affection que nous aurons en vue ici.

L'ankylose peut être insignifiante et consister en une simple raideur articulaire, caractérisée par la rétraction de la capsule fibreuse. Il n'est pas très fréquent de voir la coxalgie guérir avec une restitution intégrale des mouvements de la jointure.

Quand il y a plus que la simple raideur, l'ankylose est alors *fibreuse* ou *osseuse*. Osseuse, c'est surtout chez les sujets âgés et après des processus d'arthrite sèche, mais ce peut être quelquefois à la suite de la coxalgie.

Le plus souvent l'ankylose est fibreuse, chez l'enfant surtout. Les muscles et les vaisseaux peuvent participer à cette rétraction des tissus péri-articulaires.

Quand l'ankylose est osseuse, la fusion entre les extrémités osseuses est centrale ou périphérique (cette dernière disposition assez spéciale à la hanche).

Les ankyloses qui succèdent à la coxo-tuberculose présentent comme caractères particuliers : d'une part la déformation plus ou moins marquée du cotyle aplati, éculé à sa partie postéro-supérieure et de la tête atrophiée, rongée, souvent informe ; d'autre part, la présence assez fréquente, lorsque les lésions sont anciennes et ont été mal soignées, de luxations pathologiques. Ces luxations de degré variable, complètes ou incomplètes, situées le plus souvent dans la fosse iliaque externe sont dues pour une part à l'action des muscles contracturés, mais pour la plus grande part aux phénomènes de destruction tuberculeuse des os causés par l'ulcération compressive : usure progressive du cotyle à l'endroit où la tête est sollicitée à appuyer le plus sous l'action des muscles.

Symptômes. — L'attitude du membre est variable : flexion plus ou moins prononcée, dépassant rarement l'angle droit, adduction ou abduction, rotation en dehors ou en dedans ; la rotation en dedans coexistant généralement (mais non toujours) avec l'adduction ; la rotation en dehors avec l'abduction. Enfin l'ankylose peut se faire dans une bonne attitude qui est l'extension ou la flexion *très* légère avec un certain degré d'abduction : c'est l'attitude à laquelle aboutit une coxo-tuberculose bien traitée.

Trop souvent, malheureusement, l'attitude est défectueuse et c'est la *flexion* plus ou moins marquée *avec adduction* que l'on observe. Quand la flexion est légère, la marche se fait aisément et sans trop de fatigue ; le sujet abaisse son bassin du côté correspondant et met le pied en équinisme ; il compense ainsi le raccourcissement provenant de la flexion. Mais si la flexion approche de l'angle droit et surtout si elle le dépasse, alors la gêne fonctionnelle devient très grande, et la démarche particulièrement disgracieuse (fesse saillante, région lombaire creusée, pli de l'aine très marqué avec abdomen porté en avant). Lorsque vous couchez le malade, vous voyez se dessiner une forte ensellure lombaire si vous voulez faire poser le membre malade sur le plan du lit.

L'adduction est l'écueil que doit sans cesse viser, pour l'éviter, le chirurgien qui soigne une coxalgie. Elle facilite au plus haut point la production des luxations pathologiques, elle gêne la marche et la rend particulièrement fatigante. Le bassin correspondant remonte et la colonne lombaire présente une déviation latérale à convexité du côté sain. Si l'adduction est très prononcée, la cuisse du côté malade peut arriver à croiser l'autre au point de cacher les organes génitaux ; d'où une gêne des fonctions urinaires et génitales sur laquelle il n'est pas besoin d'insister.

L'abduction doit être recherchée dans le cours du traitement de toute coxalgie, mais à condition qu'elle soit légère. Au delà de 30 degrés, la marche devient gênante, le membre malade est trop long, et le sujet se voit obligé de plier le genou pour appuyer le pied sur le sol. Dans cette altitude, le rachis lombaire présente une scoliose à convexité du côté malade.

L'attitude d'une ankylose de la hanche doit toujours être déterminée d'abord par l'observation du malade debout, puis par l'examen du malade couché.

La mensuration ne présente pas une grande importance pratique ; aussi rappellerai-je rapidement qu'il y a un *raccourcissement réel* du membre dû à la subluxation pathologique principalement, et aussi à la simple usure des surfaces articulaires, et un *raccourcissement apparent* causé par l'attitude du membre en adduction (il y a dans ce cas en effet élévation compensatrice du bassin). Par contre le membre en abduction et rotation en dehors paraît allongé et il est raccourci en réalité.

De quelques précautions que l'on s'entoure, il est trop souvent difficile de placer le membre malade dans une position exactement symétrique par rapport au membre sain pour que les données fournies par la mensuration présentent une valeur pratique. Le seul point intéressant est de constater le raccourcissement qui peut causer une gêne notable, s'il est très prononcé. Je rappellerai que l'ankylose en flexion, abduction (et en général rotation en dehors) est l'ankylose qui termine la première période de la coxalgie ; l'ankylose en flexion, adduction et rotation en dedans est celle qui succède à la période avancée de la maladie.

Diagnostic. — L'attitude du membre ankylosé étant constatée, il faut se demander de quelle ankylose il s'agit. Est-ce une ankylose fibreuse ou une ankylose osseuse ? A moins d'avoir affaire à une ankylose fibreuse lâche qui se reconnaît sans précautions spéciales, vous ne pourrez répondre à cette question qu'en procédant à l'examen de la hanche sous l'anesthésie générale, seule capable de supprimer l'élément contracture et en radiographiant l'articulation.

Rares sont les cas d'ankylose bilatérale de la hanche ; on conçoit quelle gêne fonctionnelle peut en résulter.

Traitement. — I. ANKYLOSES INCOMPLÈTES. — Deux cas sont à distinguer :

α) Arthrite inflammatoire, post-traumatique, rhumatismale, etc..., *arthrite non tuberculeuse* en somme.

β) *Arthrite tuberculeuse.*

α) Pour traiter l'ankylose incomplète dans une arthrite non tuberculeuse, vous devez recourir au massage, à la mobilisation graduelle soit manuelle, soit instrumentale (appareils genre Zander, veloroom, tricycle ordinaire, etc...) Au besoin, faire quelques séances de mobilisation manuelle sous l'anesthésie générale.

β) Dans l'arthrite tuberculeuse, l'ankylose est à éviter le plus possible par un traitement précoce bien conduit qui sera *prophylactique* : elle est trop souvent la conséquence forcée de la lésion osseuse. L'idéal est d'obtenir la guérison sans ankylose.

Pour cela, au début, recourez à l'extension continue [1] en faisant coucher le sujet sur un matelas dur, peu épais avec une planche en bois au-dessous. Inutile de prolonger longtemps cette traction. Du moment que l'attitude est bonne et que les contractures ont disparu, maintenez la position satisfaisante du membre par l'immobilisation dans un grand appareil plâtré étendu depuis le milieu du thorax jusqu'au-dessus des malléoles. Incorporez dans le plâtre pour le renforcer princi-

---

[1] 2 ou 3 kilogrammes suivant l'âge, jusqu'à 4 kilogrammes et demi chez les adolescents. (Voy. plus loin l'application de l'appareil, page 63.)

palement sur le côté externe et en avant au pli de l'aine — des attelles métalliques en tôle, le membre doit être en extension et en abduction légère (15 à 20 degrés).

L'immobilisation doit être prolongée pendant des mois, voire même un an et demi, deux ans, suivant les cas.

Ce n'est pas cette immobilisation qui cause l'ankylose mais bien l'arthrite, et rien ne vaut l'immobilisation pour guérir cette arthrite et prévenir ses effets ankylosants.

Les *contractures du début* céderont à la traction continue et l'immobilisation consécutive empêchera leur retour. Quelquefois, il faudra adjoindre à l'*extension continue l'anesthésie générale*. Comme, malgré l'extension, les attitudes vicieuses

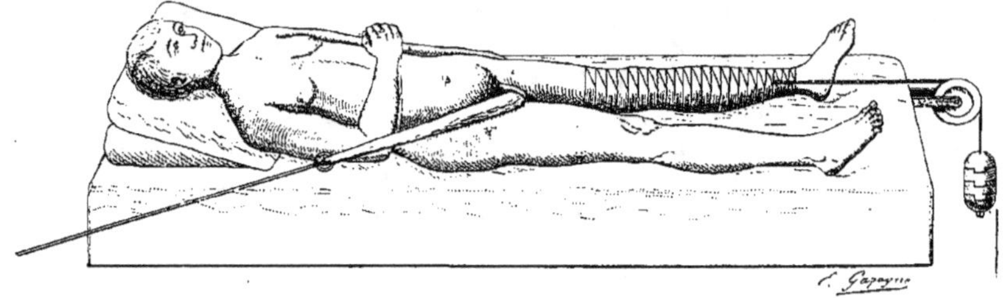

Fig. 46. — Extension continue du membre inférieur gauche (dispositif pour remédier à l'adduction du membre).

peuvent apparaître, il sera bon quelquefois de placer le sujet dans une gouttière de Bonnet articulée ou de recourir à l'artifice représenté ci-contre qui préviendra l'apparition de la position d'adduction, si fâcheuse à tous égards (fig. 46).

Les *contractures anciennes*, celles qui résistent à la traction continue, exigent un *redressement forcé* sous la narcose chloroformique, après fixation soigneuse du bassin. L'aide place la main sur l'os iliaque qu'il maintient solidement et le chirurgien fait de l'hyperextension avec abduction du fémur. Il ne faut pas procéder avec brutalité ; des fractures sous-trochantériennes sont possibles au cours de ces manœuvres. Des récidives peuvent survenir si l'immobilisation consécutive n'est pas assez prolongée ;

Si l'*attitude vicieuse coexiste avec un abcès*, il faut se garder de toute tentative de redressement, même du redressement manuel par étapes successives, recommandé par quelques chirurgiens : recourez à la traction continue seule et attendez pour traiter l'ankylose vicieuse que le foyer tuberculeux soit guéri.

La guérison de ce foyer est difficile à affirmer catégoriquement même avec l'aide de la radiographie. Elle ne doit être tenue pour réelle que si, depuis cinq ou six mois au moins, elle est nettement apparente avec un état général aussi parfait que possible.

Une fois l'*arthrite guérie*, on peut corriger l'attitude vicieuse par l'extension continue la nuit, et par le port d'un appareil orthopédique à tuteurs le jour.

Le traitement des ankyloses fibreuses serrées est le même que celui des ankyloses osseuses.

II. Ankyloses complètes. — Les ankyloses complètes ne sont à traiter que si elles sont vicieuses ; autrement l'ankylose en bonne position est un mode de guérison sinon idéal, du moins assez satisfaisant de la coxalgie.

L'ostéoclasie est rejetée actuellement comme mode de traitement des ankyloses osseuses vicieuses ; l'ostéotomie est la méthode précise, vraiment chirurgicale qu'il faut employer.

On fait de préférence l'*ostéotomie sous-trochantérienne*, linéaire, si la difformité est légère, cunéiforme (Le Dentu) ou oblique (Ollier, Hennequin, Terrier, etc.) si la difformité est tant soit peu prononcée. On gagne en longueur, et on obtient une correction très satisfaisante de la déformation. On immobilise après l'opération dans un appareil de Hennequin (à fracture de cuisse) avec une traction de 6 à 7 kilogrammes chez un adolescent.

Au cas d'*ankylose complète compliquée* de *fistules intarissables,* la résection de la tête fémorale est indiquée.

Si l'ankylose est *bilatérale,* le mieux est de pratiquer d'un côté une *résection suivie d'interposition musculaire* (muscle droit antérieur, Ch. Nélaton) entre le fémur et le cotyle, de l'autre côté, dans une autre séance, l'*ostéotomie sous-tro-chantérienne.*

Appareil à extension continue pour le membre inférieur.

OBJETS NÉCESSAIRES. — *Du diachylon.* — Trois bandes ayant une largeur de 2 à 3 travers de doigt et une longueur représentant deux fois la longueur du membre inférieur, de telle sorte que chacune de ces bandes puisse faire le tour du membre en passant sous le pied en étrier et qu'elle déborde ce pied de quelques centimètres.

Une *planchette en bois* rectangulaire, échancrée sur ses bords les plus courts, un peu plus haute que les bandes de diachylon, un peu plus large que la plante du pied, percée à son centre d'un trou par lequel passera la corde de traction.

Des *poids gradués* ou des sacs de sable depuis 1 kilo jusqu'à 4, 5 kilogrammes.

Une *poulie* pouvant être fixée aux barreaux du lit ou, à son défaut, une bobine de fil maintenue par une tige résistante qu'on adaptera à ces barreaux.

Un *lit en fer*, peu large, avec un matelas dur, mince, sous lequel on disposera une planche en bois. Sous le siège du malade, placer une toile imperméable sur le drap même et recouvrir cette toile d'une alèze qu'on pourra changer facilement, chaque fois qu'elle sera souillée.

Il est bon, si la chose est possible, que le sujet porte un *corset* de coutil muni de sangles aux deux épaulettes et au bord inférieur de chaque côté. Ces sangles seront fixées, les supérieures à la tête du lit, les inférieures au bord du lit. De la sorte, la contre-extension sera mieux assurée. En tout cas, pas d'oreiller ; un minime traversin seulement.

Un *cerceau* pour soulever les couvertures.

Du *coton et des bandes de toile*, si l'on n'applique pas le diachylon directement sur la peau, cette application ayant l'inconvénient, au moins chez les enfants, surtout pendant la saison chaude, de produire des érythèmes cutanés fort désagréables.

APPLICATION DE L'APPAREIL. — Laver le membre à l'eau savonneuse chaude, puis, après essuyage le frotter à l'alcool.

a. *Application directe du diachylon sur la peau.* — La traction doit porter sur l'extrémité inférieure de la cuisse ; si elle porte sur l'extrémité supérieure de la jambe, elle déterminera à la longue une élongation fâcheuse de la capsule articulaire du genou avec relâchement ligamenteux, d'où une gêne fonctionnelle qui peut devenir très préjudiciable à la marche.

Prenez une des bandes de diachylon que vous aurez au besoin, pour qu'elle adhère davantage, légèrement chauffée à la flamme de la lampe à alcool ou du gaz ; commencez à placer une de ses extrémités sur l'une des faces latérales du membre à l'union du tiers moyen et du tiers inférieur de la cuisse, à la partie la plus antérieure de cette face latérale. Aplatissez cette bande de diachylon de proche en proche sur la face latérale du genou, de la jambe, du cou-de-pied : quand elle a débordé de 4 à 5 centimètres la plante du pied, fixez la bande sur une des faces de la planchette, puis appliquez-la sur la face latérale opposée de la jambe et de la cuisse, en veillant à ce que la planchette soit placée dans un plan rigoureusement frontal à 4 ou 5 centimètres de la plante du pied.

Répétez la même manœuvre pour les deux autres bandes de diachylon, en veillant à ce que sur la cuisse et la jambe, elles se recouvrent seulement sur une très petite largeur et s'étalent sur une partie notable de la circonférence du membre.

Quand tout est fini, percez un trou dans les bandes de diachylon au niveau du trou central de la planchette ; puis fixez ces bandes en trois endroits par d'autres bandes de diachylon circulaires : une au-dessus de la rotule, une à l'extrémité supérieure de la jambe, une enfin au-dessus des malléoles.

Passez une corde dans le trou de la planchette, et fixez-la par un nœud : elle passe sur la poulie maintenue à une hauteur convenable ; elle doit être horizontale dans le cas présent, si l'on veut diminuer les causes de déperdition de la traction.

Un peu d'ouate sous le tendon d'Achille et l'on suspend à la corde les poids (2 kilos d'abord, puis 3, 4, 5, 6 suivant les sujets).

b. *Application du diachylon au milieu d'un bandage ouaté roulé.* — On commence par recouvrir le membre depuis l'extrémité des orteils jusqu'au tiers supérieur de la cuisse d'un bandage ouaté roulé avec des bandes de toile. Entourer tout le pied, le cou-de-pied puis la jambe avec des tours de bande « renversés » (comme il convient aux segments de membre coniques), le genou avec des « circulaires » la cuisse, avec des « renversés ».

Quant tout le membre est recouvert, on applique sur les côtés de l'appareil ouaté une première bande de diachylon, en s'efforçant que cette bande dépasse le niveau supérieur de l'ouate. Quand des tours de bande de toile ont fixé sur les deux faces de la cuisse la première bande de diachylon, on rabat les extrémités supérieures débordantes de celles-ci sur le bandage ouaté et on les fixe par de nouveaux tours de bande.

On applique de la même façon une ou deux autres bandes de diachylon et on les fixe par des tours de bande qui descendent jusqu'au milieu de la jambe.

Quel que soit le mode d'application auquel on ait recours, la surveillance de l'extension continue doit être minutieuse et continue. Il ne faut pas que les couvertures appuient sur la corde, ni que les poids frottent sur le matelas ou tombent par terre. Si le sujet porte un corset, on en défera les sangles au moment des repas ou au moment des garde-robes.

LUXATION CONGÉNITALE DE LA ROTULE

La luxation congénitale de la rotule est une lésion rare qui n'est pas souvent remarquée au moment de la naissance et qui se manifeste surtout par les troubles fonctionnels qu'elle cause au moment où l'enfant commence à marcher. Il est même très probable que la plupart des luxations traumatiques de l'adulte qui récidivent à l'occasion d'une cause insignifiante et surtout celles qui récidivent incessamment à l'occasion d'un mouvement toujours le même (luxations *habituelles*) sont liées à la présence d'altérations congénitales du squelette ou de l'appareil ligamenteux et musculaire.

La luxation congénitale de la rotule existe presque toujours en dehors, incomplète ou complète. La rotule est sur la face externe du condyle externe; sa face cutanée regarde en dehors. Il y a des luxations *permanentes* et des luxations *habituelles,* celles-ci se produisent seulement lorsque la flexion du genou dépasse un certain degré.

Les signes cliniques de cette malformation sont bien caractéristiques : genou aplati d'avant en arrière, rotule visible sous les téguments de la face externe. Pendant la flexion, on voit apparaître la saillie des condyles et la fosse intercondylienne.

La rotule est quelquefois atrophiée, mais c'est principalement le condyle externe du fémur qui l'est; ce condyle est en même temps aplati, incliné directement en dehors, séparé de l'interne par une fossette insignifiante ou toute aplanie. Cette malformation du condyle fémoral externe est certainement le facteur étiologique le plus important.

Le genu valgum est fréquemment associé à la luxation congénitale de la rotule.

Certains enfants, après avoir marché plus tard et plus mal, arrivent à présenter un fonctionnement satisfaisant de leur membre. D'autres, au contraire, tombent continuellement, ou n'évitent les chutes qu'avec des contractions musculaires fort pénibles, et sont de vrais infirmes.

Chez quelques sujets enfin, la déformation reste latente et ne cause aucun trouble fonctionnel.

Lorsque les troubles fonctionnels sont légers, on se bornera à maintenir la jointure par une genouillère élastique ou un bandage lacé et à fortifier les muscles par le massage, l'électrisation, la gymnastique articulaire.

Si l'impotence fonctionnelle est notable, deux interventions se partagent la faveur des chirurgiens, et peuvent être isolément ou concurremment employées : le plissement de la capsule du genou dans sa zone interne (*capsulorraphie* employée par Le Dentu, Hoffa, Legueu, analogue à celle que Ricard fait pour les luxations récidivantes de l'épaule); le *creusement du condyle interne* et la création d'une cavité de réception d'où la rotule n'aura plus de tendance à sortir pendant les contractions du quadriceps crural (Ollier, Lucas-Championnière, Aug. Broca).

Le massage, la gymnastique articulaire doivent compléter nécessairement la cure opératoire.

GENU RECURVATUM CONGÉNITAL

Le « *genu recurvatum* » (Albert) est une malformation du membre inférieur caractérisée par une hyperextension du genou, la jambe formant avec la cuisse un angle ouvert en avant.

C'est une difformité plutôt rare[1], observée surtout chez les petites filles, à peu près aussi souvent bilatérale qu'unilatérale, et accompagnée parfois d'autres malformations, pieds bots, luxation de la hanche, etc...

Anatomiquement, le genu recurvatum consiste dans une *luxation congénitale du tibia en avant* (Drehmann, Delanglade, Derocque, Mouchet[2]). Comme à la hanche, on observe divers degrés dans le déplacement des extrémités articulaires avec ou sans malformation surajoutée des parties voisines de la diaphyse.

L'attitude du membre est caractéristique : hyperextension de la jambe, agrandissement du diamètre antéro-postérieur du genou : on voit se dessiner sous la peau : en avant, le relief du tendon tricipital rétracté; en arrière, la saillie légère de l'extrémité inférieure du fémur. Tout le membre est plus ou moins atrophié; parfois la rotule manque (fig. 47).

La flexion du genou est généralement impossible, on parvient tout au plus à placer la jambe dans un axe parallèle à l'axe de la cuisse. Aussitôt abandonnée à elle-même, la jambe reprend sa position première. Dans certains cas, le genou présente une laxité notable, et le pronostic est sérieusement aggravé.

La *correction de la difformité* est généralement facile, à condition d'être pratiquée sous l'anesthésie générale, et l'on procède comme pour une luxation traumatique.

Assurez-vous que la luxation ne se reproduit pas, une fois la jambe abandonnée

[1] Deux ou trois luxations congénitales du genou pour cent luxations congénitales de la hanche, d'après la plupart des auteurs.

[2] Albert Mouchet. Le genu recurvatum congénital. *Arch. de Médecine des Enfants*, juillet 1905, p. 385-397.

à elle-même et mettez le genou en flexion légère dans un appareil inamovible pendant quelques semaines.

Parfois la réduction ne peut être obtenue complètement du premier coup et vous vous trouverez bien du *redressement par étapes* successives préconisé par M. Kirmisson. Chez les enfants de trois ou quatre ans, les résistances musculaires sont

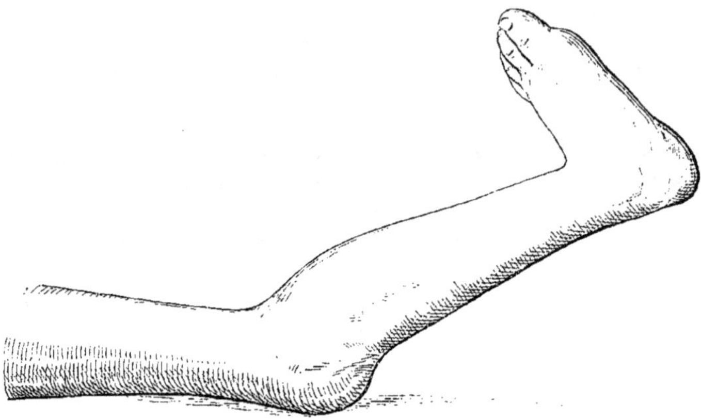

Fig. 47. — Genu recurvatum congénital.

telles souvent que vous tirerez profit du massage et de la mobilisation prolongés, voire même de la *ténotomie* du tendon tricipital avant de pratiquer la réduction en une séance.

L'indication opératoire (*reposition sanglante*) est exceptionnelle (degré extrême de difformité, sujets adolescents, échec du traitement orthopédique, etc.)

Complétez la thérapeutique par le massage du membre, la mobilisation progressive de la jointure, et le port d'une genouillère.

GENU VALGUM

Au membre inférieur comme au membre supérieur, l'axe du segment distal (la jambe) n'est pas dans le prolongement direct de l'axe du segment proximal (la cuisse) ; il existe entre les deux un angle légèrement ouvert en dehors d'environ 170 degrés. — Il existe un *genu valgum physiologique* comme un cubitus valgus physiologique. Lorsque cette déviation de la jambe en dehors est trop prononcée, elle constitue le *genu valgum vrai*, pathologique, le seul dont nous ayons à parler ici. La déviation inverse, le *genu varum* est toujours pathologique.

Il existe un genu valgum *post-traumatique* à la suite de fractures partielles des condyles fémoraux : les uns, vrais cals vicieux compromettant la mobilité du genou, les autres d'*ordre ostéogénique* seulement, succédant à des fractures bien réduites mais survenues avant la soudure complète du cartilage jugal et ayant intéressé partiellement ce cartilage. D'autres genu valgum peuvent se rencontrer à la suite d'*ostéomyélite* ou de *tuberculose* de l'extrémité inférieure du fémur. Toutes ces variétés sont faciles à reconnaître ; elles n'ont pas d'individualité nosologique, et nous les rappelons seulement pour mémoire parce que vous devez toujours y songer dans l'examen du malade.

Les mêmes considérations pathogéniques déjà émises au sujet de la scoliose, de la coxa vara, etc., sont applicables au genu valgum.

Le genu valgum des enfants survient après les premiers essais de marche à partir de un an et demi, deux ans, rarement après quatre ans ; il affecte aussi bien les garçons que les filles, il se présente presque toujours avec d'autres signes de rachitisme, nouures au poignet, front olympien, etc. ; il est souvent bilatéral (jambes en X). Parfois un membre est en genu valgum, l'autre en genu varum (jambes en K). On a noté la coexistence du pied plat. Lorsque le genu valgum survient avant le début de la marche, on a incriminé l'habitude qu'ont les nourrices de porter l'enfant toujours sur le même bras.

Le genu valgum des adolescents est quelquefois la suite d'un genu valgum de l'enfance ; il apparaît très souvent chez les sujets qui ont gardé des stigmates de rachitisme. En tout cas, il affecte principalement les garçons de douze à dix-huit ans qui ont quitté l'école pour un apprentissage pénible, qui restent debout continuellement ou exercent des métiers fatigants ; ce sont des garçons boulangers (Bäckerbein des Allemands), menuisiers, épiciers, des garçons marchands de vin, des garçons de café, des sujets qui font leur croissance rapidement.

Beaucoup d'adolescents atteints de genu valgum sont de grands jeunes gens aux jambes longues, aux muscles grêles, à la circulation périphérique languissante. Tissu osseux malléable, ligaments relâchés : voilà leur bilan anatomique.

Symptômes. — Le genou cagneux, dévié en dedans, présente un degré de déformation variable : l'angle ouvert en dehors varie depuis 160 degrés à 140 degrés, 135 degrés. Quand les deux membres sont atteints, ils le sont en général inégalement, un peu plus à droite. Les condyles du fémur se touchent, les malléoles internes au contraire sont exagérément écartées (fig. 48).

Par la palpation, on sent, soit une incurvation à convexité interne de la diaphyse fémorale au-dessus des condyles, soit une hypertrophie du condyle interne qui est plus large, agrandi dans le sens antéro-postérieur et qui descend exagérément plus bas que l'externe. Le compas d'épaisseur permettra d'apprécier nettement cette hypertrophie.

L'interligne articulaire est très oblique de haut en bas et de dehors en dedans.

Le tibia est, soit normal, soit modifié (dans un tiers des cas) ; il présente alors une hypertrophie de sa tubérosité interne ou un allongement de son bord interne, ou une coudure à convexité interne au voisinage de l'union du tiers supérieur et du tiers moyen. A ce niveau, on sent parfois une ou deux pointes osseuses, *épines de Mac Ewen*, dont la valeur séméiologique n'est pas exactement connue.

La déformation en valgus du genou n'existe que si le membre est en extension. A mesure que le sujet fléchit le genou, la déviation diminue pour disparaître entièrement quand la flexion est complète ; cela s'observe au moins dans la majorité des cas, lorsque le genu valgum tient surtout à des modifications anatomiques d'ordre fémoral. On a longuement discuté sur la vraie cause de ce phénomène dont M. Kirmisson a donné une très claire explication : quand le genu valgum est d'origine fémorale, l'axe des mouvements de flexion du genou représente la bissectrice de l'angle entre la jambe et la cuisse.

Il n'en est pas de même quand le tibia est déformé d'une façon notable.

La *mensuration* du degré de genu valgum n'est pas sans présenter un certain intérêt, surtout si on doit traiter la difformité par étapes successives et si on a besoin de constater les progrès successifs de la correction. On peut mesurer l'écartement des malléoles internes ou encore la longueur de la ligne menée du fond de l'angle externe tibio-fémoral au plan vertical qui réunit le grand trochanter à la malléole externe. Suivant les cas, cette ligne peut mesurer 5, 6, 7 centimètres de longueur.

Palpez l'articulation du genou avec soin, vous trouvez souvent la rotule déplacée en dehors par le tendon du quadriceps; ce déplacement peut devenir une véritable subluxation. Les ligaments sont plus ou moins relâchés; vous pouvez obtenir des mouvements anormaux de latéralité lorsque le genu valgum est invétéré, le genou étant dans la rectitude, bien entendu. Il peut y avoir également hyperex-

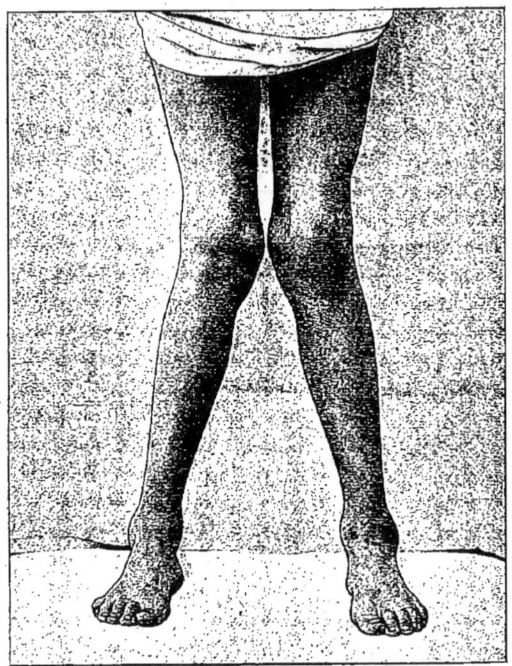

Fig. 48. — Genu valgum bilatéral.

tension du genou et il n'est pas rare d'observer du *genu recurvatum* avec le genu valgum.

Faites tenir le *sujet debout* devant vous, vous observez nettement cette hyperextension. Si le genu valgum est unilatéral, le raccourcissement du membre détermine un abaissement du bassin avec une scoliose lombaire compensatrice (scoliose statique) à convexité du côté déformé.

Si le genu valgum est bilatéral, le sujet tient souvent un genou au-devant de l'autre.

Le pied prend exceptionnellement par compensation une attitude en varus (supination du pied); le plus souvent il est plat et valgus pour les mêmes raisons qui ont fait le genou cagneux. D'autre part il peut y avoir coxa valga.

La marche peut être rendue très difficile par la difformité; le sujet, en voulant éviter de se heurter les genoux, est obligé de faucher et de faire des mouvements oscillatoires du tronc (genu valgum unilatéral), ou il entre-croise ses jambes successivement en tenant les genoux un peu fléchis.

Le genu valgum n'est pas douloureux par lui-même, il cause seulement une certaine fatigue aux jeunes gens qui sont obligés de rester debout ou de marcher pendant un temps trop long, et il peut alors être suivi de poussées d'hydarthrose à répétition qui finissent par créer une véritable infirmité.

Reconnaître le genu valgum est banal, en préciser la cause est facile aussi, surtout si la difformité est bilatérale. En cas d'unilatéralité il suffit de penser aux fractures anciennes unicondyliennes du fémur, aux lésions d'ostéite tuberculeuse ou d'ostéomyélite ; un examen attentif permettra aisément de les éliminer.

La *radiographie* sera utile pour avoir une notion précise des difformités qui atteignent le fémur ou le tibia ; elle donnera plus de netteté à l'indication opératoire.

L'*évolution* du genu valgum diffère dans l'enfance et dans l'adolescence. Le genu valgum des enfants tend à disparaître spontanément sous l'influence d'une hygiène appropriée, au moins avant cinq ou six ans ; à partir de cet âge, les altérations osseuses sont irrémédiables et on ne peut plus compter sur leur correction spontanée.

Le genu valgum des adolescents n'a guère de tendance à diminuer spontanément tant que dure la croissance ; trop souvent même, il augmente par poussées. Passé un certain degré, il reste stationnaire, et suivant les cas, la difformité est légère ou moyenne et compatible avec un fonctionnement assez satisfaisant du membre, ou elle est grave, très accentuée et nécessite un traitement spécial. Le relâchement extrême de la capsule articulaire du genou aggrave souvent plus le pronostic que le degré prononcé de la déviation, par les entorses répétées et les poussées inflammatoires consécutives qu'il entraîne dans l'articulation du genou.

Traitement. — Le traitement du *genu valgum infantile* est assez simple : repos, interdiction de la marche et thérapeutique générale *du rachitisme* (bains salés, huile de foie de morue, phosphate de chaux, hygiène alimentaire convenable, etc...)

Si la déviation tend à s'aggraver malgré tout, un appareil à tuteurs métalliques peut se trouver indiqué (fig. 49). Toutefois quand l'enfant continue à présenter aux approches de la cinquième ou sixième année une déviation assez considérable il n'y a plus à compter ni sur les appareils orthopédiques, ni sur l'hygiène locale ou générale pour corriger la difformité. Vous devez alors recourir à l'*ostéoclasie* sous l'anesthésie au bromure ou au chlorure d'éthyle. A cet âge, l'ostéoclasie pourra être manuelle ; elle sera suivie d'une immobilisation prolongée dans un appareil plâtré.

Passé six ans, le traitement du genu valgum infantile est le même que celui du *genu valgum des adolescents*, c'est le plus souvent un traitement opératoire.

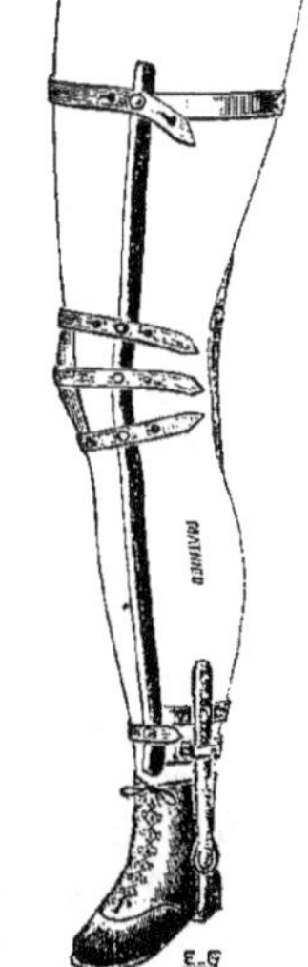

Fig. 49. — Appareil pour genu valgum.

Les moyens orthopédiques réussissent rarement dans l'adolescence, on doit toujours commencer par eux, surtout si la déformation est minime ; ils peuvent alors suffire. Vous faites changer le sujet de profession ; vous le soumettez au massage, à la gymnastique, vous lui faites porter une genouillère à tuteurs dans le jour, une attelle externe garnie d'ouate pendant la nuit. Vous pourrez rendre ainsi, dans certains cas légers, tout à fait supportable la difformité.

Le plus souvent le traitement doit être chirurgical : *redressement* forcé ; *ostéoclasie* ou *ostéotomie.*

Le *redressement forcé*, prôné anciennement par Delore, de Lyon, a pris un regain d'actualité avec Codivilla, avec Reiner qui le préconisent sous le nom d'*épiphyséolyse* ; mais il risque soit de rompre les ligaments articulaires, soit de produire des

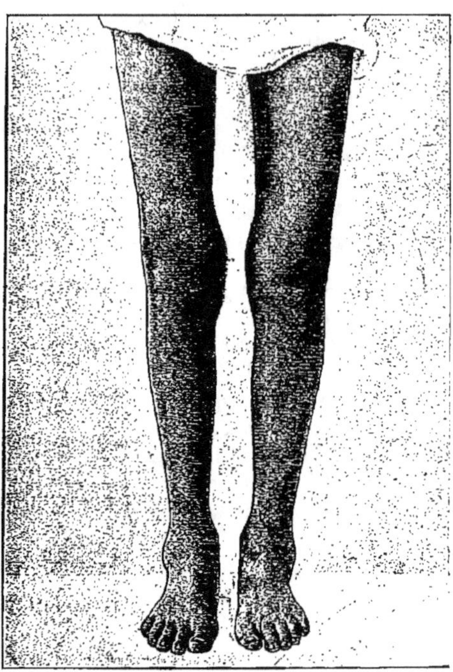

Fig. 50. — Résultat de l'ostéotomie de Mac Ewen dans un genu
valgum bilatéral.

décollements épiphysaires, susceptibles d'entraîner dans l'avenir des troubles de l'ostéogenèse.

L'*ostéoclasie* qui n'est plus manuelle au-dessus de six ans, mais *instrumentale* (ostéoclastes de Rizzoli, de Robin, de Collin) produit avec précision à l'endroit cherché une fracture osseuse que l'on réduit en bonne position. Elle a cédé le pas cependant à l'*ostéotomie*, méthode vraiment chirurgicale, plus précise encore dans son action et plus sûre dans ses résultats. C'est le plus souvent l'*ostéotomie sus-condylienne* de Mac Ewen (fig. 50); celle de *Ogston* (ostéotomie oblique du condyle interne), sera préférée, si le condyle interne est atteint d'une déformation excessive et prédominante.

Dans certains cas rares, il sera nécessaire de pratiquer une ostéotomie transversale du tibia et à part, en évitant le nerf sciatique poplité externe, de sectionner aussi le péroné.

Enfin si la laxité articulaire du genou persiste, très prononcée, après l'opération, on devra, soit appliquer longtemps une gouttière plâtrée (Kirmisson), soit faire l'opération du plissement capsulaire, *capsulorraphie* (Lejars).

GENU VARUM

Le genu varum est la déviation du genou en dedans, il est produit par une incurvation à concavité interne qui porte sur le membre tout entier.

Je n'insisterai pas ici sur le genu varum symptomatique. Le seul que je doive envisager est le genu varum *rachitique*.

Il est spécial à la première enfance ; si on l'observe dans l'adolescence, c'est qu'il existait dans les premières années de la vie. Il est presque toujours bilatéral

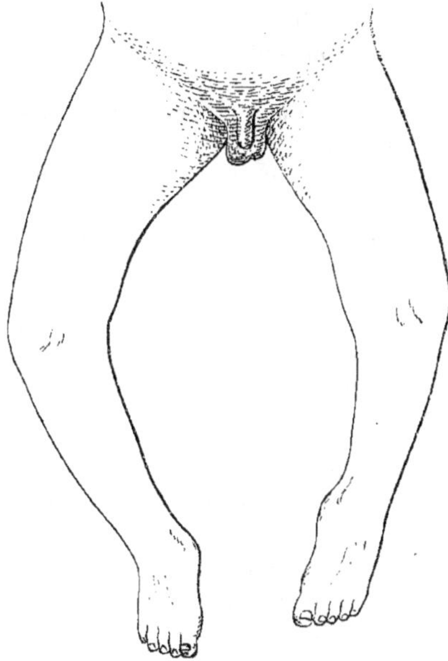

Fig. 51. — Genu varum bilatéral.

(jambes en O) (fig. 51) ; s'il est unilatéral, l'autre membre a souvent une autre difformité de même nature, un genu valgum par exemple (jambes en guillemets).

Le genu varum est surtout disgracieux, il peut cependant devenir gênant s'il est très marqué. Non seulement la démarche est oscillante, mais le heurt des chevilles cause des chutes fréquentes.

Même évolution que pour les autres difformités du rachitisme infantile. Fréquence d'un pied plat qu'on a dit compensateur et qui peut persister à l'âge adulte.

Même traitement que pour le genu valgum infantile. Les appareils orthopédiques constituent le meilleur correctif à une déformation très accusée. On a rarement opéré chirurgicalement; on a proposé l'ostéotomie cunéiforme au-dessous du plateau tibial.

Nové-Josserand recommande une ostéoclasie sur le fémur et une à l'extrémité inférieure de la jambe.

ANKYLOSE DU GENOU

L'ankylose du genou est généralement le résultat de l'arthrite sous toutes ses formes, *arthrite inflammatoire simple* (rhumatisme, plaie articulaire, ostéomyélite de voisinage, etc.), *arthrite infectieuse* (scarlatine, fièvre typhoïde, blennorrhagie, grippe) suppurée ou non, — *arthrite chronique* (sèche, nerveuse, etc), — enfin et surtout *arthrite tuberculeuse*. Dans les deux tiers des cas, l'ankylose succède à l'arthrite tuberculeuse, à la variété osseuse de cette arthrite, qu'elle reste sèche ou qu'elle suppure. Elle s'observe plus souvent chez les sujets adultes que chez les enfants.

On trouve tous les degrés d'ankylose, depuis l'adhérence fibreuse assez lâche, jusqu'à la fusion osseuse, complète ; fusion périphérique (ankylose cerclée des vétérinaires, assez rare ici) ou fusion centrale.

Les lésions peuvent être étendues à tout l'article, comme elles peuvent dans certains cas être limitées à l'articulation fémoro-rotulienne (Ollier). Il faut tenir compte enfin de la rétraction extrême des parties molles péri-articulaires (ailerons rotuliens, capsule ligamenteuse fémoro-tibiale, coques condyliennes, muscles biceps, poplité, triceps, etc...) et ne pas oublier que les vaisseaux et nerfs participent à cette rétraction, englobés qu'ils sont par les adhérences fibreuses.

Symptômes. — L'attitude du membre est variable : tantôt *simple*, rarement rectiligne, généralement en flexion légère ; tantôt *complexe* en flexion avec genu valgum, varum, parfois même recurvatum, pour aboutir finalement à la subluxation en arrière et en dehors (fig. 52). Ces attitudes vicieuses sont le résultat tout d'abord de la contracture réflexe des muscles, puis, plus tard, des progrès de la destruction osseuse (*ulcération compressive* de Lannelongue), et enfin — mais beaucoup plus tard encore — des troubles de croissance causés par l'altération des cartilages jugaux voisins.

Parmi les déformations secondaires de cause mécanique ou ostéogénique (parfois les deux causes interviennent simultanément), je signalerai, pour mémoire, l'allongement de la partie antérieure des condyles fémoraux (Gosselin, Volkmann) l'*inflexion en avant de l'épiphyse supérieure du tibia* (fig. 53), (Humphry, Kirmisson, Sonnenburg, Jalaguier), l'*incurvation en arrière de la partie inférieure de la diaphyse fémorale* (Blenke, Mouchet et Dreyfus) (fig. 54).

Les troubles fonctionnels qui accompagnent les raideurs ou ankyloses du genou sont évidemment en rapport avec le degré de ces modifications anatomiques. Une flexion jusqu'à l'angle droit, une extension complète sont compatibles avec un fonctionnement parfait de la jointure. Si l'ankylose a lieu en extension, la marche peut s'effectuer moins facilement qu'en flexion légère, à moins que le membre ne soit raccourci de 2 ou 3 centimètres ; en effet, si le membre est en extension, sans être raccourci,

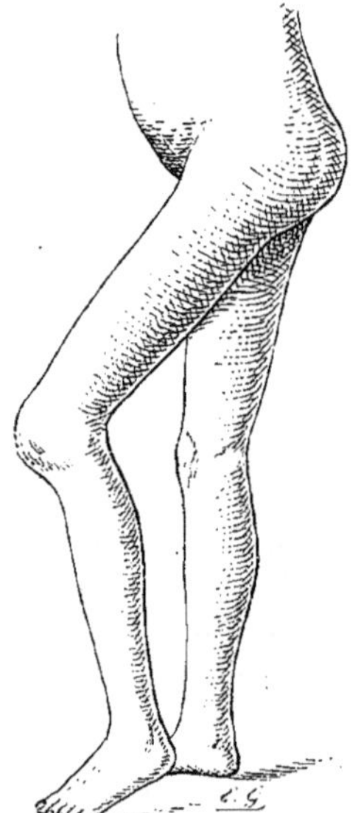

Fig. 52. — Genou angulaire complexe.

le pied correspondant doit frotter le sol chaque fois qu'il se porte en avant. Au
contraire, avec une flexion légère du genou, la démarche est très normale, très

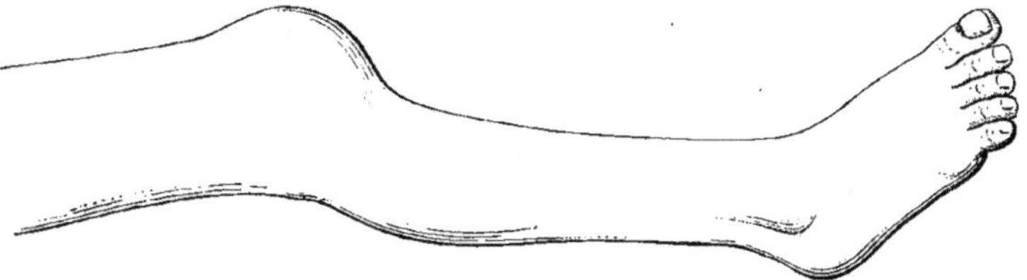

Fig. 53. — Inflexion en avant de l'épiphyse supérieure du tibia dans une ancienne
tumeur blanche.

aisée. Au delà de 15 degrés environ, la flexion doit être compensée par l'abaissement de l'os iliaque correspondant et l'équinisme du pied.

C'est le genu valgum surtout, qui, à partir d'un certain degré, compromet toujours fâcheusement l'usage du membre.

Les ankyloses fémoro-rotuliennes permettent encore une certaine flexion, mais
elles limitent notablement, quand elles ne l'empêchent
pas, l'extension de la jambe.

Tenez compte enfin dans l'appréciation du pronostic,
des phénomènes d'entorse quelquefois répétés, qui se
produisent dans ces genoux plus ou moins enraidis, et
qui peuvent réveiller l'affection causale, la tuberculose
en particulier.

Diagnostic. — Vous devez déterminer, aussi nettement que possible, le genre et le degré de l'ankylose.
Est-ce une ankylose fibreuse ou une ankylose osseuse ?
Cliniquement, il est possible, surtout en soumettant
le malade à l'anesthésie générale, de répondre à cette
question. Mais à une condition, c'est que l'ankylose
fibreuse ne soit pas serrée. Autrement la distinction
d'avec l'ankylose osseuse devient impossible et la radiographie peut seule — et encore? — trancher la question.

Les ankyloses complexes, la subluxation en arrière
et en dehors en particulier, seront faciles à reconnaître. J'en dirai autant de l'inflexion en avant de l'épiphyse supérieure du tibia qu'une observation attentive
permettra aisément de distinguer de la luxation en
arrière du tibia.

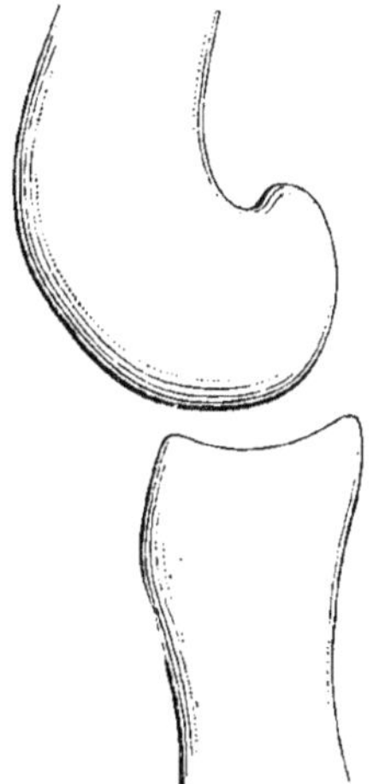

Fig. 54. — Inflexion en arrière de l'épiphyse fémo-
rale inférieure dans une
ancienne tumeur blanche
du genou.

Il faut enfin déterminer quelle est la part respective des trois os : fémur, tibia,
rotule dans la production de la déformation et sur ce point la radiographie apporte
des éclaircissements dont on ne doit pas se priver, avant de traiter le malade.

Traitement. — La thérapeutique ne doit être *orthopédique*, ne doit se proposer
de corriger la déformité que quand le processus pathologique est éteint. Le but du
chirurgien doit être avant tout *curateur* : traiter l'arthrite, c'est empêcher l'ankylose. Si malgré la bonne direction du traitement, l'ankylose survient, faites en

sorte que cette ankylose se produise dans la meilleure attitude possible du membre, ici c'est l'attitude rectiligne avec flexion très légère.

Traitement prophylactique ou curateur de l'arthrite. — Immobilisation rigoureuse en bonne position, par l'extension continue ou mieux l'appareil plâtré, s'appuyant sur le bassin en haut, étendu jusqu'au-dessus des malléoles en bas. S'il y a déjà des contractures musculaires, les vaincre sous l'anesthésie générale au chlorure d'éthyle, et appliquer l'appareil immédiatement. Voilà pour *l'arthrite récente.*

Dans le cas *d'arthrite ancienne,* les contractures ont fait place souvent aux rétractions et l'attitude est plus difficile à corriger. Recourir soit à l'extension con-

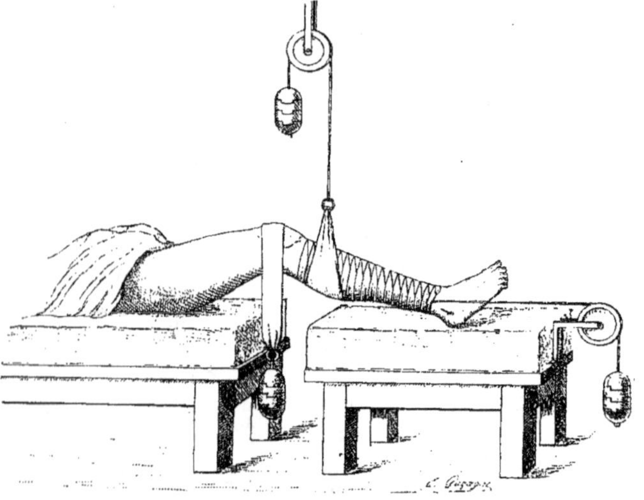

Fig. 55. — Raideur du genou. Appareil de Schede.

tinue, par le procédé de Schede (fig. 55), soit, si celle-ci échoue, au *redressement forcé.* Ce dernier, pratiqué sous l'anesthésie générale, doit être entouré de certaines précautions : tirer sur le tibia tenu à pleines mains, en même temps qu'on essaie de le ramener en avant au bout du fémur, de façon à éviter la transformation de la luxation incomplète en luxation complète ; ne pas employer une force exagérée, etc...

Si *l'arthrite est suppurée,* il ne faut pas songer à corriger l'attitude vicieuse avant que tout phénomène inflammatoire soit éteint. Traiter l'arthrite comme il convient et remettre à plus tard le traitement orthopédique. Si cependant la suppuration de l'article menaçait de se diffuser ou se vidait insuffisamment par les fistules, la *résection,* qui est, suivant l'expression de Ollier, la plus haute expression du drainage, deviendrait indiquée. Chez les adultes, il n'y a pas lieu d'attendre trop longtemps avant de pratiquer cette résection curatrice autant qu'orthopédique : chez l'enfant, vous ne devrez vous y résoudre, qu'à la dernière extrémité, lorsque l'état général est menacé sérieusement par les désordres locaux ; la résection risque en effet de compromettre irrémédiablement l'accroissement du membre par l'atteinte qu'elle porte aux cartilages jugaux.

Traitement orthopédique. — 1° *Ankyloses fibreuses*. — Le traitement des ankyloses fibreuses serrées se confond avec celui des ankyloses osseuses (voy. plus
loin).

S'il s'agit de simples raideurs articulaires,
recourir au massage, aux douches chaudes, à
la mobilisation, provoquée avec la main ou avec
des appareils de Bonnet, de Zander, etc. (fig. 56
et 57), à la traction continue. Si l'affection causale est tuberculeuse, il faut attendre un temps
suffisant, plusieurs mois, en général, avant de
pratiquer cette mobilisation, sinon on s'expose
à une récidive, et même, pour peu que la
lésion ait duré un temps notable, il est préférable de s'abstenir de toute tentative de mobilisation. Au cas où l'attitude est vicieuse, la
résection est indiquée.

2° *Ankyloses fibreuses serrées et ankyloses
osseuses*. — Les ankyloses à angle obtus sont
justiciables non de l'*ostéoclasie* (Ollier), mais
de l'*ostéotomie* sus-condylienne, opération
simple et suffisante.

Les ankyloses présentant un angle de flexion
au-dessous de 135 degrés nécessitent une *résection* articulaire, trapézoïdale (angle obtus ou

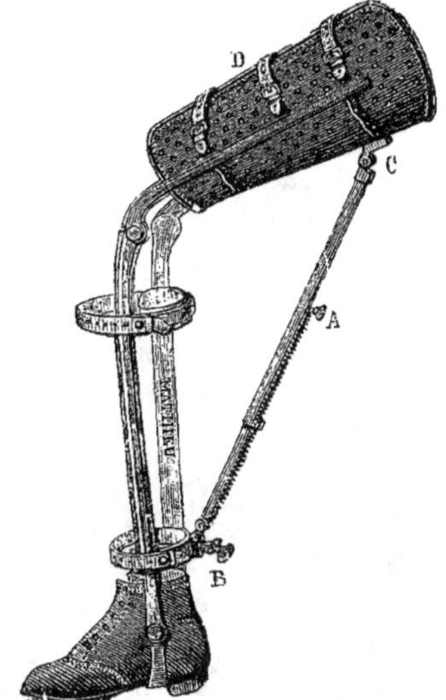

Fig. 56. Appareil à traction élastique
du genou.

droit) ou cunéiforme (angle aigu); l'ostéotomie sus-condylienne ne pourrait les
corriger.

Dans ces dernières années, on est revenu à des résections modelantes, très limi-

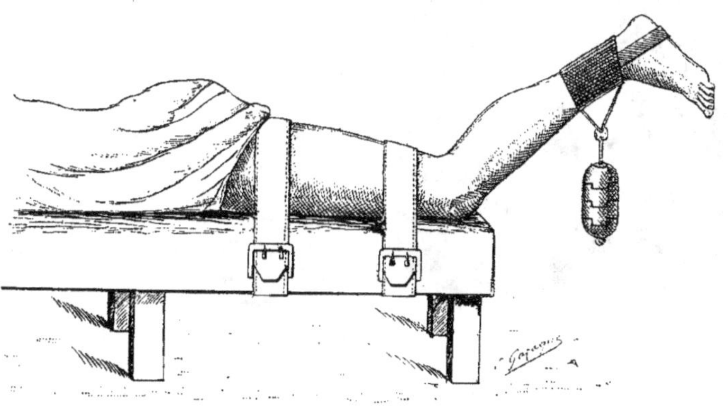

Fig. 57. — Extension passive d'un genou enraidi.

tées, particulièrement recommandables chez les enfants (résection arciforme). Des
ténotomies sont quelquefois nécessaires après la résection pour assurer le maintien de la correction.

En cas d'*adhérences fémoro-rotuliennes*, le mieux est de libérer par une opération sanglante la rotule, et d'interposer entre cet os et le fémur un lambeau

musculaire emprunté au vaste interne. Cette interposition proposée par Helferich, exécutée avec succès par Cramer, mettra seule à l'abri de la récidive.

DÉFORMATIONS DE LA JAMBE

Les déformations de la jambe sont les unes congénitales, les autres acquises. Parmi celles-ci nous ne retiendrons que les déformations causées par le rachitisme ou la syphilis héréditaire, ce sont les seules qui présentent quelque intérêt pour l'orthopédiste.

1° MALFORMATIONS CONGÉNITALES. — Les malformations portent sur les deux os de la jambe ou seulement sur l'un d'eux.

Au degré le plus simple, ce sont des *courbures* siégeant principalement à l'union du tiers moyen et du tiers inférieur du tibia et présentant une convexité antérieure ou antéro-interne.

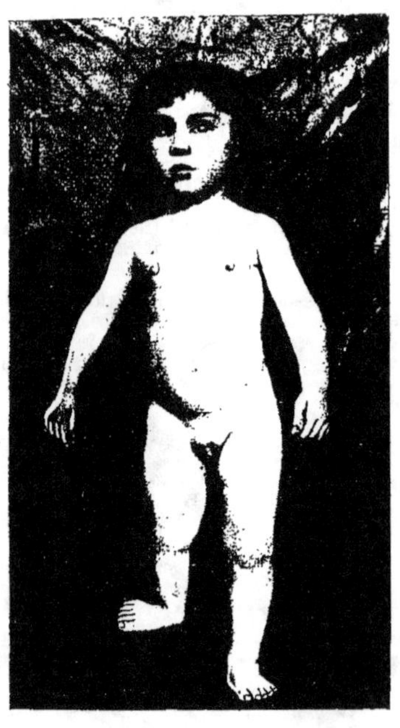

Fig. 58. — Absence du péroné.

Fréquemment vous observerez sur la peau au-devant de la saillie osseuse un enfoncement linéaire, vertical, en coup d'ongle, trace probable de la bride ou de l'adhérence amniotique qui a causé la malformation dans la vie intra-utérine. A défaut de commémoratifs, cette dépression des téguments d'aspect cicatriciel est la signature de la congénitalité de l'affection. De plus, vous constaterez en même temps une atrophie marquée de la jambe surtout, mais aussi de la cuisse et du pied. Enfin ce dernier est en position de pied équin avec tendon d'Achille rétracté, et surtout de pied valgus, rarement de pied varus.

Palpez soigneusement les os de la jambe dans ce cas, et si vous avez quelque difficulté à reconnaître la présence du corps du péroné[1], n'hésitez pas à recourir à la radiographie. Il faut que vous sachiez exactement à quoi vous en tenir sur la nature de cette courbure congénitale; est-elle simple ou associée à l'absence d'un des os de la jambe ?

L'*absence du péroné*, plus fréquente que l'absence du tibia, et plus souvent totale que partielle, peut exister (dans près de la moitié des cas) sans coudure du tibia; elle est associée presque constamment au pied valgus équin et très fréquemment à des malformations du tarse et des orteils (fig. 58).

L'*absence du tibia*, le plus souvent totale, donne lieu à une difformité très accentuée : jambe très courte, formant un angle plus ou moins marqué avec une cuisse atrophiée, flexion du genou, pied varus, etc. (fig. 59).

[1] Je viens d'observer dans le service de mon maître, M. A. BROCA, un enfant chez lequel il nous a été impossible de sentir par la palpation le corps du péroné dans un cas de courbure congénitale à grand rayon des deux os de la jambe. La radiographie seule nous permit de constater l'existence d'un péroné accolé complètement au tibia.

En somme, un examen clinique soigneux vous permettra le plus souvent de faire le diagnostic; mais vous ne devez jamais négliger, quand vous le pourrez, de faire appel à la radiographie, vous aurez ainsi sous les yeux tous les détails de la malformation.

Le pronostic doit être très réservé , quelle que soit la nature de la courbure; il est particulièrement sombre, s'il s'agit d'absence du péroné et surtout d'absence du tibia, cette dernière est heureusement très rare [1].

La correction de la difformité présente déjà des difficultés parfois insurmontables, mais le pis, c'est qu'avec le progrès de la croissance, l'atrophie du membre devient de plus en plus sensible, et le bénéfice de l'opération de plus en plus illusoire.

Dans les deux ou trois premières années de la vie, contentez-vous de redresser le pied varus ou valgus par le massage forcé et la ténotomie du tendon d'Achille. Plus

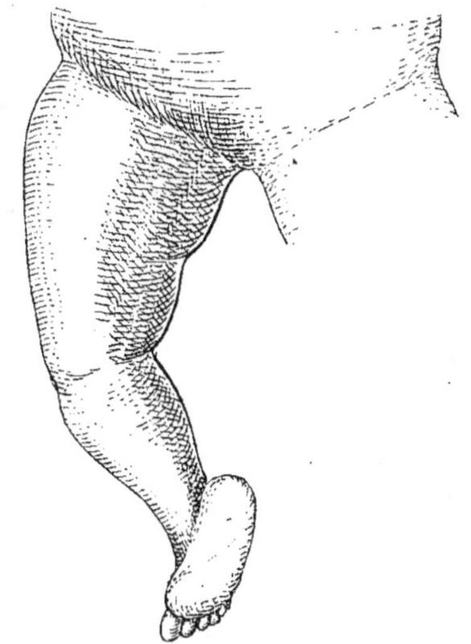

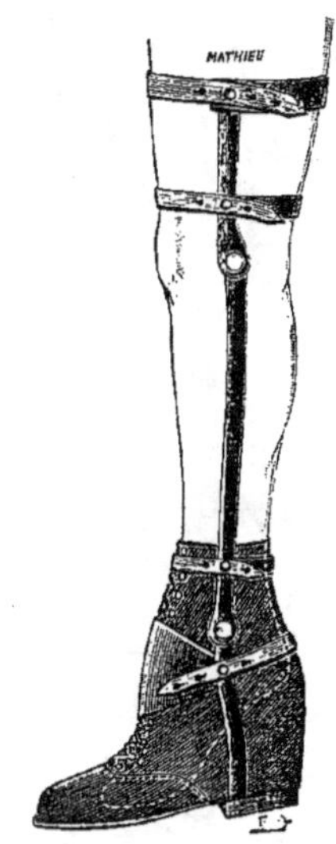

Fig. 59. — Absence du tibia droit.　　　　Fig. 60. — Appareil pour arrêt
(Tout le membre est atrophié et le pied est renversé.)　　de développement du membre inférieur.

tard l'ostéotomie cunéiforme du tibia courbé et le port d'un appareil prothétique seront indiqués, avec parfois une arthrodèse tibio-tarsienne.

Si vous avez affaire à une absence du tibia, vous pourrez tenter une arthrodèse du péroné, au niveau des condyles fémoraux, en haut, au niveau de l'astragale ou du calcanéum en bas, mais le mieux sera peut-être encore de faire porter à l'enfant un appareil orthopédique (fig. 60) ; quitte à pratiquer l'amputation de la jambe plus tard, si la difformité est très accentuée et l'appareil mal supporté.

Enfin, je signalerai pour mémoire les *pseudarthroses congénitales des os de la jambe,* décrites longtemps à tort avec les courbures sous la dénomination impropre de fractures intra-utérines (fig. 61); leur aspect clinique est aisément reconnaissable : atrophie de tout le membre, courbure de la jambe à l'union du tiers moyen et du tiers inférieur, pied valgus équin, mobilité anormale et même crépitation au niveau de la saillie osseuse. Cette pseudarthrose existe à la naissance, à moins qu'elle

[1] Voir LAUNOIS et KÜSS. *Rev. Orthop.*, 1901; Alb. MOUCHET. *Rev. mal. de l'Enfance,* janvier 1906.

n'ait été observée après une fracture survenue sans cause appréciable au moment des premières tentatives de marche. Elle n'a aucune tendance à la réparation spontanée, même après l'application d'un bon appareil et la ténotomie du tendon d'Achille (fig. 62).

Les opérations osseuses, qui réussissent dans les pseudarthroses ordinaires, ne présentent ici aucune efficacité ; deux cas récents, opérés par M. Broca et suivis par moi, le prouvent encore surabondamment.

Le tissu osseux des fragments de la pseudarthrose manque des éléments indispensables à la formation d'un cal. Peut-être y aurait-il lieu de recourir à l'opération un peu minutieuse pratiquée avec succès par Reichel : la greffe « italienne » au niveau de la pseudarthrose d'un fragment ostéo-périostéo-cutané emprunté au tibia sain.

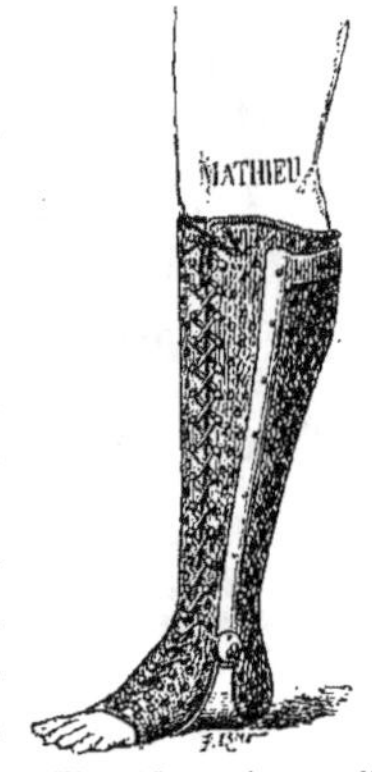

Fig. 62. — Appareil pour pseudarthrose du tibia.

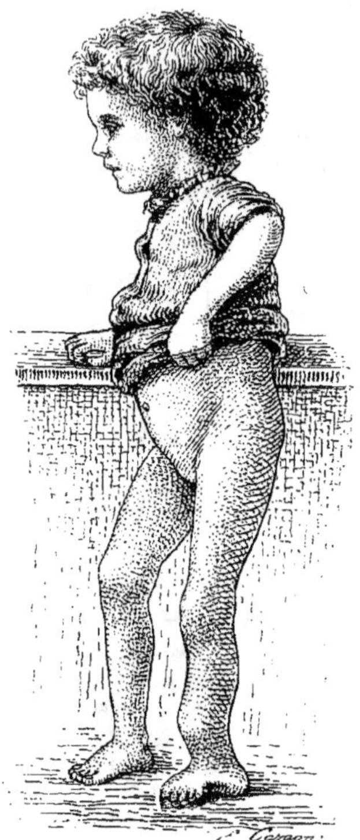

Fig. 61. — Pseudarthrose congénitale de la jambe.

2° DIFFORMITÉS ACQUISES DE LA JAMBE. — Les deux déformations typiques de cet ordre nous sont présentées par la *syphilis héréditaire* et par le *rachitisme*.

1° *Syphilis héréditaire*. — Le tibia de la syphilis héréditaire, encore appelé souvent « *tibia Lannelongue* », est caractérisé par un tibia en fourreau de sabre qui rend la jambe convexe en avant et en dehors ; la crête tibiale est très épaissie, arrondie, inégale, noueuse (fig. 63).

Anatomiquement, il s'agit d'une périostite diffuse, continue et progressive, commençant par le bulbe de l'os (généralement le supérieur), et s'étendant sur la diaphyse sous la forme d'une hyperostose noueuse.

Les sujets atteints de cette difformité le sont surtout de huit à quinze ans ; ils ont souvent plusieurs autres os atteints simultanément ou consécutivement, ils se plaignent de douleurs aiguës, principalement la nuit, au niveau du gonflement.

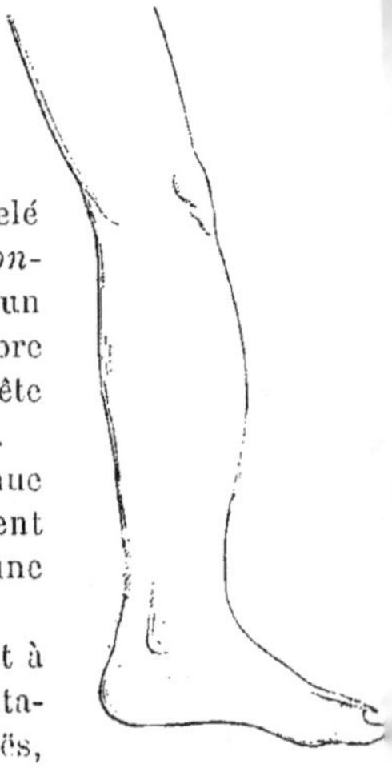

Vous noterez quelquefois une coloration foncée des téguments, toujours une notable atrophie musculaire.

Fig. 63. — Tibia hérédo syphilitique.

Enfin vous devrez rechercher sur le corps les autres stigmates d'hérédo-syphilis, et en particulier *la triade d'Hutchinson* caractérisée par :

1° La kératite interstitielle ;

2° La surdité ;

3° L'échancrure semi-lunaire des incisives médianes supérieures de la deuxième dentition [1].

La syphilis acquise donne lieu quelquefois (Gangolphe) à la même déformation du tibia par ostéomyélite gommeuse.

2° *Rachitisme.* — Les courbures du tibia sont une des manifestations les plus fréquentes du rachitisme de la première enfance ; elles peuvent être isolées, mais très souvent elles sont associées à des déformations du fémur, du membre supérieur, etc... Elles s'observent sur les deux tibias, mais à un degré différent et parfois sous une forme distincte.

La courbure *typique* est à convexité antéro-externe, elle siège à l'union du tiers

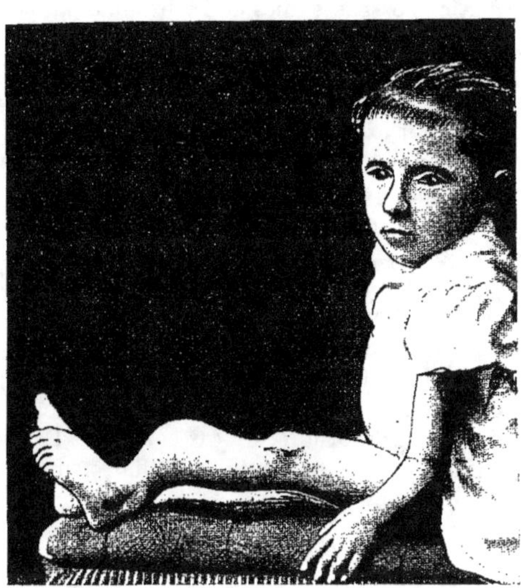

Fig. 64. — Déviation rachitique de la jambe. (D'après Joachimsthal).

inférieur et du tiers moyen (fig. 64). Mais elle peut offrir uniquement une convexité externe et le pied tend à se porter en varus, ou elle présente au contraire une convexité interne, soit dans sa totalité, soit dans son tiers supérieur, le pied se portant alors en valgus. Dans ce dernier cas, la déformation du tibia, localisée à sa partie supérieure est associée à une convexité interne de l'extrémité inférieure du fémur et l'on a affaire à un genu valgum à prédominance tibiale.

Parfois enfin la courbure est à convexité franchement antérieure, le tibia est aplati latéralement, en lame de sabre, ne présentant plus qu'une face externe, une face interne et deux bords, l'un antérieur, l'autre postérieur.

Vous concevez facilement, sans qu'il soit besoin d'insister, la gêne fonctionnelle qui résulte de pareilles déformations ; ce sont les deux genoux qui se heurtent sans cesse pendant la marche, s'il s'agit de convexité interne de la partie supé-

---

[1] C'est là la vraie dent d'Hutchinson (voy. la thèse fort intéressante d'Ed. Fournier. *Les stigmates de l'hérédo-syphilis.* 1897).

rieure du tibia, les deux pieds, s'il s'agit de courbure inférieure à convexité externe ; sans parler de la laxité articulaire, toujours plus ou moins marquée, du genou ou du cou-de-pied, et de la faiblesse des muscles de la jambe. Les troubles de la marche ne sont pas moins prononcés dans les cas où la courbure est différente sur les deux jambes.

L'état fonctionnel n'est pas le seul point intéressant à considérer, et l'esthétique est trop troublée par ces déformations pour qu'il ne soit pas urgent d'y porter remède.

Reconnaître leur nature est aisé, parce qu'elles ont une physionomie spéciale d'abord, parce qu'elles sont rarement isolées ensuite et qu'on les trouve associées à d'autres stigmates de rachitisme.

Leur pronostic est heureusement favorable, lorsqu'on a pu intervenir assez tôt. De toutes les déformations osseuses dues au rachitisme, les courbures du tibia sont celles qui offrent le plus de tendance à la correction spontanée avant l'âge de cinq ou six ans.

La thérapeutique du rachitisme favorise cette tendance, mais elle serait insuffisante si on laissait subsister les facteurs d'aggravation que représentent la marche et la station debout prolongée. C'est à l'occasion de ces attitudes que sont apparues les déformations ; celles-ci ne disparaîtront que si on interdit sévèrement la station debout et la marche. *A ces mesures hygiéniques* doit se borner votre action *pendant les trois ou quatre premières années de la vie,* inutile de recourir aux appareils orthopédiques, dont l'application est à ce moment délicate et l'efficacité douteuse. Ces appareils orthopédiques ne sont indiqués qu'au cas où la déformation progresse malgré tout. Si celle-ci est très considérable au moment où vous êtes consulté, le redressement manuel sous chloroforme s'impose (*ostéoclasie*).

Passé six ans, ne faites rien si l'esthétique et les fonctions du membre ne sont que peu compromises par la difformité. Au cas contraire, l'*ostéotomie* reprend tous ses droits (ostéotomie linéaire ou oblique (Ollier, Nové-Josserand) ou cunéiforme).

DÉFORMATIONS DU PIED

Le *pied bot* désigne toute déviation du pied ; il est *congénital* ou *acquis*. Parmi les pieds bots acquis très nombreux (lésions cutanées (brûlures), veineuses (phlébites), osseuses, etc...), nous ne retiendrons que le pied bot paralytique.

Rappelons tout d'abord quelques définitions. Le pied est dit équin quand il est en extension forcée, la pointe du pied seule (pointe des orteils ou avant-pied) touchant le sol ; le pied *talus* est le pied en flexion dorsale forcée, qui n'appuie sur le sol que par le talon proprement dit, le talon postérieur ; le pied est dit *varus* quand la plante regarde en dedans, le bord interne du pied étant relevé, l'avant-pied étant enroulé plus ou moins sur l'arrière-pied ; le pied *valgus* est celui qui repose sur le sol par le bord interne, la plante regardant en dehors.

Souvent il y a des combinaisons de ces déformations diverses : varus équin, talus valgus.

PIED BOT CONGÉNITAL

Le pied bot congénital est une malformation très fréquente (le dixième des difformités congénitales). Il est le plus souvent varus équin (86 p. 100) ; exceptionnellement talus valgus ou équin pur.

Dans les deux tiers des cas, le pied bot affecte les garçons, et dans près de la moitié des cas, il est unilatéral et localisé au côté gauche.

Lorsque le pied bot est bilatéral, il n'a pas généralement le même degré aux deux pieds ; il est plus prononcé sur le pied gauche.

On l'observe plutôt seul, mais il coexiste parfois avec d'autres malformations plus ou moins notables, absence du péroné ou du tibia, luxation congénitale du genou, de la hanche, sillons congénitaux du membre inférieur.

Le pied bot congénital ordinaire existe à l'état isolé, indépendamment de toute

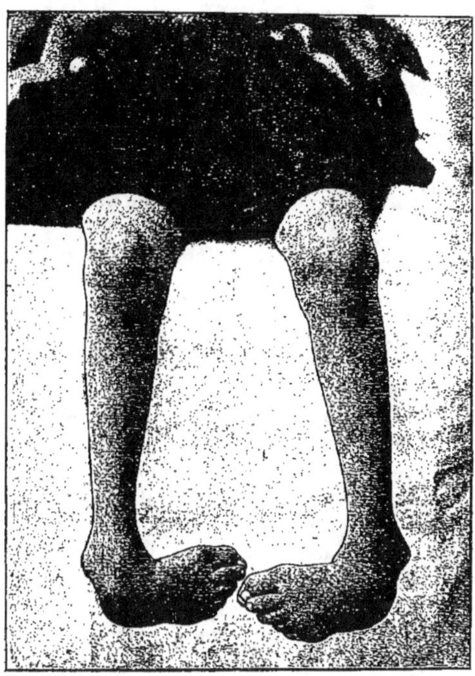

Fig. 65. — Double pied bot varus équin congénital.

malformation du squelette jambier ou du système musculaire du membre (fig. 65).

Les changements de position du pied bot congénital consistent : 1° en *équinisme* ; 2° en *varus*, c'est-à-dire en une *adduction* qui porte la pointe du pied en dedans et une *supination* qui fait regarder la plante plus ou moins en dedans en relevant le bord interne du pied.

L'équinisme se passe dans l'articulation tibio-tarsienne ; la partie antérieure de la poulie astragalienne cesse d'être articulaire ; l'adduction se passe surtout dans la médio-tarsienne, le scaphoïde se subluxe en dedans de la tête astragalienne, le cuboïde se subluxe en dedans de l'extrémité antérieure du calcanéum ; enfin la supination, second élément du varus, se produit dans la sous-astragalienne : le calcanéum vire, tangue et roule selon l'expression de Farabeuf.

De ces changements de position résultent avec les progrès de la croissance des déformations osseuses surtout marquées sur l'astragale (torsion du col d'Adams) barre prétibiale sur le dos de l'astragale, cale prépéronière (Ch. Nélaton) sur la face externe, s'opposant à sa rentrée dans la mortaise tibio-péronière ; moins sur le calcanéum (déplacement en dedans de la surface articulaire avec le cuboïde, hypertrophie de la tubérosité antérieure du calcanéum empêchant le cuboïde de venir en place).

Ce sont surtout ces deux os, astragale et calcanéum, qu'il y aura lieu d'atteindre dans les opérations osseuses dirigées contre le pied bot.

Les parties molles se rétractent à la partie plantaire et interne du pied ; aponévrose, muscles et surtout ligament en Y.

Symptômes. — C'est chez le nouveau-né que les symptômes sont nets. Le pied dans son ensemble est court, tourné en dedans, le dos est convexe, la plante creusée.

Suivant le degré de la difformité, le bord interne du pied forme avec la jambe un angle obtus, droit ou aigu. L'avant-pied est coudé sur l'arrière-pied d'où la formation au milieu du bord interne du pied d'un pli vertical plus ou moins profond (adduction).

La plante regarde plus ou moins en dedans, le bord interne est relevé, le bord externe, abaissé (supination).

Dans cette adduction avec supination, la déformation est plus marquée sur l'avant-pied que sur l'arrière-pied. Cependant le calcanéum est dirigé obliquement d'arrière en avant et de dehors en dedans, et il est couché sur sa face externe, la face interne regardant en dedans et en haut est recouverte par l'astragale.

L'équinisme ne se constate bien nettement que si on cherche à placer le pied en abduction et en pronation. Dans cette tentative, le talon est relevé, les têtes métatarsiennes forment le seul point d'appui sur le sol.

On peut exagérer la déformation, on peut difficilement ou même pas du tout la corriger ; on est arrêté par la rétraction du tendon d'Achille et des ligaments plantaires mais surtout du tendon d'Achille. C'est plus tard seulement, chez les enfants qui ont marché depuis plusieurs années, qu'il y a des déformations osseuses ; ce sont alors ces déformations, beaucoup plus que les rétractions tendineuses ou ligamenteuses, qui constituent les obstacles au redressement.

Avec les progrès de l'âge et surtout avec la marche, la déformation augmente. Quand le pied repose sur le sol, il ne prend appui que par son bord externe ; l'adduction et la supination tendent à s'exagérer ; l'avant-pied s'enroule de plus en plus en dedans, le bord externe s'allonge, tandis que le bord interne se raccourcit, se creuse ou se rapproche de la face interne de la jambe.

On voit sur le dos du pied la saillie de l'astragale, celle du cuboïde ; cette dernière est particulièrement marquée et quand le degré de supination est très prononcé, c'est sur le cuboïde que le pied repose dans la station debout et dans la marche : d'où le développement à ce niveau d'une bourse séreuse qui peut s'infecter, s'ulcérer et devenir l'origine de complications septiques.

L'atrophie musculaire est de plus en plus marquée sur le mollet et bientôt sur toute la jambe, mais les muscles conservent toujours — excepté dans les cas très prononcés et très anciens — leur contractilité électrique.

Les déformations des os finissent par être si prononcées que toute espèce de réduction est impossible.

On conçoit que la marche devienne dans de pareilles conditions, très pénible ; le genou sain se fléchit pour compenser le raccourcissement du membre difforme et sur ce dernier apparaît quelquefois — par compensation aussi — un genu valgum.

Le pied bot bilatéral entraîne une gêne fonctionnelle encore plus grande : les sujets tournent les jambes en dehors, rejettent le tronc en arrière, et entre-croisent successivement les deux pieds l'un au-devant de l'autre. Dans ce mouvement, les genoux se cognent et les chutes ne sont pas rares.

Les hygromas suppurés ou les ulcérations qui se développent sur le dos du pied accroissent encore l'infirmité.

Diagnostic. — Le pied bot congénital est généralement facile à reconnaître : évitez de prendre pour tel l'attitude d'adduction des pieds chez le nouveau-né. Il suffit de mettre ces pieds devant le feu pour voir l'attitude se corriger spontanément.

Le pied bot de la *maladie de Little* n'est guère remarqué qu'à la fin de la première année ; il est bilatéral, il est plutôt équin direct. Il s'accompagne d'une attitude spéciale et spasmodique des membres inférieurs avec rotation en dedans des genoux, raideur des hanches, etc. ; d'une exagération des réflexes (réflexe rotulien, trépidation épileptoïde, etc.) ; les membres supérieurs sont maladroits ; les fonctions intellectuelles sont plus ou moins obtuses.

Le pied bot de l'*hémiplégie cérébrale infantile* n'est pas difficile à diagnostiquer.

Seul le pied *paralytique*, lorsqu'il est invétéré, peut être difficile à distinguer d'un pied bot congénital. Mais il est équin plutôt que varus équin ; il coïncide avec une atrophie plus marquée des muscles antéro-externes ; les muscles présentent la réaction de dégénérescence.

La nature congénitale du pied bot étant établie, vous devez tâcher de préciser le degré des déformations, la part que prennent les différents os à leur production ; vous devez chercher le degré de réductibilité. La radiographie pourra fournir quelques renseignements utiles.

Le pronostic varie suivant l'intensité de la déformation, suivant l'âge de l'enfant, suivant l'époque de l'intervention thérapeutique.

Traitement. — 1° Du pied bot pendant la première année :

a. *Redressement lent.* — C'est le seul traitement à instituer pendant les premiers jours de la vie. Sayre disait que « l'accoucheur ne devait pas quitter la maison sans avoir commencé le traitement ». C'est peut-être excessif. Attendez quinze jours, trois semaines ; que l'enfant ait repris le dessus et commencez alors le redressement lent. Traitez d'abord le varus par une sorte de massage modelant qui déroule le pied en pronation, puis plus tard attachez-vous à supprimer l'équinisme.

Quand vous aurez obtenu un résultat appréciable, maintenez le redressement obtenu avec un petit bandage de diachylon ou un bandage de toile.

Ces manipulations poursuivies tous les jours si possible, ou au moins tous les deux jours, peuvent suffire dans les cas légers pour obtenir une correction suffisante ; au cas où cette correction serait obtenue assez rapidement, vous ne devez pas en rester là. Il faut continuer les manœuvres de redressement jusqu'à ce que l'enfant marche, sous peine de voir disparaître l'amélioration déjà obtenue. Une ténotomie sera nécessaire dans certains cas pour compléter l'action déjà efficace des manœuvres de redressement.

Si ces manœuvres ont eu peu d'action sur la difformité, elles auront du moins facilité le redressement brusque.

b. *Redressement brusque.* — Le redressement brusque ou « forcé » est soit instrumental (Vincent, « tarsoclasie », Redard, Julius Wolff), soit manuel plutôt (Lorenz). Ce dernier procédé est inspiré par la pratique ancienne de Delore (de Lyon), il s'appelait alors « massage forcé ». Vous pratiquez le redressement manuel sous la narcose chloroformique en utilisant le coin de Lorenz. Vous vous occupez du varus avant de faire la ténotomie, le tendon rétracté constituant un commode point d'appui pour le déroulement du pied.

Voici comment se pratique ce « *redressement modelant* » de Lorenz. La déformation du pied bot congénital se résout en trois éléments : 1° *Adduction* de l'avant-pied (articulation de Chopart) ; 2° *Supination* du tarse (articulations sous-astragaliennes) ; 3° *Équinisme* du tarse (articulation tibio-tarsienne). Le coin de bois dont on se sert pour le redressement est long d'environ 15 centimètres, épais de 7 à 8.

Dans un *premier temps,* vous vous occupez d'abord de l'adduction (enroulement du bord interne du pied). Pour cela vous placez le pied par sa « *bosse* » (sa partie dorsale saillante) sur le coin de bois et vous *écrasez cette bosse* en saisissant d'une main la partie interne du talon, de l'autre la plante du pied et en cherchant à fléchir le pied sur le coin de bois. Vous êtes obligés parfois de dépenser une grande force pour arriver à mettre le pied en abduction.

Dans un *deuxième temps,* vous cherchez à corriger la supination du pied. Pour cela, le pied étant placé à angle droit sur la jambe, vous le tordez sur lui-même en dehors, de façon à élever au maximum le bord externe en abaissant le bord interne.

Le *troisième temps* consiste dans la ténotomie du tendon d'Achille ; l'équinisme étant dès lors corrigé, vous pouvez arriver à placer le pied en talus valgus. La réduction de la difformité est complète.

La ténotomie du tendon d'Achille est ensuite pratiquée, soit à ciel ouvert (c'est le meilleur procédé), soit sous la peau.

Vous terminez par l'application d'une gouttière plâtrée en évitant soigneusement la compression des orteils ; vous entourez la gouttière d'une couche d'ouate non hydrophile pour empêcher son imbibition par les urines du malade.

Au bout de six semaines environ, on supprime l'appareil, on pratique du massage sur tout le membre ; et on fait porter à l'enfant un soulier lacé avec des contreforts latéraux et une semelle un peu plus épaisse en dehors.

On a conseillé de faire faire chaque jour à l'enfant des exercices de marche pieds nus sur un tapis afin de lui apprendre à porter la pointe du pied en dehors.

Avec de la persévérance dans le massage qui sera prolongé au besoin deux et trois ans, on ne verra pas de récidives. Ce qui subsiste quelquefois, c'est un pied un peu court, un peu large, dont la pointe est portée en dedans, le talon moins saillant et dont la flexion dorsale ne dépasse guère l'angle droit.

2° DU PIED BOT DE L'ENFANT AYANT MARCHÉ. — Ici les déformations sont plus prononcées et surtout moins réductibles.

Le redressement lent ne peut être de mise. On peut tenter le redressement forcé, manuel de préférence, mais une opération sanglante est souvent nécessaire.

On a le choix entre *l'opération de Phelps* (1880, présentée par son auteur au Congrès de Copenhague, 1884), modifiée par Mr *Kirmisson*, et la *tarsectomie.*

Phelps sectionne peau, aponévrose plantaire, muscles jambiers (antérieur, postérieur), muscles adducteurs, ligaments scaphoïdiens ; il fait exceptionnellement l'arthrotomie médio-tarsienne et la section du ligament en Y. Kirmisson fait de cette arthrotomie le temps fondamental de l'opération, le but à atteindre pour le chirurgien. Une ténotomie du tendon d'Achille est en général indiquée comme temps complémentaire.

L'opération de Phelps-Kirmisson est peu mutilante, elle modifie peu la forme du pied, mais la cicatrisation de la vaste plaie ainsi créée est lente : les résultats sont bien souvent incomplets, et la correction insuffisante ; l'avant-pied conserve une tendance à se dévier en dedans.

C'est pourquoi la majorité des chirurgiens préfèrent la *tarsectomie,* soit la tarsectomie antérieure cunéiforme (Davies Colley), soit l'ablation de l'astragale seul

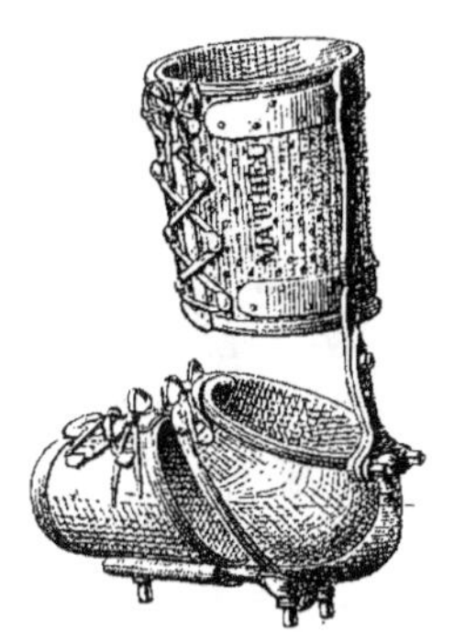
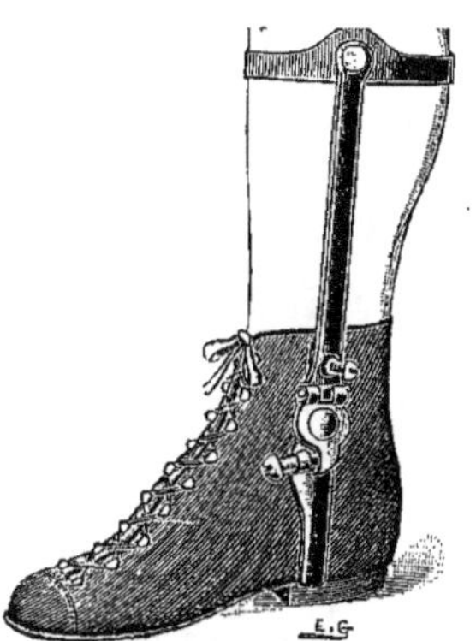
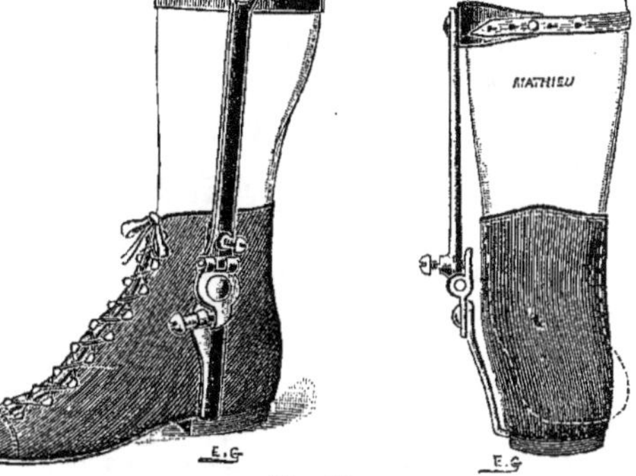

Fig. 66. — Appareil de M. Kirmisson
pour pied bot.
Fig. 67.
Soulier pour pied bot.

(Lund), soit plutôt des résections combinées après ténotomie du tendon d'Achille (Ch. Nélaton, Jalaguier, A. Broca). Ces résections comprennent la tête de l'astragale avant tout (Gross), la grosse tubérosité du calcanéum, la partie antérieure du cuboïde quelquefois (tarsectomie cunéiforme externe).

Il ne faut intervenir sur les os qu'après la seconde année, de préférence vers la troisième ou quatrième année (fig. 66, 67).

3° Du *pied bot de l'adulte*. — Ici la résection ne doit pas être trop limitée, il faut l'ablation de l'astragale, voire même le « désossement large du tarse » de M. Lucas-Championnière, si l'on veut obtenir une correction suffisante.

PIED BOT PARALYTIQUE

Le membre inférieur est particulièrement atteint par la paralysie infantile et le pied se trouve être le lieu d'élection des déformations qui résultent de cette paralysie (Delpech, Duchenne de Boulogne).

Après une première période de diffusion, la paralysie infantile se cantonne, se fixe en certains muscles : au pied bot paralytique total ou pied bot ballant, succède un pied bot paralytique partiel, équin, varus équin, etc... Ces déformations variées répondent à autant de paralysies localisées.

La déformation du pied n'est pas le résultat immédiat de la paralysie infantile. Il y a d'abord une attitude anormale qui peut gêner le fonctionnement du pied, mais cette attitude ne devient une difformité définitive qu'au bout d'un certain temps sous l'influence de deux sortes de causes.

Les unes sont *mécaniques*, poids du corps dans la station debout (l'astragale bascule en dedans ; tendance au valgus) : poids des couvertures, quand le sujet est couché (équinisme) ; à la longue, les muscles, les ligaments se rétractent aux endroits où ils sont habituellement raccourcis, se relâchent aux endroits où ils sont allongés. Les autres causes sont *dynamiques* ; elles peuvent agir, soit lorsque tous les muscles moteurs du pied sont paralysés incomplètement mais également, soit lorsqu'un seul muscle ou groupe de muscles est paralysé à l'exclusion des autres.

La part que prennent les facteurs mécanique et dynamique dans la production des déformations paralytiques du pied est très difficile à déterminer. Ce qui est probable, c'est que tous deux agissent le plus souvent ensemble, s'additionnant ou se contrariant suivant les cas.

Prenons des exemples :

1° *Tous les muscles moteurs du pied sont paralysés* ; voyons l'influence du *poids du pied*. Lorsque le sujet est couché ou lorsqu'il s'assied, le pied pendant, ou marche avec des béquilles, le pied au-dessus du sol, la partie du pied qui est en avant des malléoles, plus lourde que la partie postérieure, tend à pencher en avant par son propre poids et le talon se relève (pied *équin*). En même temps, de par la disposition des surfaces articulaires tarsiennes et sous-astragaliennes, il se produit un certain degré d'adduction et de supination (varus). Au début le pied peut encore être replacé dans une position absolument opposée, mais peu à peu avec la rétraction des muscles de la plante, des ligaments et des aponévroses, la position anormale est fixée et des modifications nouvelles du côté des os, des cartilages articulaires la rendent encore plus définitive.

L'influence du *poids du corps* peut s'opposer à cette attitude dans certaines conditions. Lorsque le pied appuie sur le sol dans la station debout et dans la marche, le poids du corps tend à le mettre en flexion dorsale et en abduction avec pronation ; il agit donc juste à l'inverse du poids même du pied (*pied talus valgus*). Cette position anormale ne pourra jamais se fixer parce que le poids de l'avant-pied est là pour ramener le pied en extension toutes les fois que le sujet est couché ou qu'il soulève le pied au-dessus du sol. Le résultat sera un pied ballant, avec mobilité extrême des articulations du pied.

Notez que le poids du corps n'oppose son action au poids du pied que si celui-ci peut appuyer sur le sol par toute la plante.

Supposez, comme c'est très souvent le cas, qu'il soit survenu déjà une rétraction très marquée des muscles ou ligaments de la plante, et que le pied soit déjà entraîné dans le sens de son poids, en varus équin, lorsque le sujet commence à se tenir debout ou à marcher. Le pied n'appuiera dès lors sur le sol que par son bord externe ; le poids du corps agira dans le sens de la déviation déjà produite par le poids du pied, et le degré de varus équin n'en sera que plus prononcé.

2° *Un seul groupe musculaire est paralysé ;* le groupe musculaire antagoniste fonctionne.

Les muscles fléchisseurs dorsaux[1] sont paralysés, je suppose, et les fléchisseurs plantaires sont intacts. Le pied est donc porté en flexion plantaire[2]. Le poids du pied a le même effet ; quant au poids du corps, il devrait s'opposer à cette atti-

---

[1] Ou extenseurs des orteils, jambiers.

[2] C'est-à-dire en extension sur la jambe.

tude ; en réalité, il ne le fait pas souvent parce qu'il existe déjà une contracture en varus équin au moment où le sujet commence à marcher et le poids du corps a seulement pour effet d'aggraver cette attitude.

Autre exemple : les fléchisseurs plantaires sont paralysés ; les fléchisseurs dorsaux sont intacts. Le pied est entraîné en flexion dorsale, en *talus*. Dans la marche, le poids du corps agit dans le même sens, en *talus avec valgus*. Mais cette attitude est rarement fixée parce que, dès que les fléchisseurs dorsaux qui ne sont pas paralysés se relâchent, le poids du pied l'entraîne en flexion plantaire, en varus.

On divise généralement les pieds paralytiques en deux grandes classes :

1° Le *pied paralytique total* ou *ballant* caractérisé par la paralysie complète des muscles de la jambe ;

2° Le *pied paralytique partiel* (paralysie localisée avec persistance fonctionnelle de certains muscles) qui est, par ordre de fréquence, équin, valgus, talus valgus, varus équin, etc...

PIED BALLANT

Le pied ballant constitue nécessairement la première phase par laquelle passe le membre inférieur d'un sujet lorsqu'il est atteint par la paralysie infantile ; il peut rester tel chez les sujets jeunes pendant très longtemps, le plus souvent il se fixe secondairement dans une position vicieuse : en équinisme si le malade reste couché ; en valgus s'il se tient debout ou s'il marche.

Le pied ballant est caractérisé par sa mobilité extrême, particulièrement à l'articulation tibio-tarsienne. Au repos, le pied est légèrement équin ; si on le secoue, il remue en tous sens. Dans la station debout, il appuie sur le sol par la plante et se place en valgus léger.

La marche est possible avec boiterie, la pointe du pied traîne sur le sol.

PIED ÉQUIN

Le plus souvent le pied équin résulte d'une paralysie des muscles antéro-externes de la jambe ; l'extenseur propre du gros orteil est souvent conservé, mais il ne peut suffire à lutter contre l'action du triceps sural (fig. 68).

Nous avons vu également que le pied tendait à devenir équin lorsque le malade était couché (poids du pied et poids des couvertures).

Le pied est souvent en varus léger en même temps qu'il est en équinisme, et cela parce que le triceps sural est *extenseur adducteur* ; il abaisse la partie externe de l'avant-pied, le faisant tourner en dehors sur son bord externe, en même temps qu'il élève le talon.

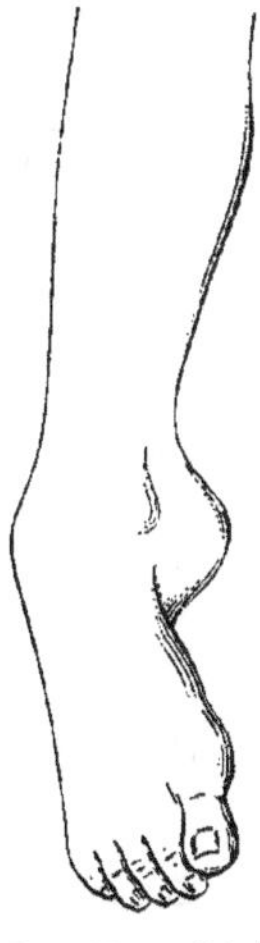

Au début l'enfant monte avec peine les escaliers, le gros orteil se relève presque vertical si son extenseur propre est conservé, et le talon ne repose pas sur le sol. La flexion du pied dépasse à peine l'angle droit à cause de la rétraction du tendon d'Achille.

Fig. 68. — Pied équin paralytique.

Plus tard, le pied se trouve dans le prolongement de la jambe, son dos présente la saillie de la tête de l'astragale, la plante est creuse, et la saillie sous-métatarsienne des orteils est épaissie, élargie en une sorte de talon antérieur.

Les orteils sont soit en extension, soit en flexion, soit recourbés en griffe à leur extrémité.

Le pied peut subir une déformation considérable, reposant sur les orteils seuls, voire même sur sa face dorsale. Il devient très souvent varus.

PIED VARUS PUR, VARUS ÉQUIN

Le varus peut résulter soit de la paralysie des muscles abducteurs (extenseur commun des orteils, péroniers latéraux), soit de causes mécaniques (poids des couvertures chez les malades couchés, nécessité d'appuyer sur le bord externe chez les malades qui marchent parce qu'il y a déjà rétraction des parties molles plantaires).

Les déformations diffèrent peu de celles qui caractérisent le pied bot congénital. Cependant le calcanéum est éloigné de la malléole externe, la plante est souvent creuse (*pied creux*), le tarse postérieur participe à peine à la désaxation du pied. C'est au tarse antérieur qu'est limitée la déformation. Les orteils sont tantôt étendus, tantôt repliés en griffe.

PIED VALGUS

Le pied valgus s'observe surtout chez les malades atteints de paralysies étendues qui peuvent cependant marcher. Le pied tend à se placer en valgus, lorsqu'il appuie sur le sol avec des muscles faibles. Les paralysies portant sur les muscles adducteurs du pied (jambier antérieur, jambier postérieur, triceps) produisent le même résultat.

Il y a *talus* en même temps si le triceps sural est très atteint.

Au repos, le pied est entraîné par son poids en équinisme léger. Quand le pied est étendu, il peut être légèrement « adducé » par l'action du triceps sural non paralysé ; quand il est fléchi, il est seulement porté en dehors au niveau de sa pointe et placé en pronation telle que la plante regarde en dehors, par l'action de l'extenseur commun. Le gros orteil est relevé fortement.

Dans la marche, le pied appuie sur le sol par le bord interne.

Le pied valgus paralytique reste plus longtemps que le varus équin sans se fixer.

PIED TALUS

Le pied *talus paralytique* résulte de la paralysie des muscles postérieurs de la jambe et en particulier du triceps sural, seul élévateur du talon. *L'abaissement du talon* est le signe caractéristique de cette variété de pied paralytique ; la face postérieure du mollet atrophié se continue en ligne droite avec la face postérieure du tendon d'Achille qui a perdu tout relief (fig. 69).

Il y a plusieurs variétés de pied talus :

1° LE TALUS PIED PLAT. — Lorsque avec la paralysie du triceps, du long péronier latéral et des fléchisseurs, le jambier antérieur et l'extenseur commun des orteils restent intacts, alors le pied est fléchi dorsalement sur la jambe, et il est *pied plat direct* (très rare). Le plus souvent le talus pied plat est *varus* (prédominance du jambier antérieur qui est adducteur) et surtout *valgus*, si l'influence de l'extenseur commun des orteils (abducteur) est prédominant. D'ailleurs, à l'état normal, dans la marche, lorsque les deux muscles se contractent synergiquement avec une force égale, le pied en se fléchissant se porte un peu dans l'abduction.

2° LE TALUS PIED CREUX (fig. 70) est un pied creux *direct* si le triceps sural est seul atrophié ; alors le pied est abandonné à l'action prédominante du jambier antérieur et de l'extenseur des orteils, et l'avant-pied est fléchi directement sur l'arrière-pied, c'est un *pied creux tordu en dehors* par l'action du long péronier latéral s'il y a, avec l'atrophie du triceps, atrophie des fléchisseurs des orteils.

Enfin le talus pied creux est *varus, si le long péro-*

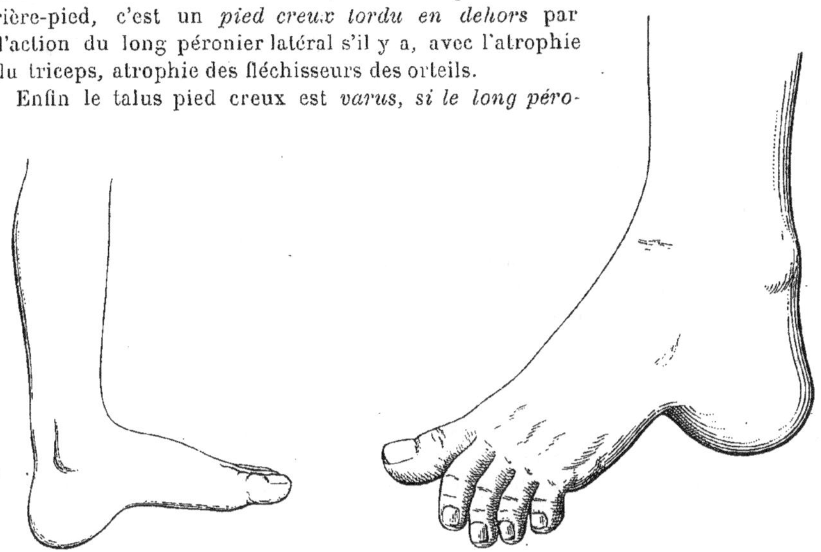

Fig. 69. — Pied talus paralytique.   Fig. 70. — Talus pied creux. (D'après Nové-Josserand.)

nier latéral est atteint en même temps que le triceps sural ; alors il y a une action prédominante des jambiers et des fléchisseurs des orteils.

Le pied talus creux est la variété la plus compatible avec la marche ; elle nécessite rarement une intervention chirurgicale.

Traitement du pied paralytique. — Le traitement du pied paralytique est prophylactique et curatif :

Prophylactique : recourir au massage, aux frictions, aux bains excitants, remonter l'état général, prévenir les attitudes vicieuses par le port de bonnes chaussures orthopédiques.

Curatif : traiter les déformations pour peu qu'elles gênent la marche. Il y a des cas où ces déformations ne nuisent pas ou fort peu au fonctionnement du pied (talus par exemple, surtout talus pied creux, équinisme léger).

Avant de traiter chirurgicalement un pied bot paralytique par un procédé quelconque, il faut établir le bilan exact des muscles de la jambe : quels sont les muscles intacts, les muscles légèrement touchés et les muscles totalement paralysés ?

Ces renseignements obtenus, et le massage ou l'électrisation ayant donné tout ce qu'ils pouvaient donner, on peut avoir recours à trois sortes d'opérations : *opérations* sur les *tendons,* sur les *muscles,* sur les *articulations.*

a. *Sur les tendons.* — Ténotomie comme opération préliminaire à une intervention plus complète ou au port d'un appareil; allongement du tendon, pour éviter l'absence de soudure des deux bouts d'un tendon très rétracté, enfin raccourcissement du tendon paralysé, du tendon d'Achille par exemple, dans le talus pied creux : cette dernière opération n'est guère employée.

b. *Sur les muscles.* — C'est l'intéressante méthode d'*anastomose tendineuse* de Nicoladoni, qui consiste à greffer sur le muscle paralysé un muscle sain du voisinage ayant une fonction analogue (de préférence). Cette méthode perfectionnée par Drobnik, Vulpius, Milliken, etc., ne paraît pas fournir de résultats durables; elle est abandonnée en France[1] par la majorité des chirurgiens.

c. *Sur les articulations.* — C'est la méthode d'*arthrodèse* c'est-à-dire d'ankylose de l'articulation tibio-tarsienne imaginée par Albert dans le but de transformer le membre en un « pilon vivant ». Lorsque la paralysie soignée pendant au moins six mois a fourni ses preuves d'incurabilité définitive, l'arthrodèse étendue non seulement à la tibio-tarsienne, mais aux sous-astragaliennes fournit des résultats très satisfaisants en redonnant au pied une forme aussi voisine que possible de la normale, et en lui permettant par la récupération de ses points d'appui ordinaires, un fonctionnement suffisamment complet.

PIEDS PLATS

Le pied normal ne repose pas à plat sur le sol; il présente une certaine cambrure répondant à la voûte formée par le squelette. Toutefois à la naissance, cette voûte existe à peine; elle se forme pendant les premières années sous l'influence de la croissance des os.

Pour Lorenz, Humphry, Charpy, la voûte plantaire se décomposerait en 2 arcs ayant un pilier postérieur commun, le pilier calcanéen. L'arc externe est formé par le calcanéum, le cuboïde et les deux derniers métatarsiens; l'arc interne par l'astragale, le scaphoïde, les trois cunéiformes et les trois premiers métatarsiens. L'astragale qui repose sur l'arc externe serait ainsi la clef de la voûte plantaire.

Lorsque la voûte plantaire ne se forme pas, on dit que le pied est un *pied plat congénital.* Si, après s'être développée après la naissance, la cambrure disparaît, le pied devient un *pied plat acquis.* Congénital ou acquis, le pied plat peut rester simplement plat ou il peut se compliquer de déformations secondaires : valgus, varus, talus, etc.

Le *pied plat congénital* n'est pas fréquent (4 à 5 p. 100); lorsqu'il existe, il est souvent talus ou talus valgus.

Le pied plat acquis se rencontre principalement chez les enfants (*pied plat rachitique*) ou chez les adolescents (*pied plat valgus statique ou tarsalgie des adolescents*).

Chez les paysans, dans certaines races, chez les nègres, on a signalé la fréquence du pied plat. Mais il convient à cet égard de distinguer un faux pied plat et un vrai pied plat.

Le faux pied plat est celui dont le squelette est normalement cambré ou à peu près ; il appuie sur le sol par toute sa surface plantaire parce que les parties molles de la plante, muscles et graisse, sont exagérément développées, épaissies.

---

[1] Voir le rapport de DEROCQUE, *Congr. Obstétr. et Pédiatrie*, Rouen, 1904 et la thèse récente de AUFFRET, Paris 1905.

C'est le cas des sujets qui marchent beaucoup et pieds nus, des paysans de certaines contrées, des nègres.

Le vrai pied plat, normal chez certains sujets, est caractérisé par l'affaissement de la voûte osseuse plantaire. Le tarse est large, comme épaté, le pied court et trapu.

Faux ou vrais, les pieds plats dont nous venons de parler ne gênent pas les sujets qui en sont porteurs.

Le pied plat, pour devenir pathologique, exige des changements de rapports entre les divers os du tarse, principalement entre l'astragale et le scaphoïde ; de là résulte un élément nouveau de la déformation, le valgus ; de là proviennent les douleurs qui en sont la conséquence forcée.

PIED PLAT RACHITIQUE

Le pied plat rachitique de la première enfance s'observe en général avec d'autres déformations de même nature ; l'affaissement des os du tarse et le relâchement ligamenteux vont de pair pour le produire. Il peut exister aussi un certain degré de valgus.

Cette manifestation du rachitisme subit l'évolution ordinaire ; tendance à s'atténuer avec l'âge, persistance possible avec adaptation fonctionnelle suffisante ou réchauffement possible à l'adolescence sous l'influence de la fatigue, des travaux pénibles, etc..., pour devenir pied plat valgus douloureux.

PIED PLAT VALGUS DOULOUREUX

Le *pied plat valgus douloureux* (nom donné par Jules Guérin, encore appelé *tarsalgie des adolescents* (Gosselin) ou impotence du long péronier latéral[1] (Duchenne de Boulogne) s'observe le plus souvent entre treize et dix-huit ans chez des garçons exerçant des métiers pénibles, obligés à la station debout prolongée, portant souvent de lourds fardeaux, et presque toujours mal chaussés (chaussures insuffisamment cambrées, et mêmes savates, chaussons de lisière). Ce sont surtout les garçons de café, garçons marchands de vin, épiciers, imprimeurs, etc..., qui sont exposés au pied plat valgus douloureux, à l'époque de la croissance ; dans le sexe féminin, les blanchisseuses fournissent un notable appoint.

Ce n'est pas à dire que le pied plat valgus ne puisse être observé que chez les adolescents, on l'a vu très rarement chez des sujets de *cinq à sept ans* qui présentaient des signes de *rachitisme,* mais il n'est pas douloureux.

On l'a signalé encore plus rarement chez l'*adulte,* mais alors ce n'est plus le vrai pied plat valgus, c'est le début d'une *arthrite chronique,* à forme sèche surtout et de nature *tuberculeuse* (Poncet).

Chez les adolescents atteints de tarsalgie, on a pu noter l'existence antérieure d'un *pied plat congénital* ou la coexistence d'un genu valgum ; les sujets sont souvent des lymphatiques à circulation périphérique languissante.

L'affection est souvent *bilatérale* (deux tiers des cas) et quand elle est unilatérale, elle affecte de préférence le côté gauche, pour les uns, le côté droit, pour les autres.

---

[1] En réalité, il y a surtout insuffisance des muscles jambiers.

La tarsalgie est une lésion de surcharge et nous ne pourrions que répéter à propos d'elle ce que nous avons sommairement indiqué à propos des autres affections analogues de l'adolescence, scoliose, coxa vara, genu valgum, etc...

Symptômes. — Le début s'annonce par des *douleurs* survenant à la fin de la journée après une station debout prolongée, douleurs vagues d'abord, diffusées dans tout le membre inférieur avec prédominance autour du cou-de-pied. Ces douleurs restent pendant quelque temps intermittentes, disparaissant sous l'influence du repos de la nuit. et revenant au milieu de la journée pour s'accroître jusqu'au soir. Puis bientôt, elles sont continues, s'accusant en certains points d'élection ; au niveau de la tête de l'astragale, au niveau du scaphoïde, sur la tubérosité antérieure du calcanéum, etc... La pression en ces différents endroits les réveille d'une façon constante ou à peu près.

Il n'est pas rare qu'à cette période le pied présente déjà les éléments caractéristiques de la déformation : il est plat et valgus. Vous constaterez facilement l'apla-

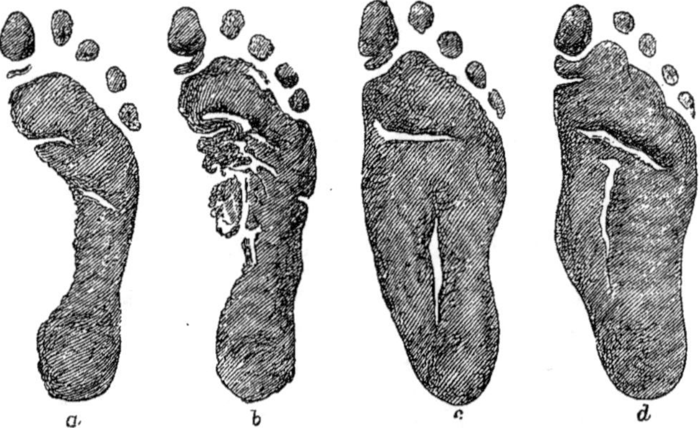

Fig. 71. — Empreintes plantaires de pied plat. (D'après Volkmann).

tissement de la voûte plantaire si vous faites marcher le sujet devant vous, si vous le priez au repos d'appuyez fortement sur le pied. De bonne heure même, vous pouvez dépister cet effondrement de la voûte plantaire en observant les semelles des souliers et en constatant leur usure prédominante sur le bord interne. La méthode des empreintes avec le papier passé au noir de fumée et fixé ensuite à la térébenthine[1] permet une notation exacte de cet aplatissement plantaire : le bord externe du pied qui forme normalement le point d'appui intermédiaire à la saillie sous-métatarsienne et à la face inférieure du calcanéum ne figure pas ici une ligne mince, mais bien une surface plus ou moins large, souvent étendue à toute la plante (fig. 71).

Le *valgus*, c'est-à-dire le relèvement du bord externe du pied est l'élément le plus caractéristique de la difformité ; c'est la vraie signature de la tarsalgie. L'aplatisse-

[1] On peut encore relever les empreintes de la façon suivante. Le sujet ayant les pieds nus et un peu humides piétine deux tas de sesquioxyde de fer en poudre. puis il marche sur des feuilles de papier blanc ordinaire. humectées d'eau. Les pieds laissent une empreinte rouge que l'on fixe en imbibant d'alcool la feuille de papier par sa face opposée avec un pinceau.

ment du pied peut, en effet, exister à la naissance et ne jamais se compliquer de phénomènes douloureux et de contractures. Ce sont ces contractures, réflexes d'ailleurs et localisées aux jambiers, aux extenseurs, au court péronier latéral qui produisent le valgus : on voit sous les téguments la saillie de ces tendons et la plante regarde parfois en dehors (pronation). Le long péronier latéral en revanche est souvent insuffisant, comme l'avait remarqué Duchenne de Boulogne. Faites pendre le pied du sujet hors d'une table, appuyez avec votre pouce fortement sur la saillie sous-métatarsienne du gros orteil dénommé par Duchenne de Boulogne *talon antérieur*, et priez le sujet de résister à votre pression ; il en est incapable si son long péronier latéral est insuffisant.

Quand les contractures sont très prononcées, comme à la fin d'une journée de fatigue ou à une période avancée de l'affection, le pied est comme soudé à la jambe; vous aurez beau le secouer fortement en maintenant le membre inférieur dans la rectitude, vous ne provoquerez aucune mobilité.

Les *contractures*, comme les douleurs, sont d'abord intermittentes ; au bout d'un temps variable, elles deviennent continues, elles ne sont plus vaincues par le repos, elles ne cèdent qu'à la narcose. Lorsque l'effondrement de la plante est constitué depuis un certain temps, la déformation du pied peut atteindre un degré notable, le bord interne devient convexe en dedans ; il présente plusieurs

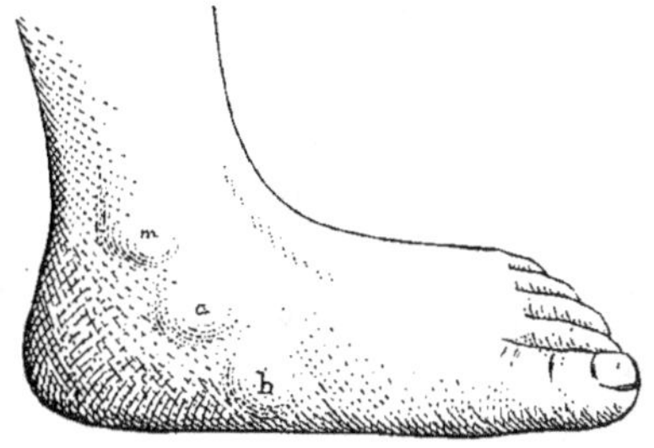

Fig. 72. — Pied plat valgus.

m, malléole interne. — *a*, astragale. — *b*, scaphoïde.

saillies, tète de l'astragale, scaphoïde, premier cunéiforme (fig. 72); l'axe de la jambe, au lieu de tomber sur le premier espace intermétatarsien, tombe en dedans du gros orteil.

Ces phénomènes marquent la *seconde période* classique du pied plat valgus : à savoir, douleurs et contractures continues, ne disparaissant plus par le seul repos; déformations plus ou moins prononcées du pied qui devient plat et valgus.

A une dernière période enfin, la déformation est *irréductible*, les contractures ont fait place à des rétractions, les phénomènes d'arthrite tarsienne et principalement astragalo-scaphoïdienne ont abouti à l'ankylose. En revanche, les douleurs ont cessé, la gêne fonctionnelle subsiste seule, due à la difformité du pied.

Dans beaucoup de cas, le pied plat valgus de l'adolescence n'aboutit pas à cette troisième période; soit que l'atteinte ait été légère, soit que le traitement ait été assez tôt appliqué, les sujets subissent seulement quelques crises douloureuses de plus en plus rares à mesure qu'ils avancent en âge et pourvu qu'ils se ménagent, ils ne présentent plus, lorsqu'ils arrivent à l'âge adulte, de douleurs ni de déformation appréciable du pied.

Il n'est pas toujours facile de prévoir quelle sera l'*évolution* d'un pied plat valgus douloureux; cependant plus tôt il sera reconnu et traité et plus il a de chances de guérir favorablement.

Dès qu'un adolescent se plaint de souffrir du pied, méfiez-vous du pied plat valgus. Mais n'affirmez pas la nature de l'affection, avant d'avoir pratiqué à plusieurs reprises l'exploration minutieuse du pied et surtout avant d'avoir constaté l'amélioration obtenue par le repos et les moyens thérapeutiques simples usités en pareil cas.

L'aplatissement du pied, le valgus lui-même, si caractéristique, les contractures des tendons, tous ces signes peuvent se rencontrer dans d'autres affections : rhumatisme simple, rhumatisme blennorrhagique, tuberculose du tarse, etc. En cas de *rhumatisme simple*, la localisation ne serait pas ainsi isolée au pied, et l'on verrait survenir si elles n'étaient déjà venues, des manifestations rhumatismales en d'autres points du corps ; la marche serait en outre autrement aiguë (fièvre, sueurs, douleurs très vives, etc.).

Le *rhumatisme blennorrhagique* est facile à éliminer par son évolution généralement aiguë, par l'examen de l'urètre, etc.

Très difficile parfois est le diagnostic avec l'*ostéo-arthrite tuberculeuse du tarse au début*. Vous devez recourir ici à une analyse méthodique des symptômes :

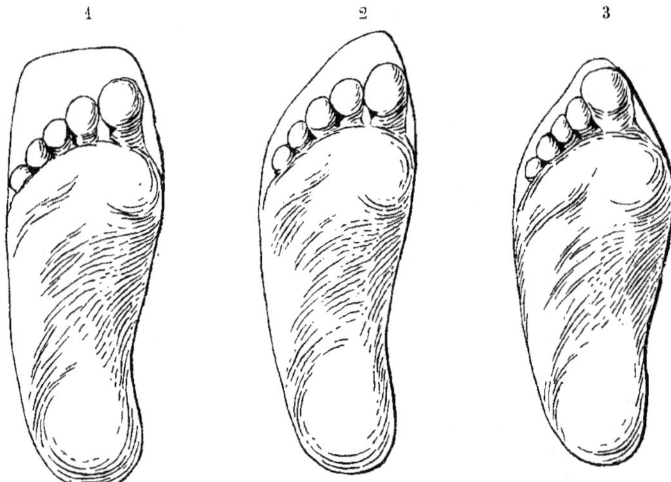

Fig. 73. — (D'après le Handbuch der praktischen Chirurgie).
1 et 2, bonnes formes de chaussures. — 3, mauvaise forme de chaussure.

douleur en un point précis sur les os, présence de fongosités ; de plus, dans l'ostéo-arthrite tuberculeuse, le syndrome clinique qui simule la tarsalgie, est généralement incomplet sur plusieurs points. *Pensez à la tuberculose, toutes les fois que les douleurs et la déformation du pied surviennent chez un sujet au-dessous de douze ans ;* il n'y a pour ainsi dire jamais de tarsalgie avant cet âge. Le seul pied plat valgus que vous puissiez observer à ce moment-là, en dehors de celui dont l'apparence est fournie par les tumeurs blanches tarsiennes, c'est le pied *plat valgus rachitique de la première enfance* resté sans modifications jusqu'à la puberté ; encore ce pied *n'est-il jamais douloureux*, mais seulement un peu gênant pour la marche prolongée.

La *radiographie* doit être pratiquée toutes les fois que le diagnostic offre quelque difficulté ; les renseignements qu'elle vous fournira seront plus d'une fois vagues ou insignifiants.

N'oubliez pas qu'il faut vraisemblablement faire une place, (mais une petite, je crois) à certains *rhumatismes tuberculeux* du tarse; Poncet pense que « pas mal de tarsalgies ne sont qu'une modalité du rhumatisme tuberculeux ankylosant[1] ».

Traitement. — Le traitement doit être prophylactique et curatif.

Prophylactique. — C'est le repos, le port de bonnes chaussures, l'absence de station debout prolongée et de fatigue excessive. Le changement de profession sera souvent nécessaire. La surveillance de la chaussure doit être toute particulière : il faut une tige haute, assez serrée, un talon peu élevé, une semelle large, longue, bien cambrée; le bout de la chaussure ne doit pas être étroit, il doit être assez large, carré ou sinon en pointe arrondie, ne répondant pas à l'axe médian du pied, mais à l'axe du gros orteil. C'est dire que chaque pied doit avoir sa chaussure spéciale (fig. 73).

Curatif. — C'est le massage, la faradisation du long péronier latéral, la gymnastique locale, la bicyclette. C'est la surélévation du bord interne du pied par l'interposition entre lui et la semelle de cuir dans la chaussure d'une semelle spéciale en liège épaissie et fortement convexe en dedans, amincie en dehors (fig. 74). Il existe des attelles concaves en celluloïd qui répondent à la même indication : elles embrassent le bord interne du pied (semelle de Whitmann).

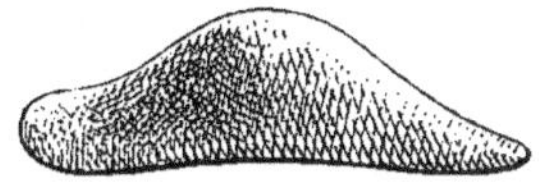

Fig. 74. — Semelle de liège surélevée en dedans.

S'il existe des *contractures*, il faut les combattre d'abord par le repos, par un massage local très doux. Au cas où ces moyens ne réussiraient pas, il faut recourir à la narcose avec le chloroforme ou simplement avec le chlorure d'éthyle suivie de l'application d'une gouttière plâtrée, le pied étant placé en supination exagérée. Au bout de trois à quatre semaines, on peut retirer l'appareil et employer le massage, la faradisation.

S'il s'agit enfin d'*un pied plat invétéré* dont les déformations irréductibles, même sous le chloroforme, causent soit des douleurs, soit une gêne fonctionnelle notable, l'opération sanglante est indiquée : ablation de l'astragale, conseillée par quelques-uns, et surtout excision partielle de la tête de l'astragale et du scaphoïde avec soudure de ces deux os (*opération d'Ogston[2]*), suivie de l'application un peu prolongée d'un appareil plâtré en bonne position.

DIFFORMITÉS DES ORTEILS

Ces difformités sont congénitales ou acquises. Des premières nous ne parlerons pas — elles n'ont dans la pratique qu'un intérêt trop restreint — et nous nous bornerons à rappeler l'absence des derniers orteils ou leur fusion (avec ou sans anomalies des métatarsiens) que l'on observe dans les déformations de la jambe, principalement dans l'absence de péroné[3].

Quant aux difformités acquises, deux seulement méritent d'être signalés : l'*hallus valgus* et l'*orteil en marteau*. Nous devons mentionner le fait que ces deux déformations des orteils sont très souvent congénitales; mais, à peine accusées pendant les premières années de la vie, elles passent souvent inaperçues jusqu'au

---

[1] *Revue de chirurgie*, t. I, 1905, p. 39.

[2] Ou tarsectomie cunéiforme interne.

[3] Voy. p. 76.

moment où elles sont assez prononcées pour attirer l'attention, c'est-à-dire à la puberté ou à l'âge adulte.

HALLUX VALGUS. — L'hallux valgus consiste en une déviation en dehors du gros orteil dont l'axe fait avec l'axe du 1er métatarsien un angle de 30 degrés, 40 degrés, quelquefois 90 degrés au lieu d'être sur son prolongement ; cette difformité est généralement bilatérale.

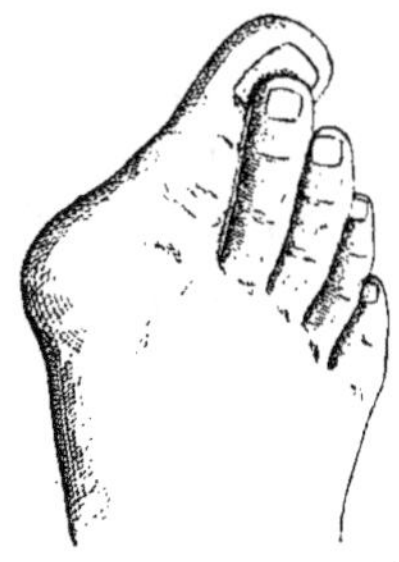

Fig. 75. — Hallux valgus.

L'orteil ainsi dévié passe, soit au-dessus, soit le plus souvent au-dessous des orteils voisins[1]. Tantôt la tête du 1er métatarsien est simplement saillante sur le bord interne du pied ; tantôt et c'est le cas le plus fréquent, elle est en partie découverte par le glissement en dehors de la phalange du gros orteil. Le 1er métatarsien est plus écarté du deuxième que normalement ; le tendon extenseur du gros orteil est déplacé en dehors et tendu sous les téguments, formant la corde de l'arc décrit par l'orteil et son métatarsien (fig. 75).

La pression continue de la chaussure sur la saillie de la tête métatarsienne y détermine la formation d'un durillon et d'une bourse séreuse sous-cutanée qui s'infecte aisément à la faveur des excoriations et de la malpropreté de la peau si fréquentes au pied, d'où ces hygromas dont le contenu suppuré peut envahir l'articulation métatarso-phalangienne et donner lieu à des accidents sérieux.

En dehors de ces lésions inflammatoires, l'hallux valgus détermine toujours des phénomènes douloureux qui sont une source de gêne continuelle dans la station debout ou la marche.

Cette difformité est facile à reconnaître : la radiographie permettra d'en préciser les détails anatomiques, et l'enquête clinique en laissera souvent entrevoir les causes déterminantes.

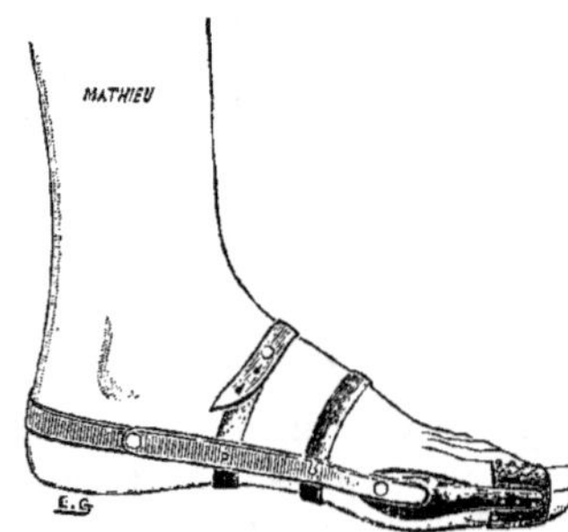

Fig. 76. — Appareil pour Hallux valgus.

Ce sont des causes mécaniques assez fréquemment, port de chaussures défectueuses, trop étroites mais pas aussi constamment qu'on l'a dit ; beaucoup de paysans qui ont dès leur jeune âge les pieds au large dans des souliers ou des sabots sont atteints cependant d'hallux vagus. Aussi doit-on faire une place au rhumatisme, à l'arthritisme et à la congénitalité[2] dans l'étiologie de cette déformation. Toutefois on préviendra souvent celle-ci en faisant porter des chaussures répondant aux desiderata exposés plus haut (voy. pied plat valgus).

Chez les jeunes sujets, on peut tenter le redressement forcé et le port prolongé d'attelles en gutta-percha, en plâtre, etc., mais ces moyens restent souvent inefficaces, outre qu'ils sont difficiles à appliquer (fig. 76).

Si la difformité est tolérable, il faut se contenter de prescrire des chaussures faites exprès ; si elle cause des douleurs trop vives ou se complique d'accidents

---

[1] On a vu dans des variétés nettement congénitales d'hallux valgus les autres orteils se dévier en dehors parallèlement au gros orteil.

[2] L'hérédité n'est pas rare, quand on interroge avec soin les malades.

infectieux, l'intervention opératoire est indiquée; d'abord excision de l'oignon par une incision elliptique, puis *résection* soit de la saillie interne de la tête métatarsienne, soit de toute cette tête, soit simplement résection cunéiforme du col du 1er métatarsien (sans pénétrer dans l'articulation) suivie ou non de « vaginoplastie » c'est-à-dire de fixation en bonne place (avec réfection de sa gaine) du tendon extenseur du gros orteil.

ORTEIL EN MARTEAU. — Les orteils en marteau coexistent assez souvent avec l'hallux valgus; ils consistent dans une flexion permanente de la deuxième phalange sur la première.

Le deuxième orteil est un des plus affectés, il peut l'être sur les deux pieds à la fois.

La première phalange est plus ou moins étendue, la phalangine est fléchie sur elle à 45 degrés, 90 degrés suivant les cas, la phalangette est soit fléchie, soit étendue. L'orteil figure dans son ensemble tantôt un Z, tantôt un C.

Comme dans l'hallux valgus, la saillie osseuse appartient au segment distal, à la première phalange par conséquent qui pourrait même s'allonger secondairement; on observe souvent sur l'extrémité antérieure de cet os un durillon et une bourse séreuse sous-cutanée qui peut s'enflammer. La deuxième phalange, plus ou moins subluxée en bas, peut être fléchie davantage mais ne peut pas être étendue; les parties molles plantaires de l'orteil sont toujours rétractées.

C'est le même genre d'affection que l'hallux valgus, plus souvent encore d'origine congénitale mais certainement exagérée par le port de chaussures trop courtes et trop étroites, c'est pourquoi le second orteil qui dépasse les autres est le plus souvent atteint.

Chez de jeunes sujets, un petit bandage de diachylon avec attelle plantaire en gutta-percha, en celluloïd, en aluminium peut rendre quelques services, mais dans bien des cas, il est

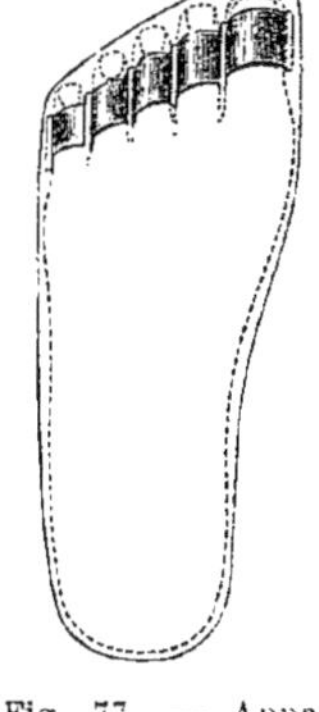

Fig. 77. — Appareil pour orteil en marteau.

insuffisant, et si des chaussures appropriées ne permettent pas aisément la marche ou ne suppriment pas la pression douloureuse sur l'orteil déformé, le mieux sera de recourir à la résection cunéiforme de l'articulation phalango-phalangienne, après laquelle on cherche à obtenir une ankylose en bonne position (fig. 77).

Si la correction ne peut être obtenue, ou si l'orteil reste trop difforme, trop raccourci, trop gênant, pourvu que ce soit le deuxième ou le troisième, l'amputation est indiquée.

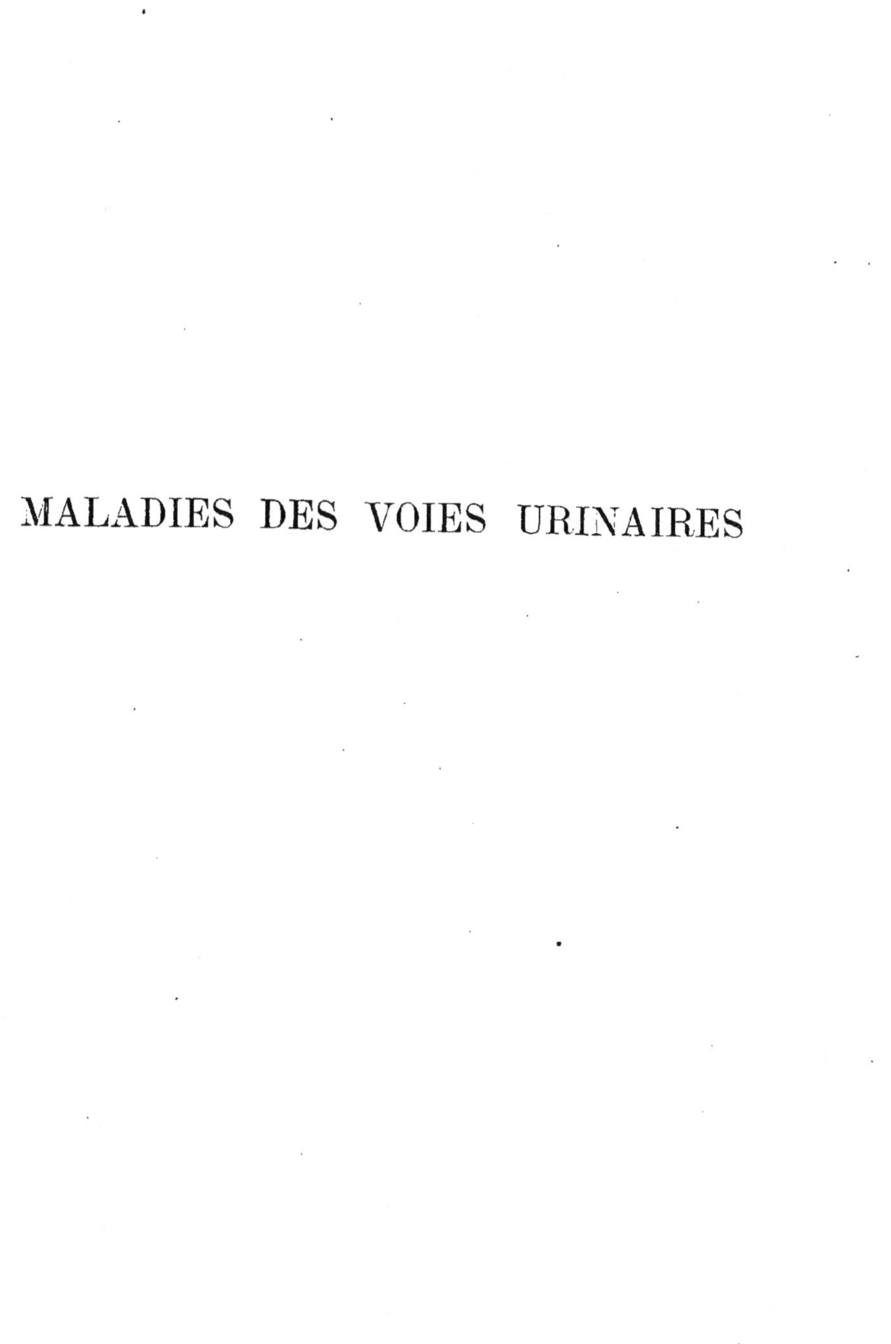

MALADIES DES VOIES URINAIRES

AVERTISSEMENT

La pratique des voies urinaires, dont l'enseignement complet a été fondé
en France par mon maître, M. le professeur Guyon, comprend deux parties
bien distinctes : l'urologie simple ou petite chirurgie urinaire et la grande
chirurgie comprenant les opérations si complexes tentées sur le rein, l'uretère, la vessie et la prostate[1].

Cette dernière n'est pas du ressort immédiat du praticien dont le rôle est
surtout d'établir un diagnostic, de poser des indications et de donner ses
soins journaliers aux malades confiés à ses soins avant ou après l'opération.

Nous ne nous occuperons donc ici que de la première qui reconnaît *la
sonde* comme principal moyen d'action.

Tout praticien désireux d'être utile à ses malades, peut et doit savoir s'en
servir, et c'est la connaissance des règles qui président à son emploi que
nous étudierons ici; son étude pourrait s'intituler : *l'urologie dans la pratique journalière*[2].

F. CATHELIN.

20 février 1906.

---

[1] Celles-ci font le sujet d'un livre en préparation, qui paraîtra dans quelques mois.

[2] Toutes les leçons qui suivent ont été faites au cours complémentaire de M. le professeur
Guyon, à l'hôpital Necker, pendant les deux trimestres d'été et d'hiver de l'année dernière aux
élèves du service ainsi qu'aux nombreux médecins français et étrangers qui y ont assisté.

MALADIES DES VOIES URINAIRES

PAR

M. LE D' F. CATHELIN

Chef de clinique de la Faculté de médecine de Paris,
à l'Hôpital Necker.

CHAPITRE PREMIER

ANATOMIE RÉSUMÉE DE L'APPAREIL URINAIRE

L'appareil urinaire comprend un certain nombre de segments différenciés : les reins ou organes de sécrétion ; les uretères ou organes vecteurs de passage ; la vessie ou réservoir d'attente et enfin l'urètre ou conduit d'excrétion, ce dernier jouant également un rôle génital pour la sortie du sperme et comme organe de la copulation.

I. — REINS

Les reins, généralement au nombre de deux, sont situés dans des dépressions latéro-vertébrales répondant à peu près au dernier angle costo-vertébral (fosses de Corbon) : ce sont des organes autant thoraciques qu'abdominaux, ce qui explique que certaines tumeurs du rein à évolution polaire supérieure ne soient pas du tout senties à la palpation abdominale.

Leur forme la plus commune est celle d'un haricot à grand axe vertical avec échancrure médiane, créant là une sorte de point faible expliquant la fréquence des ruptures à ce niveau dans les chutes sur le côté.

Leur poids varie de 110 à 170 grammes et leur volume est à peu près le même pour chacun d'eux ; seul le rein droit chez la femme semble plus gros parce qu'en réalité il descend plus bas, probablement par le port du corset qui, en comprimant les côtés, abaisse le foie qui déloge le rein.

C'est un organe rouge foncé, d'une consistance assez ferme et lisse sauf dans les reins fœtaux des adultes et dans les déformations pathologiques (cancer, gros calcul). Il est inclus dans un sac fibreux, sorte d'albuginée qui lui forme capsule, pouvant l'étrangler dans certaines maladies. Cette capsule très mince à l'état normal peut s'épaissir et se souder à l'état malade avec la capsule graisseuse ou atmosphère périrénale où se développent les phlegmons périnéphrétiques et obliger ainsi le chirurgien à passer sous elle, directement sur le parenchyme, dans certains cas de néphrectomies secondaires dans lesquelles il y a une zone épaisse de périnéphrite.

Le rein est à la fois incliné en avant et en dedans de sorte que son pôle inférieur s'écarte plus de la ligne médiane des vertèbres que son pôle supérieur.

Il est maintenu en place par son enveloppe fibreuse d'abord, se différenciant en plusieurs feuillets que recouvre en avant le péritoine pariétal renforcé par des ligaments. Son pédicule vasculaire ne le retient qu'insuffisamment puisqu'il ne l'empêche pas de tomber jusque dans la fosse iliaque et le petit bassin.

Au point de vue de ses rapports (Récamier), les reins répondent en arrière aux deux dernières côtes, la 12ᵉ pouvant être courte, la zone costo-vertébrale étant alors obturée par le puissant ligament rayonné transverso ou lombo-costal de Henle qui va du bord supérieur et du sommet des apophyses transverses des 1ʳᵉ et 2ᵉ vertè-

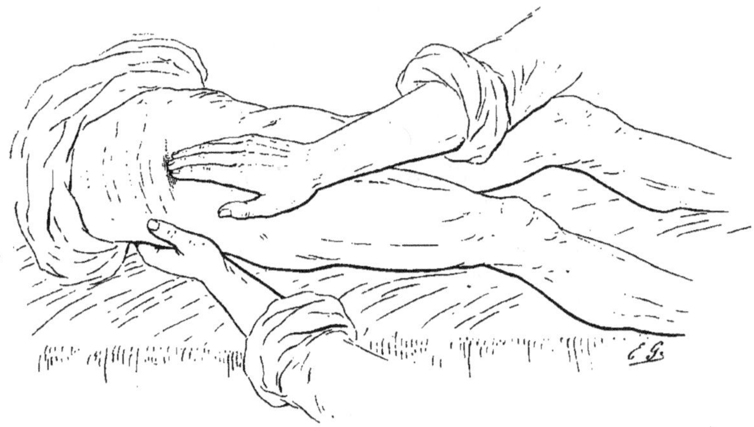

Fig. 1. — Position du malade et des mains dans la recherche du ballottement rénal de Guyon.

bres lombaires au bord inférieur des 11ᵉ et 12ᵉ côtes : ce peut être sur ces dernières que le rein se rompt au cours de certains traumatismes.

Les deux masses musculaires qui le recouvrent en arrière sont le psoas et le carré des lombes recouverts de leurs aponévroses à insertion assez compliquée pour provoquer les polémiques des anatomistes.

En arrière, il est encore en rapport plus intime avec le dernier nerf intercostal, les deux premiers nerfs lombaires dont la compression suivie de douleurs névralgiques peut s'expliquer par certains états congestifs du rein et aussi avec le cul-de-sac pleural ; il y a même à gauche un hiatus formé par l'écartement des fibres du diaphragme et au niveau duquel communiquent les deux atmosphères graisseuses sous-pleurale et périrénale, ce qui explique la fusion des inflammations de l'une à l'autre (d'où le cas de ce malade qui rendait de l'urine par la bouche).

En avant, le rein répond à droite et de haut en bas au foie sur le tissu mou duquel il laisse son empreinte, à la vésicule biliaire et au duodénum dont on a signalé la blessure au cours d'une néphrectomie, enfin à l'angle colique droit qui passe suivant les cas plus ou moins haut, pouvant même l'encadrer entièrement. A gauche la face antérieure du rein répond à la rate, au pancréas, au côlon et au duodénum.

Son bord interne avec son échancrure qui répond au hile est en regard des 12ᵉ vertèbre dorsale, 1ʳᵉ et 2ᵉ vertèbres lombaires. Les vaisseaux à ce niveau sont assez bien protégés par les opercules parenchymateux supérieur et inférieur. On trouve également, en arrière des vaisseaux, le bassinet sur lequel nous reviendrons.

Ce bord répond à l'aorte à gauche et à la veine cave inférieure à droite, ce qui explique la déchirure de ce vaisseau au cours de certaines néphrectomies compliquées par suite d'adhérences anciennes (vieilles pyonéphroses avec périnéphrite) ou par friabilité (extension d'un néoplasme)

Son bord externe arrondi, vrai bord chirurgical de l'organe, déborde de 1 centimètre environ le bord externe de la masse sacro-lombaire. Son pôle supérieur répond à la 11e vertèbre dorsale et n'est nullement coiffé par les capsules surrénales qui en réalité sont en dedans de lui entre le rein et la colonne vertébrale [1].

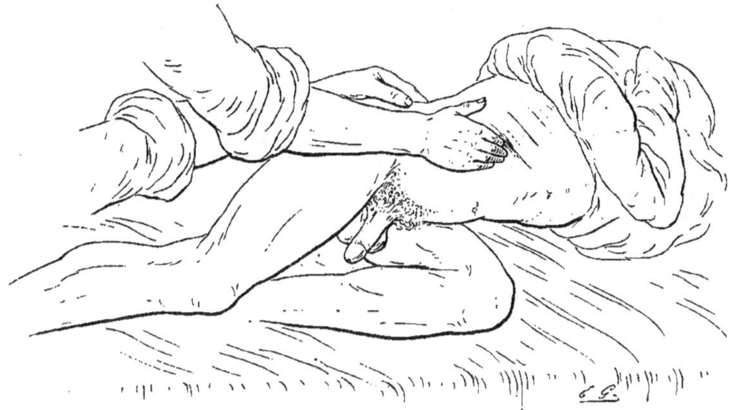

Fig. 2. — Position du malade et des mains dans la palpation rénale d'Israël.

Ce pôle est à 2 centimètres et demi environ de la ligne axiale et souvent fusionné au diaphragme par des adhérences solides qui peuvent créer des difficultés au cours des exérèses.

Son pôle inférieur qui est à 3 centimètres et demi de la ligne axiale et à 5 centimètres en moyenne de la crête iliaque est en général assez bien abordé par l'incision recto-curviligne lombo-iliaque de Guyon, incision d'abord et classique du rein. C'est ce pôle qu'on subluxe en avant et en haut pour les lésions pédiculaires (calculs du bassinet) et pour la forcipressure fragmentée du pédicule (méthode de choix) au cours des néphrectomies.

II. — BASSINET

Le bassinet n'est que le premier segment des voies vectrices de l'urine ; il ne fait fonction de réservoir, comme la vessie, que dans certains cas pathologiques (hydronéphrose, pyonéphrose). Sa forme est ampullaire ou ramifiée ; simple le plus souvent, double quelquefois, il est aplati dans le sens antéro-postérieur répondant en avant aux vaisseaux du hile et à leurs divisions très variables. En arrière se trouve le fameux plexus rétro-pyélique de Bourgery qui peut gêner par hémorragie au cours des pyélotomies postérieures pour calcul enchatonné de l'orifice supérieur de l'uretère.

[1] ALBARRAN et CATHELIN. Anatomie descriptive et topographique des capsules surrénales (avec 34 figures). *Revue de gynécologie et de chirurgie abdominale*, nov.-déc. 1904, p. 973 à 1002.

Sa base répond aux calices et aux papilles rénales au nombre de cinq environ, et où sont les pores de l'aréa cribrosa.

Son sommet se continue avec l'uretère avec ou sans étranglement et dont l'orifice est reporté plus haut dans les distensions flasques ou tendues du bassinet.

III. — URETÈRE

C'est un long tube, irrégulier, mobile dans les deux sens, traversant les régions lombaire, iliaque et pelvienne. Sa longueur est de 25 à 30 centimètres.

Son calibre de quelques millimètres à l'état normal peut s'exagérer à l'état pathologique et il n'est pas rare d'en rencontrer d'aussi distendus qu'un intestin.

Ses rapports varient avec les régions traversées :

A. URETÈRE LOMBAIRE. — En avant, il répond par l'intermédiaire du péritoine au duodénum (1ʳᵉ portion) à droite, à l'angle jéjunal à gauche, puis il est croisé par les vaisseaux spermatiques ou utéro-ovariens.

Signalons encore comme rapports vasculaires à gauche, l'artère mésentérique inférieure et l'artère colique gauche.

En arrière, il répond aux arcades du psoas, aux branches antérieures du plexus lombaire (inguino-cutané), aux apophyses transverses des deux premières vertèbres lombaires.

En dedans sont les gros vaisseaux prévertébraux de l'abdomen et la chaîne ganglionnaire lymphatique.

En dehors, au pôle inférieur du rein en haut et au tissu cellulaire sous-péritonéal en bas, en arrière du gros intestin (cæcum et colon ascendant à droite, côlon descendant à gauche).

On l'abordera par l'incision de la néphrectomie lombaire.

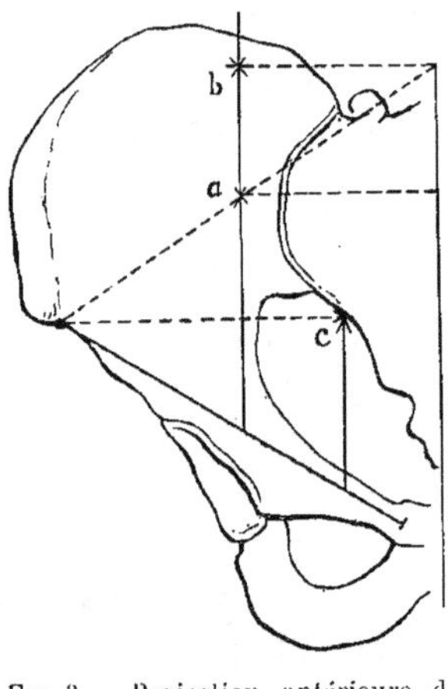

B. URETÈRE ILIAQUE. — En avant et à gauche il répond à la fossette sigmoïde et aux vaisseaux qui l'entourent ; à droite, à la fin du mésentère et de l'iléon avec les vaisseaux mésentériques supérieurs.

En arrière il croise les vaisseaux iliaques primitifs et iliaques externes, en rapport plus médiatement en arrière avec le tronc lombo-sacré.

En dedans, il est distant de 2 centimètres environ du promontoire et en dehors, il répond aux vaisseaux spermatiques ou utéro-ovariens.

On l'abordera par une incision latérale ressemblant à celle de Max-Schüller-Roux pour l'appendicite, mais plus haute.

Fig. 3. — Projection antérieure des points urétéraux supérieur (*b*) et inférieur (*c*). En *a* point appendiculaire de Mac-Burney.

C. URETÈRE PELVIEN. — α. *Premier segment pariétal.* — L'uretère chemine entre le rectum en avant et l'artère iliaque interne en arrière, en regard de la grande échancrure sciatique.

β. *Deuxième segment viscéral;* — *chez l'homme.* — Il se porte en dedans et en avant, entre le canal déférent en avant et les vésicules séminales en arrière, dans un lacis vasculaire cheminant sur la base de la vessie ; *chez la femme*, il présente trois divisions importantes :

a. En arrière du ligament large où il répond aux ligaments utéro-sacrés et à la fossette ovarienne ; *b*. Dans la base du ligament large, à 2 centimètres de l'utérus et de la paroi pelvienne croisant l'artère utérine en arrière ; *c*. En avant du ligament large, en rapport avec les culs-de-sac latéraux et antérieur du vagin.

Ce bord répond à l'aorte à gauche et à la veine cave inférieure à droite, ce qui explique la déchirure de ce vaisseau au cours de certaines néphrectomies compliquées.

On l'abordera par voie transpéritonéale ou extra-péritonéale ou par les deux voies associées.

D. Uretère intra-vésical ou portion interstitielle de Guyon. — Ce conduit traverse obliquement la paroi vésicale sur une longueur de 1 centimètre et se termine par le méat uretéral, à 2 centimètres du col environ, les deux méats présentant une fixité de position à peu près absolue. Ils forment avec le col vésical (trigone), le triangle intravésical de Lieutaud superposable au triangle extravésical ou vaginal de Pawlick.

On l'abordera par voie transvésicale.

IV. — VESSIE

La vessie est un muscle creux, réservoir pour l'urine amenée des reins. L'ouverture symétrique des deux uretères à droite et à gauche de la ligne médiane légitime la méthode qui consiste à recueillir par cloisonnement médian la sécrétion des deux reins (méthode de Lambotte), ce qu'a rendu pratique mon diviseur des urines (p. 164).

Elle est située dans le bassin, en arrière de l'auvent pubien, sous le péritoine, comme tout le reste de l'appareil urinaire.

Sa capacité physiologique est de 300 grammes environ ; sa capacité anatomique ne présente aucun intérêt. Cette capacité peut dans certains cas d'inflammation de l'organe être réduite à zéro.

Sa forme varie suivant l'état de vacuité ou de distension : dans le premier cas, sa paroi supérieure ou postérieure est appliquée sur l'antérieure ; dans le second cas, elle devient plus ou moins sphérique ; elle se vide, pendant la miction, « non comme un poing qui se ferme, mais comme un portefeuille » (Guyon) autour du diamètre transverse comme charnière, véritable diamètre chirurgical et pathologique de l'organe.

Elle est maintenue fixe par les ligaments pubo-vésicaux en avant, par le péritoine en arrière, en bas par la prostate et l'urètre, l'aponévrose pelvienne supérieure et l'ouraque en haut, latéralement enfin par les aponévroses latérales et les artères ombilicales oblitérées.

Au point de vue de ses rapports, la vessie répond en avant à la symphyse pubienne dont elle est séparée en haut par un espace celluleux dit cavité de Retzius où peuvent se développer des adénophlegmons et en bas par les riches veines du plexus de Santorini ; à l'état de réplétion, par le cul-de-sac péritonéal où peuvent s'engager des anses intestinales ; c'est cette face que l'on incise dans la taille hypogastrique dont la position inclinée à 45° de Trendelenburg a facilité la technique.

En arrière, le dôme vésical répond au péritoine qui la sépare des anses grêles.

En bas, se trouve un petit cul-de-sac péritonéal, puis la prostate et les vésicules séminales limitées en dehors par l'uretère, en dedans par le canal déférent, tous ces organes séparés du rectum par l'aponévrose prostato-péritonéale de Denonvilliers.

Les faces latérales répondent à l'artère ombilicale et au canal déférent.

Vessie de la femme. — Les rapports de la base diffèrent ; elle répond à la face supérieure du vagin et au triangle de Pawlick : c'est le lieu d'élection de la taille vaginale, dont les indications restent encore très étendues.

Vessie de la femme enceinte. — La vessie se développe en bas et remonte au contraire pendant l'accouchement : sa compression sur le pubis à ce moment explique la fréquence des fistules post-puerpérales par pression prolongée et mortification secondaire.

Vessie de l'enfant. — La vessie est fusiforme, en forme de poire, à grand axe vertical et plus abdominale que pelvienne ; c'est une vessie allantoïdienne.

Vessie du vieillard. — La vessie est plus ou moins déformée par les saillies des lobes latéraux de la prostate et par le lobe moyen hypertrophié (luette vésicale) ; « la vessie est sur un piédestal » (Guyon) et tandis que, chez l'adulte et surtout l'adolescent, la face inférieure est de plain-pied avec le col (coupes de Krause), chez le vieillard la paroi antérieure se divise en deux portions sus-cervicale et sous-cervicale avec formation d'un bas-fond qui peut être très profond (urines résiduelles). La prostatectomie actuelle a fait disparaître beaucoup de ces inconvénients.

V. — URÈTRE ET SES GLANDES

L'urètre ou conduit excréteur de l'urine et du sperme va du col vésical au méat.

L'urètre normalement est courbe mais formé de deux portions fixe et mobile qui permettent le redressement. De ses deux parois, la supérieure est courbe et lisse, c'est la paroi chirurgicale ; l'inférieure fait une ligne brisée ; c'est la paroi accidentée, pathologique, favorable aux fausses routes. Sa longueur est de 16 centimètres environ, mais elle importe peu depuis que Guyon a montré que « l'urètre devait être examiné par régions et non par centimètres ».

Le calibre de l'urètre est extrêmement variable : le méat est le point le plus étroit, le cul-de-sac du bulbe le plus large ; les instruments de 6 à 7 millimètres ne font pas appel à la dilatabilité du canal (Guyon). La muqueuse est tapissée de plis longitudinaux et transversaux. Les rapports doivent être étudiés par régions, que Guyon a divisé en six pour les deux urètres antérieur et postérieur.

A. Urètre postérieur :

a. **Portion prostatique.** — *Rapports extrinsèques.* — La prostate est un organe de l'étage supérieur du périnée qui a la forme d'un marron d'Inde et d'un poids de 20 grammes environ, mais pouvant dans certains cas d'hypertrophie sénile atteindre 300 grammes et plus. Elle répond en avant à la symphyse pubienne et au plexus de Santorini ; en arrière, à l'ampoule rectale dont elle est séparée par l'aponévrose prostato-péritonéale de Denonvilliers et aux vésicules séminales ; il y a là une sorte de bourse séreuse (Guelliot) avec espace décollable qui facilite singulièrement l'énucléation dans la prostatectomie ; sur les côtés avec les aponévroses latérales entre les deux lames desquelles sont de riches plexus veineux qu'il faut éviter par un décollement sous-capsulaire ; sa base est entièrement vésicale et son sommet se continue avec l'urètre spongieux.

Rapports intrinsèques : L'urètre prostatique ouvert montre en arrière la saillie du veru montanum avec à son sommet arrondi l'utricule prostatique et de chaque côté l'ouverture des canaux éjaculateurs expliquant ainsi la fréquence des orchites au cours des suppurations aiguës blennorrhagiques de l'urètre postérieur. En avant sont les freins du veru et latéralement les orifices de petites glandules prostatiques. Cette portion de l'urètre est considérablement dilatée dans l'hypertrophie sénile : c'est vraiment une seconde vessie et les rapports précités expliquent bien la fréquence des orchiépididymites au cours des infections du canal postérieur.

b. **Portion membraneuse.** — Très courte, de 1 à 2 centimètres, intermédiaire aux portions bulbaire et prostatique, c'est pour Guyon le vrai sphincter de la vessie : il est vrai, en effet, que la sonde ne ramène de l'urine que quand il est franchi. Elle est entourée du muscle transverse profond et traverse l'aponévrose moyenne du périnée.

B. Urètre antérieur :

a. **Portion périnéo-bulbaire et scrotale.** — C'est la portion spongieuse avec sa gaine vasculaire en éponge et son renflement bulbaire périnéal.

En haut, elle est séparée des vaisseaux et nerfs sous-pubiens par le ligament transverse, en bas, par la peau, le tissu cellulaire, l'aponévrose superficielle, le muscle bulbo-caverneux formant une demi-gaine au corps spongieux. Latéralement sont les branches ischio-pubiennes doublées des corps caverneux et des ischio-caverneux avec en arrière les transverses. Les deux artères périnéales superficielle et honteuse interne en longent les bords. Il faut bien connaître cette région dans la technique de l'urétrotomie externe. De chaque côté du bulbe sont les glandes de Cooper et de Méry qui s'ouvrent dans l'urètre.

b. **Portion pénienne et balanique ou naviculaire.** — Elles forment proprement la verge, organe purement érectile avec sur une coupe transversale l'urètre en bas entourée de sa gaine spongieuse dans l'angle formé par les deux corps caverneux.

Enfin la portion balanique est entourée par le prépuce. C'est dans cette partie qu'on trouve une portion dilatée de forme naviculaire en arrière de laquelle est la valvule de Guérin, véritable valvule sigmoïde semblable à un nid suspendu de salangane : elle est à ouverture méatique, la chasse d'urine vésicale l'applique donc contre la paroi.

Dans cette portion comme dans tout l'urètre sont les glandes sous-muqueuses de Littre. Signalons encore l'existence des glandes folliculaires intra-muqueuses et des lacunes de Morgagni allant de la valvule de Guérin à la fin de la portion bulbaire.

CHAPITRE II

LE CATHÉTÉRISME

I. — LE CATHÉTÉRISME DANS LES MALADIES EN GÉNÉRAL ET DANS LES VOIES URINAIRES EN PARTICULIER

Importance du cathétérisme. — Le cathétérisme joue un rôle primordial dans les maladies en général et dans les voies urinaires en particulier. Il permet d'éviter des erreurs grossières dans le diagnostic des affections du petit bassin comme le prouvent les laparotomies qui ont été faites pour de prétendus kystes de l'ovaire qui n'étaient en réalité que des vessies distendues, qu'un sondage préalable aurait permis de reconnaître.

De même dans les voies urinaires en particulier, que de malades pissant par regorgement ont été pris pour de vulgaires incontinents et traités par des médicaments sans action alors que des sondages réguliers les ont débarrassés de leur infirmité.

Aussi son importance légitime-t-elle le mot de mon maître Guyon : « C'est à lui qu'est réservé le dernier mot du diagnostic et le premier acte du traitement. »

Principales variétés de cathéters. — On peut les diviser ainsi :

A. CATHÉTERS EXPLORATEURS. — Boule olivaire avec et sans talon (n° 6 à 26) ; explorateurs métalliques de Guyon simples ou résonnateurs (4 nᵒˢ).

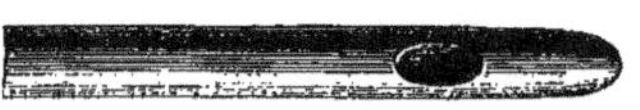

Fig. 4. — Sonde molle de Nélaton.

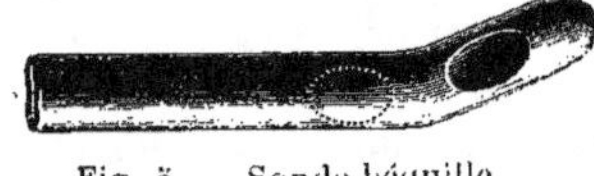

Fig. 5. — Sonde-béquille.

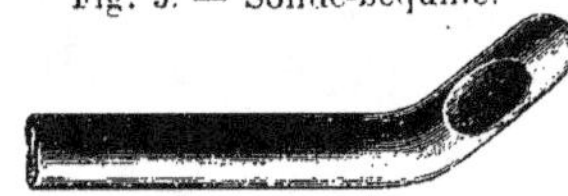

Fig. 6. — Sonde-béquille à coudure plus accentuée.

B. CATHÉTERS ÉVACUATEURS. — Sondes ordinaires en caoutchouc, en gommes avec tissu de coton ou de soie, ces dernières étant préférables car elles sont plus lisses et plus résistantes. Il y en a de molles et de souples : le type de la sonde molle est la sonde rouge de Nélaton (fig. 4) ; les autres[1] sont les unes droites à bout rond ou conique, les autres béquillées (sondes de Mercier) (fig. 5-6) ; il y a 4 numéros de béquilles formant un angle de moins en moins obtus et ce sont celles-là munies de deux yeux latéraux allongés (angle à 35°) dont on se sert dans l'immense majorité des

[1] Ces sondes sont faites en tissu de coton ou mieux en tissu de soie ; on les appelle sondes en gomme, bien que la gomme n'entre pas dans leur fabrication. C'est l'huile de lin dont on se sert. Elles reçoivent en moyenne une vingtaine de couches et le poli est obtenu par le frottement avec de la pierre ponce en poudre. Les sondes en tissu de soie sont préférables à celles en tissu de coton.

cas pour le cathétérisme normal de l'homme[1] ; nous verrons plus loin l'intérêt et la supériorité de leurs coudures (p. 121).

Dans cette classe doivent également rentrer les bougies fines dites filiformes avec leurs trois variétés droite, en baïonnette et tortillée de Leroy d'Etiolles ; de même les deux mandrins métalliques de Guyon, courbe et coudé dont le rôle est de pénétrer dans l'intérieur des sondes souples pour en modifier la courbure et l'accommoder ainsi à celle du canal : nous verrons quel rôle de premier ordre ils jouent dans le cathétérisme des prostatiques.

C. Cathéters dilatateurs. — Bougies pleines molles ; bougies béniqués[2], droites et courbes avec leur fin conducteur armé et dont la filière va du 25 au 60 ; enfin les instruments dilatateurs articulés des Allemands.

D. Variétés de cathéters souples. — La sonde à bout coupé pour l'urétrotomie, la sonde à œil sur la coudure pour le cathétérisme secondaire des prostatectomisés, les sondes de Malécot, de Pezzer et de Lebreton ou auto-fixatrices à ailettes et à champignon, enfin les sondes uretérales.

E. Variétés de cathéters métalliques. — Les grosses sondes métalliques à évacuation pour la lithotritie, qui servent aussi à l'aspiration des caillots ; la sonde de Gély (de Nantes) à grande courbure ; les petites sondes en argent et en verre pour la femme[3], les tubes endoscopiques, les cystoscopes et le diviseur des urines.

Les trois temps du cathétérisme normal explorateur. — Ces trois temps ont été ainsi énoncés par Guyon : 1° Pratiquer le toucher à l'aide de l'instrument ; 2° savoir toujours exactement dans quelle région du canal se trouve l'extrémité de l'instrument ; 3° se servir simultanément et solidairement des deux mains pendant toute la durée de la manœuvre.

Quelques mots explicatifs sont ici nécessaires :

Pour bien sonder un malade sans le faire ni souffrir ni saigner — ce qui doit être la règle — il faut procéder avec une extrême douceur, n'avancer que très lentement et le placer couché sur un lit ou une table, le bassin légèrement soulevé par les poings ou par un coussin, les jambes écartées et fléchies, en lui recommandant de respirer lentement et profondément.

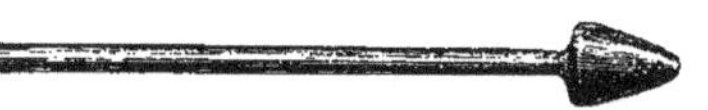

Fig. 7. — Explorateur à boule.

Tenant la verge de la main gauche (fig. 8) etayant lavé le méat avec un bourdonnet de ouate hydrophile, on présente la boule exploratrice (fig. 7) préalablement huilée, au méat, en la faisant pénétrer par quelques mouvements de vrille puis on l'enfonce doucement, en tirant de plus en plus sur la verge et non en la refoulant, comme d'aucuns, sur le pubis ; le plus souvent, on pénètre facilement sans recontrer d'obstacle jusqu'à l'urètre membraneux où dans l'immense majorité des cas on est

[1] Nous recommandons aux praticiens de ne pas se servir en général de la sonde droite pointue, sonde de rétréci et que nous appelons *sonde dangereuse*, parce que c'est avec elle que nous avons vu le plus souvent les fausses routes se produire : on croit à tort que sa rectitude rend son passage plus facile ; la *sonde idéale* est la béquille.

[2] Ainsi appelées du nom de leur inventeur M. Béniqué.

[3] Je laisse volontairement de côté la grande sonde métallique à évacuation pour l'homme, dont quelques praticiens se servent encore, mais qui doit disparaître de l'arsenal courant de l'urologiste, car elle peut être dangereuse dans des mains inexpérimentées.

arrêtée nettement. *Il ne s'agit pas d'un rétrécissement,* mais bien d'un spasme ou d'une contraction de certains muscles du périnée profond à ce niveau, et, pour franchir cet obstacle en faisant disparaître la contraction, il suffit d'appuyer légèrement quelques secondes, sans faire fléchir l'instrument, en ordonnant au malade de respirer profondément et de ne pas se contracter ; la sangle musculaire ne tarde pas à céder et la boule descend alors sans accrocher tout l'urètre postérieur jusqu'à la vessie, sans recueillir de sensation même au niveau du col, celui-ci ayant en effet la forme d'un entonnoir sur une des pentes duquel glisse la boule ; cette traversée de l'urètre profond est toujours normalement un peu sensible. Une fois dans la

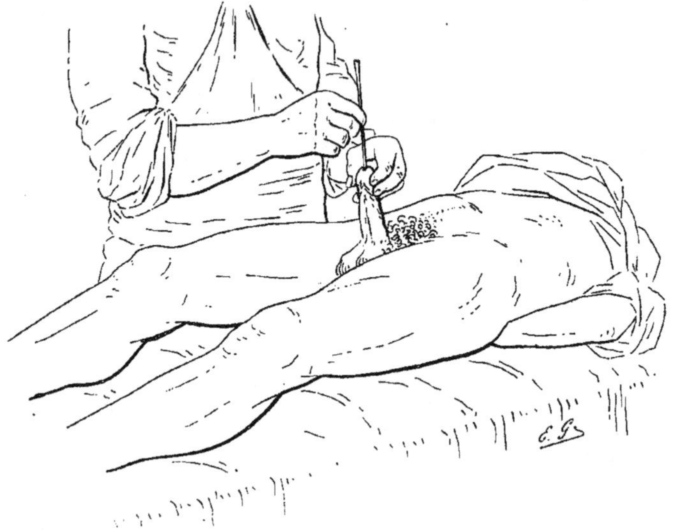

Fig. 8. — Technique du cathétérisme normal : traction de la verge.

vessie, on retire la boule toujours lentement pour percevoir au retour les sensations que son talon permettra de recueillir ; on retrouve, quoique moins net, la même prise d'engainement au niveau de la portion membraneuse, les trois autres portions jusqu'au gland se laissant franchir sans arrêt. Sur le talon peuvent briller quelques reflets sanguins comme cela arrive quand on passe en frottant sur toute autre muqueuse et il est bon de toujours prévenir le malade qu'après une exploration aussi simple il aura dans la journée quelques gouttes de sang ou quelque légère chaleur à la miction, afin qu'il ne mette pas sur le compte d'une faute un incident normal et sans aucune gravité. Nous reviendrons plus loin sur les règles qui président à l'antisepsie du cathétérisme.

Différenciation des deux parois de l'urètre et mensuration anatomique. — Il est bon que le praticien sache quelle différence existe entre les deux parois de l'urètre : la supérieure est une paroi uniformément lisse et régulière, on conçoit donc qu'elle devra toujours servir de conducteur dans les cas difficiles puisque même dans les cas de rupture incomplète de l'urètre périnéal, elle garde sa continuité qui permet aux instruments à grande courbure de la franchir ; l'inférieure est au contraire des plus accidentées ; c'est d'abord le cul-de-sac du bulbe dans l'urètre périnéo-scrotal, puis les irrégularités, dépressions et monticules de l'urètre prostatique avec toutes les déformations imprimées au canal par cette glande, et enfin au col de la vessie la présence du lobe moyen, sorte de valvule ou de barre qui peut même acquérir dans la vessie la grosseur d'une petite mandarine pédiculée ou non.

Pour s'y reconnaître dans cette exploration urétrale, Guyon a bien insisté sur ce fait de procéder anatomiquement, *par régions*, à l'aide du *double palper*, et non par centimètres, ce qui est absolument contingent.

Lubréfication des sondes. — Une sonde ne pénètre bien qu'à condition d'être trempée dans un corps gras *stérilisé*. Il faut rejeter l'usage de la vaseline, boriquée ou non, car on n'est jamais sûr de sa qualité par son aspect macroscopique et aussi parce que, trop épaisse, elle bouche les yeux des sondes. Il faut se servir de *préparations huileuses*, dont la plus simple est l'huile d'olive alimentaire stérilisée. On peut y associer des principes calmants : l'huile goménolée à 10 ou 20 p. 100, grâce à ses propriétés analgésiques, est à ce point de vue supérieure à tous les autres produits. On pourra aussi se servir avec avantage de la *glycérine*.

Un point de détail n'est pas à dédaigner : les sondes étant le plus souvent conservées dans des tubes à bouchon formolé (trioxyméthylène en poudre) elles s'imprègnent peu à peu de vapeurs irritantes qui peuvent déterminer par leur contact, surtout quand il est prolongé, des urétrites mécaniques quelquefois fort désagréables. Il importe donc de les laisser tremper quelque temps avant l'usage, dans un flacon rempli d'eau bouillie.

Il faut toujours quand on retire une sonde creuse, mettre le doigt sur le pavillon pendant tout son trajet urétral et ne l'enlever qu'à l'air : la pression atmosphérique fait alors échapper les quelques centimètres cubes du dernier tiers de la sonde qui sans cela se seraient écoulés dans le canal ce qui n'est pas à rechercher dans les cas où il y a infection de l'urine.

Les malades qu'on ne doit pas sonder. (*Journal des praticiens*, 10 déc. 1904). — Malgré le rôle considérable que joue à juste titre le cathétérisme dans le diagnostic et le traitement des principales affections urinaires, et malgré les moyens dont nous disposons pour que cette exploration se fasse d'une façon chirurgicalement propre, il est cependant toute une classe de malades où l'on serait tenté d'y recourir et qui non seulement n'en sont pas justiciables, mais pourraient n'en retirer qu'ennuis et inconvénients. Il ne me semble donc pas inutile de rappeler, pour les praticiens éloignés des grands centres, quelle doit être, dans un certain nombre de cas, leur véritable ligne de conduite.

1° Et d'abord d'une façon générale, il faut toujours redoubler de précaution quand il s'agit de *sonder un malade pour la première fois*, dont le canal jusqu'ici resté virginal, peut s'infecter par l'apport d'un microbe banal, à virulence exaltée ; il est donc prudent de poser la question au malade, et de ne recourir à cette intervention qu'après un examen fonctionnel sérieux et que s'il en doit retirer un bénéfice appréciable pour la direction de son traitement.

La chose est tout autre pour les *urinaires* au sens propre du mot, c'est-à-dire pour les malades dont le canal a reçu d'anciennes atteintes, en puissance de microbisme latent, et qui sont capables de résister davantage, à moins que des associations microbiennes particulières n'exaltent la virulence de bactéries jusque-là silencieuses.

2° Une autre classe de malades chez lesquels il faut faire attention, sont les *albuminuriques,* dont les reins déficients sont des proies faciles pour l'infection. Il faut d'autant moins recourir à cette exploration, qu'elle n'est pas très utile dans l'immense majorité des cas de brigthisme ; l'urine totale recueillie après miction suffit le plus souvent pour donner tous les renseignements désirables. Ce sont, en général, des malades à urines claires, un peu mousseuses, et qui feraient d'autant moins les frais d'une infection que toutes les cellules de leur organisme sont en état de déchéance morbide.

3° *Les femmes enceintes* avec troubles vésicaux passagers dus à leur grossesse contractent souvent avec la sonde des infections qui sont chez elles d'autant plus graves que les uretères comprimés au niveau du grand détroit par le globe utérin facilitent une stase en amont ; or qui dit stase dit rétention, qui dit rétention dit bien souvent infection avec la fièvre à sa suite. La plupart des pyélonéphrites *suites de couches* ne sont dues qu'à de malencontreux sondages passant par une vulve infectée, et c'est le cas de répéter « que dans ces cas la sonde est l'ennemie ».

4° *Les hémophiles,* qu'on reconnaîtra à leurs taches pétéchiales au moindre choc, à leurs épitaxis, à leur saignement abondant après coupure, ne sont pas, eux aussi, des malades à sonder sans raison majeure. Malherbe (de Nantes), vient encore de publier au Congrès d'Urologie de 1904, un cas d'hématurie à la suite d'un cathétérisme chez un hémophile. Bien entendu, ceci n'est pas à rapprocher de ces petits saignements insignifiants qui suivent souvent une exploration même délicate d'un canal avec une boule olivaire, et qui n'ont aucune signification grave.

5° Une dernière classe de malades chez lesquels on évitera le sondage, ce sont les *enfants en général,* à cause de leur indocilité, de l'exiguïté relative de leur canal, et de l'insuffisance des renseignements que cette exploration donnerait. Il est difficile chez eux de faire la division des urines, même la cystoscopie simple, et c'est le plus souvent à l'anesthésie chloroformique qu'il faut recourir pour un examen approfondi des voies urinaires. Heureusement, cet appareil chez eux n'a pas encore dit son dernier mot, et à part quelques calculeux, rares en France, mais plus fréquents dans les pays montagneux, à part aussi quelques gros sarcomes du rein facilement diagnosticables, ou des hématuries le plus souvent d'origine tuberculeuse, ils ne constituent pas la clientèle ordinaire des chirurgiens urinaires ; je fais exception pour les *incontinents,* mais dans ces cas, il suffira de faire uriner le petit malade pour voir immédiatement qu'on a affaire à une incontinence essentielle et non à une cystite, puisque dans le premier cas les urines sont d'un jaune ambré, extrêmement limpides. Il serait en effet maladroit de tenter le traitement par les injections épidurales sans recourir à cet examen préalable.

A côté de ces cas d'ordre général, il en est encore d'autres d'ordre local qui contre-indiquent ou tout au moins restreignent beaucoup le sondage, les incompatibilités venant, suivant les malades, de l'urètre, de la prostate, de la vessie ou des reins.

1° Du côté des malades urétraux purs, on ne devra pas sonder les *blennorrhagiques en période aiguë;* ces malades ont tout à gagner à ce que leur vessie soit respectée et on doit éviter la propagation au réservoir urinaire de leur infection gonococcique. Ils doivent pendant cette première période de dix à quinze jours, savoir couler et attendre, et ce n'est pas le sondage qui ferait disparaître, comme ils le croient, leurs urines sanglantes ou leurs douleurs. Ces malades sont justiciables du repos, des grands bains émollients et des boissons rafraîchissantes, mais non des opiacés. Ce n'est qu'après l'orage qu'on commencera les grands lavages urétro-vésicaux permanganatés à plein canal, sans sonde.

De même, on évitera le sondage dans tous les cas d'*inflammations glandulo-préputiales*, de balanites, de cancer ulcéré du gland, de chancre phagédénique du méat.

Enfin le sondage n'est toujours pas à tenter dans les cas de *rupture traumatique récente de l'urètre périnéal;* le trépied symptomatique de l'urétrorrhagie, de la tumeur périnéale, et de la rétention réflexe suffit, joint aux anamnèses, à faire le diagnostic, et le bout de la sonde ne bute que trop souvent dans la poche ou l'abcès périnéal; un grand mandrin même ne peut toujours pas arriver à faire suivre cette paroi supérieure que Guyon a si bien dénommée la paroi chirurgicale du canal, et l'on comprendra combien même restent illusoires ces tentatives dans le cas de rupture complète avec disjonction des deux bouts. Il s'agit là d'un accident qui relève de l'urétrotomie externe d'urgence.

2° Chez les prostatiques, si le cathétérisme évacuateur constitue souvent une ressource thérapeutique précieuse, il en est cependant parmi eux auxquels il ne faut pas toucher avec la sonde. Le professeur Pousson (de Bordeaux) a bien résumé autrefois ces indications et contre-indications.

En particulier, il faut s'abstenir du sondage chez les prostatiques qui sont encore à la période d'urine claire et aseptique, chez ceux qui présentent des fausses routes et chez lesquels des tentatives de sondage *prolongées* seraient funestes. On aura recours alors aux grands bains chauds, aux petits lavements chauds, aux applications de compresses chaudes sur l'hypogastre. Une ponction vésicale même, en vidant en partie la vessie, pourra amener la décongestion de la glande et permettra un passage facile, quelques heures après ou le lendemain; mais il ne faut pas trop user de ce procédé.

Quant aux prostatiques *rétentionnistes avec grande distension vésicale* remontant jusqu'à l'ombilic et qui ont maigri ou pâli, qui n'ont plus d'appétit ou qui présentent des troubles intestinaux, chez ceux-là la sonde doit rester interdite. Il faut restaurer leurs forces amoindries, les soutenir avec du lait et recourir à une médication tonique.

3° Parmi les affections vésicales qui contre-indiquent ou tout au moins restreignent les sondages, il en est deux importantes. Et d'abord la *rupture traumatique de la vessie* après chute sur le ventre avec vessie pleine. On conçoit que le liquide injecté trouve une voie facile d'écoulement soit dans la cavité de Retzius, soit dans le ventre, suivant qu'il s'agit d'une perforation intra ou extra-péritonéale; et les signes qui, d'une part, font faire le diagnostic, et d'autre part commandent l'intervention chirurgicale d'urgence, doivent être cherchés en dehors du cathétérisme qui apporte plutôt ici un élément de gravité.

Il faut encore signaler les *grands hématuriques vésicaux ou prostato-vésicaux* par tumeurs chez lesquels un simple cathétérisme peut être l'occasion de saignements formidables qui mettent même la vie du malade en danger. M. Guyon racontait, l'an dernier, l'histoire d'un malade de province qu'il ne voulut pas examiner chez lui et qui, au repos au lit, dans une maison de santé, fut pris après sondage d'accidents hémorragiques terribles. On voit donc combien ces faits comportent un enseignement utile.

4° Pour ce qui est des reins, nous signalerons parmi les malades non sondables les *ruptures traumatiques du rein* qui sont justiciables d'une néphrectomie d'urgence et dont le diagnostic est facilité par les commémoratifs et la tumeur lombaire hématique, puis les *malades phosphaturiques* dont les urines troubles pourraient faire penser à une pyélonéphrite justiciable d'une division endo-vésicale des urines. Il s'agit le plus souvent, dans ces cas, de malades jeunes, nerveux et psychopathes, à croissance rapide et à forte déperdition, dans l'urine desquels plusieurs gouttes d'acide chlorhydrique pur feront disparaître le trouble, ce qui n'arriverait pas avec des urines franchement purulentes.

5° Signalons enfin, en terminant, parmi les malades chez lesquels tout au moins la plus grande prudence est de rigueur, toute la classe de ceux que M. Guyon a dénommés les *faux urinaires* : ces malades peuvent en effet tomber dans un état syncopal à l'occasion d'un simple cathétérisme explorateur.

Il ne faudrait pas croire qu'à côté de ces faits où le médecin doit apporter une grande circonspection, la classe des malades à sonder en soit très diminuée ; ceux-ci sont encore très nombreux et la responsabilité du médecin est très diminuée quand il est sûr de son asepsie et de son antisepsie car « la première ne peut, en aucun cas, dispenser de la seconde ». Les ressources du cathétérisme sont considérables dans l'étude des voies urinaires, et l'emploi judicieux de la boule exploratrice et de la sonde béquille en soie sont de trop précieux auxiliaires du diagnostic pour en restreindre l'usage.

Nous avons voulu simplement montrer qu'il n'est pas indifférent de passer un peu à la légère une sonde dans un canal d'homme surtout et que, dans beaucoup de cas, la crainte de la sonde est le commencement de la sagesse.

II. — CATHÉTÉRISME CHEZ LES RÉTRÉCIS

Diagnostic fonctionnel du rétrécissement. — Quand un malade vient consulter pour une affection des voies urinaires et en particulier pour une affection du canal ou de la vessie, la première question à lui poser est celle de savoir s'il a contracté *une ou plusieurs blennorrhagies;* cela permet en effet le plus souvent d'éliminer d'emblée la tuberculose et de mettre sur la voie du diagnostic. Les soins donnés au cours de ces inflammations du canal, leur durée, leur marche et leurs complications sont également des facteurs qui doivent être consignés.

Il faut ensuite demander au malade s'il a de la *difficulté à uriner,* s'il est obligé de forcer, de pousser, si la trajectoire du jet est bonne ou s'il pisse sur ses bottes ; l'importance de ces notions sur la présence d'un obstacle fait souvent faire le diagnostic ou encore la *forme du jet* qui au lieu d'être calibré et bien cylindrique est aminci en lame de sabre, éparpillé en pomme d'arrosoir.

Enfin, l'épreuve des deux verres vient confirmer la première idée directrice : on fait uriner le malade peu dans un premier verre et plus dans le second ; les premières urines, *urétrales*, contiennent le plus souvent un nuage plus ou moins marqué, des filaments et des parties floconneuses qui sécrétées dans le canal et le plus souvent dans le canal profond sont chassés par le premier jet d'urine ; les secondes, *urines vésicales*, sont au contraire limpides, jaunâtres et transparentes, quand la vessie reste indemne.

Ainsi, quand le malade est bien examiné au point de vue fonctionnel, le médecin peut déjà soupçonner l'affection dont il est atteint, mais il faut maintenant par un examen local et direct convertir ce doute en certitude.

Diagnostic objectif. — Le diagnostic du rétrécissement urétral se fait avec la *boule olivaire* : c'est une tige plus ou moins flexible terminée à ses deux extrémités par une boule olivaire d'un côté et tronconique avec talon de l'autre (fig. 9) : on peut se servir pour l'exploration de l'une ou de l'autre indifféremment, la boule

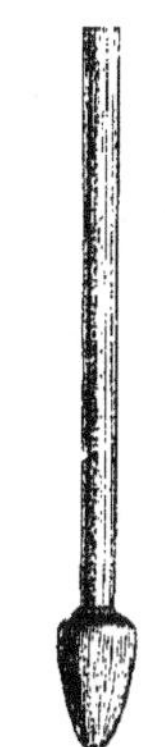

Fig. 9. — Boule olivaire exploratrice.

à talon donnant peut-être des sensations plus grossières. Il y a environ 26 numéros calibrés sur la filière Charrière[1] et augmentant chacun d'une unité.

La règle dans l'exploration d'un canal est de se servir d'abord des plus grosses boules et de descendre successivement, en sautant 3 à 4 numéros, si celles-ci ne pénètrent pas ; le dernier numéro qui passe répond au calibre maximum du canal au point le plus étroit ; dans les rétrécissements très serrés, on peut être obligé de descendre toute la filière et d'employer les plus petites tiges ou les filiformes.

Quant aux sondes à employer pour l'évacuation de la vessie, ce sont les *sondes droites olivaires* (fig. 10) qui doivent être proscrites au contraire chez le prostatique.

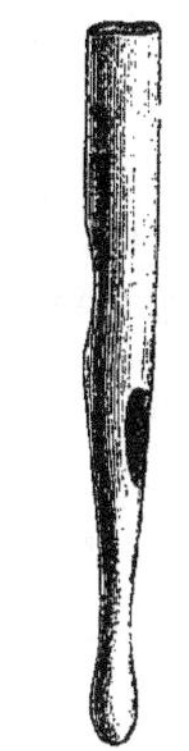

Fig. 10.
Sonde droite olivaire.

Nombre, siège et morphologie des rétrécissements. — Le plus souvent, on rencontre *plusieurs* rétrécissements, cette multiplicité étant le caractère des sténoses d'origine blennorrhagique ; par opposition, le rétrécissement *traumatique*, suite d'une rupture de la corde au cours d'un coït violent ou de l'urètre périnéal au cours d'une chute à califourchon est *unique*. Ces rétrécissements peuvent siéger dans toute la longueur du canal, mais dans l'immense majorité des cas, leur lieu d'élection est l'*urètre postérieur ;* par contre quand on en trouve dans l'urètre antérieur, on peut affirmer qu'il y en a d'autres dans l'urètre profond. Ils n'occupent pas toujours toute la périphérie du canal ; suivant les cas, on leur a donné les noms suggestifs de diaphragmatiques, valvulaires, circulaires, centrés et excentrés, superposés, juxtaposés, large, cylindrique et hélicoïdaux ; c'est dans ces derniers qu'il faut recourir aux bougies tortillées de Leroy d'Etiolles. D'autres fois, il y en a un grand nombre juxtaposés sur une assez grande hauteur donnant tout à fait, au retour de la boule, la sensation d'une *râpe*.

Variétés communes. — Il existe au point de vue thérapeutique deux classes bien distinctes de rétrécissements : les *infranchissables* et les *franchissables*. Les premiers sont justiciables de la ponction hypogastrique dans le cas de rétention complète aiguë, ou de l'urétrotomie externe dans les cas de rétention incomplète ; mais il ne faut leur donner l'épithète d'infranchissable qu'à la suite d'examens répétés et de manœuvres journalières ayant toutes échoué avec les plus fines sondes.

Les franchissables se divisent eux-mêmes en *dilatables* et *indilatables*, mais,

[1] La filière Charrière ou filière française est la plus commune : elle est construite et réglée par tiers de millimètre, mais elle ne peut servir que pour les instruments *ronds* et non pour les instruments *irréguliers ;* pour ceux-ci on se servira avec avantage de la filière de Gourdet (de Nantes), très ingénieusement construite et permettant, à l'aide de fentes obliques verticales se rétrécissant de plus en plus, de mesurer l'instrument successivement suivant ses deux dimensions : la moyenne des deux représentera le calibre total. Ainsi, un instrument mesurant 26 dans un sens et 22 dans l'autre (coupe d'ellipse) mesurera en réalité, reporté au Charrière, 26 + 22 = 48 : 2 = 24.

quels qu'ils soient, il faut toujours commencer dans les rétrécissements serrés par passer les filiformes (fig. 11). Un bon procédé dans les cas difficiles est de recourir au *cathétérisme en faisceaux* qui consiste en ceci : on engage successivement 3 ou 4 filiformes jusqu'au rétrécissement où elles sont arrêtées, obstruant à peu près tout le segment rétréci ; bientôt, la dernière engagée, habilement conduite, finira par trouver le petit orifice perméable, le plus souvent excentrique. Celle-ci est alors poussée jusque dans la vessie, les autres retirées ; on la fixe alors, à demeure, aux poils du pubis et on la laisse en place de vingt-quatre à quarante-huit heures. Chose

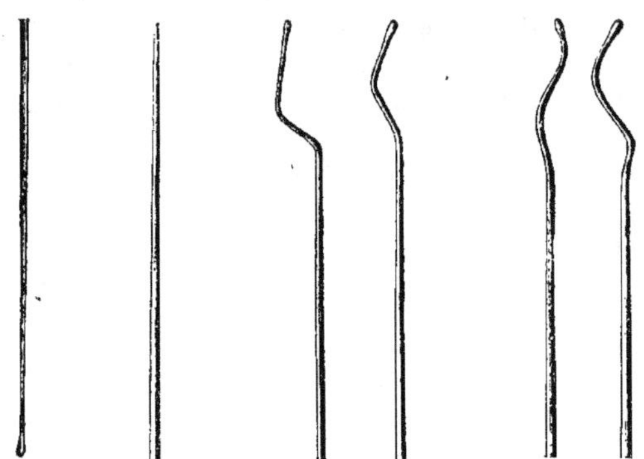

Fig. 11. — Bougies filiformes droite, en baïonnette et tortillée.

curieuse, le malade qui ne pouvait pisser ne tarde pas à uriner lentement *par filtration*, goutte à goutte, entre la petite bougie et le canal, évitant ainsi de faire de graves accidents d'infection par rétention et permettant ensuite la dilatation, suivant l'élasticité plus ou moins grande du canal.

Dans les cas où l'on juge la dilatation impossible, on recourra immédiatement à l'urétrotomie interne avec l'instrument de Maisonneuve ; dans le cas contraire, on poursuivra les dilatations graduelles avec les bougies molles d'abord, les béniqués ensuite (p. 131).

Variétés plus rares. — Dans des cas plus rares, anciens pour la plupart, il s'agit :

1° De rétrécissement compliqué de sclérose péri-urétrale avec noyau dur engainant le canal dans le périnée : un bon moyen pour apprécier la forme, les rapports et les connexions de ce noyau consiste à passer un petit béniqué dans le canal et à pratiquer le toucher rectal : la présence d'un corps dur sous-jacent empêche le noyau de fuir, et il est alors facile de le délimiter.

C'est dans ces cas qu'il faut recourir à des résections plus ou moins étendues avec autoplastie secondaire, variable, comme prise de lambeaux, avec les régions ; mais nous sortons ici du domaine propre du praticien.

2° De rétrécissement large et dur avec périnée fistuleux et sclérosé en masse, de consistance ligneuse, rétracté, véritable « terrier de lapin », à plusieurs issues communiquant par des trajets compliqués avec le canal lui-même, comme le prouvent les injections urétrales sous tension de liquides colorés. Ces rétrécissements ne sont justiciables ni de la dilatation graduelle, ni de l'urétrotomie interne sur la convexité, mais du passage des *béniqués tranchants* (fig. 12) d'après la méthode de Guyon.

3° De rétrécissement traumatique récent ou ancien. Dans les cas récents, la rupture traumatique de l'urètre périnéal se diagnostique à l'aide des trois symptômes suivants : urétrorrhagies (qu'il ne faut pas confondre avec l'hématurie qui est un pissement de sang), tumeur périnéale, hématique d'abord, purulente ensuite, et rétention réflexe.

Dans ces cas, il faut chercher à passer une sonde avec le grand mandrin courbe et en suivant la paroi supérieure, ce qui peut réussir dans le cas de rup-

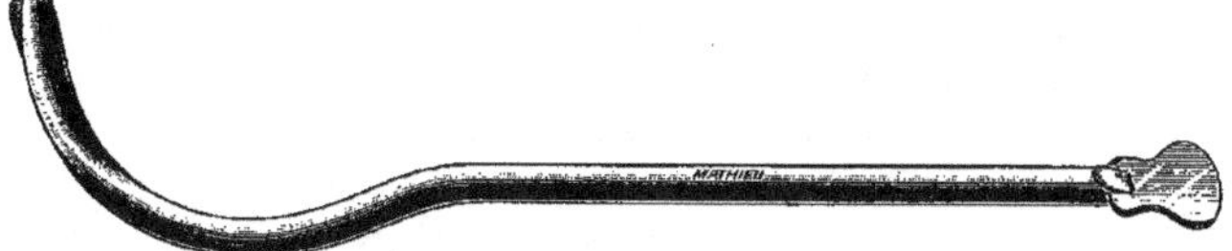

Fig. 12. — Béniqué tranchant de Guyon à lame apparente.

ture incomplète ; dans le cas contraire, il faut faire d'emblée l'urétrotomie externe avec ou sans sutures.

Dans les cas anciens, il faut libérer le canal de son hyperplasie localisée et opérer en deux temps : dans un premier temps, on fera une urétrostomie périnéale et, dans un second, une autoplastie à lambeaux par glissement.

Traitement concomitant. — Le praticien n'oubliera pas quelles complications surviennent fréquemment au cours des rétrécissements. La rétention partielle de l'urine amenant son infection peut déterminer de la cystite, de la prostatite et de l'urétrite en amont du rétrécissement. La dilatation fera disparaître tout cela en grande partie, toutefois on ne saurait trop lui demander, et on soignera concomitamment la cystite par des lavages (p. 138), la prostatite par des massages (p. 204), l'urétrite par des instillations (p. 141) ; c'est à ce prix seulement qu'on arrivera à débarrasser le malade de ses ennuis, mais d'autant plus difficilement qu'il viendra consulter plus tard.

Traitement à longue échéance. — Un malade dilaté se croit guéri pour toujours ; il n'en est rien malheureusement. La blennorrhagie est une maladie essentiellement sténosante et toute stricture dilatée a tendance à se resserrer dans un temps plus ou moins éloigné variant de quelques mois à quelques années. Le malade est à la merci du retour des mêmes accidents : il est donc bon de le prévenir et d'insister sur ce que j'appelle la *vérification annuelle du canal;* tous les ans ou tous les dix-huit mois, le malade sera de nouveau exploré avec la boule et dilaté sur le champ des quelques numéros qu'il aura pu perdre.

Conclusion. — On peut voir par cette étude résumée de quelle importance est le diagnostic précoce du rétrécissement, puisqu'il est la pierre angulaire des principales affections inflammatoires des voies urinaires, ce qui légitime le mot de Ricord : on sait bien quand la chaudepisse commence, mais Dieu seul sait quand elle finira.

III. — CATHÉTÉRISME CHEZ LES PROSTATIQUES

Le prostatique est, avec le rétréci, le malade urinaire que le praticien est le plus souvent appelé à voir.

Diagnostic fonctionnel du prostatique. — Tandis que pour le rétréci, il s'agissait d'un homme jeune, ayant contracté la blennorrhagie, il s'agit ici au contraire d'un *homme âgé*[1], ayant dépassé la cinquantaine, souvent vierge d'infections urinaires de jeunesse et se plaignant d'une *certaine difficulté à uriner*; il n'urine pas quand il veut mais est obligé de se mettre en train ; le plus souvent, il émet quelques gouttes, venues de « l'urètre prostatique dilaté », puis avant d'évacuer le reste, il est obligé d'attendre plus ou moins longtemps. Suivant les cas, il vide alors complètement sa vessie, d'autres fois, il ne la vide qu'incomplètement, conservant une quantité d'urine *résiduelle* variant de 15 grammes à 1 litre. On appréciera ce résidu de deux façons : en faisant uriner le malade puis en le sondant immédiatement après la miction ou en faisant le palper combiné qui permettra moins exactement de juger de la tension vésicale. Cette urine est tantôt claire, tantôt trouble, suivant son état d'infection, et cette considération est de premier ordre pour la conduite ultérieure des sondages ou de l'intervention sanglante. A côté de ces troubles, le prostatique se plaint encore de *pollakiurie nocturne*; il est obligé de se réveiller deux ou trois fois la nuit pour uriner ; d'autres fois enfin, c'est un rétentionniste complet n'urinant que par gouttes (*incontinence par regorgement*).

Il est en général assez facile de faire par la seule étude fonctionnelle le diagnostic du prostatique mais l'examen direct s'impose tout au moins pour l'étude de la *nature* de l'hypertrophie.

Diagnostic objectif. — Le diagnostic de l'hypertrophie prostatique se fait au doigt, par le *toucher rectal* : c'est la méthode de choix ; on fera ce toucher, l'index droit recouvert d'un protecteur et vaseliné après que le bassin du malade aura été soulevé par un coussin; on se servira soit d'une vulgaire capote en caoutchouc fin ou même d'un véritable doigt de caoutchouc plus résistant et continué par un rabat comme certains gants d'escrime protégeant toute la main et les espaces interdigitaux. A Necker, nous nous servons, pour l'onction, d'une pommade ainsi composée :

Poudre de savon. . . . .   ⎫
Glycérine . . . .   ⎬ ää 33 grammes.
Eau. . . . .   ⎭
Phénol absolu ou naphtol β. . . . .   1 gramme.

Faute de protecteur, elle est préférable à un corps gras dont on se débarrasse plus difficilement au lavage.

Dans les cas d'*hypertrophie prostatique franche*, hypertrophie sénile dont la vraie cause est la vieillesse, le toucher rectal montrera une glande grosse, trouvée déjà à un travers de phalange de l'anus, faisant une forte saillie dans l'ampoule rectale au point d'arrêter quelquefois le bol fécal en effaçant toute la lumière du conduit, remontant quelquefois assez haut pour que le bout du doigt ne l'atteigne pas, surtout chez les gens gros, à anus infundibuliforme, d'aspect plus ou moins arrondi, ayant perdu son apparence normale de cœur de carte à jouer, avec sillon et échancrure médians, permettant à peine au doigt de passer entre elle et la paroi de l'excavation pelvienne, de consistance dure, mais *lisse et régulière*; il n'y a pas à s'y tromper.

C'est la même technique qui permettra de déceler une *prostate tuberculeuse*, en

---

[1] Il ne faut pas se méprendre sur l'appellation moderne de *prostatiques jeunes*. On entend par là une classe de malades de vingt-cinq à trente-cinq ans ayant eu la chaudepisse compliquée de prostatite et conservant une prostate grosse, molle ou dure, avec quelques troubles fonctionnels rappelant ceux des vieux prostatiques, mais nullement justiciables des mêmes traitements sanglants.

général peu grosse, mais bourrée de nodosités et avec gonflement des deux vésicules séminales allongées en forme de doigt et comme injectées au suif en haut
et de chaque côté des cornes prostatiques.

A côté de l'hypertrophie franche, on rencontre souvent, surtout quand il y a
des *douleurs* et des *hématuries*, une *carcinose prostatique*, reconnaissable à ce que
la prostate est d'une dureté ligneuse et bourrée de nodosités dures variant de la
grosseur d'une tête d'épingle à une noix.

Signalons encore cette forme spéciale de néoplasme, appelé par M. Guyon *carcinose prostato-pelvienne diffuse* où le doigt ne sent rien qu'une énorme cuirasse

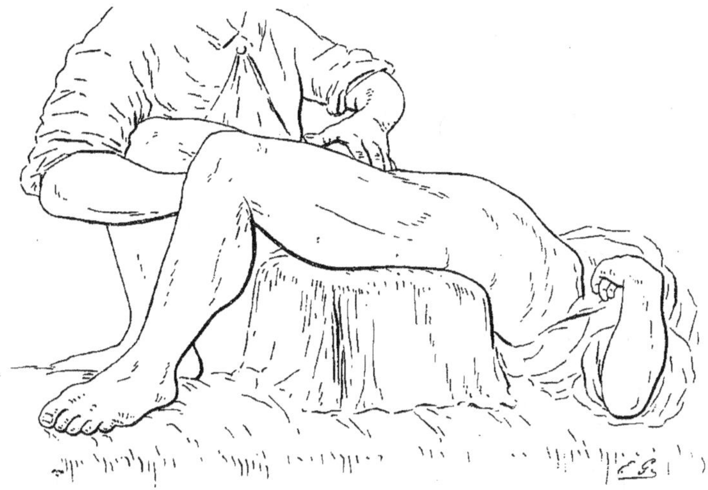

Fig. 13. — Technique du double palper combiné (toucher recto-sus-pubien).

dure remontant trop haut pour en atteindre la limite : c'est un *noli me tangere*.

Mais le toucher rectal n'est pas tout ; si l'on veut avoir des notions sur l'épaisseur de l'hypertrophie, ce qui peut jouer un grand rôle dans la discussion d'une
opération possible, il faut recourir au *palper combiné* (main sus-pubienne avec
doigt rectal) pratiqué en position de Trendelenbourg et à vessie vide (fig. 13). Dans
les cas de grosses tumeurs où la vessie est « sur un piédestal » on arrive ainsi à
très bien sentir, interposée entre ses doigts, l'hypertrophie des lobes latéraux, tout
comme on apprécie le volume et les connexions des salpingo-ovarites chez la
femme par le double palper vagino-abdominal [1].

Passage de la sonde et technique des mandrins. — La sonde par excellence du
prostatique, est la béquille à forte coudure et à gros numéro (fig. 6); exceptionnellement le malade se servira de la sonde rouge molle de Nélaton. J'ai vu beaucoup
de confrères ne pouvant passer chez des prostatiques avec des sondes droites
graduellement plus petites et être très étonnés de voir immédiatement passer une

---

[1] Nous passons sur ce qu'on appelle les *prostatiques sans prostate*, c'est-à-dire ces malades
ayant, au point de vue clinique fonctionnel, tout du prostatique, sans prostate appréciable : la
prostatectomie chez eux peut donner cependant de bons résultats, à condition que la musculature vésicale ait conservé sa contractilité.

béquille n° 20. C'est que le canal du prostatique n'est pas un canal rétréci au sens propre du mot, comme le prouvent les opérations de prostatectomies où l'on trouve des urètres prostatiques *triplés* de largeur, mais bien des canaux déformés. Là, plus que pour tout autre, il faut tirer *beaucoup* sur la verge en l'inclinant sur le pubis pour que le cul-de-sac du bulbe fasse une poulie de réflexion sur laquelle glissera la coudure de la béquille, et surtout il faut que le bassin du malade soit démesurément soulevé.

Cela fait, on essaiera de passer avec une grosse et forte béquille d'abord en faisant faire au bec de la sonde dans la profondeur de petits mouvements latéraux de vrille. Bien que le principe formel soit de chercher à toujours suivre la paroi supérieure, j'ai pu dans un cas, passer « béquille en bas », après une heure de tentatives infructueuses chez un obèse diabétique et rétentionniste complet infecté.

Dans le cas d'insuccès et surtout de fausses routes, il faut recourir aux mandrins,

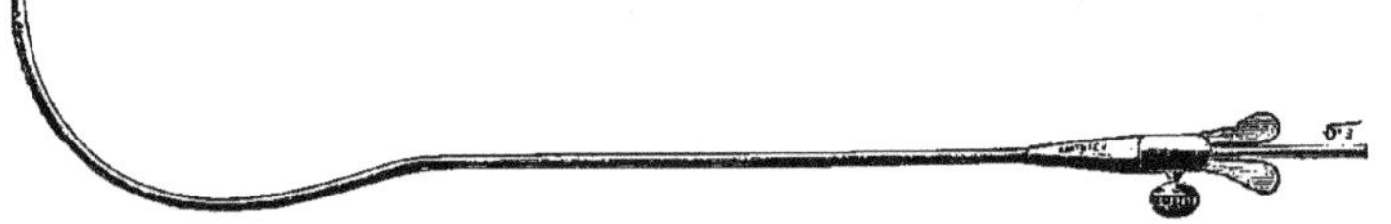

Fig. 14. — Grand mandrin courbe.

d'abord au grand mandrin courbe (fig. 14) puis au mandrin coudé (fig. 15) qui, introduit dans l'intérieur de la sonde, exagère encore l'angle d'incidence.

Le mandrin, préalablement flambé et huilé est introduit par le pavillon de la sonde qui glisse assez facilement sur lui et on l'enfonce jusqu'à ce que le bout du mandrin se trouve caché entre les deux yeux de la sonde ; cette précaution est indispensable pour éviter un dérapage du mandrin par un œil, ce qui pourrait blesser le canal, et on fixe l'instrument à ce point grâce à un curseur conique et à une vis qui pénètre dans le pavillon en l'obturant complètement et qui vissé devient solidaire de la tige et de la sonde.

Pour le mandrin coudé, l'extrémité de la tige s'arrête avant la coudure de la sonde qui en présente ainsi deux, la sienne propre et celle du mandrin.

Cela fait, on l'introduit de la manière suivante : Saisissant la verge de deux doigts de la main gauche, on engage mandrin et sonde bien huilés jusqu'à l'urètre

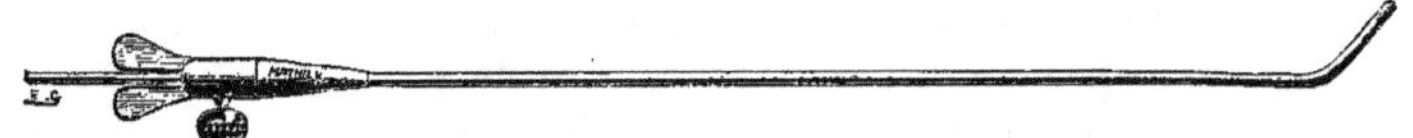

Fig. 15. — Mandrin coudé.

bulbaire en général sans difficulté ; puis amenant le tout de l'aine sur la ligne médiane, presque parallèlement à l'abdomen, on cherche à l'engager sous le pubis en tenant l'extrémité du mandrin d'un côté, pendant que la main droite appuie légèrement au périnée la courbure du mandrin contre le pubis ; bientôt on a la sensation que la sonde s'engage, et on abaisse le tout ; l'urine vient déjà filtrer, entre la sonde et le curseur ; on enlève alors la tige métallique en lui faisant exécuter les trois temps inverses de l'entrée et tout en maintenant la sonde pour éviter qu'elle ne s'échappe.

Il ne reste plus qu'à chercher le goutte à goutte (p. 147), et à la fixer (p. 144).

Il est curieux qu'après insuccès dans le passage, on arrive à pénétrer facilement
en changeant de place, et en se plaçant de l'autre côté du malade ; ce sont là de

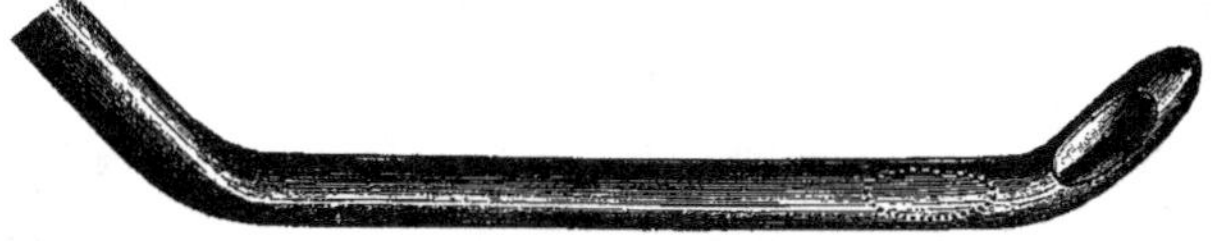

Fig. 16. — Forme de la sonde-béquille quand on y a introduit le mandrin coudé
(bicoudure).

petits procédés consacrés par l'expérience et que le médecin livré à ses seules ressources et éloigné de tout centre doit bien connaître.

État de la vessie. — Cette tentative de cathétérisme permet de préciser plusieurs
caractères du prostatique : d'abord son *résidu*, l'*état de contractibilité du muscle
vésical* avec ou sans manomètre, simplement à la seringue, en étudiant la force du
jet et enfin la *longueur de la prostate* d'après l'enfoncement de la sonde, celle-ci
pénétrant d'autant plus loin que la traversée prostatique est plus longue.

Complications. — Le prostatique a besoin de conseils et d'une direction de traitement, car il est sujet à de multiples complications dont les principales sont : les
hématuries, les abcès de la prostate, les cystites, les orchites dites à répétition ou
à bascule, à cause de leur fréquence et allant d'un testicule à l'autre, enfin, par
infection ascendante, urétérale, des lésions rénales souvent irrémédiables.

Traitement. — Le traitement du prostatique est complexe.

A. TRAITEMENT MÉDICAL. — Il consiste à donner des anticongestionnants, bains
locaux généraux et courts de dix minutes, bains de siège amidonnés plus prolongés, petits lavements opiacés ou antipyrinés à garder et de 150 grammes seulement
pour remplir l'ampoule rectale et mettre ainsi la prostate dans un bain d'eau. On
pourra, dans le cas de douleurs, ordonner des suppositoires dont une bonne formule est la suivante (GUYON) :

Beurre de cacao. . . . . 3 grammes.
Onguent napolitain . . . . 0^{gr},50
Extrait de balladone. . . . . 0^{gr},02

On conseillera au malade d'éviter le froid, surtout aux reins et, le soir, après le
repas. Il portera une ceinture de flanelle, et on ordonnera des frictions à l'eau de
Cologne tous les matins au réveil, et à jeun un verre d'eau diurétique pour laver
ses voies urinaires. Il évitera tous les bons repas et toutes les excitations ; enfin
le régime alimentaire sera celui des mets légers, viandes blanches ou rôties mais
non fermentées ni épicées.

Au début, on pourra passer quelques bougies dilatatrices qui entretiendront le
canal.

B. TRAITEMENT D'URGENCE. — Dans la rétention aiguë, il consiste en application
de compresses chaudes sur l'hypogastre, en petits lavements chauds et en bains
généraux.

Les surveillantes stylées de nos services spéciaux savent très bien qu'il faut donner un grand bain à un malade rétentionniste aiguë d'origine prostatique, et il arrive très souvent que ce malade urine dans le bain ou est même préparé pour un cathétérisme.

Enfin, en désespoir de cause, la *ponction vésicale* (p. 171).

C. TRAITEMENT DES FAUSSES ROUTES ET DE L'INFECTION. — Il consiste dans la mise en place d'une sonde à demeure d'après les manœuvres des mandrins qu'on laissera en place de cinq à dix jours jusqu'à la chute de la fièvre (défervescence sincère de Guyon).

D. TRAITEMENT DES GRANDS DISTENDUS. — Il ne faut *jamais* les vider brusquement et d'emblée, car ces malades ont des reins distendus également et la décompression brusque leur est fatale, surtout à l'âge avancé où ces phénomènes s'observent.

Il faut évacuer une centaine de grammes seulement, qu'on remplacera par 100 grammes d'eau nitratée au millième ou au 1/500 ; on évacuera de nouveau 100 grammes qu'on remplacera par 100 grammes d'eau nitratée, et ainsi de suite, de sorte que le malade bien que soulagé et n'étant plus en tension douloureuse n'aura bientôt plus dans sa vessie que de l'eau nitratée ; on fermera alors la sonde avec un fausset et on la débouchera toutes les demi-heures environ pour laisser évacuer environ 100 à 150 grammes.

Cette décompression lente à sonde fermée est d'une importance primordiale dans la thérapeutique de ces vieux prostatiques plus sensibles aux influences mécaniques et à l'intoxication qu'à l'infection chronique qu'ils entretiennent.

E. TRAITEMENT A LONGUE ÉCHÉANCE. — Il consiste à sonder le malade de une à trois fois par jour suivant la quantité de son résidu et de le nitrater de une à trois fois (nitrate au millième) suivant le degré de son infection. Ce n'est là qu'un pis aller qui consacre une infirmité, incompatible avec une existence normale, d'où les tentatives chirurgicales faites dans ces derniers temps pour traiter l'hypertrophie de la prostate.

F. TRAITEMENT CAUSAL OU CHIRURGICAL. — Les procédés sont multiples et nous n'avons pas à les décrire ici ; mentionnons seulement leurs principales indications qui ne sont d'ailleurs pas encore très bien réglées ; ce sont :

La cystostomie sus-pubienne avec établissement d'un méat hypogastrique chez les vieux prostatiques infectés qui ont des difficultés de sondage. Cette opération semble avoir vécu, car elle constitue pour un bien faible résultat une infirmité déplorable d'un méat le plus souvent incontinent, même quand il est trans-musculaire.

L'opération de Bottini, ou section galvano-caustique du lobe moyen de la prostate au niveau du col, consiste à établir un chenal pour l'évacuation temporaire de l'urine ; nous disons temporaire, parce qu'il ne tarde pas à disparaître par la compression des grosses masses latérales : c'est un procédé assez bénin et simple, par conséquent à utiliser dans les cas graves avec infection chez un malade affaibli, dont l'état de santé ne pourrait faire les frais d'une intervention plus sanglante.

La taille hypogastrique avec excision du lobe moyen, qui est une demi-mesure, est à rejeter.

La prostatectomie ou opération idéale qui peut se faire de trois façons et suivant les cas :

Prostatectomie totale haute transvésicale (Füller-Freyer) dans les grosses prostates.

Prostatectomie subtotale basse périnéale (Proust-Gosset-Albarran) dans les petites prostates.

Prostatectomie totale combinée périnéo-sus-pubienne[1] (Cathelin) dans les grosses prostates avec hypertrophie du lobe moyen.

Les résultats de ces prostatectomies sont vraiment remarquables : il est curieux de voir l'absence de shock même chez des malades de quatre-vingts ans et plus. C'est une opération qui, bien conduite, peut être exécutée en un quart d'heure sans hémorragie, sans pinces, et qui est à conseiller, sinon chez les prostatiques rétentionnistes incomplets à urines claires, tout au moins chez les prostatiques rétentionnistes aigus ou chroniques, mais surtout chroniques, complets ou incomplets, infectés le plus souvent.

[1] *Tribune médicale*, septembre 1905 (avec 8 figures) et *Congrès d'Urologie*, 1905.

CHAPITRE III

ANESTHÉSIE, ANTISEPSIE ET STÉRILISATION

DANS LES VOIES URINAIRES

I. — ANESTHÉSIE [1]

I. — DANS LES AFFECTIONS RÉNALES

Nous nous servons, à Paris surtout, du chloroforme, l'école lyonnaise étant à peu près seule en France restée fidèle à l'éther. M. Guyon a bien montré que, malgré quelques phénomènes du côté des reins (desquammation, albuminurie transitoire), le chloroforme était en général bien supporté par les reins des urinaires et que même dans les cas de lésions bilatérales, il n'y avait de la part de cet agent aucune toxicité ; cela tient vraisemblablement à l'élimination assez rapide de ce produit par les divers émonctoires dont le rein n'est pas le principal et aussi à son instabilité d'action. L'éther au contraire semble provoquer des lésions plus durables.

II. — DANS LES AFFECTIONS VÉSICALES

C'est surtout au cours des manœuvres de la lithotritie que M. Guyon [2] a été amené à étudier l'action du chloroforme sur cet organe. Il a vu, en particulier, que le chloroforme ne supprimait pas complètement la sensibilité vésicale mais qu'il permettait de prolonger les contacts et que les doses devaient être minimes au cours des séances ultérieures de lithotritie. Notre maître montre souvent qu'il est possible d'opérer avec le chloroforme à la première période ou petit chloroforme ; d'autres fois, dans certains cas de vessie irritable, il faut aller jusqu'à la troisième.

III. — DANS LES AFFECTIONS URÉTRALES ET CERTAINES MANŒUVRES VÉSICALES.

On se sert alors à peu près exclusivement d'analgésiques locaux.

Indications. — On aura recours à l'anesthésie locale dans les douleurs spontanées ; dans certaines formes d'urétrites douloureuses de la femme ; dans le spasme urétral ; dans les pollakiuries névropathiques ; dans l'incontinence quelquefois ; contre les douleurs provoquées des examens.

---

[1] Pour tout ce qui a trait à l'anesthésie, le praticien lira avec avantage ma traduction du livre du Professeur Dumont (de Berne) : *Traité de l'anesthésie générale et locale*, avec 376 pages et 180 figures, Baillière, 1904.

[2] Professeur GUYON. *Soc. de l'Internat des Hôpitaux*. Séance du 22 décembre 1904.

La cocaïne et la stovaïne sont les agents les plus employés.

La cocaïne à la dose de 3 à 6 centimètres cubes de la solution *au centième* (solution de Reclus) stérilisée.

Nous préférons aujourd'hui avoir recours à la *stovaïne*, le nouvel anesthésique découvert chimiquement par Fourneau.

Caractères. — La stovaïne est soluble dans l'eau et dans l'alcool. Elle fond à 175° et est précipitée de ses solutions par les alcalis même faibles. Les solutions aqueuses sont stérilisables par la chaleur et même l'ébullition prolongée (une heure) ou par une chauffe de 105° à l'autoclave. Elle se décompose vers 120°.

Effets physiologiques. — 1° Elle a un pouvoir anesthésique au mois égal à celui de la cocaïne; 2° *elle est beaucoup moins toxique que la cocaïne;* 3° elle n'a pas d'action vaso-constrictive; 4° elle ne provoque pas les accidents habituels de la cocaïne, c'est-à-dire les nausées, vertiges, syncopes; 5° elle exerce une action tonique sur le cœur; 6° elle a un pouvoir antiseptique très net; 7° enfin, chose qui n'est pas à dédaigner, elle est meilleur marché que la cocaïne, et on peut l'associer à divers médicaments.

Formules. — Nous donnons ici deux sortes de formules :
Pour la solution :

Stovaïne.	0gr,50 à 0gr,75
Eau distillée.	Q. S. pour 100 cent. cubes.

Pour les pommades (HUCHARD) :

Stovaïne.	0gr,25
Adrénaline au millième.	XXX gouttes.
Lanoline.	
Vaseline.	} àà 5 grammes.

Technique. — Dans l'injection sous la peau, il faudra employer la technique de Reclus pour la cocaïne qui est celle des *injections traçantes.*

Anesthésiques secondaires. — Signalons comme anesthésiques secondaires pour l'urètre et la vessie, l'antipyrine, le gaïacol, le goménol.

M. Guyon a même montré que, dans les vessies pathologiques où l'action des anesthésiques usuels est nulle sur les trois sensibilités vésicales, il fallait de préférence avoir recours à l'anesthésie rectale, aussi conseille-t-il avant les cystoscopies, explorations ou lithotrities, un petit lavement antipyriné de 1 gr. 50 d'antipyrine dans 150 grammes d'eau à garder et à donner environ une heure avant l'intervention.

Anesthésiques associés. — Dans certains cas et chez certains malades particulièrement rebelles à l'action des anesthésiques, M. Guyon recommande une injection préalable de 1 à 2 centimètres cubes de morphine à faire le matin, les trois jours qui précèdent l'intervention.

Suites de l'anesthésie. — a. *Anesthésie locale.* — Le malade qui sera toujours opéré *couché* et non debout ou assis restera au lit, *étendu* environ une heure après l'intervention. Beaucoup de syncopes cocaïniques sont dues à l'inobservance de cette règle. — b. *Anesthésie générale.* — Le malade sera reconduit aussi vite que possible dans un lit *chauffé* et à l'abri de tout courant d'air. Beaucoup de pneumonies post-opératoires en dehors de l'infection qui les provoque sont dues aussi souvent au refroidissement après l'opération, les malades étant déjà dans un certain degré d'hypothermie.

Conclusion. — Malgré tout le bénéfice que peuvent retirer certains malades d'une anesthésie locale de l'urètre ou de la vessie, nous conseillons fortement de n'y recourir qu'exceptionnellement, même pour l'urétrotomie interne, sauf chez des malades très pusillanimes. Contrairement aux Américains et aux Allemands qui s'en servent assez couramment, nous n'en usons que rarement en France, tant il est vrai qu'une exploration méthodique et lente, dans des mains exercées et douces, reste encore pour le malade la meilleure sauvegarde d'une insensibilité absolue.

II. — ANTISEPSIE[1]

1° DE L'OPÉRATEUR ET DES AIDES. — Ce sont les mêmes règles qui président à l'antisepsie pour les chirurgiens généraux. Le *lavage des mains* en est le temps le plus important. Il consiste en nettoyage à la brosse de chiendent dans de l'eau savonneuse chaude pendant dix bonnes minutes, ou rinçage pendant cinq minutes dans une eau neuve, puis à une immersion avec frottement à la compresse dans deux antiseptiques stérilisés qui varient avec les chirurgiens : permanganate et sublimé ou oxycyanure et alcool, etc. On insistera plus particulièrement sur le nettoyage des ongles, des espaces sous-unguéaux et des espaces interdigitaux. Il est préférable d'ailleurs d'avoir les ongles coupés ras.

2° DU MALADE. — Il ne faut jamais sonder un malade sans laver le gland et le prépuce en ouvrant le méat et en y injectant avec des bourdonnets de ouate hydrophile une solution antiseptique, de l'oxycyanure de préférence ; la région méatique est en effet la plus microbienne de tout le canal et il importe de ne pas porter l'infection plus loin dans la profondeur.

Il faut également avant toute intervention sur l'urètre et la vessie mettre ces cavités en état de propreté, aussi grande que possible, par de petits lavages boriqués ou nitratés légers au millième.

Enfin, il faut toujours, quand on enlève une sonde, laver le canal en continuant l'injection pendant qu'on retire la sonde.

Cette question de l'antisepsie des cathétérismes est d'importance primordiale dans l'étude des voies urinaires et d'autant plus importante que l'on crée une brèche au canal (porte ouverte à l'infection), comme dans l'urétrotomie interne, ou que l'on a affaire à des rétentionnistes, surtout les *rétentionnistes chroniques avec distension* qui sont des intoxiqués et chez lesquels un cathétérisme sale est souvent la cause d'une mort rapide.

Les choses se compliquent quand des cathétérismes fréquents et bi-journaliers doivent être faits par le malade lui-même ou par une personne de son entourage.

---

[1] L'asepsie. qui aujourd'hui a remplacé avec avantage l'antisepsie en chirurgie abdominale, n'est pas de mise en chirurgie urinaire. Dans le premier cas, en effet, on n'a qu'à lutter contre l'entrée d'éléments microbiens au contact d'organes et de cavités virginaux; dans les voies urinaires au contraire, il faut en plus lutter contre l'infection qui existe déjà dans la place et qui donne à elle seule la clef de certains insuccès moins fréquents dans les autres opérations abdominales propres où le chirurgien reste maître de son asepsie.

C'est alors au médecin de donner au malade toutes les règles de propreté chirurgicale nécessaires et qui devront êtres suivies à la lettre, pour ce qui est surtout du lavage des mains et du nettoyage de la sonde (p. 130).

III. — STÉRILISATION

I. — STÉRILISATION DES INSTRUMENTS MÉTALLIQUES

Premier procédé. — Un procédé simple et rapide consiste à déposer les instruments dans une cuvette, à y répandre un peu d'alcool et à y mettre le feu. Malheureusement, d'après des recherches récentes, ce « *flambage au punch* » ne serait pas d'une sécurité absolue; en outre, il détériore et irise les instruments, en émoussant surtout les tranchants des bistouris et les aiguilles.

Il ne peut servir que dans des cas d'exception et quand on n'a à utiliser qu'un petit nombre d'instruments.

Le passage dans la flamme de la petite lampe à alcool est plus sûr, mais passible de la même objection.

Deuxième procédé. — *L'ébullition.* — C'est le *meilleur de tous.* Il ne peut malheureusement servir que dans des cas d'urgence et *sur place,* quand on opère là où l'ébullition se fait.

Il ne peut être utilisé pour le transport des instruments à grande distance, car l'humidité prolongée détermine la rouille des instruments.

Troisième procédé. — *L'étuve,* en particulier celle de Poupinel, qui reste le modèle du genre : c'est une boîte de dimensions variables avec double paroi métallique, au-dessous de laquelle une rampe de gaz permet d'élever la température intérieure jusqu'à 200°, les lectures se faisant sur un thermomètre plongeant dans la boîte. En pratique, il faut chauffer pour être sûr de tuer tous les microbes à 170° pendant trois quarts d'heure et il faut en général un quart d'heure pour régler la flamme correspondant à cette température.

Des tubes-témoins contenant des poudres ne fondant qu'à ces hautes températures, sont, par leur fusion, la preuve d'une stérilisation effective.

Il existe de petites étuves très commodes pour les praticiens de campagne.

Quatrième procédé. — *L'immersion dans une solution antiseptique* reste un bon procédé, mais d'exception, et en usage seulement dans les cliniques; on se servira alors avantageusement d'une solution phéniquée forte à 5 p. 100. On n'oubliera pas que le sublimé altère le nickelage des instruments ; un autre sel de mercure, l'oxycyanure au contraire ne les détériore pas.

II. — STÉRILISATION DES OBJETS DE PANSEMENT

Les objets de pansements (ouate, compresses, etc.), seront stérilisés à *l'autoclave* à 120° pendant une heure ainsi que les solutions, ces dernières pouvant être tyndallisées[1].

---

[1] La tyndallisation consiste à porter trois fois de suite à une température inférieure à 100° une solution, alors qu'une seule stérilisation à une température plus élevée amènerait une altération dans son état moléculaire et son mode d'action : on y a recours par exemple pour la stérilisation de certaines solutions de cocaïne ou stovaïne employées dans l'anesthésie intra-rachidienne.

III. — STÉRILISATION DES SONDES ET DES CYSTOSCOPES

PREMIER PROCÉDÉ. — L'ébullition pour les sondes mais non pour les cystoscopes reste encore là un procédé excellent, malheureusement il les altère beaucoup, rend les sondes en caoutchouc cassantes et détériore les sondes en gomme en leur faisant perdre leur poli. C'est donc un procédé qui, malgré sa simplicité, peut revenir cher pour le malade destiné à l'éternel sondage.

DEUXIÈME PROCÉDÉ. — *Soins préalables* : avant toute stérilisation, quelle qu'elle soit, il faut désinfecter la sonde *aussitôt qu'elle a servi,* car des expériences faites au laboratoire de M. Guyon, ont montré que, mises en présence des mêmes procédés de stérilisation, une sonde propre, au sens vulgaire du mot, se désinfectait mieux qu'une sonde sale et souillée de microbes.

Il faut donc commencer par un lavage soigneux au savon, destiné au dégraissage et à enlever le corps huileux qui a servi à lubréfier la sonde. Il faut ensuite les disposer sur de petites claies en bois pour les sécher, en les mettant obliquement, en pente, et pavillon en bas pour un bon écoulement de l'eau.

a. *Stérilisation par la chaleur*. — On peut se servir de l'étuve sèche ou de l'étuve humide. Dans le premier cas, on portera à 140°, ou trois fois à 100°, en ayant soin de séparer les sondes par du papier filtre et de les enlever une heure après la stérilisation. Dans le second cas, on pourra porter pendant dix minutes dans de la vapeur d'eau à 100°.

b. *Stérilisation par les antiseptiques liquides*. — Les trois antiseptiques de choix sont : l'acide phénique à 5 p. 100, le sublimé à 1/100, le nitrate d'argent à 1/500 ; malheureusement le séjour des sondes dans ces milieux les altère assez vite.

c. *Stérilisation par les antiseptiques gazeux*. — C'est le procédé usuel et le meilleur, on s'est surtout servi des trois corps suivants : l'acide sulfureux, le plus ancien (Janet) est le meilleur de tous, mais il a dans son *odeur* un gros inconvénient ; les vapeurs de mercure (Lannelongue, de Bordeaux) sont très bonnes mais exigent un temps bien trop long (soixante-dix heures) pour une stérilisation effective ; le formol à 40 p. 100 employé pour la première fois par Janet, reste le procédé de choix : l'étuve thermo-formogène d'Albarran, la meilleure, est construite sur ce principe. Citons encore l'étuve de Guillon et celle d'Hamonic, très ingénieuse, au gaz d'éclairage.

d. *Stérilisation à longue échéance*. — Pour conserver propres les sondes ainsi stérilisées, Desnos a imaginé des tubes en verre avec bouchon creux renfermant de la poudre de trioxyméthylène, dont les vapeurs pénètrent dans le tube par les trous du bouchon ; on peut ainsi garder stériles pendant plusieurs mois des sondes en gomme ; malheureusement le formol étant un sel caustique et très irritant, il importe, si l'on veut éviter la production d'urétrites mécaniques, d'immerger ces sondes dans de l'eau bouillie pendant un quart d'heure ou une demi-heure avant l'emploi.

CHAPITRE IV

PRINCIPALES TECHNIQUES UROLOGIQUES

I. — TECHNIQUE DES DILATATIONS ET EXPLORATION AVEC LES INSTRUMENTS MÉTALLIQUES

La dilatation de l'urètre rétréci avec des instruments appropriés, est une des petites interventions les plus fréquentes en urologie courante. Malgré sa simplicité, elle exige des soins et des connaissances que tout praticien doit avoir pour la mener à bien.

Technique :

I. — DILATATION AVEC LES BOUGIES MOLLES

Les bougies molles vont du n° 6 au n° 25 de la filière Charrière. Ce sont des bougies pleines en gomme, droites et coniques (fig. 17). Elles servent surtout pour les dilatations du début, alors que les premiers numéros des béniqués ne peuvent encore passer, mais *elles sont insuffisantes*. En outre, elles sont moins agréables au malade à cause de leur absence de poli et à cause de leur extrémité qui va toucher avec légère douleur le bas-fond vésical ; en outre elles *n'impriment pas leur volonté* au canal comme le ferait un instrument de métal ; et bien que d'un usage plus fréquent que les béniqués auprès des praticiens, elles sont plus dangereuses que ces derniers, bien employés.

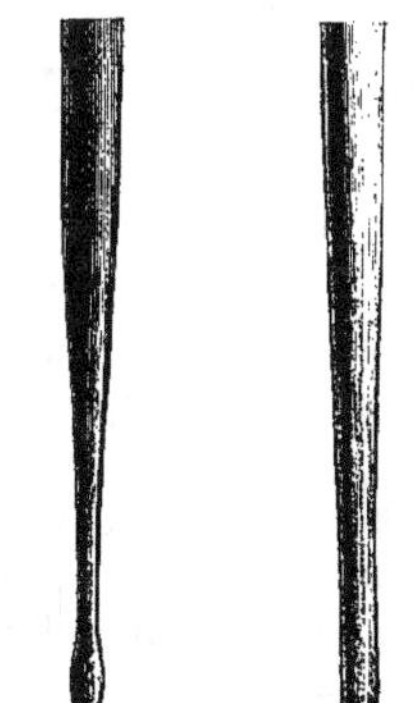

Fig. 17. — Bougies pleines dilatatrices.

II. — DILATATION AVEC LES BÉNIQUÉS

Les béniqués, ainsi appelés du nom de celui qui les a inventés, sont des instruments métalliques variables comme forme suivant leur usage : ceux de l'urètre antérieur et ceux de la femme sont droits (fig. 19) ; ceux de l'urètre postérieur de l'homme sont incurvés en forme de demi-circonférence : ce sont ces derniers dont on se sert le plus souvent (fig. 20).

Conducteur. — On peut les passer seuls ou munis d'un conducteur (fig. 18). Ils possèdent à cet effet à leur extrémité, en obus, un pas de vis creux destiné à recevoir la partie mâle d'une armature de petite bougie filiforme semblable aux bougies de Leroy d'Etiolles. Ce fin conducteur qu'on introduit préalablement dans la vessie et sur lequel on visse le béniqué a pour mission de tracer la route et de faire passer l'instrument là où il aurait eu de la peine à s'engager : c'est l'histoire de la couturière qui coupe obliquement le bout de son fil pour favoriser son passage dans le trou de l'aiguille.

Quand on veut éviter de se servir du conducteur, on peut commencer par

Fig. 18. — Conducteur pour béniqué.

passer une bougie fine qu'on laissera quelques minutes, après quoi le passage du béniqué sera très facilité.

Technique. — La règle est de ne passer que trois numéros successifs de béniqués, dont la filière va du 25 au 60, chacun graduellement plus gros d'un tiers de milli-

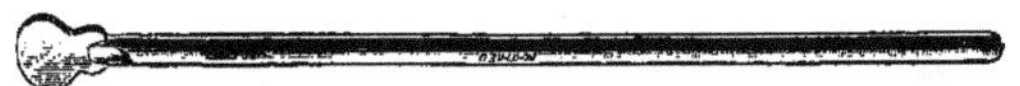

Fig. 19. — Béniqué droit pour l'urètre de la femme.

mètre et il faut toujours passer comme premier numéro le dernier numéro de la fois précédente. Ainsi on passera 30, 31. 32, puis la fois suivante 32, 33, 34, etc.

Les dilatations dans les cas faciles pourront être faites tous les deux jours ; dans les cas difficiles au contraire et saignants deux fois seulement par semaine.

Il est bon, quand on arrive à la fin, d'espacer les dilatations extrêmes de semaine

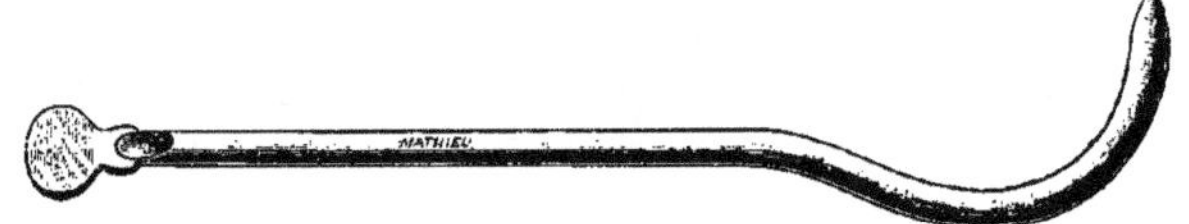

Fig. 20. — Béniqué courbe classique.

en semaine ou de quinzaine en quinzaine pour que le malade conserve plus longtemps le bénéfice de ses dilatations.

On ne sautera de numéros que dans les cas faciles de rétrécissements muqueux sans zone très marquée de péri-urétrite ; ordinairement on aura intérêt à aller lentement, numéro par numéro.

Il ne faudra pas que le malade conserve trop longtemps les béniqués dans le canal ; une à deux minutes suffisent au maximum. De même, il importe dans les canaux durs de ne pas pousser la dilatation à son extrême limite car on obtiendrait alors un résultat contraire à celui qu'on cherche, c'est-à-dire une rétention ou de l'anurie complète, comme je l'ai observé une fois à l'hôpital où une dilatation forcée au 60 détermina une anurie de trente heures pour laquelle il fallut faire beaucoup suer le malade ; dans de pareils cas, il serait même urgent de faire une capsulectomie.

Modus agendi. — A cause de sa courbure, le béniqué ne s'introduit pas tout droit dans le canal : il y a un procédé spécial ancien, dit du « tour de maître », que l'on peut remplacer par le suivant plus méthodique et qui comprend quatre temps bien distincts :

Premier temps. — Le béniqué est présenté huilé au méat et introduit légèrement, la *tige droite répondant à peu près à l'aine droite du malade* (fig. 21).

DEUXIÈME TEMPS. — Le béniqué est tourné légèrement tout en progressant par trac-

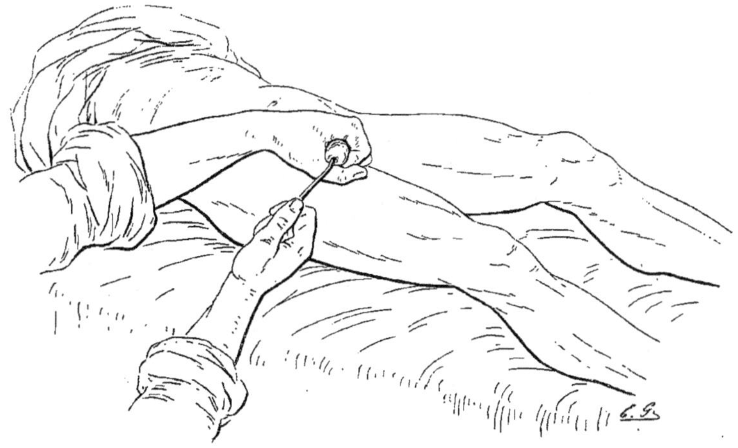

Fig. 21. — Passage du béniqué. *Premier temps* : béniqué dans l'aine.

tion sur la verge, et est *amené dans le plan médian, à peu près parallèle au ventre* (fig. 22).

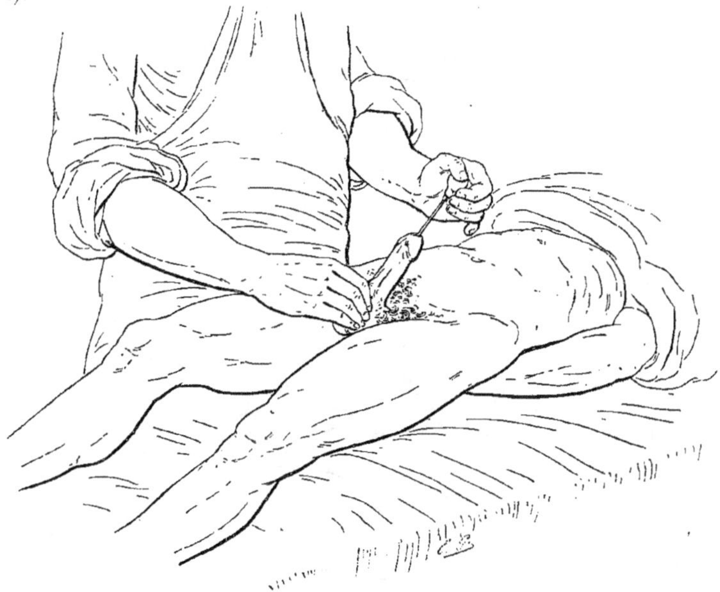

Fig. 22. — Passage du béniqué. *Deuxième temps* : béniqué tourné, ramené dans le plan médian et oblique sur la paroi.

TROISIÈME TEMPS. — Le béniqué est ramené lentement à la verticale dans le plan médian : c'est le *temps de l'engagement* quelquefois assez difficile et qui demande une assez forte traction sur la verge. D'autres fois, il peut être utile tout en le main-

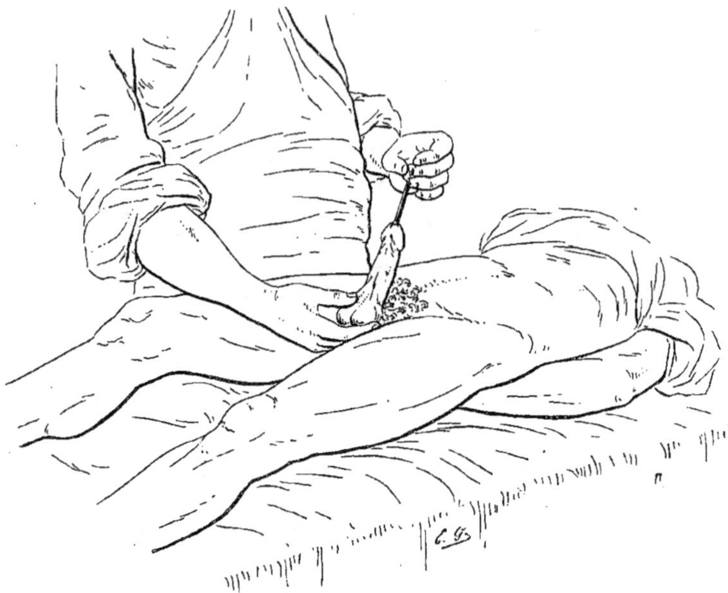

Fig. 23. — Passage du béniqué. *Troisième temps* : engagement sous le pubis, béniqué vertical et main au périnée pour conduire le bec.

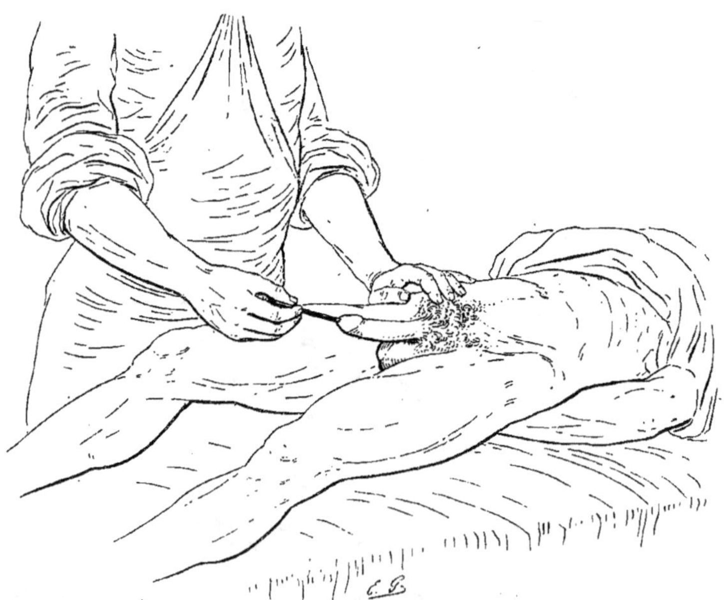

Fig. 24. — Passage du béniqué. *Quatrième temps* : abaissement. Le bec du béniqué entre dans la vessie.

tenant de la main gauche, d'aller du côté du périnée chercher à en guider la courbure en favorisant l'engagement (fig. 23).

QUATRIÈME TEMPS. — C'est le *temps de l'abaissement*; le béniqué engagé suit le canal et pénètre bec en haut, dans la vessie, où on peut même le sentir à travers la paroi abdominale, sa tige descendant plus ou moins du côté des jambes du malade (fig. 24).

Nous ne conseillons pas de faire, au cours de ces dilatations pour urétrite chronique, le *massage du canal sur béniqués*, dans l'hypothétique but de vider le contenu des glandes malades.

Le béniqué remplissant tout le canal, on ne vide rien du tout et j'ai vu fréquemment des poussées graves d'urétrites survenir après l'application de ce procédé.

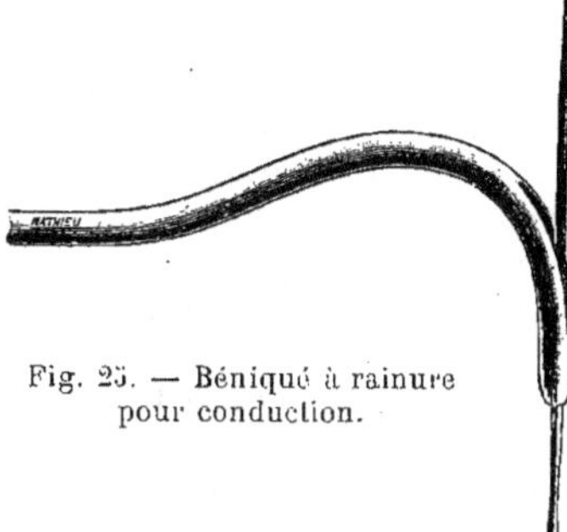

Fig. 25. — Béniqué à rainure pour conduction.

Il existe un béniqué-laveur qui, dans quelques cas, pourra rendre des services.

En dehors du mécanisme de conduction réalisé par la bougie armée, Hamonic a fait construire des béniqués cannelés glissant sur une sonde passant dans la cannelure et qui dans certains cas rendront des services (fig. 25).

III. — DILATATION AVEC LES INSTRUMENTS ARTICULÉS DES ALLEMANDS[1]

Les professeurs Kollmann et Oberlander ont fait construire des dilatateurs spéciaux droits et courbes pour les deux urètres antérieur et postérieur, formés d'une tige centrale sur laquelle s'appliquent les autres tiges cardinales articulées, solidaires de la tige centrale par plusieurs segments mobiles, et dont l'ouverture, commandée par un volant extérieur actionne une flèche tournant sur un cadran gradué (fig. 26).

Introduit fermé, on actionne le volant et l'on juge par la position de l'aiguille du degré de la dilatation.

Avantages. — Je ne reconnais à ces instruments que deux avantages : d'abord le fait pour les malades de se dilater eux-mêmes une fois l'appareil introduit et

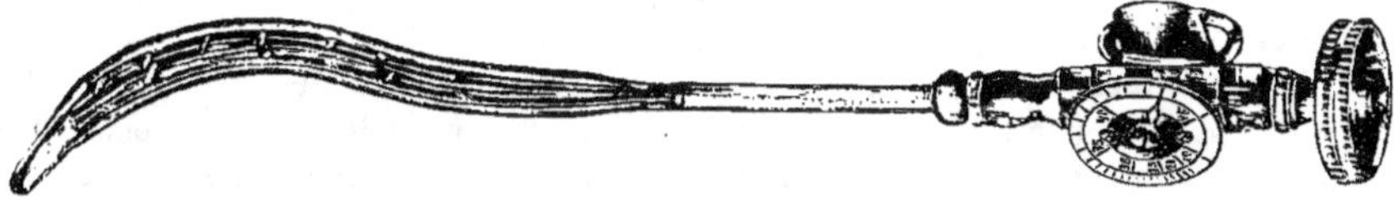

Fig. 26. — Dilatateur urétral de Kollmann-Oberländer.

ensuite le fait d'obtenir de grosses dilatations qui peuvent être nécessaires dans la thérapeutique de certaines urétrites rebelles du canal postérieur. Il existe en outre une variété de ces dilatateurs permettant un lavage assez effectif pendant la dilatation : ils sont supérieurs aux béniqués dans ce sens que le contenu des glandes exprimées peut tomber dans le canal, dans les dièdres intermédiaires aux tiges et être ensuite balayées par un lavage ou la chasse d'urine vésicale.

[1] Je laisse de côté les dilatateurs hydrauliques et à air qui ne me semblent pas constituer un progrès : c'est à l'instrument métallique qu'il faudra toujours recourir.

Inconvénients. — A côté de ces légers avantages, je relève des inconvénients assez sérieux : d'abord le fait d'obtenir une trop forte dilatation ; les branches s'écartent en effet à un degré extraordinaire, ce qui dans des mains peu exercées pourrait amener des désastres. Mon maître Guyon a bien montré autrefois que la *divulsion* dans un urètre était une chose funeste et que si l'on avait le droit de couper un canal, on n'avait pas le droit de le déchirer.

En outre, il faut déjà une certaine perméabilité du canal pour introduire l'instrument fermé, ce qui le rend d'un usage moins général que le béniqué.

Enfin, il n'agit que sur les points cardinaux du rétrécissement et non sur tous, non en surface ; de même il dilate l'urètre suivant quatre lignes, d'une façon irrégulière, ce qui ne semble pas logique, et les tiges en revenant sur elles-mêmes peuvent « pincer » la muqueuse urétrale.

Remarque. — Il peut arriver que des dilatations graduelles du canal soient entravées par une atrésie du méat. Il peut alors être bon de faire une méatotomie le méat étant toujours normalement, on le sait, le point le plus étroit du canal.

Quant au degré de la dilatation, il est bon en pratique de s'arrêter vers le n° 55 à 60.

IV. — ACCIDENTS

Il peut survenir tout au moins des *incidents* au cours de dilatations même régulières. Ce sont : a. les *hémorragies* qui peuvent être quelquefois très intenses et survenir soit immédiatement, soit plus tard à la première miction. On conseillera au malade de se baigner et on retardera, de quelques jours, la dilatation suivante : b. la *fièvre*, qui est en général de courte durée, quelques heures à vingt-quatre heures, et nécessitant le repos au lit avec l'administration de diurétiques ; c. l'*abandon, la rupture ou l'entortillement* de la bougie conductrice. C'est pour éviter son *abandon* qu'il faut toujours s'assurer que le pas de vis est bon en essayant, tout en maintenant l'armature, de dégager le béniqué de son conducteur ; dans les vieux pas de vis fatigués où les tours de spires existent à peine, le béniqué saute : cette petite manœuvre, très simple et qu'on doit faire *instinctivement* à chaque passage de béniqué, est indispensable et peut éviter de gros ennuis, en particulier dans les cas de spasme retenant la bougie.

La *rupture* est rare et ne pourrait survenir en bas de l'armature qu'avec des bougies mal construites ou avec des bougies d'un usage trop prolongé.

L'*entortillement* de la bougie dans le canal est plus fréquent, surtout quand on ne tire pas beaucoup sur la verge ; il est bon pour l'éviter de retirer un peu la bougie avant l'introduction du béniqué pour s'assurer qu'elle joue facilement, et il est bon *de ne pas forcer* quand le béniqué résiste et que *le malade souffre :* il s'agit presque toujours d'une spirale de la bougie et c'est faute de connaître ces détails que la bougie se sectionnerait au point le plus tordu. Nous verrons plus tard la conduite à tenir dans ces cas ; mais, dans aucun, ce ne doit être l'expectation (p. 174) d. enfin, la *rétention et l'anurie* réflexe, dont nous avons déjà parlé en donnant le moyen de les éviter.

Exploration avec les instruments métalliques. — Les instruments métalliques autres que les béniqués, s'introduisent différemment ; le type en est l'explorateur à calculs de Guyon qui, au lieu de s'introduire en quatre temps, traverse en deux temps tout le canal.

Dans un premier, l'instrument est porté tout droit jusqu'au cul-de-sac du bulbe et glisse sans qu'on ait même besoin de le pousser (fig. 27); dans un deuxième temps, le manche est abaissé légèrement du doigt, sans pression, pour l'engagement sous-pubien.

Il est seulement maintenu de la main droite pendant que la main gauche appuie fortement à plat au niveau du pubis pour abaisser le ligament suspenseur et par

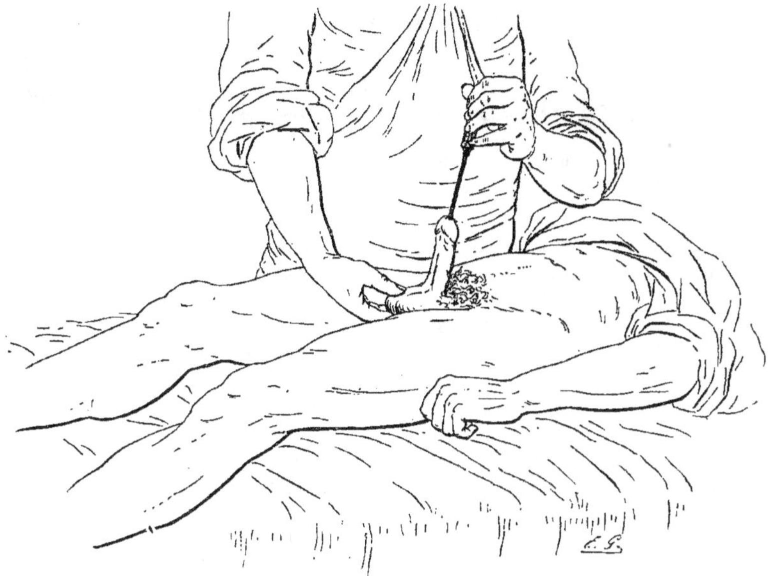

Fig. 27. — Introduction de l'explorateur Guyon (la main droite périnéale facilite le passage et l'engagement).

suite la verge. Dans les cas faciles, on voit l'instrument filer de lui-même et être en quelque sorte aspiré par la vessie.

Dans les cas de grosse prostate à évolution vésicale, on le voit monter pendant que son manche descend quelquefois bas entre les jambes.

Pendant toute cette manœuvre, il est indispensable :

1° Que la vessie du malade soit moyennement distendue par 150 grammes d'eau environ ;

2° Que le bassin du malade soit surélevé par un coussin, placé sous les fesses légèrement débordantes.

Technique de l'exploration dans le calcul de la vessie. — Suivant l'état de la prostate, on choisira l'un des 3 numéros de l'explorateur dont les becs sont à courbure d'autant plus grande que l'incurvation du canal est plus prononcée (n° 3 dans les grosses prostates) (fig. 28). Une fois introduit, on tourne le bec en bas et de côté, puis on cherche par de petits mouvements de va-et-vient à choquer tous les points du bas-fond, à droite et à gauche. Un contact calculeux ne peut passer inaperçu : on entend distinctement le bruit d'un choc sur une pierre, à l'extérieur, et même il existe des explorateurs-résonnateurs destinés à amplifier ce bruit. Cela fait, en repérant du doigt au méat le point de l'explorateur où on a perçu le premier contact, on continue en avant ou en arrière les mêmes petits mouvements jusqu'à ce que le bruit ne soit plus perçu, et on mesure de combien est sortie la tige de l'explorateur, ce qui donne la longueur du calcul. De même, plusieurs frottements plaideront en faveur de la multiplicité des pierres et le son grave ou aigu indiquera sa nature (phosphates, oxalates ou urates). On voit donc que pour les calculs vésicaux, en particulier, l'exploration métallique est infiniment supérieure à la

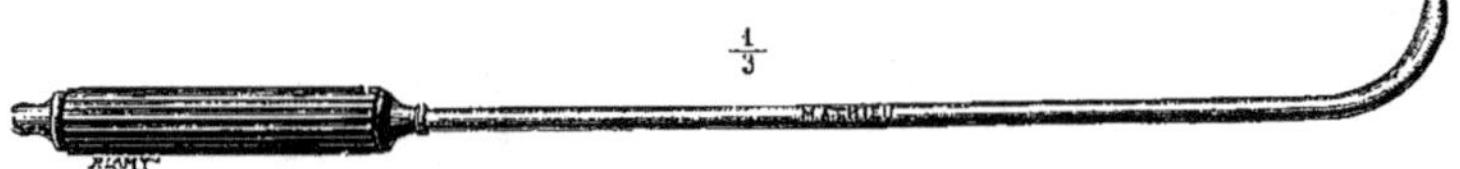

Fig. 28. — Explorateur de Guyon pour calcul.

cystoscopie puisque, tandis que cette dernière montre le calcul *déformé*, l'exploration en montre la présence d'abord, le nombre ensuite et même son volume exact et sa constitution.

Autres instruments métalliques. — Les *sondes métalliques* à lithotritie qui serviront à l'*aspiration des caillots* s'introduisent d'après la technique du grand mandrin courbe.

Les *cystoscopes*, instruments coudés à 45 degrés s'introduisent comme les sondes béquilles de même coudure.

Mon *diviseur des urines* et mon *cystoscope à vision directe*, de même forme que l'explorateur Guyon s'introduisent comme lui : la technique est identique.

II. — TECHNIQUE DES LAVAGES ET DES INSTILLATIONS

I. — LAVAGES

Les lavages sont exclusivement réservés aux *grandes vessies*, de sorte qu'il est imprudent, comme on le voit faire tous les jours, de proposer des lavages à un malade sans prendre sa *capacité vésicale*.

On peut déjà savoir, par le nombre quotidien des mictions, quelle capacité a le malade ; il est évident que le fait de conserver ses urines pendant quatre à cinq heures est en faveur d'un grand réservoir.

Pour prendre la capacité à la seringue, il faut se servir d'une seringue en verre de Guyon ou en métal, celle-ci mieux stérilisable, d'une contenance de 150 grammes, à anneaux, pour la préhension, et à *piston doux* (fig. 29).

La sonde une fois introduite dans la vessie, on y injectera de l'eau *lentement* pour imiter ces éjaculations distillantes de l'uretère qui ne se font que par gouttes et l'on attendra que le malade manifeste le besoin d'uriner : nous distinguons deux sortes de capacité vésicale ; la C. V. minima qui répond au premier besoin d'uriner et la C. V. maxima qui répond au besoin impérieux qui ne peut attendre ; entre les deux, il y a quelquefois une différence de 60 grammes.

On peut considérer comme normale une vessie recevant de 150 grammes à 300 grammes, ce qui est la capacité normale physiologique ; comme atteinte de cystite, à un degré plus ou moins prononcé, une vessie au-dessous de 100 grammes. Il est enfin certaines vessies, chez la femme surtout ou chez certains prostatiques distendus, qui ont plus de 5 à 600 grammes. J'ai vu plusieurs malades chez lesquels on aurait pu mettre plus d'un litre.

Or, nous le répétons, les vessies à bonne capacité sont seules justiciables des lavages.

Technique du lavage :

A. Urètre. — Le lavage de l'urètre peut se faire sans sonde à canal ouvert ou avec sonde, au retour. Il est rare qu'on le lave de haut en bas avec une sonde, ces lavages étant plus ou moins illusoires. Le lavage de l'urètre est presque toujours consécutif au lavage de la vessie.

B. Vessie. — *Lavage simple :* on y a recours dans les cas de suppuration légère, et l'on se sert alors le plus souvent d'eau bouillie ou d'eau boriquée. Il est préférable de laver par coups de piston et non par grande seringue. Le coup de piston

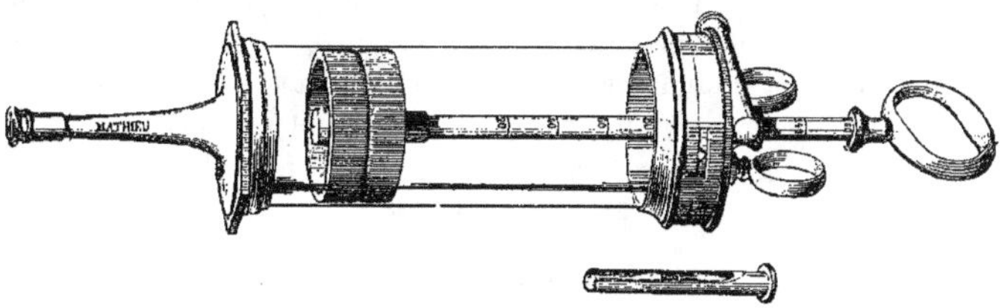

Fig. 29. — Seringue vésicale de Guyon.

bref et rapide qui n'introduit que 20 à 40 grammes dans la vessie est une sorte de gargarisme vésical qui permet de déloger les plaques de pus ou les sédiments retenus dans le bas-fond, et, en outre, on évite ainsi de mettre la vessie en tension. Je rappelle que mon maître, M. Guyon, a bien dissocié les deux sensibilités de la vessie, sensibilité au contact et sensibilité à la tension.

Lavage dans le cas de caillots. — Dans les cas d'hémorragies importantes par tumeurs de vessie ou à la suite d'urétrotomie, ou dans les carcinoses prostatiques et où des caillots abondants se forment dans la vessie, on se trouvera bien d'abord de l'*aspiration* qu'on fera avec la même seringue à lavage adaptée non sur une sonde béquille ordinaire, mais sur la sonde métallique à lithotritie à gros yeux (fig. 30); de plus on recourra aux lavages très chauds antipyrinés et au *sérum* (9 gr. 50 de NaCl p. 1.000), ces derniers ayant l'avantage de dissocier les caillots et de favoriser leur expulsion.

Je recommande aux médecins d'user avec prudence des solutions d'adrénaline,

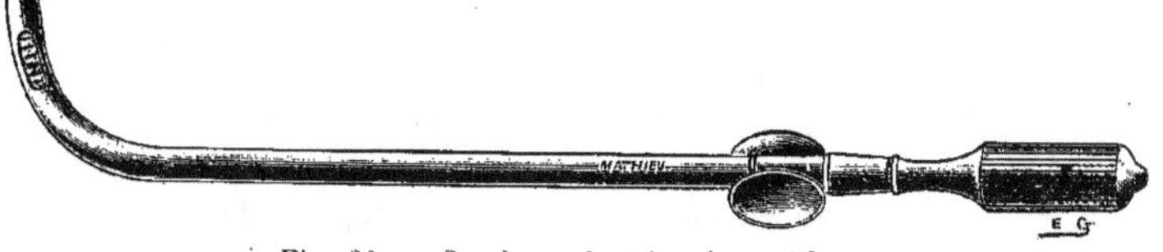

Fig. 30. — Sonde aspiratrice des caillots.

dont certains ont vanté récemment les bons effets, mais qui ne nous ont pas donné à Necker tout ce qu'on en attendait : elles ne sont pas exemptes de tout danger.

Les mêmes précautions sont à prendre avec le *sérum gélatiné* qui, bien qu'hémostatique, est en plus un merveilleux terrain de culture présentant toutes les garanties d'un bon développement microbien dans l'étuve vésicale, à température autrement constante que nos étuves de laboratoire.

Ces compositions récentes ne doivent à mon avis être employées qu'en surface nue.

Lavages médicamenteux. — Ils varient suivant les cas :

1° Dans la blennorrhagie, on aura recours au permanganate de potasse : on commencera par des solutions très faibles, à 0 gr. 25 de sel pour 2 litres d'eau d'abord, pour arriver successivement à 0 gr. 25 p. 1.500 au bout de trois ou quatre jours, à 0 gr. 25 pour 1 litre plus tard, et même plus.

2° Dans la tuberculose, on usera des sels de mercure, en particulier du sublimé (Guyon) au 1/10.000 et au 1/20.000.

3° Dans les inflammations ordinaires non spécifiques de la vessie, le médicament de choix est le nitrate d'argent Mercier qui est, peut-on dire, pour les urologues ce que le mercure est pour les syphiligraphes. C'est Pasteur et son élève Raulin, puis van Thieghem qui ont expliqué son rôle dans les fermentations ammoniacales de l'urine.

On l'emploiera à la dose de 1/500 et 1/1.000.

C. Urètre et vessie. — Lavage total par le *procédé du bock* (fig. 33). La technique est la suivante :

Le malade sera couché sur le lit, jambes fléchies avec sous lui un bassin plat, sa

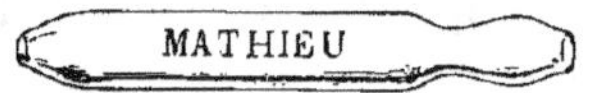

Fig. 31. — Canule du méat de Janet.

chemise bien relevée et son pantalon baissé loin et recouvert d'un linge pour éviter les éclaboussures de solutions qui tachent.

Le bock sera environ à 2 mètres de hauteur avec tuyau de caoutchouc muni d'un

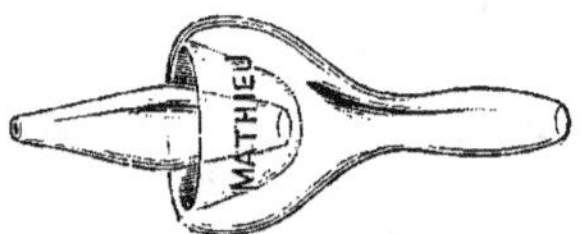

Fig. 32. — Autre forme de canule du méat.

robinet et terminé par une canule en verre de Janet avec ou sans rabat, tronconique et à œil terminal (fig. 31 et 32).

La solution sera tiédie, plutôt chaude que froide.

On présente la canule au méat entr'ouvert et on injecte dans l'urètre d'abord à pression faible, pour éviter la contraction spasmodique de la région membraneuse; puis, le méat bien obturé par la canule, le robinet est ouvert à fond. Le liquide pénètre dans la vessie et, quand celle-ci est distendue à 250 grammes environ, le malade a besoin d'uriner. On enlève la canule en fermant le robinet, le malade urine dans le bassin qui est sous lui et l'on recommence la même manœuvre jusqu'à ce que tout le litre soit passé.

Il existe des bocks en verre et d'autres en caoutchouc avec vitre qui permettent de suivre l'écoulement du liquide.

Il ne faut pas se servir de sondes à double courant.

Ce ramonage de l'urètre et de la vessie est la condition de succès dans le trai-

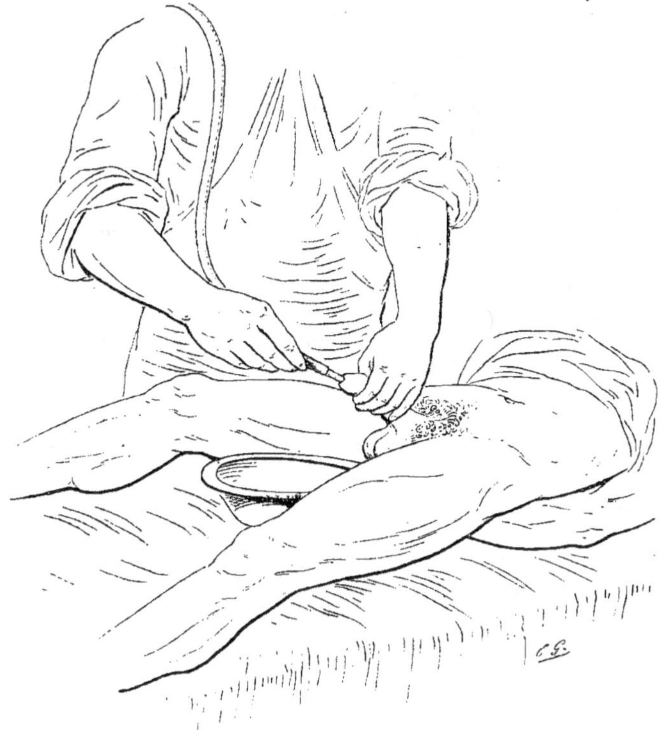

Fig. 33. — Technique du grand lavage urétro-vésical (procédé du bock).

tement des blennorrhagies aiguës (méthode de Janet) ; on rencontre cependant des malades, en général très nerveux, rebelles aux grands lavages.

II. — Instillations

Les instillations[1], proposées autrefois par Guyon (1867), sont exclusivement réservées aux *petites vessies* et à *l'urètre*.

Technique de l'instillation :

A. Urétrale. — On se servira d'une boule instillatrice n° 12 à 16, appelée encore

[1] C'est à tort que beaucoup de malades mettent sur le compte d'instillations antérieures l'existence de rétrécissements survenant à une époque tardive. Jamais les instillations n'ont produit de sténose ; ce qui fait le rétrécissement, c'est la blennorrhagie, infection essentiellement sténosante de sa nature ; et il est tout naturel qu'ignorant ce fait les malades, qui aiment tant à chercher la cause des choses, mettent sur le compte d'un traitement antérieur leurs misères actuelles. Il est bon de les en dissuader.

instillateur perforé et munie d'un pavillon auquel s'adapte l'embout d'une petite seringue spéciale en argent de 5 centimètres cubes, dite seringue de Guyon (fig. 34) et munie d'un piston à crémaillère permettant à chaque tour de tige de ne laisser écouler qu'une seule goutte, d'où son nom d'*instillation*. A la rigueur et faute d'avoir cette instrumentation, le médecin se servira utilement de la vulgaire

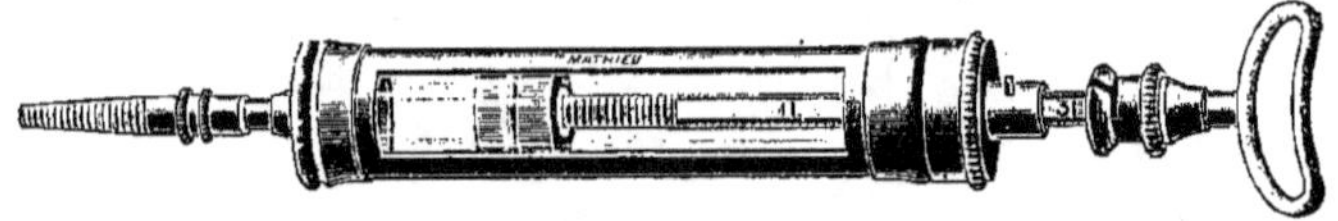

Fig. 34. — Petite seringue à instillation de Guyon.

petite seringue en verre des otologistes, d'un prix si modique, et dont le piston sera poussé lentement.

Cela fait, il y a deux manières de procéder :

Premier cas : On introduit l'instillateur jusqu'à la région membraneuse où l'on est arrêté. On commence l'instillation là, et enfonçant plus loin la boule, on instille sur les quatre centimètres de l'urètre postérieur tout le contenu de la seringue.

Deuxième cas : On introduit l'instillateur jusque dans la vessie et l'on voit aussitôt l'urine s'échapper par le pavillon ; on retire alors lentement la boule jusqu'à ce qu'on ne voit plus rien couler ; on est au col ; on commence l'instillation, puis on retire lentement la boule en déposant les gouttes sur les quatre centimètres d'urètre prostatique.

On s'apercevra que le sphincter membraneux est franchi à ce fait qu'à partir de ce moment la solution n'étant plus arrêtée viendra perler au méat. On pourra alors si l'on veut enfoncer la boule de nouveau.

Il est beaucoup moins indiqué de faire l'instillation dans l'urètre antérieur. Enfin on peut encore recourir à une instillation (attouchements directs), à travers le tube de l'urétroscope de Valentine (p. 155).

B. VÉSICALE. — Il faut toujours faire les instillations vésicales (cervicales le plus souvent) *à vessie vide.* Pour cela, on pourra ou prier le malade d'uriner immédiatement devant vous, ou, s'il ne vide pas sa vessie, le sonder, et alors, dans ce cas, on pourra faire l'instillation directement par la sonde elle-même ou en y introduisant la boule perforée.

Agents médicamenteux. — Les principaux médicaments employés pour les instillations sont :

1° Dans les infections non spécifiques, le nitrate d'argent à 1 p. 100, 2 p. 100 et même 4 p. 100.

2° Dans les infections tuberculeuses : le sublimé à 1. p. 1.000 ou 1 p. 5.000.

3° Dans les cystites à formes douloureuses et tuberculeuses : l'huile gaïacolée à 15 p. 100.

4° Dans les cystites simples à formes *très douloureuses* : l'huile goménolée à 10 ou à 20 p. 100.

On peut faire précéder les instillations nitratées d'instillations cocaïnées, mais nous préférons n'y recourir que tout à fait exceptionnellement, car la douleur consécutive variable avec l'état de nervosisme du sujet est en général très supportable.

· *Nombre*. — Le nombre des instillations varie essentiellement avec la cause et l'intensité du mal, il est donc extrêmement variable. En général on en fera de 12 à 15 dans les cas aigus ; on devra en faire plus dans les cas chroniques. Journalières dans le premier cas ou bijournalières, elles ne se feront que deux ou trois fois par semaine dans le second cas.

III. — TECHNIQUE DE LA SONDE A DEMEURE

Son importance et ses indications. — La sonde à demeure est d'importance primordiale en urologie, et le praticien doit se familiariser avec elle s'il tient au salut de ses malades. Nous pouvons résumer ainsi ses grandes indications et son utilité :

1º Dans l'infection urineuse sous toutes ses formes, aiguë ou chronique, avec ou sans intoxication ; elle reste, même dans les cas désespérés, la sauvegarde du chirurgien, et elle a donné à tous de véritables résurrections. Elle est bien supérieure au drainage sus-pubien qu'emploient de préférence les chirurgiens lyonnais, et son absolue innocuité plaide encore en sa faveur.

2º Après les manœuvres de lithotritie ou les manœuvres nécessitées par un corps étranger vésical endo ou exogène.

3º Dans les grandes hématuries où la vessie doit rester au repos et ne pas se contracter ni se mettre en tension.

4º Dans les ruptures de l'urètre, quand on a la chance de pouvoir la passer en retrouvant le bout postérieur.

5º Dans les fausses routes urétrales des rétrécis, et surtout des prostatiques.

6º Enfin après les tailles pour tumeurs, calculs, etc., pour hâter la cicatrisation de la plaie.

Choix de la sonde. — On ne se servira pas de la sonde rouge molle de Nélaton qui peut se casser dans le canal après un usage plus ou moins long ; on se servira exclusivement des sondes en soie de bonne fabrication, c'est-à-dire à calibre intérieur uniforme, avec surface lisse sans tomentosités, avec deux yeux terminaux dont un près de la coudure et avec index [1] indicateur au niveau du pavillon.

Durée. — Il faut laisser une sonde en moyenne cinq jours, mais on peut être obligé quand elle se bouche souvent (mucus vésical, petits graviers, caillots dans les hématuries) de la changer tous les jours. Quand elle continue à bien fonctionner, on peut par contre la laisser quinze à vingt jours. J'ai vu un vieillard l'ayant gardée six mois et un autre que j'avais cystostomisé d'urgence pour rétention d'origine cancéreuse, pendant dix mois. Dans ce cas particulier, la sonde était restée à demeure à travers l'orifice d'un méat hypogastrique.

Numéro de la sonde. — Il y a tout intérêt, comme pour la vessie, à ne pas mettre l'urètre en tension. On mettra un numéro 16 à 18 ordinairement, un numéro 20 chez certains prostatiques mais après l'urétrotomie, ne jamais mettre au delà d'un 16.

---

[1] Cet index est indispensable pour tous les instruments vésicaux. Il importe en effet de savoir leur position dans la vessie, une fois leur extrémité cachée. Les fabricants ont l'habitude de mettre un index doré en losange du côté de la coudure avec leur nom, d'autres mettent une petite ailette saillante. Pour les cystoscopes, on met un index arrondi au haut du pavillon.

Fixation. — Il est toujours difficile de *bien* fixer une sonde à demeure et il n'existe pas d'appareils mécaniques permettant une bonne fixation *à la verge*.

Le *procédé de Necker* reste encore le plus sûr et le meilleur : on arrête la sonde au méat avec deux fils doubles de coton longs de 40 centimètres environ et qu'on noue au méat, l'un à droite l'autre à gauche (fig. 35). Un nœud d'arrêt est fait avec

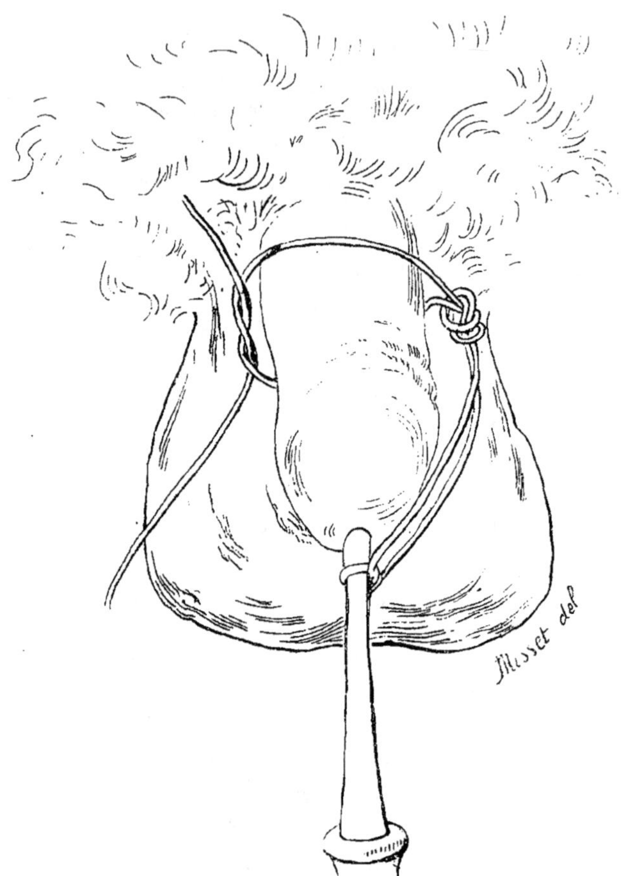

Fig. 35. — Sonde à demeure : mise en place du premier fil. Aspect des nœuds.

ces fils respectifs à peu près au milieu de la verge, et les fils résultants du dédoublement sont passés respectivement autour de la verge et solidarisés par des nœuds en dehors, à droite et à gauche (fig. 37 et 38), puis on fixe chacun de ces fils doubles en dehors de la verge, aux poils du pubis, dont on fait un tortillon (fig. 36 et 39).

Il est bon d'attendre pour fixer une sonde que le malade soit placé dans la position qu'il gardera plus tard dans le lit et non étendu, car on serait obligé de retendre les fils ; de même il ne faut pas fixer les fils au méat avant de s'être assuré du goutte à goutte (p. 147).

Cas particulier : dans le cas où les poils ont été rasés pour une opération, il faut

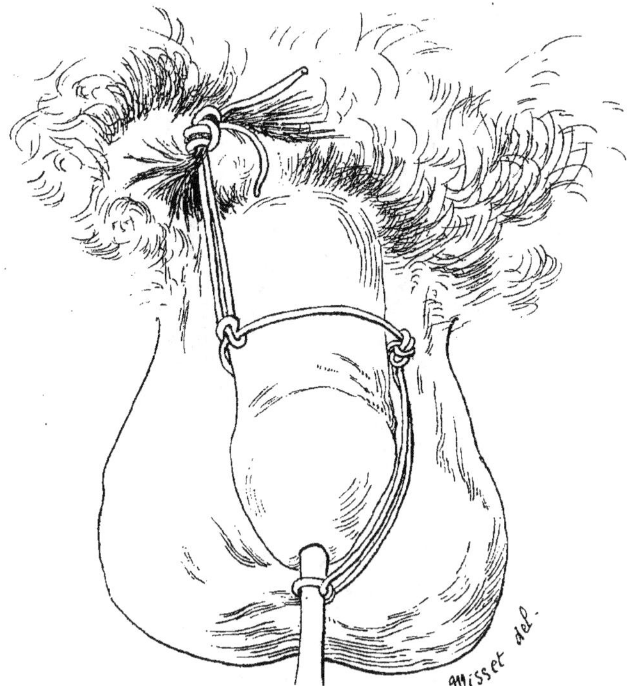

Fig. 36. — Sonde à demeure : le premier fil est fixé aux poils.

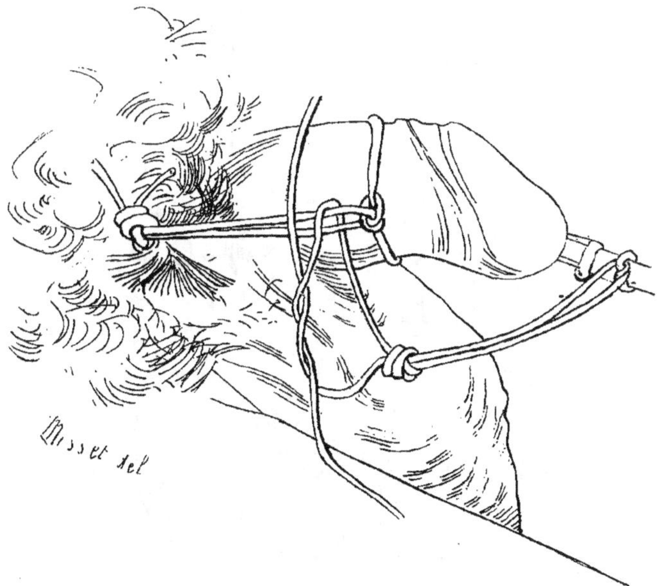

Fig. 37. — Sonde à demeure : mise en place du deuxième fil.

fixer les fils au pubis avec du collodion ou bien les fixer autour de la verge par des

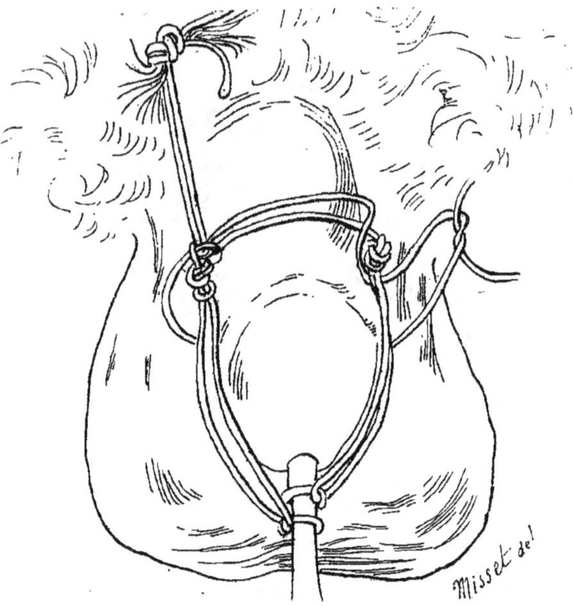

Fig. 38. — Sonde à demeure : passage du deuxième fil autour de la verge.

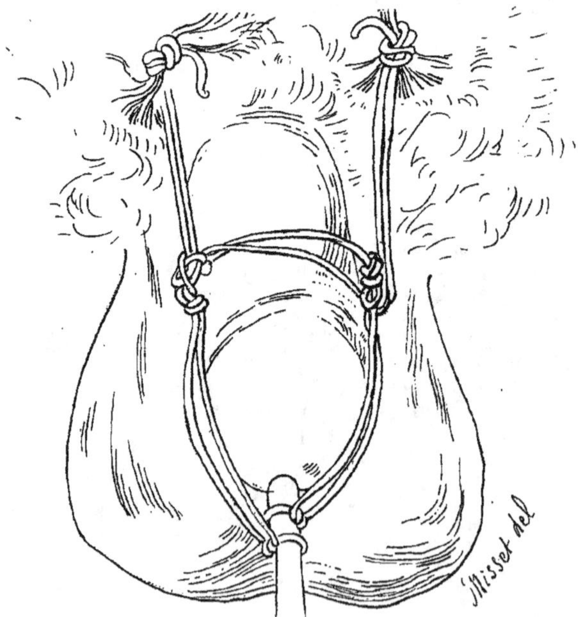

Fig. 39. — Sonde à demeure : fixation définitive des deux fils aux poils du pubis.

lamelles de diachylon, ce qui peut être un ennui quand le malade a des érections nocturnes.

Dans le cas où le malade porte un pansement, il est préférable de fixer la sonde sur des épingles de nourrice placées transversalement et autour desquelles on enroule les fils. Dans ces cas, en plus des deux fils ordinaires, on en placera deux autres, toujours fixés au méat comme point de repère et qui passeront dédoublés autour des cuisses du malade pour s'attacher à une épingle fixée sur le côté et en bas du pansement.

Chez la femme, on fixera les sondes aux poils; mais comme en général elles sont mal maintenues, il est préférable d'avoir recours aux sondes autofixatrices.

Sondes autofixatrices[1]. — Le principe de ces sondes est de se fixer d'elles-mêmes au col. Celles de Pezzer sont en forme de champignon; celles de Malécot

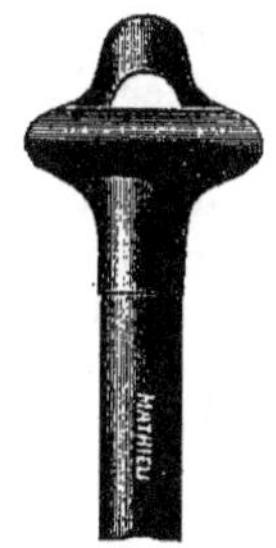 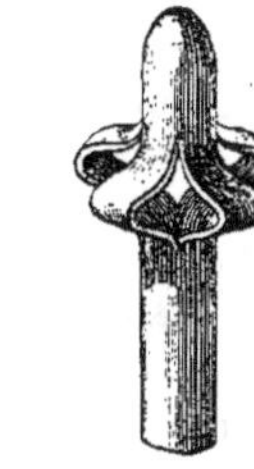 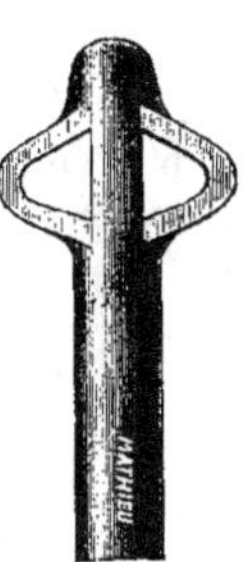

Fig. 40. — Sonde de Pezzer.   Fig. 41. — Sonde de Malécot à 2 et 4 ailettes.

et de Lebreton sont à ailettes latérales. Elles peuvent indistinctement être employées chez l'homme ou chez la femme.

Chez l'homme, on ne peut les introduire qu'avec le grand mandrin courbe (fig. 14), en tirant sur elles pour effacer en partie la saillie du champignon.

Chez la femme, on les introduit avec une sonde cannelée ou un hystéromètre, ou une pince de Péan.

L'emploi de ces sondes n'est pas exempt de tout ennui. Je connais un chirurgien qui en introduisant une sonde de Pezzer chez une femme, a senti le chapiteau tomber dans la vessie et n'a pu retirer que l'autre bout de la sonde ; il s'agissait probablement d'une sonde de mauvaise fabrication. Je connais un autre chirurgien qui ayant introduit une sonde de Pezzer chez un homme, ne put la retirer à cause des concrétions nombreuses qui s'étaient formées tout autour de la portion élargie, et qui dut recourir à la taille hypogastrique.

Recherche du goutte à goutte. — Une sonde à demeure *mal placée* fait plus de mal que de bien. Tout, dans la sonde à demeure, repose sur la recherche du goutte à goutte, c'est-à-dire sur la recherche du point où sera le meilleur drainage et le drainage total. Ce point est à peu près unique dans la vessie et il faut le trouver; pour cela on injecte un peu d'eau par la sonde et on recherche en la

---

[1] LEBRETON a heureusement modifié la sonde de Malécot : au lieu d'être formée d'une seule portion, nécessitant un étirement considérable de la sonde pour l'effacement du chapeau ou des ailettes, il a imaginé de les construire en deux portions: l'une d'elles fixatrice, en caoutchouc et à ailettes, comme les anciennes ; l'autre, ou portion urétrale, *non extensible*. Cette petite modification facilite grandement l'introduction de ces sondes autofixatrices.

déplaçant dans les deux sens antérieur et postérieur le point exact où elle ne donne plus et celui où elle donne *goutte à goutte,* celui-ci étant en général un peu en arrière de celui où rien ne coule. Je rappelle que dans les vessies normales, sans grosse prostate, une grande partie de la sonde reste à l'extérieur, et qu'au contraire dans les grosses hypertrophies prostatiques, la sonde presque tout entière est « avalée » par la vessie, ne laissant dépasser que son pavillon; c'est même là un procédé de diagnostic de l'hypertrophie par la mensuration de l'urètre prostatique.

Quand on a trouvé le point de meilleur drainage on fixe les fils comme point de repère.

J'insiste sur l'importance de ce goutte à goutte qui exige le plus souvent auprès du malade la présence d'un aide ou d'un infirmier au courant de la technique de la sonde à demeure, car les résultats d'une opération, même simple, comme l'urétrotomie interne, peuvent être complètement différents suivant que la sonde est bien ou mal placée; dans ce dernier cas, en effet, la vessie se remplit plus ou moins, elle se met en tension, le malade réagit en faisant des efforts et en se contractant; il pisse donc entre sa sonde et son canal, permettant ainsi à une urine plus ou moins infectée de tomber sur une plaie du canal, d'où la fièvre et même la mort si l'on n'intervient pas à temps. C'est ce qui fait que la conduite d'une sonde à demeure dans un endroit éloigné, dans une ferme, par exemple, où le médecin ne peut aller que tous les jours ou tous les deux jours, est absolument impraticable et peut compromettre les résultats d'une intervention bien conduite.

Suivant les cas, on pourra être obligé, plusieurs fois par heure, de sortir ou de rentrer un peu la sonde, le goutte à goutte se modifiant par suite de la déformation imprimée par le canal à la sonde. On aura également besoin de la déboucher souvent à l'aide de petits lavages.

Il faut enfin « habiller » la verge en l'entourant d'une compresse de gaze renouvelable (fig. 42).

Urinal et rallonge. — Suivant les cas, la sonde restera ouverte ou fermée : ouverte, quand on veut un drainage permanent dans les infections ; fermée quand

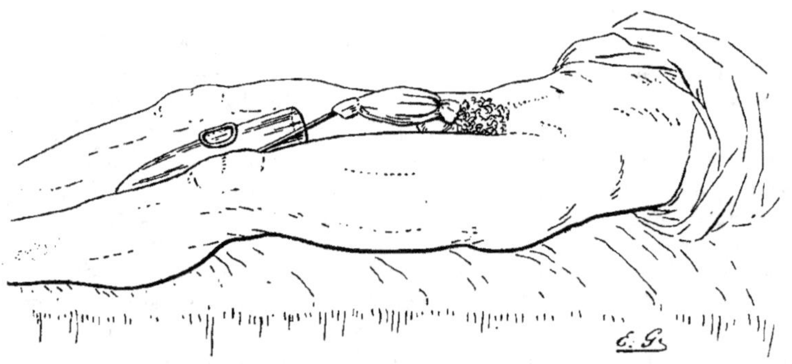

Fig. 42. — Le malade couché: verge habillée avec la sonde à demeure, la rallonge et l'urinal de Duchastelet.

on veut éviter l'appel au vide et les hémorragies dans les grandes distensions. Dans le premier cas, on y adaptera une rallonge, sorte de gros drain rouge dans l'ampoule terminale de laquelle pénètre le pavillon de la sonde et qui portera les urines par siphon dans l'urinal. Dans le second cas, le pavillon sera fermé par un fausset en bois ou en liège. Je pense qu'il serait préférable de se servir de faussets en verre.

Quant à l'urinal, il faut abandonner les anciens modèles allongés et dont le fond est presque sur le même plan que l'ouverture, car à peine remplis, ils se déversent dans le lit et sont facilement renversables. Nous conseillons l'*urinal antiseptique de Duchastelet* formé d'une partie évasée, plate, où s'accumule l'urine, et d'une partie tubulée et incurvée où pénètre la rallonge et au fond de laquelle il est bon d'injecter de l'eau pour l'amorçage ; on y jettera quelques pastilles de sublimé.

Le petit inconvénient de cet appareil excellent est sa difficulté de nettoyage.

Inconvénients. — Ils sont légers et consistent surtout dans l'irritation déterminée par le contact même d'un corps étranger, expliquant la petite suppuration du canal qui est habituelle. Elle disparaît vite après l'enlèvement de la sonde.

Enfin, il peut y avoir un peu de modification dans l'aspect des urines qui deviennent louches et floconneuses, mais cela est de peu d'importance.

IV. — TECHNIQUE DE L'INJECTION ÉPIDURALE DANS L'INCONTINENCE ESSENTIELLE D'URINE[1] (Méthode de Cathelin).

La méthode des injections vertébrales épidurales par le procédé du canal sacré, que j'ai imaginée au mois de février 1901, a reçu aujourd'hui droit de cité en pratique courante.

Elle dérive des injections vertébrales sous-arachnoïdiennes de Corning-Bier, mais elle en est toute différente autant par sa bénignité que par son mode d'action et ses effets thérapeutiques.

Résumé anatomique. — a. *Canal sacré*. — Le canal sacré est un espace allongé et prismatique qui termine le grand étui rachidien ; il est limité par la face postérieure des corps vertébraux en avant et par la face antérieure des lames vertébrales en arrière.

En haut, son ouverture répond à l'espace lombo-sacré. En bas, il se termine en fente ayant l'aspect d'un **V** ou d'un **U** renversé (∧-∩) qui est l'orifice *postéro-inférieur* du canal vertébral limité par les cornes sacrées (fig. 43). Cette fente est fermée par une membrane fibreuse. Latéralement, le canal sacré communique par l'intermédiaire des trous sacrés antérieurs et postérieurs avec les espaces sous-péritonéaux d'une part et d'autre part avec le tissu cellulaire des fosses ischio-rectales.

Au point de vue de son contenu, ce canal renferme le filum terminale continuant la dure-mère qui finit en sac à la 2e vertèbre sacrée et qui va s'attacher en éventail sur le coccyx ; les nerfs de la queue de cheval disposés en patte d'oie ; des veines extrêmement nombreuses ; des ganglions, et enfin un tissu cellulaire jaunâtre séparant tous ces organes entre eux (fig. 44).

b. *Espace épidural*. — L'espace épidural est cette cavité étroite, virtuelle, située entre la dure-mère et le périoste vertébral. Cet espace que l'on peut déplisser au

---

[1] Dr F. CATHELIN. Les injections épidurales par ponction du canal sacré et leurs applications dans les maladies des voies urinaires. *Recherches anatomiques, expérimentales et cliniques.* Volume de 230 pages avec 32 figures (Prix des thèses à la faculté de médecine de Paris). chez Baillière, 1902. Traduction allemande du Dr A. Strauss (de Barmen), chez Enke, à Stuttgard.

cours des injections (comme pour la plèvre) communique en bas avec le tissu cellulaire du canal sacré et en haut s'arrête au trou vertébral par insertion de la dure-mère au pourtour osseux, créant ainsi une bonne protection du cerveau. Cet espace renferme des veines très développées communiquant par les fines anastomoses des trous de conjugaison avec les veines paravertébrales, et on y trouve étagées de haut

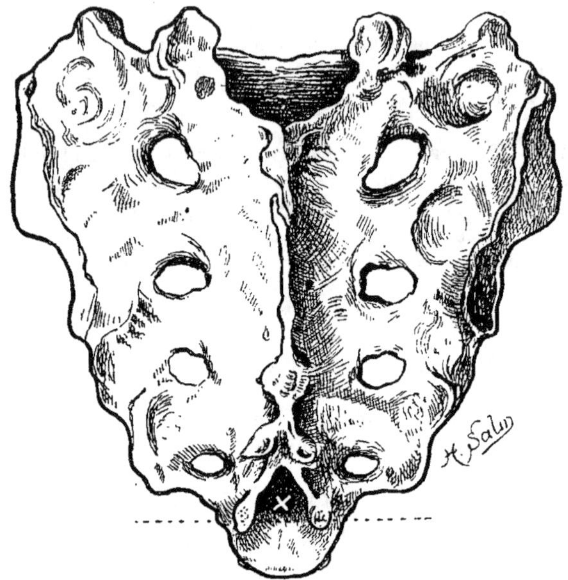

Fig. 43. — Face postérieure du sacrum et orifice du canal sacré avec × le lieu d'élection
de la ponction.

en bas toutes les paires nerveuses revêtues de leur manchon dure-mérien. Des trousseaux ligamenteux rayonnés obturent les trous latéraux.

Résumé physiologique. — J'ai démontré : 1° que des injections colorées faites au niveau du canal sacré chez l'animal et chez l'homme montaient, par diffusion et capillarité, à travers tout l'étui épidural en décollant la dure-mère et jusqu'au trou occipital (10 centimètres cubes) ; 2° que ces injections agissaient à la fois sur les paires nerveuses par traumatisme et dynamogénie et sur les veines par absorption lente et successive ; 3° que les substances anesthésiques n'agissaient elles-mêmes qu'en tant que substances neutres par action directe sur les nerfs ; 4° que la surface d'absorption des réseaux veineux épiduraux était de 768 centimètres carrés et que le volume de cet espace était de 115 centimètres cubes.

En pratique, on peut sans crainte injecter jusqu'à 50 centimètres cubes.

Technique de la ponction du canal sacré chez l'homme. — A. INSTRUMENTATION. — On se servira de mon aiguille spéciale, en acier ou en platine iridié, de 6 centimètres de long, de 7/10 de millimètre de diamètre et de 3 millimètres de biseau, cette aiguille permettant de faire l'injection haute, à 1 centimètre du cône dural. La seringue sera quelconque : nous donnons la préférence aux seringues de Lüer ou à la seringue de Roux de 5 centimètres cubes dont l'embout s'adapte bien au pavillon de l'aiguille.

Cette aiguille sera bouillie ou passée à la flamme d'une lampe à alcool avant chaque ponction.

B. Liquides et doses. — Un grand nombre de médicaments, anesthésiques ou non, ont été injectés dans l'espace épidural. En pratique, il ne faut se servir que des solutions physiologiques de sérum, à 7^{gr},50 p. 1.000 ou 9 grammes p. 1.000, de chlo-

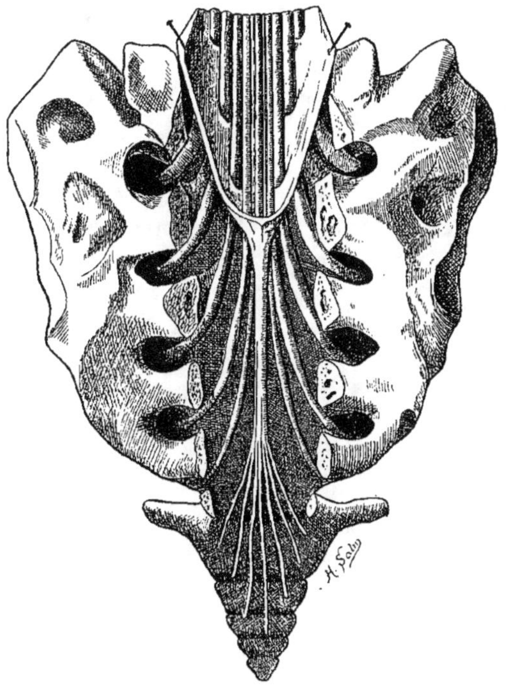

Fig. 44. — Contenu du canal sacré et cône dural après section des lames (CHAMPY).

rure de sodium, pures ou légèrement cocaïnées (4 centimètres cubes de la solution de cocaïne au centième). On pourra injecter de 10 à 30 centimètres cubes, de deux à trois fois par semaine.

C. Position du malade. — On le placera, couché sur le flanc en position de Sims ou en chien de fusil, les jambes fléchies sur le ventre, de façon à tendre au maximum la membrane sacrée (fig. 45).

A la rigueur, on pourrait faire l'injection, le malade étant couché sur le ventre ou debout, son tronc légèrement fléchi.

D. Manuel opératoire. — **1° Points de repère.** — Ce sont les deux tubercules sacrés répondant aux 5es tubercules sacrés postéro-internes. Pour les trouver, l'index gauche descendra la crête sus-sacrée jusqu'à ce que le doigt tombe dans une dépression, véritable *marche d'escalier* qui répond à l'hiatus sacré. Il ne faut jamais partir du coccyx, ni repérer les soi-disant 6 centimètres qui existent de sa pointe à l'hiatus.

On a d'ailleurs pour se guider la rainure interfessière qui est toujours *au-dessous* de l'hiatus ; il n'y a donc aucune concordance entre cette rainure et la ligne vertébrale axiale, une des fesses tombant sur l'autre dans cette position.

L'hiatus sacré est donc *toujours* dans le dièdre situé au-dessus de la rainure, *au-dessus* dans les deux sens vertical et transversal : c'est toujours beaucoup plus dans le dos qu'on ne croit.

Ce repérage est en général assez facile, surtout chez les enfants où l'hiatus est *à*

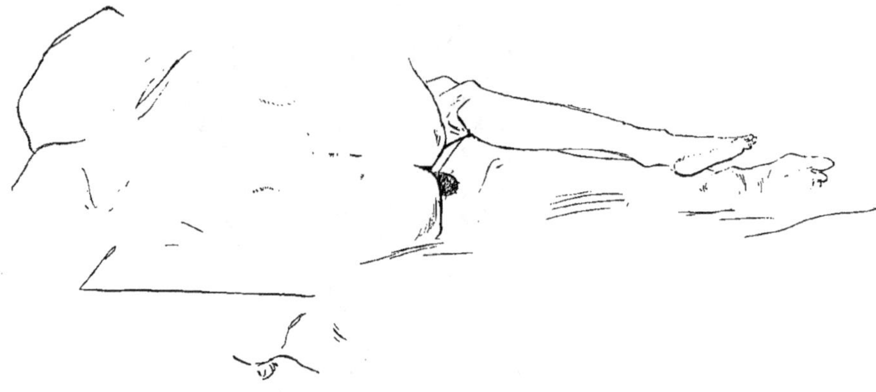

Fig. 45. — Position du malade et des mains pour la ponction.

fleur de peau, et le doigt qui rencontre plusieurs dépressions n'est sur la bonne que quand il sent une certaine dépressibilité : c'est la *fontanelle sacrée*.

2° Ponction. — Une fois l'hiatus reconnu et la région lavée (à l'eau savonneuse et à l'alcool), l'aiguille flambée est tenue de la main droite pendant que l'index gauche reste sur l'hiatus.

Le lieu d'élection (fig. 43) est à peu près au milieu de la ligne transversale qui réunirait les deux tubercules, et la technique comprend deux temps bien distincts :

Les deux temps de la ponction (fig. 46). — *1er temps* : l'aiguille étant tenue biseau en haut, est enfoncée rapidement de 1 centimètre environ et légèrement oblique de 20 degrés sur l'horizontale. La membrane fibreuse se crève comme une peau de tambour ; *2° temps* : on retire alors l'index gauche puis un peu l'aiguille qui quelquefois a été jusqu'à l'os. L'aiguille est alors ramenée de l'obliquité à l'horizontale et enfoncée tout droit poussée par l'index. Si la technique est bonne, elle entrera facilement, comme dans un corps mou.

Dans le cas où elle buterait (toujours sur la 3° sacrée), pour franchir *ce cap*, il faudrait appuyer beaucoup de l'index gauche sur le grand bras de levier extérieur de l'aiguille, ce qui aura pour effet de surélever un peu sa pointe et de permettre le passage : c'est ce que j'ai appelé la *manœuvre du bras de levier externe*.

Chez l'enfant, la ponction se fait *au jugé* et est d'une extrême facilité, tellement sont saillants les deux tubercules sacrés et apparaît en creux leur dépression intermédiaire.

Chez la femme grasse, la ponction est au contraire rendue très difficile.

3° Injection. — Elle se fera lentement, et la preuve qu'elle a bien lieu dans le canal sacré est fournie : 1° par la sensation de *montée vertébrale* ressentie par les malades; 2° par la prise d'engainement de l'aiguille qui est comme serrée dans un fourreau; 3° *par l'absence de boule sous-cutanée au cours de l'injection;* 4° par le ressaut de l'aiguille qui franchit la membrane au retour.

4° Suites. — Les malades peuvent se lever après l'injection et marcher sans danger comme cela résulte des 3.000 ponctions que j'ai eu l'occasion de faire. Tou-

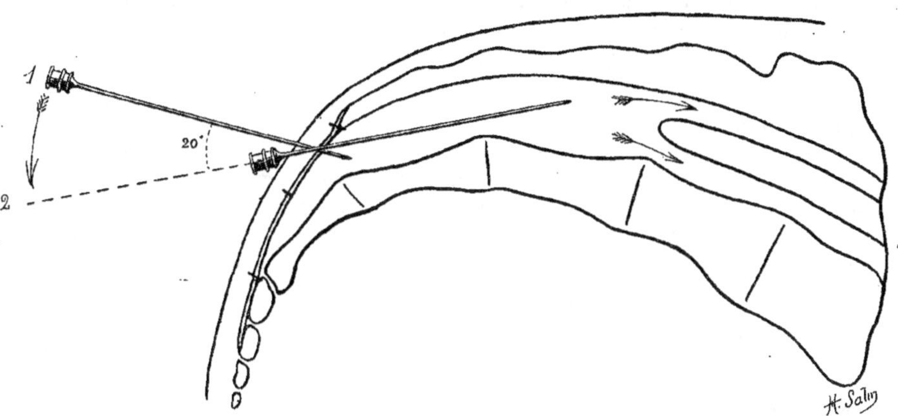

Fig. 46. — Les deux temps de la ponction (les flèches indiquent par où monte le liquide).

tefois, chez des sujets nerveux et pusillanimes, il sera bon de les garder au lit ou couchés pendant un quart d'heure environ.

Il n'y a ici qu'*exceptionnellement* des incidents comme le mal de tête, les vertiges, la syncope, les vomissements. Tous les auteurs, après moi, ont été unanimes à proclamer l'innocuité absolue de ma méthode.

Avantages. — Par contre, ce procédé d'injection réalise de grands avantages : D'abord on respecte la moelle, contrairement à ce qui se passe dans les injections intradurales et on s'adresse à une cavité dont la *tolérance extrême* a été bien établie par l'injection de médicaments multiples et même caustiques comme le gaïacol orthoformé ou le mercure.

Inconvénients. — L'écoulement de sang par l'aiguille n'aurait aucun inconvénient et même, dans des cas anomaliques, l'écoulement du liquide céphalo-rachidien n'aurait que peu d'importance : on en serait quitte pour s'abstenir de toute injection ce jour-là.

Résultats cliniques de la méthode épidurale :

A. En médecine générale et dans les crises douloureuses. — Nous n'avons pas à nous en occuper ici ; rappelons seulement les très bons résultats qu'on a obtenus dans la sciatique, le lumbago, le zona, la névralgie intercostale, les coliques saturnines et certaines viscéralgies abdominales.

B. Dans les voies urinaires. — C'est surtout chez ces malades que les injections épidurales ont donné, comme je l'ai montré le premier avec M. Albarran, leurs plus beaux succès, en particulier dans *l'incontinence essentielle nocturne ou diurne des enfants* où les bons résultats s'obtiennent dans 75 p. 100 des cas. Tous les auteurs français et étrangers qui aujourd'hui en grand nombre se sont servis de ma méthode, ont été étonnés de la rapidité des résultats obtenus, et les plus sceptiques du début ont avoué eux-mêmes le progrès réalisé par cette technique.

A côté de ces cas, on tentera également ces injections dans l'incontinence non organique des adultes et surtout sans obstacle mécanique, dans les fausses incontinences de pollakiuriques psychopathiques et dans les envies impérieuses des névropathes, dans l'impuissance et les pollutions nocturnes, et en général chez tous ceux que mon maître Guyon a dénommés « les faux urinaires » ou psychopathes urinaires (p. 199).

Mode d'action. — Je n'ai pas à insister ici sur le mode d'action et la pathogénie des injections épidurales, comme je l'ai fait dans mon mémoire. Disons seulement que cette injection doit être assimilée à un *traumatisme vertébral* agissant par inhibition sur les centres médullaires du cône (centre ano-spinal; centre vésico-spinal; centre génito-spinal; centre de l'érection), qu'elle dynamogénie en déterminant des changements d'équilibre moléculaire modifiant le sens et la qualité de l'influx nerveux.

Conclusion. — Une méthode n'est précieuse que par les applications dont elle est susceptible; elle n'a chance d'entrer dans la pratique courante que si elle joint à son absolue innocuité une simplicité de technique assez grande pour être réussie par le médecin le moins habile, mais elle n'arrive à s'imposer que par les résultats concordants obtenus dans tous les pays par son application raisonnée : c'est ce qui a eu lieu pour la méthode épidurale.

V. — CYSTOSCOPIE ET URÉTROSCOPIE

L'endoscopie urinaire, imaginée par Désormeaux (1865) et dont on sait aujourd'hui la fortune, comprend la cystoscopie ou examen de la vessie et l'urétroscopie ou examen de l'urètre. Cette dernière, malgré l'ingéniosité des instruments modernes, est loin d'égaler la première en importance et en résultats acquis.

I. — URÉTROSCOPIE

Malgré quelques précurseurs, Désormeaux reste le père de l'urétroscopie : mais depuis cette époque, des perfectionnements importants ont rendu ce procédé infiniment pratique.

Les appareils sont les uns à lumière externe, les autres à lumière interne et

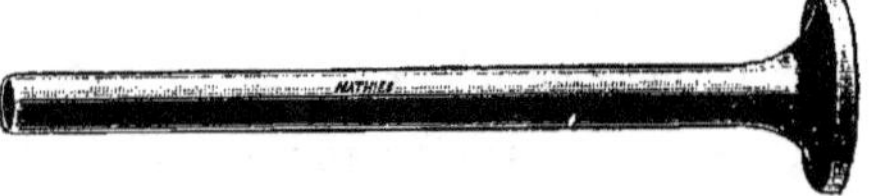

Fig. 47. — Tube urétroscopique simple de Janet.

parmi les premiers, actuellement délaissés, la source lumineuse est, suivant les cas, fixée au tube endoscopique lui-même ou en est indépendante. Les appareils à lumière interne sont ceux en usage aujourd'hui, et les différentes sources de lumière ont été successivement abandonnées pour l'électricité. Le type de ces urétroscopes est celui du Pr Valentine (de New-York), le plus récent et le mieux conditionné.

URÉTROSCOPE DE VALENTINE. — Il se compose d'un tube métallique, de grosseur variable, coupé en biseau et pouvant recevoir un mandrin à bout rond permettant son introduction dans l'urètre sans effraction et qu'on retire une fois entré dans le fond du canal. A ce tube s'adapte une minuscule lampe Edison portée par une fine tige qui peut être glissée jusqu'à l'orifice du tube, près de la muqueuse urétrale, dont elle éclaire avec intensité les parois (fig. 48).

Une pince avec commutateur permet de couper ou de faire arriver le courant et

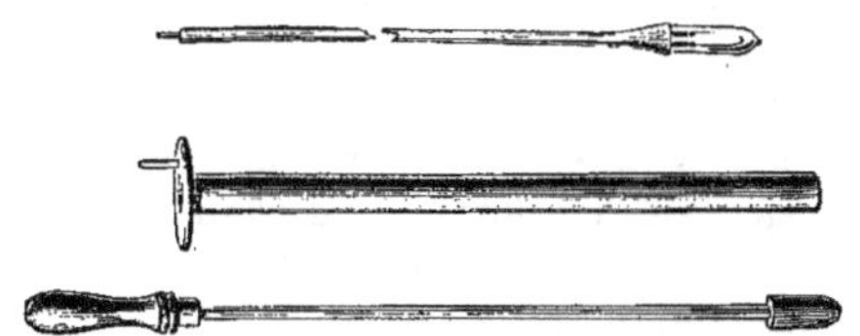

Fig. 48. — Urétroscope du Pr Valentine (de New-York).

une loupe imaginée par Leiter peut, si l'on veut, être placée en regard du tube pour en grossir les images.

Enfin une série de petits instruments tels que porte-coton, porte-caustiques, curettes, ciseaux, pinces, etc., permettent les interventions endo-urétrales sous le contrôle de l'œil.

Technique. — Le malade étant couché, jambes écartées, on introduit le tube endoscopique muni de son mandrin jusqu'à l'urètre profond, puis on retire *lentement* ce mandrin afin d'éviter l'aspiration de la muqueuse dans le tube; on abaisse le tube pour l'écoulement des quelques gouttes d'urine, et on tamponne au fond avec un peu d'ouate hydrophile enroulée sur une tige métallique. On assèche ainsi la muqueuse, presque toujours légèrement saignante.

Cela fait, on fait passer le courant et la muqueuse urétrale apparaît avec sa coloration foncée. Pour étudier la muqueuse de tout le canal, on retire lentement le tube *tout en regardant* et on a la sensation des deux parois de l'urètre s'accolant en obturant la lumière du canal au fur et à mesure de la sortie.

Images de l'urètre sain. — Ces images d'ailleurs variables avec les différentes régions de l'urètre apparaissent ainsi : au centre, lumière du canal en forme de fente ou de point, et d'où partent un grand nombre de plis irradiés et en forme d'entonnoir évasé en dehors.

Images de l'urètre malade. — L'utilité de l'urétroscopie est, nous l'avons dit, assez restreinte et on ne doit y recourir à notre avis que dans certains cas d'urétrites, rebelles à un traitement bien conduit ; alors seulement la vision directe pourra donner la clef de cet insuccès, en particulier dans certains petits kystes muqueux à contenu séreux ou purulent, dans quelques ulcérations de la région postérieure ou dans l'urétrite dite granuleuse ou végétante, enfin dans les cas rares de polypes.

Quant au rétrécissement urétral, sa section sous le contrôle de l'œil ne présente aucun progrès sur l'urétrotomie interne classique de Maisonneuve, (p. 177) qui reste toujours l'opération de choix. Janet, qui en France peut être regardé comme le maître de l'urétroscopie, dit très bien lui-même que « les services qu'elle rend ne sont que relatifs ».

II. — CYSTOSCOPIE

a. **Cystoscopie à vision renversée ou à prisme et à eau.** — La cystoscopie à vision renversée ou cystoscopie allemande et à lumière interne se fait avec le cystoscope classique de Nitze avec ou sans irrigation.

Principe. — Un foyer lumineux intravésical (en l'espèce une petite lampe Edison) projettent des rayons qui éclairent certains points de la muqueuse vésicale De ceux-ci les rayons sont réfléchis sur la face d'un prisme dont, en vertu de règles optiques bien connues, ils sont réfléchis suivant la direction du tube où ils rencontrent plusieurs lentilles qui grossissent l'image ainsi obtenue. Il s'agit donc d'une vision d'*image renversée*.

Description du cystoscope de Nitze. — Le cystoscope de Nitze (fig. 49) comprend essentiellement un tube métallique coudé à 45°, de 20 centimètres de long et répon-

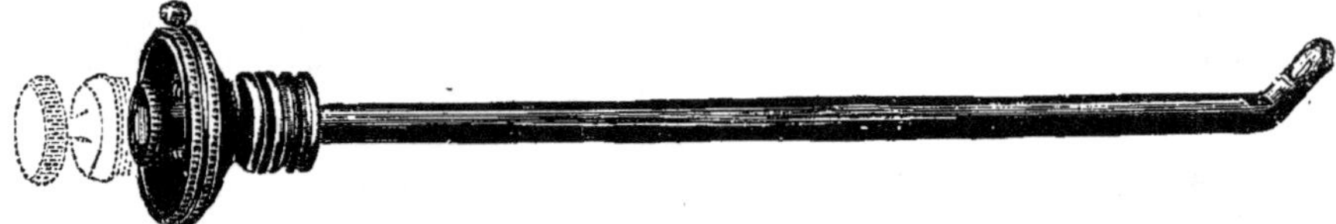

Fig. 49. — Cystoscope du Pr Nitze (de Berlin).

dant au n° 23 de la filière Charrière ; à l'extrémité du bec est un manchon métallique fenêtré pourvu d'un pas de vis et qui loge une petite lampe électrique. Ses deux fils communiquent l'un avec la masse, l'autre avec un conducteur situé dans la paroi. A la coudure est un prisme, destiné à réfléchir les rayons lumineux dont l'ensemble forme une image agrandie par des lentilles. Du côté externe est le pavillon où aboutissent les conducteurs électriques en rapport avec une pince spéciale armée du commutateur. Au centre de ce pavillon est la lentille oculaire.

Accessoires. — 1° Il existe plusieurs numéros de cystoscope répondant à des visions différentes de la vessie, où le prisme est tantôt sur la convexité, tantôt sur la concavité de la béquille, tantôt au niveau de la coudure, tantôt au niveau de la courte portion de la béquille.

2° Il existe un modèle de cystoscope à irrigation, muni de deux petits conduits dont l'un débouche près du prisme, permettant ainsi de le nettoyer quand il se couvre de sang.

3° Un dispositif spécial permet de tourner le tube sur la pince à droite, à gauche et en bas.

Technique. — 1° Le malade étant couché sur un lit, jambes écartées et fléchies, prendre la capacité de la vessie, car une contenance d'au moins 80 grammes est nécessaire pour une bonne cystoscopie, et laver ensuite surtout dans les cas d'hématuries ou de pyuries, car la première condition pour y bien voir est d'obtenir une grande limpidité du milieu.

2° Introduire le cystoscope stérilisé et glycériné comme on introduit une sonde-béquille ordinaire.

3° Faire passer le courant en actionnant le bouton-commutateur de la pince et regarder en position médiane et droite de l'instrument. On voit alors le haut de la vessie avec toujours une particule brillante qui n'est autre qu'une bulle d'air.

4° Cela fait, on incline le bec de l'instrument à droite et à gauche, à 30°, pour examiner les zones urétérales les plus fréquemment lésées de la vessie et enfin le bas-fond vésical ou trigone lui-même.

5° On coupe le courant et on retire l'instrument d'après les règles ordinaires.

Objections. — 1° Et d'abord, l'examen se faisant en présence de l'eau, on conçoit que tout phénomène destiné à en réduire ou à en troubler le contenu, *constituera autant de limites* à l'examen cystoscospique, c'est-à-dire que les vessies petites, les vessies douloureuses, les vessies purulentes, les vessies saignantes, ne peuvent être cystoscopées à cause de leur faible capacité ou du trouble de leur milieu ; or, si l'on songe que dans un service de voies urinaires, le grand nombre de vessies malades est la règle, on s'apercevra vite que sur dix cystites de l'*homme* prises au hasard, la moitié des malades n'en peuvent bénéficier.

2° En outre, grâce au système de prisme et de lentilles annexés au tube cystoscopique, on ne peut voir que les *images* des objets et non les objets eux-mêmes, d'où *perte du relief naturel* et de la *coloration naturelle* des objets. La vision étant monoculaire, on voit tout *en plat* et avec des ombres variables.

3° Un gros argument contre ce mode de cystoscopie est le *renversement* des images qui apparaissent en haut quand elles sont en bas et inversement. Il y a donc des *corrections* à faire pour l'*interprétation* des images et si les choses paraissent relativement simples en théorie, il n'en est pas de même en pratique, surtout quand les objets, comme les épingles à cheveux, ont une certaine longueur et sont placés en oblique. On peut voir alors des cystoscopistes d'égale valeur ne pas s'entendre sur la situation *exacte* de l'objet.

La même objection s'adresse aux tumeurs des angles (charnière du diamètre transverse) qu'on ne peut, avec la cystoscopie à eau, localiser *exactement*, et j'entends par exactement, non la place inscrite sur le papier après le redressement de l'image, mais bien la place *réelle* une fois la vessie ouverte.

4° Le dernier argument, et non des moindres, a trait aux *illusions de la cystoscopie*. Les objets dans l'eau prennent, en effet, des grandeurs démesurées — les scaphandriers connaissent bien ce détail — et telle tumeur semblant grosse comme une noix est, en réalité, grosse comme un pois, telle autre semblant grosse comme une mandarine n'a pas les dimensions d'une noix. Sur la plupart des vessies que j'ai ouvertes à Necker pour tumeurs, chaque fois la cystoscopie nous avait trompé en tant que dimensions du néoplasme.

On ne peut répondre qu'en déplaçant l'instrument, pour en rapprocher ou éloigner la tumeur, la grandeur exacte apparaîtra parce que, si le fait est vrai dans la mise au point à travers l'air; cela ne peut se faire dans un réservoir relativement petit, où l'on ne peut manœuvrer à l'aise et où les distances n'existent pour ainsi dire pas.

5° Enfin, il existe un grand nombre de modèles, ce qui est coûteux, et l'éducation à faire est très longue, précisément à cause de l'interprétation.

Résultats. — Malgré ces imperfections, la cystoscopie de Nitze a rendu d'inappréciables services, en particulier dans le diagnostic des *tumeurs vésicales* ; c'est là son triomphe et surtout pour les tumeurs petites et localisées aux angles où le toucher bi-manuel recto-abdominal en position déclive ne peut lui-même fournir les renseignements précieux qu'il donne dans les grosses tumeurs infiltrées et cavitaires ou dans les grosses hypertrophies prostatiques. Quant aux calculs, l'exploration métallique, nous l'avons dit, est supérieure aux sensations données par la cystoscopie.

Enfin, pour ce qui est de l'étude des éjaculations urétérales [1], la cystoscopie rend de grands services en montrant de quel côté vient le pus ou le sang, mais elle ne peut permettre à elle seule d'en recueillir le produit séparé comme cela se fait avec mon diviseur des urines. (p. 164).

Conclusions. — La cystoscopie avec l'appareil de Nitze qui en vingt ans a fait victorieusement le tour du monde a réalisé en son temps un immense progrès ; toutefois, les cystoscopes présentés récemment, en particulier mon cystoscope à vision directe, semblent, tout en la conservant, en restreindre l'usage, en ce qui touche surtout les explorations endo-vésicales directes, et la thérapeutique des lésions vésicales en général.

b. **Cystoscopie à vision directe sans prisme et à air**. — La cystoscopie à vision directe bien qu'à lumière interne comme l'autre se fait en France avec mon nouveau cystoscope. (*Tribune médicale*, 27 mai, 1905.)

Principes. — La description de mon cystoscope est subordonnée à l'énoncé de trois principes primordiaux que je formule ainsi :

1° *Principe théorique*. — Un bon cystoscope doit pouvoir fonctionner dans une vessie pleine d'air, pour éviter les illusions, et doit montrer les objets eux-mêmes en position droite, et non leurs images renversées, qui exigent une longue éducation pour l'étude de l'interprétation ;

2° *Principe pratique*. — Un bon cystoscope, en dehors de son caractère diagnostique, doit permettre l'introduction de sondes dans les uretères et l'introduction dans la vessie d'instruments variés. Il doit, en outre, fonctionner également bien chez l'homme et chez la femme, et pouvoir éclairer diverses parties du bas-fond vésical, véritable zone pathologique de l'organe.

3° *Principe mécanique*. — Un bon cystoscope doit donner un éclairage plongeant comme les lampes fixées au plafond de nos appartements. Il ne doit pas être latéral — comme les appliques murales, — et ne pas présenter de fenêtre sur ses faces.

Description du cystoscope de Cathelin. — Mon cystoscope (fig. 50) comprend essentiellement un tube n° 23 pour l'homme et n° 25 pour la femme (filière Charrière) muni d'un bec courbe et non coudé, à 90 degrés [2] comme celui de mon diviseur

---

[1] F. Cathelin. Recherches sur la sécrétion et l'excrétion des reins malades. *Annales génito-urinaires*, 15 juillet 1905.

[2] J'avais d'abord pensé à lui donner une inclinaison à 45°, comme le bec des cystoscopes ordinaires, et en ménageant une fenêtre sur la convexité, comme dans le Boisseau du Rocher, mais j'ai vite abandonné cette idée, car les rayons éclairant la vessie en arrière ne se seraient pas trouvés dans la direction des rayons visuels. L'idée d'effondrer la partie inférieure du bec ne

des urines, et portant, suspendue à l'extrémité de son bec, une petite lampe électrique à faible voltage (3 à 4 volts), dont les rayons éclairent en cône lumineux le trigone et la paroi postérieure de la vessie. Le bec est largement évidé sur presque

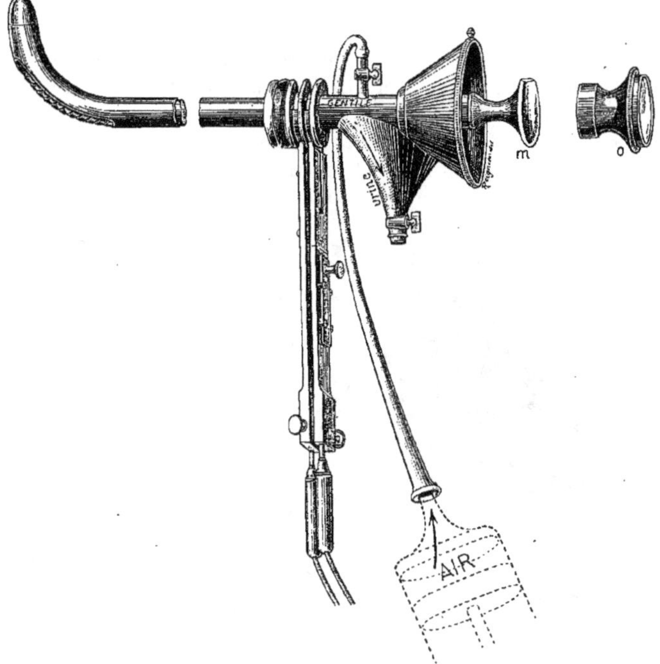

Fig. 50. — Le cystoscope à vision directe de Cathelin avec les deux tubes d'introduction d'air
et d'évacuation de l'urine.

toute sa hauteur, l'extrémité inférieure de la lampe dépassant l'échancrure supérieure de l'évidement (fig. 51).

Accessoires. — Ce cystoscope est donc extrêmement simple ; j'y ai adjoint plusieurs accessoires indispensables, qui le complètent heureusement :

1° *Mandrin*. — Pour remplir et fermer, dans la traversée urétrale, le large évidement du bec où il n'y a pas de glace, on conçoit qu'un mandrin de forme spéciale fût nécessaire, un mandrin droit, devant, en effet, pénétrer d'abord par l'oculaire, aurait blessé la vessie à sa sortie intra-vésicale du tube. Pour faire monter le mandrin *de lui-même*, jusqu'à la lampe qu'il protège et cache, j'ai imaginé une forme de ressort métallique, creux, souple et élastique, en forme de crochet en position de repos, et qu'on fait pénétrer dans le tube en rectifiant sa forme incurvée de repos.

2° *Coussinet d'air et obturateur*. — Pour examiner le malade *en position assise*, comme les intestins viennent refouler la paroi postérieure, il faut pouvoir

m'aurait également rien donné à cause de l'obliquité du bec, et les rayons auraient éclairé seulement la face inférieure métallique du tube.

remplir la vessie d'air et la distendre; pour cela, il suffit de l'insuffler par un tube spécial, situé à la partie supérieure du tube, avec une seringue Guyon, l'air ayant été préalablement stérilisé à travers la flamme d'une lampe à alcool, et, pour éviter que cet air ne se répande à l'extérieur au cours de l'examen, j'ai pensé à fermer ce tube avec un obturateur à glace légèrement grossissante. Un pas de vis avec presse-étoupe en assure l'étanchéité. Pour éviter, en outre, que l'air chaud de la vessie ne dépose une buée sur la vitre, on la chauffe auparavant en la passant vivement dans la flamme comme pour les verres des laryngoscopes.

3° *Le réservoir d'urine.* — Restait à élucider la question de l'évacuation de l'urine. Pour cela, j'ai fait annexer, à la partie inférieure du tube et en dehors de la pince, une large ouverture, continuée par un tube muni d'un robinet. Le malade

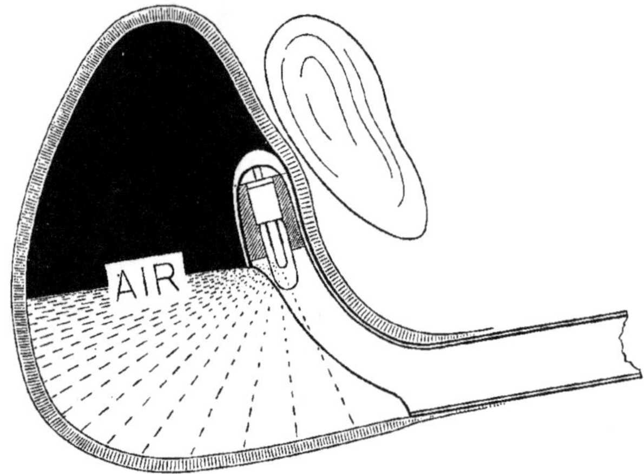

Fig. 51. — Coupe de la vessie remplie d'air (40 grammes environ). Aspect du champ lumineux en forme de cône et à rayons plongeants, éclairant à la fois le bas-fond et la paroi postérieure.

étant assis, il suffit donc de baisser un peu tout l'appareil pour que l'urine se précipite dans ce trou et ne vienne pas ternir la vitre. Il se fait donc une évacuation continue et automatique, sans aspiration.

En résumé, il est facile de voir que tout a été combiné pour laisser le tube intérieur *libre*, de façon à y permettre la manœuvre facile des instruments. Il n'y a dans son intérieur ni lampe, ni tube d'aspiration, ni rien qui puisse gêner; toutes les manœuvres se font en dehors de la pince arrêtée au méat.

Il y a un modèle pour l'homme et un pour la femme, ce dernier ne diffère d'ailleurs que par sa longueur moindre et son calibre plus grand : plus facilement maniable, il servira surtout aux gynécologistes et accoucheurs.

Ces dispositions font donc de mon appareil un cystoscope extrêmement simple, tout au moins pour l'examen direct de la vessie, les manœuvres endovésicales demandant nécessairement un peu plus d'habitude.

Technique. — Elle diffère essentiellement suivant qu'il s'agit d'un examen simple ou d'un examen suivi d'intervention intra-vésicale.

a. *Position d'examen* (fig. 52). — 1° Asseoir le malade sur une table à cystoscopie ordinaire, un peu haut et les jambes écartées.

2° Laver la vessie si besoin, et la vider *complètement* ;

3° Introduire le cystoscope stérilisé comme tous les autres cystoscopes ou à l'eau bouillante d'après les règles ordinaires du cathétérisme, et retirer le mandrin ;

4° Visser l'obturateur et injecter une quantité variable d'air, de 30 à 100 grammes ; de petites quantités, 20 à 60 grammes, sont suffisantes le plus souvent.

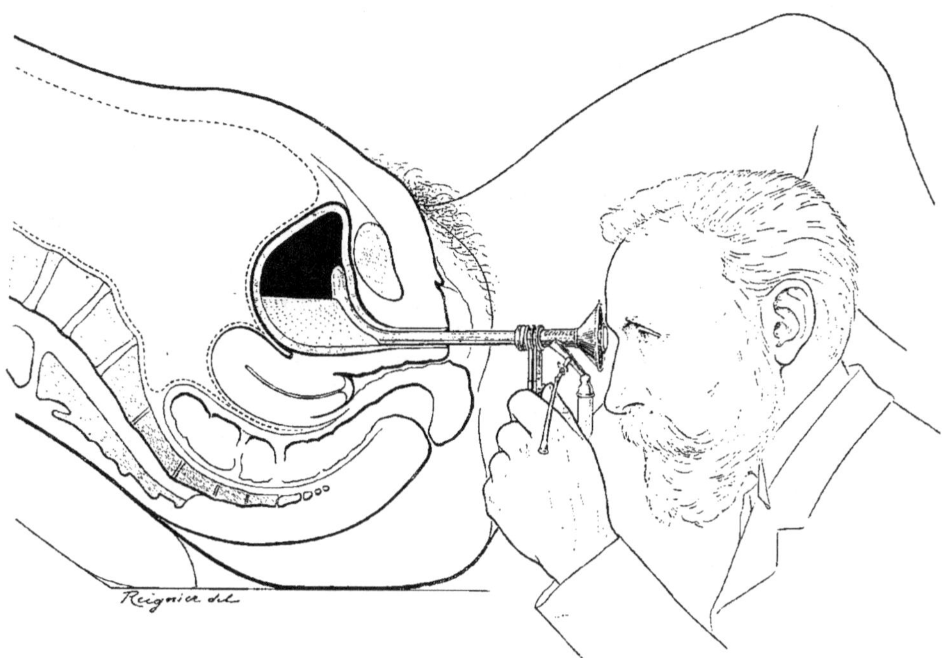

Fig. 52. — Le cystoscope de Cathelin en place chez la femme.

5° Explorer en regardant par l'oculaire et déplacer l'instrument en baissant légèrement l'appareil de temps en temps pour l'évacuation de l'urine.

L'appareil pourra être retiré avec ou sans mandrin.

Il peut être nécessaire de fixer assez longtemps une même région de la vessie, ce qui donne la sensation du relief et de la fuite de la paroi postérieure, qu'un examen d'une seconde ne peut donner. On voit d'ailleurs ici d'une façon différente de la cystoscopie à eau, où les images sont toujours un peu floues, et l'on pourrait presque dire qu'il faut oublier la cystoscopie à eau pour voir clairement avec le cystoscope à vision directe, tellement les sensations sont différentes : c'est la différence qui existe entre la réalité et son image.

b. *Position d'intervention.* — Dans ce dernier cas, il faut mettre le malade sur une table renversée, en position de Trendelenburg, ce qui a pour effet de faire tomber la masse intestinale vers le diaphragme et de faciliter la rentrée de l'air par le tube.

Pour ce qui est de l'évacuation *permanente* de l'urine, je me sers d'un tube *mobile* que je fixe à l'appareil et d'un système aspirateur quelconque (appareil Potain, trompe à eau, etc.).

Dans le cas de corps étranger et une fois l'objet bien pris, on peut retirer ce tube d'aspiration qui ainsi ne gêne pas.

Objections. — Je sais très bien quelles objections font à mon appareil les partisans de la cystoscopie à eau.

1° Et d'abord, disent-ils, *le champ de visibilité est limité*. Le fait semble exact, mais je répondrai que je préfère bien voir une petite surface que d'en mal voir une grande. En outre, l'objection est spécieuse car, en réalité, on voit dans chaque position du bec *autant* qu'avec les cystoscopes à eau, mais avec ces derniers on voit la *même région* démesurément grossie, de sorte que, dans les deux méthodes, trois positions successives du bec montrent *tout* le bas-fond vésical en général assez limité en surface (quelques centimètres) ;

2° En second lieu, dit-on, on ne peut pas voir *toute la vessie* ; le fait est exact, tout comme il est impossible de la voir avec le cystoscope de Nitze, cet auteur ayant, dans ce but, fait construire trois modèles, ce qui est une complexité. Par contre, la région qu'on ne voit pas avec mon cystoscope, c'est la région la moins intéressante, c'est-à-dire la région supéro-antérieure où l'on ne trouve presque jamais rien. Au contraire, on voit très bien le bas-fond tout entier, là où sont, dans l'immense majorité des cas, les tumeurs, ulcérations, corps étrangers, etc.

En résumé, ces deux objections tombent devant la simplicité de ma technique, la précision plus grande des résultats et la visibilité des objets en *position droite*.

Résultats. — Les résultats déjà obtenus par les autres auteurs à travers de simples tubes, par Kelly (de Baltimore) surtout et par de Keersmaecker (d'Anvers) prouvent qu'il s'agit là d'une méthode précieuse.

Personnellement, à Necker, j'ai pu me servir souvent de mon cystoscope et toujours avec profit ; j'ai vu avec une netteté extraordinaire, — comme je ne les avais jamais vus avec les autres appareils — des calculs, des tumeurs, des ulcérations, des orifices urétéraux et des diverticules. Je les ai montrés aux nombreux médecins qui m'entouraient et la plupart, sans éducation spéciale prolongée, y ont vu très nettement. J'ai même pu tout récemment enlever par mon tube un tout petit calcul et faire le cathétérisme urétéral.

Ce serait toutefois une faute que de vouloir — comme d'aucuns — substituer cette méthode aux autres et lui donner un caractère d'universalité qu'elle n'a pas.

La raison d'être du progrès n'est pas de faire table rase du passé, mais de faciliter certaines techniques en les rendant plus pratiques, plus sûres et plus rapides.

Conclusions. — Or, personnellement, voici ce que je pense de la cystoscopie à vision directe :

1° Ce n'est pas une méthode à préconiser pour l'exérèse des tumeurs vésicales. La taille hypogastrique lui est infiniment supérieure et je ne ferais exception que pour des polypes très petits pouvant facilement être cautérisés ou enlevés à l'anse galvanique, ou encore à certains cas rares de récidives.

2° Ce n'est pas une méthode à préconiser pour le cathétérisme des uretères. Mon diviseur des urines, bien appliqué, remplit toutes les indications et fournit à ce sujet les renseignements les plus complets sur la sécrétion et l'excrétion des reins. Toutefois, si l'on faisait le cathétérisme par cette méthode, il faudrait munir la sonde d'un mandrin métallique.

3° Ce n'est pas une méthode à préconiser *d'une façon générale* pour l'examen *de toutes les vessies*. Nous avons pour cela l'instrument de Nitze qui est merveilleux.

4° Je réserve donc ce nouveau moyen d'exploration :

a. Pour l'*examen des vessies petites*, de faible capacité, ne pouvant être distendues et où le Nitze est impraticable, comme cela est si fréquent dans les cystites ;

b. Pour l'ablation des *corps étrangers vésicaux endogènes* (petits calculs) ou *exogènes* (chapiteau de sonde de Pezzer, conducteurs, épingles à cheveux, etc.) ;

c. Pour les *cautérisations directes* avec le fer rouge ou mieux avec les substances chimiques dont nous disposons, teinture d'iode, nitrate d'argent en crayon, etc., ce qu'on ne peut faire avec l'appareil opérateur de Nitze.

En résumé, je crois qu'ainsi comprise, la méthode de cystoscopie à vision directe pourra rendre de grands services tant aux médecins qu'aux malades. La simplicité de mon cystoscope permet à tout le monde de s'en servir et de voir très nettement dans la cavité vésicale. On a à sa disposition, avec un seul appareil, un cystoscope à la fois simple et d'examen, un cystoscope à irrigation, un cystoscope cathétériseur au besoin et un cystoscope opérateur.

VI. — DIVISION ENDO-VÉSICALE DES URINES DES DEUX REINS

Dès l'aurore de la chirurgie rénale, la sagacité des chirurgiens s'est exercée à trouver un procédé *pratique* permettant d'obtenir séparément à l'extérieur le produit de sécrétion des deux glandes rénales, et les différentes méthodes qu'on a imaginées dans ce but peuvent être ramenées à quatre, qui sont :

1° *La méthode de compression unilatérale d'un uretère* avec, suivant les auteurs, compression manuelle, chirurgicale ou instrumentale ;

2° *La méthode du cathétérisme uretéral* avec le cathétérisme direct par tâtonnement : le cathétérisme à travers un tube endoscopique ; le cathétérisme cystoscopique.

3° *La méthode du cloisonnement exovésical* ou méthode américaine.

4° *La méthode du cloisonnement endovésical* imaginée par le professeur Lambotte (de Bruxelles) et à laquelle semblent aller aujourd'hui les suffrages de la plupart des chirurgiens.

Plusieurs appareils destinés à la rendre pratique ont été imaginés dans ces dernières années ; mon *diviseur des urines*, un des plus récents, construit en 1902, semble être aujourd'hui le meilleur et le plus employé des instruments, par sa facilité de technique et par les résultats qu'il fournit.

Principes généraux d'un appareil diviseur. — 1° Un appareil diviseur ne doit à aucun degré mettre la vessie en tension, ni déterminer sur elle un contact large et brutal ; c'est ce qui ressort très nettement de l'étude comparée de la sensibilité vésicale au contact et à la tension (Guyon) ; une vessie même saine ne tolère longtemps prolongé qu'un contact délicat et prudent, *a fortiori* s'il s'agit d'une vessie malade, douloureuse et saignante ; c'est ce que Lambotte a bien vu le premier. Il ne faut donc pas, sous peine de douleurs, déprimer la vessie de dehors en dedans ou réciproquement ; en un mot, il ne faut faire aucune pression : ni puits, ni

---

¹ Dʳ F. CATHELIN. Le cloisonnement vésical et la division des urines. Applications au diagnostic des lésions rénales. Un volume de 100 pages avec 23 figures. *Actualités médicales*, chez Baillière, 1904.

toit ; c'est ce qui explique *l'absence complète de douleur* pendant l'application du diviseur, instrument *physiologique.*

2° Un appareil cloisonneur doit recueillir les urines au fur et à mesure de leur éjaculation uretérale , sans déterminer à proprement parler de *lacs* dans les deux moitiés vésicales; les sondes doivent être au « nez de l'uretère » pour drainer immédiatement l'urine sécrétée ; toute stagnation peut faire craindre un mélange au moindre déplacement possible de l'appareil, ce qui ne permet pas une absolue étanchéité.

3° Un appareil cloisonneur doit enfin *s'adapter* à toutes les vessies, quelle que soit leur grandeur. Il ne doit donc pas être *uniforme de dimension et de courbure.* Les vessies soumises à notre examen dans les services spéciaux d'urinaires sont, en effet, des vessies malades et en général de faible capacité. On conçoit donc que le même appareil, *de grandeur uniforme*, ne puisse convenir à une vessie de 10 grammes et à une autre de 300 grammes, ce qui nous a fait écrire que « *le principe de la graduation était intangible* ». C'est la première fois que ce principe est appliqué par nous à la vessie, et il est aussi nécessaire à cet organe qu'à l'urètre (jeu des béniqués; dilatateurs gradués).

Description du diviseur vésical gradué de Cathelin (fig. 53). — Notre diviseur vésical gradué, présenté par le professeur Guyon à l'Académie de médecine de Paris,

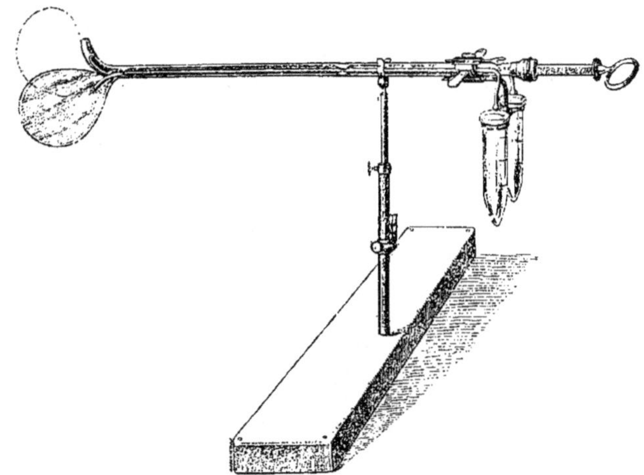

Fig. 53. — Le diviseur des urines de Cathelin sur son support avec les tubes collecteurs.
(J'ai fait représenter en pointillé la membrane telle qu'elle est habituellement placée dans la vessie).

dans sa séance du 20 mai 1902, répondant au n° 25 de la filière Charrière, et dont le bec cannelé est celui d'un lithotriteur n° 2, se compose de :

Un tube médian aplati latéralement, dans lequel se meut à frottement doux un mandrin gradué, la *tige porte-membrane*, à l'extrémité vésicale de laquelle est fixé, par un mécanisme automatique, un ressort métallique recourbé sur lui-même, et qui peut sortir du tube en se développant sous forme de large raquette. Il est entouré d'une membrane simple de caoutchouc tendue dans son plan et fixée en position de détente maxima du ressort, lequel agit par son élasticité propre, sans tendre à proprement parler la membrane qu'il ne fait que déplisser, sans effort. Cette membrane est l'âme de l'appareil, et son ressort a une trempe spéciale.

Il suffit de retirer le mandrin pour plisser la membrane, aplatir le ressort et faire rentrer le tout à la manière d'un éventail.

La membrane est maintenue *verticale* dans la vessie, grâce à l'inclinaison et à la cannelure du bec dont la courbure permet d'accrocher le pubis avec facilité, et par conséquent de se repérer facilement au col. En outre, le tube médian est fendu à son extrémité vésicale de telle façon que la membrane, au lieu de se déplisser suivant l'horizontale du tube, se développe dans l'angle dièdre inférieur en *cloisonnant en même temps le col et la fin de l'urètre postérieur*.

Enfin le mandrin, qu'on fait glisser comme le piston d'une seringue, est gradué sur une de ses faces. Nous avons établi par le calcul, d'une façon très rigoureuse, cette graduation, une fois pour toutes. Les chiffres marqués correspondent exactement aux capacités vésicales de 10 à 300 grammes.

Latéralement sont deux sondes qui primitivement étaient en soie; mais, en dehors de leur petit calibre, qui répondait au n° 6 des anciennes sondes uretérales, elles pouvaient se plier et se ramollir après ébullition par exemple, d'où difficulté dans le passage des tubes latéraux anciens. Elles pouvaient ne pas résister au séjour prolongé dans les pays chauds, et enfin, comme toutes les sondes molles, elles présentaient une lumière interne irrégulière pouvant se gonfler à la longue et s'obstruer. Tous ces inconvénients disparaissent avec l'innovation des *sondes métalliques latérales mobiles* dont les *petits becs* ne peuvent en aucune façon blesser la paroi vésicale.

Mes premières membranes sortaient plus ou moins en pointe mousse, par suite d'une déformation permanente résultant d'une trop grande flexion du ressort dans le tube et dépassant la limite de l'élasticité de l'acier, ce qui constituait un ennui.

Ne pouvant trouver des trempes d'acier susceptibles de ne pas amener de déformations à 8 millimètres de flexion verticale, nous avons tourné la difficulté, et tout récemment nous avons fait construire de nouvelles membranes où cet inconvénient n'existait plus. En fléchissant le ressort deux fois sur lui-même à la partie la plus ronde et sur le diamètre de la ligne de soudure, nous réalisons une sorte d'axe idéal aux deux extrémités duquel seraient fixées deux moitiés de ressort qui agissent alors chacune pour son compte; les déformations se produisent aux dépens du jeu élastique de la petite raquette incluse dans la grande, et la pointe est supprimée.

Accessoires. — Nous avons imaginé un certain nombre d'accessoires, qui, sans être indispensables peuvent être d'une certaine utilité :

1° une tige-support, avec lyre mobile, se visse sur le couvercle de la boîte et permet de fixer bien en place et à hauteur voulue l'instrument qu'on n'est pas obligé de tenir à la main ;

2° Deux tubes récepteurs en verre, ayant la forme de tube à centrifuger, se fixent par un système très simple d'accrochage aux deux sondes collectrices ; de sorte que la marche se fait automatiquement ;

3° Enfin un système de pédale-support à crémaillère, d'une application d'ailleurs générale, qui permet de placer toutes les articulations du membre inférieur à 90 degrés, position physiologique évitant toute fatigue au malade, mais qui n'est pas indispensable.

Technique :

1° Soins préalables. — a. *Malade*. — Il est bon de faire prendre au malade le matin un verre d'eau diurétique ou de tisane pour accélérer la sécrétion, surtout si la quantité d'urine totale est très faible. Cette précaution n'est pas utile après le repas où les sécrétions sont en général plus intenses.

Il faut encore éviter la constipation et purger le malade si besoin, mais cela n'est pas indispensable.

Enfin, dans le cas de vessie très sensible, il sera bon de donner, quelque temps

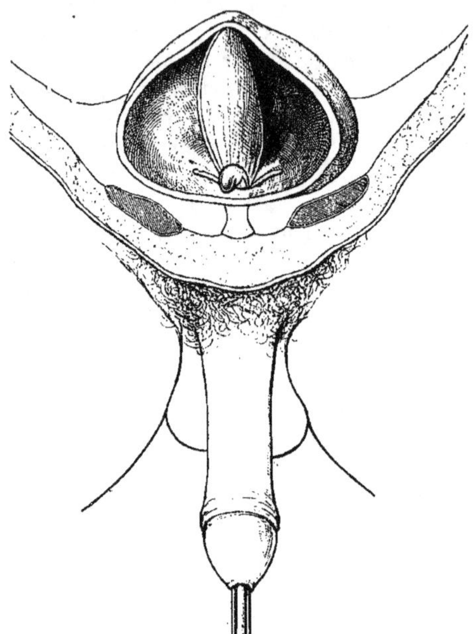

Fig. 54. — Le diviseur vésical gradué avec les sondes rabattues dans la vessie et, au « nez de l'uretère », le bec arc-boutant le pubis et membrane développée.

avant la division, un lavement antipyriné, ou même d'instiller au col quelques gouttes d'une solution cocaïnée à 1 p. 100. Nous n'y avons d'ailleurs jamais eu recours.

b. *Stérilisation*. — Elle est extrêmement simple, puisqu'elle consiste dans l'immersion de tout l'appareil, membrane comprise, dans l'eau bouillante pendant quelques minutes : c'est là un grand avantage rendant notre instrument très pratique.

2° Préparation immédiate du malade. — Le malade est couché sur un plan horizontal *qui ne creuse pas*, de préférence une table à opération. Il reste dans le décubitus horizontal, tête soulevée par deux oreillers, jambes écartées et fléchies à 45°, fesses soulevées, reposant sur une alèze pliée et les pieds reposant sur le plan du lit.

Après les précautions antiseptiques d'usage (lavage du méat, etc.), on introduit une sonde-béquille n° 18 ou 20, et on lave si besoin la vessie, surtout dans les cas de pyuries ou d'hématuries, jusqu'à ce que le liquide ne sorte plus teinté.

On prend alors la capacité exacte, en injectant lentement de l'eau avec une seringue graduée de Guyon. On s'arrête juste au moment de l'envie d'uriner (capacité minima opposée à la maxima qui répond au besoin impérieux), puis on laisse la vessie *se vider complètement*.

Autrefois, nous laissions une vingtaine de grammes d'eau pour amorcer le siphon, mais cette pratique peut être quelquefois défectueuse, parce qu'il faut attendre l'émission préalable de cette eau mélangée d'urine et l'on ne peut jamais savoir quand la dilution cesse. Actuellement, nous amorçons souvent en injectant par chacun des tubes le contenu d'une demi-seringue à instillation de Guyon qui s'écoule en deux ou trois secondes, et la récolte d'urine commence dès qu'on a développé la membrane : on ne peut malheureusement pas recourir à cette technique dans les petites vessies où il faut laisser de 20 à 40 grammes d'eau.

3° Préparation de l'instrument et de la membrane. — Dès la fin de la stérilisation, le montage de l'appareil commence. On s'assure d'abord par injection d'eau ou d'air que les sondes rabattues sont perméables, puis on les place en position de repos. Tenant l'instrument horizontal appuyé sur soi, on détache alors de l'ongle de l'index gauche le ressort qui termine le mandrin poussé à fond, et on engage dans l'orifice de l'extrémité de cette tige le cube à encoches de la membrane jusqu'à ce que la pointe du ressort tombe dans l'une des encoches, ce qui s'accompagne d'un petit bruit. La membrane, tenue de la main droite, peut se mettre indifféremment d'un côté ou de l'autre ; il n'y a ni haut, ni bas.

4° Manoeuvre du pouce. — On la trempe alors dans de l'huile *stérilisée* pour en faciliter le jeu, et, *mettant la pulpe du pouce gauche au niveau de la fente inférieure du cathéter,* on tire le mandrin jusqu'au 0 de la graduation ; la membrane glisse sur le pouce qui, en l'espèce, *représente le col vésical,* le ressort s'aplatit et le tout rentre, à la manière d'un éventail, sans accrocher, dans le tube médian. On huile encore le bec de l'instrument et tout le cathéter, s'il s'agit d'un homme, puis l'appareil est prêt à être introduit.

Enfin, on a vissé la tige-support sur le couvercle de la boîte.

5° Modus agendi (fig. 55). — L'instrument ainsi préparé, on l'introduit d'après les règles ordinaires, comme un lithotriteur ; on peut laisser chez l'homme une sonde à demeure la veille, mais jamais nous n'avons fait de méatotomie, et nous n'avons été arrêté qu'une seule fois dans la traversée urétrale. Chez la femme, jamais nous n'avons fait de dilatation préalable ; nous avons même pu passer chez une fillette de douze à treize ans, sans anesthésie.

Une fois l'instrument dans la vessie, on le tient horizontalement, on actionne la glissière à cornes et l'on injecte par chacune des sondes un peu d'eau (la moitié d'une seringue à instillation de Guyon), puis on les rabat jusqu'à ce que leur extrémité libre soit verticale, à moins que la résistance de la vessie n'empêche cette rotation complète. On tire un peu le cathéter à soi ; bientôt on bute ; c'est qu'on accroche le pubis ; on est au col (fig. 54). L'eau d'amorçage s'écoule aussitôt.

On pousse alors lentement le mandrin, comme le piston d'une seringue, en lisant au fur et à mesure les chiffres de la graduation, et l'on s'arrête juste au chiffre répondant à la capacité vésicale minima ; il y a alors *prise d'engainement* de la membrane par la vessie, ce dont on se rend bien compte avec un peu d'habitude.

On fait reposer l'instrument *horizontalement* sur une des deux lyres festonnées mobiles de la tige-support que l'on monte ou descend plus ou moins pour établir le goutte à goutte. Un système d'accrochage très simple permet de fixer aux sondes les deux tubes collecteurs et l'appareil est en place pour la récolte séparée des urines. *Le tout n'a pas demandé plus de vingt secondes* et le débit des deux reins se fait rythmiquement, d'une façon automatique, sans même qu'on ait à tenir l'appareil.

6° DURÉE DE L'OPÉRATION. ABSENCE DE DOULEUR. — L'opération dure de cinq à trente minutes, suivant la vitesse de la sécrétion ; dans les cas de polyurie, trois à quatre

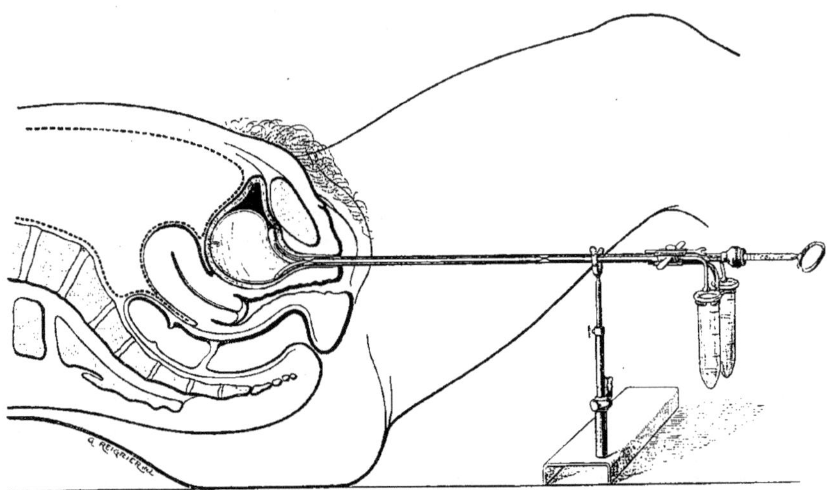

Fig. 55. — Le diviseur des urines de Cathelin dans la vessie de la femme.

minutes suffisent pour remplir un tube de 10 centimètres ; au contraire, dans les cas moyens, il faut environ vingt minutes et l'on peut au cours de l'opération faire très prudemment le massage du rein pour activer la sécrétion. Suivant la variété de l'éjaculation urétérale, celle-ci se fait régulièrement ou par intermittences, lentement ou rapidement, par gouttes ou par séries de plusieurs gouttes ; il n'y a pas de règle fixe, et ce qui prouve bien que ce débit trahit d'une façon saisissante l'éjaculation urétérale à chaque soulèvement de son clapet vésical, c'est que les gouttes se produisent identiquement de la même façon à l'extrémité des sondes. L'avantage du diviseur est de drainer l'urine au fur et à mesure de sa production, sans formation de lacs où séjournerait l'urine des deux loges; il n'y a pas de puits à proprement parler, et ainsi aucun mélange n'est possible. Une stagnation d'urine dans les deux chambres ne se produirait que dans les cas de polyurie intense où le débit des sondes est inférieur au débit de l'urine sécrétée.

Nous divisons couramment sans douleur des vessies de 30, 40 et 50 grammes.

7° SUITES OPÉRATOIRES. — Une fois la séparation effectuée, on ramène et fixe les sondes au repos, on tire à soi le mandrin gradué qui rentre la membrane et on retire l'appareil d'après les règles ordinaires ; on peut, si l'on veut, laver la vessie avec une solution d'eau boriquée. Il ne reste plus dans la vessie que le produit des dernières éjaculations urétérales, c'est-à-dire très peu d'urine; c'est là un élément de contrôle.

Pour nettoyer le tube médian, on y passe, après lavage à l'alcool, quelques fins bourdonnets d'ouate hydrophile qu'on pousse avec le mandrin, tout comme on nettoie l'intérieur du canon d'un fusil. La membrane est lavée et essuyée pour un autre examen : elle peut ainsi resservir quatre fois en moyenne.

Avantages. — Nous voyons donc que la supériorité du diviseur vésical gradué est hors de doute et on peut résumer ainsi ses principaux avantages :

Facilité d'application chez l'homme et chez la femme ;

Absence totale de douleur dans l'immense majorité des cas ;

Possibilité d'exploration dans les vessies de très petite capacité : ce qu'on n'avait pu obtenir jusque-là avec les autres appareils ;

Simplicité et innocuité de la manœuvre opératoire ;

Marche automatique dès que l'instrument est en place ;

Enfin stérilisation complète et facile, tout l'appareil, membrane comprise, s'immergeant dans l'eau bouillante.

Ceci explique que le professeur Lambotte ait pû dire que s'il revendiquait la paternité de l'idée et de l'application de la méthode du cloisonnement vésical, le diviseur vésical gradué en présentait une solution simple et vraiment pratique. « Je suis persuadé, m'écrit-il, que l'avenir appartient à votre diviseur, et je fais des vœux pour son succès, car je suis convaincu qu'il ouvrira la voie à d'importants progrès ».

Résultats. — Personnellement, et en dehors de plusieurs centaines de divisions d'urine que j'ai faites à Necker dans le service de mon maître, M. le professeur Guyon, j'ai été appelé plus de cinquante fois dans les grands services hospitaliers de Paris pour y appliquer mon appareil dans des cas où le diagnostic clinique restait douteux, et toujours la division des urines a apporté un élément de certitude qui a permis d'éviter l'erreur, soit qu'il se fût agi d'éliminer le rein en faveur d'une tumeur abdominale extra-rénale, soit qu'il fût nécessaire d'établir la valeur fonctionnelle d'un rein dont le congénère était atteint.

On voit, en effet, que le clinicien et le chirurgien peuvent demander à la division vésicale des renseignements très différents, très complexes, et souvent très multiples, qu'il faut grouper, de la façon suivante :

1. Localisation d'une tumeur de siège incertain.

2. Détermination d'une tumeur localisée du rein.

3. Confirmation du diagnostic de pyonéphrose et détermination fonctionnelle du rein opposé.

4. Détermination du point de départ de la suppuration.

5. Vérification du fonctionnement d'un rein anciennement opéré et de la perméabilité de l'uretère.

6. Vérification relative des deux reins dans les néphrites médicales.

7. Vérification de reins normaux.

Au point de vue de la pratique journalière, la division des urines est à conseiller pour établir un diagnostic certain sans lequel l'intervention n'a plus de contrôle :

1. Dans les hématuries avec vessie saine.

2. Dans les pyonéphroses, pyélonéphrites et pyélites simples ou bacillaires.

3. Dans les néphrostomies avec fistule lombaire, purulente, urinaire ou tarie et chez lesquelles il faut recourir à la néphrectomie *secondaire*.

4. Dans les reins mobiles pour étudier le mécanisme de l'excrétion de l'urine.

5. Dans le cancer du rein pour étudier l'état de l'autre rein souvent néphrétique.

Dans tous ces cas, on n'oubliera pas que le problème de la division des urines ne consiste pas du tout à savoir quel est le rein malade, ce que cliniquement on arrive assez bien à reconnaître ; ce qu'on veut savoir c'est l'*état de l'autre rein*, son bon fonctionnement ou même sa présence, car les cas de reins uniques ne sont pas rares, et surtout c'est l'étude du fonctionnement *relatif* et par *comparaison*, étude que la division des urines seule peut fournir.

En résumé :

1° La division endovésicale des urines des deux reins avec mon appareil est une exploration simple, à la portée de tous les chirurgiens ;

2° Cette manœuvre n'est pas douloureuse, même chez l'homme. Elle est en outre absolument anodine et sans danger ;

3° Elle peut être employée d'emblée pour faire le diagnostic d'une affection rénale ou après échec des autres méthodes ;

4° Elle est surtout précieuse dans les cas de *pyurie* ou d'*hématurie* pour connaître d'abord le siège du mal et aussi pour constater l'intégrité absolue ou relative du rein supposé sain ;

5° Arrivée au degré de perfection qu'elle présente aujourd'hui, la méthode de division endo-vésicale des urines, due à l'ingéniosité du professeur Lambotte (de Bruxelles), constitue, grâce surtout à mon appareil, un progrès important dans l'étude de la chirurgie urinaire.

Sur plus de 400 divisions, j'ai eu l'occasion de vérifier dans 41 cas à l'autopsie ou à l'opération le résultat des tubes, or, je dois à la vérité de dire que dans *aucun* de ces 41 cas, les tubes ne nous avaient pas trompés.

Conclusions. — Bien que la clinique reste toujours souveraine en matière de diagnostic rénal, elle trouvera, dans la division de la vessie avec un appareil approprié, un secours utile dans les cas où elle doit s'avouer impuissante.

Au lieu de nous donner, comme avec le bleu, un résultat global, elle nous renseignera sur l'uni ou la bilatéralité des lésions, et deviendra ainsi, grâce à sa facilité d'exécution, et surtout à son innocuité complète, un auxiliaire précieux et un mode de contrôle.

Elle n'est pas destinée à se substituer aux autres modes d'exploration, qui auront toujours leurs indications ; mais, par une alliance heureuse dont les termes du contrat sont de mieux en mieux définis, ces divers procédés se compléteront mutuellement pour le plus grand bien de la science et des malades.

TECHNIQUE DES PRINCIPALES PETITES OPÉRATIONS D'URGENCE

Ce livre, destiné aux praticiens n'est pas, nous l'avons dit, un livre d'opérations; nous ne voulons y mettre que des faits d'ordre exclusivement pratique que le médecin est amené à rencontrer tous les jours, qui peuvent l'embarrasser et dont il doit savoir se tirer *seul* : sans donc vouloir décrire ici des opérations complexes ou rares ou même habituelles, nous croyons cependant lui rendre service en lui donnant quelques conseils pour des interventions de toute urgence, d'une bénignité reconnue et d'une nécessité impérieuse.

I. — Ponction vésicale

Indications. — Rétention aiguë de cause urétrale (vieux prostatiques) ou vésicale, après échec de plusieurs tentatives de cathétérismes conduits selon les règles énoncées plus haut.

Le médecin se rappellera combien ces indications sont rares quand on manie habilement la sonde, puisque à Necker, dans le service du professeur Guyon, sur un mouvement annuel considérable de malades urinaires, on ne fait pas plus d'une seule ponction par an.

Technique. — *Instrumentation.* — Aiguille-trocard moyenne n° 2 de l'aspirateur Potain et non gros trocard à kystes.

Préliminaires. — Raser le pubis et le nettoyer au savon et à l'alcool.

Modus agendi :

Premier temps. — Repérer de l'index gauche la symphyse pubienne.

Deuxième temps. — Enfoncer le trocard à ce niveau, juste au-dessus de l'os qu'il rasera, obliquement en bas et en arrière.

Troisième temps. — Évacuation *lente* (pour éviter les hémorragies) avec ou sans aspiration, en suivant le retrait (pour être toujours sûr de rester dans la vessie).

Quatrième temps. — Retirer le trocard *rapidement* en bouchant du doigt son pavillon, et détruire le parallélisme des petites plaies en massant la région au doigt, puis collodionner.

Suites. — Le plus souvent, le malade étant immédiatement soulagé, on pourra tenter plus tard un cathétérisme qu'on aura d'autant plus de chance de réussir que la congestion aura disparu.

Il peut être indiqué, dans des cas rares, de renouveler cette ponction plusieurs fois. Le médecin devra cependant savoir qu'il est des cas peu fréquents d'adhérences péritonéales au pubis ou des cas de péricystite qui augmentent les dangers de cette petite intervention, accidents sur lesquels a bien insisté récemment le professeur Carlier, de Lille.

II. — RUPTURE DU FREIN ET FAUX PAS DU COÏT

La *rupture du frein* survient accidentellement au cours de coïts violents chez des individus à frein court. Une petite artère peut être intéressée et saigner abondamment ; le malade est affolé, d'autant plus que les premiers pansements sont bientôt traversés par le sang. Il s'agit dans ces cas d'une petite plaie superficielle nécessitant une ligature sur une pince hémostatique de Péan ; on aura bien soin de ne pas suturer les deux bouts du frein sectionné, la nature remplaçant ici l'art.

Le *faux pas du coït ou rupture de la corde*, survenant également au cours de rapports intempestifs se caractérise par une urétrorragie qui peut être même abondante. Dans les cas moyens ne rien faire ; on ne mettrait une sonde à demeure que dans les cas graves.

III. — PARAPHIMOSIS

Indications. — C'est l'étranglement de la verge en arrière du gland par un prépuce congénitalement étroit et qui rétracté au cours d'une érection ne peut plus revenir sur lui-même pour recouvrir le gland. Il est nécessaire d'agir, car avec le temps, le prépuce peut se nécroser et s'éliminer, il peut même y avoir section incomplète de la verge.

Technique. — PREMIER PROCÉDÉ. — Le malade est placé devant vous et on tient la verge à pleine main pendant que de l'autre on appuie sur le gland. Cette manœuvre est assez douloureuse et le malade s'échappe en criant mais souvent aussi en réduisant lui-même son paraphimosis ; c'est ce que j'appelle le *procédé de la fuite*.

DEUXIÈME PROCÉDÉ. — On peut être obligé de sectionner cet anneau constricteur aux ciseaux ou avec le bistouri de Cooper, tout comme cela se fait au cours des kélotomies pour hernie étranglée.

Suites. — Elles sont habituellement très simples et durent une dizaine de jours. Le gland, gonflé et rouge, formant battant de cloche avec la verge sera recouvert de compresses humides.

On pourra être obligé plus tard de régulariser les deux lambeaux préputiaux par une petite opération plastique.

En aucun cas, il ne faut compter sur une réduction spontanée.

IV. — ABCÈS PÉRINÉAUX[1]

ABCÈS URINEUX VULGAIRE. — ABCÈS DE LA PROSTATE. — ABCÈS COOPÉRIENS

Indications. — Les premiers surviennent surtout chez des rétrécis à mauvais canal et sont médians, plus ou moins gros, à tuméfaction quelquefois énorme remontant

---

[1] Signalons également les petits abcès lacunaires ou folliculaires avec périurétrite survenant au cours de la blennorrhagie au niveau de l'urètre pénien et qui peuvent donner lieu, après ouver-

jusqu'aux bourses ; les seconds surviennent au cours des prostatites d'origine blennorrhagique ; les troisièmes, bien plus rares, se caractérisent par leur siège latéral en rapport avec la situation latérale sus-bulbaire des petites glandes de Cooper.

Technique. — *Instrumentation.* — Un flacon de chloréthyle, un bistouri, deux gros drains et une aiguille sont seuls nécessaires.

Préliminaires. — Le malade sera rasé, lavé et placé sur la table en position de la taille périnéale.

Modus agendi. — *Premier temps.* — Après anesthésie au chloréthyle, incision *longue,* verticale, médiane, dans le cas d'abcès urineux vulgaire, transversal, dans le cas d'abcès prostatique.

Deuxième temps. — On ira loin jusqu'au foyer, en général énorme, où l'on tombe, et le doigt introduit immédiatement dans cette poche caverneuse, coupée de tractus, finira le nettoyage en détruisant ces restes de tissus organisés.

Troisième temps. — Introduction de deux gros drains au fond de la plaie immédiatement au-dessus du rectum dans l'abcès de la prostate et *au plafond* de chaque côté des bourses dans les cas d'abcès urineux périnéal vulgaire. On transperce la peau le plus haut possible de façon à ce que l'aiguille soit aperçue dans le haut de la plaie décollée ; on accroche alors le crin qui suspend le drain et on le fixe à la peau extérieure sur un autre petit drain pour éviter sa fuite.

Quatrième temps. — Compresses chaudes et humides dans la plaie pour tamponner quand il y a un léger saignement après lavage à l'eau oxygénée. Compresses chaudes extérieures, à renouveler plusieurs fois le premier jour.

Suites. — Le malade pisse alors le plus souvent par le périnée, dans l'abcès urineux ordinaire, par la brèche faite à l'urètre et par où l'urine a pu s'écouler.

La fièvre quelquefois énorme (40°) tombe le soir même ou le lendemain matin et l'état général s'améliore avec rapidité sauf quand l'incision a été faite trop tard. Une purge sera donnée le lendemain.

V. — INFILTRATION D'URINE

Indications. — C'est une infiltration *diffuse* [1] — par opposition à l'abcès urineux qui est une inflammation *localisée.* — s'étendant souvent à tout le périnée, les bourses, le fourreau de la verge, l'hypogastre et même la racine des cuisses, infiltration œdémateuse, tendue, luisante s'accompagnant d'une fièvre intense.

Technique. — *Instrumentation.* — Bistouri ou thermocautère.

Modus agendi. — La règle est de faire de grandes entailles *longues, profondes et multiples,* en général trois : une médiane et deux latérales sur le ventre, plusieurs sur les bourses et au périnée. On bourrera ces brèches avec des compresses chaudes et humides, antiseptiques pour éviter l'accolement des lèvres, et on recouvrira le tout de pansements humides à changer souvent.

Suites. — L'état général du malade, en général grave, s'améliore dès le len-

_____

ture, à des fistules urinaires rebelles. Nous nous sommes bien trouvés, dans ces cas, des ponctions capillaires avec l'aiguille de la seringue Pravaz, et la sortie complète du pus avec expression s'est effectuée par le petit orifice de la ponction.

[1] Signalons également le *phlegmon de la cavité de Retzius,* qui est le plus souvent un adéno-phlegmon, et justiciable des grandes incisions avec drainage.

demain, à moins que des phénomènes d'intoxication trop prononcés empêchent toute réaction salutaire.

VI. — Rupture de l'urètre périnéal, fausses routes et grandes hématuries prostato-vésicales

Je réunis à dessein ces trois accidents, parce qu'ils sont justiciables d'une même technique.

Indications. — *a*. La rupture de l'urètre bulbo-périnéal survient à la suite d'une chute à califourchon sur le périnée (enfants jouant sur une barre de fer, charretiers tombant sur le timon de leur voiture).

Il survient alors une urétrorragie abondante avec production d'une tumeur hématique au périnée et le malade ne peut pas pisser par inhibition.

b. Les fausses routes surviennent au cours des explorations chez les rétrécis, mais bien plus souvent *chez les prostatiques* en rétention et où la sonde pénètre dans le bulbe, dans le périnée ou dans la prostate. Etant donné l'état de congestion de tout le bas-appareil à ce moment, on s'explique facilement l'importance que peuvent prendre quelquefois les hématuries.

c. Les grandes hématuries prostato-vésicales surviennent surtout chez des malades porteurs de tumeurs vésicales énormes ou de prostates carcinomateuses.

Technique. — La règle est la mise en place d'une *sonde à demeure* (p. 143) d'un calibre suffisant (n° 20) et bien fixée pour éviter les ennuis que causerait une nouvelle tentative de sondage quelquefois impossible.

Dans le cas de rupture traumatique du périnée, si l'on ne peut pas passer la sonde, il faut recourir d'emblée à l'urétrotomie externe et laisser le malade *pisser par le périnée* si l'on ne trouve pas d'emblée le bout postérieur. C'est une conduite d'attente mais à laquelle le médecin peut s'arrêter, sous réserve des interventions dont le malade sera justiciable dans la suite.

Dans le cas d'hémorragies énormes, avec caillots, il faut faire si besoin, l'*aspiration* d'après les règles que nous avons énoncées (p. 139).

On se trouvera bien également de lavages vésicaux avec le sérum artificiel qui aurait pour effet de dissoudre les caillots (Guyon), ou encore de lavages à l'eau antipyrinée chaude (1 à 2 p. 100).

VII. — Corps étrangers urétro-vésicaux

Sous aucun prétexte, les corps étrangers introduits dans l'urètre ou la vessie par le malade lui-même ou accidentellement au cours d'exploration portant sur ces organes ne doivent y rester, sans tentatives d'extraction.

C'est d'ailleurs là un accident de peu de gravité qui est arrivé aux meilleurs chirurgiens, et l'on aurait tort de les incriminer, car ils peuvent être victimes d'une faute de construction d'un instrument ou d'un spasme des conduits sur lesquels ils opèrent. Le devoir doit être d'en tenter *immédiatement* l'extraction ou si cela est impossible, séance tenante, d'en avertir le malade pour une tentative ultérieure : nous avons heureusement à notre disposition des moyens assez simples permettant de parer à ces accidents.

Indications :

Corps étrangers urétro-vésicaux. — D'*origine endogène*. — Calculs primitifs ou secondaires. Les premiers sont le plus souvent uriques et se développent dans la vessie sans cystite. Les seconds sont ordinairement des calculs mous, phosphatiques. On en trouve également de mixtes, formés au centre d'un petit caillou urique dur, tombé des reins (les pondeurs de Guyon) et autour duquel se sont développés concentriquement des couches de phosphate (calculs enrobés de Guyon).

D'*origine exogène*. — Ils sont extrêmement nombreux, en rapport avec la variété même de l'imagination humaine ; en pratique ce sont, dans l'immense majorité des cas, des épingles à cheveux quand l'auteur de l'introduction est le malade et des bougies conductrices (d'urétrotome ou de béniqués) quand il s'agit d'accidents au cours d'une exploration.

Technique :

A. Corps étrangers endogènes. — a. *Calculs urétraux.* — La règle, quand ils ne s'accompagnent pas d'accidents, est d'introduire une fine bougie de Leroy d'Etiolles dans la vessie et de la fixer à demeure (p. 144). Sous l'influence de ce corps étranger qui permet très bien de sentir le contact calculeux, le petit calcul est chassé par le méat ou plus souvent tombe dans la vessie, et est alors justiciable d'un broiement.

Quelquefois, le malade a pu encore l'expulser au moment d'une chasse d'urine puissante, en se retenant d'uriner pendant quelque temps.

Dans le cas où le calcul, par sa présence prolongée aurait déterminé un abcès, il faudrait l'inciser par urétrotomie externe et quel que soit le segment intéressé (verge, périnée, prostate).

b. *Calculs vésicaux.* — Leur traitement est bien connu : ils relèvent tous, sauf quand ils sont trop gros ou trop durs, de la *lithotritie* que nous n'avons pas à décrire ici mais qui, dans des mains exercées et méthodiques, en suivant les règles posées par mon maître Guyon, donne de si brillants résultats.

B. Corps étrangers exogènes :

a. **Urétraux.** — 1. *Bougie d'urétrotome ou conducteur de béniqué.* — On intro-

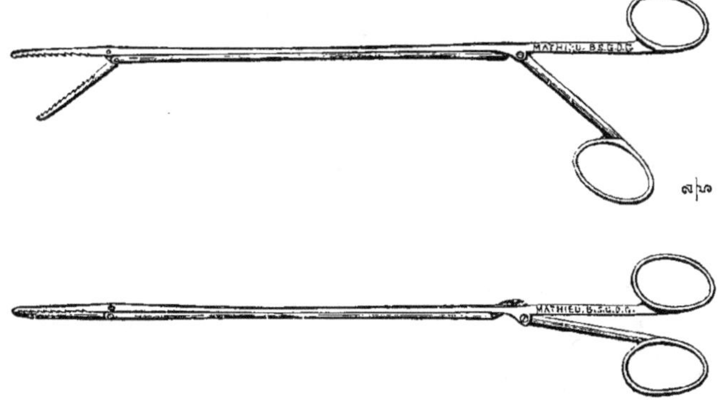

Fig. 56. — Pince-poussette pour corps étrangers urétraux (ouverte et fermée).

duira par le méat la pince-poussette de Collin (fig. 56) à bec de canard et qui est peu traumatisante. Grâce à sa longue tige fine, on peut avec douceur l'introduire jusque dans l'urètre prostatique où, ouverte, elle permet de saisir la bougie par son armature ou sa tige. On pourra la retirer lentement et sans crainte, même pliée, sans effraction des parois du canal.

2. *Épingles à cheveux.* — Celles-ci ne peuvent être retirées de même, à moins qu'on soit assuré par la malade elle-même — ce qui est rare — que la partie arrondie de l'épingle regarde le méat.

Il est préférable d'essayer son extraction par le tube de l'urétroscope ou même de la refouler dans la vessie pour une extraction plus facile ou enfin de faire l'urétrotomie externe chez l'homme et la taille sous-symphysaire chez la femme.

3. *Épingles droites ordinaires.* — On se servira du *procédé de la transfixion* qui consiste à fléchir la verge à son niveau en faisant saillir la pointe à travers la peau et suivant le cas en les tirant ou en faisant saillir par rotation la tête au niveau du méat.

b. **Vésicaux.** — Les corps étrangers vésicaux présentent une thérapeutique différente suivant qu'ils sont durs ou mous.

Corps mous non flottants. — On les retirera avec un *lithotriteur à mors plats*

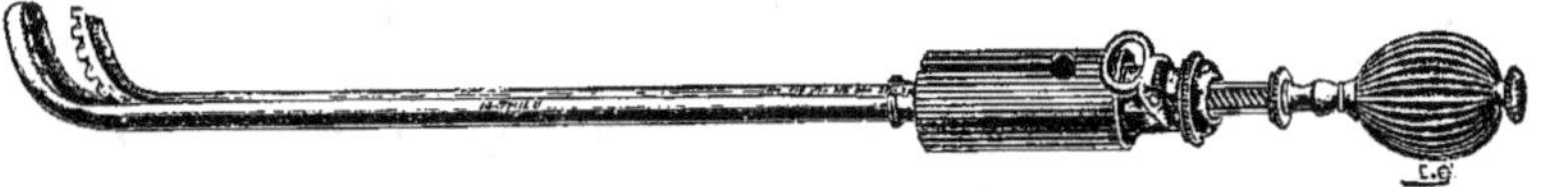

Fig. 57. — Lithotriteur.

(fig. 57 et 58). C'est en particulier le procédé de choix pour les sondes et les bougies et il n'est nullement offensant.

Corps mous flottants. — Pour ceux-là, comme des fragments de cire (cas observé à Necker) on peut se servir du lithotriteur mais en faisant les prises par en haut, le

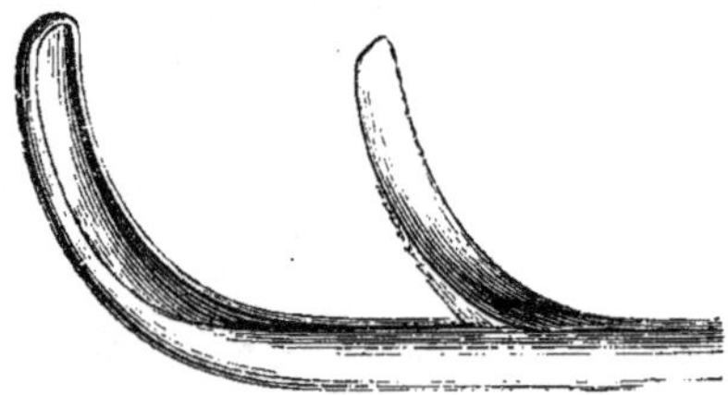

Fig. 58. — Bec de lithotriteur à mors plats.

bec ouvert en haut, le manche très abaissé entre les jambes et avec peu d'eau dans la vessie.

Corps durs. — En particulier les épingles à cheveux anciennes métalliques et noires ou en celluloïd (cas personnel à Necker, chez une femme).

1. *Procédés non sanglants.* — Dans ce cas on peut :

1° Essayer l'extraction par le lithotriteur, ce qui peut être offensant et ce qui est toujours difficile, car on ne sait pas comment on prend l'épingle.

2° Un bon procédé consiste à essayer l'extraction par le tube de mon nouveau cystoscope à vision directe (p. 159), le malade étant placé en position inclinée pour

---

[1] Sous aucun prétexte, il ne faut introduire dans la vessie — pas plus que dans l'oreille, — des pinces hémostatiques de Péan ou de Kocher pour en retirer des objets.

la fuite de la paroi postérieure de la vessie. On se servira alors d'une poire en caoutchouc ou d'une trompe à eau munie d'un long tube pour l'aspiration de l'urine et on aura à sa disposition une longue pince spéciale pour la traction à travers le tube ou un crochet (fig. 59).

On pourrait aussi par ce procédé retirer de la vessie des corps mous, et si ceux-ci

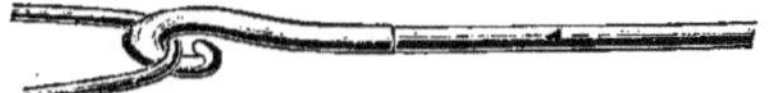

Fig. 59. — Crochet pour retirer les épingles.

par leurs dimensions ne pouvaient sortir directement par le tube, on retirerait le tube lui-même tout en tenant l'objet avec une pince; il suivrait l'instrument et viendrait bientôt se montrer au méat.

2. *Procédés sanglants.* — Quand enfin cette extraction est rendue impossible par les *voies naturelles*, il faut recourir à l'intervention chirurgicale sanglante qui suivant les cas sera :

Chez la femme : la taille sous-symphysaire ou mieux la taille vésico-vaginale.

Chez l'homme et chez la femme : la taille haute sus-pubienne.

Ce serait sortir de notre cadre que de décrire ici la technique de ces opérations.

VIII. — Urétrotomie interne d'urgence
(par le procédé de Maisonneuve [1]).

Indications : L'urétrotomie interne *d'urgence*, reconnaît seulement comme indication la rétention aiguë et complète chez un rétréci infecté et *avec état général très grave*.

Technique : *Premier temps.* — Introduire dans la véssie une fine bougie conductrice armée.

Deuxième temps. — Visser sur cette bougie la tige métallique droite de Maison-

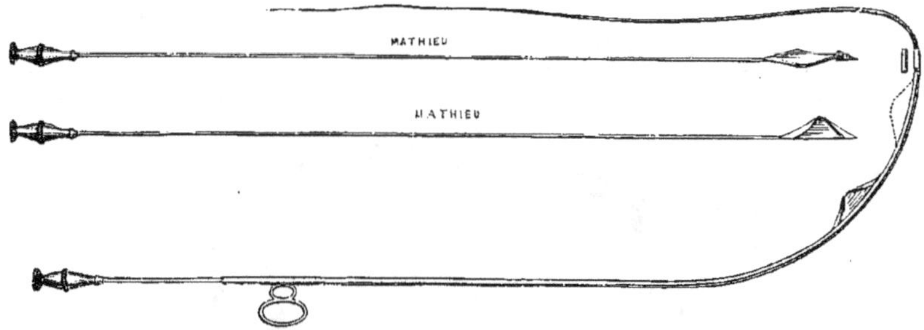

Fig. 60. — Urétrotome de Maisonneuve avec ses 3 lames.

neuve et l'introduire jusque dans la vessie pour être bien sûr que le fin conducteur s'enroule dans la vessie et non dans l'urètre.

[1] L'urétrotome ancien de Maisonneuve, une des trouvailles les plus heureuses du grand chirurgien, reste encore, malgré tous les appareils plus récents basés sur le même principe, le modèle du genre. Le fait d'avoir résisté à plus d'un demi-siècle d'expérience est la meilleure preuve de sa valeur.

Troisième temps. — Retirer la tige droite et visser à sa place le cathéter courbe cannelé de Maisonneuve qu'on introduit dans la vessie d'après les règles ordinaires des tiges courbes.

Quatrième temps. — Tenir la verge et le cathéter bien droit puis engager la lame coupante du Maisonneuve. (Il y a trois variétés de couteaux, différents par leur dimension). Ces lames ne coupent que par leurs bords, à l'aller et au retour, mais non par leur sommet arrondi en dos d'âne (fig. 60).

Cinquième temps. — Section rapide du ou des rétrécissements (peu douloureux) en poussant la lame jusqu'au bout.

Sixième temps. — Retirer le couteau d'abord puis le cathéter et le remplacer de nouveau par la tige droite.

Septième temps. — Introduction de la sonde à bout coupé n° 16 (fig. 61) qui devra dépasser l'armature de la bougie et qu'on conduira lentement jusqu'au siège du rétrécissement pour ensuite pénétrer rapidement dans la vessie pendant que l'aide retire la tige droite munie de son conducteur.

Huitième temps. — Mettre la sonde au goutte à goutte et la fixer.

Remarque. — Si par hasard on ne pouvait faire pénétrer la sonde parce que l'aide a retiré trop tôt le conducteur, par exemple, on pourra alors essayer une

Fig. 61. — Sonde à bout coupé.

sonde-bougie n° 12 ou 14 qui lorsqu'on tire bien sur la verge, aura des chances de passer.

Je n'ai pas à insister ici sur le traitement ultérieur du rétrécissement après l'urétrotomie, car nous sortirions du caractère d'urgence que nous nous sommes imposé (Voir *dilatations* p. 131).

IX. — CYSTOSTOMIE SUS-PUBIENNE D'URGENCE

Indications. — Il faudra faire la cystostomie hypogastrique d'urgence (méat sus-pubien) dans les grandes *infections vésicales des prostatiques rétentionnistes*, dans

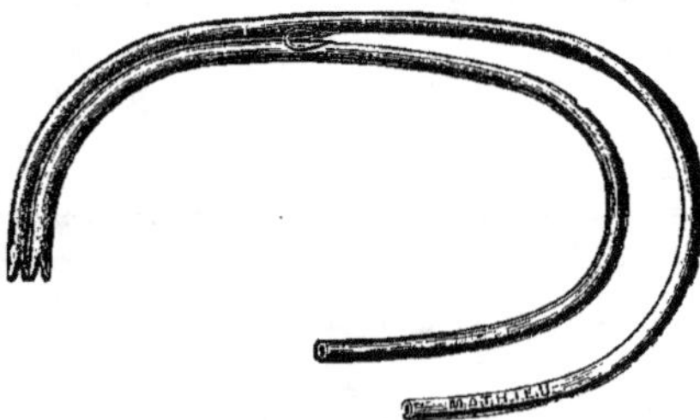

Fig. 62. — Double tube de Guyon-Périer.

les *grandes hémorragies vésico-prostatiques* (cancer diffus) dans les *cystites rebelles* très douloureuses *tuberculeuses ou non* ayant résisté pendant longtemps à tout autre traitement médical bien conduit.

Technique. — Elle est extrêmement simple et peut être faite à la cocaïne ; quelques minutes suffisent.

On gonflera la vessie d'air (2 à 300 grammes) et le malade restera en position horizontale. Une tige métallique (sonde à robinet) restera dans la vessie pour le repérage si l'organe n'a pas de capacité.

On fait une incision sus-pubienne médiane courte de 5 centimètres. On incise l'aponévrose (ligne blanche) et le doigt, rapidement introduit derrière le pubis et disposé en crochet dans la cavité de Retzius, refoule en haut le tissu graisseux sous-péritonéal.

On ponctionne alors rapidement la vessie sur la ligne médiane avec le bistouri et on agrandit l'ouverture pour y laisser passer le doigt. Deux fils suspenseurs (catgut) sont placés de chaque côté de la vessie et suturés à la paroi (peau, aponévrose et muscle) par six fils de catgut.

Il est inutile de passer à travers les fibres dissociées du muscle grand droit qui, sphincter illusoire, ne peuvent assurer la continence.

On place le double tube de Guyon-Périer (fig. 62) qu'on remplace par une sonde de Pezzer le quatrième ou cinquième jour.

X. — NÉPHROSTOMIE D'URGENCE

Indications. — La néphrostomie d'urgence dans les cas d'*énormes suppurations chaudes du rein* ou *de gros phlegmon périnéphrétique* avec fièvre n'est pas une opération qui doit effrayer le praticien : c'est en somme une incision d'abcès plus ou moins superficiel, et il ne peut y avoir de difficultés quand l'abcès bombe à ce point que le flanc en est déformé.

Technique. — Un bistouri seulement et 3 à 4 gros drains. On fera une incision recto-curviligne lombo-iliaque, dite incision de Guyon, c'est-à-dire partant de l'angle costo-vertébral et descendant le long du bord externe de la masse sacro-lombaire, s'incurvant au niveau du bord supérieur de l'os iliaque pour venir finir en avant de l'épine iliaque antérieure (incision en béniqué). Elle doit être préférée à toutes les autres parce qu'elle a l'avantage, étant la plus incurvée en arrière, d'être la plus drainante.

Une fois l'abcès ouvert, un flot de pus s'échappe. On introduit dans la poche 3 à 4 gros drains fixés par des épingles de nourrices flambées et maintenues par de petites compresses qui les entourent. On peut encore les fixer à la peau par des crins.

Suites. — Après ce traitement d'urgence, il sera indiqué de se conduire plus tard selon les cas, et de recourir si besoin, comme cela est fréquent, à la néphrectomie secondaire dont nous n'avons pas à donner la technique ici.

CHAPITRE VI

EXAMEN DES URINES ET TECHNIQUE DE LA COLORATION DU GONOCOQUE

L'examen des urines a une importance considérable pour le praticien, autant même pour le médecin que pour le chirurgien avant une intervention. Son intérêt est également de premier ordre pour les malades sollicitant leur admission dans une compagnie d'assurances sur la vie; il importe donc au praticien de connaître la technique d'un examen régulier des urines.

Caractères physiques. — L'étude des caractères physiques, qui sont à la portée du médecin isolé d'un grand centre, a déjà par elle-même une valeur appréciable.

Quantité. — Normalement, l'homme élimine de 1.000 à 1.500 grammes d'urine dans les vingt-quatre heures, et c'est toujours cette urine totale du jour et de la nuit qui doit être portée au laboratoire pour un examen valable. Cette quantité varie d'ailleurs avec le régime alimentaire et les habitudes de vie de chacun ; des hommes bien portants peuvent n'éliminer que 800 grammes d'urine par jour; par contre, la polyurie, claire ou trouble, est toujours en rapport avec un certain degré d'altération du rein : ce n'est pas normal d'uriner comme certains 2 à 3 litres par jour, comme on l'observe dans le diabète (polyurie claire) ou dans certains états prétuberculeux du rein (polyurie trouble), ou encore dans les vieux reins pyélitiques des urinaires.

Couleur. — L'urine normale est claire, transparente, limpide, jaune foncé, jaune or habituellement, avec un reflet miroitant et scintillant.

Chez les névropathes, elle est claire et presque aqueuse, sans coloration.

Chez les fiévreux, elle est très foncée, rougeâtre.

Chez les ictériques elle peut revêtir une teinte verdâtre, olivâtre; le plus souvent elle est rouge acajou très foncé.

Le trouble dans l'urine n'a de valeur que s'il existe à l'*émission* mais non par dépôt dans le vase. Une urine foncée, riche en chromogène, est toujours en rapport avec de bons reins.

Odeur. — Inodore normalement, elle peut devenir fétide dans certains cancers ulcérés de la vessie ou dans les vieilles rétentions vésicales, chez les prostatiques infectés; elle devient aromatique sous l'influence de certains aliments (asperges) ou l'absorption de certains médicaments (cubèbe, copahu, térébenthine).

Réaction. — L'urine est normalement acide; elle devient alcaline dans certains états morbides du rein. L'étude de cette réaction se fait très simplement avec les papiers rouge et bleu de tournesol ; l'urine normale rougit le papier bleu de tournesol et l'on doit s'assurer de la réaction *immédiatement* après la miction sans attendre l'altération de l'urine au contact de l'air. (Fermentation ammoniacale.)

EXAMEN CHIMIQUE

Éléments normaux. — Les deux éléments les plus importants à rechercher dans l'urine sont l'*urée* et les *chlorures*. Normalement, on doit trouver de 20 à 25 grammes d'urée par vingt-quatre heures et de 10 à 12 grammes de chlorures.

Ces chlorures varient beaucoup avec l'alimentation, aussi des recherches récentes ont-elles montré l'importance de leur suppression alimentaire dans certains cas d'œdèmes brigthiques où il y a rétention exagérée dans l'organisme (cure de déchloruration). Le praticien doit bien en connaître les indications et ne pas la conseiller chez les albuminuriques *sans œdème*.

La recherche de l'urée est de toute importance ; c'est sur le taux de l'urée que le chirurgien s'appuie pour intervenir ou s'abstenir dans les affections rénales, un faible taux d'urée indiquant toujours une lésion plus ou moins profonde de l'appareil glomérulo-canaliculaire et une altération de parenchyme rénal.

Les autres principes, acide urique, acide phosphorique, etc., sont de moindre importance.

La recherche de l'urée se fera *cliniquement* avec le petit appareil globulaire de Regnard qui suffit en général ; mais dans les laboratoires de recherches précises, il faut recourir à l'uréomètre à mercure qui permet des lectures plus rapides, sans dégagement aussi intense de gaz.

On rencontre souvent la présence de sels ammoniacaux : carbonate d'ammoniaque, urate d'ammoniaque, phosphate ammoniaco-magnésien.

Éléments anormaux : 1° ALBUMINE. — α) *Recherche*. — On opérera à froid ou même à chaud en versant 5 à 6 centimètres cubes d'urine dans un tube à essai et en en chauffant dans la flamme d'une petite lampe à alcool la partie supérieure seulement (pour juger par comparaison avec le fond du tube), puis on versera lentement quelques gouttes d'acide azotique *sur les parois du tube*. Dans le cas où il y a de l'albumine, on voit la partie toute supérieure se troubler, et même, dans les cas où il y a beaucoup d'albumine, toute l'urine présente un abondant coagulum.

Le trouble obtenu par le chauffage seul n'a pas de valeur, il peut tenir à des sels minéraux qui se redissolvent par la présence de l'acide.

Si le médecin n'a pas à sa disposition de tube à essai, il peut temporairement se rendre compte de la présence de l'albumine en chauffant l'urine dans une cuiller à soupe.

β. *Dosage*. — La présence de l'albumine n'est pas suffisante en elle-même ; il faut en savoir la quantité ; pour cela on se sert communément du *tube d'Esbach*, ou tube de verre avec deux traits où sont marqués les lettres, U et R. On verse de l'urine jusqu'en U, du réactif jaune d'Esbach jusqu'en R ; on secoue une dizaine de fois et on attend vingt-quatre heures, le tube reposant dans un verre au fond duquel se trouve de la ouate. A ce moment, on lit la graduation répondant au dépôt.

Le médecin ne confondra pas l'albumine pyoïde avec l'*albumine essentielle ;* il arrive tous les jours qu'on voit des malades à *urines troubles* mis au régime lacté absolu parce que l'examen des urines fait par le pharmacien a révélé des traces d'albumine, quelques centigrammes à 2 grammes. Il s'agit dans ces cas d'albumine leucocytaire qui n'a aucune importance et qui même est normal au cours de pyuries tuberculeuses légères. On voit l'importance qu'il y a à la reconnaître de bonne heure pour ne pas soumettre au régime lacté un malade qui au contraire a besoin de fortifiants et de suralimentation.

2° **Sucre.** — La présence de sucre dans l'urine est toujours *pathologique;* on le reconnaît de la façon suivante : on verse dans un tube à essai 3 à 4 centimètres cubes de *liqueur bleue de Fehling* pour bien s'assurer de sa bonne composition et de son inaltérabilité à la chaleur; cela fait, on y verse de l'urine en quantité à peu près égale, puis on rechauffe. Si l'urine renferme du sucre, il se forme un précipité *rougeâtre* caractéristique.

3° **Sang.** — Un des bons moyens pour reconnaître si une urine renferme du sang non décelable à la lumière ordinaire, consiste à verser cette urine dans un verre et à la regarder devant une lampe électrique ; la teinte rougeâtre apparaîtra aussitôt; on peut encore mélanger un peu d'urine avec de la lessive de soude et chauffer ; s'il y a du sang, on observe une coloration vert bouteille. Mais, en chirurgie, c'est surtout le sang constaté microscopiquement qui a de la valeur.

4° **Pus.** — La présence du pus dans l'urine est toujours caractéristique et même cliniquement on peut reconnaître d'où vient le pus.

Le pus *rénal* est en effet un pus crémeux, épais, concret, formant un dépôt dense et abondant au fond du vase.

Le pus *vésical* est un pus floconneux, nuageux, léger, formant un dépôt mobile diffusant dans tout le vase par le mouvement.

Le pus *urétral* est un pus louche peu abondant avec filaments purulents. Pour faire la dissociation du pus urétral muco-purulent ou muqueux et du pus vésical, il faut faire uriner le malade dans trois ou plus simplement dans deux verres. Dans le cas d'urétrite postérieure, avec vessie indemne, le premier verre sera louche, avec filaments, le second virginal, l'urine de la vessie ayant en effet balayé le canal au premier jet ; d'où la *nécessité* pour reconnaître ces éléments de ne recourir à cet examen qu'assez longtemps après la dernière miction (deux ou trois heures).

Phosphaturie. — Il importe de ne pas confondre la pyurie avec la *phosphaturie* où les urines sont également *troubles.* Il suffit dans ce dernier cas d'y verser de l'acide chlorhydrique pur pour voir le louche disparaître et les urines redevenir claires. On observe souvent ce phénomène chez les névropathes, les surmenés et surtout chez les adolescents pendant la croissance. Le médecin doit y penser pour éviter de grosses fautes de diagnostic et de traitement.

Bactériurie. — C'est la présence dans l'urine fraîche d'une grande quantité de bactéries, sans lésion organique de l'appareil urinaire. Le bacterium coli est le plus abondant.

L'urine est trouble à l'émission, a une odeur fade, spéciale, et on n'y trouve pour ainsi dire pas de leucocytes. Elle est acide et conserve même à l'air cette acidité pendant des mois.

Par les symptômes généraux, elle se rapproche du paludisme.

Il ne faut pas confondre les urines bactériuriques avec les urines de cystites et les coli rencontrés viennent très probablement du rectum.

EXAMEN MICROSCOPIQUE

A. **Histologique.** — On recherchera les leucocytes (globules de pus), qui peuvent être *déformés* dans la tuberculose, les hématies, les cellules épithéliales de la vessie, les cellules en raquette du bassinet, et surtout les cylindres.

Ceux-ci ont surtout une grosse importance ; il y en a plusieurs variétés : cylindres hyalins, cireux, granuleux, épithéliaux, hématiques et leucocytaires.

On ne les confondra pas avec les pseudo-cylindres qui sont des amas de sels, d'acide urique, de pigments ou de cholestérine.

On peut affirmer que : 1° la cylindrurie traduit toujours un état morbide du rein, allant de la simple congestion à la néphrite avec altération des vaisseaux et des épithéliums ; 2° la cylindrurie s'accompagne toujours d'albuminurie.

On pourra encore rencontrer exceptionnellement des fragments de néoplasmes ou des fausses membranes de sphacèle.

B. **Bactériologique**. — Parmi les microbes les plus souvent constatés, signalons les cocci, coli-bacilles le plus souvent, et venant de l'intestin.

Le bacille de Koch ne se rencontre malheureusement que très exceptionnellement dans les urines tuberculeuses (8 à 10 fois p. 100) ; aussi le procédé le plus parfait pour le diagnostic de tuberculose urinaire consiste-t-il à injecter le dépôt *centrifugé* des urines suspectes sous la peau ou même sous le péritoine de *cobayes*. En sacrifiant les animaux, au bout de trois semaines, on observera dans le cas de tuberculose un semis de granulations jaunâtres sur le foie et la rate, en particulier, qui trancheront sur la coloration rougeâtre de ces organes.

Technique de la coloration du gonocoque. — L'importance de la recherche du gonocoque au cours de vieilles urétrites chroniques[1] nous fait un devoir d'en donner ici la méthode exacte de coloration ; tous les praticiens peuvent en effet être appelés à donner leur avis dans des cas sérieux où il s'agit par exemple de mariage ou de reprise de rapports entre deux personnes antérieurement infectées : on conçoit l'importance de son diagnostic et les conséquences qui peuvent en résulter.

Prélèvement. — On se servira d'une anse de platine stérilisée ou, si c'est le malade qui recueille la goutte, il se servira d'une tête d'épingle qu'il passera deux à trois fois dans la flamme. La prise se fera *purement* le matin au réveil[2] et on ne devra, dans aucun cas, appuyer les lamelles directement sur le méat.

La prise se fera à l'entrée du canal entr'ouvert et l'on déposera les particules recueillies sur des lamelles de verre où on en fera un frottis qui ne devra pas

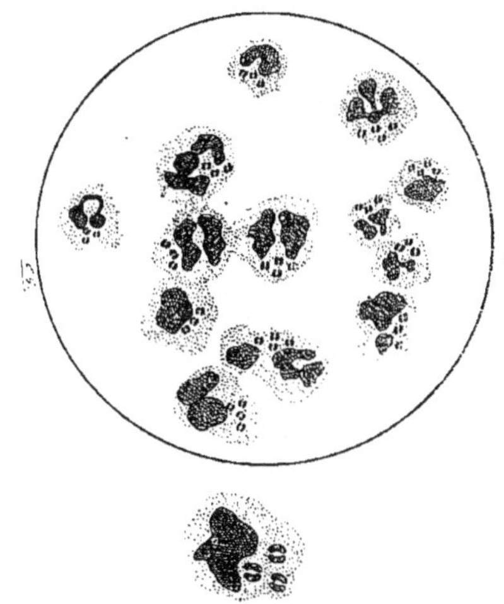

Fig. 63. — Aspect des gonocoques.

(Nous avons fait représenter au-dessous, très grossi, un leucocyte avec son noyau et 3 gonocoques.)

être trop épais. On fera sécher la plaque à l'abri de la poussière où on la passera deux ou trois fois dans la flamme d'une lampe à alcool de préférence.

[1] Tout récemment, Lavenant et Trastour ont signalé dans le pus de certaines urétrites chroniques *l'entérocoque* de Thiercelin.

[2] On pourra conseiller au malade de se livrer la veille au soir à quelques libations copieuses (bière, champagne).

Préparation. — Cela fait, on dépose quelques gouttes d'une solution concentrée à 1/100 de *bleu de méthylène* qu'on laisse au contact du frottis deux à trois secondes ; on lave sous un filet d'eau et on sèche à l'air, ou dans la flamme, ou avec une soufflerie.

On place alors la lamelle sur la platine du microscope, on y verse une goutte d'huile à immersion et on examine avec un objectif à immersion $\frac{1}{12}$ ou $\frac{1}{16}$ avec oculaire 1 ou 3.

La préparation est colorée en bleu et les gonocoques apparaissent en bleu foncé presque noir, en forme de haricots, accolés deux par deux comme des grains de café, au milieu de globules blancs, colorés en bleu plus clair.

Ils peuvent être endo ou exocellulaires.

Dans les cas anciens, ils peuvent être très rares : c'est avec peine qu'on en distingue un ou deux sur tout le champ du microscope, même en cherchant longtemps ; aussi faut-il dans ces cas que le médecin avant de porter un diagnostic définitif qui engage sa responsabilité, fasse plusieurs examens avec des lamelles recueillies à plusieurs jours de distance (comme pour les bacilles de Koch dans les crachats des tuberculeux).

Chez la femme, on usera plutôt de la technique suivante :

On fixera la préparation dans une solution aqueuse de sublimé et on enlèvera l'excès de sublimé en plongeant la préparation dans la liqueur de Gram *forte* dont voici la formule :

        Iode.   1 gramme.
        Iodure de potassium   2   —
        Eau. 100   —

On lavera à l'alcool, puis à l'eau, et on séchera comme dans la méthode ordinaire.

Le gonocoque se décolore par l'action de la solution *faible* de Gram dont voici la formule :

        Iode.   1 gramme.
        Iodure de potassium   2   —
        Eau. 200   —

CHAPITRE VII

LES GRANDS SYNDROMES UROLOGIQUES

La pathologie des voies urinaires est dominée par quelques grands syndromes qui attirent les premiers l'attention en dirigeant les recherches et en l'orientant vers l'organe en cause ; nous les étudierons successivement :

I. — SYNDROME PYURIQUE

1° SUPPURATIONS D'ORIGINE RÉNALE.—Le pus rénal provient de trois grandes causes : 1. les *infections banales inflammatoires* qui sont le plus souvent d'origine *ascendantes*, urétérales, secondaires à l'infection vésicale et unilatérales dans l'immense majorité des cas; la blennorrhagie est la grande pourvoyeuse de ces infections montantes.

A côté de celles-ci signalons encore les *inflammations mécaniques*, par stase, amenant de la rétention, et qui ont pour cause initiale un trouble de l'*excrétion des urines* (coudure, valvule urétérale ou calcul du bassinet)

2. La *tuberculose rénale*, si fréquente dans les services spéciaux d'urinaires et qu'il faut suspecter en l'absence de toute autre cause. On connaît le mot de mon maître Guyon : « les pisseurs de pus sont des sujets tuberculeux ou tuberculisables ». Elle est le plus souvent mais *non toujours* d'ordre circulatoire, sanguine ou descendante et l'unilatéralité primitive est là encore la règle, contrairement à ce qu'on croyait autrefois.

3. La *calculose rénale* que nous opposons à la lithiase qui, elle, est d'ordre médical. La calculose est au contraire d'ordre purement chirurgical, et bien qu'elle puisse être aseptique elle se complique le plus souvent de *pyélonéphrite*.

C'est la radiographie qui fera faire le diagnostic ; l'analyse des urines en montrant l'augmentation microscopique des hématies après la marche a aussi une certaine valeur.

2° SUPPURATIONS D'ORIGINE VÉSICALE. — 1. En première ligne, interviennent les inflammations *blennorrhagiques* propagées.

2. La *tuberculose* vient ensuite, et son diagnostic est facilité par l'absence de microbes dans l'urine, le résultat positif des inoculations au cobaye et l'examen clinique de l'appareil génital (prostate et vésicules noueuses). La tuberculose peut être primitive ou secondaire à une lésion rénale, et M. Guyon a bien montré qu'une vessie non ulcérée pouvait recevoir, pendant des années, des flots de pus sans en souffrir.

3. Le *calcul vésical*, s'accompagne souvent d'urines troubles, sinon pour le cal-

cul urique primitif, du moins pour les calculs secondaires phosphatiques, qui s'accompagnent toujours de cystite et qui sont formées par elle.

Le meilleur mode de diagnostic est l'exploration métallique (p. 136) et le malade lui-même qui ne peut aller sans souffrir en voiture ou même en chemin de fer vient confirmer le diagnostic. (La gamme des véhicules de Guyon.)

4. Les *infections vésicales par stase* se divisent en deux classes : elles sont d'origine prostatique chez de vieux malades ne vidant pas leur vessie, ou d'origine urétrale chez de jeunes malades ayant contracté une ou plusieurs blennorrhagies sans soins ultérieurs, et l'on sait combien sont fréquents les rétrécissements chez les anciens blennorrhagiques. Je crois pouvoir donner la proportion de 75 p. 100 d'infections gonococciques suivies de sténose du canal de deux à trente ans après l'infection primitive.

3° SUPPURATIONS D'ORIGINE URÉTRALE ET URÉTRO-PROSTATIQUE. — Elles se décèlent par le procédé des deux verres (p. 181) ou par le procédé de massage prostatique suivi de mictions immédiatement après, ce qui est plus net dans les formes de prostatites glandulaires que dans les formes plus anciennes parenchymateuses ou glandulo-parenchymateuses.

On sait comment on reconnaît le prétendu pus des neurasthéniques phosphaturiques (p. 182).

II. — SYNDROME HÉMATURIQUE

Le pissement de sang a dans les voies urinaires une valeur égale à celle du pissement de pus.

1° *Sang d'origine rénale.*— Nous signalerons le *sang rouge* des *néphrites médicales,* le plus souvent bilatérales, de la calculose *après la marche* surtout et de la *tuberculose,* surtout à la période initiale et non au stade terminal de la pyonéphrose tuberculeuse où le rein n'est plus qu'une coque de pus.

Puis le *sang noir* du cancer du rein. Celui-ci peut n'être pas senti s'il est à évolution polaire supérieure sous-costale, mais le caractère de ces hémorragies est d'être *spontané;* elles surviennent la nuit, ou le matin au réveil, tandis que celles de la lithiase chirurgicale surviennent plutôt le soir, après fatigue. En outre on trouve ici des caillots allongés en forme de sangsues, longs quelquefois de 15 à 20 centimètres et reproduisant exactement le moule de l'uretère.

2° *Sang d'origine vésico-prostatique.* — Nous signalerons le *sang rouge* de la *cystite* (simple ou rebelle, tuberculeuse ou non), du *calcul* et du petit *polype* pédiculé et vasculaire dont les hémorragies sont quelquefois énormes.

Puis le *sang noir* des tumeurs cancéreuses infiltrées ou cavitaires d'origine vésicale pure ou secondaire à une carcinose prostatique.

3° *Sang d'origine urétrale.* Ce sont les urétrorragies des ruptures traumatiques de l'urètre ou des fausses routes.

Signalons aussi en passant le sang des hémophiles et des hémo-spermiques qui ne présentent aucune gravité.

III. — SYNDROME DE LA RÉTENTION

La rétention complète aiguë seule a de l'intérêt pour le praticien, parce qu'elle revêt un caractère d'urgence absolue; il sait déjà (p. 123) la conduite à tenir dans les rétentions incomplètes ou complètes chroniques des prostatiques.

On observe ce syndrome le plus habituellement :

1° Chez les *rétrécis* à canal non vérifié et non soigné depuis longtemps ;

2° Chez les *prostatiques* après un bon repas le soir, en hiver surtout, ou après un voyage en chemin de fer (coup de congestion).

3° Chez les *blennorrhagiques en période aiguë;*

4° Dans les *traumatismes périnéo-bulbaires;*

5° Dans les *rétentions mécaniques* (calculs urétraux-caillots);

6° Dans les *abcès de la prostate* et certaines prostatites;

7° Dans certaines *affections cérébro-médullaires* (syphilis-tabes).

IV. — SYNDROME DE L'INCONTINENCE

L'incontinence peut survenir de façon très diverse et il importe d'en reconnaître la cause pour ne pas soumettre aux injections épidurales (p. 149) des malades qui n'en sont pas suceptibles.

1° *Incontinence par lésion organique.* — On l'observe dans les cystites très douloureuses provoquées ou non par un calcul ou un corps étranger et qui n'ont pas de capacité.

On l'observe également chez des rétrécis distendus ou des prostatiques en rétention qui *pissent par regorgement.* C'est là une cause d'incontinence à laquelle il faut toujours songer en présence d'un vieillard ou d'un adolescent ancien blennorrhagique, car on peut obtenir assez facilement par un traitement approprié la guérison à coup sûr en débarrassant tout au moins le malade de son infirmité (dilatation ou sondages réguliers).

2° *Incontinence par lésions mécaniques.* — C'est l'insuffisance sphinctérienne chez la vieille femme; l'ouverture du col par un calcul enclavé; la section du col au cours du Bottini.

3° *Incontinence par lésions nerveuses organiques ou non.* — Il s'agit là de l'incontinence essentielle des jeunes enfants le plus souvent, diurne ou nocturne, et qu'on sait aujourd'hui guérir (p. 150) et de l'incontinence des myélitiques (tabes) [1].

V. — SYNDROME DE L'ANURIE [2]

L'anurie peut aller du défaut de sécrétion de l'urine (oligurie) à son absence totale; elle est somme toute assez rare dans les affections des voies urinaires [3].

On rencontre surtout ce syndrome :

1° Dans les *compressions des uretères* par une tumeur de l'utérus, en particulier dans le cancer utérin :

2° Dans la *lithiase et calculose rénale* avant ou après une intervention sur l'un des deux reins. Les autopsies ont en effet montré que, dans la mort des lithiasiques

---

[1] Il existe un appareil en caoutchouc pour les incontinents organiques avec réservoir descendant le long de la jambe dans le pantalon et muni d'un robinet de purge.

[2] Un homme peut rester sans sécréter une goutte d'urine et avant de mourir, de dix à quinze jours environ.

[3] J'ai vu en ville une malade qu'on me présenta comme anurique de vingt-quatre heures et qui avait plus d'un litre dans la vessie : l'erreur vint de ce qu'elle avait été, la nuit, sondée dans le vagin.

antérieurement néphrostomisés d'un côté, il y avait toujours dans l'autre rein des calculs ou des lésions secondaires de distension rénale ;

3° Dans les *néphrites* et dans les *maladies générales graves ;*

4° Dans les *dilatations forcées* du canal urétral : il s'agit alors dans ce cas d'une anurie réflexe. J'ai vu un exemple à Necker chez un homme jeune après dilatation excessive et qui dura deux jours.

5° Dans les *traumatismes du rein* et dans l'*hystérie.*

VI. — SYNDROME DE LA DOULEUR

La douleur, malgré sa fréquence et quelquefois son intensité, ne joue pas en pathologie urinaire un rôle prépondérant; c'est souvent un élément trompeur : il arrive souvent qu'un patient souffre du rein gauche alors que c'est le droit qui est malade, et mon maître Guyon a montré, il y a longtemps, cette « sympathie » existant entre les deux reins et créant des influences réflexes bien faites pour tromper le clinicien. Nous avons heureusement à notre disposition des moyens qui permettent de tourner la difficulté et de voir ainsi la part qui revient à la vessie ou à l'un des deux reins.

1° Dans les affections rénales. — a. *Organiques.* — Dans le *calcul du rein* (douleur dans l'angle costo-vertébral) et dans les *rétentions rénales.*

b. *Mécaniques.* — Dans les *reins mobiles* existant si fréquemment chez la femme, dans 60 p. 100 des cas environ et toujours à droite, probablement par action du corset qui, en pressant sur le foie, abaisse et subluxe secondairement le rein.

2° Dans les affections vésicales. — a. *Directe.* — Dans la *cystite,* quelle qu'en soit son origine, mais surtout dans les cystites avec faible capacité, dans la cystite des calculeux et surtout dans une variété spéciale de cystite chez la femme qu'on étiquette, faute d'explication pathogénique, du nom de « cystite chronique rebelle douloureuse de la femme ».

b. *Réflexe.* — Nous faisons allusion ici aux *points douloureux urétéraux.* L'orifice des uretères dans la vessie se repère assez bien par le toucher vaginal chez la femme, moins bien par le toucher rectal chez l'homme ; la douleur déterminée à la pression à leur niveau est un indice que le rein correspondant au côté douloureux est malade ; c'est là un mode d'examen clinique précieux, mais complètement insuffisant pour le diagnostic de l'unilatéralité des lésions, car il n'existe pas dans les affections non inflammatoires du rein (hydronéphrose, cancer, etc).

3° Dans les affections urétro-prostatiques. — Signalons la douleur quelquefois cuisante et extrêmement vive — nécessitant des piqûres de morphine — de la *blennorrhagie au début* et la douleur de *certaines prostatites* de même origine. On ne souffre pas, ou peu, dans l'urétrite profonde chronique. Par contre les douleurs peuvent être extrêmement vives, non dans la carcinose prostatique limitée, mais dans cette forme envahissante et en plastron qui englobe les nerfs de la région et que M. Guyon a dénommée : « *carcinose prostato-pelvienne diffuse*», un *noli me tangere* chirurgical.

CHAPITRE VIII

DU SYNDROME PÉRINÉAL ET DIAGNOSTIC
DES AFFECTIONS DU PÉRINÉE[1]

Par suite du passage de l'urètre dans le périnée et par suite des rétrécissements qui siègent souvent dans ce canal après la blennorrhagie, on comprend la fréquence des inflammations et des tumeurs qui souvent se développent dans cette région. Dans les services spéciaux d'urinaires, les lésions inflammatoires périnéales sont des plus fréquentes; elles sont quelquefois difficiles à diagnostiquer et peuvent être, suivant leur nature, délicates à traiter.

Classiquement, et dans l'immense majorité des cas, c'est l'abcès urineux et l'infiltration qu'on rencontre le plus souvent, mais on peut les confondre avec un grand nombre d'autres affections inflammatoires ou non qui se développent dans cette même région allant de la racine des bourses à l'anus ; c'est pourquoi la différenciation des symptômes permettant un diagnostic exact s'impose à l'attention des praticiens.

A. INFLAMMATIONS. — L'*abcès urineux* est la phlegmasie la plus fréquente de toutes celles qu'on rencontre au périnée. Le diagnostic, en général, est facile. Il repose sur l'existence d'une tumeur médiane, de grosseur moyenne, douloureuse, chaude, rouge et fluctuante à une période plus avancée, survenant chez un malade à passé urétral chargé, ayant autrefois contracté la blennorrhagie et ayant pu même déjà avoir été traité pour rétrécissements. Indolente au début, quand elle est profonde, elle ne tarde pas, en augmentant, à retentir sur l'état général du malade ; il peut aussi y avoir de la rétention.

L'*infiltration d'urine*, véritable phlegmon urineux, représente la forme diffuse se répandant, suivant les cas, dans la loge supérieure ou inférieure du périnée. Dans le premier cas, on observe un œdème infiltrant rouge et tendu des bourses, du fourreau de la verge, des aines et de la paroi abdominale jusqu'aux flancs ; dans le second cas, les signes d'infiltration sont surtout marqués autour du rectum et pouvant même de proche en proche disséquer jusqu'au tissu cellulaire des fosses iliaques. Dans les deux cas, les symptômes généraux sont très marqués ; le thermomètre monte à 40°, et il y a tous les signes de prostration d'une grande septicémie; c'est la mort si l'on n'intervient pas à temps.

La tumeur ou poche urineuse[2] reste le plus souvent en communication avec

[1] D' F. CATHELIN. *Journal des Praticiens*, 3 juin 1905.

[2] Nous laissons de côté l'abcès tubéreux qui se développe là comme dans toutes les régions pileuses, car ce n'est pas une tumeur du périnée, à proprement parler.

l'urètre. Elle se remplit au moment de la miction, et le malade raconte qu'il émet encore de l'urine une fois le besoin satisfait. La pression sur la tumeur, en la vidant dans l'urètre, augmente la quantité de ces gouttes retardataires. Elle suppure souvent en laissant une fistule.

La bulbite est une tumeur médiane, antérieure et superficielle, plus urétrale que périnéale. C'est une des formes de l'abcès urineux qui ne doit son individualité qu'à la présence du bulbe.

La coopérite peut être aiguë ou chronique et peut être d'origine blennorrhagique ou survenir chez un ancien blennorrhagique rétréci. Il s'agit alors d'une tumeur de moyen volume, *latérale*, à gauche du raphé le plus souvent, mobile et douloureuse à la pression. Plus tard, en grossissant, elle s'immobilise et détermine des douleurs lancinantes ; la tumeur peut alors envahir tout le périnée et d'ovoïde à grosse extrémité anale au début, elle devient plus ou moins arrondie, fluctuante, avec phénomènes généraux plus ou moins graves. J'ai eu l'occasion d'en opérer deux cas cette année dans le service de mon maître Guyon ; dans l'un d'eux, la tumeur volumineuse avait franchi le raphé et était médiane, mais après son ouverture, il ne s'écoula pas une goutte d'urine, comme cela arrive pour les abcès urineux ordinaires.

Le noyau de sclérose péri-urétrale résulte soit d'un traumatisme ancien de la région, soit d'une fissure urétrale chez un blennorrhagique rétréci.

Il donne la sensation d'une véritable bague engainant l'urètre, plus ou moins mobile, de la grosseur d'une noisette en général, non douloureux et pouvant rester longtemps à l'état chronique. Il peut également, sous l'influence d'une infection secondaire, se réchauffer et donner naissance à un abcès urineux.

L'hématome périnéal est le plus fréquemment secondaire à un traumatisme de la région (chute à califourchon sur le périnée) ; en dehors des anamnèses et de la tumeur périnéale, on observe de l'*urétrorragie*, qu'il faut distinguer de l'hématurie ou pissement de sang et de la rétention réflexe. Cet hématome peut suppurer si l'on n'intervient pas et se transformer en abcès urineux.

L'abcès de la prostate avec saillie au périnée est facile à diagnostiquer grâce au toucher rectal, combiné au palper périnéal. Il y a une sensation très nette de flot d'un doigt à l'autre, et si l'on joint à cet examen la saillie que fait la prostate dans l'ampoule rectale et aussi la coexistence d'une blennorrhagie ou d'une récidive, il n'y a pas place à l'erreur. Les symptômes généraux peuvent aussi être assez alarmants ; la température monte à 40° et l'ouverture de l'abcès dans le canal peut, dans les cas difficiles, affirmer le diagnostic.

L'abcès de la marge de l'anus peut aussi présenter quelquefois un développement marqué du côté du périnée. Le toucher rectal donnera des renseignements et toujours cet abcès est plus superficiel que l'abcès prostatique. En outre, ouvert, le stylet pénétrera jusqu'au rectum et la fistule pourra laisser suinter le contenu de l'intestin.

L'abcès froid du périnée peut être d'origine coopérienne ou osseuse, le point dénudé étant soit au niveau du pubis, soit au niveau de la branche descendante. J'ai eu occasion d'opérer dans le service de mon maître Guyon, le 11 février dernier un cas où la nature tuberculeuse de la tumeur, avec son pus froid et ses fongosités, ne pouvait faire aucun doute ; mais comme il existait deux trajets, l'un inférieur allant jusqu'au rectum, l'autre supérieur allant jusqu'à l'os que je ne trouvai pas dénudé, il me fut impossible de dire d'une façon certaine si l'abcès était d'origine glandulaire ou osseuse.

B. Tumeurs[1]. — *Les kystes congénitaux du raphé périnéo-génital* sont rares. Ce sont des tumeurs superficielles, intradermiques, isolées, arrondies et rénitentes, donnant au palper la sensation d'une hydrocèle demi-remplie.

Les lipomes du périnée ont été très étudiés dans un mémoire de mon maître Lejars, paru dans les *Annales génito-urinaires* d'avril 1897. Ils se caractérisent par leur indolence, la lenteur de leur évolution, leurs bosselures et irrégularités, ainsi que par leur consistance ni molle ni dure, mais de fluctuation moins franche que celle formée par une poche liquide. Ces lipomes peuvent s'ulcérer à leur surface ; ils peuvent être pédiculés ou sessiles.

Les tumeurs urineuses solides résultant d'anciennes infiltrations d'urine périnéales ayant été le point de départ de tout un tissu de sclérose engainant plus ou moins l'urètre ; tumeur extrêmement dure, immobile, avec fistules plus ou moins nombreuses, borgnes ou communicantes, laissant ou non passer l'urine et envoyant des prolongements dans tous les sens. Mon maître, M. Guyon, s'est attaché surtout dans ces dernières années à régler la technique opératoire de ces cas difficiles.

Les tumeurs malignes de la glande de Cowper-Littre sont très rares. Lebreton n'en signale que trois cas où le diagnostic ne fut pas fait avant l'opération.

Les gommes syphilitiques du périnée sont également rares. Il faut y songer chaque fois qu'on se trouve en présence d'une tumeur périnéale dont les caractères ne ressemblent pas à ceux énoncés jusqu'ici. M. Guyon, dans ses cliniques du matin, raconte le cas d'un malade où le diagnostic du cancer fut porté par plusieurs chirurgiens et où le professeur Fournier qui institua le traitement spécifique eut un succès complet avec disparition de toute la masse périnéale. Il faut donc, dans ces cas, rechercher dans les antécédents des malades les accidents primaires ou secondaires, mais il peut aussi s'agir de syphilis héréditaire.

Les cancers prostatiques, en dehors de la forme en cuirasse, dénommée par M. Guyon carcinose prostato-pelvienne diffuse, peuvent aussi saillir au périnée et induire en erreur.

J'ai vu cette année, à Necker, salle Velpeau, un jeune malade d'une vingtaine d'années, porteur d'une tumeur périnéale qui fut prise pour un abcès urinaire et incisée et qui en réalité n'était qu'un cancer d'origine prostatique, qui se développa avec une rapidité étonnante, grossissant de jour en jour et à envahissement abdominal.

Les enchondromes et ostéomes du pubis et des branches ischio-pubiennes peuvent aussi induire en erreur. Leur connexion avec le squelette, leur profondeur, leur immobilité et leur dureté permettront tout au moins d'y penser.

En résumé, on peut voir par l'énumération des affections nombreuses qui ont le périnée pour siège, combien le diagnostic présente ici d'intérêt pour le praticien qui heureusement à côté des anamnèses et des signes fonctionnels — ces derniers d'importance secondaire en l'espèce — a pour se guider dans l'étude des signes objectifs une série de moyens consistant dans l'inspection du périnée, — le malade ayant le bassin soulevé sur un coussin, — la palpation simple, bourses relevées, le toucher rectal simple, le toucher rectal combiné au palper périnéal, soit avec l'autre main, soit avec le pouce de la main rectale, le toucher rectal combiné avec l'introduction d'un béniqué dans l'urètre, plan résistant, grâce auquel on détermine mieux les limites et les connexions d'une tumeur péri-urétrale, et enfin l'examen direct urétral avec la boule exploratrice.

---

[1] Nous laissons également de côté les cas rares d'épithéliomas de l'urètre et de hernie étranglée avec épiploïte tombée dans les bourses. Bien que nous ayons vu une fois ce dernier cas pris pour un abcès urineux, le diagnostic ne présente en général aucune difficulté.

CHAPITRE IX

COMPLICATIONS PÉRI-URÉTRALES ET A DISTANCE DE LA BLENNORRHAGIE DE L'HOMME ET DE LA FEMME

La blennorrhagie par ses complications si multiples et si variées forme le gros contingent de la plupart des malades soignés dans les services spéciaux d'urinaires. Nous nous contenterons d'en indiquer ici le tableau, l'étude de chacune de ces complications sortant du cadre que nous nous sommes tracé.

I. — COMPLICATIONS GÉNÉRALES

1° ARTICULAIRES. — Rhumatisme et arthrite blennorrhagique qui est grave par les ankyloses qu'elle provoque si souvent, et dont les douleurs extrêmes ne sont calmées que par une *immobilisation* en bonne position physiologique du membre.

2° EXTRA-ARTICULAIRES. — Synovites; névralgies; périostites; érythèmes; phlébites; myélites; troubles oculo-palpébraux (ophtalmie purulente); accidents cérébro-médullaires.

II. — COMPLICATIONS LOCALES PÉRI-URÉTRALES

1° CHEZ L'HOMME. — a. *Du côté urinaire.* — Infiltration d'urine; fistules péniennes et périnéales; prostatites et abcès prostatiques; crêtes de coq; cystite; pyélonéphrite.

b. *Du côté génital.* — Orchite; épididymite (c'est le plus souvent l'épididyme qui est atteint et non le testicule). Déférentite.

c. *En dehors.* — Bubon (qui suppure par opposition au bubon de la syphilis qui ne suppure jamais); conjonctivite; iritis.

2° CHEZ LA FEMME. — a. *Du côté externe.* — Vulvite; vaginite; bartholinite; cervicite.

b. *Du côté interne.* — Métrite; salpingo-ovarites (annexite); périmétrite et pelvi-péritonite.

c. *Du côté urinaire.* — Urétrite; cystite; infections ascendantes rénales.

Conclusions. — On peut voir par la simple énumération de ces affections diverses la gravité d'une infection blennorrhagique, surtout mal soignée et surtout la gravité de ses complications. Le cadre de cette affection banale s'élargit ainsi singulièrement, quand on pense aux conséquences sociales qu'elle détermine. Combien de femmes infectées et opérées des annexes restent infirmes pour toujours!

CHAPITRE X

DES INDICATIONS OPÉRATOIRES

Les indications opératoires, en tant que date et opportunité de l'intervention, constituent une des difficultés de la pratique médicale courante, et c'est dans ces cas où intervient en grande partie la responsabilité du médecin ; c'est aussi cette connaissance qui affine son sens clinique et qui consacre sa notoriété. Il importe donc d'étudier dans les différents cas quelle conduite il doit suivre et à quel genre de traitement chirurgical le malade doit être soumis.

I. — REINS

1° Traumatismes. — Dans le cas de contusion simple du rein après chute sur le côté et s'accompagnant d'une légère hématurie (commotion rénale), le repos *absolu* au lit, la compression, et les révulsifs pourront seuls suffire. Par contre, dans la commotion violente avec rupture (le plus souvent à la région moyenne, hilaire) s'accompagnant d'hématuries profuses, de tuméfaction du flanc et de signes d'hémorragie interne, il faut intervenir chirurgicalement le *plus tôt possible*, et ce n'est que rarement que l'on pourra recourir à une suture de l'organe ; le plus souvent, il faudra faire une néphrectomie d'emblée, opération toujours extrêmement facile dès qu'on a pu reconnaître le rein enfoui dans une masse de caillots semblables à ceux de la grossesse tubaire rompue (hématocèle).

2° Inflammations. — a. *Péri-rénales.* — Dans le cas où le malade présente une tuméfaction énorme du flanc avec douleur et voussure des derniers espaces intercostaux, sans pus dans l'urine, mais avec fièvre pouvant monter jusqu'à 40°, il faut penser au phlegmon péri-rénal justiciable d'une ouverture le plus tôt possible : c'est une vulgaire incision d'abcès à drainer convenablement et qui peut ultérieurement d'ailleurs communiquer avec le rein.

b. *Rénales.* — L'infection banale, non spécifique, est le plus souvent ascendante et déterminée par une ancienne blennorrhagie.

Suivant que l'infection a atteint le bassinet seulement ou le parenchyme rénal lui-même, on a affaire à une *pyélite* ou à une *pyélonéphrite ;* dans le premier cas, il n'y a qu'à traiter le malade médicalement par la cure d'eau ; dans le second cas, au contraire, on peut être amené, mais pas toujours, à faire une néphrostomie.

Dans le cas d'infection plus prononcée et plus tardive, on a affaire à une *pyonéphrose*, le rein étant dans certains cas réduit à une simple coque, vaste poche sans parenchyme ou à peu près ; et s'il y a, mêlée au pus, de l'urine sécrétée par les dernières portions glandulaires situées aux deux pôles, on a une *uronéphrose.*

Dans ces deux cas, il faut faire une *néphrostomie* toujours et quelquefois une néphrectomie primitive, d'emblée, après s'être assuré du bon fonctionnement de l'autre rein par la division des urines (p. 163).

3° TROUBLES MÉCANIQUES. — 1. *Rein mobile.* — Il est surtout fréquent chez la femme et à droite. Il peut se déloger complètement et tomber dans la fosse iliaque ou seulement ne laisser sentir que sa moitié inférieure au cours des inspirations profondes. Or, *il ne faut pas fixer tous les reins mobiles* : la règle est de ne néphropexier que les reins mobiles *douloureux*, déplacés traumatiquement ou s'accompagnant d'hydronéphrose intermittente.

2. *Hydronéphrose.* — Elle peut être fermée ou ouverte, flasque ou tendue, pure ou mixte (hydro-pyo-uro-néphrose). Elle reconnaît d'ailleurs des causes multiples et le traitement comporte deux temps : *a*. Détruire la cause elle-même (brides, valvules, vaisseaux anormaux, coudures, calculs, etc.) ; *b*. Fixer le rein à la côte (12e) en bonne position pour éviter de nouveau sa chute. Dans le cas où le rein anciennement distendu serait réduit à une simple coque rénale sans valeur physiologique, il faudrait recourir, après division des urines, à la néphrectomie.

4° FISTULES RÉNALES. — Elles sont le plus souvent consécutives à la néphrostomie, et elles peuvent être urinaires ou purulentes ou uro-purulentes. On peut dans des cas rares les faire fermer par le port d'une sonde urétérale à demeure, mais le plus souvent et si la fistule n'est pas compatible avec la vie active du malade, on est obligé de faire une néphrectomie secondaire qui sera le plus souvent difficile à cause des adhérences sous-capsulaires. Très rarement, on fera une opération plastique conservatrice : les infections mixtes en effet sont une entrave à une bonne réunion par première intention.

5° CALCULS DU REIN. — C'est une affection très fréquente et qu'il ne faut pas confondre avec la lithiase rénale qui, elle, est d'ordre médical et justiciable des cures thermales avec absorption d'eau diurétique.

Les calculs existent souvent dans les deux reins, et le meilleur mode de diagnostic est la *radiographie* qui, bien faite, peut donner des résultats dans les calculs oxaliques et phosphatiques, plus rarement dans les calculs uriques purs. Elle montre en outre leur nombre, leur siège et leur forme.

Le rein peut renfermer des calculs sans infection, mais le plus souvent il y a de la pyélonéphrite plus ou moins intense. Il faut faire une *néphrolithotomie* et être conservateur à outrance, car souvent l'autre rein ne vaut pas grand'chose et une néphrectomie pourrait être suivie d'anurie, d'où la nécessitéavant l'opération d'une division endo-vésicale des urines.

Le drainage ne devra pas être trop prolongé, sauf dans les cas rares de grande infection.

6° CANCER DU REIN. — Ils peuvent rester longtemps latents, et la première hématurie révélatrice est elle-même souvent un symptôme tardif.

Dans les cas d'énorme tumeur visible à l'œil nu, il n'y a pas grand intérêt à intervenir. Au contraire, dans les cas moyens, il faut faire une néphrectomie lombaire ou abdominale après division des urines pour bien s'assurer que l'autre rein n'est pas atteint de néphrite.

7° TUBERCULOSE RÉNALE. — Étant donné son importance pratique et sa fréquence, nous entrerons dans de plus longs détails. (*Journal des praticiens*, 14 oct. 1905).

La tuberculose des reins, d'ordre médical ou chirurgical, est parmi toutes les autres bacilloses viscérales une des plus fréquentes : il importe donc au praticien de savoir la reconnaître de bonne heure, car, dans l'immense majorité des cas, primitivement unilatérale au début, elle comporte des indications chirurgicales très nettes qui amènent la guérison en supprimant un foyer toxique et en permettant ainsi à l'organisme de reprendre le dessus. Voyons donc la méthode à suivre pour le médecin en présence d'une tuberculose soupçonnée des reins.

1° Et d'abord l'*aspect général du malade* est un facteur de première importance. Il existe bien des tuberculoses torpides à forme floride chez des malades de fort bon aspect, mais en général on a affaire à des individus faibles, d'apparence chétive, maigres, au visage émacié et pâle, avec muqueuses décolorées, chez qui l'appétit diminue lentement et dont le poids baisse de mois en mois. Les anamnèses avec les tares familiales et les antécédents pleuro-pulmonaires personnels du malade font déjà soupçonner qu'il y a de la tuberculose quelque part.

2° Le malade tuberculeux urinaire vient le plus souvent consulter parce qu'il urine trouble (*pus*), et ceci joint aux signes généraux attire l'attention du côté tuberculose.

Un examen assez facile permet d'éliminer les diagnostics à syndrome pyurique (p. 185); l'absence de blennorrhagie dans les antécédents est un signe négatif de grande valeur, de même l'absence antérieure de tout sondage, et enfin on éliminera également la gravelle et la calculose ; l'absence d'hématuries provoquées par la marche ou l'absence de petites pierres dans les urines font éliminer la lithiase. En outre, l'élément douleur est rare dans la tuberculose. Le champ des recherches se circonscrit donc de plus en plus, et c'est alors qu'intervient l'*examen des urines*.

3° On fera uriner le malade dans deux verres pour s'assurer que l'urètre seul n'est pas en cause, et mieux on se procurera des urines de vingt-quatre heures. Ces urines sont troubles avec ou sans dépôt. Suivant les cas, elles seront troubles, nuageuses et blanchâtres avec polyurie; suivant d'autres, elles formeront un dépôt floconneux et blanchâtre, ou dense, concret et verdâtre.

L'urine sera alors portée au chimiste et à l'histologiste ; ce dernier recherchera les bacilles de Koch, les éléments rénaux et l'existence d'autres bacilles.

L'absence de ces derniers est souvent un signe en faveur de la tuberculose dont les associations microbiennes à cette époque sont rares. Malheureusement l'urine ayant déjà subi des fermentations et changé de réaction quand on la porte au laboratoire, les bacilles disparaissent sans qu'on puisse en voir sur le champ de la préparation, après centrifugation. On peut donner sans exagérer une moyenne de 8 à 10 p. 100 les cas où cette recherche a été positive.

Le meilleur procédé consiste donc dans les *inoculations aux cobayes*, inoculations sous-cutanées ou mieux intra-péritonéales, faites avec toutes les règles de l'asepsie afin d'éviter les infections secondaires, rapidement aiguës et mortelles. En sacrifiant l'animal, on constate dans les cas positifs un piqueté de points jaunâtres à la surface rouge noire de la rate et du foie : ce procédé excellent a malheureusement contre lui les trois semaines d'attente pour la propagation de l'infection ; mais comme il ne s'agit pas en réalité d'une urgence absolue, il faut toujours y recourir. Le procédé des inoculations intra-mammaires lui est peut être supérieur par gain de temps, mais il est peu pratique parce qu'il nécessite d'avoir toujours sous la main des femelles de cobayes en lactation.

Pour ce qui est de l'examen chimique, il importe surtout de connaître les taux d'urée et de chlorures. Quant à l'albumine en petite proportion (1 à 2 grammes), il est général de l'observer, mais il importe au médecin de bien savoir qu'il s'agit alors d'albumine pyoïde leucocytaire et non d'albumine essentielle qui ne légitime pas du tout le régime lacté absolu qu'on voit si souvent ordonné dans ces cas.

4° Une fois la *tuberculose urinaire* reconnue, d'après l'état général, les signes cliniques et l'examen des urines, reste à chercher dans quel segment l'infection prédomine, dans le haut ou le bas appareil.

Pour ce dernier deux examens sont nécessaires :

a. Le *toucher rectal,* qui permet de déceler les lésions prostatiques et vésiculaires, la prostate étant alors remplie de noyaux et plus ou moins molle, les vésicules grosses comme le petit doigt et comme injectées au suif.

b. La *cystoscopie,* pour l'étude des lésions vésicales. On sait déjà, par l'examen simple à la seringue, quelle est la capacité de cet organe ; il peut y avoir un degré plus ou moins prononcé de cystite avec faiblesse de la capacité (5 à 20 grammes quelquefois), expliquant les mictions fréquentes, impérieuses et douloureuses. La cystoscopie renseignera sur l'état de la muqueuse elle-même, elle montrera sa rougeur, son œdème, ses granulations, ses ulcérations, qui pourront être susceptibles d'être cautérisées ; chose plus importante, elle montrera l'aspect des méats urétéraux, vasculaires, noirâtres, œdématiés, creusés en cratère. Dans le cas de vessie tolérante, avec bonne capacité vésicale, cet examen pourra se faire avec les cystoscopes allemands de Nitze, à prisme et à eau. Dans tous les autres cas, il faudra se servir de mon nouveau cystoscope à air et à vision directe, qui a sur les autres l'inappréciable avantage de permettre les attouchements directs.

Je suppose que la vessie soit indemne et que les reins soient en cause. Les différents examens précités auront déjà mis sur la voie de la localisation, mais il ne suffit pas de dire que les reins sont atteints ; *il faut encore savoir si les deux sont pris, et dans quelle proportion respective ils le sont.*

Ce diagnostic ne peut en général se faire par le seul examen clinique, car en dehors des cas assez rares de pyonéphrose tuberculeuse, les reins ne sont pas gros, et même non sentis, surtout à gauche. La douleur est souvent nulle, de sorte que pour le *diagnostic de l'unilatéralité* de la pyélite ou de la pyélo-néphrite tuberculeuse, doivent entrer d'autres facteurs. Parmi les procédés cliniques, l'examen des uretères par le toucher vaginal constitue chez la femme un bon moyen d'exploration, car c'est toujours du côté où la pression détermine de la douleur, que le rein est le plus atteint. Malheureusement chez l'homme, on atteint plus difficilement par le toucher rectal l'orifice des uretères dans la vessie.

Quant à la *méthode du bleu,* il ne faut y accorder de valeur qu'associée à la division, car j'ai vu à Necker un malade tuberculeux du rein droit (pyonéphrose), chez lequel on fit la néphrectomie en se basant sur ce seul signe d'une bonne courbe de bleu, les autres explorations n'étant pas possibles (c'était en 1902) ; or ce malade qui mourut onze jours après l'intervention, n'avait pas de rein gauche. On voit donc, par ce cas, que la méthode du *bleu global* peut induire en erreur. En l'espèce, il faut donc recourir à la *division endo-vésicale des urines* avec mon appareil. Je n'ai pas à insister ici sur la technique d'application de mon diviseur (p. 166), mais à en interpréter les résultats.

De deux choses l'une : ou les produits de sécrétion des deux reins sont les mêmes des deux côtés, ou ils sont différents. Dans ce cas, quand on retire de l'urine claire et jaune foncé d'un côté, de l'urine trouble ou du pus de l'autre, le diagnostic de la localisation est fait ; reste encore toutefois à faire examiner, au triple point de vue chimique (urée, chlorures), histologique (leucocytes, cellules épithéliales, vésicales, cellules en raquette, cylindres), bactériologique (bacilles de Koch), l'urine limpide du côté sain, pour être bien certain qu'il s'agit d'un rein virginal et qu'il suffira seul à la dépuration urinaire sans crainte d'insuffisance.

Quand, au contraire, le produit sécrété des deux glandes est le même des deux côtés, cela n'exclut pas l'intervention ; les mêmes examens de laboratoire restent à faire, et alors de deux choses l'une : ou les examens se ressemblent et montrent des taux inférieurs qui indiquent une participation des deux reins à l'infection sans intervention chirurgicale possible, ou bien l'un des reins, *bien que trouble*, renferme encore de très bons taux d'urée et de chlorures qui indiquent un parenchyme rénal encore peu altéré et seulement un peu de desquamation du bassinet ; dans ces cas on peut encore rendre service au malade en sauvant ce rein, déjà touché, d'une infection plus prononcée provoquée par la présence de l'autre rein très altéré.

6° On voit donc que l'intervention basée sur ces données presque exactes permet de tenter à coup sûr une opération dont les conséquences sont prévues et qui ne laisse rien au hasard.

Quand on a reconnu, par ces divers examens, que les deux glandes sont prises, *il ne faut pas intervenir chirurgicalement*, sauf dans les cas où une pyonéphrose d'un côté justifierait une *néphrostomie* rapide qu'on pourrait même, au cas d'urgence, tenter sous alnagésie stovaïnique.

Dans le cas d'infection localisée, il faut recourir à la *néphrectomie*, et jamais à la néphrostomie, sorte de demi-mesure, bien plus funeste au malade qu'une *néphrectomie d'emblée*, à cause des infections secondaires fatales qui surviennent, et à cause de la nécessité où l'on se trouve de faire plus tard une *néphrectomie secondaire*, dont le succès sera plus aléatoire.

En résumé, on peut voir que le diagnostic de la tuberculose rénale, autrefois si complexe, est aujourd'hui grandement facilité par les méthodes modernes d'examen instrumental, qu'il est même aujourd'hui un des plus faciles, et qu'au point de vue opératoire — en dehors des pyo- et uro-néphroses tuberculeuses — le dernier mot reste à la *néphrectomie sus-capsulaire primitive* (Albarran).

Cette opération, en général assez facile et ne demandant pas plus d'une quinzaine de minutes pour être terminée convenablement, n'est cependant pas tout. Les *soins post-opératoires* complètent et terminent la guérison. Une fois la plaie fermée, ce qui ne tarde guère, il faut envoyer le malade à la campagne, dans un endroit sec, mais non à la mer, en lui recommandant, en plus de la suralimentation, l'abstention des médicaments et l'usage d'une hygiène raisonnée (frictions aromatiques, port d'une ceinture de flanelle, régularité des repas, etc.).

II. — URETÈRES

1° STÉNOSES. — Reconnues par la division des urines et le cathétérisme, elles peuvent être la raison d'une néphrectomie ; exceptionnellement on pourrait recourir, si elles siégeaient très bas, à une urétéro-cysto-néostomie, surtout dans les affections non cancéreuses.

2° CALCULS. — La radiographie, là encore, joue un rôle diagnostic de premier ordre, et suivant leur siège, l'intervention différera. On peut la schématiser ainsi :

a. **Calculs de l'uretère lombaire et du bassinet.** — Pyélotomie postérieure par voie lombaire (incision ordinaire pour le rein).

b. **Calculs de l'uretère iliaque.** — Urétérostomie avec ou sans sutures par voie iliaque latérale sous-péritonéale.

c. **Calculs de l'uretère pelvien** [1]. — *a. Intra-pelvien.* — Urétérostomie par voie latérale sous-péritonéale en position de Trendelenburg ou après laparotomie médiane exploratrice et contre-incision iliaque de drainage.

b. Intra-vésical. — Taille hypogastrique.

3° TUMEURS. — La chirurgie des tumeurs de l'uretère est à peine connue; le plus souvent la tumeur est secondaire à une tumeur papillaire du bassinet ou de la vessie.

III. — VESSIE

1° TRAUMATISMES. — La rupture de la vessie survenant souvent après chute sur le ventre avec vessie pleine peut être intra ou extra-péritonéale; dans les deux cas elle est justiciable de la suture *immédiate*. C'est la guérison presque assurée et la mort dans le cas contraire de non-intervention.

2° CYSTITES. — Leur traitement est médical dans leur première période; plus tard, dans le cas de cystite intense sans capacité, avec douleur ou fièvre, on peut être amené à faire un curettage vésical ou une taille hypogastrique chez l'homme, vaginale chez la femme, destinée à obtenir un drainage efficace sans mise en tension de la vessie.

3° TUMEURS. — Malignes ou bénignes, mais surtout bénignes (papillomes), il faut recourir à la taille, et on traitera la tumeur suivant les cas, par le feu ou l'anse galvanique ou l'excision ou la transfixion du pédicule. On fera une suture totale immédiate de la vessie, car dans la majorité de ces cas, il n'y a pas d'infection à proprement parler.

Les tumeurs malignes peuvent être cavitaires ou infiltrées, mais elles comportent toujours un pronostic grave.

4° CALCULS. — Ils doivent être traités :

a. S'ils sont petits, avec mon cystoscope opérateur ou avec le lithotriteur à mors plats.

b. S'ils sont moyens (au-dessous de 5 centimètres de diamètre) et s'ils ne sont pas trop durs, par la *lithotritie* qui est et reste sans conteste la méthode de choix, absolument bénigne.

c. S'ils sont trop gros ou trop durs, par la taille, hypogastrique chez l'homme, vaginale chez la femme avec ou sans sutures, suivant qu'il y a infection ou non.

5° CORPS ÉTRANGERS (p. 176).

6° PHLEGMON DE LA CAVITÉ DE RETZIUS : c'est un adénophlegmon justiciable des grandes incisions (p. 173).

7° FISTULE HYPOGASTRIQUE OU VAGINALE après taille : elles sont justiciables de la sonde à demeure longtemps prolongée (plusieurs semaines ou plusieurs mois) ou d'opérations autoplastiques plus ou moins complexes; mais celles-ci ne réussiront qu'autant qu'elles seront faites dans un moment d'infection relative et qu'autant que plusieurs plans pourront être superposés.

---

[1] J'ai vu cette année deux cas de calculs de l'uretère pelvien qui ont été radiographiés et qui avaient été pris cliniquement pour une tuberculose rénale.

IV. — PROSTATE

1° PROSTATITE. — Quelle que soit leur forme (glandulaire, parenchymateuse ou mixte), elles sont justiciables des massages de la prostate (p. 204).

2° ABCÈS DE LA PROSTATE. — Il faut essayer de le vider par l'urètre; si cela n'est pas possible et si la fièvre persiste et surtout si le pus est bien collecté, il faut recourir à l'incision. Celle-ci ne se fait plus par le rectum mais par le périnée qui est une très bonne voie de drainage et propre; l'incision sera non pas verticale comme pour l'abcès urineux (p. 172) mais transversale.

3° HYPERTROPHIE SÉNILE FRANCHE. — Suivant les cas, on conseillera le sondage « à perpétuité » ou une prostatectomie à faire d'après l'une des trois méthodes connues (p. 125).

4° CANCER PROSTATIQUE. — On peut proposer la prostatectomie dans la forme limitée, mais non dans la carcinose prostato-pelvienne diffuse. A la période ultime des douleurs, il faut recourir à la morphine et aux suppositoires opiacés.

V. — URÈTRE

1° TRAUMATISMES. — Il s'agit le plus souvent d'une rupture traumatique de l'urètre périnéal rentrant dans les indications d'urgence (p. 174).

2° URÉTRITES. — Elles ne deviennent chirurgicales que si elles se compliquent de *rétrécissements* qu'il faut ou dilater ou urétrotomiser (p. 131).

3° FISTULES. — Elles nécessitent le plus souvent des autoplasties à lambeaux superposés.

4° CALCULS ET CORPS ÉTRANGERS (p. 175).

LES FAUX URINAIRES

A côté de toutes les affections signalées plus haut, il existe encore un grand nombre de malades n'y rentrant pas, malades tout particuliers « aux petits papiers », comme les appelle mon maître Guyon, et qui sont atteints de fausses urétrites, de fausses cystites, de fausses prostatites. Ces malades n'ont en réalité rien d'organique, on ne leur découvre rien d'anormal à un examen minutieux. Ils se plaignent surtout de douleurs périnéales, de pertes séminales, d'impuissance, mais présentent des sédations de plusieurs jours ou de plusieurs semaines qui ne cadrent pas très bien avec un état organique des voies urinaires : ce sont des névropathes urinaires, des « faux urinaires » (Guyon). A côté d'eux doivent prendre également place les *simulateurs,* tels certains incontinents des corps de troupe.

Ils doivent être soignés médicalement et surtout par une hygiène rigoureuse (frictions, douches, etc.), quelques-uns se trouvent bien des injections épidurales.

CHAPITRE XI

PETITE THÉRAPEUTIQUE APPLIQUÉE

I. — TRAITEMENT DES URÉTRITES AIGUËS

Classification .
- Urétrites gonococciques . . . : proprement dites. / mixtes.
- Urétrites non gonococciques . : primitives. / secondaires. (microbiennes. / non microbiennes.

1° Traitement de la période inflammatoire. — Les lavages sont formellement interdits pendant toute cette période d'une durée de douze jours en moyenne ; il faut laisser couler et savoir attendre et en recourant seulement à des soins hygiéniques (*traitement abortif*, p. 201).

1° Importance du régime : éviter les mets épicés, fermentés ou fumés. Conseiller les boissons abondantes, diurétiques : queues de cerise, chiendent, buchu ou eaux minérales (p. 206).

2° Repos le plus possible. Le malade ne devra pas marcher longtemps ; ni bicyclette, ni équitation.

3° Port d'un suspensoir à tissu fenêtré et bien fait pour qu'il ne comprime pas la verge. C'est le plus sûr moyen d'éviter l'orchite.

4° Grands bains généraux tous les deux jours, de préférence des bains d'amidon, bains chauds et courts de dix minutes.

5° Éviter la constipation ; petits lavements ou eaux minérales purgatives douces (Carabaña, Montmirail, Rubiña).

6° Soins de propreté. Se laver les mains après attouchement à la verge. Éviter surtout l'inoculation aux yeux (conjonctivite et ophtalmie).

7° Bains locaux de verge fréquents dans de l'eau boriquée tiède.

8° Calmer les érections nocturnes douloureuses par enveloppement de la verge et des bourses dans des compresses imbibées d'eau bouillie et recouvertes de taffetas chiffon.

On pourra aussi donner un petit lavement calmant ainsi composé :

Antipyrine.	$1^{gr},50$
Laudanum Sydenham.	X gouttes.
Eau.	60 grammes.

ou encore des suppositoires ainsi formulés :

Beurre de cacao	4 grammes.
Chlorhydrate de morphine	$0^{gr},01$

9° Alimentation.

Boissons défendues. — Bière ; liqueurs ; spiritueux ; boissons gazeuses et fortement minéralisées ; cidre.

Aliments défendus. — Oseille ; tomates ; asperges ; crudités, salaisons ; conserves ; charcuterie ; en général les acides, mets épicés et gibiers.

2° Traitement abortif de l'urétrite à gonocoque par le permanganate de potasse. — Il ne faut le tenter que dans la période pré-inflammatoire, dont la durée n'est que de deux à quatre jours.

1er jour.
Matin. Lavage de l'urètre antérieur seulement avec un demi-litre de permanganate à $\frac{1}{500}$.

Soir. Lavage de l'urètre antérieur avec solution de permanganate à $\frac{1}{1\,000}$ et de l'urètre postérieur avec $\frac{1}{2\,000}$.

2e jour.
Matin. Lavage de l'urètre antérieur $\frac{1}{2\,000}$.

Soir. Lavage de l'urètre antérieur et de l'urètre postérieur avec solution à $\frac{1}{2\,000}$.

Même traitement les 3e, 4e, 5e jour.

Le 6e jour, un seul lavage total à $\frac{1}{2\,000}$ ainsi que du 7e au 15e jour. Au total 20 lavages. Faire ensuite les épreuves de la guérison (p. 202).

3° Traitement de la période d'état par les grands lavages urétro-vésicaux. — On se servira de la technique indiquée plus haut (p. 138) avec le bock et la canule de Janet.

On commencera au $\frac{1}{6.000}$ pour arriver progressivement à $\frac{1}{2.000}$ et même au $\frac{1}{1.000}$ mais qu'on ne dépassera pas.

Le grand lavage doit être fait tous les jours, de préférence à la même heure.

Accidents de lavages. — Ils surviennent :

1° Quand on se sert de doses trop élevées ;

2° Quand le canal est trop enflammé.

On les reconnaît :

1° Aux douleurs vésicales (fausses cystites) ;

2° Aux urétrorragies ;

3° À l'œdème et à la congestion de la prostate, cause de dysurie.

Traitement :

1° On diminuera la dose ;

2° On cessera temporairement les lavages en mettant le malade à la cure d'eau ;

3° On le sondera avec une sonde molle de Nélaton.

4° Traitement par le santal. — Il ne faut l'employer que lorsqu'il n'y a plus de phénomènes inflammatoires.

On fera prendre le premier jour 9 capsules augmentées d'une par jour jusqu'à 12. On continuera cette dose quotidienne de 12 pendant huit jours, puis on diminuera d'une capsule par jour.

5° Traitement par les injections de protargol. — On formulera la solution suivante :

> Protargol . . . . 0^{gr},25
> Eau distillée. . . . . 100 grammes.

qui servira à faire trois injections par jour, et qui seront conservées dans le canal pendant cinq minutes. L'injection du soir sera répétée six fois de suite, et chacune de ces six injections sera conservée cinq minutes dans le canal. Au bout de quelques jours on peut employer des solutions à 0,50 p. 100, 0,75 p. 100 et même 1 p. 100.

Critérium de la guérison :
1° Disparition de la goutte ;
2° Examen microscopique négatif (n'a pas de valeur absolue).
3° L'examen des deux verres (plus probant quand le premier est clair).
4° L'apparition des filaments qui est de bon augure.
Quand l'écoulement ne réapparaît pas après quarante-huit heures passées sans lavage, on peut espérer sa guérison.
Attendre huit jours et alors faire les épreuves.

Epreuves de la guérison :
1° *Épreuves d'irritation.* — Boire de la bière, du vin pur, du vin de Champagne ou bien faire un lavage au nitrate d'argent à $\frac{1}{2.000}$ ou une instillation nitratée à $\frac{1}{100}$.
2° *Épreuves d'expulsion.* — Vider tous les culs-de-sac des glandes par coït en capote.

Traitement des urétrites mixtes à gonocoques et autres microbes. — Associer le *sublimé* au permanganate.
Mettre soit 50 centimètres cubes, soit 100 centimètres cubes d'une solution de sublimé à $\frac{1}{4.000}$ dans un litre de solution de permanganate ou bien de l'oxycyanure de mercure au même titre que le permanganate.
Traitement des infections gonococciques chez la femme. — Il est très compliqué et n'offre aucune garantie de guérison.
Dépister tous les repaires gonococciques (repaires microbiens de l'urètre de Janet).
1° Lavage de l'urètre avec deux à trois seringues de Rayer et sonde à jet récurrent de Rehland ;
2° Laver toutes les glandes infectées (glandes péri-urétrales et de Bartholin) avec même seringue et canule fine en platine iridié ;
3° Laver le canal avec sonde à jet récurrent de Janet, enfoncée de 2 centimètres seulement.
Ne pas laver la cavité utérine.
Il est bien admis aujourd'hui qu'il faut traiter les infections blennorrhagiques vaginales de la femme enceinte.

II. — TRAITEMENT DES URÉTRITES CHRONIQUES

Les indications qui ont été données récemment par Lebreton nous semblent les meilleures :
a. Les *urétrites chroniques gonococciques vraies* cèdent toujours aux grands lavages urétro-vésicaux de permanganate de potasse, suivant la méthode de Janet. Les doses faibles $\left(\frac{1}{5.000} \text{ ou } \frac{1}{6.000}\right)$ ont paru donner les meilleurs résultats. En effet, au bout de 10 à 15 lavages, on voit disparaître les gonocoques, et, en conséquence on n'a pas à expérimenter les petits moyens dirigés par Janet contre les lacunites gonococciques rebelles.

b. Les *urétrites chroniques banales* et les *urétrites chroniques amicrobiennes* sont réunies à dessein, car leur traitement est le même, à part quelques différences dans les solutions employées pour les lavages.

L'examen attentif des urines dans quatre verres a ici une grosse importance, car c'est de lui que va dépendre l'orientation immédiate de la pratique. Si les urines ne sont pas absolument claires, *il ne faut pas explorer le canal*, par crainte d'une infection possible de la vessie dans le cathétérisme.

Ce qu'il faut ordonner, ce sont de grands lavages urétro-vésicaux, toujours avec l'appareil de Janet, quotidiennement, à 37° environ, jusqu'à ce que les urines, aussi bien dans le premier verre que dans les suivants, soient devenues limpides, ce qui a lieu généralement entre cinq et dix lavages.

Les substances qui donnent à l'usage le plus de satisfaction sont :

1° Pour les *urétrites chroniques banales*, les sels à base de mercure :

Soit l'*oxycyanure de mercure*, en solution à $\frac{1}{4.000}$, qui a une action remarquable, tout en étant absolument indolore ;

Soit le *sublimé*, en solution à $\frac{1}{20.000}$ ou $\frac{1}{30.000}$, lequel, plus irritant, peut cependant réussir là où le précédent a échoué ; c'est une pure affaire de susceptibilité individuelle et de tâtonnements de la part du médecin.

2° Pour les *urétrites chroniques stériles* :

Soit le *nitrate d'argent*, en solution à $\frac{1}{4.000}$, bien toléré en général ;

Soit l'*acide salicylique*, en solution à $\frac{1}{2.000}$, avec les mêmes remarques que précédemment.

Les urines une fois devenues limpides dans tous les verres, on peut déceler plus facilement la présence des *filaments* qui, autant et plus peut-être que la goutte, caractérisent l'urétrite chronique.

De ces filaments, les seuls à considérer sont les *filaments lourds*, tantôt *en croissant*, et alors indices de lésions urétrales glandulaires, tantôt en *petits amas*, qui tombent au fond du verre et s'éparpillent en « vol d'alouettes » dès que l'on agite les urines. Ces derniers, très importants, sont presque toujours l'indice, soit d'un *rétrécissement*, lorsqu'ils sont situés dans la première portion de l'urine, soit d'une *prostatite subaiguë ou chronique*, lorsqu'ils se trouvent dans la dernière ; ce sont ces lésions que l'on est dès lors en droit de chercher et de contrôler.

De fait, il n'est pas de cas où on n'ait trouvé des bosselures ou des rugosités périnéales, nettement appréciables à l'explorateur n° 18 ou 20.

Un peu moins fréquemment, le toucher rectal fait sentir une prostate un peu volumineuse, bosselée, légèrement douloureuse à la pression, tantôt très ferme, tantôt, au contraire, mollasse et pâteuse. Le massage un peu énergique de l'organe a presque toujours ramené une quantité plus ou moins considérable de liquide lactescent, opalin, assez épais, où le microscope révélait la présence de leucocytes en nombre variable.

III. — TRAITEMENT DE LA PROSTATITE

A. PROSTATITE LÉGÈRE. — Irrigations chaudes (petits lavements de 150 grammes à garder).

Massage au doigt et non avec des instruments, fussent-ils électriques.

On massera de haut en bas et de bas en haut d'abord légèrement, puis plus fortement pendant deux à trois minutes et de 2 à 3 fois par semaine.

Suppositoires qu'on pourra formuler ainsi :

<pre>
Beurre de cacao. . . . .   3 grammes.
Extrait de belladone. 0gr,01
Onguent napolitain . . . .   0gr,25 ou 0gr,50
</pre>

B. ABCÈS DE LA PROSTATE (p. 172).

IV. — TRAITEMENT DE LA CYSTITE

Il consiste surtout en instillations dans les vessies de petite capacité ou en lavages dans les grandes vessies, variant de composition avec la nature de la cystite (p. 141 et 142). On aura recours au nitrate d'argent dans les inflammations franches, au sublimé dans les inflammations spécifiques, tuberculeuses, aux solutions huileuses enfin dans les formes très douloureuses (p. 208). On surveillera la prostate pendant tout le traitement.

V. — TRAITEMENT DE L'ORCHI-ÉPIDIDYMITE

Il consiste en : 1° Repos absolu au lit pendant huit à douze jours en moyenne ;

2° Port d'un suspensoir ou mieux d'une planchette (almanach échancré) pour être glissée au-dessous des bourses et capitonnée de ouate ;

3° En onctions d'onguent napolitain sur les bourses ou en application de compresses chaudes et usage de la pommade suivante :

<pre>
Vaseline.   40 grammes.
Gaïacol   5   —
Salicylate de méthyle.   5   —
</pre>

On pourra encore recourir à la formule suivante :

<pre>
Chlorure d'ammonium . . . .)
                                            } àà 8 grammes.
Iodure de potassium. . . . .)
Eau. . . . .)
                                            } àà 60   —
Alcool à 60° . . . .)
</pre>

Certains auteurs ont encore usé avec succès des injections épidurales (p. 149) contre l'élément douleur.

Le malade ne devra pas se lever trop tôt, car il pourra voir son orchite récidiver.

Ces orchites qui, en réalité, sont des orchi-épididymites laissent souvent à leur suite des noyaux indurés à la tête ou la queue de l'épididyme qui peuvent même s'abcéder et qui frappent de déchéance le testicule de ce côté.

L'orchite peut être uni ou bilatérale.

VI. — TRAITEMENT DES INFLAMMATIONS RÉNALES

Il est médical dans les cas légers (pyélite) et consiste dans la cure d'eau, faite à domicile ou, dans la saison, dans une des nombreuses stations thermales; mais le plus souvent il est exclusivement chirurgical : néphrostomie, néphrectomie.

VII. — TRAITEMENT DE L'INFECTION URINEUSE

Très fréquente et grave autrefois, l'infection urineuse, grâce aux méthodes antiseptiques actuelles, est beaucoup plus rare et plus bénigne. Elle peut se généraliser, le malade ayant alors l'apparence d'un intoxiqué profond avec langue urinaire spéciale très chargée, avec haleine urineuse, avec teint blafard, fièvre pouvant monter à 40° et avec quelquefois le développement d'abcès métastatiques dans différentes régions (parotidites, myosites, arthrites suppurées).

Le traitement consiste dans la mise en place d'une sonde à demeure avec lavages antiseptiques (p. 143).

CHAPITRE XII

ADDENDA

I. — LES DIURÉTIQUES

A. — PRINCIPALES STATIONS THERMALES DIURÉTIQUES FRANÇAISES

VILLES	PAYS	INDICATIONS
Andabre.	Aveyron.	Diurétique.
Aulus.	Ariège.	Lithiase rénale.
Barbazan.	Haute-Garonne.	Lithiase rénale.
Barbotan.	Gers.	Lithiase rénale.
Bourbon-Lancy.	Saône-et-Loire.	Diurétique.
Brides.	Savoie.	Lithiase urique.
Capvern.	Hautes-Pyrénées.	Lithiase urique et phosphatique.
Contrexéville.	Vosges.	Lithiase urique.
Evian.	Haute-Savoie.	Lithiase.
Luxeuil.	Haute-Saône.	Diurétique.
Martigny.	Vosges.	Lithiase.
Miers.	Lot.	Diurétique.
Pougues.	Nièvre.	Lithiase phosphaturique et oxalurique.
Royat.	Puy-de-Dôme.	Lithiase chez les sujets débilités.
Santenay.	Côte-d'Or.	Lithiase urique.
Thonon.	Haute-Savoie.	Lithiase et catarrhe.
Vittel.	Vosges.	Lithiase.
Vichy.	Allier.	Lithiase urique.

B. — DIURÉTIQUES MÉDICAMENTEUX

I. — DIURÉTIQUES MÉDICAMENTEUX D'ORIGINE MINÉRALE

Diurétiques acides.

Acide carbonique dans les boissons gazeuses.
Acide salicylique.

Éther sulfurique.	1 à 4	grammes.
Éthers. — — alcoolisé.	2 à 8	—
Esprit d'éther nitrique	1 à 3	cuillerées à café.
Salicylate de soude.	2 à 4	grammes.

Diurétiques alcalins.

Acétate de potasse	4 à 10	grammes.
Azotate de potasse.	4 à 8	—

Azotate de soude. . . . .   4 à 8 grammes.
Bicarbonates alcalins. . . . .   2 à 8   —
Carbonates alcalins. . . . .   2 à 8   —
Urotropine . . . .   1 à 2   —   en cachets.
Diurétine . . . .   1 à 6   —
Urophrénine. . . . .   1 à 6 grammes.
Agurine. . . . .   1 à 4   —
Pipérazine. . . . . 0^{gr},50 à 2   —   en cachets.
Lycétol . . . .   1 à 5   —

II. — Diurétiques médicamenteux d'origine végétale

α. Diurétiques purgatifs.

Résine de Jalap . . . .   0^{gr},20 à 0^{gr},50
Poudre de scamonée . . . .   0^{gr},20 à 0^{gr},50
Extrait de coloquinte. . .   . .   0^{gr},20 à 0^{gr},30
Gomme-gutte . . . .   0^{gr},30 à 0^{gr},50
Caïnça (poudre de). . . . .   1 à 8 grammes.
Écorce de sureau (suc de racine). . . . . . 30 à 150   —
Colchique (poudre). . . . .   0^{gr},05 à 0^{gr},30

β. Diurétiques spécifiques.

Digitale (poudre de feuilles). . . . . . .   0^{gr},10 à 0^{gr},50
Scille (poudre). . . . .   0^{gr},20 à 0^{gr},50
Jaborandi (feuilles). . . . .   4 grammes.
Spirée ulmaire (sommités) . . . .   10 à 30 grammes.
Genêt (sommités fleuries). . . . . 15 à 20   —
Frêne (feuilles). . . . .   1 à 20   —

γ. Tisanes diurétiques.

Tisane de queues de cerises.
    — de chiendent.
    — des 5 racines, du codex.
    — de racine de polygala.
    — de feuilles d'uva ursi.
    — de feuilles de bourrache.
    — de fleurs d'arnica.
    — de racine de gentiane.
    — de fruits pectoraux.

III. — Diurétiques médicamenteux d'origine animale

Lactose. . . . .   100 grammes.
Cantharides . . . .   teinture alcoolique (codex) II à X gouttes.
Urée . . . .   0^{gr},10 à 2 grammes.

C. — Diurétiques alimentaires

I. *Liquides.* — Eau froide ; eau de seltz ; cidre ; café ; lait ; limonade ; vin blanc ;
vin de champagne ; thé ; bière.

II. *Solides.* — Asperges.

II. — DOSES RÉCAPITULATIVES DES PRINCIPAUX MÉDICAMENTS EMPLOYÉS EN UROLOGIE

1. — Antiseptiques généraux :

Eau boriquée à 40 gr. p. 1.000 (solution saturée).

Oxycyanure d'hydrargyre à $\frac{1}{1.000}$ (pour les instruments).

Solution phéniquée forte à 5 p. 100 (pour les cystoscopes).

Sublimé à $\frac{1}{1.000}$ (pour les mains).

Eau oxygénée à 12 volumes (pour les plaies urineuses gangrenées et putrides).

2. — Lavages urétraux et vésicaux :

Permanganate de potasse à $\frac{1}{100}$ (solution mère). L'employer de $\frac{1}{8.000}$ à $\frac{1}{2.000}$.

Nitrate d'argent à $\frac{1}{1.000}$ et $\frac{1}{500}$.

Sublimé à $\frac{1}{10.000}$, $\frac{1}{15.000}$ $\frac{1}{20.000}$.

Oxycyanure de mercure à $\frac{1}{10.000}$, $\frac{1}{15.000}$.

Eau boriquée à 40 grammes p. 1.000.

Protargol à $\frac{1}{100}$, $\frac{1}{25}$, $\frac{1}{50}$.

Antipyrine à 1 et 2 p. 100.

3. — Instillations urétrales et vésicales :

Nitrate d'argent à $\frac{4}{100}$ et $\frac{2}{100}$.

Sublimé à $\frac{1}{5.000}$, $\frac{1}{4.000}$, $\frac{1}{3.000}$.

Huile goménolée à 10 et 20 p. 100.

Huile gaïacolée à 15 et 20 p. 100.

4. — Anesthésie :

Solution de cocaïne à $\frac{1}{100}$.

Solution de stovaïne.

Flacons de chloréthyle.

5. — Injections épidurales :

Solution à 7^{gr},50 ou 9 grammes de NaCl p. 1.000.

III. — DES DIVERSES POSITIONS EN CHIRURGIE URINAIRE

L'importance des positions est considérable en chirurgie en général ; elle a toute la valeur d'une technique ou d'une instrumentation nouvelle et peut faire faire un grand pas à l'étude d'une question opératoire, comme par exemple la *position de Rose* pour les opérations sur la face ou la *position de Trendelenburg* pour les opérations abdominales.

Reins.

1. *Position de Guyon pour le ballottement rénal* (p. 104). — Malade couché dans le décubitus horizontal, la main gauche dans l'angle costo-vertébral, la main droite sous les fausses côtes, les deux mains allant au-devant l'une de l'autre au cours des grandes et profondes inspirations : recherche du contact lombaire.

2. *Position d'Israël pour la palpation rénale* (p. 105). — Malade couché sur le flanc, la jambe de ce côté pliée, l'autre étendue ; une main palpe l'angle costo-vertébral pendant que l'autre plonge sous les côtes, dans l'hypochondre, dégage des intestins qui tombent en avant.

3. *Procédé du pouce de Glénard* (emprunté à son procédé de palpation du foie). — Toute la main embrasse le flanc, quatre doigts en arrière et le pouce en avant, déprimant la paroi au-dessous des côtes, en appuyant à chaque expiration.

4. *Position opératoire sur le rein et le bassinet*. — Malade couché sur le flanc, jambe inférieure fléchie, l'autre allongée, le bras dégagé du corps et un gros coussin arrondi sous le flanc répondant au plan du lit pour faire saillir l'hypochondre opposé.

Uretères

1. Position horizontale pour la recherche des points urétéraux parombilical et iliaque moyen (p. 106).

2. Position de Trendelenburg pour l'uretère iliaque et pelvien.

3. Position de Schlange pour l'uretère iliaque, le malade incliné de 25° sur le côté et soutenu par un coussin.

4. Position soulevée, jambes écartées, pour la palpation des points urétéraux inférieurs vésicaux par les toucher rectal et vaginal (p. 121).

Vessie

1. Position d'exploration pour la recherche du calcul et pour la lithotritie. — Malade couché sur le dos, jambes écartées et le bassin très soulevé par un coussin.

2. Positions diverses pour la *division des urines* et la *cystoscopie* :

    a. Assise, inclinée à 45° pour la cystoscopie simple et urétérale à vision droite et renversée.

    b. Horizontale, le torse légèrement soulevé et jambes écartées et fléchies pour la division des urines.

    c. Renversée, à 45° pour la cystoscopie à air avec les tubes ouverts.

    d. Genu-pectorale pour la cystoscopie et le cathétérisme urétéral de Kelly.

3. Position inclinée de Trendelenburg pour les opérations vésicales sus-pubiennes (taille haute).

Prostate

1. Position inclinée à 20° pour la prostatectomie haute hypogastrique.

2. Position périnéale inversée ou sacro-verticale pour la prostatectomie basse périnéale. C'est la position de la taille périnéale exagérée, jambes écartées et allongées, le sacrum devenant presque vertical, grâce à un coussin le surélevant.

3. Position du palper combiné recto-sus-pubien, avec siège très élevé ou Trendelenburg à jambes verticales, pour l'étude des tumeurs vésicales et l'exploration de la partie inférieure de l'uretère (p. 121).

Urètre

1. Position horizontale, verge fortement tirée pour l'exploration simple du canal (p. 112).

2. Position de la taille périnéale ou position obstétricale pour l'inspection et l'exploration du périnée.

IV. — TABLEAU SYNOPTIQUE POUR L'EXAMEN D'UN MALADE URINAIRE

Anamnèses..
- familiale (cancer), directe et collatérale.
- personnelle.
  - Maladies infectieuses (scarlatine).
  - Traumatismes anciens (chute sur le périnée).
  - Diathèses. .
    - Tuberculose.
    - Arthritisme.
    - Hémophilie.
    - Alcoolisme.
    - Névropathie.
- Syphilis et *blennorrhagie* : nombre et dates.

Examen fonctionnel . . .
- Douleur : localisations et irradiations, provoquée ou spontanée (réflexe).
- Hématuries.
  - initiale, totale ou terminale.
  - profuse ou légère.
  - rouge ou noire.
- Pyuries (caractères du pus). Intermittences.
- Expulsion de graviers : influence de la marche et de la voiture.
- Phosphaturie (acide chlorhydrique).
- Puissance génitale. Pollutions nocturnes.
- Fréquence diurne ou nocturne. Impériosité. Incontinence.

Examen physique. . . . .
- Urètre : (épreuve des 3 verres) .
  - Inflammations balano-préputiales.
  - Vices de conformation.
  - Rétrécissements : examen à la boule exploratrice.
  - Corps étrangers.
- Vessie. . .
  - Capacité et contractilité : leur recherche à la seringue.
  - Barre cervicale : lobe moyen. Tumeurs.
- Prostate . .
  - Double palper et toucher rectal en position déclive.
  - Longueur de la traversée prostatique.
- Uretères . .
  - Palpation. Points de Hallé et de Bazy.
- Reins . . .
  - Palpation de Guyon ou ballottement rénal en position de décubitus horizontal. Position d'Israël ou examen en position latérale. Procédé du pouce de Glénard.
  - Exploration de l'angle costo-lombo-iliaque : le coussin.
  - Mobilité chez la femme et à droite : *un rein normal ne se sent pas et n'est pas douloureux à la pression.*
  - Tumeur des hypochondres.

Examen instrumental.
- Il ne doit survenir qu'à la fin, après un examen clinique approfondi.
- Exploration métallique, bien supérieure aux cystoscopes pour le diagnostic des calculs vésicaux.
- Urétroscopie.
- Cystoscopie.
- Division des urines.

Examen des urines . . .
- Il devra, si possible, précéder l'examen fonctionnel.
- Tenir compte des urines à la miction et des urines de vingt-quatre heures.
- On fera l'examen microscopique, chimique et histo-bactériologique.

Examen des femmes en particulier .
- Grossesse ; nombre et date.
- Fausses couches (sondage).
- Exploration bimanuelle utéro-annexielle.
- Règles. . .
  - régulières.
  - abondantes.
  - douloureuses.
- Opérations antérieures (fibrome, fistules, etc.).

V. — TROUSSE D'URGENCE DU PRATICIEN ET ARSENAL DE PETITE UROLOGIE COURANTE

Sondes :

Sondes à boule exploratrices (8 à 10 numéros).
Sondes béquilles (n⁰ˢ 8, 12, 15, 18, 20).
Sondes à bout olivaire de rétrécis (n⁰ˢ 6, 8, 14).
Sonde de Nélaton et sonde à bout coupé.
Bougies filiformes (les 3 variétés).
Bougies dilatatrices (8 à 12 numéros).

Seringues :

1 seringue de Guyon de 150 grammes.
1 petite seringue à instillation de Guyon.

Instruments :

Les deux mandrins.
Un trocard à ponction hypogastrique.
Deux explorateurs Guyon à calculs (n° 2 et 4).
Béniqués (n° 25 à 60).
Sonde métallique évacuatrice des caillots.
Urétrotome de Maisonneuve.
Lithotriteur à mors plats.
Pince-poussette de Collin.

Accessoires :

Rallonge et urinal.
Doigtiers.
Fils de coton à fixation.
Pastilles de sublimé.
Huile et vaseline.
Thermocautère.
Une seringue Pravaz.

GYNÉCOLOGIE

GYNÉCOLOGIE

PAR

LE Dr ISELIN

Chef de clinique adjoint à l'hôpital Necker.

CHAPITRE PREMIER

ANATOMIE

J'étudierai ici les notions anatomiques nécessaires au praticien pour reconnaître la situation normale des organes génitaux et les particularités de structure qui expliquent certains symptômes.

A. — UTÉRUS

La situation normale de l'utérus doit être considérée, la femme étant dans la position du toucher.

L'axe du vagin est oblique en bas et en arrière ; il se dirige vers la concavité sacrée que, prolongé, il atteindrait vers la 3ᵉ ou 4ᵉ vertèbre.

Mais l'axe de l'utérus n'est pas dans son prolongement ; bien au contraire il lui

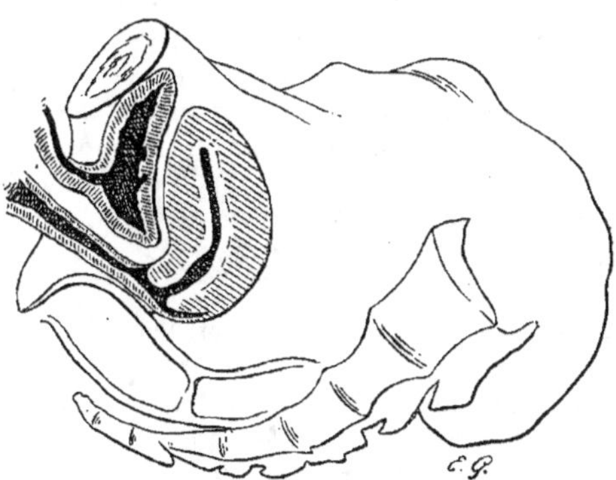

Fig. 1. — Position normale de l'utérus.

est vertical, pour l'*axe du col tout au moins*, si bien que le doigt introduit dans le vagin vient au fond de cet organe buter contre la lèvre antérieure ; l'orifice externe est collé contre la paroi vaginale postérieure qui doit être déprimée pour le sentir.

Quant à l'axe du corps, il s'incline en avant sur celui du col, c'est-à-dire que normalement l'utérus est en antéflexion (fig. 1).

Aussi quand vous pratiquerez la palpation bimanuelle, votre main gauche aura soin de déprimer la paroi abdominale à trois travers de doigt environ au-dessus du pubis : c'est là que vous devrez trouver le fond de l'utérus à l'état normal.

L'utérus normal est très mobile, aussi ne diagnostiquerez-vous l'antédéviation pathologique qu'au cas où il serait fixé dans cette position. En raison de cette mobilité, vous aurez soin également de ne pratiquer le toucher que la vessie et le rectum vidés : la réplétion de ces organes modifie en effet la statique utérine.

B. — OVAIRE ET TROMPE

Il résulte des travaux les plus récents que, sur le *sujet debout*, avec l'utérus normalement placé, l'ovaire est sensiblement vertical. Il est appliqué contre la paroi latérale de l'excavation pelvienne, très haut sous le bord interne du psoas et un peu en arrière du diamètre transversal du bassin.

Telle est la situation habituelle chez les femmes vierges ou nullipares : mais la grossesse ou d'autres causes y apportent quelquefois des modifications : l'ovaire tombe en arrière et en bas et vient occuper la fossette sous-ovarienne située entre l'uretère en avant et le bord du sacrum en arrière.

Lors donc que vous voudrez palper les ovaires, vous les chercherez sur les parois postéro-latérales du bassin. Le doigt vaginal pénètre d'abord dans le cul-de-sac postérieur, puis se portant en haut, en déprime avec force la partie latérale, se tenant toujours entre le bord utérin et la paroi. Pendant ce temps votre main abdominale déprime la paroi en un point correspondant au milieu de la ligne qui unit l'épine iliaque A. S. à l'épine du pubis. Vous reconnaissez le relief tendu du psoas et sur son bord interne vous parviendrez à sentir l'ovaire et quelquefois vous pourrez le saisir entre vos deux mains. Il faut évidemment pour une telle exploration des conditions spéciales de maigreur et de flaccidité de la paroi.

Souvent l'exploration rectale vous donnera plus de renseignements.

La *trompe*, partie de la corne utérine, se dirige d'abord transversalement en dehors pour cheminer ensuite sur la paroi pelvienne le long de l'ovaire. Dans sa première partie (isthme), elle est en rapport médiatement avec le vagin, partie supérieure du cul-de-sac latéral ; aussi est-elle seule explorable de ce côté, et dans les cas favorables vous pourrez, par la palpation bimanuelle, faire rouler entre vos deux doigts le petit cordon qui la représente. Quant à l'ampoule, à l'état normal elle est beaucoup trop souple pour pouvoir être perçue.

Rapports. — Au point de vue pratique, le médecin doit connaître certains rapports importants de l'utérus.

En avant, sa face antérieure (corps et col dans sa partie sus-vaginale) est en contact avec la vessie, contact immédiat pour le col, médiat pour le corps, car un cul-de-sac péritonéal est interposé entre les deux : mais jamais vous ne trouverez d'anses intestinales dans le cul-de-sac. La vessie est donc comprise entre le pubis en avant, l'utérus en arrière, et, dans le reste de son étendue, elle s'appuie sur la paroi antérieure du vagin. C'est donc par là que vous l'explorerez et entre vos deux mains vous en apprécierez facilement l'état (épaisseur de la paroi, corps étrangers ou tumeurs de certain volume).

A la vessie arrivent *les deux uretères* qui offrent avec le col des rapports intéressants ; descendant obliquement en bas, en avant et en dedans, ils atteignent le col au niveau de l'isthme, prennent contact avec le bord externe un peu au-dessous, et finalement passent sur sa face antérieure pour venir déboucher dans la vessie.

Dans ce trajet ils sont plongés dans le tissu cellulaire péri-cervical et, chose importante, sont *facilement explorés* par le vagin ; ils côtoient en effet d'abord le cul-de-sac antéro-latéral sur une longueur de un centimètre environ et atteignent la paroi vaginale antérieure au niveau de l'orifice externe du col. Là, le tissu cellulaire précervical est réduit à une mince couche, de sorte que les rapports sont intimes entre les deux organes.

En arrière, le cul-de-sac de Douglas sépare l'utérus du rectum. Ce cul-de-sac qui descend jusqu'à 6 centimètres de l'anus, tapisse la face postérieure de l'utérus et de la partie supérieure du vagin. Les replis utéro-sacrés qui, partis du col au-dessus de l'insertion vaginale, se dirigent en haut et en arrière, le divisent en deux parties : une supérieure, spacieuse, recto-utérine, une inférieure, recto-vaginale, Douglas proprement dit, réduite à un diverticule en doigt de gant haut de 3 à 4 centimètres.

A l'état normal, le contact entre le vagin et le rectum est intime, car jamais une anse d'intestin ne se glisse dans l'arrière-fond de la cavité, mais il n'en est pas de même pour la partie supérieure de la cavité. Là, il y a constamment des anses grêles ou du côlon pelvien, qui fuient lors de la distension vésicale ou rectale.

Comme conclusion pratique de l'étude des rapports, je dirai que le toucher rectal à l'état normal ne permet d'arriver que sur la face postérieure du col ; le *corps échappe à toute exploration*. Ce n'est que dans la rétroversion ou par un artifice, tel que l'abaissement de l'organe, qu'il sera possible de le palper.

Après les rapports, je dois dire un mot des moyens de fixité de l'utérus. Au point de vue anatomique on appelle ainsi les ligaments larges, ronds, utéro-sacrés, mais physiologiquement leur action est presque nulle, sauf pour les utéro-sacrés, qui sont le seul moyen de suspension.

Ce qu'il faut savoir, c'est que la statique utérine réside tout entière dans l'intégrité du périnée : un périnée épais, solidement musclé, qui donne au vagin une direction oblique et le ferme par l'application de ses parois l'une contre l'autre, telle est la condition unique du maintien de l'utérus. C'est dire que le prolapsus reconnaît toujours pour cause première, une faiblesse du périnée, généralement consécutive à une déchirure obstétricale non réparée.

Structure. — Un seul détail est à connaître concernant la muqueuse, c'est la différence entre les glandes du corps et celles du col. Sur la muqueuse corporéale, ce sont de simples dépressions en doigt de gant, des glandes tubuleuses, tandis que sur le col ce sont des glandes en grappe très ramifiées, et beaucoup plus serrées que sur le corps. Aussi verrez-vous les infections rester beaucoup plus superficielles et moins tenaces au niveau du corps qu'au niveau du col : l'infection localisée dans les glandes cervicales détermine en effet des lésions telles que, le plus souvent, une intervention chirurgicale seule peut en avoir raison.

CHAPITRE II

L'EXPLORATION

EXAMEN DE LA PAROI ABDOMINALE

1° Inspection. — L'examen de la paroi abdominale doit précéder tout examen et donnera, dans certains cas de tumeur, des renseignements très précieux. L'œil regardant à jour frisant apprécie très bien des irrégularités, même très légères, des asymétries. Il faudra noter également les modifications des tissus pariétaux.

2° Palpation. —La palpation qui succédera immédiatement devra être pratiquée la *malade couchée,* car, pour en retirer quelques fruits, la résolution musculaire est indispensable.

Cette palpation sera faite très largement avec les deux mains *dans leur totalité,* c'est-à-dire, non seulement par l'extrémité des doigts recourbés, mais aussi par toute la paume : elle sera *lente, méthodique* et profonde autant que possible, s'aidant pour pénétrer des expirations de la malade.

Ainsi pratiquée elle donnera déjà un grand nombre de notions concernant les organes sous-jacents : état de l'intestin, vacuité du petit bassin, etc., mais elle permettra surtout de préciser les points douloureux, et de constater l'état de la paroi elle-même, sa souplesse ou sa contracture.

EXAMEN PHYSIQUE

1° Position de la malade. — Cet examen peut se faire dans différentes situations : en Angleterre, en Amérique on emploie généralement le décubitus latéral, la position dite de Sims : mais en France on pratique le toucher, la malade étant dans le décubitus dorsal.

Dans les prolapsus, et dans les cas où la malade présente des phénomènes douloureux ou des troubles fonctionnels pendant la station debout, il faut pratiquer le toucher dans cette dernière position. La femme sera adossée à un meuble et posera le pied gauche sur un tabouret. Le médecin se placera devant elle, un genou en terre et pratiquera le toucher, le coude s'appuyant sur l'autre genou. Cet examen doit toujours être complété par le toucher en position horizontale.

Dans la position horizontale la palpation bimanuelle est souvent difficile, presque impossible dans le cas de gros abdomen, dans tous les cas gênée, pour la perception de détails délicats et importants, par la présence de l'intestin interposé entre la main et l'utérus. Aussi, certains chirurgiens ont-ils imaginé des tables spéciales, donnant à la malade une position très inclinée, la tête en bas, de façon à permettre à l'in-

testin de fuir et de s'accumuler sous le diaphragme. La palpation dans ces conditions se fait avec une extrême facilité et on peut dire, sans exagération, que les
organes sont sous la main : les plus minimes détails deviennent apparents.

Mais, en pratique, on n'aura pas toujours à sa disposition une table à renversement et il faut s'ingénier à incliner le bassin en arrière et en bas. La plupart des

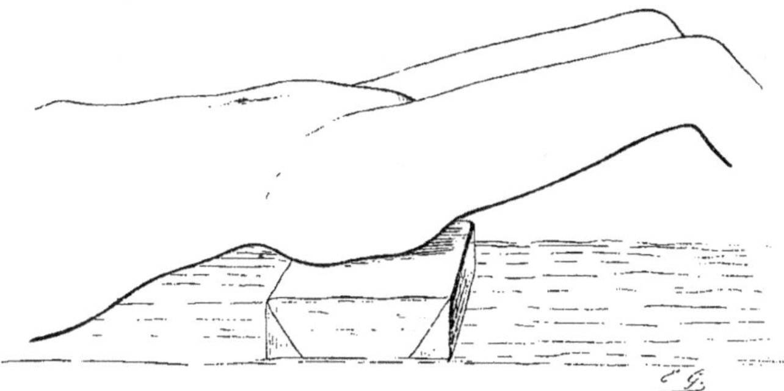

Fig. 2. — Coussin bien placé.

médecins recommandent à la malade de fermer les poings et de les mettre verticalement sous ses fesses, mais cette pratique est à peu près illusoire, la patiente s'y
prenant souvent mal et la hauteur de ses poings n'étant pas suffisante. Mieux vaut
se servir d'un coussin dur, facile à improviser, d'une hauteur de 10 à 15 centimètres environ et qui sera glissé *sous les fesses* et non pas *dans la concavité sacrée*
(fig. 2 et 3); le bassin se trouve ainsi renversé en arrière. Il n'est pas inutile de dire

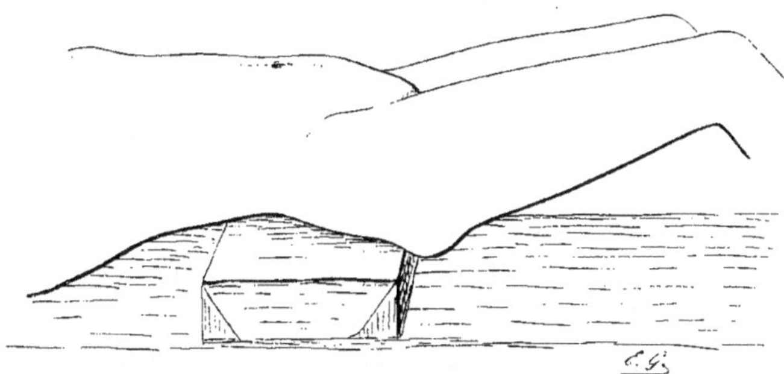

Fig. 3. — Coussin mal placé.

que la malade doit avoir quitté son corset, dont la présence rend l'examen absolument impossible.

2° Toucher. — Une injection sera donnée, et avant de pratiquer le toucher
vous écarterez les deux petites lèvres de façon à examiner le vestibule et le méat.
Vous découvrirez ainsi les prolapsus génitaux, cystocèles, rectocèles, les polypes
du méat dont la présence provoque souvent la fréquence des mictions et la brûlure au passage des urines.

Vous vous disposez alors à pratiquer le toucher et il est à peine besoin d'insister sur les soins de propreté élémentaire des mains. Emmet, dans son livre, raconte

qu'une malade refusa d'être touchée par un médecin dont les ongles étaient sales. Un lavage soigneux préalable des mains est nécessaire, et si vous avez plusieurs malades à examiner l'une après l'autre, il est préférable de se servir de gants de caoutchouc dont la désinfection est très facile par un simple brossage et lavage au savon. L'emploi des doigtiers est aussi très recommandable et, parmi ceux-ci, celui de Legueu dont l'emploi est courant à Necker, protège parfaitement la main contre la contamination. Il est formé par un doigtier de caoutchouc à la base duquel s'insère une lame de même substance qui flotte et recouvre la main. L'inconvénient de ces « protecteurs » est de diminuer l'acuité de la sensation tactile.

Doigt ou doigtier sont enduits d'un corps gras dont le plus couramment employé est la vaseline ; mais elle a l'inconvénient, léger d'ailleurs, d'être très adhérente au doigt ce qui en rend le nettoyage difficile. M. Guyon se sert, pour éviter cet ennui, d'une pommade au savon dont il enduit largement l'index jusqu'au niveau de la commissure du pouce ; l'exploration achevée, il suffit d'essuyer avec une compresse sèche pour enlever toutes les parties grasses et permettre le nettoyage complet du doigt.

Voici la formule de cette pommade :

Savon médicinal pulvérisé et neutre.	1 000 grammes.
Chlorhydrate de cocaïne	2 —
Acide phénique.	10 —
Glycérine	Q. S. à consistance convenable.

Avec la glycérine seule, la pommade est un peu trop fluide, aussi pour lui donner un peu plus de corps est-il nécessaire d'y ajouter un peu d'eau. Seulement il en faut une très petite quantité, sinon la pommade prend l'aspect de pâte de guimauve. Les quantités respectives d'eau et de glycérine varient d'ailleurs avec les saisons et avec le savon.

En vieillissant la pommade durcit, aussi est-il bon de la faire un peu molle au début ; de plus il ne faudra pas en faire de grandes quantités à l'avance car elle se conserve mal ; enfin elle est d'autant plus belle qu'elle est battue plus longtemps.

Pour les examens chez les malades eux-mêmes le procédé le plus simple et le meilleur est le suivant : après vous être savonné et nettoyé soigneusement les mains, enduisez-les à nouveau de mousse de savon et essuyez avec une compresse aseptique tous les doigts excepté celui ou ceux qui doivent servir au toucher ; le doigt recouvert de mousse de savon donne un toucher très doux et très aseptique.

Vous vous placez alors à droite ou à gauche de la malade selon le côté que vous voudrez examiner ; en général l'exploration utérine et du cul-de-sac droit se faisant en premier lieu vous vous mettrez à droite.

Combien faut-il introduire de doigts ?

La question n'est pas oiseuse, car il me souvient d'une malade très mécontente de son médecin parce « qu'il touchait avec deux doigts ». Il est non douteux que l'exploration faite ainsi soit plus fructueuse, plus précise aussi, car elle permet la mesure de l'épaisseur du col par l'écartement des deux doigts ; cependant il faut vous habituer à toucher aussi bien avec l'index seul, et tout au moins n'y joindre le médius que dans les vagins larges des multipares. Introduisez d'ailleurs vos deux doigts l'un après l'autre, l'index d'abord, qui vous rendra compte de la résistance de la vulve et vous permettra ou non l'introduction du second (fig. 4).

L'index est présenté à la vulve, non par son extrémité, mais verticalement par son bord radial ; après avoir écarté les lèvres, abaissez le poignet en relevant

l'index, il pénétrera directement dans le canal vulvaire. Il est ainsi très facile de
toucher les malades dans leur lit sans les découvrir entièrement.

Pour pénétrer plus profondément il vous faut déprimer très fort la fourchette
et de cette façon votre doigt parcourant le vagin arrive au contact de l'utérus.

Dans ce parcours, il explore rapidement les parois vaginales, se rend compte
de leur souplesse, de leur état lisse ou rugueux, constate l'état du rectum en bas et
de la vessie en haut. Pour cela le doigt, tourné pulpe en haut et recourbé en
crochet, vient d'arrière en avant pincer le col vésical contre le pubis. Cette manœuvre indolente à l'état normal provoque dans la cystite une envie douloureuse

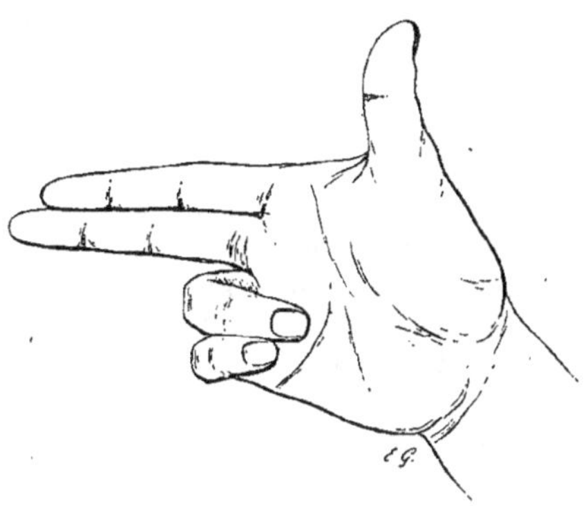

Fig. 4. — Toucher avec deux doigts.

d'uriner. Portant la pulpe plus en arrière, explorez le corps de la vessie et dans
cette manœuvre votre ongle vient buter sur la face antérieure du col. En déplaçant
alors l'index latéralement à droite et à gauche la pulpe toujours en haut, vous pal-
perez légèrement la terminaison des uretères qui, dans certaines pyélonéphrites
sont douloureux ou indurés.

3° **Examen du col**. — Une fois au contact du col, l'extrémité du doigt par une
palpation continue en étudie toutes les parties, orifice extérieur, pourtour et
périphérie. Mais pour en apprécier les modifications pathologiques, il vous faut
connaître parfaitement les sensations que donne au toucher un organe normal
dans sa situation, sa consistance et sa forme.

1° *Situation*. — Le col placé sur la ligne médiane, est comme nous l'avons vu,
orienté de telle sorte que son axe est perpendiculaire à celui du vagin, si bien que
le doigt arrive tout d'abord sur la lèvre antérieure. Cette situation peut être modifiée par de nombreuses causes, les déviations utérines, les tumeurs de l'utérus et
des annexes, le prolapsus pour ne citer que les principales. Le déplacement du col
se fait vers l'un des culs-de-sac dans les déviations : il peut être très étendu comme
dans les antéflexions ou rétroflexions accentuées et dans certains cas de tumeur postérieure il est refoulé en avant jusque derrière le pubis auquel il s'accole. Dans le
prolapsus, il descend vers la vulve.

2° *Consistance*. — A l'état normal le col présente une consistance à peu près
analogue à celle donnée par l'extrémité de la langue volontairement pointée hors
de la bouche ou encore à celle donnée par le lobule du nez.

Le col se ramollit légèrement pendant les règles et la première période de la métrite ; il se durcit à la suite d'un processus inflammatoire prolongé et peut prendre alors une véritable consistance ligneuse. Il se ramollit surtout dans la grossesse et la valeur séméiologique de ce symptôme est extrême.

3° *Forme*. — Chez les nullipares le col dans sa totalité revêt la forme d'un mamelon tronconique d'un diamètre de 2 centimètres à 2 centimètres et demi environ, à la base, c'est-à-dire à l'insertion vaginale ; de 1 centimètre et demi à l'extrémité libre qui est arrondie et porte un orifice circulaire et déprimé légèrement.

Cet orifice chez la nullipare varie de 2 à 4 millimètres de diamètre. Pour Peaslee[1], pour être normal il doit admettre une sonde de 4 millimètres de diamètre.

4° **Examen du corps**. — Après l'étude du col vous passez à celle du corps qui se fait par la palpation bimanuelle.

Votre main droite (index ou médius) étant placée sur l'orifice du col, la main gauche, avec l'extrémité de ses doigts du milieu recourbés, déprime doucement la paroi abdominale au-dessus du pubis. Vous engagez la malade à ne pas contracter ses muscles, à respirer amplement, et lorsqu'elle s'y prête, vous arrivez sans difficultés sur le corps utérin dont le contact se transmet aussitôt au doigt vaginal. Il faut quelquefois tâtonner et dans ce cas la manœuvre inverse rendra souvent service. Le doigt vaginal soulevant l'utérus par des impulsions répétées, la main abdominale immobile et posée à plat percevra le choc dans l'une de ses parties ; il y a là un véritable *ballottement utérin* analogue au ballottement rénal et qui doit être recherché par des procédés identiques.

En général, on cherche le fond de l'utérus beaucoup trop haut : dans la majorité des cas, il est en attitude normale, c'est-à-dire en antéflexion légère, si bien que le fond est à quelques centimètres au-dessus de la symphyse.

L'utérus étant ainsi saisi entre vos deux mains, vous en apprécierez facilement la longueur par l'écart qui les sépare et non par la hauteur du fond au-dessus de la symphyse, ce qui est essentiellement variable et trompeur.

En faisant la manœuvre suivante vous étudiez complètement le corps (fig. 5) : le doigt vaginal quittant l'orifice externe du col remonte pulpe en dessus sur la face antéro-supérieure de ce col, jusqu'à ce qu'il arrive sur un obstacle qui est la face antérieure du corps, dans le même temps la main abdominale abandonnant le fond de l'utérus déprime la paroi en arrière et s'appuie sur la face postérieure du corps utérin. Ce dernier est donc saisi entre les deux mains qui, par une palpation minutieuse, en établissent l'état lisse ou bosselé, l'épaisseur, la consistance et la sensibilité à la pression.

Dans les métrites il y a presque toujours une augmentation de volume en même temps qu'une légère sensibilité à la pression.

Dans les tumeurs utérines, l'augmentation de volume est énorme quand la tumeur est abdomidale ; dans les déviations on trouve le corps en avant, en arrière ou latéralement.

La recherche du corps est la base du diagnostic dans bon nombre de cas, en particulier dans les tumeurs péri-utérines surtout celles du cul-de-sac postérieur, ainsi que nous le verrons plus loin ; c'est elle également qui permet l'exploration méthodique des annexes, dont je vais maintenant m'occuper.

---

[1] PEASLEE, MIXON. *Surgery gynecology*, New-York, 1885, p. 297.

5° **Examen des annexes**. — Une fois placés, la main abdominale en arrière, le doigt vaginal en avant du corps, faites-les glisser latéralement, de manière à saisir entre eux la corne utérine et l'origine de la trompe que vous suivez ainsi à travers le cul-de-sac latéral jusqu'à la paroi pelvienne. A l'état normal *on ne sent rien*, tout est souple et indolore : chez certaines femmes maigres et à paroi abdominale flasque, on arrive à percevoir un petit cordon transversalement tendu que l'on peut faire rouler entre les deux doigts, tandis que l'on peut saisir l'ovaire dont la

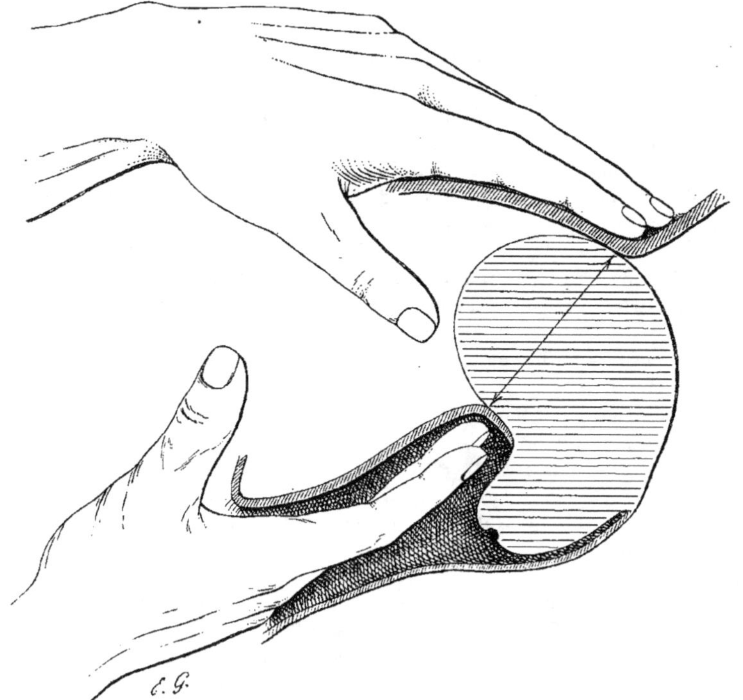

Fig. 5. — Palper bimanuel, exploration du corps de l'utérus.

prise est annoncée quelquefois par une sensation désagréable et indéfinissable. J'ai donné plus haut les détails de cette recherche de l'organe normal (voy. p. 216).

Les culs-de-sac latéraux à l'état normal sont donc souples et vides : il en est de même du cul-de-sac postérieur dont l'exploration qui constitue un des temps les plus importants du toucher vaginal doit terminer l'examen.

Pour cela le doigt ayant repéré la lèvre postérieure du col la contourne en arrière et glisse sur la face postérieure de ce col ; il est alors dans le cul-de-sac, mais pour l'explorer il est nécessaire de le déprimer profondément. Bien souvent avec un index court ou un vagin profond il est impossible d'y arriver, Vous gagnerez beaucoup de facilité en donnant à la main qui explore la position suivante : au lieu de la laisser, les trois derniers doigts repliés dans la paume et le pouce fléchi du même côté, ainsi qu'on le fait naturellement, étendez ces doigts qui se placeront le pouce dans la fente vulvaire, les inférieurs dans la rainure interfessière et vous feront

gagner un bon centimètre ou davantage. Si cela ne suffit pas et que le vagin le permette, introduisez le médius à côté de l'index et en combinant cette introduction
avec la manœuvre précédente, bien peu de culs-de-sac postérieurs resteront inex-
plorés.

Toucher rectal. — Le toucher vaginal qui permet la palpation de l'utérus et des
annexes est complété par le toucher rectal ; lui seul donne des renseignements exacts
sur le contenu du bassin et permet d'atteindre des régions qui échappent au doigt
vaginal. La largeur de l'ampoule rectale, son extensibilité et sa situation derrière
les organes et dans la concavité sacrée rendent suffisamment compte de ce fait.
Chaque fois donc que le toucher vaginal aura laissé un doute, soit par la difficulté
apportée à l'examen lui-même par la malade, soit par la complexité des lésions, il
est indiqué de faire le toucher rectal.

Pour beaucoup d'auteurs, la virginité est une autre indication à l'exploration par
le rectum : cela me paraît excessif, car dans nombre de cas, le toucher vaginal qui
est certainement moins « répugnant » que le toucher rectal, est pratiqué assez
facilement. L'hymen est en général assez élastique pour permettre sans se rompre
l'introduction prudente et patiente d'un index bien graissé. Vous aurez soin d'ailleurs de recourir à l'artifice qu'employait Aran : ayant remarqué que l'hymen se
distendait avec l'écartement des cuisses et se plissait au contraire pendant leur
rapprochement il conseilla cette dernière position pour pratiquer le toucher sans
commettre de dégâts.

Le toucher rectal est encore indiqué dans le cas d'atrésie de la vulve par cicatrices, tumeurs, etc., dans le cas de périnée très épais, dans la rectocèle.

Il importe de prendre quelques précautions préalables lorsqu'on veut faire un
toucher rectal. Il faut tout d'abord le faire accepter de la malade, ce qui est parfois
délicat mais préférable, je crois, à la pénétration brusque dans l'anus du doigt,
sortant du vagin.

Il est bon que le rectum soit vidé quelques heures auparavant par un lavement.
L'index est alors très largement et très abondamment enduit de savon ou du corps
gras dont on se sert d'habitude. On le présente à l'anus et on recommande à la
malade de pousser comme si elle allait à la selle : le doigt pénètre alors sans difficulté
ni douleur aucune et franchit aisément les sphincters dilatés. A 3 ou 4 centimètres
de hauteur il rencontre une tumeur, arrondie : c'est le col utérin, et un peu plus
haut, il arrive sur la face postérieure du corps qu'il n'est toutefois pas possible
d'explorer dans toute son étendue, sauf quand il y a rétrodéviation.

Dans le cas où l'examen physique complet serait impossible ou difficile en raison
de causes locales ou générales, comme adiposité, contracture (etc.), n'hésitez pas
à vous servir de l'anesthésie générale : un diagnostic précis vaut bien les ennuis
du chloroforme.

CHAPITRE III

LES SYMPTOMES FONCTIONNELS

SIGNES SUBJECTIFS

I. — LA DOULEUR

La douleur est un des phénomènes subjectifs les plus importants : pour la malade d'abord qu'elle amène souvent à consulter; pour le médecin ensuite qui en tire des éléments diagnostiques et thérapeutiques.

Sans essayer de donner une description générale de la douleur, ce qui est impossible vu le nombre de ses formes, variables avec le système nerveux du sujet et sans grand intérêt d'ailleurs, j'étudierai ce symptôme successivement dans les affections de l'utérus et dans celles des annexes.

Douleur d'origine utérine. — *Métrite.* — La douleur est spontanée ou provoquée.

Spontanée elle siège à la région hypogastrique. Profonde, médiane, sus-pubienne, elle se propage vers les lombes, le pli inguinal et les deux cuisses, mais elle revêt des caractères spéciaux dans les métrites aiguës et dans les métrites chroniques.

Dans la *métrite aiguë*, elle est plutôt pelvienne et s'accompagne de ténesme vésical et rectal, mais elle est sourde et ne revêt des caractères d'acuité que dans le cas où le péritoine, les annexes ou le tissu cellulaire péri-utérin sont atteints.

Dans la *métrite chronique*, elle revêt la forme de coliques, de tranchées utérines qui se répètent à chaque époque menstruelle ou dans leur intervalle et qui dans certains cas (dysménorrhée pseudo-membraneuse) prennent un caractère nettement expulsif.

Si l'infection reste localisée au col, la douleur lombaire prédomine, la malade se plaint de « souffrir des reins ». Ne vous y trompez pas et demandez-lui de mettre la main là où elle souffre, elle vous désignera la région sacro-lombaire et non l'angle costo-vertébral. Cette douleur reconnaît probablement comme origine le tiraillement des ligaments utéro-sacrés qui contiennent des filets nerveux sensitifs venant du plexus sacré.

A la période scléro-kystique de la métrite cervicale (voy. p. 244), on observe une autre variété de douleur. Elle arrive à chaque période menstruelle, tensive, continue et reconnaît pour cause la distension des glandes emprisonnées dans un tissu inextensible. Leur ouverture spontanée ou provoquée met immédiatement fin au symptôme.

Douleur provoquée. — En prenant le corps utérin entre les deux mains par la palpation combinée vous le trouverez généralement douloureux. Au niveau du col, la douleur est localisée nettement à l'angle de la déchirure au niveau du clou cicatriciel d'Emmet (voy. p. 244). En dehors du col, dans la base du ligament large vous trouverez quelquefois des noyaux infiltrés et douloureux, et le cathétérisme est aussi anormalement sensible ; enfin la traction sur le col exagère la douleur lombaire.

Rétrodéviation. — La douleur est un symptôme très variable dans la rétrodéviation. Absente dans un certain nombre de cas, rétrodéviations congénitales ou séniles, elle apparaît en général avec la métrite ou des lésions annexielles concomitantes. Cependant à côté de ces formes latentes il existe des formes douloureuses à modalité spéciale.

Le siège de la douleur est localisé au corps de l'organe. Spontanément la malade a notion d'un corps lourd et volumineux qui pèse sur le rectum, le périnée et la vulve, sensation exagérée au moment des règles ; il y a alors de véritables poussées douloureuses avec tranchées utérines. On observe de même une exacerbation pendant la défécation, s'accompagnant de douleurs lombaires et pelviennes. Tous ces phénomènes sont d'ordre congestif et tiennent à la situation déclive du corps utérin favorable à l'accumulation des sécrétions.

Le *toucher* d'ailleurs montre un organe globuleux et très sensible au seul contact du doigt.

Il y a encore certaines douleurs dues au tiraillement des ligaments utéro-sacrés et des ligaments ronds siégeant aux régions lombaire et inguinale. Elle n'existe que dans la station debout, s'exagère par les fatigues, la marche et disparaît en général par le repos dans le décubitus dorsal.

Prolapsus. — Le prolapsus représente l'étape ultime de la rétro-déviation, aussi retrouverons-nous les mêmes caractères douloureux mais plus atténués. Ce sont surtout des tiraillements dans les flancs et l'aine causés par la traction des ligaments larges.

Tumeurs utérines. — Le *cancer du col*, tant qu'il reste localisé à l'organe, n'est pas douloureux ; mais il devient très pénible dès qu'il s'est diffusé dans le paramétrium : les douleurs sont alors très aiguës, lancinantes, et siègent dans les régions lombaire et sacrée s'irradiant souvent dans les membres inférieurs.

Les douleurs dans le *cancer du corps*, au dire des classiques, seraient *intenses* et *précoces* : elles surviendraient de plus à des heures déterminées de la journée sous forme de paroxysmes réguliers. De pareilles douleurs sont en effet caractéristiques, mais elles sont très rares, presque exceptionnelles ; en réalité l'élément douleur dans le cancer du corps est le plus inconstant et le plus variable des symptômes. Il peut faire défaut d'une façon absolue et jusqu'aux périodes les plus extrêmes. Quand il existe, il n'offre rien de particulier ; pesanteurs vagues dans l'abdomen, tiraillements dans les régions lombaire et inguinale en constituent l'ensemble.

Dans le *fibrome* la douleur varie avec le siège, le volume, la forme anatomique et l'évolution de la tumeur. C'est dire qu'à côté de fibromes très douloureux, il y en a qui sont à peine sentis par les malades.

Les petits fibromes ne sont en général pas soupçonnés et la douleur n'apparaît que lorsqu'ils progressent dans le ligament large ou qu'ils se pédiculisent vers la cavité utérine. Dans ce dernier cas, s'ils arrivent à s'engager dans le canal cervical, la douleur revêt la forme de coliques expulsives. Les polypes du col auront le même caractère et dans le cas d'obstacle à l'écoulement menstruel, ils déterminent des symptômes de dysménorrhée.

Les grosses tumeurs sont beaucoup plus mal supportées surtout lors d'évolution pelvienne. Les symptômes de compression nerveuse sont surtout pénibles : les irradiations se font principalement sur le trajet du sciatique. Dans l'évolution abdominale, il n'y a de pénible qu'une congestion prémenstruelle qui occasionne une certaine tension.

La ménopause exagère souvent les symptômes douloureux des fibromes : c'est d'ailleurs une période critique pour eux car, dans certains cas, au lieu de la disparition attendue par le malade et espérée par le médecin, on voit des complications (suppuration, gangrène, etc.), s'en emparer.

Toutes ces complications inflammatoires d'ailleurs, adhérences, métrite, salpingite, entraînent une aggravation soudaine des phénomènes douloureux.

A côté de ces douleurs qui sont sous la dépendance d'un état pathologique de l'utérus, il en est d'autres qui ne reconnaissent aucune lésion matérielle. Parmi elles la *dysménorrhée* occupe la première place.

Quelques jours avant l'écoulement sanguin, la femme ressent une pesanteur hypogastrique en même temps qu'une douleur lombaire intermittente, puis des coliques expulsives apparaissent, le tout ressemblant au travail de l'accouchement. Le repos au lit est nécessaire, l'abdomen est sensible, le vagin est chaud et baigné de mucosités blanchâtres ou sanguinolentes.

Les organes voisins entrent à leur tour dans l'ensemble pathologique : l'urine est rare et foncée en couleur, il y a du ténesme rectal et vésical.

Enfin l'état général est touché, la langue est chargée, la soif vive, l'haleine fétide, des vomissements apparaissent, mais le tout sans élévation de température.

La douleur résulte dans ces conditions de phénomènes spasmodiques sur un organisme prédisposé. Le conduit étant obstrué par la muqueuse utérine turgide et rétréci par l'antéflexion, la sécrétion exagérée de mucus, le sang des règles, ne peuvent être excrétés, d'où colique utérine et réflexes variés.

Les *explorations intra-utérines* ou du col lui-même par un simple toucher peuvent amener des phénomènes de même ordre. A l'état normal le col est insensible au toucher. On peut le piquer sans que le malade s'en aperçoive. Cependant il est des femmes chez lesquelles cet organe est doué d'une extrème sensibilité et cette hyperesthésie coexiste avec d'autres manifestations douloureuses comme la contracture de la vulve.

Le conduit cervical est lui aussi d'une sensibilité variable : en général l'orifice interne seul est douloureux, de même que le fond de l'utérus. Mais dans certains cas ce canal est l'origine de phénomènes réflexes intenses et variés. Après un simple cathétérisme, après une instillation intra-utérine comme je l'ai observé, on voit les malades pâlir, éprouver des palpitations et présenter des tendances à la syncope : elles respirent péniblement, la face et les mains se couvrent de sueurs ; elles ont parfois des nausées suivies de vomissement.

Chez certaines femmes nerveuses, le simple toucher, une affection du voisinage (excoriations, déchirures de la vulve, polypes du méat, etc.), peuvent déterminer des troubles spasmodiques particuliers très douloureux au niveau du releveur de l'anus et des ligaments utéro-sacrés, au point que toute exploration est impossible. L'usage de la cocaïne est alors très utile.

Douleur d'origine annexielle. — Dans la période aiguë la douleur est violente, généralisée à tout le bassin. Les lésions devenant chroniques, les caractères particuliers se dessinent et doivent être spécifiés dans chaque affection.

Ovarite. — C'est l'ovarite scléro-kystique qui présente le plus de douleurs. Chaque période menstruelle est redoutée de la malade surtout dans les jours qui la précèdent ; elle ne fait d'ailleurs qu'amener une exacerbation dans un état constamment pénible. On observe souvent une poussée congestive intermenstruelle.

Le siège varie suivant le côté atteint, quand l'affection est bilatérale, il peut y avoir chaque mois alternance d'un côté à l'autre.

Salpingite. — La salpingite est douloureuse par ses *adhérences* et par la *distension*.

La douleur est *spontanée* et *provoquée*. Le toucher la provoque dans le cul-de-sac postérieur ou latéral : spontanée elle existe à la paroi abdominale. Elle est à la fois profonde et superficielle, lancinante, continue ou paroxystique, exacerbée par les règles et tout ce qui congestionne les organes génitaux, obtuse dans les accalmies.

L'intensité de ces douleurs n'est pas en rapport avec l'importance des lésions : il n'est pas rare de voir des femmes souffrir à peine d'un volumineux pyosalpynx, tandis que d'autres sont très affectées par de minimes lésions.

Leur localisation se fait en général du côté de la lésion, cependant on a signalé la *douleur paradoxale* qui se trouve du côté opposé et expliquée quelquefois par un déplacement du pavillon de la trompe vers ce côté.

Paramétrite. — Les lésions inflammatoires utérines et péri-utérines laissent dans le tissu cellulaire environnant des cicatrices, des indurations qui vont entourer, comprimer les nerfs et donner des douleurs de névrite ou de névralgie pelvienne. Le toucher les localise aisément au niveau des noyaux d'induration.

Il est une autre variété de névralgie que Richelot a appelée *douleur pelvienne sine materia* ou *grande névralgie pelvienne* qu'il caractérise de la façon suivante : « phénomènes douloureux graves, permanents, rebelles, qui ont pour siège l'utérus et les ovaires, ne correspondant à aucune lésion définie et s'accompagnant d'un état neuropathique plus ou moins accentué. » En réalité ces malades ne relèvent pas du gynécologue mais bien du neuro-pathologiste, car selon l'expression de Doléris « la cause prédisposante est tout et la lésion rien ou presque rien ».

II. — Troubles des organes voisins

Troubles mictionnels. — L'anatomie nous explique facilement les relations qui existent entre l'appareil génital et l'appareil urinaire : les rapports sont intimes entre la vessie et l'utérus et si à l'état normal l'un ne gêne pas l'autre, il n'en est pas de même à l'état pathologique, quand l'utérus a augmenté de volume ou dévié, et vient exercer une action mécanique sur la vessie.

Il n'est même pas nécessaire que l'appareil génital soit lésé pour retentir sur l'appareil urinaire ; ses fonctions physiologiques seules exercent sur lui une influence remarquable. Interrogez une femme qui a ses règles et souvent elle vous accusera des signes d'irritation vésicale, envies fréquentes, impérieuses quelquefois, plus rarement des douleurs, apparaissant un ou deux jours avant l'établissement des règles, cessant en général avant l'écoulement du sang.

Ce sont évidemment des phénomènes congestifs qui s'expliquent par les relations vasculaires et nerveuses qui unissent les deux appareils : tous deux, en effet, sont irrigués par les mêmes branches artérielles venant de l'hypogastrique et possèdent en commun sur les parties latérales du col utérin un riche plexus veineux ; tous deux aussi reçoivent leurs nerfs sympathiques du plexus hypogastrique, tous deux enfin, sont reliés à la même région médullaire par les 3e et 4e paires sacrées.

Les phénomènes mictionnels reconnaissent donc deux origines : ils sont *mécaniques* ou *congestifs*. Les premiers donnent plus généralement lieu à la *rétention*, à l'*incontinence* : ils sont causés par les déplacements utérins ou les tumeurs ; chacun sait l'importante valeur séméiologique de la rétention d'urine survenant brusquement chez une femme bien portante habituellement ; le plus souvent, c'est le signe révélateur d'un fibrome ignoré jusque-là.

La *rétention* se rencontre encore, mais incomplète, dans le prolapsus utérin très accentué, lorsque la vessie plaquée contre la face antérieure de l'utérus saille à la vulve. Mais dans les degrés initiaux du prolapsus, la vessie simplement tiraillée réagit par ses symptômes d'irritation qui nous ramènent à la deuxième catégorie de faits que je veux surtout étudier : les phénomènes d'ordres congestifs.

Vous les rencontrerez surtout dans les *inflammations* utérines ou péri-utérines.

Dans les *métrites* simples, ils sont assez rares et s'observent avec intermittence, mais ils sont surtout fréquents dans les *métrites avec salpingites*. Sur 137 malades atteintes à des degrés divers, Leguou a noté 45 fois la présence de ces troubles urinaires.

Mais c'est surtout dans les *déviations compliquées de métrite* qu'ils atteignent leur maximum ; les antéflexions, les antéversions en particulier viennent en premier lieu, car à leur action s'ajoute l'action mécanique qu'elles exercent sur la vessie.

Ces influences mixtes congestives et mécaniques se rencontrent aussi dans certaines tumeurs pelviennes très vasculaires, comme les fibromes par exemple, surtout ceux du corps ou de la face antérieure de l'utérus. Cependant les troubles urinaires sont moins constants et moins intenses que dans les inflammations ; on les observe presque uniquement au moment des règles : dans l'intervalle, ils s'atténuent et peuvent même disparaître complètement.

La nature congestive de ces phénomènes n'est pas une hypothèse, mais un fait constaté facilement par la cystoscopie. Zuckerkandl a décrit dans ces cas une injection considérable du bas-fond vésical dont la rougeur contrastait avec la pâleur des parois latérales. Jacobs (Bruxelles) retrouve les mêmes lésions, et moi-même, dans les nombreuses cystoscopies que j'ai pratiquées à Necker, j'ai fréquemment constaté la congestion du bas-fond et du col vésical. A l'influence réflexe, indiquée parfois pour l'explication de ces phénomènes, il faut donc substituer l'influence dynamique ou congestive.

Les fausses cystites ne présentent en commun avec les cystites véritables que les phénomènes de réaction vésicale qui se traduisent cliniquement par la *pollakiurie* et la *dysurie*. Ces deux symptômes, *fréquence des mictions* et *douleur terminale*, peuvent exister séparément, mais le plus souvent ils sont réunis.

La *fréquence* présente tous les degrés depuis le plus minime jusqu'au plus élevé dans lequel les mictions se font toutes les cinq minutes, pressantes et impérieuses. Cependant c'est l'exception, et il est rare de rencontrer dans les fausses cystites une intensité aussi grande ; le plus souvent la miction a lieu toutes les demi-heures.

La *douleur* est en général peu marquée et rappelle de très loin les épreintes de la cystite.

Mais de tous les caractères, le plus important au point de vue du diagnostic, est le suivant : ces malades qui le jour urinent toutes les demi-heures, dorment leur nuit complète ou ne se relèvent qu'une ou deux fois. C'est là une modalité capitale du symptôme fréquence qui, à lui seul, sert à faire reconnaître une fausse cystite ; car dans la cystite vraie la *fréquence est aussi bien nocturne que diurne*.

Mais examinez votre malade et d'autres signes caractéristiques vous apparaîtront.

Procédez tout d'abord à l'examen des urines, et pour cela *ne priez pas le malade* d'uriner dans un vase car vous avez affaire à une infectée génitale, dont l'utérus suppure : le pus se mélange alors à l'urine qui vous paraît trouble. La plupart des urines ainsi recueillies sont portées au chimiste ou au pharmacien qui renvoie l'analyse avec la note : nombreux leucocytes. Sachez bien qu'une telle analyse n'a aucune valeur et que seule est valable celle qui porte sur *l'urine recueillie direc ement dans la vessie avec une sonde stérilisée*.

Pour cela, lavez d'abord soigneusement le méat, puis sondez votre malade, recueillez l'urine dans un verre : *elle est toujours trouble dans la cystite vraie : elle est toujours claire dans la fausse cystite*, à l'émission tout au moins, bien que quelquefois des urines très chargées de sel apparaissent louches. Ajoutez-leur alors quelques grammes d'acide acétique ; une légère effervescence se produit et le trouble disparaît.

Si maintenant vous prenez la capacité vésicale de votre malade en ayant soin de maintenir verticalement le pavillon de la sonde, vous constaterez que cette vessie ne réagit pas plus qu'une vessie normale : vous pourrez introduire 300 à 400 grammes sans qu'une seule contraction se produise.

Procédez enfin à une dernière exploration, la palpation de la vessie par le toucher vaginal. Introduisez l'index de la main droite dans le vagin, pulpe en dessous en déprimant fortement la fourchette ; constatez que la pression forte sur les parois postérieure et latérales du vagin est indolore et retournez alors votre doigt, pulpe en dessus. Le recourbant alors en crochet par la flexion des deux premières phalanges sur la troisième, accrochez la vessie à travers la paroi antérieure du vagin et « écrasez-la » contre la face postérieure de la symphyse pubienne. Dans toute cystite, si légère soit-elle, cette pression détermine une envie *très douloureuse* d'uriner ; *dans les fausses cystites, le malade ne manifeste aucune sensation anormale* (fig. 6).

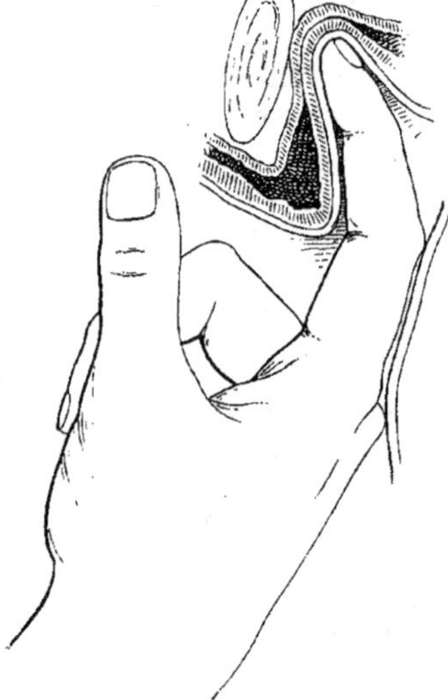

Fig. 6. — Palper de la vessie.

Par cette multiple recherche des symptômes, vous avez acquis la conviction de l'intégrité vésicale, vous avez affaire à une fausse cystite ; il vous reste à en déterminer la cause.

Examinez tout d'abord le méat et l'urètre. Là se dissimulent très souvent des causes de fréquence ou de douleurs mictionnelles, parmi lesquelles les plus fréquentes sont les *polypes, l'urétrite chronique*. Un coup d'œil vous suffira pour reconnaître le polype, petite masse rouge et ovoïde faisant saillie par le méat qu'elle dilate. Assurez-vous que ce n'est pas un prolapsus de la muqueuse en l'accrochant à l'aide d'un stylet recourbé en crochet et en l'attirant à l'extérieur : vous découvrez ainsi le pédicule qu'un coup de thermocautère sectionne facilement.

Explorez l'urètre au point de vue de sa sensibilité par l'introduction dans sa cavité d'un explorateur à boule et la palpation de sa paroi à l'aide d'un doigt vaginal. Si ces explorations sont douloureuses et que l'appareil génital soit sain, n'hésitez pas à reconnaître dans cette urétrite la cause des symptômes dont se plaint le malade, et soignez l'urètre. Je me trouve très bien dans de pareils cas de l'emploi des cautérisations à la teinture d'iode, faites à l'aide du tube urétroscopique et d'un petit tampon d'ouate monté sur une tige.

Que vous ayez ou non constaté des lésions du méat ou de l'urètre, pratiquez toujours l'examen complet de l'appareil génital par le toucher bimanuel : appréciez l'état de l'utérus, son volume, sa sensibilité, sa position, recherchez les annexes et ne laissez rien passer inaperçu : la moindre lésion dans ce cas peut avoir son importance surtout au point de vue thérapeutique.

La cause étant trouvée, il vous reste à la traiter directement sans *toucher en aucune façon à la vessie*. Soignez la salpingite, la métrite, corrigez les déviations et vous verrez les symptômes s'atténuer et finir par disparaître ; mais ne soyez pas trop optimiste car la vessie reste encore très longtemps irritable, présentant à chaque menstruation un retour des fréquences ou des douleurs. Vous pourrez calmer ces symptômes en prescrivant des lavements d'antipyrine à la dose de 1^{gr}.50 pour 10 ou 15 centimètres cubes d'eau, auxquels vous ajouterez VIII gouttes de laudanum de Sydenham, pour éviter l'action irritante de l'antipyrine sur la muqueuse rectale.

L'incontinence reconnaît des causes variées. En dehors des cas de miction par regorgements dus à des compressions vésicales par des tumeurs voisines, kyste ou fibrome, il y en a d'autres où l'émission des urines est inconsciente et où il n'y a pas distension vésicale. Une cause rare existe : ce sont les malformations congénitales de l'appareil génital. Un bel exemple en est l'observation d'Albarran dans laquelle ce chirurgien diagnostiqua par la cystoscopie une adhérence anormale de la vessie à l'utérus qui forçait le col à s'ouvrir dans la station debout. La séparation des organes guérit l'incontinence.

En général c'est dans l'urètre qu'il faut chercher l'origine de l'incontinence soit que le sphincter ait été blessé au cours de la formation d'une fistule vésico-vaginale et l'incontinence persiste après la fermeture de la fistule, soit qu'il y ait insuffisance sphinctérienne au cours des prolapsus. On l'observe en général chez les femmes âgées lorsqu'elles sont debout, à l'occasion d'un effort, du rire, etc. Le périnée est défectueux et il existe un peu de cystocèle.

Gérard Marchant l'a signalée comme un des premiers symptômes fonctionnels d'un prolapsus au début ; elle résulterait des tiraillements exercés sur l'urètre par la paroi vaginale tombante.

Le diagnostic de l'incontinence est quelquefois délicat. On peut le confondre avec la fistule vésico-vaginale. Une manœuvre très simple permet de déceler la fistule lorsqu'elle est petite ; l'injection d'eau colorée par un peu de bleu de méthylène, dans la vessie, passe dans le vagin où elle est recueillie par des tampons. Lorsque le vagin est en bon état et n'est pas obstrué, rétréci par des brides cicatricielles, une valve déprimant la paroi postérieure permet d'apercevoir, sinon la fistule, tout au moins l'endroit où s'écoule le liquide.

Quelquefois on ne voit rien sinon le vagin qui se remplit de liquide bleu. La fistule est-elle alors vaginale ou utérine ? Placez un tampon sur le col appuyé sur l'orifice externe, maintenez-le avec d'autres tampons qui remplissent le vagin et quelques instants après enlevez le tout. Dans le cas de fistule vaginale votre tampon cérvical sera intact ; en cas de fistule utérine lui seul sera coloré.

III. — TROUBLES DES ORGANES ÉLOIGNÉS

Il est assez rare de rencontrer au cours d'une affection génitale l'intégrité des autres organes. Le *système nerveux* est un des premiers atteint et cette atteinte se manifeste par des modifications de la volonté et de la sensibilité variables avec chaque malade et dans la description desquelles nous ne pouvons entrer car ce serait entamer le chapitre de la neurasthénie et de l'hystérie.

L'appareil digestif subit aussi très rapidement le contre-coup de l'affection génitale et ses troubles groupés sous le nom de dyspepsie comprennent des modifications de l'appétit et de la digestion stomacale et intestinale.

Enfin dans certains cas *l'appareil circulatoire* manifeste son trouble par des palpitations dont la cause reste souvent ignorée. Ces troubles organiques trahiraient d'après Duplay et Clado l'intoxication chronique à point de départ utérin qui se marquerait de plus par ce facies spécial, cet état général particulier que Pozzi appelle le « syndrome utérin ».

PHÉNOMÈNES OBJECTIFS

LES ÉCOULEMENTS. — La sécrétion normale des glandes utérines et vulvo-vaginales n'est pas produite en quantité suffisante pour s'écouler au dehors. Aussi le moindre écoulement pourra-t-il être qualifié de pathologique *sans pour cela être fatalement microbien.* C'est en effet une opinion trop communément répandue que tout écoulement leucorrhéique est septique et son corollaire thérapeutique : nécessité des injections antiseptiques, est accepté aussi trop aisément.

Pertes blanches et métrite ne sont pas synonymes : il y a des hypersécrétions produites par des congestions utérines, fréquentes chez les arthritiques et que vous rencontrerez aussi chez certaines jeunes filles avant l'établissement de la menstruation. Un traitement général les modifie, elle disparaissent à certains moments, reviennent à l'époque des règles, subissent enfin des fluctuations qui ne sont pas en rapport avec une septicité continue.

Leurs caractères physiques, d'ailleurs, sont un peu spéciaux : ce sont des pertes presque transparentes et qui n'ont pas l'opacité blanchâtre, jaunâtre ou verdâtre des écoulements de pus : elles n'en ont pas non plus l'abondance et la mauvaise odeur. On se rend parfaitement compte de ces faits en examinant le col au spéculum. Le mucus normal transparent à sa sortie est rapidement altéré au contact des saprophytes du vagin, il devient alors onctueux, gras, de couleur blanchâtre. C'est alors un liquide muco-purulent.

Les écoulements *purulents*, pyorrhéique sont variables comme quantité. Il y a quelquefois de véritables vomiques purulentes symptomatiques de salpingites lorsqu'elles s'accompagnent de diminution de la tuméfaction. Quant à leur origine, il est bien difficile de dire si elles viennent du vagin ou de l'utérus tout au moins d'après l'aspect des taches laissées sur le linge. Au spéculum, au contraire, on reconnaît facilement le pus d'origine utérine : il n'est pas rare de voir sourdre de l'orifice externe une goutte purulente si visqueuse et si épaisse qu'il est impossible de l'enlever avec des tampons ou une pince. La suppuration de la vulve, du vagin et du corps utérin, est au contraire plus fluide, c'est du pus vrai et non du muco-pus filant.

Cependant on est quelquefois embarrassé pour affirmer l'origine cervicale de la suppuration. Dans ces cas, après avoir bien nettoyé le vagin et le col, vous placerez contre l'orifice externe de ce dernier un tampon glycériné et vous tamponnerez légèrement le vagin. Vingt-quatre heures après vous trouverez en cas de suppuration cervicale, le tampon recouvert de pus concret, la partie liquide ayant été absorbée.

La menstruation agit sur la leucorrhée comme sur l'affection génitale causale, en l'exacerbant ; les malades remarquent une recrudescence de l'écoulement dans les jours qui précèdent les règles et dans les jours suivants. L'histo-bactériologie de ces sécrétions a été faite récemment par MM. Siredey, Lemaire et Bigart [1] et permet de distinguer les simples troubles fonctionnels des hypersécrétions qui résultent d'infections diverses. Ils donnent deux formules, cytologique et bactériologique, l'une caractéristique du trouble fonctionnel dont le type est la leucorrhée vaginale et qui peut être condensée ainsi : *cellules épithéliales normales* du vagin avec de *très nombreux* microbes constitués par des *bacilles à forme longue;* l'autre spéciale à la leucorrhée infectieuse : *rares cellules normales, nombreux leucocytes polynucléaires,* microbes *moins nombreux* mais de formes particulières (gonocoques, saprophytes, cocci isolés ou réunis en grappes ou en chaînettes.)

Ces auteurs ont tiré de leurs observations, quelques remarques intéressantes concernant la thérapeutique et le pronostic. C'est ainsi que l'apparition des bâtonnets et de bacilles mélangés à des cocci dans les sécrétions recueillies au cours d'une affection génitale en traitement indique une tendance à l'amélioration. Au contraire, des pansements intra-utérins, l'abus des injections très chaudes ou d'injections acides sont suivis d'une repullulation de cocci et par conséquent apportent une aggravation.

L'*hydrorrhée* est l'écoulement d'un liquide séreux, clair, liquide, à peine citrin, et presque inodore. Son abondance est souvent très grande et elle reconnaît toujours pour origine la muqueuse utérine. En s'accumulant dans la cavité de l'utérus elle constitue l'hydromètre.

Comme valeur séméiologique, pour Mlle Coutzarida (Th. de Paris, 1884), il signifierait *cancer du corps utérin au début.* Cette affirmation est exagérée et trop exclusive car l'hydrorrhée s'observe aussi dans les tumeurs bénignes du corps de l'utérus, les fibromes en particulier, mais toujours à une *période avancée.* « Elle est donc un symptôme *tardif* des fibromes et dérive de l'épuisement par les hémorragies. Elle est au contraire précoce dans les néoplasmes malins du corps utérin et se lie à

<hr>

[1] SIREDEY et LEMAIRE. Étude sur la leucorrhée. *La Gynécologie,* 1904. — SIREDEY et BIGART. Étude sur la leucorrhée. *La Gynécologie,* 1905.

la fréquente prédominance initiale du processus dans l'appareil glandulaire »
(Doléris et Picherin).

Vous aurez soin de la distinguer des écoulements gravidiques que vous diagnostiquerez grâce aux signes spéciaux de la grossesse.

L'écoulement sanguin a une valeur séméiologique bien plus grande et peut provenir de toutes les parties de l'appareil génital, depuis la vulve jusqu'aux trompes. En dehors des traumatismes obstétricaux portant sur les premières voies on observera presque toujours des hémorragies d'origine *utérine*. Elles peuvent revêtir deux modalités, ou bien c'est une simple exagération de l'écoulement menstruel, ou bien elles se font dans l'intervalle des règles ; dans le premier cas ce sont des *ménorrhagies*, dans le deuxième, des *métrorrhagies*. Il est assez souvent délicat de distinguer la ménorrhagie du flux menstruel normal ; le critérium normal réside dans l'exagération de la durée, de l'abondance qui, très rapidement, prennent des proportions très grandes, et dans l'atteinte à l'état général. Le sang d'ailleurs, lorsque l'hémorragie est suffisamment abondante, se prend en caillots, ce qui ne s'observe jamais dans les règles.

En dehors de la puerpéralité, l'hémorragie utérine reconnaît trois causes maîtresses : le *fibrome*, le *cancer*, la *métrite*. Certains caractères sont un peu spéciaux à ces diverses affections, mais je me hâte de dire qu'ils ne sont pas suffisants pour le diagnostic.

L'hémorragie du fibrome est toujours très abondante. Débutant sous la forme de ménorrhagies, elle dure de dix à quinze jours, elle finit de plus par se prolonger tellement qu'il n'y a que quelques jours libres entre deux périodes menstruelles ; les femmes se plaignent suivant leur expression d'*être toujours dans le sang*. En général, elles rendent des caillots de formes variées, minces et étirés quand, formés dans l'utérus, il sont « passés à la filière dans le col » ; gros et irréguliers, quand ils s'accumulent dans le vagin. Des coliques accompagnent leur expulsion : ce sont d'ailleurs les seules douleurs que ressent la malade au cours de son affection. Cet état dure des mois et même des années au détriment de l'état général qui s'affaiblit lentement : cependant il est très curieux de constater la résistance de ces malades à l'anémie grave et la façon remarquable dont la plupart supportent ces hémorragies.

En les interrogeant, d'ailleurs, vous apprendrez que leurs règles ont toujours été abondantes, qu'elles duraient de huit à dix jours et qu'elles devaient se garnir plusieurs fois dans la journée.

A côté de ce type *ménorrhagique*, il y a le type *métrorrhagique* dans lequel des hémorragies surviennent dans l'intervalle menstruel ; brusquement, sans régularité aucune et à plusieurs reprises, durant plusieurs jours puis cessant si bien que, après plusieurs mois, la femme finit par perdre la notion de son époque menstruelle.

En somme, ce qui caractérise l'hémorragie du fibrome c'est : 1° son abondance ; 2° la pureté du sang versé.

Ces caractères se rencontrent avec leur maximum de netteté dans les polypes fibreux.

Dans le *cancer*, des métrorrhagies apparaissent au moment où les ulcérations se produisent, par conséquent à une période assez avancée. Cependant dans le cancer du corps, un néoplasme très petit peut donner lieu à d'abondantes hémorragies dont la cause est difficile à trouver.

Au début elles constituent l'unique symptôme du néoplasme, survenant après la ménopause car l'âge préféré du cancer du corps est entre cinquante et soixante ans. Ce sont alors des pertes peu importantes, sans périodicité, d'une irrégularité extrême auxquelles les femmes apportent peu d'attention en général. Elles se répètent de plus en plus et finissent par s'accompagner d'assez bonne heure d'un écoulement séreux et roussâtre à odeur fade ou fétide.

L'hémorragie du cancer cervical est insignifiante aux périodes initiales car elle est due à la métrite concomitante ou plutôt à des phénomènes congestifs dus à la présence du néoplasme.

Lorsque le cancer arrivé à la période d'état, saigne par ses ulcérations, les pertes sont fétides, sanieuses, d'une coloration rosée et dues à un mélange au sang des sécrétions cancéreuses. Cet écoulement est presque continu, mais les fatigues, les explorations digitales occasionnent une recrudescence du saignement pendant quelques jours.

Il n'y a jamais d'hémorragies violentes comme dans le fibrome, mais la caractéristique des hémorragies cancéreuses est leur *continuité* et leur *persistance*.

Dans les états inflammatoires de l'utérus, c'est-à-dire dans les métrites vous observerez des métrorrhagies. Toutes n'y prédisposent pas et il est bien établi que dans ces cas c'est le corps de l'utérus qui saigne et jamais le col : la *métrorrhagie n'est pas un symptôme de la métrite cervicale*. Mais à côté de cette localisation topographique il faut aussi tenir compte de la variété bactériologique. Sans entrer dans le détail des cas exceptionnels on peut dire que la métrite reconnaît deux causes : la blennorrhagie et la puerpéralité ; or, les métrites puerpérales donnent très souvent naissance aux hémorragies alors que les métrites gonococciques saignent peu ou pas.

Lorsque l'hémorragie existe dans ces dernières vous la verrez se produire au moment de l'inflammation initiale, quand elle existe, entremêlée d'un abondant écoulement purulent. Plus tard elle réapparaîtra avec les classiques poussées aiguës de l'affection. C'est une *ménorrhagie ;* mais jamais elle ne prime la scène pathologique comme dans la forme suivante.

L'hémorragie est en effet un des signes les plus fréquents de la métrite puerpérale, un des plus importants même, car dans certains cas elle est le phénomène du début. Le tableau clinique se réduit alors à ceci : *perte abondante avec fièvre,* association tellement caractéristique qu'elle vous fait faire le diagnostic.

D'autres fois, elle apparaît plus tardivement, succédant à la leucorrhée et à la fièvre. C'est encore une ménorrhagie qui dure dix, quinze jours et même davantage se prolongeant parfois plusieurs semaines. Les périodes sont de plus très irrégulières et enfin troisième caractère, on observe des accalmies de courte durée généralement, pendant lesquelles réapparaît l'écoulement purulent. Ce sont en somme des hémorragies « capricieuses » revenant, dit Bouilly, « à propos de tout et à propos de rien ».

Vous les observerez après l'accouchement, mais surtout après les avortements, particulièrement du troisième ou du quatrième mois.

Pendant la *puerpéralité* les métrorrhagies reconnaissent des causes multiples qui sont du domaine de l'accoucheur (décollement placentaire, hémorragies de la délivrance, môle hydatiforme, etc.). Mais après l'accouchement ou l'avortement il peut persister un état spécial de l'utérus que l'on appelle la *subinvolution*. C'est un arrêt ou un ralentissement qui se produit dans le travail de rétraction de l'utérus ou dans les phénomènes de métamorphose cellulaire et dont les deux causes principales résident soit dans une infection, soit dans une rétention de fragments de caduque aseptique ou de débris placentaires.

L'allure de l'hémorragie dans ces cas est assez caractéristique ; elle persiste depuis l'accident ou l'accouchement, d'abondance variable mais *continue, tenace*. avec *recrudescences* aux époques menstruelles.

Il est rare qu'elle cesse d'elle-même, surtout dans la subinvolution non infectieuse et le plus souvent elle exige le curettage dont c'est d'ailleurs le triomphe.

Ce diagnostic n'offre en général pas de difficultés et succède à l'interrogation. Mais confirmez-le par l'examen physique, vous percevrez alors un utérus gros, mou et flasque, sensible à la pression, le corps en anté- ou rétrodéviation, le col mou et entr'ouvert. S'il en est besoin, introduisez l'hystéromètre et constatez ainsi directement l'agrandissement de la cavité utérine.

Tumeurs utéro-placentaires. — Vous aurez rarement affaire à ces affections, elles sont exceptionnelles. Parmi elles, je mentionnerai le *déciduome malin* qui survient quelques semaines ou quelques mois après la délivrance. Le premier symptôme est en général l'hémorragie qui, en très peu de temps, quelques heures ou quelques jours, acquiert une effrayante intensité. « Sa ténacité et son abondance sont tout à fait spéciales. Elle ne cède à aucun curettage. L'intensité du flux est souvent telle qu'une syncope mortelle peut très rapidement enlever la malade » (Zimmern).

La malignité de cette tumeur est extrême ; aussi, malgré sa rareté, devrez-vous y penser chaque fois que vous observerez une hémorragie abondante et persistante quelques mois après une grossesse.

Les *ovaires* ne semblent pas avoir seulement d'influence sur l'écoulement normal et régulier du sang, sur la menstruation ; ils semblent pouvoir jouer un rôle hémorragique important dans certaines conditions pathologiques.

On observe des métrorrhagies : 1° dans les kystes simples de l'ovaire ; 2° dans les kystes végétants se comportant dans l'abdomen à la manière des tumeurs malignes ; 3° dans cette variété fréquente de dégénérescence scléro-kystique de l'ovaire, dans laquelle les kystes peuvent varier du volume d'un grain de mil à celui d'un œuf de pigeon ou de poule. Dans ce dernier cas la ménorrhagie peut constituer le symptôme prédominant de l'affection.

1° Dans les *kystes simples* la métrorrhagie est rare. Bouilly[1], sur plus de 400 cas, l'a notée 12 fois et toujours elle a disparu dans les huit ou dix jours qui ont suivi l'opération, quelquefois plus tôt. Elle se montre de préférence chez la femme, au voisinage de la ménopause ou même après la ménopause ; ces pertes peuvent revenir même avec une certaine régularité chez des femmes ménopausées depuis longtemps.

2° Dans les *kystes végétants malins* des ovaires, Bouilly note les métrorrhagies 4 fois sur 40 observations. Surtout fréquentes à l'époque de la ménopause elles se produisent dans les cas où les kystes sont peu développés et difficiles à déceler ; la tumeur ovarienne présente également une fragilité excessive de ses vaisseaux et une tendance hémorragique. Dans un cas de Bouilly la cavité péritonéale contenait du liquide sanglant presque pur.

3° Dans les *ovarites scléro-kystiques* l'hémorragie peut constituer le premier et le plus important symptôme de l'affection. Il s'agit toujours de femmes jeunes, à la

---

[1] Bouilly. *La gynécologie*, avril-juin 1899.

période d'activité ovarienne, la plupart du temps nullipares, chez lesquelles l'absence de conception en dehors de tout obstacle utérin peut déjà faire soupçonner un trouble de fonctionnement ovarien.

Le caractère ordinaire de ces métrorrhagies, qui sont des ménorrhagies, ne permet guère de méconnaître l'influence de l'ovaire ; dans l'intervalle des pertes il n'y a pas de suintement sanguinolent.

Dans quelques cas, les pertes sanguines commencent avec les premières menstruations et ne cessent pour ainsi dire plus jamais jusqu'à l'intervention radicale qui enlève l'organe malade. Cet écoulement se fait en général sans être précédé ou accompagné d'aucune douleur et cette absence de douleur peut faire méconnaître pendant longtemps la lésion ovarienne.

Le plus souvent les accidents d'hémorragie et les troubles ovariens ne se manifestent qu'un temps plus ou moins long après le début de phénomènes infectieux post-puerpéraux ou post-abortifs. Les hémorragies peuvent acquérir un tel degré d'intensité et de continuité qu'elles arrivent à produire le degré d'anémie le plus prononcé ; leur caractéristique pour ainsi dire est leur résistance à tous les traitements ordinairement employés avec succès, si bien qu'il faut en arriver fatalement à l'ablation des annexes ou de l'utérus.

Les *salpingo-ovarites* s'accompagnent également d'hémorragies, bien que le plus souvent on observe des irrégularités de la menstruation. Ce sont des hémorragies qui durent tant que les lésions sont à une phase aiguë; avec leur extinction elles disparaissent, pouvant quelquefois faire place à l'aménorrhée. Vous les reconnaîtrez à un caractère spécial : l'existence de douleurs souvent très intenses qui les accompagnent.

Ces hémorragies d'origine annexielle reconnaissent pour une grande part l'insuffisance de l'ovaire. Mais cette *insuffisance ovarienne* existerait en tant qu'entité morbide comme simple trouble physiologique et s'observerait soit au moment de l'instauration menstruelle, soit à la ménopause.

Des phénomènes particuliers accompagnent les hémorragies quelquefois très persistantes qui résultent de cette insuffisance et vous permettront le diagnostic : ce sont des bouffées de chaleur, des modifications du caractère, la perte de la mémoire, l'asthénie neuro-musculaire, parfois l'adipose.

L'*hémato-salpinx* ne provoquera d'hémorragies que par sa rupture. D'après Bouilly, la perte sanguine accompagnerait toutes les formes cliniques de l'hématocèle sous forme d'un écoulement poisseux, noir comme du marc de café. L'interrogatoire, l'examen physique plus que les caractères du sang vous mettront sur la voie du diagnostic.

En dehors de ces hémorragies qui reconnaissent pour cause une lésion de l'utérus ou de ses annexes, vous pourrez en observer d'autres où malgré l'examen le plus soigneux il vous sera souvent impossible de déceler la moindre lésion dans ces organes.

Dans cette classe rentreront les métrorrhagies des « *fausses métrites* » les hémorragies chez les vierges, celles de la ménopause et les hémorragies qui surviennent au cours d'une affection médicale.

1° *Métrorrhagie des fausses métrites.* — A côté des métrites véritables, se trouvent des états morbides d'ordre dystrophique et sans aucun substratum anatomique. Ils répondent à la *congestion utérine* d'ancienne mémoire, mais néanmoins véritable entité morbide à caractères particuliers : cliniquement elle se traduit par une exagération des signes ordinaires de la menstruation.

Siredey[1] lui reconnaît deux formes : la forme sèche où prédomine le symptôme douleur et la forme hémorragique. Dans cette dernière les règles sont prolongées sans être augmentées dans leur abondance ; l'écoulement persiste, traîne en longueur alors même que les malades gardent le repos, et cette durée peut être d'une à plusieurs semaines. Souvent les deux formes alternent : à une période douloureuse fait suite une menstruation hémorragique. D'autres fois à des règles pénibles succèdent des menstruations calmes pendant quelques mois, puis les accidents congestifs recommencent.

D'autres fois encore il y a des suspensions complètes de règles compensées à leur retour par des pertes extrêmement abondantes et tenaces.

Vous observerez encore des poussées congestives intermenstruelles connues sous le nom de règles de quinzaine et caractérisées par une douleur sourde avec écoulement muqueux rosé ou franchement sanglant.

Toutes ces hémorragies peu inquiétantes par elles-mêmes sont cependant sérieuses par leur répétition et leur durée.

Le toucher ne vous révélera rien sauf pour un doigt très exercé : quelques nuances, légère augmentation du corps utérin, lourdeur de l'organe, battements artériels dans les culs-de-sac, consistance molle comme spongieuse de l'utérus. Au spéculum vous verrez un col violacé ou rouge foncé laissant sourdre par l'orifice externe une goutte de mucus sanguinolent ou de sang pur.

Facile à diagnostiquer quand on l'observe chez des femmes de bonne santé générale et locale, la congestion est plus difficile à dépister quand elle vient se greffer sur un état morbide préexistant. L'existence de la diathèse neuro-arthritique permettra tout au moins d'y penser.

2° *Hémorragies chez les vierges.* — Laissant de côté les hémorragies chez les fillettes, car elles sont exceptionnelles, je m'occuperai tout d'abord des métrorrhagies des *jeunes filles.*

Elles se produisent dans deux circonstances :

1° Au cours d'une *métrite infectieuse,* ce qui est d'une rareté extrême ;

2° Au moment de l'instauration menstruelle : elles sont dues à la congestion, c'est la *pseudo-métrite de la puberté,* manifestation du neuro-arthritisme pour les uns (Richelot, Siredey), de l'insuffisance ovarienne pour d'autres (Delbet, Jayle), de faiblesse des éléments utérins pour les troisièmes (Labadie-Lagrave et Legueu).

Quelle qu'en soit l'origine elles se présenteront à vous de la manière suivante :

Après des irrégularités, des ébauches de menstruation auxquelles ont succédé des périodes d'aménorrhée avec douleur, l'écoulement a paru s'établir normalement. Mais bientôt cet écoulement s'est accru en durée et persiste dix, quinze jours et plus.

Dans beaucoup de cas ces phénomènes ne persistent pas et, après deux ou trois menstruations anormales l'équilibre génital se rétablit ; mais souvent aussi il n'en est pas de même et les pertes continuent de telle façon que la jeune fille n'a plus que quelques jours de libres entre ses époques.

Vous voyez alors l'anémie s'installer, accompagnée de syncopes ou de palpitations.

---

[1] Siredey. *La gynécologie,* 1900.

Gardez-vous alors de prescrire les toniques et les ferrugineux : vous ne feriez qu'augmenter la tendance congestive et activer l'hémorragie.

3° *Hémorragies de la ménopause.* — Je ne parle pas ici des métrorrhagies symptomatiques du cancer, du fibrome, de la métrite que l'on peut rencontrer à cet âge, mais bien de l'hémorragie survenant comme la précédente, sans lésion appréciable de l'utérus.

Vers l'âge de cinquante ans, même entre quarante et cinquante, les règles qui jusque-là avaient été régulières et normales se prolongent au delà de leur terme habituel : elles deviennent très abondantes persistent parfois presque intarissables et durent ainsi pendant des mois et des années.

Leur grand caractère est l'*irrégularité* : survenant en dehors de·toute cause occasionnelle, elles se suspendent parfois pendant quelques mois, pour réapparaître ensuite, subitement profuses et presque toujours accompagnées de caillots.

Un autre signe distinctif est l'*absence complète* de douleurs pelvienne ou lombaire.

Quant aux signes physiques, ils sont généralement sans utilité. Le plus souvent vous trouverez un col dur, un corps atrophié, quelquefois un corps hypertrophié mais toujours insensible à la pression. Si les lésions ne sont pas appréciables cliniquement dans ces cas, cela ne veut pas dire qu'elles n'existent pas : le microscope en effet montre des lésions de sclérose généralisée, surtout vasculaire.

Or, des lésions identiques ont été retrouvées sur des utérus de femmes relativement jeunes, qui présentaient des hémorragies tellement rebelles que l'hystérectomie restait l'ultime ressource. C'est une catégorie heureusement rare dont les observations se comptent.

4° *Hémorragies médicales.* — Je ne veux que signaler les métrorrhagies dans les maladies infectieuses aiguës, variole, fièvre typhoïde, etc. que Gübler nommait epistaxis utérines, quand elles apparaissent à la période d'incubation par analogie avec les hémorragies nasales prodromiques ; on les observe aussi dans les infections chroniques : syphilis, paludisme, tuberculose, — dans les intoxications (tabac, plomb, mercure, etc.) — ; dans les affections du sang, scorbut, purpura, leucémie, etc. — dans les affections du foie et des reins, cirrhose, lithiase, néphrite interstitielle (Landouzy) — dans les maladies du système nerveux, hystérie, neurasthénie, névralgies, etc.

Je veux simplement insister sur les métrorrhagies chez les cardiaques et surtout dans le *rétrécissement mitral.* L'hémorragie utérine est un des signes de première ligne et même très souvent il est révélateur : d'après Landouzy, quelques époques menstruelles d'abondance insolite devraient engager à rechercher de *parti pris* la lésion mitrale.

Après cette étude analytique des diverses métrorrhagies, je voudrais la synthétiser de manière à la présenter sous une forme concrète et pour cela il me paraît bon de suivre la femme à travers son existence génitale [1].

1° *Chez la jeune fille,* il y a trois causes de métrorrhagies :
a) Les troubles congestifs liés à l'instauration menstruelle ;
b) Le rétrécissement mitral ;
c) La métrite gonococcique.

---

[1] Zimmern. *Th. de Paris,* 1901.

2° *Chez la jeune femme* et dans les premiers mois du mariage, les hémorragies nuptiales et l'avortement embryonnaire sont à peu près les seules éventualités possibles.

3° *Chez la femme adulte,* les hémorragies sont d'origine puerpérale ou non.

a) Puerpérales (en dehors de la grossesse et de l'acte obstétrical).
Métrite puerpérale ;
Subinvolution utérine ;
Diciduome malin.

b) Non puerpérales :
Fibrome ;
Métrite ;
Affection annexielle :
  Ovarite scléro-kystique ;
  Ovaro-salpingite ;
Congestion utérine primitive.

4° *A la ménopause* ;
Cancer ;
Troubles congestifs.

5° *Après la ménopause* :
Cancer du corps ;
Nécessité pour assurer le diagnostic de faire la dilatation, le toucher digital et s'il est nécessaire le curettage suivi d'examen histologique.

AMÉNORRHÉE. — Le symptôme ne se décrit pas : il consiste seulement en l'absence de règles et le rôle du clinicien revient uniquement à en chercher la cause.

La première chose à faire est d'éliminer l'*aménorrhée physiologique* produite par la grossesse : les phénomènes sympathiques unis à des modifications physiques de l'utérus ne permettront pas le doute. D'ailleurs, en cas d'indécision, l'évolution confirmera bien vite votre diagnostic.

Il ne peut guère y avoir de confusion qu'avec la rétroversion d'un gros utérus. aussi devrez-vous examiner votre malade de très près et à plusieurs reprises. Dans la rétroversion, l'aménorrhée est généralement de courte durée.

En dehors de la grossesse, la cause la plus fréquente d'aménorrhée *est la névropathie*. Vous la rencontrerez non seulement chez les hystériques où elle coexiste souvent avec des phénomènes vicariants, mais aussi chez de simples nerveuses.

L'examen local vous fera trouver la cause des aménorrhées dues à une lésion organique — défaut de développement de l'utérus ou des ovaires —, atrésie des voies génitales se terminant par l'*hématomètre,* tumeur évoluant avec des paroxysmes périodiques et un retentissement abdominal : néoplasies ovariques, kyste de l'ovaire bilatéral en particulier.

Vous pourrez encore incriminer la destruction de la muqueuse utérine par une sclérose précoce ou par des cautérisations intra-utérines intenses et répétées.

Enfin en dernier lieu examinez l'état général et voyez si l'aménorrhée n'est pas due à la tuberculose, à la chlorose, à la convalescence d'une maladie longue, à une cachexie quelconque.

CHAPITRE IV

LES SYMPTOMES GÉNÉRAUX

Les phénomènes généraux dans les maladies de l'utérus et des annexes ont été bien étudiés par Duplay et Clado[1]. Ils ont montré, après avoir, pendant trois ans, pris un grand nombre de tracés, que l'élévation thermique « non seulement présente une évolution presque typique dans les affections utérines et annexielles, mais encore grâce à sa constance et à ses différentes modalités constitue souvent en séméiologie un des meilleurs signes de la localisation anatomique des lésions ».

Les variations thermiques se manifestent en pathologie utérine par de l'hyperthermie ou de l'hypothermie. Aux trois modalités cliniques : cas *aigus*, cas *suraigus* et cas *chroniques* correspondent trois modalités thermiques :

Premier type : La température oscille autour de 39° ou 40°.

Deuxième type : La température oscille autour de 38° ou 38°,5.

Troisième type : Il existe 0°,5 ou 1° d'élévation thermique.

Premier type. — La courbe présente deux formes : à plateaux et à grandes oscillations ; la première est de pronostic grave et peut se terminer par la mort, la seconde plus lente est aussi plus bénigne. Ce type se rencontre dans les infections post-puerpérales qui ont dépassé les limites de l'utérus pour envahir le tissu cellulaire pelvien ou le péritoine.

Deuxième type. — Il est caractérisé par la faible élévation de température, les irrégularités de la courbe, et la rémission matinale qui atteint la normale.

Fréquent dans les infections post-puerpérales à allure subaiguë ou encore dans les infections post-opératoires, il est surtout bien caractérisé dans les cas où il y a *rétention* des sécrétions septiques dans l'utérus ou la trompe par suite de déviations, d'obstructions, d'adhérences, etc.

Troisième type. — Les cas qui rentrent dans ce type sont généralement considérés comme apyrétiques : ce sont les affections chroniques de l'utérus ou des annexes. Cependant Duplay et Clado ont étudié plus de 100 malades à ce point de vue et ont fait les constatations suivantes :

« Il n'existe, pour ainsi dire, aucune affection inflammatoire chronique métrosalpingienne, métritique ou salpingienne, qui ne s'accompagne, de temps à autre ou bien d'une façon régulière, d'un faible degré de fièvre.

« Si l'on examine attentivement la courbe thermique des malades réputées apyrétiques, on peut se convaincre que, entre la température du matin et celle du soir il existe, dans la plupart des cas, une différence de 0,5 à 1° et même davantage.

[1] DUPLAY et CLADO. *Arch. gén. de médecine*, 1897,

En effet dans ces états en apparence apyrétique, la température est le plus souvent au-dessous de la normale le matin. Elle descend ordinairement à 36 ou 36°,5. Le soir au contraire, vers six óu sept heures, ou bien dans la nuit, le thermomètre marque 37° ou 37°, 5 .»

Ces malades sont donc en général *hypothermiques* quant à leur température normale et Duplay et Clado attribuent ce fait à l'affaiblissement des échanges organiques dû à la résorption des toxines utérines. Après la guérison, les malades reviennent à 37°.

Cette légère élévation de température peut à de certains moments subir une recrudescence rapide et éphémère généralement : il y a exacerbation de la virulence, spontanément ou plus souvent sous l'influence d'un traumatisme, quelquefois insignifiant comme le toucher vaginal. Les règles, les petites interventions intra-utérines, cathétérisme, dilatation par le laminaire, provoquent à plus forte raison ce phénomène.

CHAPITRE V

LES SIGNES PHYSIQUES

SÉMÉIOLOGIE DU COL UTÉRIN

L'examen d'un col pathologique doit porter sur :
 L'orifice ;
 Le volume ;
 La forme.

I. — L'ORIFICE

Nous avons étudié déjà l'orifice normal de la femme nullipare, mais l'accouchement lui imprime généralement une déformation particulière. Il est exceptionnel en effet que l'expulsion du fœtus se fasse sans déchirure du col : déchirure plus ou moins importante, unilatérale ou bilatérale, antérieure ou postérieure, ces dernières sans importance d'ailleurs.

Cette déchirure évolue de deux façons : ou elle se réunit aseptiquement ne laissant comme trace de son existence qu'un orifice transversalement allongé, prolongé à gauche ou à droite par une rigole peu profonde, simple encoche qui sépare les deux lèvres; ou elle ne se cicatrise pas et dans ce cas des modifications importantes du col lui succèdent.

Je suppose une déchirure bilatérale, où les lésions sont plus accentuées : c'est tout d'abord l'*éversion* des deux valves antérieure et postérieure qui bâillent et découvrent largement la muqueuse intra-cervicale.

Mais cet état ne persiste pas longtemps : sous l'influence de la métrite, acquise en raison de cette disposition, disent les uns, préexistante disent les autres, la muqueuse se boursoufle et vient s'étaler jusque sur le bord libre de ces valves dans les cas extrêmes : c'est l'ectropion, lésion bien longtemps méconnue, et prise longtemps pour une ulcération (fig. 7).

À ce degré, la lésion se traduit de la façon suivante à l'examen physique.

Par le toucher, le doigt arrive tout de suite sur le col qui remplit le fond du vagin, et paraît au premier abord très hypertrophié. Au centre de la large surface cervicale le doigt pénètre dans un orifice en entonnoir et apprécie

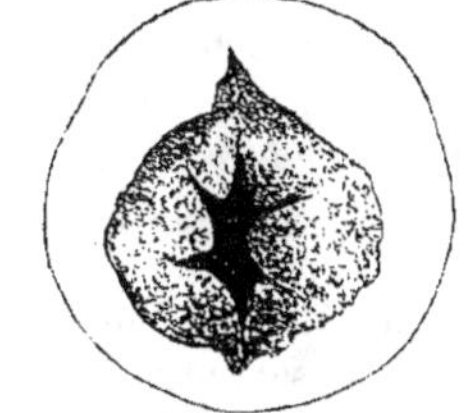

Fig. 7. — Ectropion muqueux.

facilement le contact *velouté* mais *ferme* de la muqueuse éversée. En examinant la périphérie du col le doigt passe sans difficulté derrière les valves et reconnaît leur éversion : elles donnent, dit Bouilly, la sensation d'un rebord de pot de chambre.

En appliquant le spéculum vous aurez beaucoup de peine quelquefois à circonscrire l'organe entre les valves ; vous verrez alors, après avoir enlevé du col le pus qui le recouvre, l'ectropion muqueux d'un rouge vif, granuleux, framboisé, qui sort de l'orifice externe pour s'épanouir au dehors. Concentrique en général dans les formes légères, il gagne la périphérie et s'étend irrégulièrement sur la surface des valves. C'est *l'ulcération granuleuse* des auteurs anciens, qui distinguaient encore *l'ulcération papillaire*, quand elle présentait « *l'aspect chagriné de la peau d'orange* » (Rollet) et *l'ulcération fongueuse*, quand il y avait des gros bourgeons charnus.

Une expérience bien simple vous montrera la nature exacte de ces pseudo-ulcérations. Saisissez chaque valve avec une érigne et amenez-les en contact l'une de l'autre, vous voyez immédiatement le col reprendre sa forme et l'ectropion se réduire et disparaître à l'intérieur.

Je poursuis l'étude des altérations consécutives à la métrite du col. L'infection ne reste pas localisée aux couches superficielles de la muqueuse ; elle pénètre rapidement dans les glandes, abondantes à ce niveau, et de là rayonne dans le voisinage, envahissant la trame même du col, pour s'étendre dans les cas où l'agent infectant est très actif et la déchirure très profonde au tissu cellulaire péri-utérin. Des accidents redoutables peuvent alors arriver, phlegmons du ligament large, cellulite pelvienne, etc. ; mais, outre que je crois ces accidents d'origine presque toujours annexielle, ils sont rares et n'offrent pas un intérêt pratique aussi immédiat que certaines paramétrites qui accompagnent presque constamment les inflammations cervicales. Je veux parler de ce noyau qui se constitue au niveau de la déchirure du col et forme dans le voisinage de cette dernière une zone indurée, douloureuse, qui se prolonge quelquefois jusqu'à la paroi pelvienne dans le fond du cul-de-sac latéral. Cherchez dans l'angle de la plaie utérine cicatrisée et toujours vous trouverez là un nodule en continuité avec cette zone, c'est le *clou cicatriciel* auquel Emmet accorde tant d'importance comme cause initiale de troubles variés : douleurs locales, irradiées, phénomènes réflexes, etc.

Les glandes gênées dans l'évacuation de leur sécrétion par le tissu fibreux qui comprime leurs canaux excréteurs se dilatent et forment les *kystes folliculaires* de Marjolin. Le doigt les sent comme des grains de plomb enchâssés dans la muqueuse au niveau de la cicatrice et sur la muqueuse ectropiée, et l'œil les voit sous forme de saillies translucides ou jaunâtres, d'où la pression fait sourdre une gouttelette de pus.

La période ultime est la *cicatrisation* dans laquelle l'épithélium plat du vagin envahit de dehors en dedans la muqueuse éversée : il en résulte une apparence spéciale : le col est large, étalé, se terminant quelquefois par une « surface cylindrique, comme si une tranche avait été détachée par une section perpendiculaire faite de haut en bas (Bouilly) ». Cette surface présente un aspect grisâtre et, près du centre, vous observerez la fente transversale résultant de la déchirure ; dans le reste de son étendue elle est inégale, irrégulière, parsemée de dépressions et de saillies circonscrites par des brides cicatricielles.

Le col est gros dans ces cas, dur et semble quelquefois bourré de noisettes : ce sont les glandes très dilatées et dont l'orifice excréteur a été oblitéré par la néoformation pavimenteuse. Une incision en fait sortir du pus, du mucus ou une substance caséeuse.

Plus rarement, le col s'atrophie et vous rencontrerez surtout cette forme chez les femmes âgées après la ménopause ; il est dur , sclérosé, semble être résorbé en partie, « les lèvres du col affleurent les culs-de-sac effacés ; on ne voit plus qu'une fente transversale entre deux lèvres petites et à peine reconnaissables. Souvent en coïncidence avec cet état, des brides vaginales fixent le col à sa partie postérieure et contribuent encore à l'effacement du cul-de-sac » (Bouilly).

Diagnostic. — Tels sont les différents aspects cliniques du col au cours de la métrite de cet organe. D'un diagnostic facile en général les difficultés sont quelquefois insurmontables et exigent pour avoir une solution le concours du laboratoire ou des moyens physiques. Vous pouvez hésiter dans deux circonstances : 1° lorsqu'il y aura ectropion muqueux avec ses aspects les plus variés ; 2° quand vous constaterez des rétentions glandulaires au niveau d'un col sclérosé et déformé par les brides cicatricielles.

1° Diagnostic des ulcérations. — *A*. Ulcérations tuberculeuses. — Cliniquement la tuberculose revêt trois formes au niveau du col :

a. *La forme miliaire,* forme de début dans laquelle le col est couvert de granulations grises ou jaunes caractéristiques.

b. *Ulcération*, à fond jaunâtre, sanieux, à bords irréguliers, décollés, rouges et présentant en certains points, des granulations. Cet aspect typique ne permet pas l'erreur, surtout si vous trouvez des ulcérations multiples situées excentriquement sur le col.

Cette localisation périphérique est un caractère diagnostic important qui se rencontre pour toutes les ulcérations vraies.

c. *La forme végétante,* beaucoup plus rare, est très intéressante en raison de sa ressemblance avec l'épithélioma. Delaunay et Barré[1] en donnent la description suivante : « sur le col pâle, décoloré on voit une tumeur irrégulière, en choux-fleur d'aspect papillomateux, de couleur rouge vif ou vineux, cachée souvent par une couche peu abondante d'une sécrétion glaireuse, gélatineuse, rosée, facile à détacher. Au toucher, la tumeur est de consistance molle ou élastique , sa surface est souple et veloutée , elle ne saigne pas ou suinte très légèrement, mais, signe très important, elle est douloureuse au palper. Des ulcérations peuvent s'associer à ces végétations papillomateuses donnant une forme mixte ulcéro-végétante. C'est l'examen histologique seul qui permet de diagnostiquer cette variété ».

B. Ulcérations syphilitiques. — *Chancre*. — D'une étendue généralement égale à une pièce de 50 centimes, le chancre du col est un *chancre en plateau*, c'est-à-dire surélevé et plan convexe (fig. 8). Sa couleur est *grisâtre* et tranche sur le fond rose du col. Un cercle rouge, en cocarde, l'isole des parties voisines. Périphérique généralement, il est quelquefois central et dans ce cas il présente un aspect rouge, une surface mamelonnée et paraît saigner. Pour faire le diagnostic ne comptez pas sur les signes habituels : induration, adénopathie ; l'induration est très difficile à percevoir, quant à l'adénopathie il est impossible de palper les ganglions qui se cachent dans le bassin.

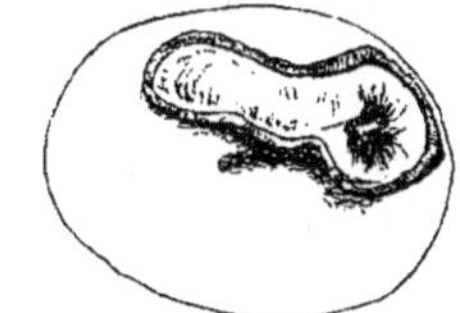

Fig. 8. — Chancre du col, d'après Auvrard.

[1] *Gaz. des Hôp.*, 16 septembre 1905.

Un caractère particulier est encore la rapidité de sa transformation en une ulcération d'aspect banal et simulant l'ectropion muqueux de la métrite. Aussi tiendrez-vous pour suspecte toute érosion « trop limitée, trop nette, asymétrique, trop isolée sur une seule lèvre, survenue en l'absence de tout phénomène douloureux et infectieux, et qui guérit trop vite » (Delaunay et Barré).

A côté de ces formes typiques, il en est d'autres plus rares qui simulent l'épithéliome, ce sont les chancres ulcéreux. Thibierge, Rostaine et Druelle ont signalé plusieurs exemples de cette erreur de diagnostic.

Le fond est en effet irrégulier, rouge foncé et *bourgeonnant*, non douloureux et saignant facilement. Vous remarquerez cependant que l'ulcération est arrondie régulièrement et que les bords n'en sont ni surélevés ni fongueux. Employez la manœuvre que conseille M. Thibierge et qui consiste à explorer l'étendue de la zone indurée par des pressions légères exercées à l'aide de l'hystéromètre. Vous constaterez que, dans le chancre, cette induration est exactement concentrique à l'ulcération et la déborde de très peu, alors que dans le cancer elle se diffuse irrégulièrement à la phériphérie.

En cas de doute, patientez quelques jours, et vous verrez sous l'influence des soins de désinfection vaginale, l'ulcération syphilitique prendre l'aspect du chancre typique.

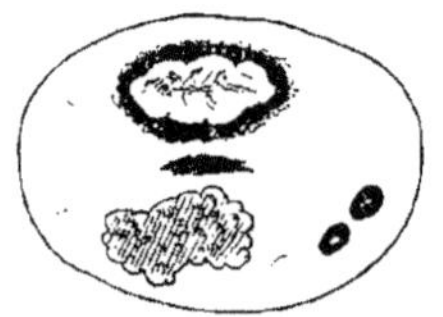

Fig. 9. — Chancres mous, d'après Auvrard.

Chancre mou (fig. 9). — Multiple et général il présente sur le col un aspect papuleux. Il est arrondi, à bords nets, rosés ; le fond est recouvert d'une fausse membrane grisâtre et saigne facilement. Il coïncide d'ordinaire avec d'autres chancres de la vulve de même nature.

Syphilides secondaires. — De formes différentes, les unes légèrement saillantes, les autres plates, les troisièmes rougeâtres, elles présentent une couleur grisâtre et se modifient rapidement par le traitement local et général. Elles coïncident avec d'autres manifestations syphilitiques.

C. HERPÈS. — Les vésicules, une fois disparues, laissent des ulcérations qui, se réunissant, présentent des bords polycycliques à fond rouge vif, granuleux, qui apparaissent quand on a enlevé l'exsudat pultacé qui les recouvre.

Le siège de prédilection est la lèvre postérieure, où les écoulements cervicaux l'entretiennent. Vous ferez le diagnostic par la coexistence de vésicules qui persistent en quelques points et par la présence de lésions vulvaires semblables.

D. CANCER. — Je ne parle pas ici, bien entendu, de la vaste ulcération cavitaire laissée par le cancer dans les phases avancées de l'affection, mais de la forme du début, de cette ulcération quelquefois concentrique à l'orifice externe, plus souvent localisée à l'une des lèvres, à forme irrégulière, à bords inégaux et bosselés légèrement, à fond tomenteux, rouge et saignant.

Le toucher vous révélera deux signes capitaux pour le diagnostic : la *dureté des tissus sous-jacents à l'ulcération*, véritable tumeur ligneuse et la *friabilité* superficielle qui permettra à votre ongle d'entamer les tissus.

J'ai donné plus haut les caractères qui permettent de différencier les ulcérations tuberculeuses, les chancres indurés du cancer ; mais sachez bien que, dans certains cas, le dernier mot du diagnostic appartient au microscope. Dans le doute, pratiquez une biopsie, prélevez un petit fragment de muqueuse dans l'endroit le plus suspect et faites-le examiner histologiquement.

2° Diagnostic des tumeurs du col. — Le col peut être déformé par le développement de noyaux fibromateux ou par l'infiltration cancéreuse dans son épaisseur.

Le *fibrome* n'occupe généralement qu'une des deux lèvres et vous le reconnaîtrez sans difficulté à sa consistance élastique, à la saillie sessile, lisse et unie que forme la lèvre hypertrophiée.

Le *cancer*, dans sa forme interstitielle et avant qu'il n'ait développé les végétations caractéristiques, présente l'aspect suivant : bosselures inégales, variant du volume d'un pois à celui d'une noisette, à contours diffus et d'*une dureté ligneuse*. Des sillons les séparent si bien que l'on a à peu près l'aspect d'un col métritique scléreux avec dilatations kystiques des glandes.

C'est en effet toujours entre ces deux affections que se pose le diagnostic et vous *devrez employer tous les moyens* à votre disposition pour l'élucider, la forme interstitielle est en effet une forme de début, très favorable par conséquent à l'intervention chirurgicale.

Ces moyens qui doivent se contrôler l'un par l'autre sont les suivants :

1° Grattage avec l'ongle de la partie ulcérée qui, dans le cas de cancer, permet d'enlever facilement de petits fragments.

2° *Signe de Le Fort*. — Le spéculum s'ouvre difficilement pour saisir le col et il y a une rigidité du fond du vagin qui ne se laisse pas déplisser, sans pour cela être envahi.

3° *Épreuve de la dilatation par la laminaire* que je considère comme très sûre pour l'avoir employée plusieurs fois, et qui consiste en ceci : introduisez une laminaire dans l'utérus et laissez-la douze heures environ. Au bout de ce temps, dans le cas de métrite vous aurez obtenu une dilatation appréciable de la cavité utérine, si vous avez affaire à du cancer vous n'aurez rien obtenu : le *col cancéreux est indilatable*.

4° *Biopsie*.

RÉTRÉCISSEMENT DE L'ORIFICE. — Le rétrécissement peut être *congénital*, ce qui est la règle, ou *acquis*.

1° *Congénital*. — La sténose congénitale doit être envisagée à trois points de vue[1] : le degré, la forme et la situation.

Au point de vue du degré, l'étroitesse varie depuis les dernières limites de l'orifice normal jusqu'à l'orifice capillaire et dans certains cas rares jusqu'à l'invisibilité à l'œil nu. Au-dessous de 2 millimètres l'orifice peut être considéré comme rétréci.

Pour la forme, il est généralement arrondi mais la cupule manque le plus souvent, si bien qu'il apparaît comme frappé à l'emporte-pièce.

Quant à la position, il est central ou latéral parfois, à l'une des commissures de deux minces reliefs accolés ensemble.

2° *Rétrécissement acquis*. — La sténose pathologique ne ressemble en rien à la sténose congénitale car l'aspect de l'orifice, sa situation varient avec la cause : cautérisation superficielle ou profonde, opérations chirurgicales dont la plus fré-

---

[1] CHABRY. *Thèse de Paris*, 1898.

quente est le Schrœder mal réparé, chancre induré du col, travail de l'accouchement prolongé outre mesure ayant déterminé un sphacèle du col.

II. — La forme

La *forme* du col est très variable et ces variétés coïncident pour la plupart avec la sténose congénitale de l'orifice, on distingue :

Le col en *éteignoir* dans lequel la lèvre antérieure s'écarte de la postérieure au niveau de l'orifice mais avec un rétrécissement au-dessus de cet écartement.

Le col en *trompe d'éléphant* allongé et du même diamètre à la base et à l'extrémité vulvaire.

Le col en *toupie* dilaté au milieu, rétréci au niveau du museau de tanche, variété assez fréquente.

Le col en *porte-manteau* recourbé en forme d'anse.

Le col *tapiroïde* présente une lèvre antérieure peu développée et une lèvre postérieure très longue qui vient se recourber au niveau du museau de tanche pour recouvrir l'extrémité de la lèvre antérieure. L'orifice généralement étroit est donc reporté en avant et au-dessus de l'extrémité du col, Grœf[1] a surtout bien étudié cette déformation et il en a fait la principale cause de stérilité chez la femme.

Le *col conique* est la forme la plus fréquente et se passe de description : il est d'autant plus pointu qu'il est plus allongé ressemblant quelquefois à la tête d'une taupe. Ordinairement le col conique est accompagné d'un utérus, sinon infantile, tout au moins peu développé. Pour Doléris cette déformation serait plus souvent acquise et succéderait à la métrite chronique du col restée intra-cervicale. Elle serait due à des troubles circulatoires et trophiques.

Une consistance particulière, notamment la dureté fibreuse ou même cartilagineuse, accompagne généralement ces malformations. Dans les cas de sténose non congénitale on observe des traces de cicatrice et l'on perçoit au toucher leur dureté et leur épaisseur.

Au point de vue séméiologique les altérations du col ont une grande valeur car elles apportent obstacle :

1° A l'évacuation des liquides ou des solides venant de l'utérus.

2° A la pénétration des liquides dans son intérieur (stérilité).

III. — Le volume

Hypertrophie du col. — Une des plus importantes modifications de volume — importante parce qu'elle mérite souvent une opération — est l'*hypertrophie*. Cette hypertrophie accompagne en général les métrites chroniques; elle peut être sous-vaginale, ne portant que sur le museau de tanche ou sus-vaginale intéressant le segment immédiatement situé au-dessus des insertions du vagin; elle peut être partielle et porter seulement sur une des deux lèvres qui est doublée, triplée de longueur. On trouve en même temps autour de l'orifice, d'autres altérations d'origine métritique : éversion de la muqueuse, productions kystiques analogues à des grains de plomb sertis dans la muqueuse.

---

[1] Sims. *Lancet.*, t. 1, p. 224 et suiv. *Uterine surgery* (London).

Dans les *prolapsus* l'utérus est souvent allongé dans le sens vertical, si bien que le col est à 7 ou 8 centimètres du niveau de la vulve alors que le fond est encore dans l'excavation pelvienne. L'allongement porte alors presque exclusivement sur le col dont les dimensions s'élèvent jusqu'à 10 centimètres et plus.

C'est ce que Huguier appelait *allongement hypertrophique* qui entrainait le vagin, l'utérus restant en place : il n'y avait pas pour lui prolapsus, mais une affection utérine particulière, justiciable seulement de l'amputation du col. La conclusion thérapeutique reste vraie, mais l'affection n'est plus admise comme primitive.

SÉMÉIOLOGIE DU CUL-DE-SAC ANTÉRIEUR

La séméiologie du cul-de-sac antérieur revient presque en entier à la seméiologie vésico-uréthrale et nous distinguerons les déplacements, les inflammations, les collections et les tumeurs.

I. — DÉPLACEMENTS

A. DE L'URÈTHRE. — L'uréthrocèle est rare (3 fois sur 2.500 malades), (Ozenne). Elle se caractérise par une tuméfaction arrondie, du volume d'une noix située en arrière du méat et semblant se continuer avec lui. La pression en fait sortir de l'urine très souvent purulente, du pus, quelquefois du sang, mais fréquemment on constate une induration et la sonde introduite rencontre un calcul.

La distinction d'avec la cystocèle sera facile, le doigt contourne la tumeur en arrière, elle est irréductible et l'exploration avec le stylet recourbé permet de pénétrer dans l'orifice du diverticule.

Les troubles fonctionnels, caractérisés par la fréquence des mictions, la brûlure terminale, s'accentuent quand la malade est debout et disparaissent quand elle est couchée.

B. DE LA VESSIE. — La chute de la vessie qu'accompagne toujours celle de la paroi antérieure du vagin présente des degrés différents, depuis les cas légers où elle existe seulement dans la station verticale, jusqu'aux cas graves dans lesquels la vessie tout entière est sortie.

Le toucher ne donne pas de grands résultats en raison de la souplesse de la paroi et c'est surtout par la vue que se fera le diagnostic. En recommandant à la malade de pousser on verra la paroi vaginale antérieure se dérouler et faire à la vulve une saillie plus ou moins grande.

L'attention sera appelée par les troubles urinaires qui sont constants et consistent en fréquence diurne des mictions dans les cas légers, et en incontinence par regorgement, dans les cas graves.

C. DE L'UTÉRUS. — Le corps de l'utérus en antédéviation vient se loger dans le cul-de-sac antérieur où le toucher le constate facilement à travers la vessie vide comme une tumeur arrondie et lisse. A l'aide de la main abdominale on peut en examiner tous les détails. L'examen du col apprendra si on a affaire à l'antéversion ou l'antéflexion : dans le premier cas il est porté en arrière dans la concavité du sacrum, éloigné par conséquent de l'orifice vulvaire et son orifice regarde en arrière. Dans l'antéflexion, au contraire, le col est à peu de choses près normalement placé, mais il est séparé du corps par un sillon très accentué : il y a un véritable angle aigu entre les deux parties de l'organe.

Le diagnostic différentiel qui n'offre quelques délicatesses que dans ce dernier cas ne présente cependant pas de difficultés : il suffit de constater la propagation des mouvements du corps au col pour rattacher la tumeur à l'utérus.

En cas de fibrome développé dans la paroi antérieure de l'utérus la palpation bimanuelle permettra d'apprécier très exactement l'épaisseur de l'utérus et de reconnaître la tumeur surajoutée.

II. — INFLAMMATIONS

L'examen du cul-de-sac antérieur est d'une grande importance dans les cystites et la douleur vésicale à la pression exercée à ce niveau doit prendre place comme symptôme essentiel à côté de l'ensemble caractéristique : fréquence des mictions, douleurs, hématuries terminales, pyurie.

La pulpe de l'index tournée en haut et la phalangette formant crochet viennent écraser contre la face postérieure de la symphyse, le col vésical : cette pression, indolente à l'état normal provoque dans la cystite une envie douloureuse d'uriner.

Le fond de la vessie et les uretères sont explorés à leur tour (voy. p. 217). Deux cas se produisent :

1° On ne sent rien, la paroi est souple, mais la pression d'une zone urétérale détermine un réflexe vésical douloureux. Accompagnée de purulence des urines, de pollakiurie nocturne cette douleur localisée, d'après M. Bazy, permet d'affirmer la pyélonéphrite du même côté.

2° Par une palpation légère, superficielle, à l'aide de la pulpe de l'index promenée latéralement on perçoit un cordon arrondi, induré, plus ou moins gros, quelquefois indolent, plus souvent douloureux, comparable comme sensation au canal déférent tuberculeux palpé à travers le scrotum : c'est l'extrémité vésicale de l'uretère que l'on peut suivre en haut et en dehors sur une étendue de 4 ou 5 centimètres. Une pareille constatation permet d'affirmer sûrement une infection rénale du même côté et très probablement la tuberculose de cet organe.

Dans les *cystites chroniques*, cystites rebelles, si fréquentes chez la femme, le toucher du cul-de-sac antérieur est également fertile en renseignements utiles. Par la palpation bimanuelle, en effet, vous vous rendrez compte, avec une très grande facilité, de l'épaisseur des parois vésicales et ainsi seront reconnues les altérations pariétales des cystites totales qui indiquent à elles seules la fistulisation vaginale ou hypogastrique de la vessie.

C'est toujours par le cul-de-sac antérieur que l'on sentira des affections moins fréquentes telles que les suppurations de la cavité prévésicale.

III. — COLLECTIONS

Les collections péritonéales libres ne se révèlent par rien de spécial ainsi qu'il résulte des travaux cliniques et expérimentaux de Tripier (voy. p. 257).

Quant aux collections enkystées elles sont rares à ce niveau en raison de la situation élevée du cul-de-sac et de son peu de profondeur. On signale cependant quelques cas d'*hématocèle anté-utérine* plus rarement d'*hématocèle extra-péritonéale* dans laquelle le sang est acccumulé dans le tissu cellulaire de la base du ligament large ou entre le col de l'utérus et la vessie. Le diagnostic n'offre pas grande difficulté : une tuméfaction froide, indolente, irrégulière du cul-de-sac antérieur ne cédant pas à un repos prolongé ne peut être qu'une hématocèle. L'interrogatoire confirmera la clinique, montrant un développement brusque au milieu d'une période d'aménorrhée.

IV. — TUMEURS

Si par tumeur nous entendons comme on le fait d'habitude en clinique « tout ce qui est gros » nous devons faire rentrer dans ce chapitre beaucoup d'éléments disparates.

A. TUMEURS LIQUIDES. — La présence de la vessie doit être une obsession continuelle dans la seméiologie du cul-de-sac antérieur et dans les tumeurs en particulier ; le premier acte avant tout examen approfondi doit être le cathétérisme vésical. J'ai assisté à une erreur de diagnostic de ce genre où la vessie fut prise par un clinicien distingué pour un kyste de l'ovaire ; il précisa même : kyste uniloculaire. La malade urinait par regorgement et rien dans son interrogatoire ne faisait supposer la rétention.

Les *kystes de l'ovaire* se trouvent rarement dans le cul-de-sac antérieur : petits ils basculent dans le Douglas, gros ils ont une évolution abdominale. Cependant rien n'empêche un kyste à long pédicule de se placer devant l'utérus, vous le reconnaîtrez en faisant prendre à votre malade la position inclinée qui le réduira dans l'abdomen.

Souvenez-vous cependant, que pour Küster, la situation anté-utérine a une certaine importance, pour le diagnostic de la variété du kyste : combinée au retour à cette position après les tentatives de déplacement latéral elle indiquerait un kyste dermoïde.

Ce signe a son intérêt mais ne se rencontre que dans un nombre de cas limités.

B. TUMEURS SOLIDES. — Les fibromes développés dans la paroi antérieure sont à peu près les seules tumeurs qui fassent saillie dans le cul-de-sac. On les reconnaîtra sans difficulté à leur consistance, leur forme facilement appréciable par le palper bimanuel.

Les calculs vésicaux, les corps étrangers, les tumeurs vésicales seront reconnues par le même procédé et leur diagnostic complété par l'exploration intra-vésicale.

SÉMÉIOLOGIE DU CUL-DE-SAC LATÉRAL

Le cul-de-sac latéral normalement souple et dépressible jusqu'au contact des parois pelviennes peut être refoulé par des collections, des inflammations ou des tumeurs. Les organes normaux ne viennent pas se faire sentir à ce niveau.

Toutes ces variétés pathologiques ont un caractère commun : elles dévient l'utérus du côté opposé et la recherche précise du fond de l'organe, sa délimitation nette d'avec la tumeur qui remplit le cul-de-sac est un des éléments essentiels du diagnostic de localisation.

I. — COLLECTIONS

Les collections sont rares à ce niveau car le terrain n'est pas propice à la stagnation des liquides. Le cul-de-sac répond en effet à la base du ligament large et les liquides épanchés dans le péritoine filent en avant et surtout en arrière dans le cul-de-sac postérieur. La collection, pour faire saillir le cul-de-sac, doit donc se faire dans le ligament large lui-même et dans cet ordre d'idées vous ne rencontrerez guère que l'*hématocèle extra-péritonéale*. Cette variété rare d'hématocèle qui succède comme l'intra-péritonéale à la rupture d'une grossesse tubaire, lorsqu'elle est très abondante, dédouble le ligament large et peut même fuser dans le tissu cellulaire voisin, vers la fosse iliaque, vers le côté opposé en passant en avant ou en arrière de l'utérus et jusque dans la fosse ischio-rectale.

Touchez votre malade et vous trouverez l'utérus dévié latéralement, immobilisé, au col souvent ramolli. Une tumeur lui est accolée intimement, non perceptible par le palper bimanuel quand elle est petite, de consistance plutôt molle et pâteuse qu'élastique et fluctuante. Le cul-de-sac de Douglas est entièrement libre.

Des phénomènes de compression se rencontrent portant sur la vessie, le rectum, les vaisseaux et les nerfs, mais n'offrent rien de spécial pour le diagnostic.

Celui-ci reposera presque uniquement sur l'anamnestique qui vous fera connaître un retard de règles et le début souvent brusque, habituel aux ruptures tubaires.

II. — INFLAMMATIONS

Le *phlegmon de la gaine hypogastrique*, c'est-à-dire le phlegmon du ligament large localisé dans l'étage inférieur de ce ligament, est devenu très rare aujourd'hui. On l'observait surtout et on l'observe encore à la suite des interventions intra-utérines septiques.

Une fois développé, vous percevez dans le cul-de-sac latéral « une tuméfaction immobile, pâteuse d'abord et plus tard fluctuante, empiétant plus ou moins autour du col, quelquefois en forme de croissant et se confondant avec l'utérus sans laisser place à un sillon démarcateur ».

Des phénomènes généraux graves coexistent en général : la température est élevée, mais les signes péritonéaux manquent, les vomissements sont rares et la douleur plus profonde irradiée de bonne heure à la cuisse *qui se fléchit*.

Les *salpingo-ovarites* d'un certain volume ne restent généralement pas dans le cul-de-sac : elles tombent dans le Douglas où je les étudierai dans un instant. Par le cul-de-sac latéral vous apprécierez surtout les trompes peu volumineuses et à l'aide du palper bimanuel vous pincerez à ce niveau le cordon induré et douloureux de l'endo-salpingite.

III. — TUMEURS

Les tumeurs qui viennent faire saillie dans le cul-de-sac latéral sont de deux ordres : ou bien elles se développent sur place dans le ligament large aux dépens de ses propres éléments : kystes parovariens, fibromes du ligament large, ou bien nées des organes voisins, utérus, trompe, ovaire, elles viennent s'insinuer dans le ligament large qu'elles dédoublent. Ce sont les fibromes utérins, les kystes de l'ovaire à développement pelvien.

Pourrez-vous reconnaître ces différentes tumeurs?

a. Les *kystes parovariens* présentent quatre caractères absolument caractéristiques (Legueu) :

Fixité ;

Résistance ;

Indépendance de l'utérus ;

Indolence au toucher.

b. Le *fibrome* est beaucoup plus dur et plus irrégulier. Son indépendance de l'utérus n'est pas aussi nette. La palpation attentive de l'utérus vous montrera des bosselures secondaires, sa cavité sera agrandie, et enfin au point de vue des signes fonctionnels les troubles de compression sont plus précoces ou plus marqués.

La *grossesse extra-utérine* pourra simuler les tumeurs. Vous la reconnaîtrez à sa consistance plus dure, mais surtout aux signes de la grossesse, aux modifications du col et aux pertes sanguines.

SÉMÉIOLOGIE DU CUL-DE-SAC POSTÉRIEUR

I. — DÉPLACEMENTS

Les organes qui peuvent se déplacer et occuper le cul-de-sac de Douglas sont l'intestin, la vessie, l'utérus et les annexes, mais avant de les étudier il faut éliminer la stase fécale dans le rectum.

En principe, il est bon d'admettre que le toucher ne doit être fait que le rectum vidé par un lavement, mais pratiquement cette circonstance n'est pas toujours à la portée de la malade, aussi ne faudra-t-il pas hésiter dans certains cas délicats, et j'ai en vue ces cas dans lesquels l'amas fécal est haut situé et isolé, à remettre l'examen au lendemain après avoir prescrit un lavement. D'ordinaire l'accumulation des matières se présente sous la forme d'un boudin irrégulier, dur, occupant toute la paroi vaginale postérieure et se dirigeant en haut et à gauche dans le cul-de-sac postérieur : la pression en est quelquefois douloureuse. En général les boulettes fécales sont trop dures pour être déprimées, signe qui pourtant est pathognomonique quand il existe.

A. DÉPLACEMENT DE L'INTESTIN. — La chute de la paroi antérieure du rectum ou rectocèle fait soulever la paroi vaginale postérieure. Elle est molle ou remplie de matières, mais se remarque surtout à l'examen visuel lorsqu'on invite la malade à pousser. Elle coïncide généralement avec une cystocèle ou un prolapsus utérin. Le doigt introduit dans le rectum et replié en crochet l'accroche et par suite la reconnaît facilement.

Dans certains cas, exceptionnels il est vrai, les anses d'intestin grêle descendent dans le cul-de-sac de Douglas reconnaissables à leur consistance molle mais permettant l'hésitation en raison de la rareté du fait. Encore plus délicats sont les cas où après s'être agglutinées, elles forment tumeur : des blessures de l'intestin ont été ainsi produites au cours d'opérations sur la région.

Comme l'intestin, l'épiploon peut aussi se loger dans le cul-de-sac de Douglas et s'y fixer, provoquant alors des tiraillements, des douleurs et des troubles digestifs. Le toucher fait constater une tuméfaction douloureuse, irrégulière, empâtée, pouvant en imposer pour une salpingo-ovarite.

B. DÉPLACEMENTS DE LA VESSIE. — On conçoit mal la présence de la vessie dans le cul-de-sac de Douglas, et cependant sa présence a été signalée plusieurs fois. Il faut évidemment des conditions spéciales dont la principale est la rétention d'urine, et une anomalie : la distension de la vessie localisée à la paroi postérieure qui la fait sauter par-dessus l'utérus et tomber dans le cul-de-sac. Elle forme là une masse fluctuante plus ou moins molle dont la nature ne peut être affirmée qu'après avoir, par la pression à ce niveau, fait sortir de l'urine par une sonde placée dans l'urètre.

C. Déplacements de l'utérus. — Il n'y a que les rétro-déviations accentuées qui remplissent le cul-de-sac de Douglas et viennent faire saillie dans le vagin : ce sont surtout celles qui correspondent au 3e degré, marqué par ce fait que, la malade debout, l'axe de l'utérus passe au-dessous de l'horizontale.

Le toucher vaginal dans ces cas montre une masse régulièrement arrondie, en continuité manifeste avec le col rejeté en haut dans la *rétroversion*, séparée du col normalement placé, par un sillon, dans le *rétroflexion*. Autant le diagnostic est facile dans le premier cas, autant il est délicat dans le deuxième.

Certains signes cependant peuvent vous venir en aide : c'est tout d'abord la recherche de la *crête médiane* postérieure du corps de l'utérus qui a été décrite par Le Dentu et Pichevin [1]. C'est une crête mousse et longitudinale, dont l'existence est normale à ce niveau, qui part de la limite supérieure du col et n'atteint pas le fond utérin et qui dans la rétroflexion paraît raccourcie et exagérée. Mais sa découverte n'est pas toujours possible et si sa constatation permet d'affirmer la présence du corps utérin, en son absence aucune conclusion n'est autorisée.

Un autre signe a été décrit par M. Laroyenne, c'est l'*ouverture de l'orifice externe* du col qui pour lui serait due à une action mécanique de la rétrodéviation.

Enfin le meilleur signe sera donné par l'essai de mobilisation qui, dans le cas de rétroflexion, transmettra le mouvement au col.

La recherche de ces signes différents permettra de distinguer le corps utérin rétrofléchi d'un fibrome de la paroi postérieure, diagnostic souvent très délicat, car les deux affections peuvent coïncider sans qu'on le sache puisque la palpation bimanuelle ne peut pas renseigner sur le volume réel de l'utérus. C'est alors la réduction qui permettra le diagnostic.

Mais les difficultés les plus grandes existent quand les adhérences subissent une poussée inflammatoire. Le corps utérin devient alors d'une grande sensibilité, le moindre contact est très douloureux, et dans ces conditions, la masse utérine est prise pour une masse annexielle. Cette erreur a été maintes fois commise, et dans un cas Polaillon ponctionna et débrida le corps croyant avoir affaire à une pyosalpingite.

Une annexite suppurée peut refouler le corps utérin du côté opposé et ce corps douloureux est pris au toucher pour une seconde lésion annexielle. D'autres fois enfin on ne trouve qu'une seule masse et il est impossible de dire où sont les annexes et où est l'utérus.

Le corps utérin reconnu et le diagnostic de rétroflexion ou rétroversion posé il faut en rechercher le degré de réductibilité, question d'une grande importance pratique. Trélat a divisé les rétrodéviations en mobiles, résistantes et adhérentes et c'est par le toucher qu'on les reconnaît. Il faut presser sur le fond de l'utérus et essayer de le soulever pour le réduire, mais cette manœuvre est ordinairement douloureuse et beaucoup s'arrêtent à ce moment croyant à des adhérences qui n'existent pas. Dans certains cas, l'utérus bascule avec la plus grande facilité, il

---

[1] Le Dentu. *Soc. de Chirurgie*, 1895.

ne s'agit pas alors de rétrodéviation proprement dite, mais bien de mobilité exagérée ; selon le mode de décubitus ou de position il s'incline en avant, en arrière ou latéralement.

Dans la rétrodéviation la réduction est toujours beaucoup plus laborieuse, on sent peu à peu l'utérus fuir devant le doigt et finalement le corps disparaître. Plus souvent il résiste et la réduction est impossible aussi bien par le moyen de l'hystéromètre que par le toucher simple. Cela ne signifie pas toujours adhérences, différentes causes pouvant l'enclaver et le maintenir dans le petit bassin : sans parler des utérus gravides ou fibromateux, ou encore maintenus fixés par une tumeur du voisinage, il y a la douleur qui empêche de pousser assez loin les efforts de réduction et une cause signalée par Mundé et que Laroyenne croit assez fréquente : l'enclavement du fond de l'utérus congestionné entre les ligaments sacro-utérins rétractés.

Les adhérences vraies sont dues le plus souvent à la péritonite plastique qui accompagne les annexites : on peut dire avec un peu d'exagération que rétrodéviation adhérente est synonyme de rétrodéviation avec lésions des annexes. Elles s'accompagnent fréquemment de lésions inflammatoires du tissu cellulaire sousjacent qui fixent l'utérus encore davantage : celles-ci sont dites *paramétritiques*, les premières, *périmétritiques*. On les perçoit en soulevant le fond de l'utérus, elles se tendent et entraînent avec elles la paroi rectale.

Je donnerai les résultats pratiques de ces faits en étudiant plus loin les indications opératoires dans les déviations.

D. DÉPLACEMENT DES OVAIRES. — La présence d'un ou de deux ovaires dans le cul-de-sac de Douglas n'est que le dernier degré du prolapsus de ces organes ; c'est aussi le seul qui soit pathologique et se traduise par des troubles accentués. Ces troubles sont caractérisés par une douleur exacerbée par les rapports sexuels, les règles, la défécation et par sa disparition dans les situations qui tendent à réduire le prolapsus. Ils n'existent d'ailleurs que chez les femmes nerveuses et dans beaucoup de cas, c'est le toucher seul qui découvre par hasard le prolapsus.

L'ovaire, s'il a gardé sa mobilité, sa forme anatomique est assez facilement reconnu ; il a aussi sa sensibilité spéciale. même s'il est altéré comme il arrive le plus fréquemment. Le prolapsus de l'ovaire sain existant isolément comme entité morbide est rare en effet et ne se rencontre guère que chez les vierges à la suite de traumatismes et encore est-il accompagné le plus souvent d'une rétrodéviation de même origine. Les altérations rencontrées ordinairement sont : l'ovarite scléro-kystique et des adhérences péri-ovariennes ; la rétrodéviation coïncide souvent et dans certains cas les douleurs sont dues à la pression du corps utérin sur l'ovaire prolabé. La réduction des deux organes est quelquefois simultanée. d'autres fois l'ovaire reste et il peut être un obstacle au port d'un pessaire. Un des meilleurs agents de réduction est la grossesse qui souvent apporte la guérison.

E. OVAIRE ET TROMPE ENFLAMMÉS. — Le déplacement simultané de la trompe et de l'ovaire malades constitue un des chapitres les plus intéressants de cette séméiologie.

Ce sont les salpingo-ovarites qui occupent en effet la plus grande place dans les affections inflammatoires du cul-de-sac de Douglas. Par le toucher on en apprécie la forme, le volume, et en utilisant ces différences, Laroyenne[1] leur décrit 3 degrés.

---

[1] LAROYENNE. *Th. de Lyon*, 1902.

.1° *Annexes malades prolabées dans le cul-de-sac postérieur ayant conservé leur mobilité et leur forme.* — J'ai décrit plus haut les caractères de l'ovaire prolabé et je n'y reviens pas; il est plus délicat de reconnaître la trompe. Ses altérations sont en effet légères, à ce degré elles correspondent à ce qu'on décrit sous le nom de salpingite catarrhale ou endo-salpingite, dans laquelle la muqueuse seule est intéressée sans altération de sa paroi. Elle est simplement augmentée de volume mais souple, aussi la palpation doit-elle être faite d'une manière un peu spéciale : il ne faut pas déprimer les tissus, mais les effleurer seulement pour percevoir un léger relief allongé et mou.

Lorsque la paroi tubaire est prise, le cordon apparaît alors induré et plus douloureux, plus facile à reconnaître par conséquent.

Les signes fonctionnels n'aideront pas beaucoup au diagnostic, car à ce degré les troubles sont peu intenses et mis d'habitude sur le compte de la métrite.

2° *Annexes malades prolabées dans le cul-de-sac postérieur ayant conservé leur mobilité et perdu leur forme.* — Elles forment dans le Douglas une masse arrondie ou allongée dans laquelle il est impossible de reconnaître l'ovaire ou la trompe et qui se déplace surtout dans le sens vertical. La palpation bimanuelle en est très facilitée et non douloureuse. En présence de pareils signes on peut diagnostiquer hydrosalpinx de petit ou de moyen volume.

3° *Annexes malades prolabées dans le cul-de-sac postérieur et ayant perdu leur mobilité et leur forme.* — Ceci est la variété la plus fréquente et répond à des lésions très diverses, salpingites purulentes ouvertes, pyosalpinx, salpingites en voie de guérison ayant toutes ce même caractère d'être fixées et déformées par les adhérences qui les relient aux parois de Douglas ou aux organes voisins.

Les déformations sont remarquables, au point qu'il est impossible de juger du volume et de la gravité par le toucher. Cela tient à ce que les fausses membranes dues à l'irritation péritonéale vont d'une paroi à l'autre et nivellent les irrégularités en produisant une agglomération de cavités kystiques : Comme le dit Laudau[1], le péritoine dans beaucoup de processus inflammatoires montre de la tendance à modeler la forme de l'organe malade sous l'aspect d'une boule ou d'un œuf. Les fausses membranes apporteront donc aux annexes malades un accroissement de volume et de régularité excessivement trompeur.

On s'en rend facilement compte par la clinique, car il suffit de réexaminer ces malades après un repos de huit ou quinze jours pour constater la disparition de masses annexielles qui au premier examen paraissaient énormes.

Cependant si l'appréciation de la forme réelle de l'organe est impossible, en revanche on pourra presque toujours reconnaître le côté atteint.

Il est très rare, comme dans un cas de M. Delbet, de voir les annexes s'entre-croiser derrière l'utérus ou celle de gauche passer à droite; presque toujours les salpingo-ovarites restent en contact avec la paroi latérale du cul-de-sac de leur côté. Il n'y a de difficultés que dans le cas de salpingite double, car l'espace étant trop restreint, elles chevauchent l'une sur l'autre. On se demande alors non seulement où sont les annexes droites et où sont les gauches mais même si elles y sont toutes les deux.

La muqueuse du vagin ou du rectum est toujours mobilisable sur ces lésions, mais il n'en est plus de même lorsqu'il y a suppuration avec imminence de rupture dans un de ces deux organes.

[1] LAUDAU. Die Entzündungen der inneren Weiblichen Genitalien in Klinischer Darstellung (*Arch. für Gynœk.*, 1900.

Il devient alors impossible de faire glisser la muqueuse vaginale ou rectale sur un certain point où le moindre contact déterminera la plus vive douleur. Lorsque la perforation se produira, elle sera marquée par l'écoulement de pus et la détente des phénomènes douloureux, mais il ne faudra pas compter la trouver par le spéculum, sauf quelquefois dans les premiers jours.

En dehors de la perforation imminente, les pyosalpinx de moyen volume se reconnaîtront par leur sensibilité, leur volume, mais ne tablez pas trop sur la fluctuation ni sur l'issue exceptionnelle du pus par l'orifice externe du col utérin au moment où on presse sur eux.

Dans certains cas rares, on pourra reconnaître au toucher la nature de l'annexite; je veux parler de la tuberculose annexielle. Hégar[1] a noté la présence de nodules fibreux du volume d'un pois ou d'une noisette qui auraient suffi à faire poser le diagnostic d'annexite et de péri-annexite tuberculeuse, cependant il ne faudra pas trop compter là-dessus, et c'est bien plutôt à l'évolution de la maladie et à l'état général qu'on devra s'adresser pour faire ce diagnostic.

II. — Collections liquides

Le Douglas étant le point le plus déclive de l'abdomen, draine dans sa cavité les liquides développés dans la grande cavité non cloisonnée, mais cliniquement le toucher est à peu près négatif. D'après les expériences de Tripier[2], pour que le cul-de-sac bombe, il faut une pression telle, qu'elle n'est jamais réalisée dans l'ascite ou la péritonite. Avec ces petits épanchements, le seul signe que constate le toucher est la mobilité exagérée de l'utérus[3].

On ne percevra donc que les épanchements enkystés dans le cul-de-sac, et ces épanchements, quelle que soit leur nature, sang, pus ou sérosité, se révéleront par des signes physiques analogues.

Le toucher est surtout fertile en renseignements; à peine le doigt est-il introduit qu'il arrive sur une masse volumineuse qui remplit tout le cul-de-sac postérieur. Le pôle inférieur en est bombé et dépasse quelquefois le plan horizontal mené par l'orifice externe du col, dédoublant ainsi sur une certaine hauteur la cloison recto-vaginale.

Le col est rejeté en haut en avant, et un sillon très nettement marqué le sépare de la tumeur.

Par la palpation bimanuelle, on en reconnaît le volume et la situation, quoique l'épaisseur des parties molles qui sépare la main abdominale du pôle supérieur en rende la perception souvent obscure. Il est difficile d'en apprécier la consistance et très rarement on constatera la fluctuation.

La collection reconnue, il faudra en chercher la nature en s'aidant non seulement de certains caractères physiques, mais aussi des phénomènes fonctionnels et généraux.

---

[1] Hégar. *Revue de Chirurgie*, 10 août 1901.

[2] Tripier. Sur le diagnostic de l'ascite au moyen du toucher vaginal. *Lyon médical*, 1886.

[3] Le Dr Jeanne (de Rouen) a signalé la douleur au niveau du cul-de-sac recto-utérin comme un signe différentiel entre la péritonite et l'occlusion intestinale. Elle existe dans la première, non dans la seconde. Bien qu'inconstant et non absolu, ce symptôme est précieux et doit engager à pratiquer le toucher rectal dans les cas difficiles. *Soc. de chir.*, 1900, p. 139.

A. Collections purulentes. — Elle répondent à deux ordres de faits anatomiques : des *pyosalpinx volumineux* et des *pelvi-péritonites*.

On sera en droit de penser à un pyosalpinx, lorsque le doigt rencontrera une paroi dure, ligneuse, qui en impose souvent pour un fibrome. Pour M. Laroyenne, la dureté extrême de la tumeur est plus en faveur de la collection que du fibrome. La pression est très douloureuse ; l'adhérence à la muqueuse vaginale et la fistulation sont des symptômes tardifs et relativement rares.

La pelvi-péritonite affecte quelquefois une forme spéciale et caractéristique : outre le sillon qui sépare la tumeur du col, il en est un autre qui la sépare du rectum si bien que l'extrémité inférieure de la tumeur saille dans le vagin comme l'extrémité d'un œuf.

D'autres caractères sont tirés du volume et de la situation de la tumeur : un volume considérable est plutôt en faveur de la péritonite que du pyosalpinx ; cette pelvi-péritonite est plutôt médiane, mais elle peut aussi être latérale comme la salpingite, aussi ne peut-on tenir compte de ce fait pour le diagnostic.

Bien souvent l'exploration est impuissante à trancher le débat et on est obligé d'avoir recours aux phénomènes généraux et à l'évolution.

Dans le pyosalpinx l'allure aiguë est plutôt rare ; la latence de la collection entraînant peu de fièvre et peu de douleur et permettant aux malades de vaquer à leurs occupations est au contraire habituelle.

Dans la pelvi-péritonite, la fièvre et la douleur sont des signes ordinaires.

L'évolution elle-même est différente : début aigu dans un cas avec les phénomènes de la péritonite, vomissements, balonnement du ventre, etc., interrompant la marche d'une salpingite; dans l'autre, affection progressive aboutissant sans à-coup à la formation d'un gros pyosalpinx.

Tels sont, schématisés, les éléments du diagnostic dans les collections purulentes.

B. Collections séreuses. — Comme dans les collections purulentes, on trouve ici deux ordres de fait : sérosité d'une pelvi-péritonite ou hydro-salpynx, dont le diagnostic sera assez simple car la consistance de la paroi dépressible, uniforme, avec fluctuation ne laisse aucun doute sur le contenu et sa nature séreuse.

C. Collections sanguines. — Le sang qui remplit le cul-de-sac de Douglas au cours d'une hémorragie abdominale n'y est pas plus perceptible au toucher que la sérosité d'une ascite ou le pus d'une péritonite.

Ce n'est que lorsqu'il s'enkyste, formant l'hématocèle, que les caractères physiques deviennent appréciables cliniquement. Ces caractères sont ceux que nous avons vus précédemment. Mais on reconnaîtra, dit Segond, les hématocèles à la sensation qu'ils donnent « d'une étoffe mal tendue sur un cadre rigide ».

La pression d'autre part est indolente et en dernier lieu l'interrogatoire apporte des éléments précieux de diagnostic : début aigu par douleurs subites, nausées, vomissements coïncidant avec des signes d'hémorragie interne, syncope ou défaillance, constitution d'une tumeur rétro-utérine accompagnée de métrorragies, signes de gravidité précédant le tout, gonflement des seins, malaises digestifs, nerveux, mais surtout *retard des règles.*

Les erreurs de diagnostic viennent de la méconnaissance de ces différents éléments. Ainsi : les signes de gravidité coexistant avec des métrorragies, il ne faudra pas croire à une *rétroversion de l'utérus gravide* avec menaces d'avortement. L'erreur fut commise et Barnes applique un pessaire sur une hématocèle.

Si on ne constate que les métrorragies et la tumeur, les signes de grossesse passant inaperçus, on peut croire à un *fibrome de la face postérieure* de l'utérus. Mais le fibrome est de consistance plus ferme, plus élastique surtout et souvent il est bosselé.

Enfin lorsque les métrorragies et les signes de grossesse manquent, on confondra facilement l'hématocèle avec une *collection séreuse ou purulente ;* même le début brusque n'est pas caractéristique, car une salpingite kystique peut se rompre ou se vider dans le péritoine déterminant les mêmes accidents, sauf l'anémie.

La tendance à la syncope se remontrera dans l'hématocèle et devra être recherchée par l'interrogatoire. La température enfin n'existe pas ou baisse rapidement dans l'hématocèle, tandis qu'elle persiste dans la péritonite.

III. — Tumeurs

1° Kystes. — a. *Kystes de l'ovaire*. — Les kystes de l'ovaire de gros volume basculent rarement dans le Douglas et suivent au contraire le développement abdominal. Quand cela arrive et que le contenu est fluide, le doigt vaginal et la main abdominale se transmettent la fluctuation.

Les petits kystes mucoïdes de l'ovaire arrivés à un certain degré de développement tombent dans le Douglas et forment là, comme les hydrosalpinx, des tumeurs arrondies, lisses, fluctuantes, mobiles et indolores. Cependant les hydrosalpinx sont plus allongés, se déplacent de haut en bas mais très peu latéralement. Les kystes au contraire, longuement pédiculés, sont mobilisables dans tous les sens.

Les kystes dermoïdes se reconnaitront à certains caractères. Tillaux a donné comme triade symptomatique : la lenteur de l'évolution, le petit volume et la douleur spontanée. Cette douleur n'existe pas toujours et l'évolution peut être complètement silencieuse jusqu'à ce qu'une grossesse vienne attirer l'attention en modifiant l'aspect clinique du kyste ou en se compliquant.

b. *Kystes hydatiques*. — Le Douglas est le lieu de prédilection pour les kystes hydatiques du petit bassin. Ils sont d'allure insidieuse et ne se révèlent souvent qu'au cours d'une grossesse comme élément de dystocie. Leurs caractères physiques sont d'ailleurs ceux des kystes de l'ovaire et leur diagnostic n'est possible que, si on note dans les antécédents, ou si on constate la coexistence d'un kyste hydatique du foie. Les travaux de Dévé ont contribué à établir la dépendance absolue de ces deux affections.

2° Tumeurs solides. — a. *Fibromes*. — J'ai déjà montré plus haut les ressemblances d'un fibrome développé dans le Douglas avec les hématocèles, les péritonites et en général avec toutes les collections liquides à paroi épaisse. Le diagnostic bien souvent ne pourra être tranché par l'examen physique et c'est l'évolution et les symptômes généraux ou fonctionnels qui mettront sur la voie. Un signe est de première importance, c'est la *rétention d'urine*. Elle survient avec une telle fréquence et avec des caractères tellement brusques surprenant une femme en bonne santé urinaire qu'à elle seule elle impose le diagnostic de fibrome enclavé. Ce n'est pas à dire que les autres tumeurs de la région laissent la vessie libre, elles peuvent certainement causer la rétention mais bien plus souvent elles donnent lieu à de la dysurie. Seule la rétroversion de l'utérus gravide pourrait peut-être se placer sur le même rang que le fibrome : ce sont en tous cas parmi les tumeurs pelviennes les deux grands facteurs de la rétention d'urine.

b. *Autres tumeurs*. — En dehors du fibrome on ne trouve guère d'autres tumeurs solides développées ou tombées dans le Douglas. A titre de curiosité, Condamin, Laroyenne ont observé une forme particulière de cancer du corps de l'utérus remplissant le cul-de-sac sans aucune métrorragie.

M. L. Laroyenne a observé un cas ou un cancer de l'S iliaque était prolabé dans le Douglas et le remplissait sous la forme d'une tumeur dure, lisse, indolore.

L'ovaire cancéreux simule une annexite fixe et déformée, mais couverte de végétations et accompagnée d'un peu d'ascite. L'âge des malades, quarante à cinquante ans, n'est d'ailleurs pas celui des salpingites.

CHAPITRE VI

PETITE CHIRURGIE GYNÉCOLOGIQUE

I. — INJECTIONS VAGINALES

« Les injections vaginales sont de bien ancienne pratique en gynécologie. Il y a peu d'années encore elles faisaient le fond de la thérapeutique gynécologique qui était, avant tout, un répertoire de formules d'injections; leur usage était peu répandu à titre hygiénique et l'immense majorité des femmes ne connaissait guère l'usage des injections. » (Lucas-Championnière[1].)

Actuellement il n'en est plus ainsi et on peut dire qu'il y a abus : abus de la part du médecin qui, bien souvent, les prescrit au hasard dans les affections génitales qui se présentent à lui, abus de la part des malades ou des femmes en bonne santé, qui les pratiquent sans avis médical, les considérant uniquement comme soins de propreté. L'inconvénient serait minime si l'injection était innocente, mais vous verrez plus loin que c'est un moyen d'action puissant qui doit être réglementé, faute de quoi il peut être nuisible.

Les éléments d'une injection. — *A.* Les liquides employés. — Avant l'ère antiseptique les injections étaient chargées de principes narcotiques comme la jusquiame, la morelle, la belladone, le pavot, etc., et elles étaient dites émollientes; ou de substances astringentes parmi lesquelles l'alun, le tanin, le carbonate de soude, les décoctions d'écorce de chêne, de feuilles de noyer, de roses de Provins, de myrthe, etc. Elles n'avaient d'autre but que de faire un nettoyage mécanique et d'exercer une action physique sur le col et le vagin.

Avec l'antisepsie, ces injections disparaissent, d'autres les remplacent douées de propriétés microbicides, car l'infection est alors l'idée dominante. On voit alors prescrire l'acide phénique, l'acide borique, les sels de mercure, le sublimé entre autres, l'oxycyanure, etc., le permanganate de potasse, l'eau oxygénée.

Quelle est la valeur exacte de ces différentes substances au point de vue antiseptique?

L'agent le plus employé actuellement est le sublimé: son action microbicide est indéniable, mais comme les autres antiseptiques, la façon dont on les emploie en chirurgie en affaiblit beaucoup la puissance. Geipper a constaté que des spores charbonneuses laissées au contact quinze minutes avec une solution de sublimé à 1 p. 1.000, puis lavées à l'aide d'une solution diluée de sulfure d'ammonium, neutralisateur du sublimé, donnaient des colonies et quelquefois étaient encore viviables vingt-quatre heures après. Il a observé la même chose après un séjour de douze minutes dans le sublimé à 1 p. 100.

[1] Lucas-Championnière. *Presse médicale*, 27 mai 1903.

Lavées uniquement avec de l'eau, elles sont au contraire incapables de se développer même après un contact de trois minutes avec l'antiseptique. Mais Leedham Green[1] a montré que les microbes ainsi traités sur des milieux nutritifs artificiels devenaient très capables de développement après inoculation dans les tissus vivants.

Les solutions antiseptiques dans les conditions de leur emploi en chirurgie ne sont donc pas germicides, mais seulement inhibitoires. Pour être efficace il faudrait que leur action soit prolongée au point de devenir préjudiciable à l'intégrité des téguments et dans ce cas on sait combien elles sont nuisibles : elles affaiblissent la puissance de l'agresseur, mais en même temps elles diminuent la puissance de l'attaqué. Les expériences de Delbet le prouvent bien : à l'état normal, on peut injecter dans le péritoine d'un animal des quantités relativement considérables de cultures virulentes sans déterminer de péritonite ; mais si on commence par laver le péritoine avec des antiseptiques, particulièrement le sublimé, la péritonite se déclare, car les cellules endothéliales du péritoine ont été altérées ou détruites.

Or, les doses employées sont à 1 p. 1.000 : dose excessive pour la muqueuse vaginale car elle entraîne des intoxications si bien qu'on est forcé d'atténuer beaucoup le taux des solutions jusqu'à 1 p. 4.000. A ce titre, l'action antiseptique est illusoire et deux conditions viennent la rendre nulle, l'une physique, est le passage rapide et accidentel. pour ainsi dire, de la solution, l'autre chimique, est la réaction du sublimé en présence des matières albumineuses : il les coagule et se trouve ainsi neutralisé.

Par conséquent, le sublimé, agent toxique et d'efficacité nulle aux doses employées, doit être rejeté de la thérapeutique gynécologique.

Parmi les autres substances, la plus active est l'*eau oxygénée* a douze volumes ; mal supportée à cette dose, elle sera encore très utile dans certains cas à trois, quatre ou six volumes. Il suffit de prescrire :

> Eau oxygénée à 12 volumes. . . . .   500 grammes.

Y ajouter :

> Eau bouillie. . . . .   1 litre.

Le principal inconvénient de l'eau oxygénée est son prix relativement élevé.

Le *permanganate de potasse* a une action presque élective pour certains microbes, le gonocoque en particulier, mais sa valeur antiseptique générale, son prix modique et son innocuité en font un agent de premier ordre. Vous prescrirez :

> Permanganate de potasse . . . .   0^{gr},50
> Pour un paquet. Le faire dissoudre dans 1 litre d'eau bouillie.

Parmi les autres substances d'usage courant, les unes sont dangereuses comme la solution forte d'acide phénique, dont seul vous vous servirez, ne la confiant pas au malade. Vous formulerez ainsi :

> Phénol absolu. ⎞
> Glycérine. . . . . ⎠ à 50 grammes.
> Eau bouillie . . . .   1 litre.

[1] Leedham Green. *Brit. Med. Journ.*, 17 octobre 1896, p. 1480.

Les autres sont inactives, tel l'*acide borique* et cependant « la consommation en est telle que ce sont les magasins de nouveautés qui le vendent aujourd'hui » (Lucas-Championnière).

Les injections *alcalines* nettoient admirablement le vagin et sont inoffensives, 10 grammes de bicarbonate de soude ou même de sous-carbonate pour un litre d'eau bouillie constituent une bonne injection.

Les injections *astringentes* dont les plus employées autrefois étaient les décoctions de camomille, de feuilles de noyer ou d'écorce de chêne, sont justifiées dans de nombreux cas. Ces substances sont avantageusement remplacées par le tanin auquel on adjoindra le borate de soude selon la formule suivante que conseille Lucas-Championnière.

Tanin . . . . 3 grammes.
Borate de soude . . . . 10 —
    Un paquet pour un litre d'eau bouillie.

Température du liquide. — Le liquide de l'injection peut être froid ou chaud en passant par tous les degrés jusqu'à une température très élevée : mais le choix de cette température n'est pas indifférent.

Les injections *froides* déterminent une réaction, un afflux sanguin, elles sont stimulantes. Vaso-constriction d'abord, puis très rapidement vaso-dilatation persistant longtemps, telle est leur action.

Les injections *chaudes* à la température du corps évitent au contraire cette réaction ; elles sont sédatives.

Les injections *très chaudes*, 48-50°, produisent une vaso-constriction énergique et trouvent ainsi une indication puissante dans les métrorragies. Leur action est beaucoup plus persistante que celle des injections froides, aussi les emploierez-vous toujours de préférence à ces dernières.

Rejetez-les dans les leucorrhées, car ainsi que l'ont constaté Siredey et Bigart, leur action est très nuisible. Elles irritent les muqueuses du col et du vagin et entretiennent l'hypersécrétion.

B. LES INSTRUMENTS. — La malade se servira d'un *bock* en tôle émaillée, à fond arrondi, gradué à l'intérieur et muni d'un tube de caoutchouc de 1 centimètre de diamètre, de 2 mètres de longueur, et portant un robinet à 0,50 de la canule.

La *canule* sera soigneusement choisie en verre ou en caoutchouc durci ou en

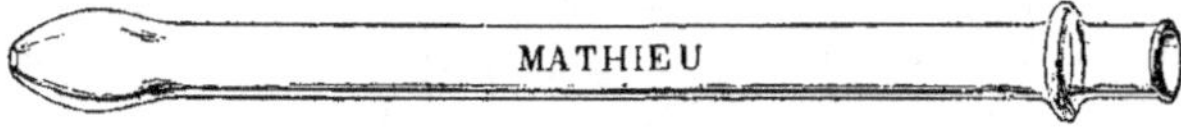

Fig. 10. — Canule de verre.

autre substance, peu importe, pourvu qu'elle soit susceptible d'être bouillie, l'essentiel est que l'extrémité renflée en forme d'olive porte des orifices latéraux et pas d'*orifice central*. Sa longueur sera de 12 à 15 centimètres.

Un bassin à injection sera nécessaire, à son défaut la malade prendra son injection sur le bord du lit les pieds reposant sur deux chaises ; dans ce cas elle devra se munir d'une toile cirée ou d'un imperméable quelconque, suffisamment long et large pour éviter les souillures du lit et pour descendre dans un sceau placé entre les deux chaises.

Le manuel opératoire. — Le bock, le tube et la canule étant préalablement bouillis pendant dix minutes, la malade se dispose à prendre son injection.

Avant toute chose, elle se lave les mains soigneusement, puis elle ajuste la canule sur le tube en ayant soin de la tenir par la base afin d'éviter le plus possible les contacts avec l'extrémité vaginale, ceci fait elle la place dans le bock.

La solution est mise dans le bock, (mi-partie eau froide et eau chaude, un litre et demi environ) et la température en est vérifiée. Pour cela le premier mouvement (qui n'est pas le bon) est de tremper les doigts dans le liquide ; il y a d'autres manières plus propres d'apprécier cette température : 1° en faisant couler un peu de l'injection sur les doigts ; 2° en appliquant la face dorsale des doigts sur la paroi extérieure du bock.

Elle place l'instrument sur un meuble voisin ou le suspend à un clou, mais la hauteur ne doit pas dépasser 50 centimètres au-dessus du plan de la malade de façon à procurer un écoulement doux et lent.

Cela fait, elle se place pour prendre l'injection, couchée sur le lit, le bassin au-dessous d'elle, ayant soin que le périnée en dépasse le rebord : le sacrum repose alors sur la partie plate garnie d'une serviette éponge de manière à absorber le liquide qui pourrait s'écouler dans le lit.

Avec la toile cirée elle se place sur le bord du lit, le siège débordant, les pieds sur deux chaises et le corps couché en arrière sur un oreiller.

La position horizontale est de rigueur pour prendre une injection, car sur le bidet dans la position assise, le liquide ressort à peine introduit et n'a pas le temps d'impressionner suffisamment le col et le vagin.

Avant de s'installer elle amorce en laissant s'écouler un peu de liquide qui chasse l'air contenu dans le tube. Lorsque le jet est plein elle ferme le robinet ; dans ces manœuvres préliminaires la canule doit toujours être saisie par la base.

Enfin tout est prêt, la malade se met en position et introduit la canule dans le vagin. Elle en doit suivre la paroi postérieure, aussi doit-elle être enfoncée l'extrémité tournée en bas, très *obliquement en arrière*, jusqu'à une profondeur de 12 à 15 centimètres.

Le robinet est alors ouvert à demi, de façon à distendre doucement le vagin. Cette distension, lorsque le médecin donne lui-même l'injection doit être faite par l'index introduit avec la canule, déplissant les cul-de-sac il permet au liquide de pénétrer partout et de baigner toute la surface vaginale.

L'injection doit durer environ cinq minutes. Le bock étant vide, le robinet est fermé, la canule est retirée et mise de côté, mais la malade reste allongée encore un quart d'heure afin que le liquide restant baigne bien le vagin et le col.

En se levant le liquide sera expulsé par quelques efforts de toux afin d'éviter qu'en s'écoulant il ne souille les linges de corps.

Dans le cas d'injections très chaudes, il sera bon de prescrire à la malade de s'enduire de vaseline le périnée et la face interne des cuisses, car le liquide bien supporté à l'intérieur brûle au contraire à sa sortie.

Les dangers de l'injection. — En dehors de la pénétration de la canule dans l'urètre, ce qui ne peut avoir lieu lorsque l'extrémité est de forme olivaire, et de la pénétration rectale, rare, en raison des difficultés mécaniques qui l'accompagnent et d'ailleurs sans inconvénient, il n'y a guère à signaler comme petits accidents que la brûlure par un liquide trop chaud. Dans ce cas facile à prévenir, il suffit de faire un pansement vaginal avec des mèches imbibées de vaseline aseptique.

Ebell a signalé des phénomènes plus graves : douleur subite, vomissements, refroidissement des extrémités, syncope. Lorain a même rapporté un cas de mort. Ces accidents, bien qu'exceptionnels, montrent cependant que les injections, moyen auquel on a recours d'une façon souvent banale, méritent d'être employées avec certaines précautions.

D'autres inconvénients, moins apparents, viennent encore en restreindre l'emploi inconsidéré. Mettant de côté les chances d'infection, presque fatales avec les injections répétées « par leur mécanisme, même, elles sont très irritantes d'abord pour les organes génitaux, pour la surface vaginale, pour la surface du col : puis l'irritation constante des plexus nerveux périphériques si riches, détermine des douleurs et des phénomènes de congestion qui viennent s'ajouter à ceux dont souffrait déjà la malade ». (*Lucas-Championnière, loc. cit.*)

C'est pourquoi l'abus des injections est nuisible; leur pratique constante est d'ailleurs inutile et doit être cessée dès que les phénomènes pour lesquels vous les ordonnez ont disparu.

Vous comprenez maintenant l'utilité des précautions recommandées au manuel opératoire et concernant la hauteur du bock, la force du jet, la température du liquide et la forme de la canule dont l'absence d'orifice central, évite au col le traumatisme direct du jet.

Vous possédez donc là un moyen d'action, dont la puissance est plus grande qu'on ne le suppose ordinairement et dont l'usage doit être réglementé : Lucas-Championnière va même jusqu'à dire : « je crois l'intervention des injections si dangereuse que j'estime que, malgré leur valeur thérapeutique réelle, il serait plus avantageux de les supprimer toutes et définitivement, que d'en permettre la généralisation banale à laquelle on est arrivé aujourd'hui. »

Indications des injections. — Les injections sont prescrites pour combattre les écoulements génitaux : métrorragies et pertes blanches.

1° Dans les métrorragies, on retirera un effet très utile de l'emploi d'injections *très chaudes à 50°. C'est le seul cas où elles soient indiquées.*

2° Les injections sont d'un emploi tellement vulgaire dans la leucorrhée qu'il s'établit dans l'esprit de beaucoup de médecins l'équation suivante : pertes blanches = injections antiseptiques. C'est un excès fâcheux et il est nécessaire de bien s'en rendre compte. L'injection n'est autre chose, en somme, qu'un lavage du vagin, la cavité cervicale et à plus forte raison la cavité utérine échappant complètement à son action directe. Aussi est-il pour le moins illogique de vouloir désinfecter l'utérus par des lavages vaginaux, et cependant que de métrites traitées uniquement par des injections ! Le *nettoyage du vagin*, tel est leur but unique, leur raison d'être.

Nettoyez donc le vagin, chaque fois qu'il sera pris pour son propre compte ou qu'il servira de réceptacle dans lequel viendront stagner et s'infecter les sécrétions utérines normales et pathologiques ; mais rejetez les antiseptiques, surtout le sublimé, qui est bien l'agent le plus nocif. Employez au contraire les injections alcalines, inoffensives et efficaces si vous les appliquez comme je l'ai dit plus haut. Sous leur influence, Siredey et Bigart ont vu réapparaître les bacilles à formes longues, indices pour eux du retour à l'état normal.

Dans certains cas spéciaux seulement, reprenez les antiseptiques : l'eau oxygénée dans les putréfactions utéro-vaginales, en particulier dans le cancer du col; le permanganate de potasse dans les infections blennorrhagiques.

Ne demandez donc pas, aux liquides des injections, des propriétés antiseptiques qu'ils ne possèdent pas, et, s'il y a réellement une indication à l'action antiseptique, c'est vous, médecin, qui devrez intervenir directement avec des pansements plus puissants, avec des agents plus efficaces.

<h3 style="text-align:center">§ II. — IRRIGATIONS VAGINALES</h3>

L'injection vaginale pratiquée suivant les règles que je viens d'exposer et qui réduisent le traumatisme au minimum, perd par là même toute vertu médicamenteuse et toute action physique durable sur l'utérus et les annexes. Elle devient un simple lavage. Quand vous voudrez agir puissamment sur la contractilité utérine et sur le parametrium, quand vous voudrez désinfecter le vagin, employez alors les irrigations continues, prolongées même pendant plusieurs heures.

Indications. — Elles seront indiquées dans les maladies de l'utérus et dans les affections péri-utérines.

A. Affections de l'utérus. — L'indication primordiale est la *métrorragie* où son efficacité est bien supérieure à celle des injections. L'effet de ces dernières est passager et il arrive que la vaso-constriction produite par le contact de l'eau chaude fait très rapidement place à la *vaso-dilatation*, d'où redoublement de l'hémorragie. L'irrigation, bien au contraire, prolonge l'état de contracture des vaisseaux. L'eau chaude doit être ici exclusivement employée.

B. Affections péri-utérines. — Les exsudats pelviens, les salpingites aiguës ou subaiguës traitées en même temps par les douches rectales chaudes retireront de grands bénéfices des irrigations vaginales d'eau tiède. Outre l'action sédative « antiphlogistique » de ces irrigations, elles agissent peut-être d'une façon encore plus puissante en distendant mécaniquement les culs-de-sac et pratiquant là une sorte de massage, qui hâte beaucoup la résorption des exsudats plastiques.

Dans les *névralgies pelviennes* enfin, vous obtiendrez souvent de bons résultats avec les irrigations d'eau tiède combinées à un bain de siège de vingt minutes de durée.

Manuel opératoire. — De nombreux appareils ont été imaginés; mais parmi eux j'ai vu surtout employer par mon maître, M. Dalché, un appareil très simple qu'il a fait construire. Voici la description et le manuel opératoire qu'il a donnés dans le *Bulletin de Thérapeutique* de 1896.

« Il se compose d'un anneau élastique, à peu près pareil au pessaire de Dumontpallier, avec cette différence que l'espace central au lieu d'être vide se trouve fermé par une mince lame de caoutchouc destinée à oblitérer le conduit vaginal; c'est donc une surface plane circulaire, un disque, dont les bords sont constitués par un anneau en relief. La lame centrale est percée de deux orifices. Le supérieur reçoit un long tube flexible qui, d'un grand vase auquel il est adapté, amène l'eau dans le vagin; un robinet sert à régler le débit du courant. L'orifice inférieur communique avec un second tube flexible qui permet à l'eau de s'échapper du vagin et la dirige vers un récipient placé à côté.

La femme étant couchée au lit, on introduit l'appareil comme un anneau de Dumontpallier, et *on a soin de faire passer le tube inférieur ou d'échappement*

AU-DESSUS *de la cuisse de la malade ou sur son ventre*, et voici pourquoi : l'eau arrive par l'orifice supérieur, pour sortir il faut dans ces conditions qu'elle remonte au-dessus de la cuisse ou du ventre, c'est-à-dire au-dessus du niveau des organes génitaux internes ; elle est donc obligée de remplir et de distendre toute la cavité vaginale comprise entre le disque oblitérateur et les culs-de-sac, puis cette cavité une fois pleine, l'eau continue à s'élever dans le tube d'échappement jusqu'au point où il se recourbe. De la sorte toute la surface du vagin dilaté entre en contact avec le liquide, et c'est un véritable bain à courant ininterrompu qu'on donne à la région. Au moyen du robinet supérieur, on règle le calibre de l'écoulement jusqu'à le rendre très étroit, et de cette manière un bock de trois litres met une demi-heure à se vider ; on le remplit de nouveau sans toucher à rien, et cela plusieurs fois de suite selon que l'irrigation dure une heure, une heure et demie, deux heures, etc. Pendant ce temps, la malade peut lire et même s'occuper à de petits travaux. Selon les sujets il faut, bien entendu, prendre un appareil plus ou moins large, car un anneau trop petit ou trop grand bascule et le liquide sort par la vulve.

Le vase qui contient l'eau est posé, à l'hôpital, sur la planche située à la tête du lit, c'est-à-dire à 50 centimètres environ au-dessus du niveau du matelas. Si pour augmenter la pression on veut élever ce vase, il ne faut aller que progressivement et avec beaucoup de prudence, car cette pression devient très puissante, elle provoque des douleurs et j'ai redouté des accidents.

Ainsi sans aucune fatigue, couchée dans son lit, les jambes étendues et rapprochées dans une position naturelle, la malade reçoit une injection qui coule aussi longtemps que le désire le médecin. En lui-même l'appareil n'est guère plus gênant qu'un pessaire de Dumontpallier, mais il a cependant des inconvénients que je me fais un devoir de signaler : il ne saurait être placé que par des mains expérimentées, et de très gros caillots sanguins, dans le traitement des métrorragies, s'engagent parfois dans le tube d'échappement et l'oblitèrent. »

§ III. — PANSEMENTS VAGINAUX ET CERVICAUX

Les pansements vaginaux et cervicaux consistent dans l'application méthodique d'un topique à la surface de ces parties.

Ils sont constitués par les *tampons*, employés secs ou imbibés de substances médicamenteuses dont les plus usitées sont : la glycérine, les glycérolés d'amidon et de tannin, l'alun, le tannin, l'iodure de potassium, l'ichthyol à 10 p. 100 de glycérine, le thiol à 20 p. 100 qui a sur le précédent l'avantage d'être inodore, non caustique et anesthésique.

Ces tampons sont faits avec de l'ouate ou de la gaze : les premiers ont une forme arrondie, les deuxièmes sont pliés de la façon suivante : un carré de gaze de 20 centimètres de côté environ est plié par la moitié, puis chaque bord est rabattu au niveau de ce pli de façon que le tampon ne soit pas effiloché, on obtient ainsi un rectangle allongé dont on rapproche les extrémités l'une de l'autre en le plissant en accordéon. Un fil très fort est noué au milieu et le maintient dans sa forme définitive.

Les tampons de gaze ont l'avantage d'être d'une stérilisation plus facile que les tampons d'ouate qui, à l'étuve, deviennent friables si bien que le fil peut les quitter. Les tampons d'ouate ont de plus l'inconvénient de s'imbiber plus fortement des sécrétions et de former un bloc dur et compact.

Introduction des tampons. — L'introduction des tampons se fait de la façon suivante : le spéculum étant en place le tampon est saisi avec la pince à pansements (fig. 11) par le milieu lorsqu'il est en gaze par une extrémité lorsqu'il est en ouate. On le trempe s'il y a lieu dans la substance médicamenteuse et on l'introduit jusqu'au contact du col ou dans un cul-de-sac, tenant de la main gauche le fil qui doit pendre hors de la vulve. Le spéculum est alors retiré, la pince pressant toujours

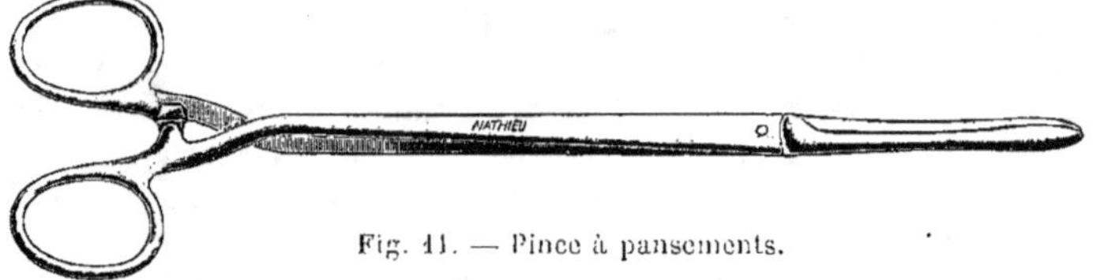

Fig. 11. — Pince à pansements.

sur le tampon, et celle-ci à son tour est enlevée laissant en place le tampon. Vingt-quatre heures après, la malade le retire : il ne faut pas le laisser plus longtemps car il devient septique.

Indications. — *A*. TAMPONS SECS. — Les tampons secs sont indiqués dans deux circonstances :

1° Quand après la réduction d'une déviation utérine, une postérieure en particulier, on veut maintenir l'organe réduit.

2° En cas de métrorragie d'origine utérine.

Employez dans ces deux cas les tampons d'ouate car ils remplissent mieux que la gaze l'action compressive qu'on leur demande.

Pour maintenir la réduction d'une rétroversion, il faut introduire quatre ou cinq tampons dans le cul-de-sac antérieur tassés de façon à porter le col en arrière.

Dans les métrorragies, le tamponnement se fait de la façon suivante : un tampon sec ou imbibé d'alun, du tannin ou de perchlorure de fer est d'abord mis au contact du col ; vous entourez ensuite le col de plusieurs tampons que vous glissez dans les culs-de-sac vaginaux et vous accumulez dans le fond du spéculum le plus de tampons que vous pourrez. À mesure que les parties profondes sont remplies, vous retirez un peu le spéculum et vous insinuez de nouveaux tampons jusqu'à ce que le vagin soit parfaitement comblé jusqu'au niveau de la vulve. Vous appliquez alors sur l'entrée du vagin un tampon volumineux que vous maintenez en place par un bandage en T.

Généralement au bout de quelques heures, vous serez obligé de retirer les premiers tampons afin de permettre à la malade d'uriner ou pour la sonder.

Le restant des tampons est enlevé au bout de vingt-quatre ou quarante-huit heures au plus. Pour cela, glissez votre index gauche dans le vagin jusqu'au contact d'un tampon et introduisez sur cet index la pince à pansement qui le retirera, vous ferez de même jusqu'au dernier ; si vous éprouviez quelques difficultés en raison d'adhérences, faites une injection tiède qui facilitera le détachement et vous évitera de produire des tiraillements et des déchirures de la muqueuse vaginale.

B. TAMPONS MÉDICAMENTEUX. — L'emploi de ces tampons est indiqué dans les vaginites et les métrites, les exsudats péri-utérins.

1° *Dans les vaginites*, le tamponnement a pour but non seulement de modifier les parois de l'organe par un topique, mais aussi de les isoler l'une de l'autre. Vous emploierez donc plusieurs tampons ou un seul tampon un peu long que vous remplirez d'alun, de tannin ou que vous imbiberez de glycérine.

2° *Dans les métrites :* vous placerez devant le col et autour de lui, des tampons imbibés de glycérine ou de glycérolés, pansement qui sera renouvelé tous les deux jours, mais vous compterez beaucoup plus sur une thérapeutique intra-utérine pour obtenir des résultats satisfaisants.

§ IV. — PANSEMENTS VULVAIRES

Le traitement des affections vulvaires non chirurgicales relève uniquement des soins locaux. Ces affections sont représentées par les inflammations superficielles ou vulvites et par les maladies cutanées ou parasitaires, prurit, eczéma, herpès pour ne citer que les plus fréquentes.

A. VULVITES. — *Aiguë.* — Au début, lorsque l'inflammation est très vive, il faut laver la vulve avec de l'eau boriquée tiède ou du permanganate à 1 p. 10.000 et prendre des bains de siège prolongés.

Puis dès que la sensibilité le permettra, vous appliquerez entre les grandes lèvres des petits tampons d'ouate imbibés de la solution suivante :

Acétate de plomb	2 grammes.
Sulfate de zinc.	2 —
Laudanum de Sydenham.	4 —
Eau	250 —
	(Lutaud).

Un peu plus tard vous badigeonnerez la vulve plusieurs fois par jour avec une solution ainsi composée.

Persulfate de fer.	1 gramme.
Glycérine.	8 —
	(Lutaud).

Si la vulvite est rebelle, faites chaque vingt-quatre heures un badigeonnage avec une solution de nitrate d'argent au 100° et saupoudrez la vulve de bismuth.

Chronique. — L'infection est glandulaire et chaque follicule doit être traitée particulièrement par des cautérisations avec la pointe fine du thermocautère.

B. AFFECTIONS CUTANÉES ET PARASITAIRES. — *Prurit.* — Le diabète étant éliminé, vous prescrirez contre le prurit non symptomatique des lotions plusieurs fois répétées dans la journée avec des solutions de sublimé au millième, de sulfate de zinc, de cuivre, d'hydrate de chloral à 1 p. 100, etc.

Vous y adjoindrez avec avantage l'hydrothérapie et des bains sulfureux. Le Dr Leredde préconise les pansements à la pâte de zinc. Couvrez la face externe des grandes lèvres, leur face interne, les petites lèvres de pâte de zinc et introduisez dans le vagin une mèche de gaze destinée à séparer les muqueuses. Le pansement est changé toutes les fois que la malade urine.

L'*herpès vulvaire* est presque toujours symptomatique : il se montre à l'occasion de la menstruation, d'une vaginite, d'un chancre syphilitique. D'après Fournier, une fois sur deux, les chancres du col s'accompagnent d'herpès vulvaire et il insiste sur la nécessité d'examiner le col utérin chez toute femme atteinte d'herpès vulvaire.

Lorsqu'il est abondant, il constitue une affection douloureuse et gênante. Vous prescrirez le repos absolu, les bains d'amidon, les lotions répétées plusieurs fois par jour avec la décoction de racine de guimauve ou l'infusion de camomille. Les parties enflammées seront ensuite saupoudrées avec une poudre inerte ou légèrement astringente, talc, oxyde de zinc, tannin, bismuth, etc.

Eczéma. — Le plus souvent chez la femme, l'eczéma de la vulve est d'origine urinaire. Toutes les altérations de l'urine, en particulier la glycosurie, peuvent la produire ; moins fréquemment il reconnaîtra pour cause les écoulements vaginaux.

Après chaque miction, prescrivez une toilette locale, les lotions coaltarées faibles, l'usage de la pommade à l'oxyde de zinc et la séparation des lèvres par des plaquettes de coton hydrophile.

§ V. — CAUTÉRISATION DU COL

La cautérisation du col a pour but de modifier la vitalité de cet organe en portant à sa surface des agents divers.

Elle est *potentielle* et *actuelle*.

I. — CAUTÉRISATION POTENTIELLE

Les caustiques chimiques en sont les agents : les uns sont faibles, les autres énergiques sous forme de liquides, de pâtes ou de crayons. Les crayons de nitrate d'argent, iodoforme, tannin, sulfate de zinc, fort en honneur dans l'ancienne gynécologie sont à peu près abandonnés aujourd'hui et doivent l'être complètement. Leur but en effet est de pénétrer dans la cavité utérine où beaucoup restent à demeure : et je dirai plus tard ce qu'il faut penser de l'introduction de corps étrangers dans cette cavité, les dangers auxquels ils exposent; les précautions spéciales qu'ils imposent.

Quant aux caustiques énergiques, comme l'acide chromique, la pâte de Vienne, de Cauquoin, le caustique de Filhos, le chlorure de zinc, leur maniement est délicat et leur action uniquement destinée à la destruction des ulcérations rebelles et végétantes peut fort bien être remplacée par la thermo-cautérisation.

Il vous reste donc comme caustique d'usage courant les caustiques faibles liquides, comme la teinture d'iode, les solutions de perchlorure de fer et de nitrate d'argent, l'acide acétique cristallisable. Mais parmi eux il vous faudra encore faire un choix. Il faut en effet pour apprécier la valeur d'un agent antiseptique tenir compte non seulement de son action sur le microbe ou ses toxines, mais aussi de son action locale sur les tissus. Vous rejetterez donc de votre thérapeutique, les topiques dits *coagulants* qui forment escharre plus ou moins forte à la surface traitée et vous emploierez de préférence les topiques *diffusibles* qui respectent l'intégrité des tissus. A ce groupe appartiennent les huiles essentielles, les composés iodiques faibles, certaines substances aromatiques, etc., parmi eux un des meilleurs topiques est la créosote que vous emploierez pure, en solution au tiers ou en solution faible à un dixième, spéciale pour les pansements vaginaux.

Mode d'emploi. — Il est extrêmement simple. Le spéculum ayant découvert le col, ce dernier est débarrassé de toutes ses souillures par un lavage avec une solution alcaline.

Le caustique est alors porté sur l'ulcération à l'aide d'un petit bâtonnet de bois aux deux extrémités duquel vous avez enroulé un peu d'ouate. L'antique pinceau

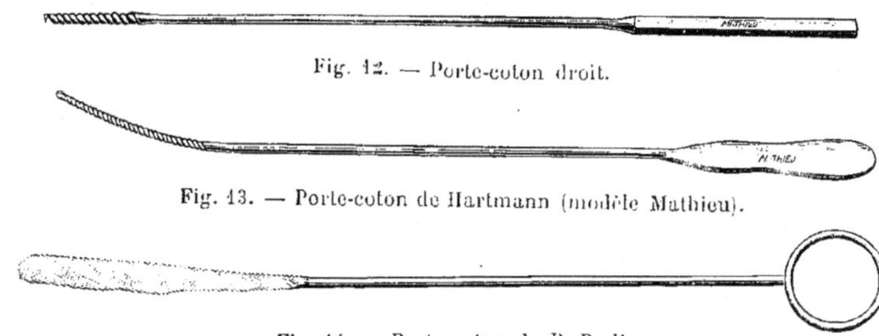

Fig. 12. — Porte-coton droit.

Fig. 13. — Porte-coton de Hartmann (modèle Mathieu).

Fig. 14. — Porte-coton du Pr Budin.

doit être absolument rejeté comme prenant trop de liquide et comme impossible à désinfecter. Votre petit bâtonnet préalablement stérilisé à l'étuve doit contenir très peu de liquide afin que l'application soit toute locale. De l'extrémité intacte vous asséchez l'ulcération puis le retournant vous déposez le topique à sa surface. Vous brûlez ensuite le bâtonnet.

Indications. — Ces différents caustiques trouvent leur indication dans la métrite chronique cervicale aux différentes phases de l'ectropion muqueux. Usez de préférence de la teinture d'iode de propriété résolutive.

Dans les cas d'ulcérations saignantes, vous ferez des applications de solutions de perchlorure de fer.

Les applications doivent être répétées tous les quatre ou cinq jours.

Ce traitement classique est loin d'être l'idéal pour la métrite chronique du col : les cautérisations superficielles n'atteignent pas la profondeur des glandes et laissent intacts ces repaires microbiens; bien mieux, elles épidermisent la surface de l'ectropion, obstruant les canaux excréteurs, provoquant, par conséquence, la rétention des produits septiques dans ces glandes qui deviennent kystiques. Tant que les glandes ne sont pas détruites complètement, la métrite n'est pas guérie; aussi le seul traitement rationnel de cette affection est-il la destruction de la muqueuse dans sa totalité.

Diverses interventions chirurgicales, depuis l'abrasion de la muqueuse (Bouilly), jusqu'à l'amputation du col, ont été employées : elles sont efficaces, mais ce sont des opérations sanglantes, dépassant la sphère de la *petite chirurgie* gynécologique et par conséquent la pratique habituelle du médecin.

Heureusement, la guérison peut être obtenue par d'autres moyens plus à la portée du praticien : je veux parler des cautérisations profondes faites avec le Filhos, selon la méthode de M. Richelot. Le caustique dont il se sert et qu'il appelle « néofilhos » est composé de 100 grammes de potasse à la chaux et de 20 grammes de chaux vive pulvérisée, adjonction destinée à prévenir l'hydratation; ce mélange solidifié est coulé dans un tube de plomb, formant ainsi un crayon facile à manier. La cautérisation se fait de la façon suivante. Après avoir placé dans le cul-de-sac postérieur à un tampon d'ouate pour absorber le liquide caustique qui peut y couler, on applique le néofilhos ; il faut se garder de tout contact superficiel, en surface il doit au contraire être prolongé de façon à produire une escharre profonde, « il faut appuyer et maintenir le caustique assez longtemps — attendre que la muqueuse noircisse et devienne sanguinolente — l'introduire *à fond* dans la cavité cervicale. Continuer jusqu'au moment où l'escharre noire est partout formée [1]. » On laisse un tampon avec une ficelle que le malade enlève le lendemain. Elle évite toute fatigue dans la journée même et dans les huit jours suivants, elle prend tous les matins une injection d'eau bouillie. La cautérisation est renouvelée chaque semaine et il n'est pas besoin de plus de 8 à 12 séances pour obtenir la guérison. « Il faut donc poursuivre les lésions jusqu'au bout ; il faut cautériser en regardant les tissus en jugeant ce qu'on a fait et ce qui reste à faire au lieu de penser à autre chose et de se fier à un nombre de séances convenu [2]. » Il ne faut donc pas s'arrêter trop tôt, mais seulement lorsque les lèvres du col seront minces et souples ; à cette condition la cicatrisation reformera un col « virginal » rose et *toujours bien calibré*, point contesté cependant par Doléris ; il existe en effet plusieurs observations de rétrécissement consécutif, aussi, comme le dit Richelot, le néofilhos ne doit pas être manié par des « mains lourdes », et il demande que sa technique soit suivie de point en point. Le résultat plastique est parfait et bien supérieur à celui que donnent les opérations sur le col, le Schrœder en particulier.

La cautérisation au Filhos supprime donc l'intervention chirurgicale : elle n'est plus qu'un simple pansement n'interrompant pas les occupations, aussi sera-t-elle toujours favorablement accueillie par les malades. Bien maniée, d'autre part, elle est dangereuse aussi peu que possible et le médecin pourra, sans craintes, réaliser ce qui, il y a quelques années était réservé au seul chirurgien : la guérison de la métrite cervicale chronique.

II. — Cautérisation actuelle

La cautérisation au fer rouge n'est plus très employée aujourd'hui, surtout la cautérisation *profonde* ou *destructive* : elle crée des plaies, des escharres très difficiles à maintenir suffisamment propres et qui sont le point de départ d'infections diverses.

Dans certains cas, vous obtiendrez de bons résultats avec la cautérisation superficielle ou modificatrice du col.

Indications. — C'est dans la métrite chronique, lorsque le col est induré, augmenté de volume, d'une coloration pâle, souvent jaunâtre ; en un mot lorsqu'il y a sclérose conjonctive, que les pointes de feu sont indiquées.

La cautérisation doit être légère et rapide, et sous son influence la vitalité de l'organe est accrue, la nutrition se fait mieux et les ulcérations qui pouvaient exister sans manifester aucune tendance à la guérison se cicatrisent rapidement.

Mode d'emploi. — A l'aide du spéculum le col est découvert et abstergé, le thermocautère incandescent est introduit et rapidement vous mettez une douzaine de pointes de feu superficielles sur le pourtour de l'organe.

[1] Richelot. *Soc. d'Obst. et de Gynéc.*, 9 nov. 1903, p. 182.
[2] *Ibid.*

La douleur est nulle : c'est à peine si les malades éprouvent la sensation d'une légère chaleur ou d'un liquide chaud versé dans le vagin.

On place un tampon sec qui est enlevé le lendemain et la séance est renouvelée huit ou dix jours après.

§ VI. — SCARIFICATION DU COL

La scarification du col a pour but d'obtenir une émission sanguine locale par un nombre variable d'incisions superficielles, pratiquées sur la surface du museau de tanche.

Manuel opératoire. — Le col étant mis au jour par le spéculum, nettoyez-le à l'aide d'une solution alcaline, des sécrétions qui le recouvrent. Asséchez-le; puis, au moyen d'un bistouri ordinaire à manche un peu long, pratiquez d'avant en arrière et parallèlement les unes aux autres, cinq ou six incisions sur la lèvre antérieure, et autant sur la lèvre postérieure. Ces incisions doivent être faites légèrement et ne pas pénétrer à plus de 1 ou 2 millimètres de profondeur, sinon vous pourriez blesser un vaisseau et avoir un saignement beaucoup plus important que vous ne le voudriez.

Vous trouverez dans les livres anciens de gynécologie, un arsenal imposant de lancettes de toutes formes et de ventouses spéciales (fig. 15) : tous ces instruments

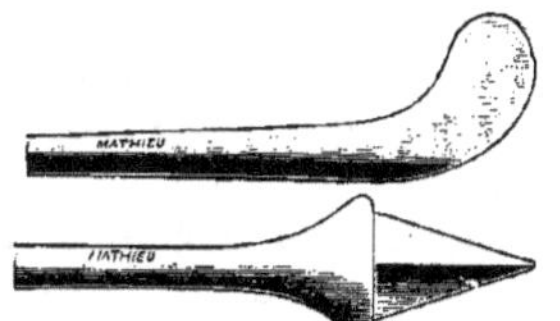
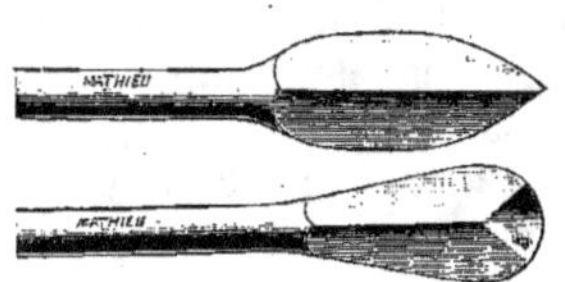

Fig. 15. — Scarification du col utérin.

sont avantageusement remplacés par le bistouri et l'écoulement sanguin qu'il fournit est toujours suffisant.

Laissez le spéculum en place jusqu'à ce que vous ayez recueilli la quantité de sang que vous désirez, un quart d'heure environ, puis essuyez le col avec un tampon stérilisé. Placez alors à demeure un tampon glycériné muni de son fil, et retirez le spéculum.

Ce tampon est utile pour arrêter l'écoulement du sang et pour éviter de tacher les vêtements.

En général cet écoulement est assez limité et s'arrête de lui-même au bout de quelques instants. S'il persistait, un tampon imbibé de perchlorure de fer, au besoin même un tamponnement en viendraient facilement à bout.

Indications. — On faisait abus autrefois des émissions sanguines locales dont les sangsues étaient les agents aimés des anciens médecins. Gallard les conseillait dans l'ovarite, dans la métrite parenchymateuse aiguë; actuellement une seule indication persiste, c'est dans la métrite chronique, lorsque le col est gros, violacé, gorgé de sang.

Le moment préférable, pour ces scarifications, est l'approche des règles, au moment de la congestion menstruelle; mais ne craignez pas de les renouveler fréquemment, tous les trois à quatre jours, à cette condition elles seront efficaces.

§ VII. — THÉRAPEUTIQUE INTRA-UTÉRINE

Avant d'entamer ce chapitre, je veux insister sur un point d'importance capitale, c'est la nécessité d'une asepsie rigoureuse pour toute intervention intra-utérine, si minime soit-elle. Des accidents formidables ont leur point de départ à ce niveau, succédant au séjour, même rapide, d'un corps étranger septique dans la cavité de l'utérus. Aussi je crois sage d'adopter comme ligne de conduite inflexible le principe suivant : « *N'introduire dans l'utérus que des corps de l'asepsie desquels on est assuré, et ne les laisser à demeure que si la malade peut rester couchée et sous la surveillance du médecin.* » Je proscris, par là, complètement, l'emploi à domicile des crayons modificateurs.

A. — DILATATION DE L'UTÉRUS

C'est en général le premier temps obligé de toute intervention dans la cavité de l'utérus. En parlant des instruments dilatateurs, je donnerai les indications de la dilatation rapide et je ne m'occuperai ici que de la dilatation lente par la laminaire.

Manuel opératoire. — L'introduction de la tige dilatatrice doit être précédée d'une exploration attentive de l'utérus qui vous permettra d'en apprécier la situation. Il s'agit en effet d'un cathétérisme et les principes que j'ai exposés plus loin (voy. p. 285) s'appliquent ici : il sera bon d'ailleurs de faire précéder l'introduction de la tige par celle de l'hystéromètre; il frayera le chemin et donnera surtout des notions exactes sur la longueur, la forme et les particularités du trajet intra-utérin. Fort de ces connaissances vous ne vous arrêterez pas au moindre obstacle, et une certaine pression vous sera permise dans ce cas.

Vous faites un nettoyage complet du vagin, vous introduisez le spéculum puis, vous vous lavez soigneusement les mains à la brosse et au savon *comme pour une opération chirurgicale*.

Avec la pince à deux griffes, vous saisissez une des lèvres du col, l'antérieure généralement et vous préparez la tige de laminaire. Choisissez-la d'une grosseur de 4 millimètres environ, plus grosse si vous avez affaire à une multipare, plus petite pour une nullipare ou une femme nerveuse et imprimez-lui prudemment une courbure si l'utérus est en anté ou rétro-déviation sinon laissez la droite.

Avec la pince à pansements saisissez-la par l'extrémité qui porte le fil, à l'union de son tiers inférieur avec les deux tiers supérieurs, et présentez-la à l'orifice externe du col après l'avoir trempée dans l'huile phéniquée à 1/30.

De la main gauche tirez sur le col par l'intermédiaire de la pince et enfoncez doucement la laminaire jusque dans le fond de la cavité utérine : comme d'habitude l'obstacle est à l'orifice interne : la résistance de ce « sphincter » franchie, la tige pénètre d'elle-même dans l'utérus. Ne l'introduisez pas de façon qu'elle disparaisse : l'extrémité qui porte le fil doit toujours être visible, sinon la dilatation l'emprisonnerait dans la cavité utérine. Le fil reste dans le vagin. Appliquez un tampon de gaze dans le cul-de-sac postérieur de façon que la tige repose dessus comme sur un coussinet et soit séparée du vagin : par-dessus bourrez légèrement le vagin, retirez le spéculum puis la pince et obligez la malade à rester couchée vingt-quatre heures un bandage en T maintenant le tout.

Des douleurs expulsives se produisent souvent mais qui ne durent pas en général. Le lendemain vous procédez à l'extraction de la laminaire sans spéculum : la pince à pansements introduite sur l'index gauche retire d'abord le tampon puis la laminaire triplée de volume.

Quelquefois vous pourrez avoir des difficultés : la tige est rétrécie au milieu, au niveau de l'orifice interne ses deux parties extrêmes s'étant seules dilatées. Dans ce cas, saisissez directement son extrémité avec la pince à pansements et par des mouvements de rotation, de traction, patiemment conduits, vous arriverez à l'extraire.

Une injection prudente est donnée après l'extraction et le spéculum vous montre l'orifice externe du col, béant. Si la dilatation n'est pas suffisante pour le but que vous poursuivez, vous en introduisez une plus grosse que le malade gardera encore vingt-quatre heures.

Indications. — La dilatation de l'utérus peut être employée comme moyen thérapeutique ou comme premier temps d'une intervention intra-utérine.

Comme moyen thérapeutique, elle sert à redresser les déviations utérines surtout les antéversions. Dans les névralgies pelviennes, selon les auteurs qui l'ont employée, elle ferait disparaitre les sensations douloureuses et son action serait analogue à la dilatation anale dans la fissure à l'anus.

Accidents. — Avec les instruments métalliques, on peut redouter les perforations de l'utérus : quant aux laminaires elles pourront vous causer quelques ennuis. Si l'extrémité dépasse trop l'orifice externe, elle pourra produire une perforation de la cloison recto-vaginale ou tout au moins une ulcération.

Si au contraire elle est trop courte et disparaît dans l'intérieur de l'utérus, vous pourrez observer la perforation d'une des lèvres s'il y a anté- ou rétro-déviation.

B. — Pansements intra-utérins

Les pansements intra-utérins peuvent être faits avec des substances *liquides* ou avec des substances *solides*. Mais je vous conseille d'avoir recours uniquement aux premières qui pourront être faites dans votre cabinet.

Mode d'emploi. — Les topiques pourront être portés directement dans l'utérus avec le cathéter muni d'un morceau de gaze enroulée à son extrémité, mais la dilatation doit être suffisante pour permettre l'introduction de l'instrument et nécessitera souvent l'application d'une laminaire.

Quant aux pansements à demeure à l'aide de mèches intra-utérines, je les rejette absolument. Leur action antiseptique est vite terminée, elles absorbent de plus les sécrétions, forment tampon et empêchent le drainage de l'utérus.

Je préfère à ces moyens le dépôt direct du liquide sur la muqueuse utérine. Vous pourrez le faire sous forme d'injections intra-utérines mais sachez que c'est un moyen qui peut être dangereux, et préoccupez-vous en le pratiquant, d'une seule chose : le reflux facile du liquide dans le vagin ; éviter la rétention dans l'utérus tout est là !

Ne vous fiez pas pour cela à une sonde à double courant (fig. 16, 17, 18, 19, 20)
qui peut ne pas fonctionner mais prenez une seringue spéciale dont des types

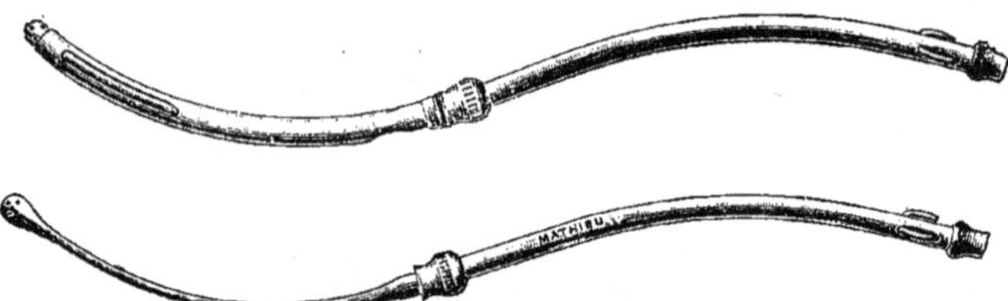

Fig. 16. — Sonde intra-utérine de Bozeman-Fritsch.

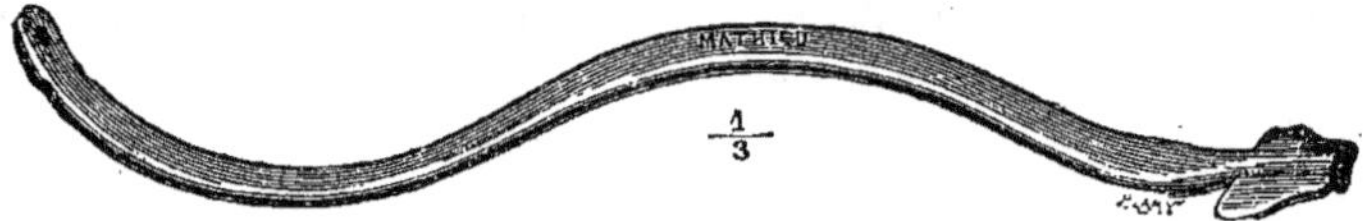

Fig. 17. — Sonde intra-utérine en S de Pinard.

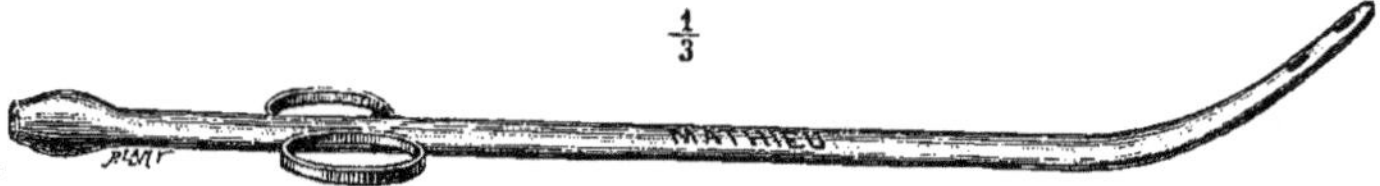

Fig. 18. — Sonde intra-utérine d'Auvard.

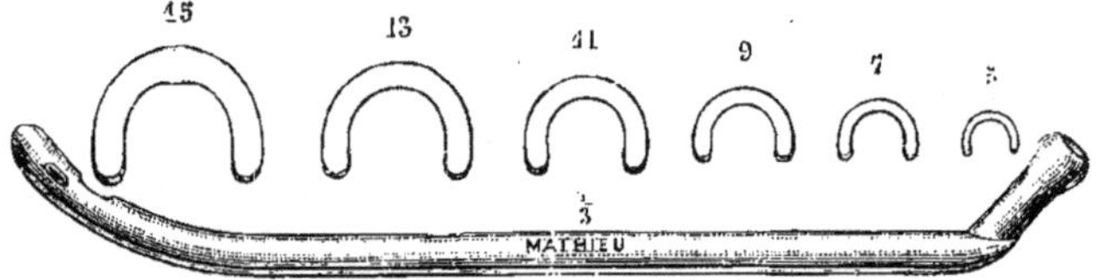

Fig. 19. — Sonde en fer à cheval de Budin (Coupe des divers calibres).

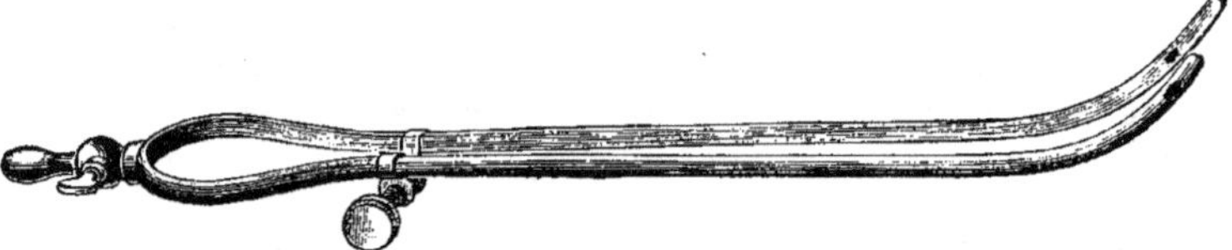

Fig. 20. — Sonde de Boléris.

divers ont été imaginés et dont les plus connues sont celles de *Braun* (fig. 21),
Pajot, cette dernière à jet récurrent, et procédez de la façon suivante.

L'extrémité de la seringue ayant pénétré d'au moins 6 centimètres, injectez
un peu d'eau tiède à 35° pour débarrasser la muqueuse des sécrétions qui la
recouvrent. Poussez lentement le piston et veillez à ce que le liquide reflue par
l'orifice externe au pourtour de la sonde. Après avoir lavé la muqueuse, injectez le
liquide choisi, perchlorure de fer, teinture d'iode, nitrate d'argent, etc., puis retirez
la sonde, le spéculum, et recommandez à votre malade de garder le repos pendant
quelques heures.

J'emploie un procédé plus simple et qui me paraît plus efficace. Je saisis la lèvre antérieure avec une pince et après avoir dilaté légèrement la cavité utérine en passant quelques bougies de Hégar jusqu'au n° 6 par exemple, j'introduis dans l'utérus une bougie à instillations n° 8 ou 10 ; puis la seringue à instillations urétrales, remplie du liquide à injecter y est adaptée et son contenu versé goutte à goutte, *très lentement* selon le principe formulé par M. Guyon pour les instillations urétrales chez l'homme. Il y a ainsi un contact intime et prolongé du

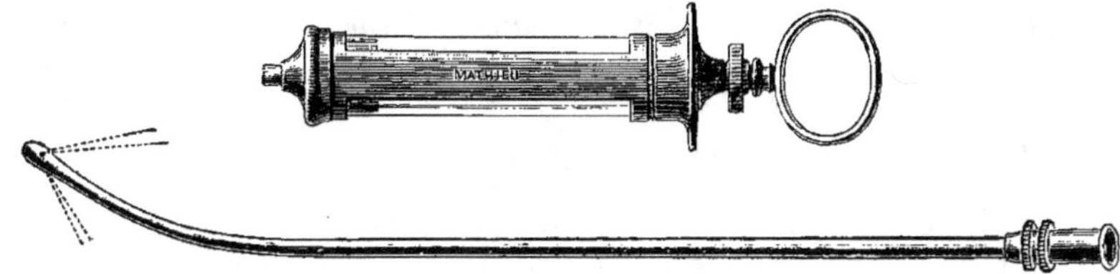

Fig. 24. — Seringue de Braun.

liquide et de la muqueuse et pour le rendre encore plus parfait j'emploie des liquides huileux. Parmi eux, j'ai obtenu d'excellents résultats avec l'huile goménolée au 1/20.

Ces *instillations intra-utérines* ne sont pas plus compliquées à faire qu'une instillation urétrale, on les renouvelle tous les deux jours ou tous les jours et le malade peut, sans inconvénient, partir aussitôt après.

Il arrive quelquefois, moins souvent cependant dans les instillations que dans les injections, que ces manœuvres sont suivies de douleurs abdominales accompagnées de pâleur, sueurs froides, etc. Ne vous inquiétez pas, c'est une simple colique utérine sans importance pour laquelle vous prescrirez le repos et des cataplasmes laudanisés sur le ventre.

Vous pourrez l'éviter en faisant précéder votre pansement par l'instillation de quelques centimètres cubes de cocaïne à 1 p. 200.

Indications. — Ce traitement trouve son indication dans l'endométrite, et a pour but de modifier la muqueuse. On s'en abstiendra au moment des règles, pendant les huit jours qui précèdent et suivent leur établissement.

Dans les *métrorragies*, Erlanger[1] préconise concurremment avec l'absorption à l'intérieur d'adrénaline selon la formule suivante :

> Chlorhydrate d'adrénaline (solution à 1/1000) .   X à XL gouttes.
> Eau distillée. . . . .   60 grammes.
> Par cuillerées à café toutes les cinq minutes,

les injections intra-utérines d'adrénaline. Après avoir lavé la cavité de l'utérus, on injecte 2 centimètres cubes d'une solution de chlorhydrate d'adrénaline au 1/1000.

C. — FÉCONDATION ARTIFICIELLE

La fécondation artificielle a pour but de produire artificiellement la fécondation de l'ovule.

[1] ERLANGER. *Presse méd.*, 28 février 1903.

Indications et contre-indications. — Elles sont résumées par Lutaud de la façon suivante :

Pour être autorisé à pratiquer la fécondation artificielle il faut :

1° Que toutes les autres méthodes rationnelles de traitement aient échoué ;

2° Que la menstruation existe ou que des symptômes manifestes indiquent l'existence du molimen menstruel ;

3° Qu'il n'y ait aucun vice de conformation irrémédiable du bassin ou des organes génitaux s'opposant soit à la conception, soit à l'accouchement ;

4° Qu'il n'y ait chez les conjoints aucune diathèse cancéreuse ou tuberculeuse ;

5° Qu'il n'existe aucune affection inflammatoire de l'utérus et de ses annexes et du péritoine au moment de l'opération ;

6° Que la présence des spermatozoïdes ait été constatée.

Manuel opératoire. — Les procédés sont nombreux, de Sims, de Courty, de Pajot, etc. Tous reposent sur le même principe : prendre avec une seringue chauffée du sperme déposé, soit dans le vagin soit dans un condom (procédé de Sims)

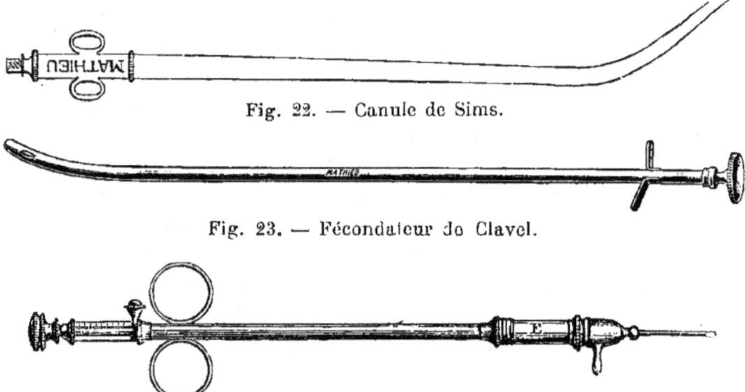

Fig. 22. — Canule de Sims.

Fig. 23. — Fécondateur de Clavel.

Fig. 24. — Fécondateur de Ronbaud.

et le porter dans l'intérieur de la cavité utérine. Il suffit d'en injecter quelques gouttes. L'opération peut être faite plusieurs heures après le coït à la condition de maintenir la femme couchée de façon que le sperme soit conservé dans le vagin.

Moment favorable. — Des recherches physiologiques tendent à prouver que la fécondation se fait plus souvent avant l'apparition des règles qu'après leur disparition. Aussi devrez-vous pratiquer la fécondation artificielle dans les quelques jours qui précèdent la menstruation. Si l'écoulement menstruel se produit, renouvelez votre tentative six à huit jours après sa cessation.

Ces tentatives peuvent être ainsi faites à cinq ou six reprises différentes et si au bout de ce temps vous n'obtenez aucun résultat, renoncez à tout essai ultérieur.

CHAPITRE VII

LES INSTRUMENTS

I. — LE SPÉCULUM

Le diagnostic gynécologique doit être établi par le toucher, et la palpation bimanuelle, non par le spéculum. Instrument d'exploration, il est encore bien plus un instrument de traitement.

Sans entrer dans l'historique qui a été exposé ailleurs par Jayle [1] nous pouvons ramener toutes les variétés de spéculums à deux types : les spéculums *cylindriques* et les spéculums à *valves*. Les premiers ont disparu de la pratique vu leur peu de

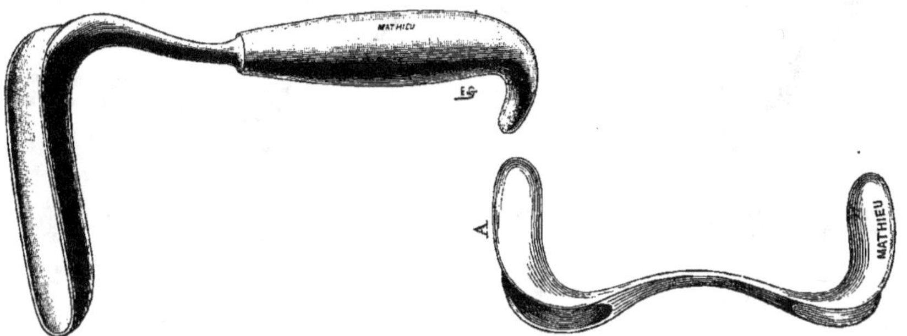

Fig. 25. — Valve de Sims.
Fig. 26. — Valve double de Sims.

commodité et actuellement on n'emploie plus que le spéculum à valves dont le type est le Cusco. Les modernes l'ont modifié; au mouvement d'écartement du bec des valves, ils ont ajouté un mouvement d'écartement parallèle, de manière à obtenir à la fois le maximum de dilatation du fond du vagin et de l'anneau vulvaire (fig. 29).

Je ne m'arrêterai pas à décrire cet instrument bien connu et je passe à l'étude de son maniement. Cependant auparavant je dois mentionner un instrument d'une grande utilité dans certains cas d'exploration vaginale : la *valve de Sims* (fig. 25), complétée par une autre plus petite encore, appelée *dépresseur* avec laquelle on déprime la paroi vaginale opposée à la valve. C'est l'instrument de choix pour la recherche des fistules vésico-vaginales, mais pour l'usage courant il présente certains inconvénients : c'est tout d'abord la position latérale, dite de Sims, peu

[1] JAYLE. *Presse méd.*, 10 février 1904.

habituelle chez nous, mais à laquelle on substitue avantageusement la position
ordinaire pour l'examen de la paroi antérieure du vagin. On se trouvera bien de
mettre le malade en position déclive, de cette manière l'air pénètre dans le vagin

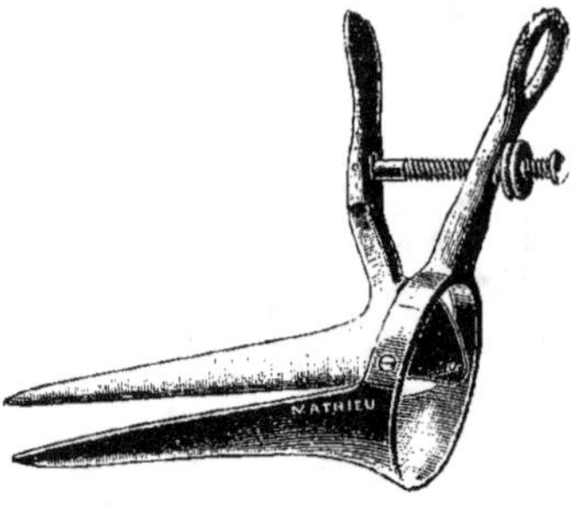

Fig. 27. — Spéculum de Cusco.

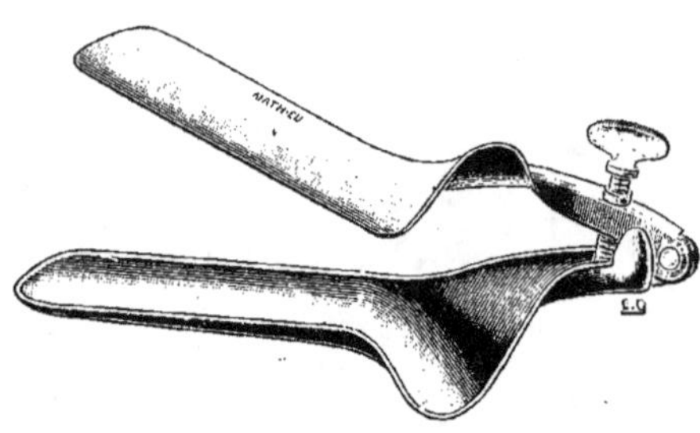

Fig. 28. — Spéculum de Collin.

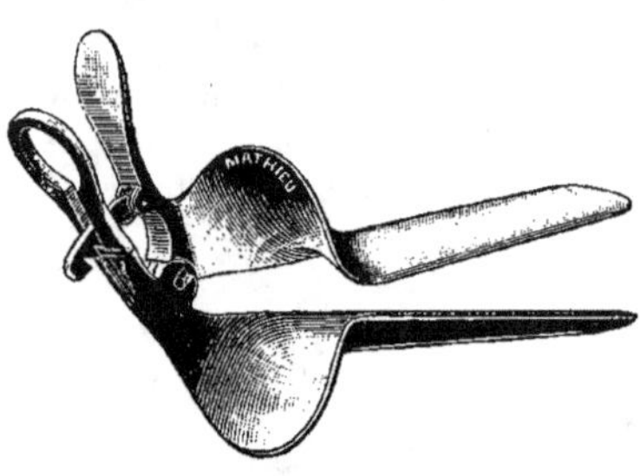

Fig. 29. — Spéculum ouvert sur le côté,
à crémaillière, de Mathieu.

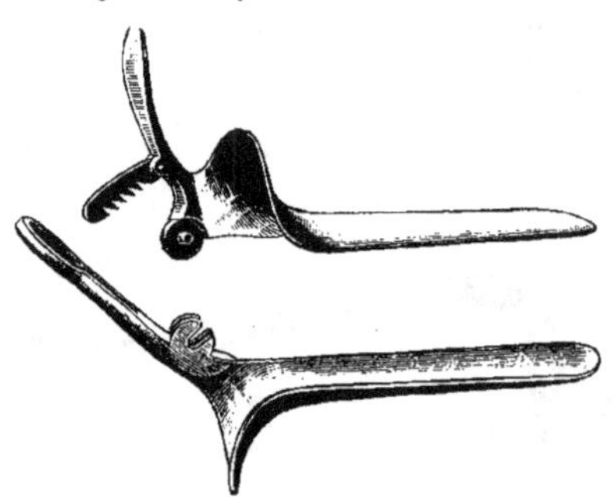

Fig. 30. — Spéculum de Mathieu
démonté.

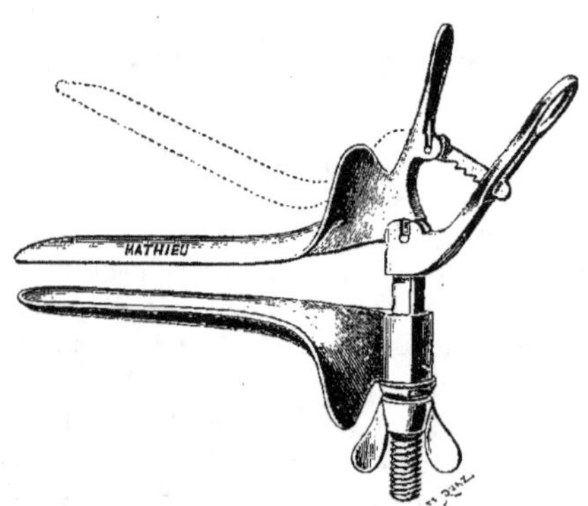

Fig. 31. — Spéculum de Jayle.

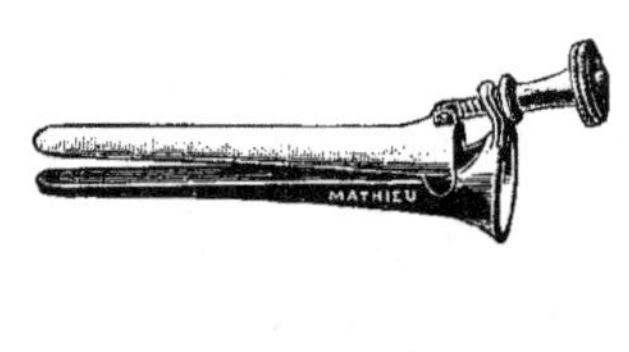

Fig. 32. — Spéculum pour vierges.

avec la simple introduction du doigt, les deux parois se séparent l'une de l'autre
et la valve pénètre avec la plus grande facilité.

Un autre inconvénient est la nécessité d'avoir un aide dès que l'on veut pratiquer la moindre intervention sur le vagin ou le col (pansement, cautérisation, etc.)

Introduction du spéculum bivalve. — Il est nécessaire avant de se servir du spéculum de bien placer la malade. Sans nécessiter un matériel spécial, il faut cependant que certaines conditions soient réunies, pour tirer de l'examen le maximum de renseignements utiles, et si j'insiste sur ce point de détail, c'est que je connais des médecins qui placent leur malade sur une chaise longue et loin de toute lumière. Un examen sérieux est impossible dans ces conditions : il faut au contraire se mettre devant une fenêtre, éclairer largement la région, et l'appareil qui supporte la malade doit être suffisamment élevé pour que le médecin étant assis regarde directement et sans efforts dans le vagin.

Le siège doit affleurer et même dépasser le rebord de cet appareil, afin que les manœuvres d'introduction ou de pansements ne soient pas gênées. Pour cela il est nécessaire que les pieds reposent sur deux appuis qui dépassent la table d'une certaine longueur. Ces appuis sont à demeure sur les tables spéciales aux examens gynécologiques, mais il est très facile de les fixer extemporanément à une table quelconque.

Pour le médecin qui ne soigne de gynécologie que les cas fournis par le hasard de la consultation, il est très difficile d'avoir dans son cabinet une installation permanente, aussi le fauteuil-spéculum me paraît très recommandable dans ce cas (fig. 33, 34).

Avant d'introduire le spéculum, il est bon de le lubréfier, mais beaucoup le trem-

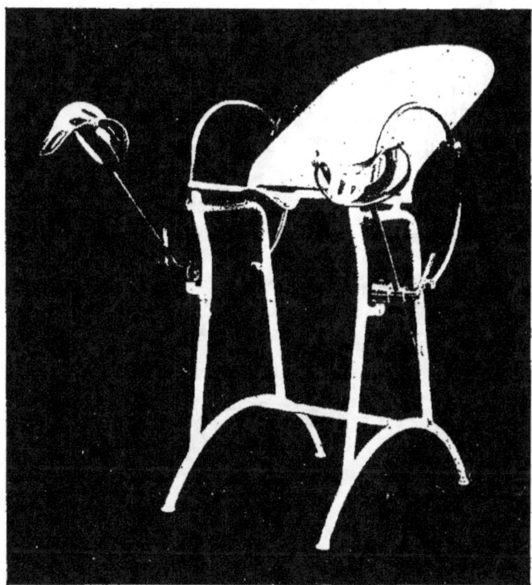

Fig. 33. — Chaise de de Quervain, pour examen gynécologique.

pent dans le corps gras, comme l'on fait d'une sonde urétrale ; mauvaise pratique qui permet l'entrée de ce corps gras dans l'intérieur des valves, qu'il ternit.

Prenez au contraire, le corps gras à l'extrémité du doigt, d'une spatule, etc., et enduisez la face externe seulement des valves dans leur extrémité. Cette manœuvre préparatoire est nécessaire, car dans la position normale de la taille, le vagin est fermé et le spéculum doit faire effort pour le déplisser, mais dans la position déclive recommandée par Jayle le vagin s'emplit d'air et le spéculum pénètre sans difficulté.

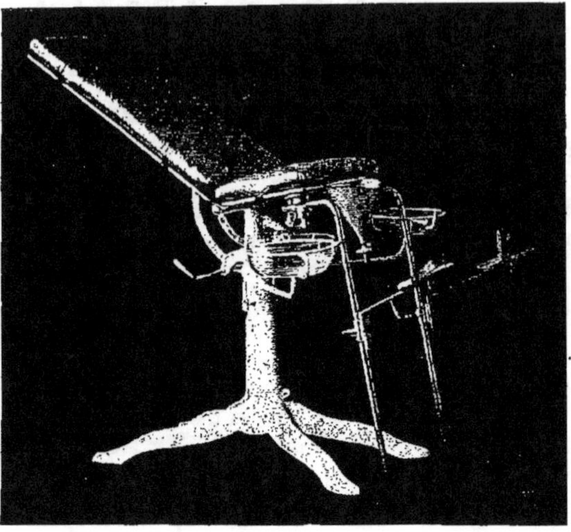

Fig. 34. — Table de Schaerer.

Avant l'introduction, pratiquez encore le toucher de manière à vous rendre un compte exact de la position du col, ce qui vous évitera de « partir à sa recherche à l'instar des astronomes de rencontre qui cherchent Jupiter » (Jayle[1]), et épar-

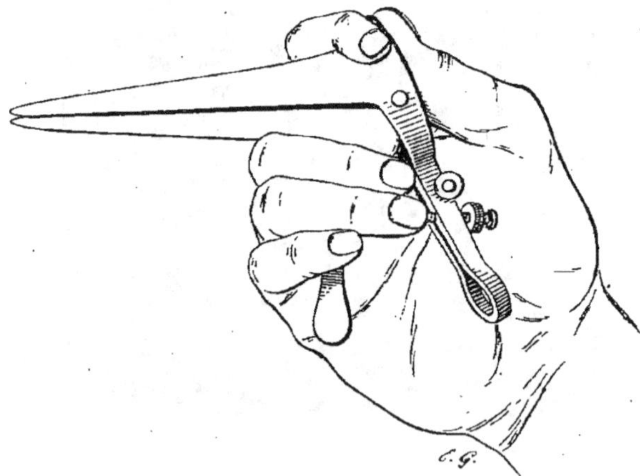

Fig. 35. — Tenue de spéculum pour l'introduction.

gnera à la malade ces hésitations, ces reculs « ce va-et-vient » de l'instrument qui la font souffrir.

[1] JAYLE. *Loc. cil.*

Ces précautions prises, vous êtes en mesure de pratiquer votre examen.

Saisissant l'instrument de la main droite par le corps, entre le médius et l'index, ce qui vous permettra de le faire pénétrer *fermé* sous l'impulsion du pouce (fig. 35), vous écartez les petites lèvres avec l'index et le médius de la main gauche.

Le spéculum doit être présenté à l'orifice vaginal, la tranche verticale, c'est-à-dire parallèle à l'axe de la vulve, et la main tournée horizontalement; abaissez alors légèrement le corps de l'instrument de façon à faire pénétrer un peu l'angle inférieur du bec et poussez le spéculum en déprimant fortement la fourchette. Il faut éviter en effet le contact avec la paroi supérieure, contact douloureux, car il contusionne les tissus sur le plan osseux de la symphyse.

L'anneau vulvaire franchi, enfoncez le spéculum jusqu'à ce que sa partie arrondie arrive à la vulve. A ce moment, mettez le manche vertical en haut par une rotation d'un quart de tour, le bec devient transversal et vous le poussez directement jusqu'au contact du col. Écartez les deux valves et de par la construction de l'instrument avec un utérus normalement placé en antéversion légère « la valve antérieure par son développement vient appuyer sur le corps de l'utérus et le renverser en arrière, commandant au col une bascule en avant » (Jayle). Il vient donc de lui-même se placer entre les deux valves. Il ne reste plus qu'à assujettir le spéculum dans cette position, en vissant l'écrou qui réunit les deux branches.

Enlèvement du spéculum. — Certaines précautions sont encore à prendre pour éviter de petits ennuis en retirant le spéculum, en particulier le pincement de la muqueuse entre les deux valves. Pour cela, il faut éviter de le fermer dans l'intérieur du vagin et vous le retirez en le fermant graduellement, de manière à passer à la vulve sans la dilater.

II. — L'HYSTÉROMÈTRE

On distingue deux sortes de sondes utérines, les *sondes rigides* et les *sondes molles,* qui ont chacune leurs indications spéciales.

Les *sondes rigides* dont l'usage est le plus fréquent et qui portent le nom d'hys-

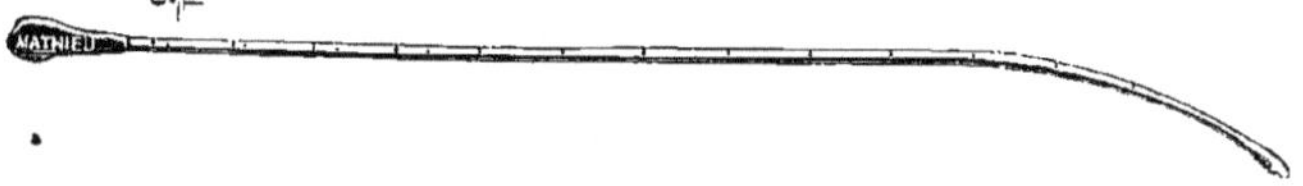

Fig. 36. — Hystéromètre flexible de Sims.

téromètre sont formées d'une tige métallique pleine, graduée en centimètres. Les modèles en sont nombreux, mais quelle que soit sa forme, une bonne sonde doit

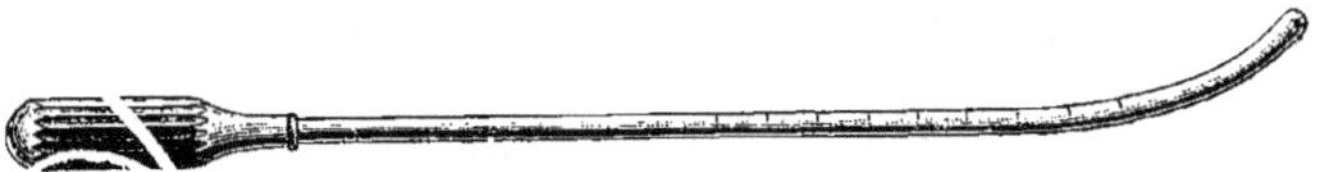

Fig. 37. — Hystéromètre rigide de Auvard.

avoir les qualités su vantes : être malléable de façon que sa courbure puisse être modifiée à volonté, être terminée par une olive, afin d'éviter les perforations ou les fausses routes; n'être pas trop volumineuse.

La sonde de Sims en cuivre doux (fig. 36) répond à peu près à tous les desiderata.

Les *sondes molles* sont peu employées; ce sont les bougies en gomme qui servent à l'urètre masculin, je reviendrai tout à l'heure sur les indications de leur emploi.

Introduction de l'hystéromètre. — Avant de procéder à toute manœuvre, rappellez-vous que la pénétration d'un corps étranger dans la cavité utérine peut entraîner l'avortement, le traumatisme ou l'infection, aussi devez-vous :

1° Vous assurer que votre malade n'est pas enceinte ;

2° Procéder avec douceur et prudence ;

3° Faire le nettoyage du vagin, et vous servir d'instruments stérilisés.

Votre exploration aura été aussi précédée par un examen complet de la malade, vous saurez ainsi la situation de l'utérus, s'il est en anté- ou rétrodéviation, et ceci vous indiquera la courbure que vous devez donner à son extrémité.

Le cathétérisme sera fait le plus souvent à l'aide du spéculum, mais dans certains cas de vaginisme, de vulve étroite, etc., où l'introduction de l'instrument n'est pas tolérée, il est nécessaire de savoir s'en passer.

Cathétérisme sans spéculum (fig. 38). — Le doigt sert de guide. L'index gauche est introduit jusqu'au contact du col utérin, dont il repère la lèvre postérieure.

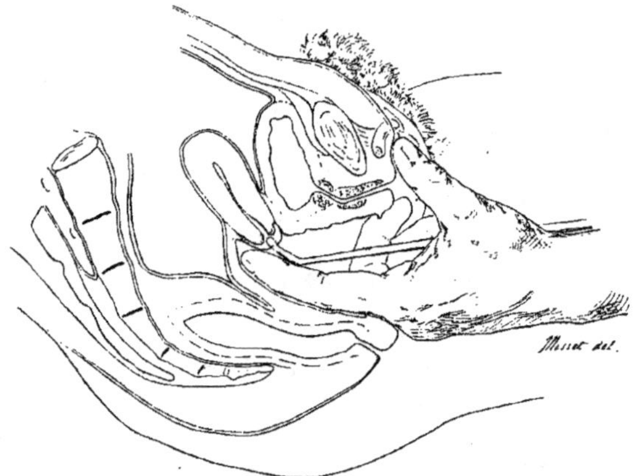

Fig. 38. — Cathétérisme sans spéculum.

L'hystéromètre est alors glissé sur ce doigt, sa courbure parallèle à celle de l'utérus, c'est-à-dire regardant en haut dans les antédéviations, en bas dans les rétroversions et rétroflexions. Arrivé au col, le doigt aide le bec de l'instrument à pénétrer dans l'orifice externe. Une fois cet engagement effectué, il faut déprimer fortement le périnée, afin de donner du jeu au manche du cathéter, et vous poussez doucement l'instrument.

La première partie de son trajet intra-cervical s'effectue sans grande difficulté, à part quelques légers obstacles apportés par les saillies de l'arbre de vie : il suffit pour les franchir, d'incliner l'instrument en différents sens, mais sans jamais déployer la moindre force.

A 2 centimètres et demi environ de l'orifice externe, vous trouvez l'orifice interne qui est l'obstacle essentiel, rétréci par la turgescence qui accompagne les inflammations chroniques, ou presque effacé par la flexion de l'utérus dont il est la charnière. A ces obstacles mécaniques s'ajoutent encore de la douleur, car autant la muqueuse du col est insensible, autant celle du corps est délicate. Cependant, avec un utérus normal, vous franchirez aisément la passe et après une pression douce et prolongée vous sentirez votre instrument pénétrer brusquement dans une cavité.

Redoublez de prudence et n'allez pas trop loin, car on a vu des utérus friables perforés par des mains novices sans que rien n'ait averti de l'accident.

En cas de rétroflexion ou d'antéflexion, on peut aider à la progression de l'ins-

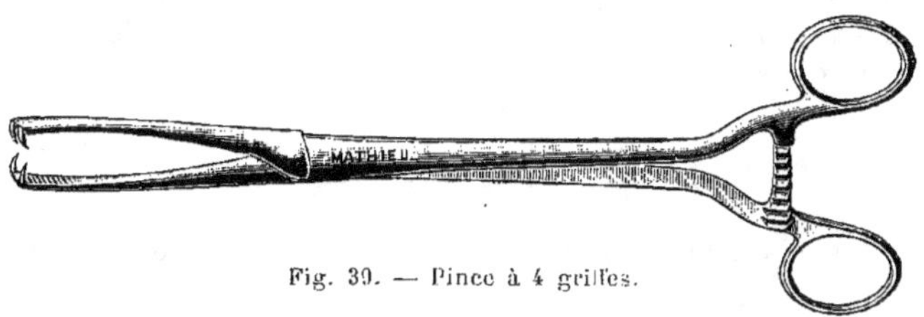

Fig. 39. — Pince à 4 griffes.

trument en redressant l'axe de l'utérus par des pressions sur le fond de l'organe.

Le cathétérisme ainsi pratiqué sans spéculum est difficile, car l'utérus mobile fuit devant l'hystéromètre, le spéculum donne au contraire deux avantages qui facilitent beaucoup la manœuvre ; il redresse l'axe de l'utérus comme nous l'avons vu plus haut et il permet de fixer le col.

Cette fixation du col se fait à l'aide de pinces terminées par deux ou plusieurs griffes. Vous emploierez surtout la pince à deux griffes qui ne produit qu'un traumatisme minime à condition qu'elle soit implantée à un bon centimètre de l'orifice externe,

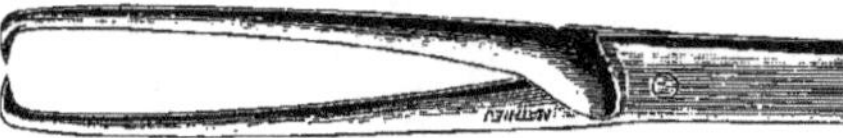

Fig. 40. — Pince à 2 griffes.

sinon elle déchire les tissus dans les tractions. N'hésitez pas à vous servir de cet instrument dont la piqûre est à peine sensible, sauf cependant si le cul-de-sac vaginal est intéressé ; ouvrez-le verticalement au niveau du col, et faisant pénétrer une des branches de 1 centimètre environ dans le col, pincez la lèvre antérieure ou postérieure du col. Vous aurez ainsi un solide point d'appui qui vous facilitera beaucoup le cathétérisme.

Les sondes molles qui n'ont rien de spécial, car ce sont des sondes masculines, ont l'avantage d'être inoffensives, mais c'est le seul. Cet avantage est largement compensé par leur difficulté d'introduction et aussi le peu de renseignements qu'elles donnent ; leur emploi est exceptionnel. J'en excepte cependant les bougies dilatatrices en gomme qui, dans certains cas de canal utérin, dévié, rétréci, tortueux, peuvent être très utiles et convenir très bien pour une dilatation progressive.

Indications du cathétérisme utérin. — Comme instrument d'exploration il trouve son emploi : 1° dans les cas où on aura besoin d'explorer la cavité utérine pour en apprécier soit la profondeur, soit la grandeur, ce que l'on fait par l'amplitude des mouvements possibles. Il ne me paraît pas possible comme le prétendent certains auteurs de reconnaître les minimes accidents de relief sur la paroi interne. Le toucher rectal ou la palpation abdominale pratiqués pendant le cathétérisme renseigneront sur l'épaisseur de la paroi utérine.

2° Lorsqu'on voudra apprécier la mobilité de l'utérus, le séparer des parties contiguës et étudier ses rapports avec elles, dans certains cas ou par suite d'obstacles physiques (adiposité, annexite, vagin étroit, etc.), le palper bi-manuel ne donne pas les renseignements habituels ou encore lorsque l'utérus est englobé par une tumeur pelvienne et repoussé par elle.

3° Dans les déviations, surtout rétrodéviation, l'hystéromètre est souvent le seul moyen de diagnostiquer des adhérences et Bouilly [1] rapporte une observation dans laquelle l'utérus en mauvaise position depuis dix-sept ans put être réduit par l'hystéromètre alors qu'au toucher seul il paraissait « irréductible et comme confondu avec les parties voisines ».

III. — LES CURETTES

Le praticien peut toujours être amené à faire un curettage d'urgence, soit pour

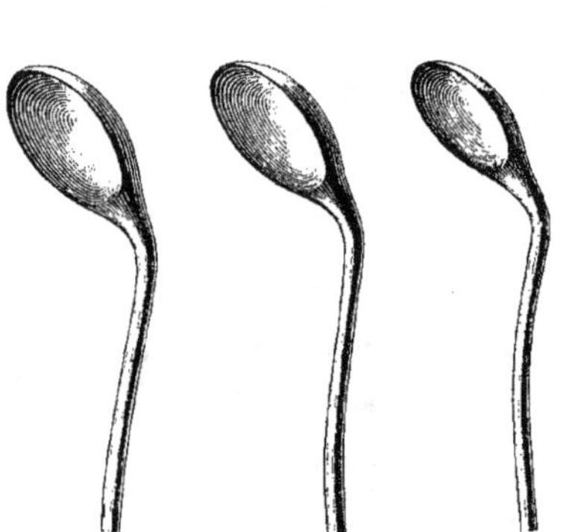

Fig. 41. — Curettes de Simon.

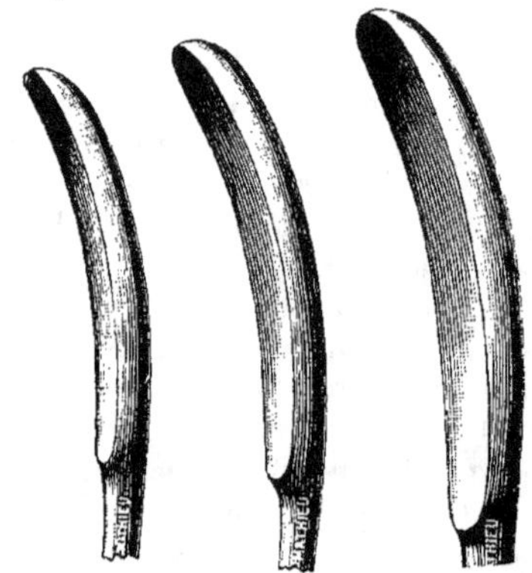

Fig. 42. — Curettes à bords parallèles.

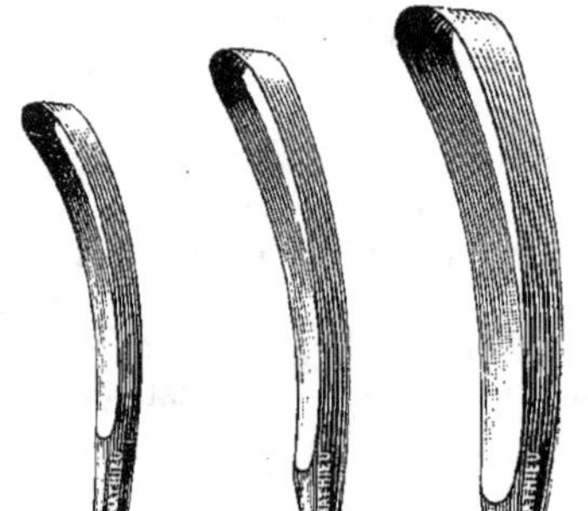

Fig. 43. — Curettes fenêtrées à bords parallèles.

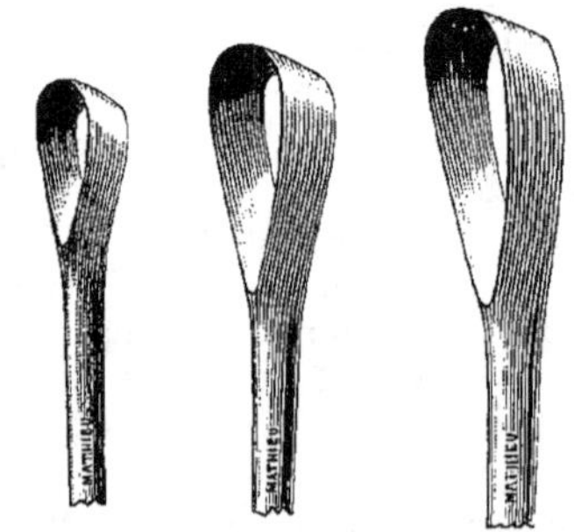

Fig. 44. — Curettes malléables de Sims.

des métrorragies, soit pour des accidents post-puerpéraux ou post-abortifs ; aussi les curettes doivent-elles être représentées dans sa trousse.

[1] BOUILLY. *La Gynécologie*, 15 octobre 1896. Symptômes et traitement des rétrodéviations non compliquées.

Leurs variétés sont nombreuses, Récamier, Roux, Sims, Simon, etc., et leur choix est quelquefois embarrassant.

Cependant, pour un curettage d'urgence vous vous servirez avec avantage d'une curette fenêtrée et pour l'évacuation, le déblayage de l'utérus, d'une curette large de Sims. Il y a généralement trois types de chaque variété : les types moyens sont ceux que vous emploierez le plus communément.

IV. — LES AGENTS DILATATEURS

La dilatation de l'utérus s'obtient à l'aide d'instruments métalliques ou à l'aide de corps organiques doués de dilatabilité.

A. — Instruments métalliques

L'emploi des instruments métalliques qui produisent une dilatation brusque doit être réservé en général aux cas qui nécessitent l'anesthésie, et l'arsenal compliqué des dilatateurs existant est en pareille occurrence bien inutile : une simple pince hémostatique introduite fermée et sortie ouverte, d'abord verticalement puis horizontalement, donne une dilatation suffisante pour l'introduction des curettes.

Les bougies de Hégar cependant, méritent d'être conservées surtout lorsqu'on veut obtenir une dilatation d'un très gros calibre.

Mode d'emploi. — Il ne diffère pas pour la technique de l'introduction de celle que j'ai décrite précédemment. C'est un cathétérisme utérin avec des bougies de

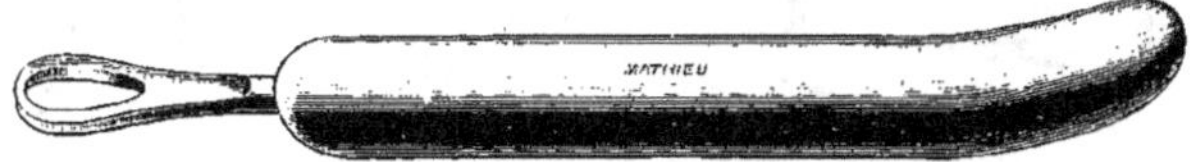

Fig. 45. — Mandrin de Hégar.

plus en plus grosses introduites méthodiquement et sans jamais sauter un numéro. Le spasme de plus en plus puissant augmente les difficultés, aussi laissez pendant quelques minutes la bougie que vous venez d'introduire difficilement puis retirez-là et glissez immédiatement le numéro suivant. Il faut une certaine force pour lui faire franchir l'orifice interne. Aussi, une bonne précaution est de porter la main gauche sur l'abdomen et d'exercer une pression en sens inverse sur le fond de l'utérus : l'utérus mieux fixé ne peut dès lors fuir devant la bougie.

B. — Corps dilatables

Actuellement on ne se sert plus des éponges préparées et des racines de Tupelo. L'agent employé à peu près par tous est la tige de laminaire (fig. 46). Préparée, elle est conservée aseptique dans de l'éther iodoformé à 10 p. 100. Vous les assortirez selon leur grosseur, car leur diamètre varie de 1 millimètre jusqu'à 6 et 7 millimètres.

Vous les choisirez soigneusement car la laminaire parfaite doit être polie à sa surface et présenter une striation droite dans le sens longitudinal. Le commerce met en vente des tiges pressées et polies mécaniquement et dont il faudra vous méfier. Leur dilatation est en effet irrégulière, elles présentent des aspérités qui ren-

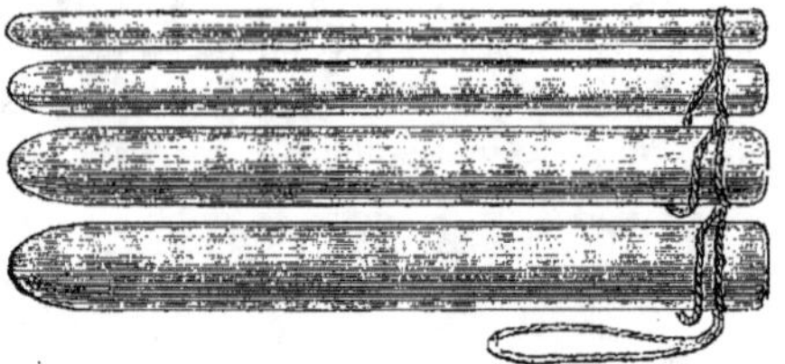

Fig. 46. — Tiges de laminaire.

dont leur retrait douloureux et difficile; pendant la dilatation également, les malades souffrent davantage.

Certaines laminaires de gros volume sont creuses; vous les emploierez avec avantage car elles permettent le drainage de la cavité utérine.

V. — LES PESSAIRES

Les pessaires ont été condamnés il y a quelques années à l'Académie de médecine comme beaucoup plus nuisibles qu'utiles. Mais actuellement ils sont perfectionnés

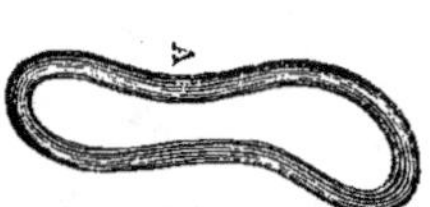

Fig. 47. — Pessaire de Sims.

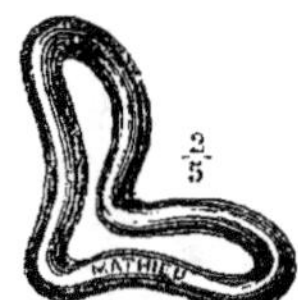

Fig. 48. — Pessaire de Vulliet.

et il est incontestable que nombre de femmes atteintes de *prolapsus* puissent être soulagées par leur emploi. Mais ils ne doivent pas être appliqués indistinctement à tous les cas, surtout de parti pris; dans les déviations utérines comme dans les prolapsus, c'est un *palliatif qui ne doit vivre que des contre-indications opéra-*

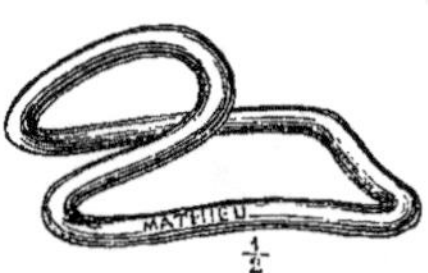

Fig. 49. — Pessaire de Courty.

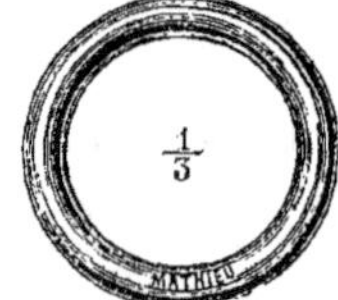

Fig. 50. — Pessaire de Dumontpallier.

toires. Souvent, comme le dit Richelot, c'est « un assujettissement, une infirmité nouvelle qui remplace l'autre et il faut que la chirurgie soit bien timide ou bien mal outillée pour retenir ce moyen d'un autre âge ».

J'étudierai le pessaire successivement dans le prolapsus et dans les déviations. Mais auparavant je veux encore dire qu'*une contre-indication absolue à l'emploi de tout pessaire est l'état inflammatoire de l'utérus, du vagin ou des annexes.*

Les pessaires peuvent être ramenés à quatre types principaux : 1° les *pessaires-soutiens* composés d'une masse plus ou moins volumineuse destinée à soutenir l'utérus.

2° Les *pessaires-dilatateurs* qui agissent en distendant les parois vaginales, redressant ainsi l'utérus.

3° Les *pessaires-leviers*.

4° Les *pessaires intra-utérins* munis d'une tige destinée à être introduite dans la cavité utérine.

Cette dernière variété doit être absolument proscrite actuellement, car nous connaissons les dangers de l'introduction de corps étrangers dans l'utérus.

De tous ces pessaires, les plus efficaces sont les pessaires soutiens composés d'un plancher pelvien fixé à une ceinture et muni d'un support intra-vaginal. Ils ont l'inconvénient d'être d'un mécanisme plus compliqué et d'être plus coûteux que les autres variétés.

En dehors d'eux, on se sert surtout des pessaires-leviers dont le type le plus simple est le pessaire anneau de Dumontpallier. D'autres ont une forme

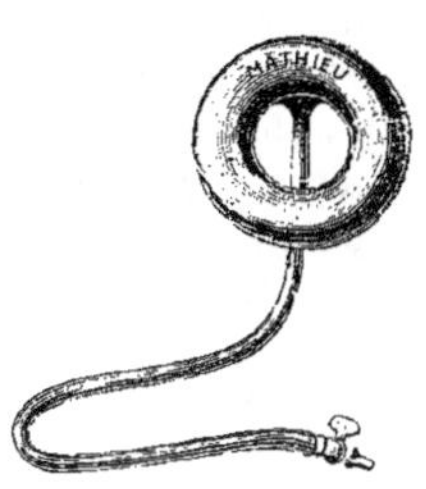

Fig. 51. — Pessaire à air de Gariel.

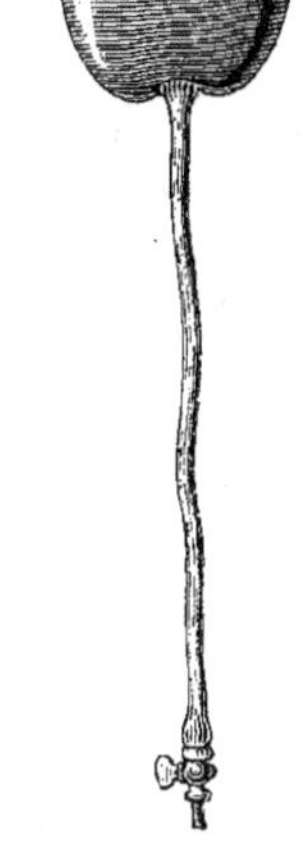

Fig. 52. — Pessaire de Gariel.

plus ou moins aplatie se rapprochant d'un parallélogramme : pessaires de Hewitt, de Hodge, de Smith, de Thomas, en berceau de Graily-Hewith, quelques-uns ont

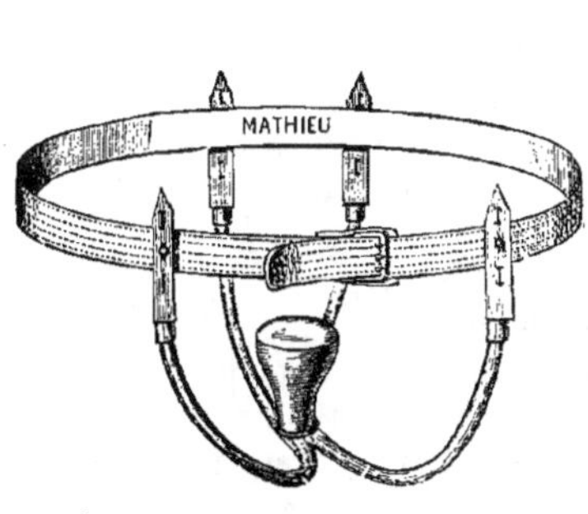

Fig. 53. — Hystérophore de Breslau.

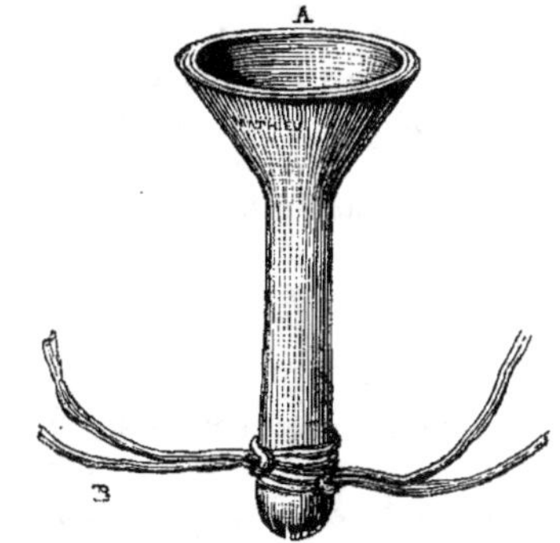

Fig. 54. — Pessaire en bilboquet de Nélaton.

des branches surajoutées : pessaires de Gaillard-Thomas, de Hitchock pour l'antéversion.

Ces diverses variétés ont leurs indications : les pessaires-soutiens et les pessaires dilatateurs sont surtout employés dans le prolapsus de l'utérus et des parois vaginales ; les pessaires-leviers sont plus spécialement destinés à l'antéversion et à la rétroversion. Mais tous ne conviennent pas indifféremment et il faut quelquefois des tâtonnements assez longs pour trouver le modèle convenable, aussi le médecin qui veut recourir à ce mode de traitement doit-il posséder un nombre considérable de ces instruments de formes et de dimensions variables. Un instrument trop volumineux, trop petit ou ne convenant pas à la lésion qu'on veut combattre est mal supporté.

Pour faire un choix raisonné et non empirique entre ces divers pessaires, il est nécessaire de connaître exactement le but qu'ils doivent viser. Le pessaire doit suppléer à la faiblesse des moyens de fixité de l'utérus : il doit donc imiter leur action. Or comme l'a montré Bouilly une des conditions de la statique utérine étant l'accolement des parois vaginales, *tout instrument qui aura pour effet de les distendre devra être rejeté* ; vous choisirez donc un pessaire qui épousera la forme du vagin, un pessaire sygmoïde plus long que large. D'autre part, comme il devra fournir une résistance aux poussées utérines, *il lui faudra un point d'appui* sérieux ; il le prendra sur la face postérieure du pubis *contre laquelle il sera maintenu par le périnée :* lorsque le périnée fait défaut le pessaire est expulsé.

L'extrémité inférieure étant fixée, la supérieure se loge dans le cul-de-sac postérieur du vagin qu'elle refoule vers le sacrum, remontant l'utérus par son intermédiaire. Elle imite dans cette action les ligaments utéro-sacrés, seuls agents efficaces dans la suspension de l'utérus ; l'axe de traction des uns et l'axe de poussée du pessaire sont en continuité.

Appliquons maintenant ces données dans les déplacements de l'utérus prolapsus, antédéviations, rétrodéviations.

Dans le prolapus. — Lorsqu'il est complet, tout autre appareil que le soutien est inefficace, mais les hystérophores outre leur prix élevé et la complication de leur mécanisme ont de multiples inconvénients : irritation cutanée au point de frottement du bandage périnéal, métrite hypertrophique du col, etc. Ne l'appliquez donc jamais de parti pris mais que ce soit votre ultime ressource en cas d'impossibilité opératoire.

Dans les prolapsus légers, le pessaire peut être *quelquefois utile,* mais bien rarement car j'ai en vue le *prolapsus utérin primitif.* Dans les formes habituelles, il *est plutôt nuisible* et sous son influence la distension vaginale s'accentue, l'organe perd sa contractilité, la vulve s'agrandit, si bien qu'à un certain moment le pessaire est expulsé. Le malade le remplace alors par un plus grand, qui, agissant de la même façon, accélère encore le prolapsus.

C'est surtout *dans les rétrodéviations,* que le pessaire est employé : vous choisirez de préférence des instruments en caoutchouc durci, qui ont le grand avantage de pouvoir être modelés après un court séjour dans l'eau chaude, et parmi ceux-ci deux modèles surtout vous seront utiles, le pessaire de Hodge et celui de Smith. Tous les deux ont la forme de parallélogrammes, mais le premier est concave avec une extrémité carrée, le deuxième recourbé en S avec une extrémité rétrécie.

Pour connaître approximativement la longueur du pessaire que vous emploierez faites pénétrer l'index dans le vagin jusqu'au fond du cul-de-sac postérieur, puis marquez sur le doigt le point où il émerge de la vulve contre la symphyse pubienne. La distance entre ce point et l'extrémité du doigt diminuée d'un bon centimètre (épaisseur de la symphyse) indique à peu près les dimensions du pessaire, que vous aurez soin de choisir un peu plus petit.

L'introduction est facile. Pour le pessaire de Hodge par exemple, l'extrémité carrée est présentée la première, parallèlement à l'axe vulvo-périnéal et une fois la vulve franchie vous le retournez de façon que sa face concave soit tournée en avant et vous le poussez jusqu'à ce que la courbe du bras supérieur soit logée dans le cul-de-sac postérieur. Quand vous emploierez le Smith, c'est l'extrémité rétrécie que vous aurez soin d'introduire la première.

Dans l'antéversion ou l'antéflexion, vous n'obtiendrez pas des pessaires les mêmes avantages que dans les rétrodéviations. Les instruments dont vous vous servirez sont : le *pessaire de Graly-Hewith* formé de deux anneaux réunis à angle presque droit; le col de l'utérus est embrassé par l'anneau postérieur, tandis que l'anneau antérieur s'applique derrière le pubis. L'angle qui les réunit se trouve placé dans le cul-de-sac antérieur repoussant la face antérieure de l'utérus en arrière.

Le *pessaire de G. Thomas* formé de deux parties dont l'une, la principale, se compose d'un pessaire de Smith et dont l'autre, l'accessoire articulée sur la première, est destinée à être insinuée dans le cul-de-sac antérieur.

Cet instrument est le plus efficace ou plutôt le moins mauvais : son introduction se fait en appliquant la branche surajoutée contre la partie postérieure du pessaire. Dans le vagin elle se redresse spontanément et vient soutenir la face antérieure de l'utérus ,pendant que la branche principale vient prendre point d'appui sur le pubis.

Règles générales pour le port des pessaires. — Il est bien évident que la réduction de l'utérus doit précéder l'introduction du pessaire. Une fois mis en place il ne faut pas l'abandonner à lui-même, mais vous assurer de deux choses : 1° qu'il ne blesse pas la malade ; 2° qu'elle peut facilement le retirer elle-même.

Pour vérifier le premier point, prescrivez une marche et divers mouvements violents comme le saut et une fois ce point bien établi, passez au second. Faites prendre à votre malade la position accroupie et dans cette position elle essaiera de retirer l'instrument. Cette manœuvre est importante, surtout dans les cas où la malade habite loin de son médecin.

Le pessaire mis en place, engagez la patiente à revenir deux ou trois jours après et vérifiez s'il est bien supporté et si l'utérus s'est maintenu dans la position que vous lui avez donné. Répétez cet examen deux ou trois fois par mois et au bout de quelques mois enlevez le pessaire pour voir si l'utérus reste spontanément en place.

Pendant tout ce temps l'instrument ne doit pas être retiré *même pendant les règles,* le nettoyage en est fait par une injection biquotidienne de sulfate ou de carbonate de soude. Les pessaires dont j'ai donné la description ne s'opposent pas au coït, dans quelques cas même ils favorisent la conception, aussi en cas de grossesse les laisserez-vous en place jusqu'au quatrième mois, moment où l'utérus est développé au-dessus du détroit supérieur.

Inconvénients des pessaires. — Ils sont faciles à éviter par les soins de propreté car ils consistent en incrustations de matières calcaires qui produisent une suppuration vaginale et peuvent aller jusqu'aux ulcérations et perforations des parois de l'organe ; il en résulte des fistules, recto-vaginales le plus souvent. Dans le cas de séjours très prolongés il se développe autour du pessaire des végétations qui peuvent quelquefois remplir tout le vagin et en imposer pour du cancer.

Je mentionne enfin les infections ascendantes qui peuvent aller jusqu'aux trompes et au péritoine et les lésions particulières au col utérin : on l'a vu s'engager dans le pessaire, s'y étrangler et s'hypertrophier ; plus souvent il ne présente que de la métrite aiguë ou chronique.

CHAPITRE VIII

LES INDICATIONS OPÉRATOIRES

A. — DANS LES MALADIES DE L'UTÉRUS

I. — DANS LES MÉTRITES

L'intervention chirurgicale dans les métrites est réalisée par le curettage et les opérations sur le col. Dans quel cas doit-on les appliquer? Telle est la question qu'on ne peut résoudre que par la connaissance précise de leur action.

Le curettage a pour but l'extirpation de la muqueuse utérine ; soigneusement fait il permet l'abrasion en totalité, mais *en surface* seulement : nous avons vu en effet précédemment que les glandes pénétraient jusque dans la tunique musculaire échappant ainsi à la curette. L'ablation reste donc imparfaite *en profondeur*. les culs-de-sac glandulaires sont respectés et c'est grâce à eux du reste, que la muqueuse se régénère. Mais ils contiennent aussi des germes, car l'infection glandulaire est la règle à une certaine phase de la métrite, germes qui ne pourront être atteints et réinfecteront ultérieurement l'utérus. Donc, première conclusion : le *curettage est impuissant à désinfecter l'utérus dans les cas d'endométrite avancée et dans la métrite parenchymateuse : il n'a d'action qu'au moment où la localisation muqueuse est encore superficielle.*

Mais cette impossibilité d'atteindre les lésions profondes est encore plus marquée pour le col que pour le corps. Là en effet les glandes sont beaucoup plus développées, plus ramifiées dans les intervalles musculaires ; elles subissent à de certaines phases, des transformations kystiques si bien qu'elles sont complètement hors d'atteinte de l'instrument. Aussi comme l'a dit Bouilly, la curette est l'instrument du corps de l'utérus et ma deuxième conclusion sera celle-ci : le *curettage ne s'applique qu'aux métrites du corps, la métrite cervicale est plus rebelle et exige des moyens plus radicaux, allant de l'excision de la muqueuse à l'amputation du col, joignant à l'ablation des parties malades, la restauration des formes perdues*

Appliquant ces données à la clinique, étudions dans quelles formes de métrite du corps vous devez employer le curettage.

Pour la majorité des praticiens toute métrite appelle le curettage, mais en réalité il échoue souvent, faute d'un diagnostic judicieux des lésions et d'une saine appréciation de l'indication opératoire. Tout d'abord, il faut le proscrire d'une façon absolue dans les métrites aiguës blennorrhagiques où il peut être l'origine d'accidents graves ; les métrites puerpérales consécutives à des rétentions de fragments de membrane, à des reliquats de placenta dans l'utérus relèvent au contraire de la curette.

Dans la phase chronique de la métrite, le curettage peut être pratiqué mais plutôt pour décaper la muqueuse et faciliter la pénétration profonde des agents modificateurs que pour en réaliser la guérison ; j'ai montré que cette prétention était illusoire. Le curettage ainsi compris est très utile et modifie très heureusement la *leucorrhée et surtout l'hémorragie* : les *douleurs* sont plus rebelles, elles ne sont d'ailleurs pas une indication opératoire. La véritable indication symptomatique est la *métrorragie*, mais la métrorragie liée à la présence de produits étrangers ou septiques à la surface de la muqueuse utérine. Les *hémorragies continues* qui traduisent cette rétention sont taries immédiatement si on a soin de ramener le corps étranger souvent de petit volume qui les entretient. Pour peu que les hémorragies soient dues à des altérations vasculaires muqueuses et sous-muqueuses comme celles que nous avons étudiées plus haut, le curettage devient impuissant.

Il est encore une forme de métrite qui bénéficie du curettage, c'est la *métrite purulente sénile* dont les fongosités simulent parfois le cancer.

Vous voyez en somme que cette intervention est justifiée *dans toutes les lésions muqueuses superficielles* dont le développement tend à se faire vers la cavité utérine.

Elle échouera au contraire dans les métrites parenchymateuses totales, dans les gros utérus à mauvaise involution, à mauvaise vascularisation.

Enfin, elle est formellement contre-indiquée dans le cas de suppuration péri-utérine ou annexielle. Pratiquée au contraire d'une façon suffisamment *précoce elle peut en éviter la formation*. Mais comme le dit Bouilly, il faut que ces lésions péri-métritiques soient seulement soupçonnées et révélées par « un léger empâtement douloureux de la base des ligaments larges, une traînée sensible sur un des côtés au niveau du dôme vaginal, continuant une déchirure cervicale, le tout accompagnant un écoulement leucorrhéique, purulent, une érosion ou une déchirure du col chez une femme encore peu éloignée d'un accouchement ou d'un avortement ou en puissance d'une gonorrhée depuis quelques semaines »... Peu importe le diagnostic précis des lésions : Ce parametrium devient malade parce que l'utérus est en puissance et en état d'infection : modifiez cet état et tout le voisinage rentrera dans l'ordre.

II. — DANS LES DÉVIATIONS

A. ANTÉDÉVIATION. — C'est surtout les antéflexions que vous aurez à traiter. Tant qu'elles sont indolores comme c'est la règle pour les *congénitales*, n'intervenez pas, ce n'est qu'en cas de douleurs intolérables ou pour remédier à la stérilité que vous êtes autorisés à agir plus activement. Aucune des opérations proposées n'est de mise et vous vous en tiendrez à la dilatation par les laminaires (voy. p. 274).

Dans l'*antéflexion acquise*, il y a toujours de la metrite : la première indication est de la guérir, ce qui souvent fait disparaître les troubles fonctionnels, sinon vous serez en droit de proposer l'hystéropexie.

B. RÉTRODÉVIATION. — Le traitement est identique pour les rétroversions et les rétroflexions mais tous les cas n'exigent pas la même thérapeutique, quoique présentant la même déformation.

La *rétroflexion congénitale* est quelquefois absolument latente : le plus souvent, par un interrogatoire soigné, on retrouve, atténués plus ou moins, quelques-uns des symptômes habituels : douleurs lombaires, du bas-ventre, pesanteur au périnée, dysménorrhée, etc.

La plupart des auteurs prescrivent dans ces cas l'abstention de toute thérapeutique, mais il me semble néanmoins qu'on peut être autorisé à agir, la rétroflexion étant cause de *stérilité* et d'*avortement*. Ayez d'abord recours aux méthodes de douceur (massage et pessaire) : s'ils sont insuffisants et mal supportés, vous avez le droit de proposer une opération.

Il y a des *rétro-déviations séniles* : elles surviennent à la ménopause comme première étape d'un prolapsus : elles sont indolentes et il suffit de restaurer le périnée pour les guérir.

La classe la plus intéressante est constituée par les *rétrodéviations acquises*. Elle atteint les femmes à la période d'activité génitale et impose l'intervention active.

Il est nécessaire de distinguer les *rétroflexions adhérentes* et les *mobiles*. Les premières comme je l'ai dit plus haut (voy. p. 255) sont symptomatiques d'une annexite et indiquent une laparotomie. Elles ne sont qu'un épisode au cours de cette annexite et leur traitement est un chapitre annexe de celui de ces lésions.

Toute *rétrodéviation mobile* doit être corrigée, car souvent elle s'accompagne du prolapsus douloureux d'un ou des deux ovaires, elle peut dévier la trompe à son abouchement utérin ; elle est cause de la rétention et de l'infection des sécrétions dans la cavité utérine, elle entraîne un état de congestion passive du parenchyme utérin.

Le traitement consiste à réduire d'abord l'utérus puis à le maintenir réduit. Pour cette dernière indication deux méthodes sont en présence, le *pessaire* et l'*opération*.

J'ai déjà dit plus haut les conditions nécessaires à la bonne application du pessaire : *périnée intact*, instrument *bien choisi, bien appliqué* et *bien supporté*. Or les rétrodéviations s'observent presque toujours chez des malades à périnée détérioré si bien que l'application du pessaire doit être dans ces cas précédée de la restauration du périnée : elle suffit quelquefois à elle seule à faire disparaître les symptômes attribués à la rétroversion. Rien n'est plus simple alors de la compléter dans la même séance par le raccourcissement des ligaments ronds ou toute autre opération fixatrice, ce qui supprimera le second temps, c'est-à-dire le port du pessaire.

Le choix de cet instrument est d'ailleurs difficile : trop petit il glisse, trop grand il n'est pas supporté et pour en déterminer les dimensions exactes, il en résulte des tâtonnements multiples aussi ennuyeux pour le médecin que pénibles pour la malade. Vous abandonnerez donc ce « moyen d'un autre âge » comme dit Richelot et aurez recours à l'intervention sanglante. Une seule indication peut persister, c'est la rétrodéviation post-partum au cours d'une involution défectueuse ; ici, en effet, la faiblesse des moyens de fixité est, non plus définitive mais passagère et jusqu'à ce qu'ils aient recouvré leur puissance le pessaire agira utilement en maintenant l'utérus en bonne position.

Les seules contre-indications relatives sont tirées de l'état général, soit que la malade présente une tare organique qui l'affaiblisse, soit que ses viscères tombent. Les ptosiques, d'après Richelot, ne sont pas justiciables de l'acte opératoire mais bien des moyens de douceur parmi lesquels il préconise le massage. Il le croit efficace à condition de masser les autres organes abdominaux et de les soutenir par une ceinture.

Cependant si ce traitement reste absolument inefficace, si la malade souffre, si enfin une grossesse est désirée vous serez autorisés à proposer l'intervention, comme dans les cas de rétrodéviation simple.

III. — Dans le prolapsus

Les indications opératoires sont extrêmement nettes dans ce cas et la formule que j'adopte est la suivante : « *s'il n'y a pas contre-indication générale, tout prolapsus à quelque degré qu'il soit doit être opéré.* » Je la complèterai par celle-ci : *Le traitement du prolapsus doit être préventif et consister dans la restauration immédiate ou secondaire de tout périnée effondré.*

IV. — Dans le cancer

Avec M. Legueu, je diviserai les cancers de l'utérus en :

1° *Cancers qu'il ne faut pas opérer.* — Ce sont les *cancers diffusés* c'est-à-dire ceux qui ont envahi les parties voisines : vagin, ganglions, tissu cellulaire pelvien. L'opération pour être complète doit effectuer le curage du petit bassin, ouvrir la vessie, réséquer les uretères. Mais la mortalité est excessive, la récidive rapide.

2° *Cancers qu'on peut opérer.* — Ce sont les *cancers propagés* à la base du ligament large ce qui se traduit au doigt par une induration à ce niveau, l'immobilité relative de l'utérus, et fonctionnellement par l'apparition des douleurs.

L'opération dans ces cas est suivie de la *continuation* du cancer mais avec une recrudescence de la douleur, il semble que l'extirpation de l'utérus ait ouvert largement la voie aux infiltrations cancéreuses.

Il est préférable d'avoir recours aux traitements palliatifs dont le meilleur est le curettage.

3° *Cancers qu'on doit opérer.* — Ce sont les *limités*, c'est-à-dire ceux qui ne dépassent pas ou ne dépassent que très peu la portion vaginale du col, ceux dont le diagnostic est difficile et douloureux en raison de la légèreté des signes qui les caractérisent.

V. — Dans les fibromes

Le temps est passé où devant la gravité de l'opération le médecin et le malade temporisaient espérant grâce au qualificatif « tumeur bénigne » arriver sans encombre jusqu'à la ménopause, considérée comme le port de salut. Par les phénomènes de rétrécissement, de sclérose qu'elle détermine au niveau des vaisseaux utérins elle amène, en effet, l'atrophie et la régression de l'organe entier et de la tumeur. Mais ces modifications organiques prédisposent cette dernière à des accidents dont un des plus redoutables est la gangrène sans parler des hémorragies qui redoublent souvent.

Contrairement à l'opinion commune, l'approche de la ménopause loin d'être de bon augure doit faire craindre un certain nombre de complications ou d'accidents, aussi sera-t-il bon de ne pas laisser la malade aller jusque-là et de proposer auparavant l'intervention chirurgicale.

En l'état actuel de la chirurgie abdominale il faut poser en principe que *tout fibrome doit être opéré* car il n'a de bénin que sa structure histologique. Comment en effet qualifier de bénigne, une tumeur qui peut dégénérer en sarcome, qui dans son évolution peut comprimer l'intestin jusqu'à la gangrène, l'appareil urinaire, provoquer des névralgies, des accidents emboliques mortels, etc.

Non seulement tout fibrome doit être opéré mais il *doit encore l'être le plus tôt possible*.

Plus la tumeur sera volumineuse, en effet, et plus l'opération acquerra de gravité, car elle nécessitera une technique plus importante, plus radicale et plus mutilante ; avec un petit fibrome au contraire, l'acte chirurgical sera non seulement beaucoup plus simple mais il pourra être aussi *conservateur*, ce qui présente certains avantages chez une femme jeune.

Il n'y a donc du côté local aucune contre-indication opératoire ; elles ne sont tirées que de l'état général et concernent l'état du foie, du cœur, des reins, des poumons, etc. Chez les cardiaques avancés, les tuberculeux, les diabétiques, vous vous contenterez donc d'un simple traitement palliatif symptomatique.

La *grossesse* apporte au fibrome certaines indications opératoires spéciales : ils ont l'un sur l'autre une influence réciproque, le plus souvent malfaisante ; augmentation rapide de volume et ramollissement, pour le fibrome ; de l'autre côté, interruption du cours de la grossesse ou phénomènes de dystocie. Cependant la règle que j'ai énoncée plus haut ne doit pas être appliquée ici : *il est rare que les fibromes gravidiques nécessitent une intervention chirurgicale.*

Les indications opératoires pendant la grossesse sont fournies par les différentes complications qui peuvent surgir : hémorragies abondantes et dangereuses, accidents de compression déterminant des douleurs continuelles, accidents du côté de la tumeur, torsion du pédicule, augmentation rapide de volume, etc.

En dehors de ces indications on attendra, et si, dans les six premiers mois, on est autorisé à pratiquer quelques interventions simples, comme l'extirpation des polypes du col, dans les trois derniers on doit s'il est possible éviter toute opération.

A terme, de nouvelles indications surgissent, toutes d'ordre mécanique ; les précédentes concernaient la mère, celles-ci concernent le fœtus, gênant son accommodation (fibromes du corps), ou son passage (fibromes du col et du segment inférieur) Ces derniers sont les plus dangereux et si dans les premiers les manœuvres de version peuvent quelquefois réussir, dans ceux-ci l'intervention est de rigueur et doit être pratiquée *avant le travail*.

B. — DANS LES MALADIES DES ANNEXES

I. — INFLAMMATION (SALPINGO-OVARITES)

Annexites aiguës. — Après un accouchement, un avortement, se déclare une infection puerpérale au cours de laquelle l'utérus, les annexes sont pris. La localisation de l'infection sur ces organes peut être considérée comme un bon élément de pronostic et le seul espoir peut être dans une opération d'urgence qui sera une opération de drainage.

En dehors de l'accouchement, que l'on ait affaire à une atteinte primitive de la trompe où à une poussée aiguë sur une salpingite chronique, il faut se garder d'intervenir car on ne pourrait que diffuser l'infection. D'ailleurs à ce moment on juge mal du degré des lésions et on risquerait de pratiquer une opération non adéquate au mal. Il faut chercher, avec le repos et la glace sur le ventre, à obtenir le refroi-dissement et attendre deux ou trois semaines avant d'opérer.

Annexites chroniques. — *Toute salpingite suppurée doit être opérée aussitôt que possible* : telle est la règle que pose M. Legueu [1], mais la suppuration ne se traduit pas toujours par des réactions nettes et évidentes et de plus les salpingites suppurées ne sont pas les seules qu'il faille opérer. Donc la suppuration ne peut servir de base à l'intervention chirurgicale.

D'après M. Legueu, il faudra se baser sur :

1° L'*état général*, et on devra opérer toujours :

Les *salpingites* qui en dehors de toute poussée péritonéale présentent une fièvre continue ;

Les *salpingites phlébitiques*, c'est-à-dire celles qui sont capables d'infecter l'organisme au point de produire des phlébites à répétition ;

Les *salpingites qui font maigrir* car elles sont souvent suppurées et l'opération en supprimant un foyer d'infection permettra à l'organisme de se remonter.

2° *L'état local.* — Opérer toujours :

Les *grosses lésions*, que la salpingite soit ou non kystique, dans la majorité des cas ces lésions sont suppurées et on a affaire ordinairement à de gros pyosalpynx;

Les *salpingites fistulisées* dans la vessie ou le rectum, et opérer le plus tôt pos-sible.

3° *La douleur.* — Les lésions sont légères et d'ordinaire on a affaire à une salpin-gite parenchymateuse accompagnée d'adhérences et d'ovarite scléro-kystique.

Selon le milieu dans lequel on se trouve la conduite est différente : pour les femmes qui doivent travailler il faut rapidement recourir aux moyens radicaux ; pour celles, au contraire, qui n'ont qu'à se soigner, l'expectation est de rigueur et il faut savoir attendre jusqu'au moment où la main se trouve forcée. Ce moment est indiqué par la persistance et la continuité de la douleur qui devient telle-ment vive que la vie courante s'en trouve entravée. Jusque-là il faut tout tenter, faire la dilatation et le drainage de l'utérus, essayer d'une saison à Luxeuil, Biarritz, Salies, Néris, etc., et ne se résoudre à l'opération que si au bout de six, huit, dix mois on n'a obtenu aucun résultat.

Avec de la patience on obtiendra dans nombre de cas la guérison dont la preuve se trouve souvent faite par une grossesse.

II. — KYSTES DE L'OVAIRE

Tout kyste de l'ovaire doit être enlevé ; comme le fibrome, en effet, et plus que lui il est sujet aux dégénérescences malignes; comme lui son évolution le pré-dispose à des complications diverses (torsion, rupture, suppuration, etc.), et provo-que des compressions graves des organes voisins. Aussi ne faudra-t-il pas le lais-ser grandir et l'opération devra être la plus précoce possible.

Le chirurgien y gagnera d'éviter des difficultés, l'acte opératoire sera très simple et sans gravité aucune pour le malade.

Il est cependant des *contre-indications* tirées de l'état général et de la tumeur elle-même.

---

[1] LEGUEU. *Clinique chirurgicale de l'Hôtel-Dieu.*

A. État général. — L'âge du sujet ne présente pas d'importance et il faut tenir compte uniquement des maladies concomitantes, de l'état des reins, poumons, du foie, du cœur, etc. Ici, comme ailleurs, il faut établir l'équation entre la résistance du malade et la gravité de l'acte opératoire.

B. Tumeur. — La seule contre-indication est la *transformation maligne du kyste* quand elle est assez avancée, ce qui est généralement la règle. Quand la généralisation existe, abstenez-vous, même de toute opération exploratrice.

Des indications opératoires spéciales sont fournies par la grossesse et sont différentes, selon qu'elle est en cours ou que le travail est commencé.

Pendant la grossesse. — Si le kyste est petit et enclavé dans le petit bassin, la femme pourra au moment du travail présenter des complications graves; s'il est gros il sera exposé à la rupture, à la torsion dont la conséquence probable sera un avortement.

Il faudra donc opérer; le pronostic est d'ailleurs excellent pour la mère, et la grossesse poursuit son cours dans la grande majorité des cas.

Pendant le travail. — Les kystes enclavés sont des causes de dystocie très graves. La conduite à tenir différera suivant que le fœtus est mort ou qu'il est vivant. Dans le premier cas on fera la craniotomie, dans le deuxième on fera la laparotomie qui sera exploratrice et se terminera suivant les cas par l'ovariotomie, l'opération césarienne ou le Porro.

TROUSSE DE GYNÉCOLOGIE

Spéculum vaginal.
Hystéromètre.
Pince à pansement.
Pince à traction.
Bougies dilatatrices de Hégar.
Curettes.

OBSTÉTRIQUE

AVERTISSEMENT

Ces éléments de thérapeutique obstétricale s'adressent exclusivement aux praticiens. Nous avons à dessein laissé de côté la théorie qui a besoin, pour être bien exposée, d'un champ plus vaste que le cadre restreint de ce Manuel et que des maîtres autorisés ont traitée ailleurs.

Nous nous sommes toujours placé sur le terrain purement clinique : après avoir fait le diagnostic des cas observés dans la pratique journalière, nous avons posé les indications du traitement qui convient à chacun et, autant que nous l'avons pu, nous avons exposé la technique opératoire appropriée. La complexité des faits cliniques explique souvent la diversité des traitements proposés dans les ouvrages classiques. Pour simplifier la tâche du praticien, nous nous sommes toujours inspiré, dans la rédaction des chapitres si importants en pratique de la « conduite à tenir », de nos souvenirs personnels de nos deux années d'Internat dans les maternités de la Charité et de Lariboisière où nous avons eu à solutionner beaucoup d'urgences et où nous avons pu observer un grand nombre de faits cliniques.

L. DEVRAIGNE.

24 février 1906.

OBSTÉTRIQUE

PAR

Louis DEVRAIGNE

Ancien interne des Maternités de la Charité et de Lariboisière.

DIAGNOSTIC, INDICATIONS, MANUEL OPÉRATOIRE

PREMIÈRE PARTIE

CHAPITRE PREMIER

DU DIAGNOSTIC PRÉCOCE DE LA GROSSESSE

Il suffit de suivre quelque temps la consultation d'une grande maternité pour voir combien les femmes viennent souvent consulter au début d'une grossesse, désirant du médecin un diagnostic ferme. S'il est bon de ne pas se départir d'une certaine prudence, il n'en est pas moins vrai qu'un médecin consciencieux n'a plus le droit aujourd'hui d'attendre pour se prononcer les signes de certitude à 4 mois et demi ; à ce moment-là sa cliente n'a plus besoin de lui et fait elle-même son diagnostic. « Lorsque dans l'état général physique et dans l'état psychique de la femme, dans les dispositions anatomiques et physiologiques de l'utérus, dans l'évolution primordiale de l'œuf, tout est normal, on peut et on doit affirmer l'existence de la grossesse, avant qu'elle ait franchi le terme du premier stade trimestriel » (Bonnaire). Or ces conditions se trouvent réalisées, dans la majorité des cas ; mais pour établir ce diagnostic il faut beaucoup de méthode : on aura toujours recours aux modes d'examen suivants, pratiqués dans le même ordre : *interrogatoire, inspection, palpation, auscultation, toucher combiné au palper.*

Dans les premiers mois, l'auscultation n'aura pas grande importance. Tous les renseignements fournis doivent concorder ; mais, notion à bien connaître pour le praticien, quand il y a discordance entre les renseignements fournis par la femme et ceux donnés par l'examen physique, le médecin sûr d'avoir bien fait cet examen devra faire table rase des anamnestiques et établir son diagnostic d'après ce qu'il a trouvé. Démontrant le peu de cas qu'il faut faire des signes subjectifs fournis par les femmes, M. *Bonnaire* divise celles-ci en trois catégories.

a. *Celles qui se trompent,* de bonne foi le plus souvent, et viennent consulter pour une grossesse qui n'existe pas.

b. *Celles que l'on trompe* et qui viennent nous voir après avoir vu une sage-femme ou parfois un confrère qui a affirmé à tort une grossesse.

c. *Celles qui veulent tromper*. — Parmi celles-ci rentrent les femmes qui ont de gros intérêts matériels à simuler jusqu'au bout une grossesse avec accouchement fictif et création d'un héritier virtuel ; celles qui, au contraire bien enceintes, simulent la métrite ou le fibrome dans l'espoir du coup de curette ou d'hystéromètre libérateur.

La *suppression des règles* n'a de valeur que si la femme se porte bien, peut être enceinte, a toujours été bien réglée. Toujours penser aux aménorrhées d'ordre pathologique, chlorose, tuberculose, ménopause précoce, hystérie, adipose.

Les *troubles digestifs* du début de la grossesse se voient aussi dans trop d'états aigus ou chroniques pour avoir la moindre importance.

Les *troubles nerveux* gravidiques se voient aussi dans la chlorose, l'éthylisme et l'hystérie avec aménorrhée.

Les signes objectifs à distance de l'utérus ont plus de valeur. Les *modifications mammaires* peuvent se voir en totalité ou en partie avant une menstruation, après des abus d'excitation génitale ou au cours d'affections utéro-annexielles.

L'augmentation du volume de l'abdomen peut se rencontrer dans l'adipose, le météorisme, l'évolution de tumeurs, l'ascite.

La *coloration violacée de la vulve et du vagin* se voit aussi à l'approche d'une menstruation, dans le cas d'utérus fibromateux.

Par contre, on *attachera la plus grande importance aux signes objectifs fournis par l'utérus, seuls capables de permettre le diagnostic précoce de la grossesse.*

1. *Changements de forme*. — L'utérus vide est plat et triangulaire. Gravide, il devient piriforme, s'arrondit par son fond ou par ses bords, régulièrement en totalité ou irrégulièrement suivant une face, un bord, une corne ; l'*utérus a alors une fluxion* (Bonnaire) ; ne pas croire trop vite dans ces cas à une grossesse extra-utérine. On peut aussi penser à la coexistence d'un fibrome qui, à un examen ultérieur, aura disparu.

2. *Changements de dimensions*. — Seul le corps augmente d'abord dans le sens antéro-postérieur, puis en hauteur, puis en largeur.

3. *Changements de situation*. — Rarement l'utérus s'abaisse au début. Plus gros, il obéit plus facilement aux sollicitations de la vessie ou du rectum.

4. *Changements de rapports*. — Le fond de l'utérus gravide atteint vite le détroit supérieur ; à la fin du deuxième mois, *généralement* le fond utérin déborde le pubis de 3 à 5 centimètres, à la fin du troisième de 7 à 9, à la fin du quatrième de 12 à 15, à 4 mois et demi de 18 centimètres, il est à l'ombilic (Pinard).

5. *Changements de consistance*. — On se contente trop souvent dans l'examen de l'utérus de toucher le col. Le ramollissement du col est au début infime et bien difficile à apprécier. Par contre le *corps utérin que l'on n'interroge jamais assez* donne les renseignements les plus sûrs. — « *Saisi entre les deux mains, il procure aux doigts une impression identique à celle que l'on recueille lorsque l'on presse doucement une figue mûre* » (Bonnaire). Cette mollesse pâteuse de l'utérus gravide est due à la vascularisation des parois, à la prolifération rapide du tissu musculaire et au développement du liquide amniotique. Avec de la pratique on arrive aisément à distinguer cette sensation de figue mûre du ramollissement des fibromes, de la tension d'un kyste de l'ovaire, de la rénitence d'un utérus métritique, de la dépressibilité d'un utérus subinvolué. On pourra surtout hésiter en présence de troubles d'involution après un accouchement, de métrites.

En clientèle on est souvent consulté par une maman qui allaite son bébé et qui, à cause de phénomènes anormaux du côté des mamelles ou du ventre se croit enceinte. S'il ne s'agit que de *subinvolution* chez une femme fatiguée, l'utérus est gros, comme congestionné, mais ferme et tendu. Dans ce cas, il sera prudent de revoir la femme trois semaines ou un mois après pour se prononcer. La subinvolution pourra être durable si elle est due à une infection puerpérale même légère remontant à un accouchement qui peut déjà être lointain, elle sera souvent la signature d'une métrite parenchymateuse.

La *superinvolution*, plus rare, s'observe de même au cours d'un allaitement prolongé ou après une infection puerpérale. Elle s'accompagne souvent d'aménorrhée. Le col est ramolli mais le corps est petit et l'on en devine les parois minces.

Les *métrites aiguës* ne permettent pas le développement d'une grossesse. La *métrite chronique localisée au col* peut, suivant les cas, si l'on n'examine pas le corps utérin, ou bien masquer une grossesse qui existe, ou faire croire à une grossesse qui n'existe pas. Bien des erreurs sont ainsi commises journellement par ceux qui demandent trop au spéculum et pas assez au toucher combiné avec le palper. L'*endométrite du corps* peut par ses écoulements hydrohématorrhéiques simuler une menstruation et voiler une grossesse. La *métrite parenchymateuse* peut être particulièrement troublante : en effet, de par la sclérose, il y a gros utérus; survienne une légère poussée aiguë, il y a ramollissement de cet utérus. Là encore le toucher combiné au palper fera faire le diagnostic : l'utérus infecté est très sensible, l'utérus gravide n'est pas douloureux.

Technique de l'exploration utérine. — La femme ne doit avoir aucune constriction abdominale. Autant que possible il faut faire évacuer la vessie et le rectum, précautions faciles à faire observer à des clientes. La femme est mise dans le décubitus dorsal; la tête est soulevée par un oreiller pour éviter l'hyperextension. Les membres inférieurs sont modérément fléchis, les membres supérieurs reposent le long du corps. La femme doit respirer largement, la bouche ouverte. Il sera toujours utile en palpant de lui causer, de l'interroger sur ses antécédents, de s'intéresser à elle, de façon à capter sa confiance et à détourner son attention.

Si la femme est impressionnée, plus que jamais le praticien devra avoir la *main molle et souple*, profitant de chaque expiration pour gagner du terrain en profondeur, *chaude* pour éviter les réflexes de défense. La main placée au-dessus du pubis explore dans la direction du détroit supérieur. Ce palper se fera le plus souvent avec la main gauche. En même temps on fera le toucher de la main droite. Le *coude étant posé sur le plan du lit*, de façon à ce qu'on ne prenne pas point d'appui sur la fourchette vulvaire avec la main, on introduit un ou deux doigts dans le vagin. A ce moment encore il faut rassurer la femme pour éviter des contractions gênantes du releveur de l'anus. L'index arrivé dans un cul-de-sac tombe par des mouvements de circumduction concentriques sur le col qu'il examine (Budin). Puis placé à fond dans le cul-de-sac postérieur, la pulpe en avant, il explore la face postérieure et les bords du corps utérin maintenu fixe par la main abdominale. Le médecin tenant l'utérus entre ses deux mains peut à loisir en apprécier le volume, la forme et la consistance. Il diagnostique ainsi également à coup sûr une déviation utérine, anté- ou rétroflexion.

La paroi abdominale est-elle trop rigide en dépit des précautions prises pour le palper: on l'assouplit par la *position de Thure-Brandt* que recommande vivement M. Bonnaire : la femme est sur le dos, la tête fléchie au point que le menton touche le sternum ; les épaules reposant sur le lit ; les membres inférieurs fléchis ne portent sur le plan du lit que par les extrémités antérieures des pieds. La femme respire largement par la bouche grande ouverte.

Sa paroi abdominale est alors relâchée. Par surcroît de précautions, il est souvent bon de faire asseoir la femme sur ses deux poings.

Dans certains cas d'intestin prolabé ou de tumeur para-utérine, on se trouvera bien de la position inversée.

Enfin s'il s'agit de femme nerveuse à l'extrême rendant tout palper impossible, l'anesthésie générale seule peut permettre un examen méthodique. Si la paroi abdominale est trop épaisse, si l'utérus est trop haut, pour pouvoir prendre cet utérus entre les deux mains, M. Bonnaire conseille d'abaisser avec douceur le col en y jetant une pince de Museux sur la lèvre antérieure. Un toucher qui semblait impossible devient ainsi très facile grâce à ce procédé indolore. Cet abaissement est surtout utile dans les cas de rétroflexion utérine pour éviter la confusion avec une tumeur pelvienne. Le mieux, pour conserver la liberté de ses deux mains, est de confier à un aide les anneaux de la pince : le procédé fait sans violence ne sera jamais dangereux.

CHAPITRE II

ACCOUCHEMENT DANS LES PRÉSENTATIONS DU SOMMET

A propos de l'accouchement par le sommet, cas le plus fréquent, nous verrons les règles pratiques bonnes à suivre dans tout accouchement.

Le médecin appelé auprès d'une *femme en travail*, qu'il ne connaît pas, doit tout en faisant un interrogatoire méthodique qui a le double avantage de le renseigner et de distraire l'attention de la parturiente, commencer son examen par le *toucher* : il fera ainsi son diagnostic de présentation et souvent de position, se rendra compte s'il y a ou non engagement, où en est le col, si les membranes sont intactes ou rompues. En cas de non engagement, quelle en est la cause ? Le bassin est-il vicié ? S'agit-il d'un siège complet ? d'une épaule ? Y a-t-il une tumeur ? S'il s'agit d'un sommet, la femme est-elle multipare ? .

Ce toucher *très complet* sera fait *très proprement* : le praticien, les manches de chemise retroussées au-dessus des coudes, ayant les ongles bien propres, se savonnera et brossera les mains pendant au moins cinq minutes dans l'eau chaude; il se fera verser un peu d'alcool puis du sublimé sur les mains, s'enduira l'index et le médius droits de vaseline stérilisée et, évitant tout contact entre ses mains aseptiques et les draps ou la chemise de la femme, il. fera son toucher : en écartant de l'index et du médius gauches qui servent de guides les grandes et les petites lèvres, il pénétrera doucement, délicatement (pour bien sentir et ne pas se tromper d'orifice) et directement dans le vagin avec un ou deux doigts, *le coude droit prenant point d'appui sur le plan du lit.* Le toucher sera suivi d'une bonne injection vaginale antiseptique. Étant donnée l'impossibilité d'aseptiser le vagin et la nécessité de le traverser pour aller explorer le col ou la présentation, le *médecin s'abstiendra autant que possible de toucher pendant le travail;* toucher une femme en travail, quelle que soit la propreté du praticien, c'est toujours lui faire courir des risques d'infection; toucher sans raisons et sans prendre les plus grandes précautions quand le col est ouvert c'est pousser les germes vaginaux dans un utérus béant qui est un merveilleux bouillon de culture, c'est se créer bénévolement une des plus grosses complications de l'obstétrique, l'infection puerpérale grave pour la mère et pour l'enfant, dans laquelle le praticien risque toujours de laisser un peu de sa réputation.

Aussi, quand il y aura indication à le faire, le médecin ne fera-t-il le toucher qu'entre deux injections vaginales (Bonnaire). Les poils de la vulve seront ébarbés aux ciseaux et la région vulvaire sera bien savonnée aussitôt après l'arrivée de l'accoucheur : une compresse aseptique à demeure protégera la vulve.

Il va de soi que le toucher aura été complété par une palpation attentive dans l'intervalle des contractions, par une auscultation soignée pour voir si l'enfant est bien vivant, et enfin par un examen général de la femme (*ne jamais oublier d'ausculter le cœur et les poumons*).

Le médecin préparera alors tout ce qui lui est nécessaire pour l'accouchement : il s'assurera des réserves d'eau bouillie froide et chaude contenues dans des récipients propres, des cuvettes flambées pour mettre des tampons, des solutions antiseptiques, de ce qu'il faut pour la ligature du cordon. Il garnira lui-même le lit pour que la femme n'ait pas à être déplacée après l'accouchement. Le « lit de misère » ne doit plus être qu'un souvenir. Il fera donner un lavement pour assurer la vacuité du rectum. La chambre devra avoir une température de 15 à 18°.

Il mettra à un endroit donné un ou deux ballons de sérum, des solutions de caféine, d'ergotine, de l'éther, une seringue de Pravaz, de façon à être paré en cas d'hémorragie ou de syncope ; il s'assurera l'obtention rapide de linges chauds et secs s'il venait à en avoir besoin pour la mère ou pour l'enfant.

Les douleurs se répètent toutes les quinze à vingt minutes, la dilatation du col commence à se faire, il s'agit d'un sommet engagé chez une primipare, les membranes sont intactes : le médecin ayant donné ses ordres peut s'absenter en disant où on pourra le joindre. Dès que la dilatation est de 5 centimètres, *surtout chez une multipare*, le médecin ne doit plus quitter la parturiente ; les maîtres les plus autorisés se sont tous fait surprendre dans ces cas. Au début du travail, quand tout est normal, la femme peut se promener dans sa chambre et absorber un peu de nourriture (bouillon, lait de préférence).

Dès que la dilatation se fait, il vaut mieux d'ordinaire que la femme reste couchée de peur qu'elle ne rompe prématurément ses membranes. Le médecin auscultera souvent et jugera de la marche du travail par l'allure générale de la femme. Celle-ci aux approches de la dilatation complète, redouble souvent ses cris et a [des vomissements peu abondants. En touchant à ce moment, avec les précautions indiquées, le médecin évitera de prendre un bourrelet vaginal pour un col à dilatation complète. Quand celle-ci est obtenue, il est bon, *mais seulement à ce moment*, de rompre les membranes au moment d'une contraction, soit avec l'index, soit avec un perce-membranes quelconque aseptique et tenu comme un porte-plume ; au lieu de se sauver devant le flot de liquide amniotique, le médecin profitera de son toucher pour agrandir le trou fait dans les membranes et pour confirmer le diagnostic de la position. S'il y avait à craindre une procidence du cordon (sommet mobile), il vaudrait mieux rompre les membranes entre deux contractions (Demelin).

La période d'expulsion commence ; les cris n'ont plus le même caractère que pendant la dilatation ; en effet, après une période d'accalmie relative et variable, la femme a des envies de pousser, elle s'agite, fait des efforts et croit avoir envie d'aller à la selle : cela prouve que la tête descend sur le périnée. A ce moment le médecin fera bien de ne conserver avec lui qu'une personne, garde ou mari ; moins il y aura de parents, plus il sera maître de lui-même, surtout en cas de complications pour lesquelles il a besoin de tout son sang-froid. Si la femme n'a pas uriné depuis longtemps, il sera bon de la sonder avec une sonde molle avant que la tête ne soit trop descendue, en soulevant un peu celle-ci, si cela est nécessaire. On *fera aussitôt l'analyse de l'urine ainsi recueillie au point de vue de l'albumine*.

Le périnée s'allonge, bombe, l'anus s'entr'ouvre, les efforts d'expulsion augmentent et la tête ne tarde pas à apparaître à la vulve. L'accoucheur ausculte toutes les dix minutes, jamais au début ni aussitôt après une contraction (les bruits du cœur étant alors normalement modifiés) ; il prodigue des paroles d'encouragement, et exhorte la femme à pousser. Quand il aperçoit la tête fœtale, il entoure les jambes et les cuisses de la mère de linges chauds, couvre l'abdomen d'une compresse aseptique, ce qui évite un refroidissement immédiat et une bronchite dans les suites de couches : la femme est couchée bien sur le dos, les

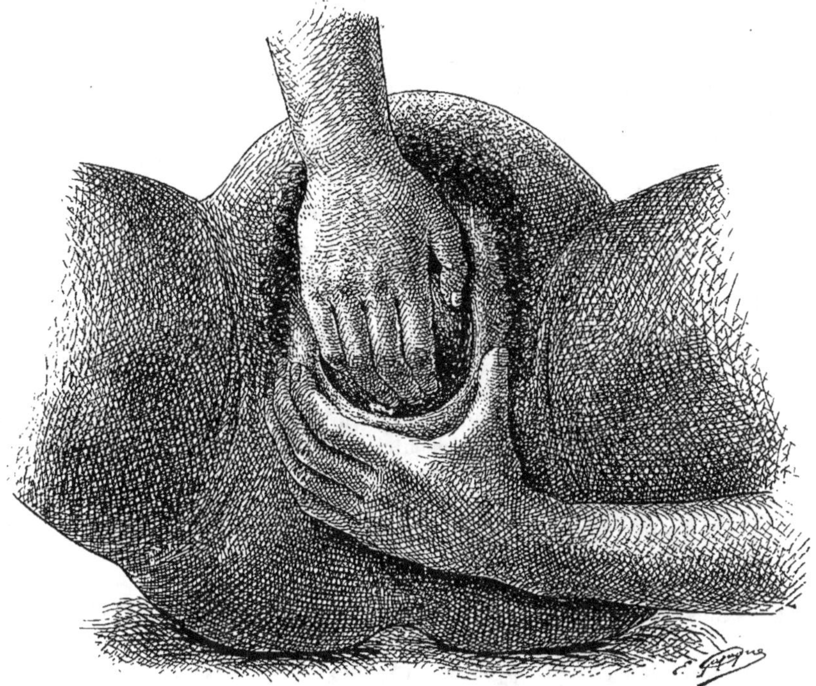

Fig. 1. — Bonne manière de soutenir le périnée en empêchant la tête de sortir trop vite.

jambes et les cuisses fléchies, les plantes des pieds reposant sur le lit; au moment des douleurs la femme solidement calée sur ses pieds pousse en même temps avec les bras sur la tête du lit.

Le médecin met alors sous le siège de la parturiente un drap plié en seize. Le mettre plus tôt est inutile ; cela gêne la progression de la tête et fatigue la femme. Le praticien découvre seulement à ce moment la femme (qui souffre trop pour conserver l'ombre de pudeur) et *surveille le périnée*. S'il ne dépend pas toujours de lui d'éviter une déchirure, il pourra cependant, en modérant la sortie de la tête, en la réglant, n'avoir souvent pas de déchirure ou une déchirure insignifiante. L'accoucheur étant à la droite de la femme, la main gauche posée à plat sur la tête, lutte contre celle-ci au moment de la douleur, l'empêche de sortir brusquement, lui fait faire la dilatation lente de la vulve, pendant que la main droite, empaumant la tête à travers le périnée, déprime celui-ci lentement et facilite la déflexion de la tête en poussant de façon modérée de bas en haut au moment des contractions. Dès que la fontanelle antérieure apparaît à la fourchette, le médecin ordonne à la femme de ne plus pousser et la prie de respirer la bouche ouverte; en même temps la main droite toujours à plat sur le périnée défléchit la tête lentement, la main gauche tirant progressivement le sommet en haut. Le meilleur moyen pour *bien soutenir le périnée est d'empêcher la tête de sortir trop vite.*

La tête est sortie : aussitôt l'accoucheur explore le cou, pour voir s'il n'y a pas un ou plusieurs circulaires du cordon; s'il en trouve, il tire le cordon avec douceur pour le faire passer au-dessus de la tête; s'il n'y réussit pas, il dégage le fœtus au milieu de son circulaire; si celui-ci est très serré et s'oppose au dégagement, on le coupe entre deux pinces. La tête fait généralement sa rotation externe d'elle-même. L'accoucheur met *deux doigts sous l'occiput et deux doigts sous le menton* et abaisse la tête au maximum pour dégager l'épaule antérieure; si l'enfant paraît gros, pour éviter une déchirure au passage des bras, on se trouvera bien de faire la *manœuvre de Coudert :* prendre le bras antérieur avec deux doigts placés parallèlement à lui, l'amener vers le dos du fœtus ce qui permet d'atteindre et de dégager le coude, puis tout ce bras antérieur : cela facilite le dégagement de l'épaule postérieure qui se fait en relevant la tête vers la symphyse. Une fois les deux épaules dégagées, il suffit de tirer directement à soi : le tronc et les membres inférieurs viennent facilement.

Dans certains pays, on préfère accoucher les femmes dans le *décubitus latéral* pour mieux surveiller le périnée. Il n'y a pas d'autres précautions à prendre dans cette position que celles indiquées plus haut.

Quand, en dépit de tous les soins, une déchirure existe et quand, la vulve étant petite, on a lieu de craindre que la déchirure ne file vers l'anus, on fera bien, suivant le conseil de Tarnier, de diriger par un coup de ciseaux cette déchirure latéralement, pour que le sphincter ne soit pas lésé. De même, si l'on voyait une déchirure centrale amorcée, il faudrait au plus vite couper le pont périnéal entre la déchirure et la fourchette de peur que l'anus et la cloison recto-vaginale ne soient déchirés.

Dans tous les cas normaux, le praticien ne coupera le cordon qu'au moment où il ne présentera plus de battements, ce qui permet à l'enfant de reprendre au placenta environ 90 grammes de sang (Budin).

CONDUITE A TENIR DANS LES OCCIPITO-POSTÉRIEURES

Les occipito-postérieures ne tournent pas ou tournent très lentement parce que la tête dans ces positions est mal fléchie. Des différentes manœuvres proposées depuis Baudelocque pour fléchir et faire tourner la tête, nous ne retiendrons que celle de Tarnier. A la dilatation complète, quand au bout d'une heure et demie à deux heures la tête n'a pas bougé et est restée en D P par exemple, en dépit de contractions régulières et fortes, on peut essayer la *manœuvre de Tarnier.* Après avoir fait l'asepsie de la vulve et du vagin, placé à gauche de la femme, on introduit la *main gauche* (ce serait la main droite dans une G P) dans le vagin et l'on place l'index et le médius dans le *sillon rétro-auriculaire de l'oreille antérieure.* Dès que survient une contraction, on appuie de droite à gauche, et avec deux ou trois tentatives on arrive souvent à amener l'occiput sous la symphyse. Si l'on échoue dans cette manœuvre ou si l'on n'ose l'essayer, il faut avoir recours au forceps que l'on pourra appliquer de deux façons différentes :

a. Ou bien (et l'on vient ainsi à bout de toutes les positions postérieures), on applique le forceps en D P, en se rappelant qu'il faut fléchir la tête avant de l'abaisser et de faire la grande rotation.

b. On introduit une main en arrière de la tête et au moment d'une contraction on l'amène en transverse *(manœuvre de Loviot)* et sur cette tête transversalisée on fait une application de forceps comme s'il s'agissait d'une antérieure. Mais la manœuvre de Loviot nécessite l'introduction de la main dans l'utérus, augmente donc les chances d'infection chez une femme souvent fatiguée par un travail long et pénible, risque de défléchir ou de remonter la tête au détroit supérieur.

Quand le sommet a tourné en *occipito-sacré,* deux cas sont à considérer :

1° Il s'agit d'une *multipare* à périnée souple; l'enfant ne paraît pas gros; on peut le laisser se dégager seul ou, si le périnée semblait trop tendu, on terminerait par un forceps (prise directe, dégagement prudent en O S ou ce qui vaut mieux, rotation de 180 degrés).

2° Il s'agit d'une *primipare,* le périnée est résistant et rendrait peut-être l'accouchement impossible

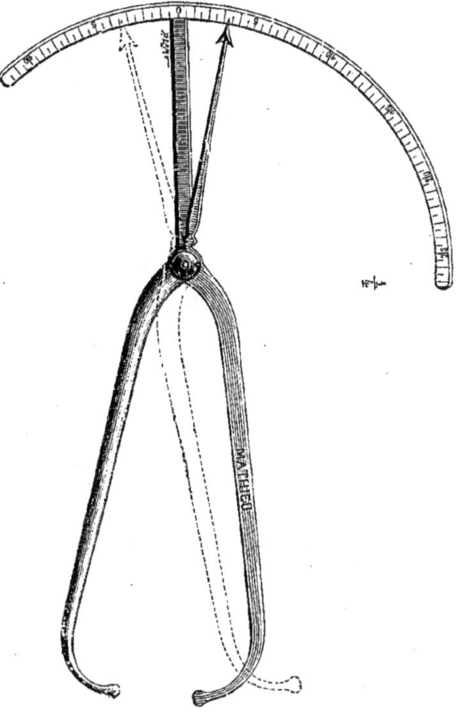

Fig. 2. — Céphalomètre de M. Budin.

ou ne le laisserait faire qu'au prix d'une *déchirure centrale ou complète.* On fait une application directe de forceps et l'on fait une grande rotation en exagérant le mouvement de vielle (Bar) pour transformer l'O S en O P; on dégage avec le forceps sens dessus-dessous, ou l'on désarticule et l'on refait une prise directe en O P.

CHAPITRE III

FACE

Diagnostic. — Le médecin appelé auprès d'une femme en travail ayant une présentation de la face fera le plus souvent ce diagnostic *par le toucher*. Les membranes étant intactes et le col en voie de dilatation, le praticien trouvera soit à travers le cul-de-sac antérieur, soit à travers les membranes une suture qui à priori pourra en imposer, pour la suture sagittale surtout si à une extrémité de celle-ci il sent une fontanelle, l'antérieure. S'il s'en tient là, il court le risque de diagnostiquer un sommet et d'espérer une expulsion rapide du fœtus; aussi ne tardera-t-il pas à s'étonner de la lenteur du travail et touchera-t-il à nouveau, cette fois-ci plus complètement pour chercher la dystocie probable. Il retrouvera la suture déjà sentie mais en la suivant du côté inexploré il rencontrera deux bosses latérales et molles dans lesquelles avec une exploration sérieuse, il reconnaîtra les yeux avec les paupières œdématiées qu'il ne prendra pas pour les testicules; plus loin il sentira le vrai signe pathognomonique de la présentation de la face, la *pyramide nasale* dont les narines regardent le menton et fait faire le diagnostic de position.

Si la présentation est trop élevée pour permettre une exploration facile, sa hauteur même jointe à l'existence d'une poche des eaux volumineuse (qu'il faudra respecter) mettront en garde le praticien avisé auquel un palper méthodique révélera la grosse saillie occipitale d'un côté parfois (Budin), l'arcade mentonnière de l'autre et l'échancrure en coup de hache entre le dos et l'occiput.

Si les membranes sont rompues, le diagnostic est plus facile mais pas encore toujours fait. On diagnostique parfois sommet, on diagnostique plus souvent siège. En effet les déformations plastiques intervenant, les yeux en imposent pour des organes génitaux, les joues pour des fesses et la bouche pour l'anus. C'est par *l'examen approfondi du sillon interjugal qu'on découvre la pyramide nasale et les narines ;* il ne faut pas trop compter sur les mouvements de succion pour diagnostiquer la bouche. Le nez et les arcades alvéolaires ne se laissent pas infiltrer.

Dès qu'il aura fait le diagnostic de face, le médecin préviendra la famille que l'enfant sera affreux à sa naissance, que son visage sera noir et plus ou moins couvert de phlyctènes qui pourront s'ulcérer les jours suivants et dont on pourrait le rendre responsable. On en est revenu des exagérations des anciens accoucheurs qui portaient un pronostic trop sombre et des exagérations de Mme Lachapelle qui était trop optimiste ; l'accouchement par la face doit généralement se bien terminer mais nécessite des interventions plus souvent que l'accouchement par le sommet.

Traitement. — a. *La face est au détroit supérieur.* — On a conseillé de transformer la face en sommet au début du travail. Schatz y a réussi en soulevant les épaules pour mobiliser la tête, en poussant sur celle-ci de façon à la faire se fléchir pendant qu'un aide poussait sur le siège dans le même sens. C'est très difficile à exécuter sur le vivant. M. Pinard conseille une manœuvre mixte ; pendant qu'une main introduite par le vagin appuie sur le frontal, près de la fontanelle antérieure de bas en haut, une main appuie sur l'occiput à travers la paroi abdominale. Mais quand ces manœuvres réussissent, elles sont souvent inutiles, la face se reproduisant quelque temps après. Si l'enfant souffre, c'est à la version que l'on s'adresse alors de préférence au forceps.

b. *La face est dans l'excavation.* — Il faudra ausculter souvent et se garder d'intervenir tant que l'enfant ne souffre pas ou qu'il n'y a pas de menace d'inertie. Si le *menton tourne en sacré,* il faut absolument le ramener en avant sinon, dans le cas d'enfant à terme et de bassin normal, l'accouchement est impossible. On fera une application de forceps en se rappelant que la *face tourne dans l'excavation* et non pas sur le plancher périnéal. Chercher à abaisser la face à fond avant de la faire tourner c'est la bloquer presque à coup sûr. Si dans une *mento-postérieure* la rotation ne se fait pas, la version n'est plus possible ; les eaux sont évacuées depuis longtemps, l'utérus est plus ou moins rétracté, la tête est profondément engagée. C'est le forceps qui doit terminer l'accouchement dès que l'enfant souffre. Quand il échoue, la vie de celui-ci est généralement très compromise du fait de la présentation de la face, du fait de la longueur du travail, du fait des applications de forceps. Il faut cependant en finir ! Au praticien de choisir entre la basiotripsie sur un enfant mourant ou très gravement compromis et la symphyséotomie à laquelle d'ailleurs la mère peut absolument se refuser. Quand l'enfant est mort, il n'y a pas à hésiter, l'extraction se fait après basiotripsie.

FRONT

C'est une présentation rare (1 sur 5.000) et très mauvaise en pratique, produite par les mêmes causes que la présentation de la face. On reconnaît le front comme la face par le *toucher.* On sent en effet les deux bosses frontales séparées par la suture inter-frontale ; on sent la fontanelle antérieure losangique, et de l'autre côté les globes orbitaires, le nez.

La poche des eaux est toujours volumineuse ; c'est le menton qui se dégage le dernier : l'enfant mord sa symphyse. L'accouchement est toujours très long, très dystocique, sauf, et c'est rare, quand au début de la descente dans l'excavation le front se transforme en sommet.

Au détroit supérieur on essaiera de fléchir ou de défléchir le front pour avoir un sommet ou une face. Si l'on échoue, le *mieux est de faire une version,* opération de choix quand elle est faite en temps voulu.

Dans l'excavation ou à la vulve, c'est sur le forceps seul qu'il faut compter. En cas de mort de l'enfant on activerait l'accouchement en perforant la tête ce qui en faciliterait l'extraction au forceps.

CHAPITRE IV

CONDUITE A TENIR DANS LES PRÉSENTATIONS DU SIÈGE

Le pronostic de l'accouchement par le siège étant toujours assez grave pour l'enfant, M. Pinard conseille au cours de la grossesse la *version par manœuvres externes* pour remplacer le siège par le sommet. C'est une bonne opération quand on peut la faire facilement. La version trop facile est souvent inutile parce qu'elle se fait grâce à un léger excès d'eau et est difficilement maintenue. Avant tout il faut la faire avec douceur sous peine de traumatiser l'enfant ou de provoquer l'accouchement prématuré. Aussi quand après deux séances à plusieurs jours d'intervalle même sous chloroforme on n'arrive pas à faire évoluer l'enfant, il vaut mieux ne pas insister. C'est ce qui se produit souvent chez la primipare où elle est le plus indiquée. Dans le siège décomplété mode des fesses parfois engagé, dans l'oligoamnios on échoue presque fatalement. Enfin on ne tentera pas la version par manœuvres externes dans les cas de bassin aplati où la tête dernière est préférable. Quand on a réussi la version, il faut maintenir la présentation du sommet par la ceinture eutocique de Pinard. A défaut de celle-ci, deux gros tampons de coton, appliqués verticalement sur les bords de l'utérus par une ceinture de flanelle, maintiennent le fœtus la tête en bas.

Conduite à tenir pendant le travail. — Si l'accoucheur est appelé au début du travail près d'une femme chez laquelle il diagnostique un siège, il immobilise celle-ci au lit. Essayer la version par manœuvres externes à ce moment, c'est risquer la rupture de la poche des eaux avec un col à peine effacé, c'est risquer de transformer le siège en épaule. A plus forte raison faudra-t-il éviter de rompre les membranes dans un toucher explorateur. On se contentera de faire de l'antisepsie vaginale et de vider le rectum par un lavement. Si les membranes sont rompues, il faut savoir résister à la tentation d'abaisser un pied à la vulve et se rappeler que trois pôles successifs dont le dernier est le plus volumineux vont franchir le col ; la tête dernière passera d'autant mieux que le siège aura mieux élargi le passage.

1° DANS LES CAS SIMPLES. — Après la rupture des membranes, il faut ausculter toutes les dix minutes. La sortie du méconium n'implique nullement dans la présentation du siège que l'enfant souffre. Si pressé que le médecin puisse être de partir, qu'il se garde de vouloir hâter l'accouchement par des tractions inopportunes. Suivant le mot de Pajot, l'enfant lèvera les bras au ciel en disant : « quel est donc l'idiot qui me tire par les pieds? » et l'accoucheur se sera créé une grosse complication (voir version p. 427). Quand le siège apparaît à la vulve, on met la femme en travers du lit. Le praticien, ayant ses manches de chemise retroussées au-dessus des coudes laisse se dégager seuls le siège et les membres inférieurs ; il fait une anse au cordon et soutenant le fœtus laisse se dégager seules les deux épaules. Il fait ensuite la *manœuvre de Mauriceau* pour avoir la tête dernière ; mais avant de dégager celle-ci, il doit abaisser au maximum en tirant avec deux doigts sur les fosses sus-épineuses et non pas en crochet par-dessus les clavicules (Budin), *jusqu'à ce qu'il voit bien le sous-occiput ;* en même temps pour faciliter la sortie de la tête, il faut, avec l'index et le médius enfoncés à fond dans la bouche de façon à appuyer sur tout le plancher de la bouche et non pas seulement sur le maxillaire inférieur, fléchir cette tête puis la faire tourner pour bien amener le menton

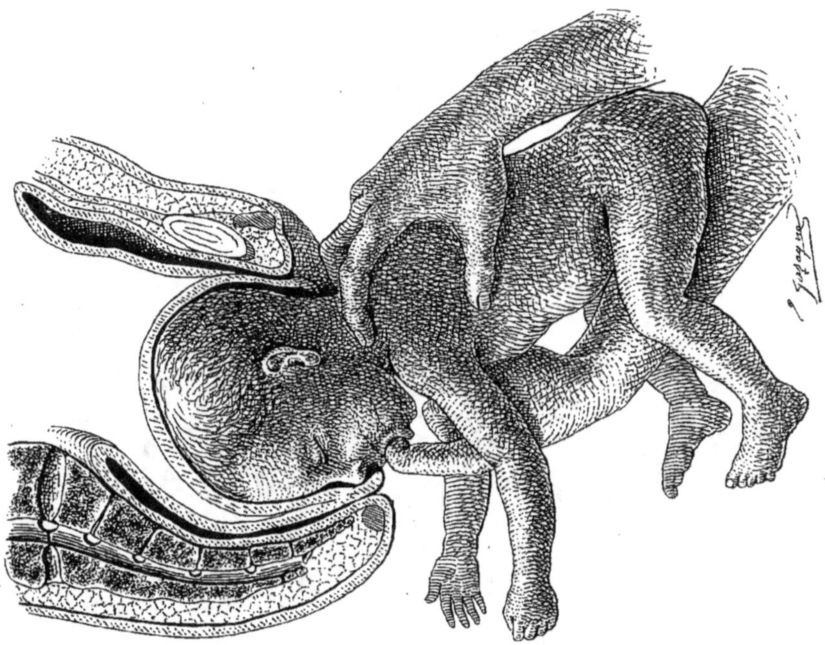

Fig. 3. — Manœuvre de Mauriceau. (Tractions sur tout le plancher de la bouche avec deux phalanges. Les doigts de la main droite sont sur les fosses sus-épineuses et non en crochets sur les clavicules.

arrière. Il sera alors facile de dégager dos du fœtus sur ventre de la mère en ne tirant pas trop fort sous peine d'avoir une déchirure complète du périnée.

On s'abstiendra de donner de l'ergot qui tétanise l'utérus et, provoquant des contractions du col, facilite la rétention de la tête dernière ou plus tard du placenta.

2° DANS LES CAS DIFFICILES. — Si un *siège complet* ne s'engage pas au détroit supérieur ou s'il ne progresse pas dans l'excavation on va saisir le membre inférieur antérieur et l'on abaisse à la vulve le pied qui permettra au moment des contractions de tirer sur le fœtus. Le pied postérieur à la vulve est un mauvais tracteur parce qu'il met le fœtus à cheval sur la symphyse. *On ne tire jamais trop bas ni trop en arrière*. Surveiller toujours la sortie du fœtus pour voir si le sacrum de celui-ci regarde la symphyse de la mère ; laisser un siège se dégager le sacrum en arrière, c'est s'assurer la tête dernière en mento-pubienne, c'est-à-dire un Mauriceau très difficile ou impossible.

Il s'agit d'un *siège décomplété mode des fesses*.

a. *A la vulve*. — Le fœtus, tige rigide de par ses membres inférieurs formant attelles (Tarnier), ne se dégage pas. Repousser le siège soit en avant à travers le périnée, soit par la manœuvre de Ritgen (un doigt dans l'anus maternel) qu'il faut faire très prudemment, soit par manœuvre birectale (si le fœtus est mort). Introduire un doigt dans l'aine postérieure et ne pas tirer trop fort pour ne pas fracturer le fémur.

b. *Dans l'excavation*. — Les membranes sont rompues et la dilatation est complète, le siège ne progresse pas (éventualité très rare, Budin). Si l'utérus est rétracté, l'abaissement d'un pied est impossible. Pour faire cette manœuvre, conseillée et réglée par M. Potocki, il faut qu'il y ait encore du liquide et un utérus

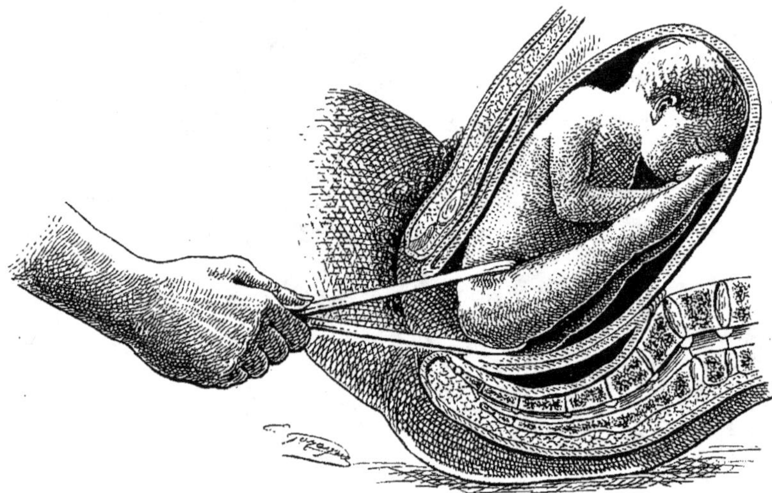

Fig. 4. — Le lacs dans le siège décomplété mode des fesses en position dorso-antérieure (d'après Olivier).

non rétracté. En pratique on échouera le plus souvent : quatre procédés sont à la disposition du médecin.

α) *Intervention manuelle*. — Un doigt dans le pli de l'aine antérieure peut amener le siège à la vulve mais alors il est le plus souvent impossible d'aller avec un doigt accrocher l'aine postérieure (Mme Lachapelle) et tirer en basculant le siège en avant.

β) Le *crochet* dans le pli de l'aine est très dangereux et on lui a reproché de produire des phlegmons, des lymphangites, des fractures du fémur simples ou compliquées, des déchirures de l'artère fémorale (Mangiagalli, Bar).

γ) Le *lacs* dans les *dorso antérieures* est bon parce qu'il repose sur le bassin de l'enfant. Le lacs en mèche de lampe contenu dans un tube de caoutchouc (Olivier) est le meilleur. Introduire le lacs avec les deux mains ou une seule main

(Maygrier) mais s'abstenir de crochet porte-lacs. Si par hasard celui-ci est nécessaire, M. Budin conseille l'emploi de la sonde urétrale en gomme armée d'un mandrin suffisant pour, avec une courbe donnée, diriger le bec de la sonde au travers du pli de l'aine antérieure, la sonde étant poussée par l'accoucheur sur le mandrin maintenu immobile, mais trop faible pour servir de crochet. Le bec de la sonde réapparu à la vulve servira pour conduire ensuite le lacs fixé aux yeux de la sonde. Ne tirer sur le lacs posé que pendant les contractions utérines, un aide faisant en même temps de l'expression abdominale. Il *faut tirer d'abord très en arrière et en bas*, puis *en avant, enfin en avant et en haut*.

ô) Le *forceps* n'est bon que dans les *dorso-postérieures*. Il doit (Ollivier) être placé sur le diamètre bi-trochantérien, sur les cuisses du fœtus et jamais sur son

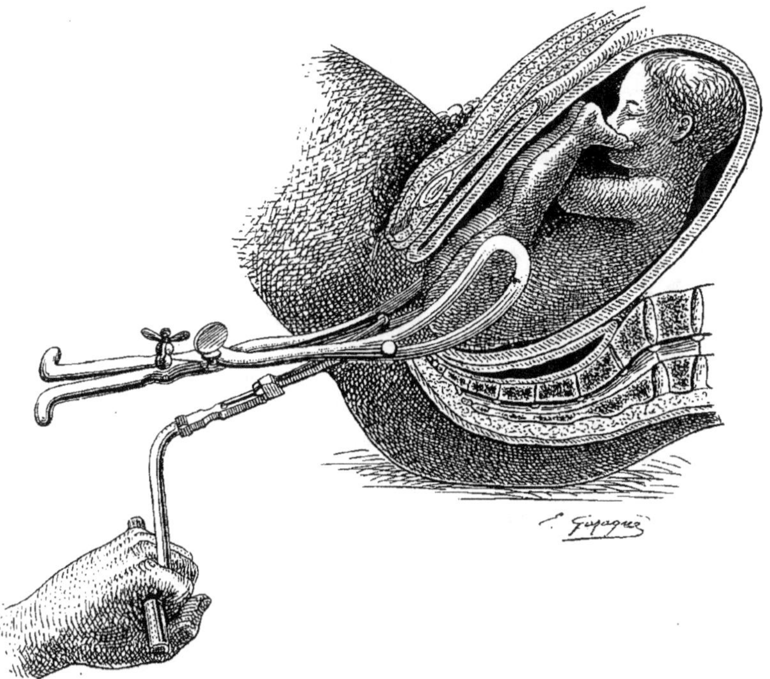

Fig. 5. — Le forceps dans le siège décomplété mode des fesses en position dorso-postérieure (d'après Ollivier).

bassin, sous peine alors de déraper ou de léser les viscères abdominaux fœtaux. Dans les cas particulièrement difficiles on se trouvera bien (Demelin) d'associer le lacs au forceps, le lacs passé dans l'aine antérieure servant à tirer en bas et en arrière pendant qu'avec le forceps l'accoucheur tire assez fortement en avant.

c. *Le siège décomplété mode des fesses est retenu au détroit supérieur.* — Avant tout le praticien doit encore espérer la sortie spontanée du fœtus si tout est normal. Dans le cas de dystocie connue, si le siège décomplété ne s'engage pas, il est plus prudent de faire *l'abaissement prophylactique du pied.* La saisie du pied antérieur est le plus souvent impossible. On tourne la difficulté en introduisant les doigts en attelle le long de la cuisse antérieure ; on déprime le creux poplité pendant qu'on porte la cuisse en abduction (Pinard), la jambe se fléchit et le pied cherché vient à la portée des doigts.

Si la dilatation est incomplète et si les membranes sont rompues, on se trouvera bien de faire l'abaissement prophylactique du pied pour éviter l'arrêt du travail ; la cuisse engagée dans le col suffira pour terminer la dilatation de celui-ci. M. Bonnaire se contente même de fléchir la jambe sur la cuisse ; de cette façon le pied est accessible en cas de besoin, le membre inférieur ainsi fléchi agit sur le col sans amoindrir trop le pôle pelvien qui, nécessitant une ouverture plus grande, facilitera mieux le passage de la tête dernière que lorsqu'on abaisse le pied à la vulve.

CHAPITRE V

PRÉSENTATIONS DE L'ÉPAULE

Une présentation de l'épaule négligée peut toujours comporter un pronostic sombre pour la mère et surtout pour l'enfant. Les complications tant redoutées autre fois sontdevenues plus rares, depuis que, grâce aux nombreuses consultations gratuites dans les hôpitaux et les dispensaires, les femmes ont pris l'habitude de consulter le médecin ou la sage-femme au cours de leurs grossesses « pour voir si l'enfant est bien placé ».

I. Le DIAGNOSTIC DE LA PRÉSENTATION DE L'ÉPAULE est facile à faire PENDANT LA GROSSESSE. — La femme n'a pas senti son ventre diminuer et a toujours de la difficulté pour respirer (manque d'engagement). L'utérus a son grand axe oblique ou transversal. Au palper, on trouve l'excavation vide, la tête dans une fosse iliaque, le siège dans le côté opposé, entre les deux le plan résistant du dos (dorso-antérieures), ou beaucoup de liquide avec les membres (dorso-postérieures). Avec le dos et la tête, l'accoucheur peut faire son diagnostic de présentation et de position. Le toucher confirme le vide de l'excavation.

Le praticien doit aussitôt tenter la *version par manœuvres externes* (voir le chapitre p. 426), si la femme est dans le huitième mois; plus tôt, la version par manœuvres externes est inutile; avec douceur il mobilisera le fœtus et amènera au détroit supérieur la tête ou le siège, la tête de préférence. Pour maintenir le fœtus vertical, il appliquera lui-même une ceinture eutocique. Il reverra la femme les jours suivants pour surveiller si la présentation de l'épaule ne s'est pas reproduite. C'est la vulgarisation de cette pratique préconisée par M. Pinard qui depuis vingt ans a rendu plus rare la présentation de l'épaule chez les femmes à terme et a ainsi du même coup amélioré le pronostic de cette présentation.

Mais il arrive encore trop souvent que par négligence ou par fausse pudeur les femmes atteignent le terme de leur grossesse avec un enfant placé transversalement. Le médecin peut être demandé au début du travail ou à une période plus tardive.

II. Au DÉBUT DU TRAVAIL. — Tout en faisant son interrogatoire pour distraire la femme, le médecin pratique le *toucher :* il trouve une poche des eaux volumineuse dans laquelle nage parfois une main ou un coude. L'excavation est généralement vide. Le col est en voie de dilatation. *Que le praticien se garde bien*, comme nous avons appris que cela s'était fait chez plusieurs femmes observées par nous à l'hôpital et arrivant (trop tard) du dehors, *de rompre les membranes pour voir ce qu'il y a derrière :* une main procidente viendra bien éclairer son diagnostic hésitant mais la faible dilatation du col l'empêchera de faire la version par manœuvres internes : il se sera bénévolement créé une grosse complication. Il complétera son diagnostic par un palper méthodique.

Le praticien essaiera la *version céphalique par manœuvres externes, dans l'intervalle des contractions.* — S'il échoue, il cherchera à ramener le siège en bas; mieux vaut un siège qu'une épaule. S'il ne peut mobiliser le fœtus, il ne lui reste plus qu'à attendre la *dilatation complète.* C'est alors le moment de choix pour faire la *version par manœuvres internes.* Ne pas intervenir à ce moment par insouciance ou ce qui est plus grave par ignorance, c'est compromettre la vie de l'enfant et celle de la mère. Le médecin n'a pas le droit, soit pour céder aux instances de la parturiente et de son entourage, soit par répugnance opératoire personnelle de ne rien faire en espérant « que cela s'arrangera ». Qu'il oublie les cas rares de version spontanée, d'évolution spontanée (le mode conduplicato corpore ne se voit que si le fœtus est macéré) et qu'il se rappelle que *l'accouchement spontané par l'épaule est impossible :* s'il attend l'accouchement spontané, l'enfant va mourir asphyxié du fait de la rétraction utérine qui supprime la circulation fœto-placentaire, la mère va mourir par épuisement, par rupture utérine. Sous aucun prétexte, le praticien ne donnera d'ergot de seigle pour faciliter l'expulsion du fœtus. *A la dilatation complète, il fera donc la version par manœuvres internes.*

III. Les MEMBRANES SONT ROMPUES. — Le *toucher*, capital à ce moment, fait constater en haut de l'excavation le *gril costal*, une main, ou un bras qui sert à faire le diagnostic. Le palper ne donne rien si l'utérus est rétracté. *L'auscultation*, et c'est très important, révèle si l'enfant est vivant ou mort.

Le praticien appelé à ce moment du travail peut se trouver en présence de différents cas.

1° *L'enfant est mort, le col incomplètement dilaté.* Il faudra surveiller cette *dilatation;* si elle *se fait régulièrement,* on attendra qu'elle soit *complète* et alors on tentera *avec une prudence inouïe* (s'il n'y pas longtemps que la poche des eaux est rompue et *si l'utérus n'est pas rétracté sur le fœtus*) une version par manœuvres internes, la femme étant endormie et en position obstétricale. Il ne faut pas déployer de force mais s'arrêter dès qu'il y a l'ombre de résistance : ce serait aller au-devant d'une rupture utérine. Hanté par la possibilité de celle-ci, même et surtout si la version a été très facile, le praticien devra toujours remettre après l'opération la main dans l'utérus. En cas d'échec dans la version ou s'il ne tente pas celle-ci, il aura recours à *l'embryotomie* qui est la méthode de choix.

Si la dilatation ne progresse pas et si la femme menace de s'épuiser, on peut faire :

a. La *version par manœuvres mixtes de Braxton-Hicks* si l'on atteint et peut abaisser *facilement* un pied; la cuisse dans le col jouera le rôle d'excitateur.

On ne peut attraper un pied, l'utérus est rétracté.

b. L'utérus menace de se tétaniser.

On fera la *dilatation bimanuelle de Bonnaire* ou la *dilatation mécanique* avec le dilatateur de *Bossi* qu'il faut employer avec la plus grande douceur et l'on terminera par *l'embryotomie.*

c. Les contractions s'espacent et l'on peut craindre *l'inertie.* On mettra dans le col un ballon (Champetier de Ribes, Boissard, Barnes), rempli à 300 grammes environ et à la dilatation complète on fera l'embryotomie.

2° *L'enfant est vivant, le col est incomplètement dilaté.* — On doit d'abord essayer la version par manœuvres mixtes dans l'intervalle des contractions. Si l'on échoue, on arrivera à la dilatation complète soit par le *procédé bimanuel de Bonnaire,* soit à l'aide d'un *ballon.*

A la dilatation complète on fera alors très prudemment la *version par manœuvres internes ;* en cas d'échec de celle-ci, résultant de la trop grande rétraction de l'utérus, l'enfant, mort le plus souvent à ce moment par la même cause, sera extrait par *embryotomie. Dans aucun cas, on ne devra tenter l'extraction du fœtus vivant avant que la dilatation ne soit complète.*

CHAPITRE VI

GROSSESSE GÉMELLAIRE

Diagnostic et traitement. — Autant que possible le praticien ne devra pas faire le diagnostic à la Capuron qui consiste à annoncer une grossesse gémellaire quand après avoir extrait un enfant on s'aperçoit qu'il y en a encore un dans l'utérus. En pratique, en présence d'un *gros ventre, il faudra toujours se méfier de la possibilité d'une gémellaire* et ne pas se hâter d'affirmer, après un palper rapide, *hydramnios* (il y a souvent hydramnios d'un des deux œufs dans une gémellaire) ou croire à la présence d'un *gros fœtus*, d'un *hydrocéphale*, d'une *tumeur utérine ou annexielle.*

Quand chez une femme en travail, on trouvera un ventre volumineux, présentant de l'œdème sus-pubien, de la matité à la percussion, on serrera l'*interrogatoire* de très près au moment où l'on fait le toucher. On apprendra ainsi que la femme se trouve elle-même plus grosse qu'à ses autres grossesses et que ce signe l'a frappée dès le début de sa grossesse, qu'elle a toujours senti beaucoup remuer et partout dans son ventre, qu'il y a des jumeaux dans sa famille à elle ou dans celle de son mari.

Par le *toucher* on trouvera parfois à l'intérieur du col deux poches des eaux.

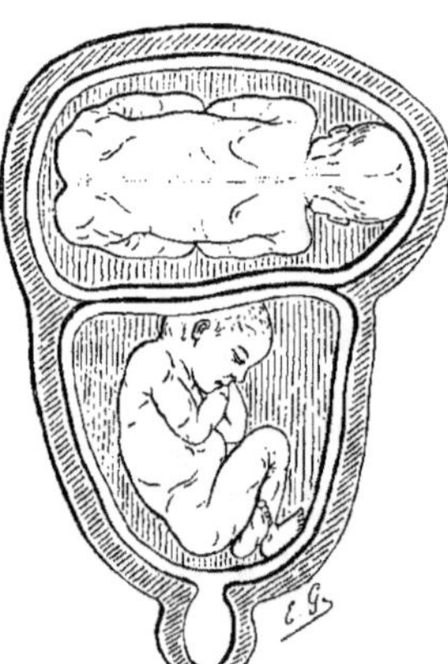

Fig. 6. — Fœtus superposés
(Budin).

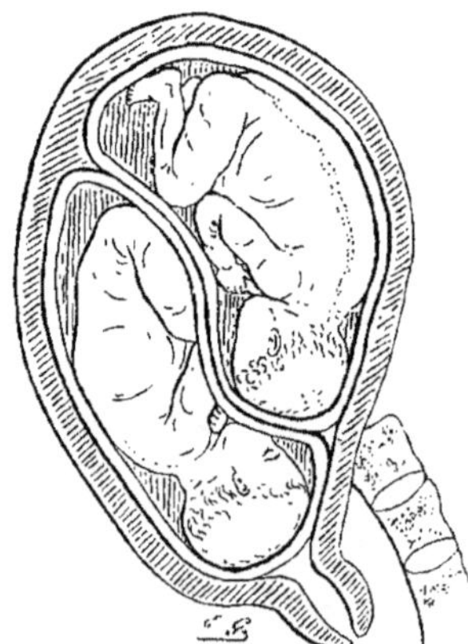

Fig. 7. — Fœtus placés l'un au-devant de
l'autre (Budin).

Le plus souvent on trouvera une tête dont le volume n'est pas en rapport avec le volume du ventre (Bonnaire); mobilise-t-on avec la main placée sur l'abdomen un

point où l'on sent un pôle fœtal, les mouvements ne sont pas transmis au doigt
vaginal ou le sont mal. Le toucher a appris, par exemple, qu'il y avait une tête
engagée. Par un palper méthodique on trouve
ensuite une tête mobile au-dessus du détroit
supérieur, ou dans une fosse iliaque, ou au
fond de l'utérus : deux pôles semblables permettent de faire le diagnostic. Trois pôles différents suffisent pour mettre sur la voie du
diagnostic. Si l'on en trouve quatre (fœtus juxtaposés ou superposés, Budin), le diagnostic
s'impose ; mais c'est rare (fœtus antéposés
Budin); le palper est difficile par *tension continuelle du ventre.*

Le diagnostic de grossesse gémellaire est
probable si *tout à côté* d'un siège on trouve
une tête.

C'est l'*auscultation* qui doit alors lever les
doutes : elle révèle deux foyers très nets non
isochrones au pouls radial ni entre eux, (comme
dans les O I G P) séparés par une zone silencieuse; quand on pourra le faire, on auscultera

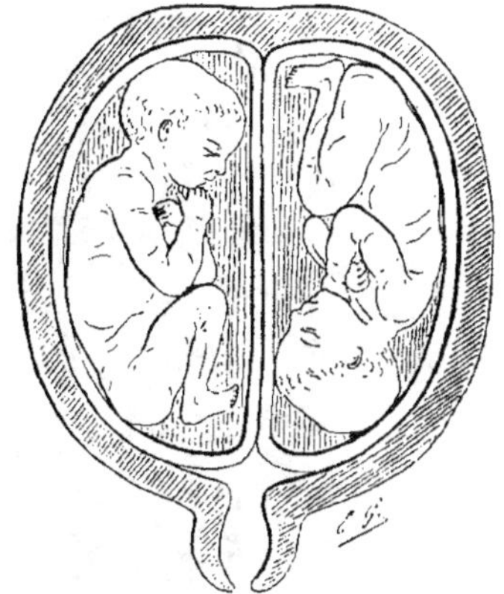

Fig. 8. — Grossesse gémellaire,
fœtus juxtaposés (d'après Budin).

un foyer pendant qu'une autre personne auscultera le second; si dans le même
temps les résultats diffèrent, il y a deux fœtus.

Certes le diagnostic d'une grossesse gémellaire chez une femme en travail est
difficile, beaucoup plus qu'au cours de la grossesse où il n'y a pas de contractions
utérines, mais il est possible pour un bon clinicien.

Le *travail* marche d'ordinaire plus lentement, l'accouchement se faisant avant
terme et l'utérus surdistendu se contractant mal. Plus que jamais il faudra *savoir
attendre* et ne rompre les membranes qu'à la dilatation complète; plus que jamais
aussi il faudra s'abstenir de donner de l'ergot de seigle auquel on reproche d'amener
l'enclavement du second fœtus et de rendre l'accouchement impossible. Le premier enfant étant en sommet ou en siège on le laissera sortir seul; s'il était transversal, il faudrait faire une version podalique.

Le premier enfant sorti, on mettra, quand on fera la ligature de son cordon,
une pince sur le bout placentaire. On s'assurera de la présentation du second
fœtus : là encore s'il s'agit d'un siège ou d'un sommet, on laissera l'accouchement se faire spontanément, un quart d'heure ou une demi-heure après le premier; mais s'il s'agit d'une épaule on laissera l'utérus se reposer une dizaine de
minutes et l'on fera la version. Avec un second fœtus se présentant par le sommet
ou par le siège, on ne doit rompre les membranes du second œuf que si une demi-
heure après l'expulsion du premier fœtus les douleurs ne reparaissent pas.

On n'essaiera pas de faire la *délivrance* tant qu'il y a un fœtus dans l'utérus :
vouloir sortir le placenta du premier fœtus en tirant sur le cordon c'est s'exposer à décoller un placenta unique, à tuer le second fœtus et à produire une
hémorragie grave. Si, le deuxième fœtus n'étant pas sorti, le placenta du premier apparaît de lui-même à la vulve on pourra le *cueillir.* Quand le deuxième
fœtus est extrait, sauf indication spéciale (hémorragie), on laisse la délivrance se
faire spontanément pour ne pas avoir à la suite une *hémorragie par inertie
utérine.*

Il est *certains cas, très rares heureusement,* où il se fait un *enclavement des deux fœtus,* tous les deux se présentant à la fois. On s'en rend compte par un toucher manuel. Si deux têtes se présentent et si on ne peut refouler la seconde on fait une application de forceps pour extraire le fœtus le plus engagé. En cas d'échec on fait sur celui-ci une basiotripsie. Si un siège sorti jusqu'aux épaules ne peut aller plus loin (l'enfant étant alors généralement mort), on fait une décollation, on repousse dans l'utérus la tête libérée et on fait l'extraction du second fœtus. Si deux sièges sont engagés profondément, on essaie d'extraire le postérieur et l'on fait un forceps sur la tête dernière : si on échoue on fait une décollation sur l'antérieur. Ces cas rares se produisent surtout quand l'accouchement est loin du terme. Il suffira au médecin de réfléchir pour se tirer d'affaire dans un de ces mauvais cas : *le souci de la vie de la mère devra être sa plus grande préoccupation.*

Dans les cas d'*avortements gémellaires* qui se font généralement au troisième ou quatrième mois, c'est-à-dire à un moment où le diagnostic n'a pu être que soupçonné, MM. *Maygrier et Demelin* ont montré que la rétention du placenta était presque la règle et que

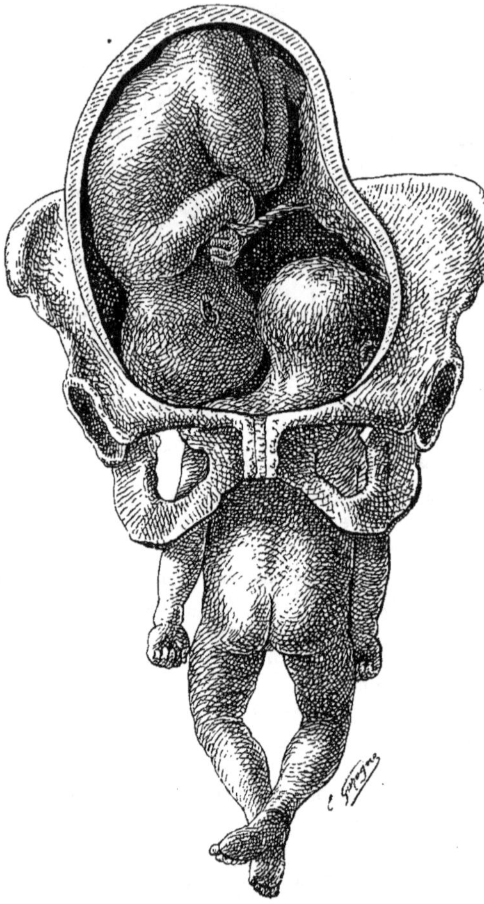

Fig. 9. — Grossesse gémellaire, fœtus enclavés
(d'après Budin-Demelin).

la septicémie apparaissait plus souvent alors que dans les avortements simples. Le médecin devra donc surveiller spécialement les femmes qui font un avortement gémellaire, et à la moindre alerte désinfecter soigneusement l'utérus.

Dans les accouchements gémellaires, la principale *dystocie* réside dans les *hémorragies de la délivrance.*

CHAPITRE VII

DÉLIVRANCE NORMALE

La délivrance *spontanée* au sens propre du mot, c'est-à-dire l'expulsion de l'arrière-faix hors des voies génitales par les contractions utérines et l'effort, est de plus en plus rare. Généralement l'accoucheur intervient pour le troisième temps ou sortie du vagin : c'est la délivrance *naturelle*. Si laborieux qu'ait pu être l'extraction du fœtus, le praticien n'a jamais le droit de se réjouir et de quitter la parturiente tant que le *placenta complet* n'est pas sorti.

Même dans les cas les plus normaux en apparence, l'accouchement n'est pas fini quand l'enfant est dans le berceau. C'est presque toujours au moment de la délivrance que la mère peut courir les plus grands dangers immédiats et pour les jours suivants. *Une délivrance mal faite*, c'est-à-dire faite trop tôt, faite trop tard, faite incomplètement ou de façon septique, c'est pour la femme ou une hémorragie foudroyante ou une série d'hémorragies graves, ou la septicémie, *c'est presque à coup sûr la mort* quels que soient les soins éclairés dont la malheureuse pourra être entourée ensuite.

Conduite à tenir. — Tout en s'occupant de l'enfant, le praticien doit surveiller la mère, regarder si elle ne perd pas, si elle ne pâlit pas, si le pouls n'est pas rapide, au-dessus de 100 (Pinard), ce qui ferait penser à une hémorragie interne ; il met de temps en temps la main sur l'abdomen pour sentir la consistance de l'utérus qui doit être globuleux et dur (globe rassurant des accoucheurs). Il prévient la femme qu'elle va encore souffrir un peu et il lui donne une injection vaginale chaude. Si le travail a été long, si l'enfant a souffert, bref si l'on peut craindre de l'infection, on se trouvera bien de faire avant la délivrance une injection de deux litres de solution iodo-iodurée froide ou d'eau oxygénée neutralisée à six volumes, *injection intra-ovulaire (Bonnaire)*. Après l'accouchement le fond de l'utérus est au-dessous de l'ombilic. Au bout d'un temps variable d'ordinaire de cinq à trente minutes, les douleurs réapparaissent, un peu de sang s'écoule par la vulve : le placenta se décolle. *Plus que jamais il va falloir s'abstenir de toucher :* ce n'est plus l'œuf seulement qu'on risque d'infecter, c'est l'utérus lui-même grâce à l'infinité de portes ouvertes produites par le décollement du placenta et des membranes.

Il est très facile de suivre la progression du placenta sans faire le toucher.

Deux signes sont à la disposition du clinicien, deux signes faciles à observer et qui ne trompent jamais. Le placenta décollé tombe dans le segment inférieur plus mince et plus souple que le corps et qui se laisse distendre comme un accordéon. Il en résulte que le fond utérin remonte à l'ombilic ou au-dessus (Ahlfeld, Pinard et Varnier). Si, à ce moment, on place les deux mains à plat sur l'hypogastre, le bout des doigts déprimant la paroi abdominale au-dessus de la symphyse et remontant vers l'ombilic de bas en haut, on constate que le cordon ne bouge pas ; si en faisant cette manœuvre on voit le cordon attiré vers le vagin, c'est que le placenta tient encore, la délivrance n'est pas bonne à faire (Bonnaire).

Quand on est sûr, et cela sans faire le toucher, nous le répétons à dessein, que le placenta est décollé, on peut faire la délivrance. Tirer sur le cordon, même à ce moment peut être dangereux si les membranes adhèrent encore en un point. Il faudra, surtout si l'on est fatigué, ne pas essayer de faire la délivrance avant que le placenta ne soit bien décollé ; *tirer sur le cordon* dans ces conditions, c'est s'exposer à casser ce cordon (ce qui n'est pas un grand mal), c'est risquer une *délivrance incomplète* avec son cortège d'*hémorragies graves ;* « tendre et attendre » disait Pajot, « tendre et attendre l'hémorragie » dit M. Bonnaire ; tirer trop tôt sur le cordon c'est encore risquer l'*inversion utérine* comme nous en produisit une sous nos yeux, en dépit de nos avertissements, un vigoureux stagiaire de M. Maygrier, trop pressé d'aller dîner.

L'*expression à la Crédé* c'est-à-dire aussitôt après l'accouchement est dangereuse aussi ; elle stupéfie l'utérus qui abandonne le placenta complet ou plus souvent incomplet et retombe inerte au milieu d'hémorragies abondantes.

La *méthode mixte* qui consiste à faire un peu d'expression d'une main pendant que de l'autre on tire le cordon en avant puis en haut, *quand le placenta est décollé*, vaut mieux que la méthode de Crédé ou que les tractions seules. Mais, et cela pour mettre en garde contre la tendance naturelle à tirer sur le cordon toujours trop tôt et trop fort, par désir d'en finir, M. Bonnaire conseille de ne jamais toucher au cordon et de faire la délivrance, quand on est sûr que le placenta est décollé, par simple expression faite à deux mains, avec douceur, au moment d'une contraction, en poussant devant soi vers la vulve l'arrière-faix qui sort entraîné par son propre poids et par les poussées qu'on lui imprime : si par hasard un lambeau de membranes tient encore, les adhérences cèdent sous le poids du placenta ou cèdent à de simples pressions faites sur le segment inférieur de bas en haut. Cette *délivrance à la poussette* (Bonnaire) faite au moment opportun est facile à faire et assure une délivrance complète : elle a le gros avantage de supprimer toute traction sur le cordon et toute chance d'infection par le toucher vaginal.

Le praticien doit aussitôt après la délivrance faire une toilette vulvo-anale, une bonne injection vaginale chaude aseptique ou avec du sublimé au 1/4.000. Il garnit la vulve d'un pansement aseptique qu'il fixe par un bandage en T. Il remet la main sur le ventre pour voir si la femme a toujours son globe de sûreté, il tâte le pouls qui doit être ralenti (Pinard). A ce moment, tout étant pour le mieux, il examine avec le plus grand soin l'arrière-faix, membranes et placenta, pour voir si la délivrance est bien complète et si l'œuf est normal ou pathologique.

DÉLIVRANCE ARTIFICIELLE

La délivrance artificielle consiste à décoller à la main le placenta pour l'extraire parce que la délivrance ne se fait pas, soit qu'il y ait *inertie utérine* avec hémorragie grave, *insertion vicieuse du placenta* qui a déjà anémié la femme, soit qu'il y ait *spasme du muscle utérin* produisant l'enchatonnement du placenta. On la fait encore quand il y a des *adhérences anormales* du placenta qui d'ailleurs s'accompagnent souvent d'hémorragie ou de rétraction spasmodique, ou quand il y a *infection amniotique* qui commande de vider rapidement l'utérus pour le nettoyer.

Ce qui assombrit beaucoup le pronostic de cette opération c'est, d'une part, l'*extrême urgence fréquente de son indication* qui empêche le praticien de s'aseptiser la main et l'avant-bras et surtout l'*impossibilité d'aseptiser le vagin*. Or elle se pratique le plus souvent chez des femmes fatiguées, en état de shock ou très anémiées qui sont un terrain merveilleux pour faire de l'infection suraiguë. *Aussi ne devra-t-on se résoudre à faire une délivrance artificielle qu'à son corps défen-*

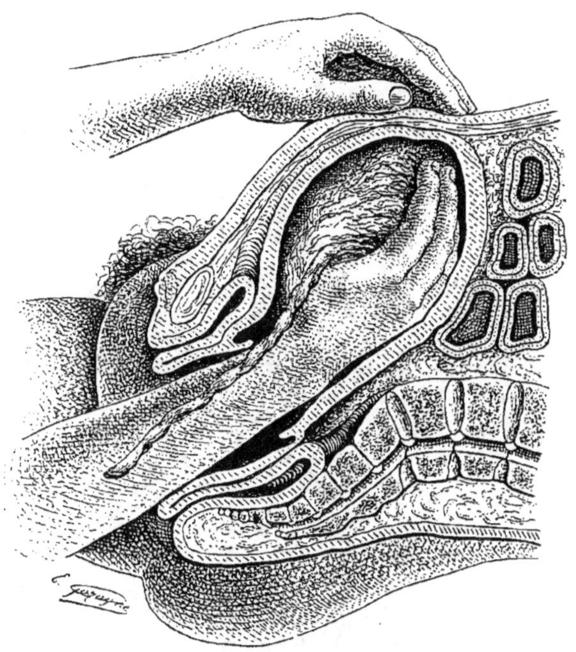

Fig. 10. — Délivrance artificielle. La main droite dans l'utérus travaille du bout des doigts sous le contrôle de la main gauche déprimant la paroi abdominale.

dant, quand il y aura indication absolue. On fera donc autant que possible l'asepsie de la vulve et du vagin et l'on se *désinfectera avec le plus grand soin les mains et tout l'avant-bras.*

Sauf danger de syncope, on fera mettre la femme en travers du lit en position obstétricale. On *opérera sans anesthésie*. Dans les cas d'indocilité exagérée de la femme ou de rétraction utérine prononcée on anesthésiera à l'*éther* (Maygrier, Demelin) et non pas au chloroforme qui produit trop facilement une syncope fatale chez des femmes saignées. On met des champs aseptiques sous le siège, sur les cuisses et sur le ventre de la femme pour éviter des contacts septiques : si, ce qui est fréquent dans les cas de rétraction utérine, la main qui travaille à l'intérieur est trop fatiguée, l'autre main maintenue propre peut venir utilement la remplacer.

On introduit généralement la main droite : quand *l'utérus est inerte*, on est, la première fois que l'on fait cette opération, un peu désorienté : on ne trouve que des tissus mous comme des chiffons et l'on tombe tout de suite sur le promontoire, ce qui fait croire à un bassin vicié. On glisse *doucement* la main disposée en cône, autant que possible entre la paroi utérine et les membranes et l'on va *droit au fond de l'utérus* (Bonnaire) que maintient immobile à travers la paroi abdominale la main gauche. Généralement une partie du placenta est déjà décollée. Suivant les cas et l'endroit où est inséré ce placenta on le décolle soit avec le bord radial ou le bord cubital de la main soit, ce qui vaut mieux, parce qu'on se rend mieux compte de ce qu'on fait, avec le bout des doigts qui détachent et ramènent

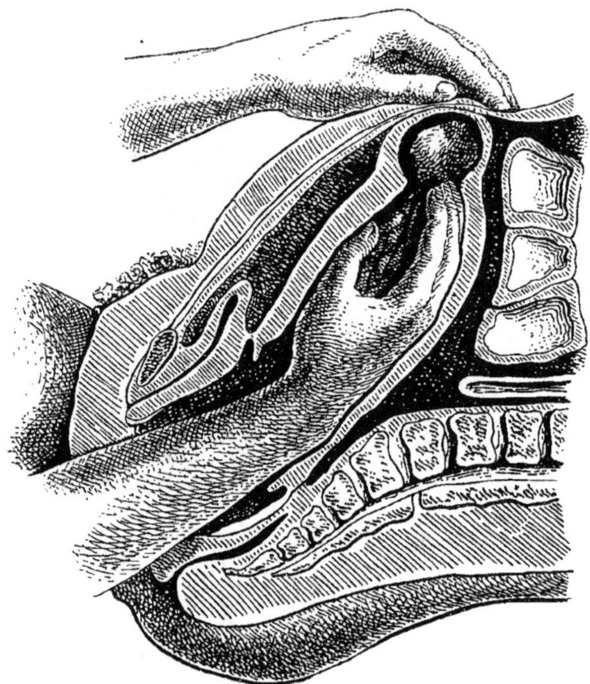

Fig. 11. — Délivrance artificielle pour enchatonnement du placenta.

avec douceur placenta et membranes vers la vulve sous le contrôle de la main abdominale. C'est le *meilleur traitement de l'inertie utérine et le plus fidèle moyen d'arrêter les hémorragies dues à cette inertie.* Quand on est sûr que l'utérus est vide, on y fait une grande injection chaude; on donne ensuite de l'ergotine qui stimulera la rétraction utérine.

Quand on fait la délivrance artificielle pour *adhérences anormales,* il faut toujours, partant du fond de l'utérus, travailler du bout des doigts et décoller en appuyant plutôt du côté du placenta que du côté de la paroi utérine qu'on pourrait facilement perforer. Si des cotylédons sont trop adhérents et s'il est impossible de les enlever, on les pétrit autant qu'on le peut, on les effrite et on les extrait par lambeaux (Budin).

Quand on fait la délivrance artificielle pour *rétraction anormale* de l'utérus, il faut absolument anesthésier profondément la femme. On introduit ensuite la main jusqu'à l'anneau de rétraction siégeant à une hauteur variable et l'on cherche à faire pénétrer successivement tous les doigts jusqu'à ce que la main passe. On réussit généralement et l'on va ensuite décoller la partie de placenta emprisonnée. C'est là une *opération très pénible*, qui demande beaucoup de patience de la part de l'accoucheur. Si la rétraction résiste à toutes les tentatives manuelles, on met un ballon de Champetier ou de Boissard au-dessus de l'anneau, on le gonfle d'eau à un volume variable et l'on attend que l'utérus se contracte pour accoucher de ce ballon : la rétraction cédera en même temps et l'on pourra facilement aller enlever le placenta jusque-là inaccessible.

Dans tous les cas le placenta doit être enlevé en une masse (le placenta après délivrance artificielle, disait Tarnier, doit ressembler à celui d'une délivrance normale). Le praticien doit examiner avec le plus grand soin le placenta pour voir s'il est bien complet et les membranes pour voir si elles sont complètes, si elles ne portent pas de vaisseaux allant à une masse (placentas multiples) ou à un cotylédon erratique restés dans l'utérus. D'ailleurs quand on a extrait le placenta et les membranes il est *toujours bon de réintroduire la main* pour faire une revision de l'utérus qu'on désinfecte bien ensuite avec une injection au sublimé au 1/4.000, ou à l'iode ou au permanganate. Quand on fait une délivrance artificielle *in extremis,* si l'on sauve la femme de la mort par anémie aiguë, en dépit des précautions aseptiques prises, *à cause de la traversée vaginale, il faut s'attendre à voir survenir les jours suivants une infection plus ou moins grave* d'un pronostic d'autant plus sombre que la femme aura perdu plus de sang.

CHAPITRE VIII

LIGATURE DU CORDON

Il n'y a pas bien longtemps encore, il était de règle de sectionner le cordon dès que l'enfant était sorti. M. Budin démontra que cette pratique privait le nouveau-né d'environ 90 grammes de sang qui lui appartient, ce qui, pour un aldulte de 70 kilogs, représente une saignée évaluée à 1.700 grammes; il montra qu'en faisant la ligature tardive du cordon l'enfant perdait moins de poids dans les premiers jours et partait ensuite plus franchement à augmenter. Aussi maintenant, tout le monde est d'accord pour ne couper le cordon que quand celui-ci est pâle, flasque et ne bat plus, c'est-à-dire au bout de quatre à cinq minutes.

Faut-il lier le cordon ? On a soutenu que cela n'était pas nécessaire et l'on ap-

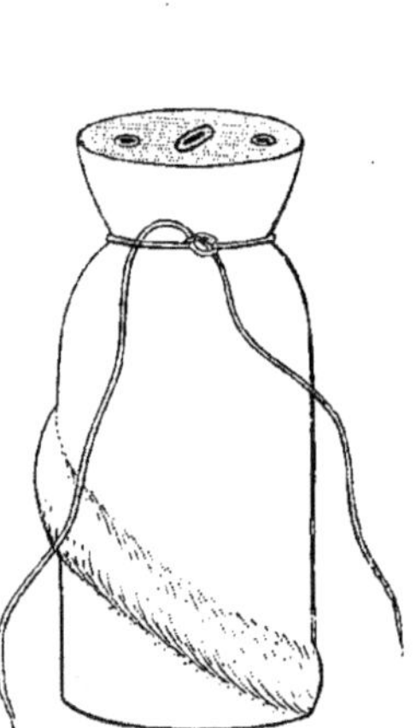

Fig. 12.

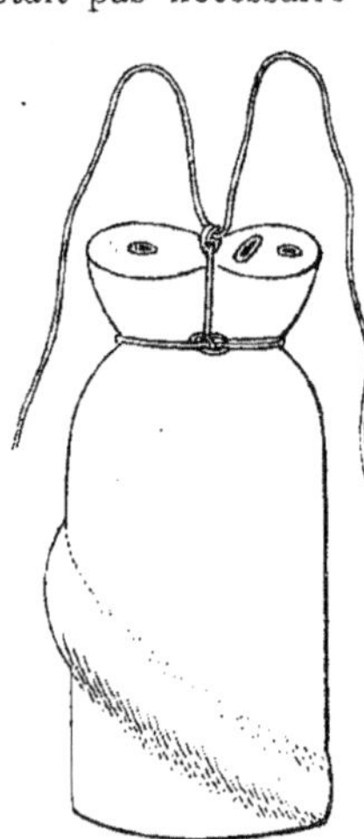

Fig. 13.

puyait cette opinion sur ces faits que les artères ombilicales possèdent une rétractilité plusieurs fois supérieure à l'impulsion du cœur fœtal et que la veine ombilicale devenue inutile s'affaisse et s'obture : pourquoi lier un cordon qui n'a pas de raison de saigner? Les faits ne confirmèrent pas la théorie. Il arriva plusieurs fois que des enfants, dont le cordon n'avait pas été lié, furent trop serrés dans leur maillot et moururent d'une hémorragie, par la veine ombilicale, à la suite de troubles circulatoires consécutifs aux troubles respiratoires.

Il faut donc faire la ligature du cordon. — Où et comment la fera-t-on? Certains

accoucheurs lient le cordon à cinq ou six centimètres de l'ombilic. Cette pratique
est inspirée par l'appréhension d'une persistance de l'ouraque ou d'une hernie
intestinale possible. Or ces cas sont tout à fait rares et sont faciles à dépister : on
leur réservera la ligature éloignée de l'ombilic. D'autres praticiens pensant avec
raison que plus on laisse le cordon, plus on augmente les chances d'infection ombilicale lient le cordon au ras de l'ombilic : le petit moignon funiculaire tombe en
général plus vite, le troisième jour. M. Budin préfère la ligature à 1 centimètre de
l'ombilic pour que si la ligature lâche il reste assez de cordon pour en faire une
autre.

C'est la possibilité de glissement de la ligature avec danger d'hémorragie secondaire et d'infection, et c'est pour ne pas laisser sur le cordon un fil quelconque

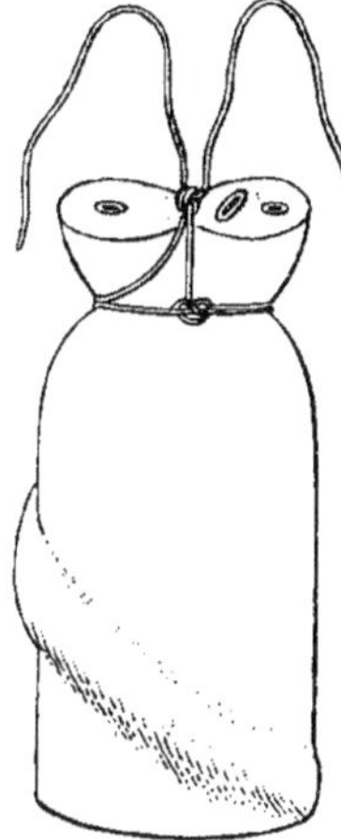

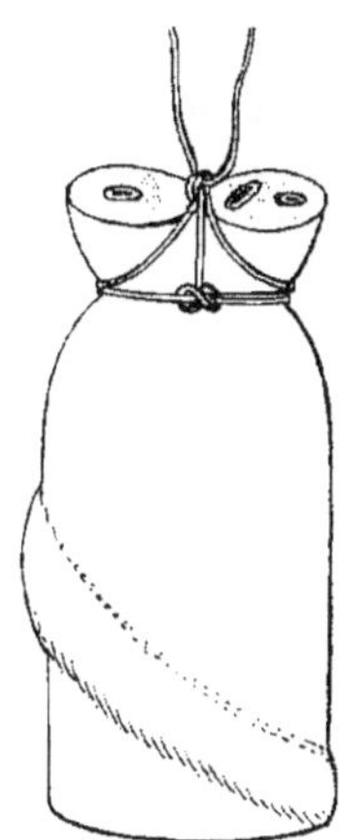

Fig. 14.   Fig. 15.

toujours susceptible de s'infecter que certains auteurs préfèrent la ligature instrumentale.

M. Porak a imaginé un omphalotribe formé de deux lames métalliques épaisses
que l'on rapproche l'une de l'autre à l'aide de deux vis. On serre le cordon
entre ces deux lames pendant vingt minutes ; quand on enlève l'instrument, le
cordon est parcheminé : la ligature est parfaite. M. Bar préconise une petite pince
spéciale, plus légère que l'omphalotribe de M. Porak, qu'il place au ras de l'ombilic
où il la laisse vingt-quatre heures.

En dépit des bons résultats donnés par ces instruments spéciaux, faciles à aseptiser
mais accueillis avec une certaine méfiance par les familles fidèles aux vieux préjugés,
la plupart des praticiens préfèrent faire la ligature au fil ou au caoutchouc. On
reproche à celui-ci de déraper facilement sur la surface glissante du cordon (surtout
sur les cordons gras où la gélatine se résorbe) et de s'altérer vite dans les trousses.
Nous conseillons donc la ligature faite avec le fil ordinaire stérilisé par une
ébullition de 10 minutes. Le cordon est mince : on se contentera de faire avec le
fil un circulaire que l'on serrera par un double nœud. Si le cordon est gras, épais,
il est plus prudent de faire la ligature en bouchon de champagne conseillée par
M. Budin.

« Avec un fil de lin, simple ou double, de 25 à 30 centimètres de longueur environ on fait sur le cordon une ligature circulaire bien serrée. On coupe ensuite, avec des ciseaux, la tige funiculaire à un centimètre au delà de la ligature. On dirige en haut la surface de section du cordon. Les deux chefs du fil qui a servi à la ligature étant séparés, l'un de ces chefs est placé dans le sillon fait par la ligature et reporté sur la circonférence du cordon jusqu'au point opposé. Les deux chefs du fil sont alors placés sur la surface de section : on les croise, on serre, puis on fait un nœud ; cette seconde ligature, perpendiculaire à la première, sépare les vaisseaux : la veine et une artère sont d'un côté, de l'autre se trouve la seconde artère. Il suffit ensuite de procéder à la ligature de chacune des moitiés du cordon. Les deux chefs passent à droite et à gauche d'une des moitiés, par exemple de celle qui ne comprend qu'un vaisseau ; ces chefs sont croisés, on serre et on noue. Si le nœud a été placé à l'un des angles de réunion de la première et de la seconde ligature, un des chefs est passé de nouveau dans le sillon médian, dans le sillon de séparation ; l'autre passe autour du cordon dans le sillon externe, puis les deux chefs sont croisés, serrés et noués. La seconde moitié du cordon, qui comprend le second et le troisième vaisseau, se trouve ainsi liée à son tour ».

CHAPITRE IX

DE LA MORT APPARENTE DU NOUVEAU-NÉ

L'état de mort apparente du nouveau-né, à raison de ses différents degrés, du vague qu'il comporte, n'est pas susceptible d'être défini d'une manière rigoureuse. Le terme est assez explicite et peut se passer des nombreuses définitions qu'on a imaginées pour le rendre plus compréhensible. Il caractérise en somme une série d'états pathologiques différents dans lesquels on retrouve quelques symptômes communs : absence de cri, troubles de la circulation et de la respiration, inertie musculaire plus ou moins complète.

Symptomatologie. — Depuis longtemps on distinguait *une forme bleue* et *une forme blanche*. Cette classification, suffisamment exacte pour l'ensemble des faits cliniques, facile à retenir, doit être modifiée et complétée, d'après M. Demelin, si l'on tient compte de la pathogénie. Il y a en effet *des formes bleues* et *des formes blanches*.

FORMES BLEUES. — On peut distinguer trois formes bleues :

a. L'asphyxie ;

b. La congestion méningée ;

c. L'apoplexie méningée.

a. *Asphyxie*. — L'enfant se présente avec l'aspect suivant : tout son corps est coloré en violet foncé plus ou moins noirâtre surtout à la face et aux extrémités. La tête oscille sur le tronc à cause de la flaccidité des muscles du cou. Quand l'enfant est sur le dos, la tête est fléchie, la bouche fermée, les yeux sont clos, les joues sont bouffies, les oreilles froides et noires, les lèvres cyanosées. Introduit-on un doigt dans la bouche, on en sent l'intérieur froid : la langue est collée au palais : l'isthme du gosier réagit au doigt ou est flasque dans les formes sérieuses. Il en est de même pour les réflexes palpébraux et cornéens conservés ou disparus suivant la gravité des cas. La sensibilité réflexe disparaît donc plus ou moins, est plus ou moins dissociée.

A la palpation de la *région précordiale* on sent un battement léger, un froissement, une ondulation, puis rien ; peu de temps après on sent un nouveau battement ; dans les cas heureux les battements augmentent d'intensité, se rapprochent jusqu'à ce que le rythme cardiaque devienne normal.

L'*apnée* est d'abord complète ; survient une inspiration prolongée, brusque, saccadée en deux ou trois efforts : la tête est renversée en arrière, la bouche s'ouvre, le visage est grimaçant, les yeux sont toujours fermés ; le diaphragme déprime la base de la poitrine puis se relâche et l'immobilité reparaît. Ces inspirations se répètent, se rapprochent, se régularisent, deviennent calmes et normales jusqu'à ce que l'enfant pousse son premier cri. La poitrine se soulève; les poumons se remplissent alors d'air si les voies aériennes supérieures ne sont pas obstruées par un bouchon muqueux.

Touche-t-on la base du cordon : on la sent battre faiblement, les battements sont synchrones au cœur fœtal : l'anus laisse parfois sortir du méconium. Les membres présentent une certaine tonicité de bon augure et que reconnaît bien le praticien éclairé.

Quand ils sont complètement flasques, ils impliquent l'idée d'une asphyxie très profonde. Au contraire quand ils se fléchissent du fait d'une friction sur le dos ou la poitrine, ils sont d'un bon pronostic.

Que se passe-t-il quand le traitement appliqué est efficace ? Le cœur et les poumons fonctionnent régulièrement, la peau devient rose d'abord au tronc, puis à la face et aux membres, enfin aux lèvres; les réflexes apparaissent, les yeux s'ouvrent : l'enfant fait entendre un vague gémissement, une sorte de petit grognement accompagné de grimaces jusqu'à ce qu'il lâche, en un temps variable, de quelques minutes à un quart d'heure, le premier cri qui annonce l'établissement de la circulation pulmonaire.

Cette asphyxie bleue, d'ordinaire primitive, est toujours annoncée lors de l'extraction de l'enfant par les signes habituels de souffrance : modifications des bruits du cœur, sortie de méconium. Cette forme peut cependant succéder à une forme blanche (Demelin).

b. *Congestion méningée.* — Un obstacle mécanique, le périnée par exemple (chez les primipares ou dans l'occipito-sacrée) empêche un enfant bien portant de se dégager : on extrait celui-ci par le forceps. Ou bien la tête de l'enfant reste longtemps et fortement comprimée au passage d'un anneau vulvaire très serré.

On a encore le tableau de l'asphyxie bleue mais avec un *aspect moins sévère* : l'enfant réagit plus vite parce que la souffrance a été courte; la respiration devient vite normale, le cœur bat bien, les yeux sont ouverts, les membres s'agitent mais l'enfant ne crie pas franchement : il pousse de petits gémissements, il lui faudra plusieurs heures pour qu'il se mette à bien crier.

c. *Apoplexie méningée.* — C'est encore le même syndrome clinique mais cette fois il comporte un *pronostic beaucoup plus sombre.* La face est noirâtre dès la sortie de l'enfant. Celui-ci a pu naître « avec l'apparence normale et rien n'a paru inquiétant quand, au bout d'un temps variable, la face devient bleue, la respiration et les mouvements du cœur se modifient et la mort survient malgré tous les soins donnés » (Demelin)[1]. Ou bien un enfant venu en mort apparente de forme blanche devient brusquement bleu.

Dans les deux cas il s'agit d'une hémorragie méningée. On insuffle l'enfant : la respiration se régularise, le cœur bat bien, l'enfant devient rosé, il ouvre même les yeux, mais il ne crie pas. Dès qu'on cesse la respiration, l'état asphyxique reparaît. M. Demelin insiste sur le signe suivant constaté dans cette forme et dans la précédente (congestion méningée) : les réflexes patellaires sont conservés ou exagérés. Bientôt, après un temps variable, des convulsions partielles ou généralisées surviennent et l'enfant succombe le plus souvent dans les jours suivants.

Formes blanches. — Ces formes appelées par les classiques asphyxie blanche et syncope sont décrites par M. Demelin sous les noms de :

DEMELIN, *Revues et Mémoires d'obstétrique*, p. 729.

a. Syncope traumatique ;
b. Syncope hémorragique.

Syncope traumatique. — Après l'extraction pénible d'un gros enfant (dystocie des épaules) ou une application de forceps un peu laborieuse l'enfant se présente d'une pâleur extrême ; ses lèvres seules sont violacées ; l'enfant est inerte, flasque, mou, sans l'ombre de tonicité musculaire ; ses yeux sont fermés, sa bouche est froide ; les réflexes sont abolis. Le cordon ne bat pas. L'apnée est d'abord complète, puis survient une grande inspiration saccadée, puis une période de repos. Dans les cas heureux, la respiration arrive à s'établir progressivement, l'enfant se colore, ouvre les yeux, s'agite et crie : il est sauvé.

Le *rythme cardiaque* revêt deux allures distinctes.

1° Dès le début, le cœur bat faiblement, très lentement ; si les battements se renforcent, le pronostic est bon. Il en est de même quand les battements sont forts dès le début. Observe-t-on des rechutes dès que l'on cesse le traitement approprié, la lutte durera une ou deux ou trois heures, mais on est sûr de perdre la partie.

On peut encore observer l'accélération des battements du cœur, la production de fortes inspirations : cependant l'enfant au lieu de devenir rosé se *cyanose* : le thorax reste plat ; le nouveau-né a du tirage et ne respire pas parce qu'un gros *bouchon muqueux* bouche les voies respiratoires. Le nouveau-né venu pâle peut aussi se cyanoser par *hémorragie méningée* ; c'est alors trop souvent la mort, après une période plus ou moins longue de convulsions, de contracture ou de coma. Ce diagnostic s'affirme quand avec les convulsions survient une température variant de 38° à 40° ; la nuque est raide, l'enfant se met en opisthotonos, les membres sont raides, il est probable que souvent dans ces cas mortels s'ajoute à l'hémorragie une méningite spinale.

2° Il faut encore bien connaître ceci : le cœur de l'enfant bat avec régularité et à la vitesse normale dès la sortie de l'enfant ; cependant celui-ci reste inerte et ne respire pas. C'est alors la mort rapide par *élongation de la moelle ou du bulbe*.

b. *Syncope hémorragique.* — Cette forme est rare, mais s'observe dans différentes hémorragies fœtales produites par décollement prématuré du placenta, brièveté du cordon et rupture du cordon, ligature ombilicale insuffisante. On a même cité un cas d'hémorragies stomacales in utero suivies de mort vingt-quatre heures après l'extraction. Si le cœur et les poumons se mettent à fonctionner, l'enfant n'en reste pas moins très faible, très compromis et meurt le plus souvent.

FORMES MIXTES. — Nous avons vu qu'une forme bleue peut succéder à une forme blanche. Il est encore des cas où il est difficile de dire ce qui revient au juste à l'asphyxie et à la syncope.

Pronostic. — Les formes bleues, sauf l'apoplexie méningée, sont les moins graves. Dans l'apoplexie méningée, le pronostic dépend de la gravité des lésions. Les formes blanches et mixtes comportent un pronostic très sombre. « Si l'enfant réagit victorieusement contre l'asphyxie, il succombe très aisément, au contraire, au traumatisme. » (Demelin.)

Traitement. — Faute d'une thérapeutique sage, le praticien pourra très bien perdre des enfants pour lesquels il aura réussi une opération difficile (forceps, version). Quand l'enfant naît ÉTONNÉ il suffit de lui nettoyer la bouche des mucosités qui la remplissent, de verser de l'alcool sur le corps en frictionnant, de flageller légèrement sur les fesses (et non sur les régions lombaires) l'enfant tenu par les pieds, la tête en bas : il ne tardera pas à pousser son premier cri ; on pourra alors sectionner le cordon.

Dans les FORMES BLEUES on conseillait autrefois de couper le cordon aussitôt après la naissance et de laisser saigner ce cordon par le bout ombilical (saignée du cordon) : c'est le meilleur moyen de tuer l'enfant en lui créant une anémie profonde. *On fait la ligature immédiate du cordon* : on cherche par les moyens que

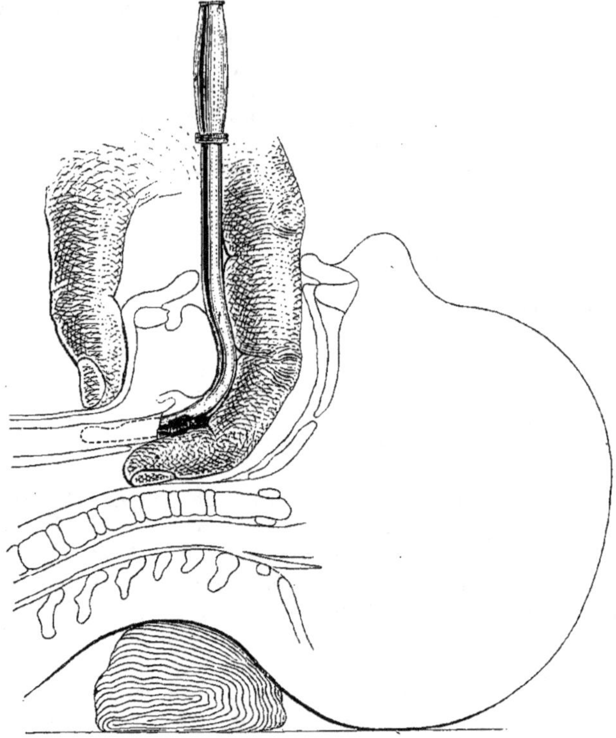

Fig. 16.

nous allons indiquer à faire respirer l'enfant ; tant que celui-ci n'a pas crié il ne doit pas être considéré comme sauvé.

Dans la FORME BLANCHE, SYNCOPALE, *il faut faire la ligature tardive du cordon sauf s'il s'agit d'une forme hémorragique*, puis il faut frictionner l'enfant avec du vinaigre ou de l'alcool, le flageller, le mettre plusieurs secondes dans un bain sinapisé et chaud, le tremper deux secondes dans un bain froid et le remettre aussitôt dans un bain chaud, d'où on le transporte sur des linges chauds. Ces moyens seront bien souvent insuffisants, surtout dans la forme blanche dont le médecin ne cachera pas à la famille le pronostic très grave. Il nettoiera la bouche, avant même de donner les bains, soit avec le doigt soit avec une plume non ébarbée. Il sera bon alors, si l'enfant ne respire pas, et tout ceci s'applique à tous les cas de mort apparente, de ne pas perdre de temps dans les procédés simples :

tractions rythmées, condamnées par tous les accoucheurs ; respiration artificielle (manœuvre de Sylvester) ou procédé de Schultze. Cette manœuvre de Schultze, qui consiste à lancer doucement en avant l'enfant soutenu sous les aisselles pour amener la flexion des membres inférieurs sur le tronc, est dangereuse dans la forme blanche traumatique.

*Dans tous les cas sérieux, dès que les frictions et les bains n'auront rien donné, et ceci se juge en deux minutes, le praticien aura recours à l'*INSUFFLATION. Celle-ci se fait avec l'*insufflateur* imaginé par Chaussier, modifié par M. Ribemont-Dessaignes, instrument qui doit toujours être dans la trousse de l'accoucheur. On s'en sert de la façon suivante : l'enfant est sur le dos, enveloppé de linges chauds, la tête un peu surélevée par un coussin pour que la colonne vertébrale ne gêne pas. On introduit l'insufflateur dans la bouche et l'on *aspire avec force* toutes les mucosités qui obstruent le pharynx laryngien. Cette aspiration suffit parfois pour amener le réflexe inspirateur qui produira le premier cri. En cas d'échec, on introduit l'index gauche dans la bouche en longeant la face dorsale, puis la base de la langue jusqu'à ce que l'on sente les cartilages aryténoïdiens, petites pyramides triangulaires ; on introduit *délicatement* l'insufflateur de la main droite et l'on en fait pénétrer doucement le bec en avant de l'index gauche guide, c'est-à-dire dans le larynx.

L'index gauche qui, lui, est dans le pharynx, doit être séparé du tube par la paroi postérieure du larynx (cartilages aryténoïdiens et échancrure intéraryténoïdienne, châton cricoïdien) ; avec le pouce gauche on palpe sur la ligne médiane du cou pendant qu'on imprime des mouvements de latéralité au tube avec la main droite ; celui-ci tremble sous la peau et déplace avec lui le larynx s'il est bien placé.

À ce moment, le *médecin se sert encore de l'insufflateur comme d'un aspirateur* et ASPIRE (Budin) pour enlever les mucosités épaisses, parfois véritables bouchons,

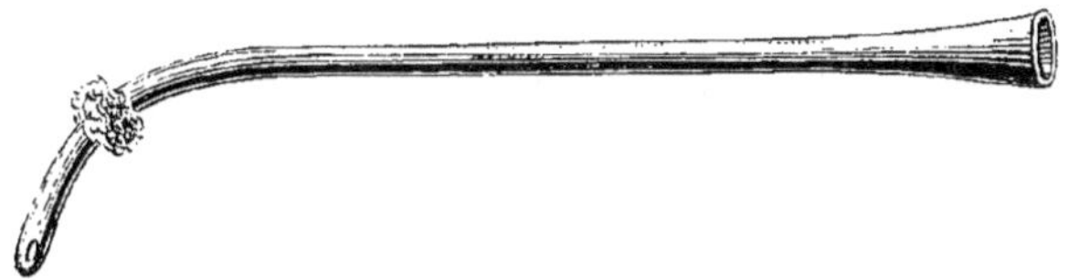

Fig. 17. — Tube de Chaussier.

qui remplissent les voies aériennes supérieures. Avec un peu de pratique, on arrive bien à amener dans le tube ces mucosités sans les faire parvenir jusqu'à sa propre bouche.

C'est cette peur qui fait faire parfois l'aspiration bouche à bouche au travers d'une compresse ou qui a provoqué l'adjonction d'une poire au tube de Ribemont-Dessaignes : ces moyens mettent bien à l'abri du petit ennui signalé mais leur inefficacité doit les faire condamner surtout à un moment où il n'y a pas à perdre une minute. On enlève le tube avec les mucosités, on chasse celles-ci en soufflant et on remet le tube ; après avoir répété cette manœuvre plusieurs fois, *quand on ne ramène plus rien par l'aspiration, alors seulement on fait de l'insufflation,* douce, sans force ; on voit se soulever la cage thoracique, l'air insufflé ressort par le tube en faisant un sifflement spécial ; si, et cela arrive à tous les débutants, le tube est dans l'œsophage, on voit à l'insufflation le creux épigastrique se soulever et l'air ressort sans bruit. Pendant qu'on insuffle en tenant le tube de la main gauche, avec la main droite empaumant le thorax, on presse sur celui-ci au moment de l'expiration, mais ceci encore sans violence pour ne pas faire de lésions viscérales. *Il faut insuffler lentement*, laissant six à huit secondes entre chaque insufflation, *il faut insuffler doucement* pour ne pas produire d'emphysème pulmonaire.

Grâce à cette manière de faire, on verra souvent l'enfant se colorer, les battements du cœur se régulariser et prendre de la force, quelques saccades inspiratoires et rapides se produire, d'abord espacées, puis rapprochées, et se faisant dans l'intervalle des insufflations; remet-on le doigt dans la bouche où tout était froid et flasque, on y sent une certaine tonicité; les grandes inspirations spontanées se répètent jusqu'à ce que le visage grimace, les yeux s'entr'ouvrent et le cri tant attendu éclate annonçant que la circulation pulmonaire se fait : l'enfant est sauvé, on le remet aussitôt dans le bain chaud.

Mais, il n'en est pas toujours ainsi. En dépit d'une insufflation patiente et bien faite, l'enfant ne change pas; les battements du cœur s'affaiblissent pour disparaître ou bien disparaissent dès qu'on cesse l'insufflation : quand au bout d'une heure et demie l'aspect de l'enfant en mort apparente n'a pas changé, si l'on n'a comme stimulant que les battements du cœur, il faut renoncer à sauver l'enfant.

Le praticien se rappellera qu'il vaut mieux prévenir que guérir : *par une surveillance attentive du travail, par une intervention faite à temps et sans violence*, on pourra éviter bien des cas de mort apparente : ce sera en faire le meilleur et plus sûr traitement, le *traitement prophylactique*.

CHAPITRE X

SOINS A DONNER A LA FEMME DANS LES SUITES DE COUCHES

Pendant la première semaine, le médecin verra sa cliente tous les jours, matin et soir s'il n'a pas de garde auprès d'elle, et prendra lui-même le pouls et la température. En bien surveillant les suites de couches, il peut souvent empêcher toute complication de se produire. Il se renseignera sur l'appétit, sur les gardes-robes, sur le sommeil, sur l'état général de la parturiente. Il palpera l'utérus pour voir sa hauteur, sa position, sa sensibilité. Il le trouvera souvent très haut et incliné à droite (du moins le lendemain de l'accouchement) et au-dessus de la symphyse il sentira un globe dur, médian, fluctuant et mat, *c'est la vessie.* Il suffit de faire un cathétérisme pour faire disparaître cette rétention d'urine, parfois douloureuse, qui gêne la régression de l'utérus.

Matin et soir, le praticien fera une toilette des organes génitaux externes de son accouchée. L'injection vaginale sera faite s'il y a eu travail long, expulsion de fœtus macéré, intervention.

Les seins seront nettoyés avant et après chaque tétée avec du coton hydrophile stérilisé trempé dans l'eau bouillie alcoolisée. Les seins seront bien maintenus mais non comprimés par un bandage de corps. Si la femme ne nourrit pas, une bonne compression ouatée sur les seins suffira pour faire passer le lait. Le purgatif, de réputation séculaire, est inutile.

L'air de la chambre maintenu entre 16 et 18° sera renouvelé chaque jour; l'accouchée sera bien couverte à ce moment. On interdira les visites pendant une huitaine de jours.

Au point de vue alimentation, on autorisera tout ce qui n'est pas indigeste et l'on viendra vite à l'alimentation ordinaire. Dès le troisième jour, on lutte contre la constipation par des lavements à l'eau tiède additionnée de 2 à 4 cuillerées de glycérine pour deux litres. Si ceux-ci sont inefficaces, on n'hésitera pas à purger légèrement sans crainte de tarir la sécrétion lactée.

L'accouchée restera immobile sur le dos pendant au moins huit jours. On lui permettra alors de se soulever légèrement pour prendre ses repas. L'utérus doit être revenu derrière la symphyse et ne plus être senti par la palpation pour qu'on autorise la femme à se lever. Elle restera autant que possible trois semaines au lit. Le premier jour hors du lit, elle fera quelques pas et restera allongée sur une chaise longue; chaque jour elle fera un peu plus de marche.

Les *voyages et les rapports sexuels ne seront permis qu'après le retour des règles.*

ASEPSIE ET ANTISEPSIE OBSTÉTRICALES

Depuis l'ère antiseptique, la mortalité par infection puerpérale a considérablement diminué ; la morbidité a baissé aussi comme fréquence et comme gravité.

Il est plus difficile d'être aseptique en obstétrique qu'en chirurgie : cela tient a la traversée vaginale nécessaire pour arriver dans l'utérus ; quelle que soit la propreté de l'opérateur, il n'est jamais sûr d'être aseptique étant donnée l'impossibilité de stériliser le vagin et la vulve (les femmes n'acceptent pas aisément qu'on rase le pubis et la vulve pour un accouchement ; au moment du travail les matières, sorties du rectum, souvent infectent facilement le périnée et la vulve, si l'on n'y

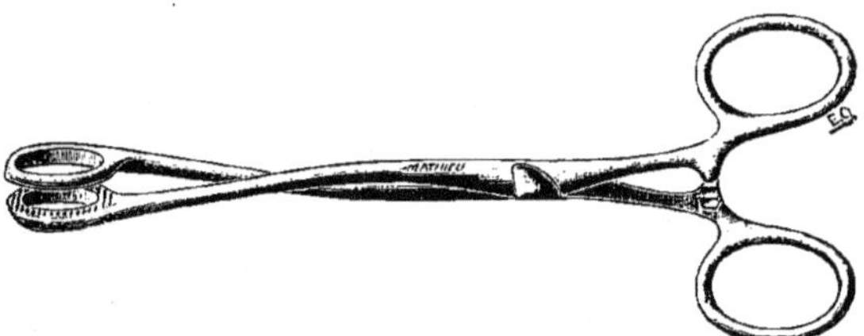

Fig. 18. — Pince à langue du professeur Budin.

prend pas garde) ; les femmes en portant leurs mains septiques à la région vulvaire rendent inutiles les précautions prises.

C'est pourquoi l'accoucheur ne peut se contenter de l'asepsie ; il lui faut faire aussi de l'antisepsie.

Le praticien n'emploirera que des matériaux de pansement aseptiques. L'eau qui servira aux injections sera bouillie et mise dans un bock dont on aura flambé l'intérieur et fait bouillir le tube de caoutchouc et la canule. Les cuvettes contenant les solutions nécessaires pour maintenir les mains aseptiques ou contenant les tampons qui serviront aux toilettes ou les instruments seront flambées. Le

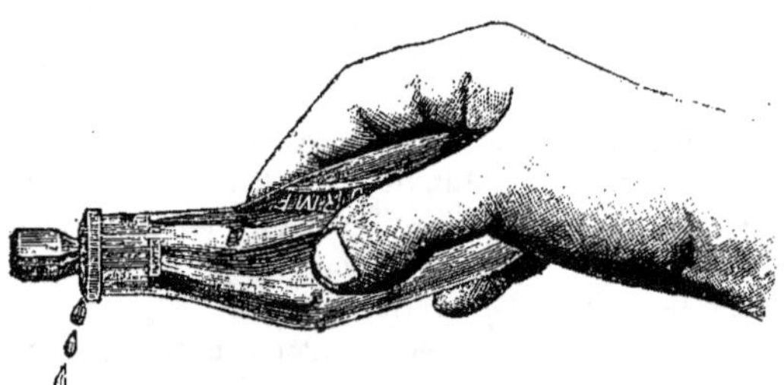

Fig. 19. — Flacon plat compte-gouttes.

praticien ne laissera pas exposés à l'air la gaze et le coton stérilisés. Les instruments seront soumis à l'ébullition ou au flambage.

L'accoucheur ou sa garde devront prendre les plus grandes précautions pour ne pas infecter eux-mêmes la parturiente (par panaris, furoncle, contact récent avec malades infectés, asepsie insuffisante des mains). Ils feront le moins possible le toucher vaginal pendant le travail. Pour faire ce toucher, le médecin se désinfectera les mains avec autant de soins que s'il devait faire une grande opération : les ongles courts seront bien curés, les mains et les avant-bras savonnés et brossés (brosses bouillies) dans l'eau chaude, passés à l'alcool et au sublimé.

Le toucher se fera pendant le travail, après une désinfection de la vulve et du vagin, au *milieu d'une injection vaginale*.

L'accoucheur et sa garde seront couverts d'une blouse et d'un tablier aseptiques. Le médecin qui n'est pas sûr de son asepsie, parce qu'il a été obligé de faire une opération d'urgence chez un infecté, doit faire l'accouchement avec des *gants de caoutchouc bouillis*.

Soins à donner à la parturiente. — Le médecin qui observera une femme pendant sa grossesse lui fera prendre des injections vaginales, de grands bains, et évitera la constipation.

Dès le début du travail, il ordonnera si possible un grand bain avec savonnage

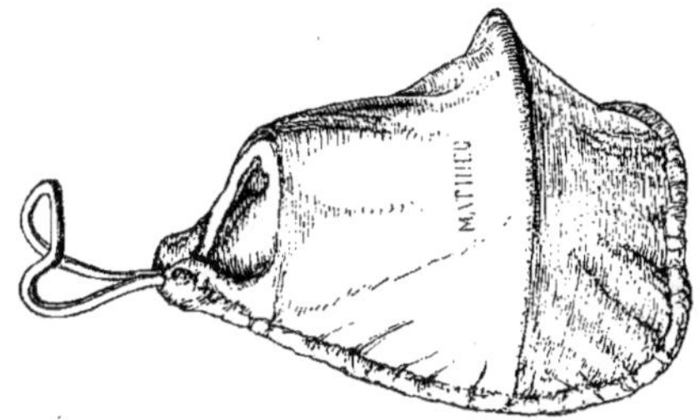

Fig. 20. — Masque garni de flanelle pour chloroformisation (du professeur Budin).

de la peau ; il fera prendre un lavement et fera lui-même une *toilette vagino-vulvaire* (on coupera les poils aux ciseaux, on savonnera vulve et vagin, on fera une ou plusieurs injections vaginales au sublimé au 1/2.000, au permanganate au 1/4.000 ou simplement à l'eau bouillie. Ces injections seront faites à faible pression). La femme en travail peut très bien être baignée, même si l'œuf est ouvert.

Le lit de la parturiente sera fait avec des draps propres ; elle-même aura du linge blanc.

DEUXIÈME PARTIE

PATHOLOGIE DE LA GROSSESSE

CHAPITRE PREMIER

MALADIES INFECTIEUSES

VARIOLE. — En temps d'épidémie il importe de revacciner les femmes enceintes et de les isoler. De même on isolera les enfants varioleux et même ceux qui, indemnes en apparence, sont nés de mères ayant eu la variole dans les trois derniers mois : ou bien ils deviendront varioleux peu après leur naissance ou, sans éruption, ils pourront devenir contagieux (Budin). On soignera la femme enceinte sans s'occuper de la grossesse ; au moment de l'accouchement on prendra les précautions antiseptiques les plus sévères. Il vaut mieux, quelle que soit la forme de la maladie, s'abstenir de césarienne (Budin-Demelin).

Même quand on a vacciné la mère avec succès à la fin de sa grossesse, en dehors de toute variole, on doit vacciner le nouveau-né.

ROUGEOLE. — L'enfant est d'autant plus menacé que la rougeole survient plus près du début de la grossesse. La rougeole de la mère n'immunise pas fatalement l'enfant.

SCARLATINE. — La scarlatine peut produire l'avortement ou la mort du fœtus avec rétention in utero, l'accouchement prématuré ou l'expulsion à terme d'un enfant porteur d'une angine scarlatineuse avec éruption ou d'un enfant sain mais malingre ou enfin d'un enfant bien portant. La mère peut transmettre la scarlatine à son enfant sans en être atteinte elle-même (Budin-Demelin).

SUETTE MILIAIRE. — Cette infection provoque l'avortement ou l'accouchement prématuré.

FIÈVRE TYPHOÏDE. — La fièvre typhoïde, surtout au début de la grossesse, produit très souvent l'avortement, plus tard (60 p. 100) l'accouchement prématuré, l'enfant survivant alors dans 52 cas sur 100 environ.

Si l'enfant meurt in utero il est expulsé tout de suite.

L'enfant bien portant peut être allaité par sa mère typhique.

PALUDISME. — La malaria provoque plus souvent l'accouchement prématuré que l'avortement ; l'enfant meurt presque toujours ou reste faible. On n'hésitera pas, malgré la grossesse, à employer la quinine même à hautes doses.

LE CHOLÉRA produit aussi l'expulsion prématurée du fœtus ; la PESTE est d'un pronostic très sombre pour les femmes enceintes.

Erysipèle. — L'érysipèle n'est plus considéré comme aussi grave qu'il l'était jadis pour la femme enceinte ; il ne produit pas d'ordinaire l'avortement ou l'accouchement prématuré ; les nouveau-nés venus à terme se développent bien (Roger). L'érysipèle ombilical, polymicrobien, dû à l'infection puerpérale vraie, est presque toujours fatal pour le nouveau-né. Il ne faut pas négliger les précautions antiseptiques et de prophylaxie habituelles.

Diphtérie. — L'évacuation de l'utérus n'a pas d'action sur la marche de la maladie mais elle peut être indiquée, quand le fœtus est viable, pour sauver celui-ci.

Le sérum antidiphtérique est bon à titre curatif et à titre préventif, s'il y a eu danger de contagion. Le pronostic de la trachéotomie serait réservé (Andérodias).

SYPHILIS

Loi de Baumès ou de Colles. — Une femme, accouchant d'un enfant syphilitique et ne portant elle-même aucune trace de cette infection, pourra sans danger nourrir cet enfant, même s'il présente des lésions buccales.

Loi de Profeta. — Un enfant, sain d'apparence, ne saurait être contagionné par sa mère présentant des lésions syphilitiques.

Plus la femme est contaminée près du terme de sa grossesse, plus l'enfant a de chances d'être indemne.

Plusieurs avortements se produisant dans une famille, le praticien doit rechercher systématiquement la syphilis chez le père et la mère interrogés habilement à part ; en l'absence de saturnisme, d'alcoolisme, de paludisme, il mettra les deux au traitement spécifique en vue des grossesses futures.

La femme enceinte présentant des accidents sera soumise au traitement intensif (piqûres de préférence, huile grise, biiodure, benzoate), pendant toute sa grossesse. Il est bon d'alterner les piqûres et les pilules, les injections l'emportant sur les pilules (Gaucher et Bernard). Si la femme ne présente pas d'accidents, elle prendra tout de même du mercure *tout le temps de sa grossesse* si le danger vient du mari. En cas d'albuminurie, on tâchera de doser prudemment le mercure en raison directe de la perméabilité rénale.

L'enfant doit être allaité par la mère. S'il porte des lésions (pemphigus, grosse rate) ou si *en dépit de doses rationnelles de lait il perd de son poids plusieurs jours de suite*, il faut le mettre au traitement (20 gouttes de sublimé en 4 fois dans les vingt-quatre heures, frictions à l'onguent napolitain ; injections de 1 à 2 milligrammes de biiodure intra-musculaire) (Schwab).

Si la mère n'a pas de lait, elle doit mettre son enfant à l'allaitement artificiel. Le *confier à une nourrice c'est risquer de contaminer celle-ci.* Si le médecin voit une nourrice saine allaiter un petit syphilitique et s'il ne peut obtenir de la famille ou de la nourrice la cessation immédiate de cet allaitement, il doit, sans violer le secret professionnel, d'après le professeur Fournier :

1° Formuler par écrit le traitement et l'hygiène qu'il conseille pour l'enfant ;

2° Ajouter au-dessous de cette formule : « Impossibilité absolue de continuer l'allaitement par la nourrice », dater, signer et exposer les dangers de la situation au père en lui remettant l'ordonnance dont il emportera le double. Il aura ainsi dégagé sa responsabilité.

CHAPITRE II

MALADIES DE L'APPAREIL DIGESTIF

VOMISSEMENTS INCOERCIBLES

Les vomissements incoercibles (ceux qui mettent en danger la vie de la femme, disait Tarnier), sont une des plus grosses complications de la première moitié de la grossesse qu'un médecin peut avoir à traiter. Le *pronostic* en est grave puisqu'on compte 39 p. 100 de mortalité maternelle (Guéniot) 60 p. 100 (Tarnier); il est presque fatal si on laisse les femmes arriver à la troisième période dite des *accidents nerveux*. Or il est très difficile en pratique, pour ne pas dire impossible, de délimiter exactement la fin de la seconde période *(d'accélération du pouls)* où la femme peut encore être sauvée et le début de la troisième période où elle est à peu près à coup sûr perdue. Il manque un critérium certain pour commander l'intervention. Ce ne peut être le pouls : nous avons vu chez M. Bonnaire des femmes, ayant 140 pulsations, dont les vomissements furent guéris et la grossesse sauvée.

La balance est un meilleur guide quoique encore bien incertain : on admet que « les femmes obèses ou fortes peuvent perdre jusqu'à 50 p. 100, les maigres ne supportent guère plus de 35 p. 100 » (Budin-Demelin). Il faut absolument peser la femme au jour le jour, peser avec beaucoup de soin les ingesta et les excreta (Bonnaire); c'est quand on est malheureusement trop sûr de l'inefficacité des traitements employés, avec ténacité, quand on est sûr que la femme ne garde absolument rien et perd de façon régulière de son poids, qu'on se décidera à interrompre la grossesse. L'interruption de la grossesse qui guérit la femme et débarrasse le médecin de cruelles angoisses ne doit pas être décidée à la légère : la considérer comme le traitement de choix, c'est se préparer, même inconsciemment, à la pratiquer avec trop de facilité.

Avant d'établir une thérapeutique sévère, le praticien doit d'abord s'assurer qu'il *y a grossesse* et que les *vomissements pour lesquels on le fait venir sont bien incoercibles*. Constater la grossesse, c'est rejeter les coliques hépatiques ou néphrétiques, les affections stomacales, la péritonite aiguë ou tuberculeuse, la tumeur cérébrale. Il faudra ensuite constater que les *vomissements sont bien incoercibles* et n'accepter que sous bénéfice d'inventaire les dires trop souvent exagérés de la malade, amplifiés par son entourage.

M. Bonnaire en pareil cas fait donner à la femme surveillée de près des mets variés. Souvent à l'hôpital nous avons vu ainsi des femmes atteintes de soi-disant vomissements incoercibles mises au régime commun et faire d'excellents repas.

Quand le diagnostic de vomissements incoercibles est sûr, que la femme soit à la première période *d'amaigrissement* ou à la deuxième dite *d'accélération du pouls*, la conduite à tenir est la même. Certes les vomissements tiennent parfois à un trouble du côté de l'utérus (déviation, ulcération, métrite), ou à l'hystérie, mais le plus souvent ils semblent bien être une manifestation de l'auto-intoxication gravidique comme le prouve la *constipation opiniâtre* qu'on y rencontre toujours.

C'est ce qu'avaient déjà entrevu Forgue d'Etampes et Cazeaux ; c'est l'avis de M. Bonnaire qui fait de la *superpurgation* le traitement rationnel des vomissements incoercibles. Il fait ingérer à la malade 4 grandes bouteilles d'eau de Sedlitz en vingt-quatre heures sans s'inquiéter de ce que la femme en régurgite. S'il n'en passe qu'une demi-bouteille dans l'intestin c'est toujours autant qui est utilisé. Le lendemain on recommence ; en même temps, à l'aide d'un long tube en caoutchouc (M. Bonnaire en a fait faire un de 1 mètre), on lave l'intestin avec plusieurs litres de sérum physiologique. On alimente la malade avec des aliments solides ou liquides, à son choix, pris souvent en petites quantités dont on facilite l'absorption à l'aide d'éther pulvérisé au creux de l'estomac ou de l'application permanente de sachets de glace au même endroit (Budin).

Tous les médicaments ont été donnés sans succès. A l'aide de la superpurgation essayée plusieurs jours de suite, la malade ne tarde pas à avoir des *débâcles intestinales d'une fétidité horrible*. Les ingesta et les excreta sont soigneusement pesés chaque jour ; on fait une courbe de poids. S'il y a impossibilité absolue pour les malades de garder des aliments ou si elles en gardent peu, on leur fait faire chaque jour un litre de sérum sous la peau ; on leur fait prendre un *grand bain tiède* d'une heure qui repose bien ces malheureuses et maintient la peau dans un parfait état de perméabilité ; suivant le conseil de M. Pinard on les soumet aux inhalations d'oxygène. Grâce à ce traitement, dont la superpurgation fait le fond, nous avons vu guérir des femmes qui semblaient très touchées, qui avaient énormément maigri et ont pu mener leur grossesse à terme.

Si, en dépit de ce traitement appliqué de façon très stricte, la dénutrition augmente, si la tendance à l'amaigrissement s'accentue, si le pouls se maintient avec persistance à 130 ou 140, si *l'ictère apparaît tenace*, on fera bien de ne pas perdre de temps à essayer les courants continus sur les pneumogastriques dont l'action est infidèle : on sera réduit à provoquer l'avortement ou l'accouchement prématuré.

La méthode de Coopman (décollement au doigt du pôle inférieur de l'œuf) a pu réussir (Maygrier) mais elle est souvent insuffisante. Il vaudra mieux poser un petit ballon Tarnier suivi de l'écarteur Tarnier si l'on a vingt-quatre heures devant soi ; si la femme est en danger, il faudra terminer en une séance : on dilatera le col aux bougies de Hégar, on terminera la dilatation soit avec le dilatateur de Bossi, soit avec la dilatation bimanuelle de Bonnaire qui ne demande pas d'instrumentation spéciale mais réclame seulement de la part de l'accoucheur beaucoup de propreté et de patience ; puis l'on évacuera extemporanément l'utérus, soit par le curage digital, soit avec la pince-mouchette. On terminera par un écouvillonnage.

Si l'on était appelé auprès d'une femme présentant des troubles mentaux et sensoriels (troisième période) en dépit de la disparition possible des vomissements, on interviendra tout de suite non *sans avoir annoncé au préalable* combien le pronostic est sombre : si petite que soit la chance de salut, il faut la courir et évacuer rapidement l'utérus.

STERCORÉMIE

La constipation est la complication contre laquelle l'accoucheur doit lutter avant, pendant et après l'accouchement. Pendant la grossesse elle produit de l'anorexie, des embarras gastriques, des névralgies, des vomissements incoercibles, l'éclampsie, et dans le post-partum une véritable infection suraiguë à grand fracas. On ordonnera des exercices modérés mais journaliers, un régime alimentaire avec légumes verts et fruits. On assurera une selle quotidienne avec des laxatifs huileux ou salins (pas de drastiques). M. Budin s'élève contre les préjugés répandus dans toutes les classes de la société d'après lesquels on ne doit pas purger une femme enceinte près du terme et pendant les suites de couches. Si les purgatifs sont insuffisants, il faut leur adjoindre les grands lavages intestinaux.

APPENDICITE

La grossesse favorise et aggrave le développement de l'appendicite qui devient ainsi souvent une complication sérieuse, provoquant l'avortement ou l'accouchement spontané dans la moitié des cas. Dans le cas de doute on immobilise la femme et on la soumet à l'opium et à la glace ; dès que le diagnostic est confirmé « l'appendicite pendant la grossesse doit être traitée plus chirurgicalement, plus rapidement que dans n'importe quel autre cas » (Pinard). M. Jalaguier, plus temporisateur, conseille d'attendre le refroidissement de la poussée aiguë et d'opérer à froid.

OCCLUSION INTESTINALE

Qu'elle soit due à une grossesse extra-utérine ou à une grossesse utérine après le quatrième mois « le salut de la femme, très compromis par une telle complication, dépend de la rapidité du diagnostic et aussi de l'intervention » (Budin-Demelin). Il faut opérer et opérer vite. Si après laparotomie on ne trouve pas l'obstacle, il faut faire un anus iliaque temporaire qu'on lèvera quand la femme aura avorté ou accouché, quand elle ne sera plus infectée. Si cet anus devait être trop élevé, on préférerait une entéro-anastomose. On a été parfois obligé de faire la césarienne et même l'hystérectomie abdominale.

HERNIES INTESTINALES

Les hernies *ombilicales* peuvent apparaître mais s'étranglent rarement. Nous avons vu un cas de hernie ombilicale étranglée chez une femme enceinte de six mois : elle fut opérée par notre collègue Guillaume, chez M. Poirier, guérit parfaitement et mena sa grossesse à terme. Les hernies *crurales et inguinales* disparaissent le plus souvent. *En cas d'étranglement* (très rare), il faut faire la kélotomie et jamais l'avortement ou l'accouchement provoqué (Budin).

MALADIES DU FOIE

Colique hépatique. — Il ne faut pas la confondre avec la gastralgie, les vomissements gravidiques, la colique néphrétique, les menaces d'avortement ou d'accouchement prématuré (nous avons vu cette erreur commise). Elle n'a pas de retentissement sur la grossesse et se soigne comme si l'état puerpéral n'existait pas; la cure de villes d'eaux n'est pas admise par tous. La colique hépatique ne constitue pas une contre-indication à l'allaitement au sein.

Cholécystite. — Cette affection est assez rare. Dès qu'elle est diagnostiquée, il faut faire la cholécystotomie (Budin-Demelin).

Ictère. — L'ictère *simple,* bénin pour la mère, peut tuer le fœtus ou provoquer son expulsion avant terme. L'ictère *grave* peut succéder au précédent ou être une manifestation de l'auto-intoxication gravidique (Demelin, Jeannin). Il comporte un pronostic très sombre pour la mère et pour l'enfant. Aussi doit-on, dès que le traitement médical échoue, faire l'évacuation de l'utérus.

CHAPITRE III

MALADIES DE L'APPAREIL RESPIRATOIRE

GRIPPE. — D'ordinaire bénigne, sous la forme respiratoire le plus souvent, la grippe semble d'autant moins grave qu'elle survient plus loin du terme. Près du terme elle peut provoquer l'accouchement et parfois tuer la mère et l'enfant. Après l'accouchement, en cas de doute, même sans grands signes du côté de l'utérus, même si l'on pense à de la grippe, on fera bien de faire un écouvillonnage soigné de l'utérus.

PNEUMONIE. — La pneumonie prend une virulence spéciale chez la femme enceinte surtout vers le terme, où la femme est plus fatiguée et a normalement plus de dyspnée. *Elle est souvent grave pour la mère et pour l'enfant.* On la soigne comme en dehors de la puerpéralité. En dépit des controverses « dans les cas graves, lorsque l'asphyxie est menaçante et que les moyens médicaux restent sans efficacité » (Budin-Demelin) on fait l'interruption artificielle de la grossesse (Gaulard). Dans les suites de couches, il faut isoler la femme d'autres accouchées.

PLEURÉSIE. — Rare chez la femme enceinte, la pleurésie ne prend d'importance que si elle donne lieu à un épanchement considérable : on fera alors la thoracentèse dans le cinquième espace, la pointe du trocard dirigée en haut pour ne pas léser le diaphragme. Il est bon de se *méfier des vésicatoires* qui peuvent avoir un retentissement nocif sur les reins.

TUBERCULOSE. — La grossesse donne un coup de fouet à la tuberculose pulmonaire, fait souvent accoucher avant terme et prend alors une allure galopante surtout chez les jeunes femmes jusque vingt-cinq ans (Maygrier). On a même vu des cas de morts subites aussitôt après l'accouchement (Demelin, Jeannin). Le pronostic sera aussi réservé pour l'enfant qui ne naît pas tuberculeux mais tuberculisable.

Le médecin devra donc défendre le mariage aux jeunes filles tuberculeuses et la grossesse aux femmes mariées. S'il y a une grossesse en cours, on la respectera jusqu'au jour où, l'enfant étant viable, la mère deviendrait cachectique. L'interruption de la grossesse est alors faite pour sauver l'enfant. L'enfant doit être isolé de sa mère pour éviter la contagion non par le lait mais par le contact constant avec sa mère. M. Budin autorise parfois l'allaitement maternel quand la mère n'a que des lésions légères.

La *tuberculose laryngée*. — N'est grave qu'à la fin de la grossesse où elle peut provoquer une dyspnée assez forte pour nécessiter la trachéotomie d'urgence.

L'accouchement prématuré est la règle ; la mère meurt d'ordinaire la seconde semaine qui suit l'accouchement.

Quelle que soit la forme à laquelle on ait affaire, on fera suivre le traitement général habituel de la tuberculose. Au cours du travail on ne laisse pas la femme se fatiguer : on termine, s'il le faut, la dilatation artificiellement (manœuvre bimanuelle) et l'on extrait l'enfant (forceps ou version).

Il faudra toujours être très réservé sur l'avenir de la femme enceinte tuberculeuse : en dépit d'un état général parfait pendant la grossesse, il faut toujours craindre aussitôt après l'accouchement une déchéance rapide, c'est cette incertitude dans laquelle on est à propos de la mère qui doit empêcher le praticien de provoquer systématiquement l'avortement chez la femme tuberculeuse : c'est détruire un fœtus qui n'eût pas été tuberculeux et qui eût pu, placé dans de bonnes conditions, se développer parfaitement; ce n'est pas sauver la mère à coup sûr. De plus le médecin risque de devenir l'avorteur officiel et légal d'un ménage désireux de ne pas avoir d'enfants.

CHAPITRE IV

APPAREIL CIRCULATOIRE

CARDIOPATHIES ET GROSSESSE

On sait que la grossesse aggrave les cardiopathies préexistantes à elle et cela de façon variable suivant : la *nature* de la lésion (pronostic plus sombre quand les lésions sont complexes), le *siège* de la lésion (lésions mitrales plus graves que les aortiques), l'état du *myocarde* qui règle le pronostic et la conduite à tenir, la *primiparité* ou *multiparité*.

Le *travail* surtout nécessite une surveillance attentive de la part du médecin qui doit toujours craindre une syncope ou l'asystolie, celle-ci pouvant même se produire dans les suites de couches de même que l'embolie. Mais au milieu de la grossesse (3° 4° et 5° mois) éclatent souvent des accidents graves (embolie, syncope, asystolie, Porak). Les métrorragies sont fréquentes amenant l'avortement ou la mort du fœtus.

Traitement. — Au *point de vue prophylactique,* tous les accoucheurs sont d'accord maintenant pour dire que le fameux aphorisme de Péter « fille pas de mariage, femme pas de grossesse, mère pas d'allaitement » est exagéré. A ces trois stades de la vie de la femme, c'est l'état du myocarde qui règle les conseils du médecin.

Pendant la grossesse. — On luttera contre les accidents légers (palpitations, œdèmes, hémoptysies) par l'hygiène appropriée et la digitale donnée prudemment, par la saignée dans certains cas. Si les accidents graves éclatent il faut, pour sauver la mère, faire l'avortement ou l'accouchement prématuré. Si la femme meurt subitement après le sixième mois, il faut sans retard extraire l'enfant encore vivant soit par césarienne soit par dilatation rapide du col.

Pendant le travail. — Le médecin ne doit pas abandonner une minute sa cliente. Dès que la dilatation est complète, il termine rapidement par le forceps ou la version pour éviter le cœur forcé.

Pour diminuer la fatigue du travail, on pourra donner du chloroforme à la reine ou, si l'on craint la syncope, de l'éther, quand les poumons ne sont pas malades. Si avant la dilatation complète on voit la femme très fatiguée et dyspnéique, il faut sans hésitation faire la dilatation artificielle (écarteur Tarnier, dilatation bimanuelle de Bonnaire) et terminer l'accouchement. La délivrance faite (on ne laissera pas perdre la femme) il faudra recommander le repos absolu dans le décubitus dorsal pour éviter les trois ou quatre jours suivants l'embolie fatale. La moindre infection peut emporter ces malades.

VARICES

1° Varices des membres inférieurs. — Elles se voient dans un tiers des cas (Budin), surtout chez les multipares à qui elles permettent parfois d'affirmer une grossesse dès le premier mois. Leur subite disparition est un signe de mort du fœtus (Budin).

L'ulcère variqueux se cicatrise vite après l'accouchement. La *rupture*, qui peut se faire au moindre choc et siège surtout près de la malléole interne, est souvent grave si on ne l'arrête pas ; elle a causé la mort. On arrête très facilement l'hémorragie par de la compression locale. La *phlébite* s'accompagne très rarement d'embolie (Budin) ; c'est de la périphlébite qui ne prédispose nullement à la phlegmatia. Elle nécessite cependant le repos au lit ; la jambe malade entourée d'ouate aseptique sera placée dans une gouttière métallique ; s'il y a des douleurs, on mettra des compresses aseptiques et humides sur la zone phlébitique.

2° Varices des organes génitaux. — Se voient surtout chez les grosses femmes et dans les cas de grossesse gémellaire. La rupture en est assez fréquente sous l'influence de grattage, chutes, coïts. L'hémorragie peut être mortelle si elle n'est pas arrêtée tout de suite ; un doigt, un simple tampon d'ouate bien appliqué sur la petite plaie suffit pour tarir l'hémorragie qu'il ne faudrait pas attribuer à une insertion vicieuse du placenta et vouloir arrêter par un tamponnement vaginal qui ne ferait que l'augmenter.

3° Hémorroïdes. — Elles ne produisent généralement pas de complications au cours de la grossesse. Celles qui surviennent parfois au moment du travail disparaissent aussitôt après l'accouchement. Les hémorroïdes de la grossesse s'étranglent souvent dans les suites de couches et s'accompagnent alors de douleurs atroces amenant une grande dépression morale.

Le meilleur traitement des hémorroïdes est le traitement prophylactique : *lutter contre la constipation*, régime alimentaire avec beaucoup de légumes verts et de fruits, bains, lavements, laxatifs, exercice modéré. On luttera contre les hémorroïdes douloureuses par les bains de siège froids, les suppositoires belladonés, la glace en sachets ou des compresses très chaudes.

CHAPITRE V

APPAREIL URINAIRE

Incontinence d'urine. — Cette affection due au début de la grossesse à l'irritabilité vésicale par congestion se reproduit à la fin du fait de l'engagement, après l'accouchement s'il y a eu forceps ou version. Au début de la grossesse Tarnier recommandait des pilules de 1 centigramme d'extrait thébaïque pour 10 de camphre ; on prescrira des bains et une hygiène alimentaire appropriée. L'incontinence cesse vite après l'accouchement sauf s'il y a fistule vésico-vaginale. Elle est souvent une complication d'une *rétroversion de l'utérus gravide* non reconnue.

Rétention d'urine. — Dans les premiers mois la rétention d'urine est provoquée par la rétroversion de l'utérus gravide, au voisinage du terme par l'engagement prononcé de la présentation qui comprime l'urètre. Pour sonder à ce moment il faut *soulever la présentation* et passer une *sonde en gomme*.

Après l'accouchement il arrive souvent (surtout quand le travail a été long), que le col vésical légèrement contusionné se contracture et la vessie pleine forme un globe dur qui remonte jusqu'à l'ombilic repoussant l'utérus beaucoup plus haut et presque toujours à droite. (Ventre à double étage Tarnier.) La femme accuse de vives douleurs dans le ventre, la palpation de cette tumeur est très douloureuse ; bref, pour quelqu'un de non prévenu, le tableau peut devenir vite très troublant. Il faut bien connaître ce *globe vésical dur par rétention* pour ne pas le prendre pour l'utérus, pour un fibrome, un kyste de l'ovaire, un hématome, etc. Tous ces diagnostics sont tour à tour posés, discutés et affirmés dans les services d'accouchements à chaque nouvelle série de stagiaires. Il suffit de sonder la femme et la mystérieuse tumeur disparait pour ne plus se reproduire.

Cystite. — Il ne faut pas confondre une cystite gravidique avec une menace d'avortement. Quand elle est due à la rétroversion elle peut devenir gangréneuse, aussi faut-il se hâter d'agir sur la cause. Les cathétérismes devront toujours être faits très aseptiquement. Le traitement médical de la cystite consiste à suivre un régime alimentaire approprié, à absorber des diurétiques, des calmants (opium, belladone), des bains. Les lavages de la vessie au permanganate à 1 p. 1.000 en injections tièdes et à faible pression feront très bien. Dans les cas graves on aura recours aux instillations de nitrate d'argent à 1 p. 50.

Colique néphrétique. — Plus fréquente dans la première moitié de la grossesse (Tarnier et Budin), où le praticien ne la prendra pas pour une menace d'avortement. Après l'accouchement « elle simule le début d'une localisation péritonéale de l'infection » (Budin-Demelin). Il ne faut pas non plus la confondre avec une pyélo-néphrite. On la soigne par des inhalations de chloroforme et surtout par la morphine.

PYÉLO-NÉPHRITE. — Le diagnostic de cette affection se base sur la constatation des symptômes suivants : frissons, *fièvre*, rachialgie puis *douleur lombaire* (unilatérale et surtout à droite), exaspérée par certaines positions et par la palpation, irradiée vers la vessie et la cuisse homologue, un état gastrique (anorexie, constipation, céphalée) et surtout de la *pyurie*. Il ne s'agit pas de cystite, car la vessie est indolore, il n'y a pas de pollakiurie. On sent parfois sur la paroi vaginale antérieure l'uretère gros et douloureux. Il y a souvent pyélo-néphrite sans fièvre.

La pyélo-néphrite guérit souvent spontanément : est-elle grave, elle produit elle-même l'évacuation de l'utérus. Si celle-ci ne se fait pas, le tableau clinique restant sombre, « on sera autorisé à provoquer l'accouchement prématuré ; si malgré l'évacuation utérine, les symptômes continuent, l'intervention chirurgicale sera nécessaire » (Budin-Demelin). Dans les cas ordinaires le repos absolu au lit et le régime lacté strict suffisent généralement.

NÉPHRITES. — Si l'albuminurie préexiste à la grossesse, celle-ci aggrave la néphrite (augmentation de l'albumine, de la dyspnée, des œdèmes, de la céphalée) qui réagit à son tour en amenant l'expulsion d'un fœtus mort. Si la grossesse va à terme, l'enfant sera débile et atrophique, le médecin fera bien de l'annoncer à l'avance. La femme peut être elle-même en danger : elle devient à coup sûr pour l'avenir une brightique. En cas d'urémie menaçante, le médecin n'hésitera pas à provoquer l'avortement ou l'accouchement. Dès le début de la grossesse, il imposera le régime lacté absolu, les purgatifs répétés, les bains et souvent le lit.

HÉMATURIES. — En dehors de néphrite aiguë ou de cystite, on peut assister au cours de la grossesse et des suites de couches à des hématuries dites essentielles (Guyon, Champetier de Ribes, Treub) d'un pronostic bénin. Si elles menaçaient d'anémier la femme, on pourrait être obligé de provoquer l'accouchement ou plus tard d'interdire l'allaitement.

DIABÈTES. — 1° *Diabète sucré*. — Produit 48 fois sur 100 (Fry) l'interruption de la grossesse, 41 fois sur 100 (Duncan) la mort du fœtus. Si celui-ci va à terme, ou bien il est mort et macéré, ou hydrocéphale ou d'un volume exagéré (Maygrier). En présence d'une femme enceinte qui maigrit, qui a de la dyspnée et des troubles de la vue, le médecin doit rechercher dans l'urine le sucre avec autant d'insistance que l'albumine (Fry). La *mort du fœtus assombrit le pronostic maternel*. Dans les suites de couches, les diabétiques sont une proie facile pour l'infection puerpérale.

2° *Diabète insipide*. — Ils ont un pronostic variable. M. Bar attache plus d'importance à la qualité des urines qu'à leur quantité : l'abaissement du rapport azoturique est de mauvais augure.

ALBUMINURIE GRAVIDIQUE. — Chez toute femme enceinte le médecin doit systématiquement, à partir de cinq mois et demi, rechercher l'albumine dans l'urine tous les quinze jours et à partir de sept mois tous les huit jours. Il se mettra ainsi à l'abri de toute une série de complications ; hémorragies, accouchement prématuré, mort du fœtus, enfant atrophique, rétinite albuminurique, hémorragies de la délivrance, mais surtout il évitera ainsi une des plus grosses complications obstétricales, *l'éclampsie* « maladie à surprises plutôt désagréables » (Tarnier), qui amène souvent la mort de la mère et de l'enfant. En présence d'une femme indocile, le médecin n'hésitera pas à exposer ces nombreuses complications non seulement à la femme mais aussi à son entourage, de façon, si son traitement n'est pas suivi, à dégager sa responsabilité.

Il sera toujours préférable dans les cas de doute de rechercher l'albumine dans l'urine des vingt-quatre heures.

Si l'albumine est le seul signe constaté, on ordonnera le *régime lacté* adouci par la tolérance de pain, de légumes, d'œufs, crèmes, pâtisseries, viandes blanches en petite quantité. *On interdira* : les viandes rouges, la charcuterie, le gibier, surtout faisandé, les mets épicés.

S'il y a de l'œdème, une légère dyspnée, le traitement sera plus sévère : *on imposera le régime lacté absolu* : pour vaincre parfois une certaine répugnance on coupera le lait avec de l'eau de Vichy ou de Vals, d'Evian (s'il y a constipation), d'eau de chaux (s'il y a diarrhée). Huit jours de régime lacté mettent à l'abri de l'éclampsie (Loi de Tarnier).

Le médecin se trouve-t-il brusquement en présence d'une forte albuminurie (2 à 5 grammes et plus) avec œdèmes, céphalée, dyspnée prononcée, il ne perdra pas de temps : il soumettra sa cliente deux ou trois jours au *régime hydrique* (eau d'Evian, d'Alet), auquel fera suite le régime lacté absolu.

Dans les cas plus menaçants, pré-éclamptiques, en quelque sorte, on ordonnera un purgatif salin actif ou, pour aller plus vite, un lavement avec 1 goutte d'huile de croton, on posera 12 à 18 ventouses scarifiées sur le dos et les lombes, ou l'on fera une saignée au pli du coude.

Quand le médecin sera-t-il autorisé à faire l'accouchement prématuré ? Quand les conditions suivantes exigées par Tarnier sont réalisées : la grossesse doit être à la fin du huitième mois, il y a des signes prodromiques de l'éclampsie, la femme est primipare ou a déjà eu de l'éclampsie, le traitement médical et la saignée n'ont rien donné.

Dans l'accouchement et les suites de couches on ne fera pas d'injections avec des antiseptiques toxiques (mercuriaux, acide phénique, lysol). On se contentera d'eau bouillie, d'eau iodée (40 grammes de teinture d'iode par litre) d'eau oxygénée. Le médecin se rappellera qu'il opère sur un terrain qui ne demande qu'à s'ensemencer et sur lequel l'infection puerpérale prendra vite une acuité extrême : il redoublera donc ses précautions antiseptiques et aseptiques.

ÉCLAMPSIE

Le médecin se trouvera en présence d'éclamptiques à deux phases différentes de leur maladie.

a. Au *moment des accès*, il ne confondra pas l'éclampsie avec l'*épilepsie* (aura cri initial, pas de prodromes, urines claires sans albumine, antécédents) avec l'*hystérie* (attitudes passionnelles, mouvements désordonnés, urines abondantes et claires, pas de stertor ni de coma), avec l'*épilepsie ou éclampsie saturnine* (profession, liseré gingival), l'*urémie* (notion d'une lésion rénale ancienne).

b. *Pendant le coma*, on fera le diagnostic d'avec les différents comas (ivresse, médicamenteux, apoplectique, méningites).

Le *pronostic se règle en quarante-huit heures*.

Le traitement *prophylactique* est contenu dans la *loi de Tarnier* : « Toute albuminurique qui aura pu suivre pendant huit jours consécutifs le régime lacté absolu, n'aura pas d'accès éclamptiques ».

Traitement de l'attaque. — Il est rare qu'on ait besoin de moyens de contention de force. Il faut vérifier s'il y a une pièce de prothèse dentaire et l'enlever; on évitera la morsure de la langue (parfois mortelle) en glissant dans la bouche à la façon d'un mors un mouchoir replié sur plusieurs épaisseurs et dont on tire les chefs de chaque côté des oreilles. Pour éviter les attaques, on pratiquera un examen obstétrical très prudent, on isolera la malade dans un endroit obscur et calme.

Il faudra prévenir l'entourage et surveiller l'éclamptique en prévision d'un accouchement inopiné et rapide sans réaction apparente. On se tiendra en permanence derrière la femme et aux moindres trémulations des muscles faciaux qui annoncent l'attaque, « on sidère, en quelque sorte, le système nerveux au moyen d'une dose massive de chloroforme » (Bonnaire). Par une surveillance attentive on peut ainsi très bien juguler les attaques, les faire avorter.

Le meilleur antispasmodique est le *chloral* donné en lavements ou par la voie buccale ou nasale à la dose de 10 grammes dans les vingt-quatre heures, dose qu'on diminuera progressivement. On donnera dans le même but un *grand bain* tiède et prolongé qui est en même temps diurétique. Y a-t-il hyperthermie, on donnera un grand bain froid ou l'on fera des affusions froides. Veut-on suppléer en partie à l'insuffisance de l'élimination rénale, on donnera un bain chaud de 35 à 39°.

Le médecin se rappellera que l'éclampsie est une manifestation de l'auto-intoxication gravidique et il s'efforcera de lutter contre cette toxémie à l'aide des purgatifs, des diurétiques, des diaphorétiques, de la saignée.

Tarnier conseillait l'huile de ricin (15 grammes) additionnée d'une goutte d'huile de croton. M. Maygrier donne plutôt l'huile de croton en lavement. M. Pinard donne des drastiques. M. Bonnaire préfère donner un litre d'eau de Sedlitz; en même temps il fait faire de grands lavages intestinaux au sérum artificiel.

Pour augmenter la diurèse sans encombrer l'estomac on fait boire pendant deux ou trois jours 5 à 6 litres d'eau (Vichy, Evian), puis les jours suivants du lait coupé d'eau minérale et enfin du lait pur (Bonnaire). On profite de ces ingestions souvent faites sous forme de *gavage* pour donner le chloral ou tel antiseptique intestinal jugé nécessaire.

On donnera le sérum artificiel sous la peau ou par la voie rectale si la malade n'est pas œdématiée. On ne cherchera pas à provoquer la diaphorèse par les médicaments (pilocarpine, etc.)

Les inhalations d'oxygène (30 à 100 litres par vingt-quatre heures) feront le plus grand bien. Tarnier conseillait la *saignée* dans tous les cas; M. Budin ne la recommande que quand il y a asphyxie, congestion, hyperthermie ou accès nombreux. On extrait de 300 à 500 grammes. On peut même faire deux saignées mais ne pas les multiplier comme faisait Depaul. En Italie, Mangiagalli conseille vivement le *veratrum viride* (1 centimètre cube d'extrait correspond à 1 gramme de la plante), dont on donne XX gouttes d'extrait par la bouche, en lavement, en injection. On va jusqu'à C gouttes.

          OBSTÉTRIQUE

Traitement obstétrical. — a. *Pendant la grossesse.* — MM. Budin et Demelin préfèrent s'en tenir au traitement médical. « Quand l'éclampsie survient chez une femme dont l'albuminurie intense a résisté au régime lacté, qui présente des troubles inquiétants du côté des yeux ou des troubles cérébraux, il y a indication à provoquer l'accouchement » (Ribemont-Dessaignes-Lepage). M. Bonnaire pense de même.

b. *Pendant le travail.* — Si la *dilatation n'est pas complète*, on surveille le *travail qui marche généralement très vite* chez les éclamptiques. Si par hasard le travail était lent on l'activerait (écarteur Tarnier, ballon Champetier; dilatation bi-manuelle de Bonnaire, s'il faut aller vite). A la *dilatation complète*, on termine par le forceps ou la version. Il faut surveiller tout spécialement les parties molles très friables chez les albuminuriques. On sait la grande tendance aux hémorragies qu'ont ces malades : aussi sera-t-on souvent forcé de faire la délivrance artificielle.

Si la femme meurt avant l'accouchement, on fera la césarienne ou la dilatation forcée du col. *L'éclamptique sortie de son état de mal pourra allaiter son enfant.*

CHAPITRE VI

MALADIES DES MAMELLES

HYPERTROPHIE MAMMAIRE. — Les seins peuvent parfois devenir très volumineux au point de gêner la respiration et d'avoir un retentissement fâcheux sur l'état général. « On ne doit compter sur aucun traitement pour enrayer la marche de la maladie pendant la grossesse. L'expectation simple, le soin de soutenir les mamelles, le repos, sont des palliatifs qui, dans bon nombre de cas, ont suffi pour conduire les malades à terme. Si des complications survenaient, on leur opposerait un traitement approprié.

Enfin la marche de l'hypertrophie et l'état général de la femme indiqueront si l'on doit avoir recours à l'avortement provoqué ou à l'accouchement prématuré artificiel ; mais on ne se décidera à pratiquer ces opérations que dans les cas les plus graves et lorsque la vie des malades paraîtra sérieusement menacée » (Tarnier et Budin).

CREVASSES. — Les crevasses sont une grosse complication de l'allaitement très ennuyeuse à soigner ; aussi doit-on tout faire pour les éviter. « On préviendra la venue des crevasses, en préparant les mamelles pendant les derniers temps de la grossesse, de la manière suivante : tous les jours et même deux fois par jour, les bouts de sein sont lavés à l'eau chaude et savonneuse, puis frottés avec un linge bouilli et imbibé d'eau de cologne ou d'alcool ; on peut encore laisser sur l'aréole une petite plaque de coton hydrophile stérilisé et imbibé d'alcool, pendant dix minutes ; de temps en temps l'alcool sera remplacé par la glycérine » (Budin-Demelin).

Pendant l'allaitement on fait laver les bouts de sein après chaque tétée et on y laisse à demeure un petit pansement, humide de préférence, à l'eau bouillie faiblement alcoolisée. Contre l'eczéma chronique, Vinay recommande la pommade au gallanol à 2 p. 20 de vaseline. On laissera l'enfant au sein juste le temps de faire la tétée, dix minutes en moyenne, et on ne le laissera pas mâchonner le bout du sein pour n'y plus rien prendre.

La *crevasse existe*; elle saigne au moment des tétées (l'enfant absorbe ce sang et le rend sous forme de mélœna), elle est douloureuse, mais si elle s'infecte, elle le deviendra au point de rendre l'allaitement impossible et elle produira l'infection de la glande. Tarnier conseillait les pansements humides au sublimé ; M. Lepage met parties égales de sublimé et de glycérine ; M. Maygrier se sert de l'orthoforme sous forme de teinture qui est anesthésique et antiseptique ; M. Brindeau touche la crevasse à la teinture d'iode après l'avoir tamponnée à l'éther ; M. Bonnaire préconise le nitrate d'argent au 1 p. 100. La cocaïne sera parfois utile. Si la crevasse est trop douloureuse, il vaut mieux espacer les tétées ou même les supprimer temporairement du côté malade ; on tire alors le lait avec une *téterelle* (Auvard, Budin).

Lymphangite. — Souvent consécutive à une crevasse se manifeste par de la douleur, de la rougeur en placards ou linéaire, et surtout par une température pathognomonique qui *monte d'un seul coup à 39 ou 40°.*

Il faut espacer les tétées et maintenir le sein malade dans un pansement humide à l'eau stérilisée. En deux ou trois jours la guérison survient ; une lymphangite mal soignée peut rapidement produire un abcès.

Galactophorite. — Presque toujours d'origine exogène, la galactophorite résulte d'un manque de propreté. Elle est insidieuse, se révèle par de la douleur sourde, souvent localisée à un noyau glandulaire ; la peau n'est pas rouge ; la température monte en escalier en deux ou trois jours et ne dépasse guère 39°.

Par l'expression du sein, faite concentriquement avec le pouce et l'index on recueille sur une compresse de toile ou de gaze une série de gouttes ; n'y a-t-il que du lait, celui-ci est absorbé aussitôt ; y a-t-il du pus ? celui-ci forme au milieu de la tache laiteuse transparente une sphère épaisse, d'un *jaune brillant* qui reste à la surface de la compresse (Budin). Il faut *supprimer l'allaitement* du côté malade tant qu'il y a du pus. On met le sein dans un pansement humide et une fois par jour on en fait une *expression* systématique pour le vider de son pus en allant toujours de la périphérie vers le mamelon (Budin). M. Bonnaire préfère immobiliser complètement le sein sous des *vessies de glace* pilée mélangée à de la farine de lin ; quand le sein est devenu tout à fait indolore, une seule séance d'expression enlève le pus qui ne s'est pas résorbé ou fait constater que la glande est saine.

Abcès du sein. — L'abcès du sein se diagnostique facilement par la fièvre à oscillations, la douleur très vive, la lourdeur marquée du sein augmenté de volume et rouge, et surtout par l'*œdème* plus ou moins étendu au milieu duquel on décèle toujours en un point une fluctuation nette, si l'abcès est superficiel, de l'empâtement si l'abcès est profond. Il faut rechercher la fluctuation avec beaucoup de méthode et bien se rappeler qu'*il y a souvent beaucoup plus de pus qu'il ne semble y en avoir.*

L'abcès du sein entraîne la suppression temporaire, parfois définitive, de l'allaitement avec le sein malade. Le traitement est chirurgical : il *faut ouvrir et ouvrir largement* ; autant que possible, on fera l'incision à la partie déclive du sein, ce qui facilitera le drainage et rendra plus tard la cicatrice moins apparente. S'il s'agit d'un abcès profond, on pourra aller à sa recherche par une large incision « esthétique » faite transversalement dans le sillon pectoro-mammaire. L'*incision chirurgicale* mettra à l'abri des abcès secondaires et des fistules.

Dans tous ces cas d'infection mammaire, on devra protéger tout spécialement les yeux de l'enfant ; la réciproque est vraie : en cas d'ophtalmie du nourrisson, il faudra éviter tout contact entre les yeux de celui-ci et les seins de la nourrice.

CHAPITRE VII

MALADIES DES OS ET DES ARTICULATIONS

RHUMATISME ARTICULAIRE AIGU FRANC. — La grossesse peut être une cause occasionnelle chez un rhumatisant, mais n'a guère d'influence sur l'attaque de rhumatisme. Peut-être vaut-il mieux ne pas donner de sulfate de quinine à cause de ses propriétés ecboliques possibles et le remplacer par l'exalgine ou l'antipyrine.

RHUMATISME BLENNORRAGIQUE. — L'ancien rhumatisme gravidique, puerpéral, génital est presque toujours blennorragique, comme le montre la grande fréquence de la forme mono-articulaire avec tendance à la chronicité et à l'ankylose et la coïncidence, qui n'est pas rare, d'ophtalmie purulente chez le nouveau-né. Dans les suites de couches, l'épanchement intra-articulaire est très souvent purulent (Bar), comme le montre la ponction. Dans ces cas, il vaut mieux faire l'arthrotomie suivie de lavages.

D'ordinaire une immobilisation en bonne position suffit. On fera de la révulsion avec des pointes de feu de préférence aux vésicatoires. On se trouvera bien de donner de l'iodure de potassium. Y a-t-il ankylose d'un genou? On accouchera la femme à l'anglaise (décubitus latéral) sur le côté malade.

RELACHEMENT DOULOUREUX DES SYMPHYSES PELVIENNES. — C'est le relâchement normal des articulations du bassin devenu douloureux. Les femmes souffrent « dans les reins, dans les aines » et dans les cuisses; elles se traînent péniblement, tout mouvement éveillant de vives douleurs; elles ont du mal surtout à descendre les escaliers; parfois les femmes s'immobilisent d'elles-mêmes au lit

Une fois de plus il faut faire abstention des localisations données par les femmes et *chercher la douleur où elle existe, aux symphyses :* on presse avec le pouce sur la symphyse pelvienne ou on explore celle-ci par en arrière, en faisant le toucher vaginal, la femme étant couchée ou bien, suivant le conseil de M. Budin, la femme étant debout et marquant le pas (on évite ainsi l'erreur avec l'uréthrite); on explore les symphyses sacro-iliaques, soit par la palpation directe en arrière, soit en percutant sur les grands trochanters ou sur les talons, soit, et c'est plus précis, par le toucher vaginal.

Il faut bien connaître ces signes du relâchement douloureux des symphyses pour ne pas les attribuer à une *menace d'avortement* ou *d'accouchement prématuré* (le col est muet, l'utérus ne se contracte pas) avec une *névralgie des branches abdomino-génitales* (points douloureux sur le trajet de ces nerfs). Il faut bien savoir aussi que ce relâchement douloureux peut survenir quinze jours ou trois semaines après l'accouchement, parfois très longtemps après.

On cherchera à fortifier les malades par des toniques généraux. Dans les cas moyens, le plus efficace et le moins coûteux mode de contention sera une ceinture de flanelle de 3 à 4 mètres que l'on roulera assez serrée autour du corps entre les crêtes iliaques et les grands trochanters (Bonnaire). On conseille souvent la ceinture de Martin qui se compose d'un cercle de fer capitonné que l'on serre plus ou moins autour du bassin à l'aide d'une courroie. On a fait aussi en pareil cas des appareils plâtrés. Quand les douleurs sont très fortes, le lit s'impose.

ARTHRITES PELVIENNES

Elles peuvent être *suppurées* et dues à l'infection puerpérale ou à la tuberculose ou *non suppurées*. Celles-ci, surtout après l'accouchement, se reconnaissent à la fréquence de la coccygodynie, aux craquements articulaires, aux résultats négatifs de la ceinture, surtout quand elles viennent après un traumatisme obstétrical ou chez une rhumatisante. « La douleur est sourde, d'une manière quasi-continue, avec des réveils brusques, aigus » (Budin-Demelin), exaspérée par le moindre mouvement, prédominant dans une fesse ou à la symphyse pubienne; on prend les crêtes iliaques et on les rapproche ou on les éloigne. On peut palper les symphyses sacro-iliaques à travers les fosses iliaques en dedans du psoas; on complète l'examen par le toucher qui révèle parfois sur l'article malade une zone d'empâtement.

En présence d'un de ces cas, le médecin devra prévenir la malade que les douleurs peuvent durer un mois, six semaines, plusieurs mois, s'il ne veut pas se faire taxer d'incapacité. Il ne confondra pas une arthrite pelvienne, grâce aux moyens d'exploration signalés, avec des *affections utérines* et *péri-utérines*, avec la *névrite du plexus sacré* (douleur localisée aux trous sacrés antérieurs, irradiations dans les jambes avec atrophie musculaire), avec le *vaginisme profond*, avec la *coxalgie*, avec l'*appendicite*, et, si c'est au cours de la grossesse, avec des menaces d'*avortement* ou d'*accouchement prématuré*.

Il ordonnera le repos, les calmants, les pointes de feu, l'iodure de potassium et une bonne ceinture. Parfois la gouttière de Bonnet fait très bien. Après la guérison (quinze jours, six semaines pour les cas ordinaires), le port d'une ceinture sera indispensable.

CHAPITRE VIII

MALADIES DU SYSTÈME NERVEUX

La puerpéralité exerce une influence très variable sur les maladies du système nerveux; les traitements usités (bromuration à hautes doses, hydrothérapie, etc.), peuvent très bien être continués chez les *épileptiques* et les *hystériques* gravides.

La *chorée gravidique* peut être très grave pour l'enfant et pour la mère, aussi doit-elle être traitée avec beaucoup d'attention. Le plus souvent les calmants (bromures, chloral), joints à une bonne hygiène alimentaire et à une surveillance sévère du tube digestif, suffiront pour éviter des accidents. L'hydrothérapie, le drap mouillé feront souvent très bien. Si la femme semble menacée, on n'hésitera pas à provoquer l'avortement ou l'accouchement.

Le GOITRE EXOPHTALMIQUE est tantôt amélioré (Charcot, Tarnier), tantôt aggravé (Joffroy) par la grossesse.

MÉNINGITE TUBERCULEUSE. — L'enfant ne semble pas souffrir de l'affection maternelle et, s'il est viable, doit être extrait sain (Chambrelent).

La FOLIE est toujours aggravée par la grossesse; elle se déclare surtout au début ou à la fin. A propos des impulsions, il ne faut pas oublier que « la grossesse, par elle seule, est incapable d'expliquer la kleptomanie » (Budin-Demelin). La forme mélancolique avec ses idées de meurtre et de suicide est particulièrement grave.

Chez une *prédisposée*, il faudra à la moindre alerte agir contre l'auto-intoxication gravidique sous toutes ses formes. Dans les cas de *folie toxique* (brightique, post-éclamptique), l'évacuation de l'utérus semble amender l'état mental. De même s'il s'agit d'*infection à point de départ utérin*. Dans le cas de *psychose* consécutive à une névrose, on n'est pas d'accord sur l'opportunité de l'interruption de la grossesse.

Pendant le *travail*, pour éviter le délire qui se manifeste à la période d'expulsion ou de délivrance, on termine rapidement l'accouchement sous anesthésie avec la plus grande asepsie. Il faut faire surveiller l'accouchée qui peut, sans cela, se tuer ou tuer son enfant. L'allaitement est le plus souvent contre-indiqué.

Il sera bon de prévenir l'entourage que, chez une prédisposée n'ayant pas présenté d'accidents, ceux-ci peuvent éclater dans les cinq ou six jours qui suivent l'accouchement. La malade sera toujours isolée. Si les accidents mentaux surviennent chez une nourrice, il faudra cesser tout de suite l'allaitement.

Les PARALYSIES gravidiques reconnaissent une foule de causes (hystérie, albumine, éclampsie, infection, rétrécissement mitral, exostoses syphilitiques, noyaux cancéreux, compression par la tête fœtale ou après application laborieuse de forceps). L'accouchement spontané est possible, parfois rapide ; la dilatation se fait lentement. Dans les cas de polynévrites étendues, dues le plus souvent à l'intoxication gravidique (Pinard et Vinay, Lepage), l'indication de l'évacuation de l'utérus gravide peut se poser (Demelin).

Les TROUBLES SENSORIELS sont surtout prémonitoires de l'éclampsie. De Lapersonne conseille l'accouchement prématuré s'il y a *rétinite albuminurique*, complication grave qui peut entraîner la cécité.

CHAPITRE IX

MALADIES DE L'APPAREIL GÉNITAL

PRURIT VULVAIRE. — Cette affection, due le plus souvent à des écoulements leucorrhéiques chez des femmes nerveuses arthritiques, peut parfois amener l'avortement ou l'accouchement prématuré.

On ordonnera des lotions très chaudes à l'eau bouillie, ou avec une solution de chloral à 1 p. 100, de grands bains, le régime lacté mitigé ; on assurera le bon fonctionnement du tube digestif. M. Brocq conseille, après une lotion calmante, l'application de pommade au sous-nitrate de bismuth ou à l'oxyde de zinc et sur la pommade une poudre inerte (talc), à laquelle on peut ajouter de la poudre de racine de belladone (2 grammes p. 40). Il ne faut pas d'antiseptiques vrais tant que l'inflammation n'est pas calmée.

Il est des cas particulièrement rebelles où il faut faire des badigeonnages répétés de nitrate d'argent ou de menthol. Si ceux-ci échouent, on en est réduit aux scarifications superficielles au thermocautère (Vinay) ou à l'excision des parties muqueuses où siège le prurit conseillée par Küstner

BARTHOLINITES. — Il faut inciser largement, *enlever la glande autant que possible*, éviter les hémorragies et bien nettoyer et aseptiser la cavité pour ne pas avoir d'infection ascendante vers l'utérus.

VÉGÉTATIONS. — Les végétations de la grossesse, souvent très confluentes, non syphilitiques, mais le plus souvent liées à des leucorrhées gonorrhéiques, parfois fétides, peuvent devenir la source d'une infection générale grave, quelquefois mortelle. Dans les cas bénins, on fera des lotions au sublimé, à l'eau oxygénée, au permanganate, au *tannin à consistance sirupeuse* (Tarnier), à des applications de poudre d'oxyde de zinc, de salol.

Si, dans le cas de végétations confluentes, après ces essais la fétidité persiste, on a recours à l'acide chromique, au nitrate d'argent. Ensuite on n'hésitera pas, sous anesthésie, à enlever les végétations à la curette, au thermocautère, ou aux ciseaux, et l'on fera un pansement sec compressif. Ce traitement chirurgical « aura lieu dans les cas graves, aussi bien pendant la grossesse pour éviter l'infection des suites de couches, qu'après l'accouchement en cas de persistance des tumeurs » (Budin-Demelin).

VAGINITE GRANULEUSE. — La vaginite granuleuse est facilement reconnaissable au toucher qui donne la sensation de râpe, de nombreuses rugosités vaginales. Elle cède à des injections faites à faible pression à 37 ou 38° C., à la dose de 2 à 4 litres, tous les jours ou plusieurs fois par jour au sublimé au 1/4.000, au permanganate de potasse au 1/2.000 à l'hydrate de chloral à 1 p. 100, à l'eau oxygénée à 10 volumes neutralisée avec de l'eau de chaux, à la liqueur de Labarraque, (20 à 50 grammes pour un litre d'eau).

Quand il y a douleurs vives, ou inflammation, on peut séparer les parois vaginales par un léger tampon de glycérine ou de pommade opiacée ou belladonnée. A cette occasion, le médecin aura à lutter contre le préjugé populaire qui défend les injections à la femme enceinte. Négliger une vaginite granuleuse, c'est risquer l'infection puerpérale lors du travail, c'est surtout risquer l'ophtalmie purulente pour l'enfant.

Cervicites. — Les lésions de métrite du col sont le plus souvent ignorées chez la femme enceinte quand on ne fait pas l'examen au spéculum. Si le praticien les a reconnues, il doit se méfier de traitement trop actif (caustiques, thermocautérisations) qui pour guérir des lésions banales risquerait de provoquer l'évacuation utérine. Les injections vaginales suffisent pour entretenir une asepsie relative.

Allongements hypertrophiques et œdémateux du col. — Il faut bien reconnaître dès le début une hypertrophie sus-vaginale du col sous peine de prendre l'utérus élevé et gravide pour une tumeur fibreuse dont on pourrait vouloir assurer le diagnostic par une hystérométrie inopportune. L'accouchement se fait le plus souvent à terme mais avec une lenteur remarquable. De même quand l'hypertrophie du col est vaginale, celle-ci entraîne toujours une certaine raideur du col, d'où travail très long. Schröder a conseillé l'amputation du col au début de la grossesse. Il suffit de savoir que l'accouchement normal est possible.

L'œdème du col se produit plutôt dans les derniers mois de la grossesse (Guéniot). Le col peut apparaître à la vulve, surtout à la suite de fatigues prolongées et faire croire à un *prolapsus utérin*. L'accouchement se fait en général à terme et de façon normale.

PROLAPSUS DE L'UTÉRUS GRAVIDE

Le diagnostic s'impose par la constatation à la vulve ou en dehors de l'orifice externe du col utérin; on ne peut alors confondre celui-ci ni avec la cystocèle, ni avec la rectocèle ou avec l'inversion utérine; il faut voir s'il n'y a pas simplement *allongement hypertrophique du col* (culs-de-sac vaginaux à hauteur normale).

Au début de la grossesse, on immobilise la femme dans le décubitus dorsal, en surélevant un peu les pieds du lit; un quart d'heure matin et soir de position genu-pectorale (prière mahométane, Bonnaire), fera bien. On réduit à la main, avec ou sans anesthésie, par un taxis prudent, en évitant le promontoire, et l'on maintient la réduction par un pessaire ordinaire de Dumontpallier, ou par un pessaire à air de Gariel ou par un tampon vaginal (la fausse couche ne peut se produire que s'il y a de l'endo-métrite).

Vers quatre mois à cinq mois, si l'on craint l'incarcération et si l'on ne peut réduire, il faut faire l'avortement. Si la réduction réussit à cette époque, il y a des chances pour que tout se passe bien, le détroit supérieur formant pessaire. Il faudra lors du travail souvent terminer l'accouchement par un forceps; parfois la

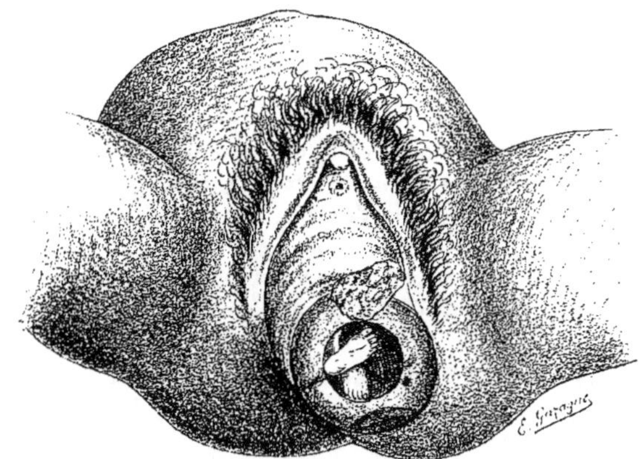

Fig. 21. — Prolapsus d'un utérus pendant le travail (Budin-Demelin.)

position latérale sera indiquée pour la femme. En cas de rigidité du col, on tiendra la conduite d'usage.

RÉTRODÉVIATIONS DE L'UTÉRUS GRAVIDE

La rétrodéviation de l'utérus gravide est une complication qui se manifeste d'ordinaire au troisième mois de la grossesse et dont la bénignité du pronostic dépend de la précocité du diagnostic. Méconnue elle peut produire une cystite gangréneuse avec infiltration d'urine et infection grave, la stercorémie et des fistules recto-vaginales ; elle peut amener la mort du fœtus et mettre la vie de la mère en danger. Que le médecin ait bien présente à l'esprit la *rétention d'urine* qui domine la scène au début avec des douleurs variées et il ne prendra pas, en pareil cas, à l'inspection et au palper la vessie pleine et fluctuante pour un *utérus* de *six mois* avec une suspension de règles de trois mois, ou pour de l'hydramnios, ou pour un kyste dermoïde.

Le toucher est pathognomonique ; quand on a touché une rétrodéviation de l'utérus gravide on ne peut plus se tromper une autre fois : le cul-de-sac postérieur ou mieux tout le vagin est rempli par une tumeur qui a la consistance de la figue mûre et est ronde ; à priori on est surpris de ne trouver le col nulle part ; il faut, pour trouver celui-ci, dans les cas avancés, repousser la

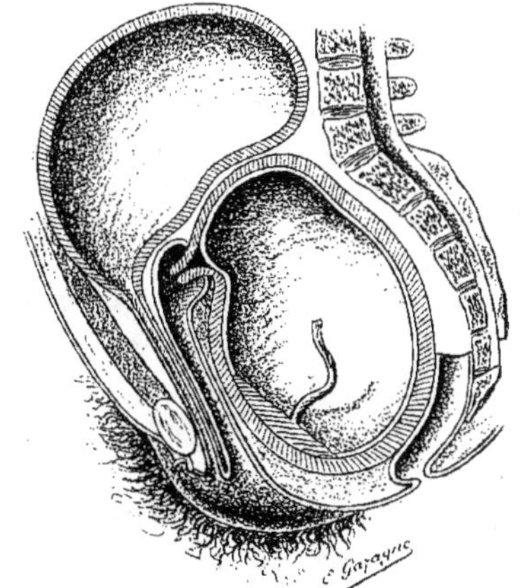

Fig. 22. — Rétroversion de l'utérus gravide. La vessie dilatée surplombe l'utérus, col utérin très haut, sans cul-de-sac antérieur (Budin-Demelin.)

tumeur, qui est l'utérus, et glisser doucement le doigt entre cette masse et la *symphyse; derrière celle-ci, plus ou moins haut,* suivant qu'il y a rétroversion ou simplement rétroflexion, on trouve le col.

Si l'on a pris la précaution de sonder auparavant la malade, le pseudo-utérus volumineux ou la tumeur liquide s'évanouit et par le palper on n'atteint plus que difficilement le véritable utérus enfoui dans le petit bassin. Combinant alors le palper au toucher, on s'assure que le col appartient bien à la tumeur qui remplit le vagin, c'est-à-dire qu'*il ne s'agit pas d'une grossesse extra-utérine ou d'un fibrome* de la paroi postérieure de l'utérus. On peut compléter l'examen par le *toucher rectal.*

Dans les cas plus graves, il peut y avoir *incontinence d'urine,* sphacèle de l'urèthre, de la vessie, fistule vésico-vaginale.

Traitement. — Le médecin est parfois consulté pour des douleurs, le plus souvent pour la *rétention d'urine.* Il fera 3 ou 4 cathétérismes prudents dans les vingt-quatre heures, avec des sondes molles. La vessie étant vide, on fera faire à la malade une demi-heure le matin, une demi-heure le soir, la *prière mahométane* (Bonnaire), ou position génu-pectorale avec une canule dans le vagin pour faire agir la pression atmosphérique.

Si cela ne suffit pas on essaie la réduction manuelle ; la femme étant soit dans la position génu-pectorale, soit dans le décubitus dorsal, on tient et abaisse le col à l'aide d'une pince de Museux pendant qu'avec 2 ou 3 doigts dans le vagin on repousse vers l'abdomen le corps de l'utérus d'abord latéralement pour éviter le promontoire. A-t-on réussi, dans un cas simple, on met un gros pessaire Dumont-pallier. Y a-t-il des adhérences, n'a-t-on réduit la déviation qu'en partie ? On maintient le terrain gagné à l'aide d'un pessaire de Gariel ou d'un kolpeurynter de Braun, mis dans le cul-de-sac postérieur. En l'absence de ceux-ci un tampon vaginal essaiera de faire le même office. On recommencera le lendemain avec la même prudence, la même délicatesse.

Il ne faut pas oublier qu'il s'agit d'un utérus gravide déjà malmené et qu'il ne faut pas trop brusquer pour ne pas provoquer l'avortement. Si ces manœuvres échouent, il faut s'adresser à la réduction par la voie abdominale après laparotomie et faire le raccourcissement des ligaments ronds. Si l'on est appelé trop tardivement, en présence d'une cystite gangréneuse, on n'hésitera pas à faire la taille. Si toute réduction est impossible, l'utérus incarcéré ne pouvant être mobilisé, on pratique l'avortement ou, si l'on ne peut avoir le col, la césarienne vaginale.

ANTÉVERSION UTÉRINE

L'antéversion utérine est beaucoup moins grave. Elle peut au cours de la grossesse produire des douleurs pelviennes, de la cystite. Il suffit de réduire le ventre en *besace* et de le maintenir par une bonne ceinture eutocique dont le meilleur type, le plus pratique et le moins coûteux est encore la ceinture de flanelle dont se servent les ouvriers (Bonnaire). Dans les suites de couches, l'antéflexion utérine accompagne la rétention des lochies et est toujours la signature d'une infection plus ou moins bénigne.

FIBROMES DE L'UTÉRUS

Souvent sans gravité, quand les fibromes deviennent une cause de dystocie, ils compliquent toujours très sérieusement la situation. Ils peuvent ou bien amener la stérilité ou retarder la fécondation (Pinard), prédisposer à la grossesse extra-utérine, faciliter la rétroversion de l'utérus gravide, l'interruption de la grossesse (Lefour) ou l'insertion vicieuse du placenta par endométrite déciduale ; ils peuvent amener la mort du fœtus, des troubles de compression ou, s'ils sont pédiculés, ils peuvent s'infecter, d'où adhérences et obstruction intestinale, tordre leur pédicule et se gangréner, favoriser les présentations vicieuses (Lefour).

Le médecin craindra un travail irrégulier si le fibrome est sur le corps (contrac-

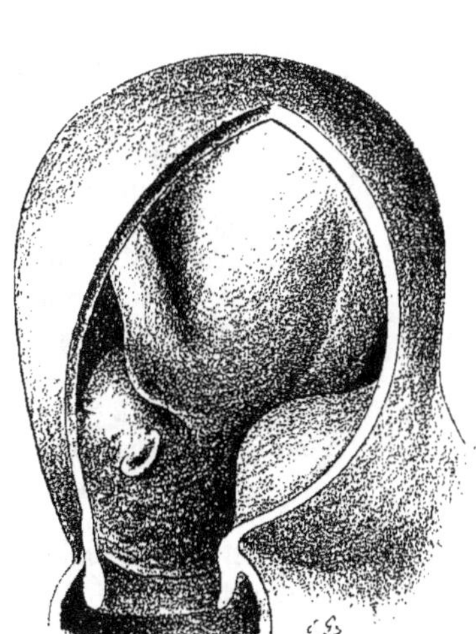

Fig. 23. — Descente du fœtus gênée par un fibrome (Budin-Demelin).

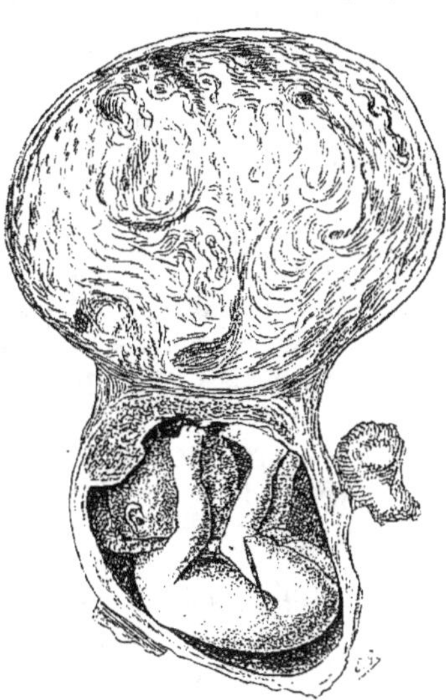

Fig. 24. — Fibrome et grossesse (Cas observé par Brindeau).

tions anormales, rupture prématurée de la poche des eaux et procidence du cordon ou d'un membre); le fibrome est-il sur le segment inférieur, le médecin, tout en espérant l'ascension libératrice du fibrome au-dessus du détroit supérieur, devra s'attendre à un engagement long et pénible, à une rotation incomplète ou à une tête dernière impossible à dégager. L'accouchement fait normalement, le praticien aura encore à redouter une hémorragie sérieuse, soit par inertie utérine, soit par adhérence du placenta, ou enfin une inversion utérine.

Diagnostic. — Au début, *dans les quatre premiers mois*, on confond rarement un fibrome avec un utérus gravide. Où le diagnostic est vraiment parfois difficile, c'est quand il y a fibrome et grossesse. On se basera alors sur les modifications des règles comme durée et comme abondance, sur l'excès de volume de la tumeur par rapport à l'âge probable de la grossesse et sur la sensation de la figue mûre en une zone de la tumeur dont le reste est plus résistant, plus élastique. Prendre pour un fibrome une *fluxion de l'utérus* (Bonnaire) quand celui-ci gravide se distend plus en un point n'a pas grosse importance, le temps devant vite faire disparaître le pseudo-fibrome. Il est des cas cliniques très difficiles où l'on ne pourra sûrement faire le diagnostic entre fibrome et grossesse extra-utérine.

Dans la *seconde moitié de la grossesse*, on pourra au palper prendre de petites parties fœtales pour un fibrome ; mais celui-ci augmente de consistance avec la contraction utérine tandis que les parties fœtales disparaissent au même moment. Au toucher le fibrome de la paroi postérieure ne chasse pas le col au-dessus de la symphyse comme dans la rétroversion de l'utérus gravide et il ne produit pas, en général du moins, le syndrome clinique de celle-ci. On ne prendra pas un gros fibrome pour la tête fœtale dont on sent très bien les sutures à travers le segment inférieur. Le *kyste de l'ovaire* enclavé dans le petit bassin est très tendu.

Après la délivrance on ne prendra pas un fibrome pour une inversion utérine si on sent l'utérus au-dessus de la symphyse.

Traitement. — Un fibrome étant constaté chez une femme, le médecin doit déconseiller la grossesse à celle-ci.

La *grossesse est en cours*. Il ne faut pas l'interrompre. Il faut suivant le précepte de Tarnier « attendre et se méfier ». On n'est autorisé à intervenir que si les hémorragies deviennent inquiétantes, si la tumeur augmente rapidement de volume et produit des troubles de compression graves, si un fibrome pédiculé se tord. On fera alors la myomectomie vaginale ou abdominale suivant le siège du fibrome. Dans le huitième mois on sera parfois obligé de pratiquer l'hystérectomie subtotale.

Pendant le travail. — On stimulera l'utérus s'il s'agit de *fibrome du corps* ; on aura recours en cas d'inertie à l'écarteur de Tarnier et à la dilatation complète, on terminera par un forceps.

Si le fibrome siège sur le *segment inférieur*, le praticien devra juger si l'accouchement est possible ; il suivra le fibrome par le toucher et s'il le sent s'aplatir et s'élever il attendra. Si *le fibrome ne remonte pas*, il tentera de le repousser au-dessus dans l'abdomen avec ou sans chloroforme, en s'aidant à l'occasion de la position de Trendelenburg. A la dilatation complète, il fera la version de préférence au forceps. — Si l'enfant est mort ou très compromis il sera extrait à l'aide d'une basiotripsie.

Au contraire l'*accouchement semble impossible*. S'il n'y a qu'une tumeur enclavée, on en tente l'ablation par la voie vaginale. Si l'utérus est farci de fibromes on fait une laparotomie et une hystérectomie subtotale ou totale après avoir, cela va de soi, extrait l'enfant. Avec un tel utérus, une césarienne conservatrice exposerait trop la femme aux hémorragies et ne la mettrait nullement en cas de survie à l'abri d'une opération ultérieure.

On sera souvent obligé de faire la *délivrance artificielle*.

CANCER DE L'UTÉRUS ET GROSSESSE

Très rarement on observe une femme ayant un cancer de l'utérus et devenant enceinte. Cette coexistence tue un tiers des mères et plus de la moitié des enfants.

Traitement :

PENDANT LA GROSSESSE a. *Le cancer est inopérable*. — On attend que l'enfant soit viable pour l'extraire par l'opération césarienne.

b. *Le cancer est opérable*. — Les Allemands enlèvent l'utérus dans la première moitié de la grossesse ; en France, on préfère attendre la viabilité de l'enfant et se rapprocher le plus possible du terme. Diverses opérations ont été proposées. On peut faire une césarienne et une hystérectomie abdominale totale ; on peut faire une césarienne, fermer l'utérus et l'enlever par le vagin ; on peut faire un Schroëder suivi dans un second temps d'une césarienne et d'une hystérectomie abdominale totale, ou faire ces deux temps dans l'ordre inverse.

AU COURS DU TRAVAIL. — Si l'accouchement semble possible (cancer limité en un point du col), on aide la dilatation soit avec l'écarteur de Tarnier, soit avec les ballons. Les incisions sur le col de Duhrssen sont dangereuses. Si l'accouchement ne peut pas se faire, on pratique une césarienne suivie ou non d'hystérectomie abdominale suivant que le cancer est ou non opérable. Si l'accouchement s'est bien fait, il faudra faire opérer le cancer une quinzaine de jours après, par prévision de l'évolution plus rapide du néoplasme.

KYSTES DE L'OVAIRE

Le diagnostic est facile à faire si à côté ou au-dessus de l'utérus gravide (signes de certitude), on trouve une tumeur ronde ou ovale, fluctuante, ayant toujours la même consistance. Il ne faut pas prendre pour un kyste de l'ovaire l'utérus gravide avec hydramnios ; il ne faut pas croire à la coexistence des deux (hydramnios et kyste) quand il s'agit d'une corne anormalement développée ; il suffit de pousser un membre fœtal dans la pseudo-tumeur ; si l'on y réussit, on écarte le diagnostic de kyste de l'ovaire (Budin) ; ou bien, les deux masses étant reconnues, s'agit-il d'une grossesse ectopique (douleurs, métrorragies) d'un fibrome (il se contracte en même temps que l'utérus), ou d'un kyste de l'ovaire ?

Le kyste reconnu, il ne faudra pas prendre ses complications possibles (torsion, rupture, suppuration), pour une occlusion intestinale, une grossesse extra-utérine rompue ou une appendicite avec péritonite.

Traitement. — Le pronostic est toujours grave pour la mère et pour l'enfant. Aussi faut-il intervenir.

A. AU COURS DE LA GROSSESSE. — La grossesse n'est nullement une contre-indication à l'opération du kyste diagnostiqué. L'avortement provoqué laisse subsister l'indication opératoire ultérieure du kyste devenu plus gros et toujours dangereux : l'ablation du kyste permet au contraire à la grossesse d'aller à terme. Il est bon alors (Pinard) pendant plusieurs jours, de faire des injections de morphine de 2 centigrammes par vingt-quatre heures pour maintenir l'utérus silencieux. *Plus l'on intervient tôt, plus l'on a de chances de succès.* Si le praticien voit la femme seulement *dans les trois derniers mois, il doit encore*, malgré la possibilité d'accouchement prématuré, *conseiller l'ovariotomie* par peur des complications graves toujours à craindre lors de l'accouchement.

B. Pendant le travail. — Si le *kyste est abdominal,* il gêne peu et permet l'accouchement que l'on peut activer (forceps ou version). On surveillera la femme pendant les suites de couches au point de vue infection ou torsion du kyste, complications cardio-pulmonaires, et à la moindre alerte on fera l'ovariotomie.

Le kyste est *pelvien* ou pelvi-abdominal. Il peut être nettement *fluctuant,* et alors il peut être vidé par une ponction faite par le vagin et permettre une application de forceps.

Il s'agit d'un *kyste dermoïde* non réduit par une ponction.

α) *L'enfant est vivant.* — Laparatomie et ovariotomie, si celle-ci est possible (Pozzi). Sinon faire une césarienne qui sauve l'enfant et ne traumatise pas la mère comme toutes les manœuvres aveugles et violentes faites pour forcer l'obstacle par le vagin (Segond).

β). *L'enfant est mort*; faire une embryotomie et extraire l'enfant, à la condition qu'on puisse le faire sans danger pour les parties maternelles et pour le kyste. Sinon faire comme ci-dessus.

TROISIÈME PARTIE

MALADIES DE L'ŒUF

CHAPITRE PREMIER

HYDRAMNIOS

L'hydramnios proprement dite ne commencerait qu'à 2 kilogrammes de liquide, celui-ci pouvant varier à la fin d'une grossesse non pathologique entre 500 grammes et 2 kilogrammes. La mère n'est en danger que s'il y a *hydramnios aiguë* qui survient en quelques jours et se caractérise par : brusque augmentation de volume du ventre, dyspnée intense, cyanose, vomissements abondants, albuminurie, anémie et fièvre : cette forme est très rare.

Le *diagnostic* de *l'hydramnios chronique* est cependant à faire, car il comporte un pronostic grave pour l'enfant. Il se basera sur : augmentation anormale du volume de l'abdomen, œdème sus-pubien, circulation superficielle exagérée, varices et œdème des membres inférieurs, albuminurie, constipation, gêne respiratoire, utérus surdistendu dans lequel on a la sensation de flot, ballottement de tout le fœtus dont on ne peut souvent reconnaître les pôles, absence de présentation ; col déhiscent et membranes tendues au toucher ; la femme sent peu ou pas du tout remuer son enfant. Etant donnés tous ces signes souvent réunis, on ne confondra pas l'hydramnios avec :

a. L'*ascite* dont la ligne de matité en haut est concave ;

b. Le *kyste de l'ovaire* avec ou non utérus gravide ;

c. La *rétention d'urine* avec rétroversion d'utérus gravide ; elle s'évanouit par le cathétérisme ;

d. La *grossesse gémellaire* qui s'accompagne souvent d'hydramnios d'un des deux œufs (disproportion exagérée entre le volume d'un pôle reconnu avec l'âge de la grossesse, double foyer).

Une hydramnios brusque du troisième au sixième mois est généralement l'annonce d'un avortement gémellaire (Maygrier, Démelin).

Traitement. — Si la syphilis est sûre ou probable, il faut soumettre la femme au traitement spécifique. L'iodure de potassium longtemps continué donne de bons résultats (Pinard). On ordonnera le repos, le port d'une ceinture, des purgatifs, le régime lacté s'il y a albuminurie.

Dans la forme aiguë, toujours dramatique si la femme n'entre pas en travail spontanément, il faut ponctionner l'œuf par le col déhiscent. On l'a parfois ponctionné à travers la paroi abdominale, comme s'il s'agissait d'une ascite ; la ponction provoque l'accouchement prématuré qu'il faut pratiquer s'il tarde à se produire.

Le *travail* est long ; l'utérus surdistendu se contracte mal; aussi faut-il, pour le stimuler, *rompre les membranes* ; mais pour éviter les présentations vicieuses ou les procidences, il faut suivant le conseil de Tarnier, les rompre avec un doigt, *dans l'intervalle des contractions de préférence ;* le doigt bouche le trou, la main bouche la vulve de façon à ce que l'*opérateur règle la sortie du liquide* qui se fait lentement pendant que la main (à défaut d'un aide) amène et maintient la tête au détroit supérieur à travers la paroi abdominale.

A la dilatation complète on terminera par un forceps. La délivrance sera toujours à surveiller de près en prévision d'hémorragie par inertie.

OLIGOAMNIOS

C'est ce que les anciens appelaient « les couches sèches ». Le palper est difficile, l'utérus étant directement accolé sur le fœtus. Celui-ci se présente souvent en siège mode des fesses (Bar) et est porteur de difformités variées et nombreuses par contact prolongé avec l'utérus ou par brides amniotiques. L'avortement ou l'accouchement prématuré n'est pas rare.

MOLE HYDATIFORME

Le médecin est demandé le plus souvent pour une femme au cours du *deuxième trimestre* d'une grossesse et qui présente, parfois depuis le début de celle-ci, le plus souvent depuis quelques jours, des *hémorragies brusques, sans causes appréciables,* survenant aussi bien la nuit au repos au lit que dans le jour, *à répétition.* C'est parce que ces hémorragies se répètent qu'elles anémient la femme et finissent par l'inquiéter quand elle est sûre qu'il ne peut s'agir de règles.

Au palper le plus superficiel, le médecin est tout de suite frappé par la *disproportion entre le volume de l'utérus et l'âge de la grossesse.* Cet utérus est mou et on n'y sent pas de parties fœtales. Ces signes suffisent pour faire penser à la *possibilité de môle* mais ne suffisent pas pour affirmer cette affection. Le *diagnostic* n'est confirmé que par l'expulsion de vésicules. Sans ce signe pathognomonique on hésite entre môle, endométrite gravidique, menace d'avortement, grossesse et fibrome, ou cancer ou grossesse avec enfant mort.

En l'absence de diagnostic ferme on doit faire un *traitement symptomatique :* repos au lit, injections vaginales chaudes, tamponnement vaginal. Si cependant la femme est très anémiée (dosage clinique par l'hémoglobinomètre de Gowers, Devraigne), on doit provoquer l'avortement (ballon Tarnier ou bougies de Hégar et évacuation extemporanée).

Le plus souvent, le travail se déclare spontanément et éclaire le diagnostic. La môle reconnue, par l'expulsion de quelques vésicules, sort parfois seule ; s'il y a hémorragie concomitante on fait le *curage digital ;* dans les deux cas, il faut faire une *revision soignée de l'utérus à la main ;* la curette risquerait une perforation facilitée par un amincissement spécial de la paroi utérine ; on termine par un bon écouvillonnage. M. Bonnaire conseille, pour mettre la femme plus sûrement à l'abri d'un déciduome malin ultérieur, de faire un curettage sérieux de l'utérus, *huit ou dix jours après l'expulsion de la môle,* quand il est bien revenu sur lui-même. On ne négligera pas le traitement général des hémorragies. Si l'on découvrait, au moment de la revision utérine, une perforation (formes disséquantes), il ne faudrait pas hésiter à faire une hystérectomie d'urgence (Budin-Demelin).

ENDOMÉTRITES

L'endométrite cause d'avortements à répétition se manifeste par des hémorragies précédées d'écoulement séreux ou séro-sanguinolent dès les premiers mois de la grossesse, l'utérus n'étant pas hypertrophié. Il faut lutter contre les hémorragies et éviter l'avortement (repos, opiacés, injections chaudes, sérum gélatiné en injections sous-cutanées, tamponnement). Il ne faudra cependant pas, en cas d'insuccès, vouloir sauver la grossesse quand même et laisser la femme s'anémier trop. On pourra apprécier suffisamment en clinique cette anémie avec l'hémoglobinomètre de Gowers, et si la femme a moins de 40 p. 100 d'hémoglobine, il y aura indication à pratiquer l'avortement (Bonnaire, Devraigne).

Dès que l'utérus est vide, il faut nettoyer la cavité utérine (curage, curettage et écouvillonnage) pour bien enlever toute la caduque toujours très épaisse dans ces cas.

HYDRORRHÉE DÉCIDUALE

L'hydrorrhée déciduale se distingue de l'hydrorrhée amniotique en ce que l'écoulement de liquide se fait par poussées, subitement, d'un seul coup, pour cesser un certain temps et reprendre sans causes appréciables. Le liquide empèse le linge et forme des taches à contours tourmentés parfois entourées d'un halo rouge. Si le rouge arrive à dominer dans ces taches, c'est qu'il s'agit d'*hydro-hématorrhée*, et si ces pertes se répètent, en dépit du repos, des injections chaudes, des opiacés, on peut être amené à interrompre la grossesse (O. Macé) (voir endométrites). On se trouvera bien parfois d'administrer dès le début de ces pertes de l'iodure de potassium.

HYDRORRHÉE AMNIOTIQUE

L'hydrorrhée amniotique, signature de la rupture prématurée des membranes, a une allure toute différente de l'hydrorrhée déciduale : *l'écoulement s'y fait de façon continue*, abondante, indolore ; il peut cesser la femme étant couchée, mais reprend dès que celle-ci se lève ou s'assoit. Le liquide amniotique contient des débris de vernix caseosa (Pinard); la femme est obligée de se garnir. Il faut faire le diagnostic surtout avec l'hydrorrhée déciduale et parfois avec une simple poche amnio-choriale ouverte, l'œuf étant encore clos, car l'amnios est intact.

La rupture prématurée des membranes implique l'accouchement ou l'avortement prochain, avec un pronostic variable pour le fœtus suivant l'âge de la grossesse. Parfois le fœtus est retenu vivant longtemps dans l'œuf ouvert (grossesse extra-membraneuse).

La mère peut toujours s'infecter facilement. Il faut surveiller l'enfant par l'auscultation et voir si le liquide amniotique ne devient pas putride (la mère fait alors de la température).

Dans les cas douteux de rupture prématurée des membranes, M. Bonnaire conseille de faire le *toucher* à deux doigts *à sec ;* lés doigts vont à l'ouverture du col et forment une rigole où s'écoule le liquide amniotique pour venir dans le creux de la main.

Traitement. — Le repos au lit s'impose avec la plus stricte antisepsie vaginale ; un pansement vulvaire aseptique restera à demeure et sera souvent renouvelé. Le tampon vaginal risque de favoriser l'infection. On calme l'utérus par les lavements de laudanum ; si l'enfant est viable on peut gagner du temps dans son intérêt. S'il y a infection amniotique, il faut hâter la dilatation, vider et *nettoyer l'utérus*. S'il y a une présentation vicieuse, on règle l'intervention d'après les cas cliniques rencontrés.

CHAPITRE II

MORT DU FŒTUS

Le praticien devra bien savoir diagnostiquer la mort du fœtus *in utero*, diagnostic qu'il aura à faire dans la première ou dans la deuxième moitié de la grossesse. S'agit-il d'une cliente vue depuis le début de la grossesse, ce diagnostic pourra être prévu par le médecin s'il sait sa cliente syphilitique, brihgtique ou même récemment albuminurique, diabétique, atteinte d'endométrite ou si elle vient d'avoir une maladie infectieuse grave. Certaines professions prédisposent à la mort du fœtus. Mais s'il s'agit d'une femme vue pour la première fois, étonnée de ne pas voir grossir son ventre ou de ne plus sentir remuer son enfant, le *diagnostic* pourra être parfois délicat et *ne devra jamais être affirmé sans certitude absolue.*

Avant quatre mois et demi, les phénomènes sympathiques de la grossesse disparaissent, nausées, vomissements, syncopes et *varices* (Budin et Rivet) ; en même temps apparaît une congestion mammaire avec montée laiteuse et colostrorrhée ; y avait-il de l'albuminurie, des troubles cardiopathiques, des œdèmes, tout cela s'évanouit, l'état général s'améliore.

L'utérus est plus mou que l'utérus gravide normal ; plus la mort du fœtus est ancienne, plus l'utérus se ramollit ; on sent d'abord le fœtus moins résistant ; au palper comme au toucher on peut faire crépiter les os de son crâne ; mais au bout d'une semaine on ne sent plus ni utérus, ni fœtus, à moins qu'une contraction passagère et indolore durcisse pour quelques minutes l'utérus. (M. Pinard a pu chronométrer une contraction de trois minutes vingt secondes dans un cas semblable.) La femme en se couchant sur le côté a la sensation vague d'un corps qui tombe du même côté. Si parfois on a la sensation « d'un globe de consistance ligneuse » (Pinard), l'embarras ne sera pas moindre ; c'est que le travail d'expulsion se prépare.

Après quatre mois et demi le diagnostic d'enfant mort est plus facile à poser. La femme ne sent plus remuer ; son ventre loin de grossir s'affaisse ; elle n'a plus de nausées ni de varices, elle a une montée laiteuse. La palpation révèle un utérus mou, un fœtus mou, ou ne révèle qu'un empâtement mal défini. Il faut insister dans ce mode d'exploration : souvent une *contraction passagère* permettra de délimiter un utérus qu'on ne sentait pas une minute auparavant et assurera le diagnostic (cas cité par M. Pinard, d'une femme chez laquelle d'après des contractions passagères il avait affirmé enfant mort depuis longtemps ; M. Tarnier qui n'avait pas eu ces contractions sous la main niait la grossesse ; la femme expulsa un fœtus de 33 centimètres de long et pesant 640 grammes). L'auscultation et souvent le toucher ne donnent rien dans ces cas.

Traitement. — Si *l'œuf est fermé*, la mère ne court aucun danger. Il faut lui recommander le repos, lui défendre les efforts, les chocs (traumatisme génital) qui pourraient rompre les membranes. Il faut attendre le jour où l'accouchement veut bien se faire spontanément. Quand le travail se déclare (généralement au bout de huit à quinze jours, à moins que par excès inverse la grossesse ne dépasse son terme), il faut s'attendre à trouver avec une faible dilatation, une poche des eaux flasque, remplissant tout le vagin ; ne pas la rompre prématurément en croyant avoir une dilatation complète. Le fœtus sort souvent conduplicato-corpore, plié en deux et aplati. La délivrance se fait d'ordinaire sans hémorrágie ; mais la caduque épaissie est retenue en totalité ou en partie (Budin), d'où nécessité de bien nettoyer l'utérus dans les suites de couches. Il y a une seconde montée laiteuse après l'accouchement.

L'œuf est ouvert, l'enfant mort depuis peu de temps ne se macère pas mais se putréfie dans un œuf ouvert où le travail d'expulsion traîne et dégage une odeur infecte. La *putréfaction* est précédée de *rigidité cadavérique* qui peut être cause de dystocie. En six heures la putréfaction peut envahir tout le fœtus : elle est toujours grave pour la mère (plus de 35 p. 100 de mortalité, Demelin). Celle-ci fait une température élevée, a des écoulements vaginaux fétides, un ventre volumineux, un *utérus sonore à la percussion* (physométrie). L'utérus est inerte ; le doigt peut au toucher sentir une partie fœtale présentant de la crépitation emphysémateuse, même si l'enfant est encore vivant et ressort chargé de débris fétides.

Dès que le diagnostic de putréfaction fœtale est fait, il faut évacuer l'utérus, achever la dilatation (écarteur de Tarnier, ballon de Champetier, Boissard). Pour hâter la sortie du fœtus gonflé par l'emphysème et éviter les déchirures du col du vagin ou de la vulve, il faudra dans certains cas perforer le crâne, le thorax et l'abdomen ; la section des clavicules (Bonnaire) sera parfois utile. Il faudra tirer doucement pour ne pas effriter le fœtus ni léser les parties maternelles. S'il y a rupture utérine, c'est l'hystérectomie rapide qui s'impose. La délivrance sera le plus souvent artificielle ; auparavant on pourra faire une bonne injection ovulaire à l'eau oxygénée neutralisée à parties égales d'eau de chaux (Bonnaire).

Aussitôt après la délivrance, on fera un curage digital et un écouvillonnage soigné ; on pourra ainsi se rendre compte de l'état de l'utérus qui peut parfois être sphacélé en certains points (cas de M. Bonnaire où une escarre se détacha spontanément dans la deuxième semaine du post-partum, sectionnant l'artère utérine, d'où hémorragie foudroyante).

Dans le post-partum, à la moindre alerte on fera un nettoyage utérin complet avec irrigation continue ou temporaire.

CHAPITRE III

AVORTEMENT

« Quand une femme perd du sang par les voies génitales, si elle est dans l'âge de l'activité sexuelle, l'hypothèse d'une menstruation régulière ou non étant écartée, la première idée qui doit venir, même si le ventre n'offre pas une augmentation de volume évidente à l'examen le plus superficiel, est celle d'une hémor-

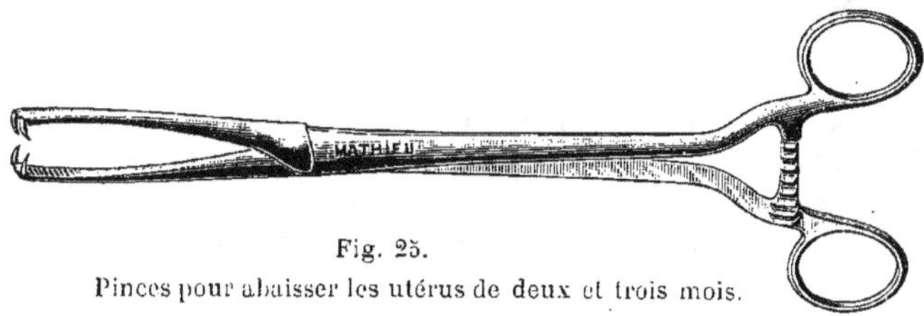

Fig. 25.
Pinces pour abaisser les utérus de deux et trois mois.

ragie de l'avortement » (Demelin, *Obst. d'urgence*). Les praticiens doivent toujours avoir présent à l'esprit ce conseil pour éviter de vider à tort des utérus gravides.

Fausses couches des deux premiers mois. — Le diagnostic est à faire surtout avec la métrite parenchymateuse.

Dans le *premier mois*, la femme a eu un retard, ses règles sont plus douloureuses, plus abondantes, plus prolongées. Tout peut se borner là; mais il peut en résulter une métrite.

Dans le *second mois*, il y a en plus des signes sympathiques de grossesse. Au

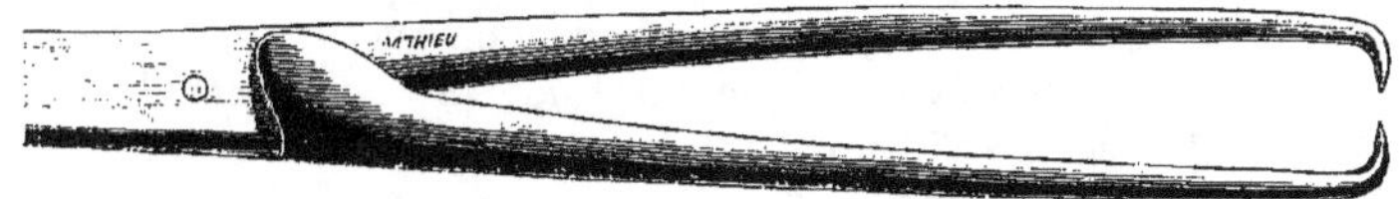

Fig. 26. — Pinces pour abaisser les petits utérus.

toucher ou bien le segment inférieur est évasé et le col entr'ouvert, ou bien l'œuf étant plus descendu, l'utérus a la forme d'une toupie sans clou; il ne faut pas compter à ce moment sur l'effacement du col, surtout chez les multipares, pour assurer qu'un avortement se fera ou non (avortement avec le col en tuyau, Bonnaire). Parfois le doigt atteint l'œuf dans le col, l'avortement est alors inévitable. L'œuf a-t-il été évacué ? L'utérus est moins mou, plus grand dans le sens transversal que dans le sens antéro-postérieur. Dans le cas de doute, il faut examiner avec le plus grand soin les caillots recueillis ; l'œuf a le volume d'une noisette à la fin du premier mois, d'une noix à la fin du second mois.

Si les hémorragies ont été peu abondantes, si les douleurs ne sont ni trop fortes, ni trop rapprochées, il faut, pour essayer d'arrêter l'avortement, maintenir la femme au lit dans le décubitus dorsal, prescrire des injections chaudes à 37° et des lavements avec XX gouttes de laudanum dans deux cuillerées à soupe d'eau

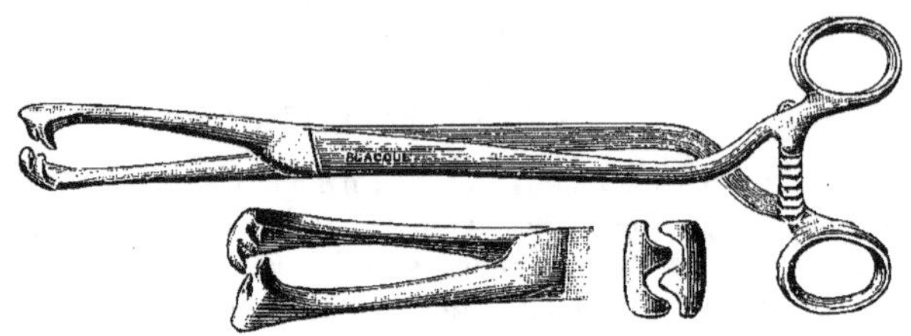

Fig. 27 et 28. — Pince-molaire du Dr Bonnaire pour saisir la lèvre antérieure du col de l'utérus.

tiède. On peut donner dans la journée jusqu'à C gouttes de ce médicament. La morphine agit plus vite dans les cas pressants.

Les hémorragies sont abondantes, la femme est pâle, le pouls petit et faible ; le col est presque fermé (forme hémorragique, Bonnaire). Le praticien a différents moyens à sa disposition. On ne peut songer à la dilatation lente avec des laminaires, une nouvelle hémorragie pouvant faire mourir la femme. On met celle-ci en travers du lit, on aseptise rapidement la vulve et le vagin et l'on dilate le col avec les bougies de Hégar en en maintenant la lèvre antérieure avec une pince de Museux ou la pince molaire de Bonnaire. Dès que la dilatation est suffisante, on fait le *curage digital* et l'on sort l'*œuf décollé* par *expression abdomino-vaginale* (Budin), ou bien l'on enlève l'œuf avec la *pince-mouchette* (Bonnaire) inoffensive, qui assure une bonne prise et dont une des cuillères peut servir ensuite de curette-mousse. Quelle que soit la méthode employée, il est bon, toujours par crainte d'avortement criminel, surtout s'il y a de la température, de nettoyer l'utérus avec 3 ou 4 écouvillons durs à côtes de plumes (Budin) stérilisés. On repassera deux écouvillons trempés dans de la glycérine créosotée ou de l'essence de lavande. Une injection utérine chaude facilite la rétraction de l'utérus. *L'évacuation utérine est le meilleur et le plus sûr moyen d'arrêter une hémorragie.* Si celle-ci continue, c'est qu'il reste des débris placentaires que l'on doit enlever à tout prix. *Il n'est jamais nécessaire après une évacuation utérine bien faite de tamponner l'utérus, ce qui n'arrête pas l'hémorragie, quand il reste des débris, et expose la femme à l'infection.*

Quand on est *sûr que l'utérus est vide* on peut donner de l'*ergotine* en injections sous-cutanées. Ces différentes opérations peuvent se faire sans anesthésie. Si la femme a été très saignée, et si elle est indocile ou effrayée par l'idée de l'intervention, on donnera de préférence de l'éther (Demelin).

Le médecin trouve-t-il la femme en état de shock, ou a-t-il peur de ne pas opérer assez vite, il se trouvera bien d'avoir recours au *tamponnement vaginal* fait non pas avec un ou deux tampons de coton hydrophile, comme on le voit trop souvent chez de pauvres femmes qui viennent à l'hôpital, mais avec des bourdonnets de coton hydrophile ou mieux avec une longue mèche de gaze stérilisée dont on *bourrera* le col utérin, les culs-de-sac et tout le vagin (comme s'il s'agissait de

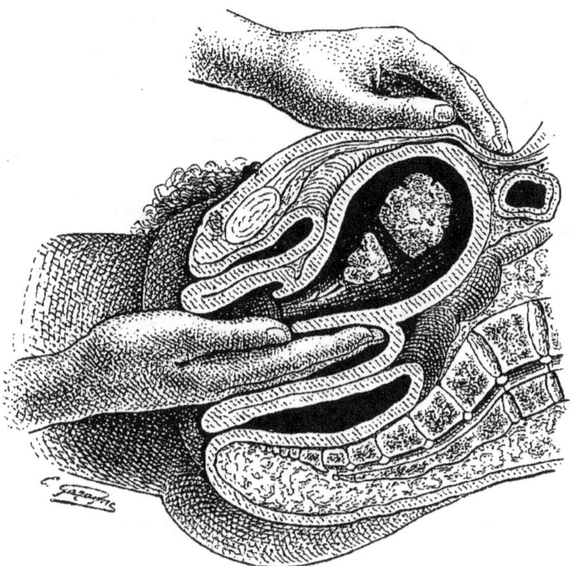

Fig. 29. — Expression abdomino-vaginale d'après Budin.

remplir un chapeau haut de forme, Pajot) et dont on facilitera l'entrée en vaselinant les parois du vagin.

On fera ce tamponnement sur l'index et le médius de la main gauche, servant de valve postérieure en dirigeant et en poussant la gaze avec l'index et le médius de la main droite. On met sur la vulve plusieurs épaisseurs de coton hydrophile et l'on maintient le tout par un bandage en T. Le tampon est très douloureux.

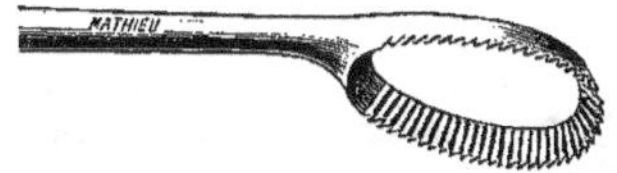

Fig. 30. — Curette fenêtrée du Dr Bonnaire.

Au bout de quelques heures, les douleurs cessent ; on enlève le tampon au bout de six à douze heures ; l'hémorragie s'est arrêtée et derrière le tampon l'on trouve généralement l'œuf dans le vagin (tamponnement libérateur, Bonnaire).

AVORTEMENT DE TROIS ET QUATRE MOIS. — Tous les signes de probabilité de grossesse existent. Subitement apparaissent des douleurs lombaires et hypogastriques intermittentes ; la femme perd du sang et des lambeaux de caduque. L'hémorragie se fait presque toujours en plusieurs fois, anémiant la femme dans des proportions sérieuses (évaluation clinique simple et suffisamment précise de l'anémie par le dosage de l'hémoglobine à l'hémoglobinomètre de Gowers); au palper on trouve l'utérus gros et dur (au moment des douleurs); au *toucher* le col est ramolli, entr'ouvert et effacé (col en toupie) ou bien il a toute sa longueur ou bien, surtout chez les primipares, l'œuf est déjà dans le segment inférieur distendu, l'anneau de Bandl est rétracté, le petit corps utérin vide surmontant le tout (avortement en phimosis, Bonnaire). Si l'on croit le fœtus mort (disparition des troubles sympathiques, colostrorrhée), et surtout si les membranes sont ouvertes (type douloureux, Bonnaire), on peut laisser se faire la fausse couche. De même si la femme

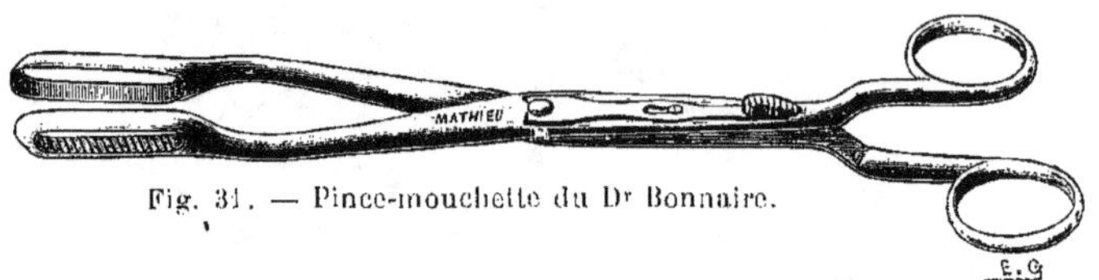

Fig. 31. — Pince-mouchette du Dr Bonnaire.

est trop anémiée (type hémorragique, Bonnaire) ou infectée, on favorisera l'avortement.

Il en sera encore de même chez des albuminuriques gravement atteintes, chez les éclamptiques, chez les femmes ayant des vomissements incoercibles, de l'ictère grave, de la tuberculose ou une affection cardiaque.

Mais en règle générale, en dehors de ces cas, si l'on arrive à temps, quand l'avortement semble évitable, et le doute doit toujours être en faveur de la continuation de la grossesse, il faut essayer d'enrayer l'avortement par les moyens indiqués plus haut.

Ces moyens échouent, ou le praticien arrive trop tard : *l'avortement se fait*. A cette période, il se fait en deux temps : 1° *sortie du fœtus* ; — 2° *sortie de l'arrière-faix*. Parfois, s'il y a endométrite, il y a même un troisième temps constitué par *l'expulsion d'une caduque très épaisse* (Budin, Maygrier). A trois mois le fœtus a de 12 à 15 centimètres, et 20 à quatre mois.

La caractéristique de l'avortement à cette époque c'est la *rétention de l'arrière-faix* ; l'utérus n'étant pas encore prêt pour un pareil travail devient inerte. Deux

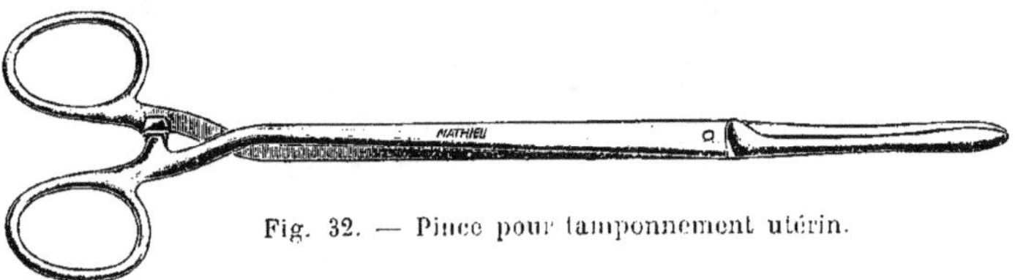

Fig. 32. — Pince pour tamponnement utérin.

complications sont à craindre : *l'hémorragie, l'infection,* surtout si l'avortement est criminel ; le shock est alors toujours aggravé par un grand affaissement moral. C'est parce que l'avortement criminel devient la règle et que l'infection est une quasi-certitude chez les femmes qui se font avorter que M. Maygrier conseille de ne pas attendre le deuxième temps de l'avortement quand on n'a pas assisté au premier ; il pratique (après évacuation de la vessie et du rectum) le curage digital et l'écouvillonnage à la glycérine créosotée après plusieurs injections antiseptiques. D'autres accoucheurs préfèrent attendre (au moins vingt-quatre heures) s'il n'y a pas d'hémorragie ni de signes d'infection.

Il faut se bien garder de tirer sur une masse placentaire sentie à travers le col; on l'effritera et risquera de voir le col se refermer sur le reste. On peut à titre ocytocyque donner 1 gramme de quinine pour hâter la sortie de l'arrière-faix (Schwab). Dans le cas d'avortement gémellaire qui comporte toujours un pronostic sombre, il faut intervenir vite (Maygrier, Demelin) pour le deuxième temps. Si par hasard, qu'il y ait eu ou non du seigle ergoté administré, on ne pouvait pénétrer dans l'utérus où il y a rétention placentaire, on dilaterait soit avec les bougies de Hégar, soit avec un ballon de Champetier ou de Barnes.

Quand l'*avortement est complet* (examen attentif de l'œuf expulsé), on considère la femme comme accouchée. Quand il est *incomplet* (placenta déchiqueté, peu de membranes expulsées), on en est averti en général par des hémorragies ou des prodromes d'infection. Il faut vite nettoyer l'utérus, comme nous l'avons indiqué plus haut. Après le curage il faut toujours remettre la main dans l'utérus pour en faire la revision et s'assurer qu'il est bien vide. Alors, mais alors seulement, on se trouvera bien de donner de l'ergotine ou de l'ergotinine. Est-il besoin de rappeler qu'en cas de forte hémorragie et surtout d'hémorragies répétées, il faudra faire le traitement général des hémorragies (position horizontale, pieds du lit surélevés, lit surchauffé, boissons alcooliques et chaudes, sérum artificiel à hautes doses, 1 000 à 2 000 grammes suivant certains auteurs ou à faibles doses 300 grammes, suivant d'autres, injections sous-cutanées de caféine, *injections profondes intramusculaires d'éther (pour ne pas produire d'escarres)*, ballons d'oxygène.

Dans les cas désespérés, l'injection de sérum sera faite intraveineuse (Maygrier).

AVORTEMENT DE CINQ ET SIX MOIS. — Il s'agit alors réellement d'un accouchement en miniature. On diagnostiquera plus facilement la menace d'avortement; le traitement sera le même. Le fœtus se présente plus souvent par le siège; *il ne faut pas tirer sur les pieds ou sur le siège;* la tête plus grosse sera retenue par le col qui se rétractera d'autant plus que la traction sera plus forte : la tête se décollera et sera très difficile à extraire par la suite. La délivrance se fait le plus souvent spontanément. Si une heure après l'expulsion du fœtus elle n'est pas faite, on est autorisé à faire la délivrance artificielle.

ACCOUCHEMENT PRÉMATURÉ

L'accouchement prématuré spontané relève souvent des mêmes causes que l'avortement; on doit, suivant les cas, ou chercher à l'enrayer par les moyens déjà indiqués ou le laisser se faire. La conduite à tenir est la même que dans l'accouchement à terme; le travail dure longtemps parce que le col n'est pas assez ramolli et la présentation fœtale appuie mal sur le segment inférieur. C'est l'enfant qui réclame tous les soins de l'accoucheur; plus il naît loin du terme, plus il est atteint de *faiblesse congénitale* et doit être mis en couveuse.

CHAPITRE IV

GROSSESSE EXTRA-UTÉRINE

Le *diagnostic* de la grossesse ectopique est toujours difficile à faire, surtout *avant quatre mois*, où il n'y a aucun signe de certitude de grossesse. On ne négligera aucun mode d'exploration, mais on comptera avant tout sur le palper combiné au toucher. On apprendra par l'interrogatoire que depuis un certain temps les *règles sont devenues très irrégulières*; la femme a des pertes petites ou répétées ou des métrorragies qui durent huit à quinze jours; en même temps elle se plaint de *douleurs* très variées d'allure et d'intensité mais qui se présentent sous deux grands types : *douleurs péritonitiques* avec fièvre légère, nausées, vomissements ou *douleurs syncopales* subites, déchirantes, avec pâleur de la face, pouls petit et rapide; la femme dit aussi perdre des *lambeaux de membranes* qui ne sont que de la caduque.

Par le *toucher combiné au palper* on sent une masse qui semble être l'utérus dévié latéralement en avant ou en arrière; il semble plus gros qu'un utérus vide; les troubles sympathiques de grossesse ne sont rien moins qu'apparents, il n'y a pas eu d'arrêts de règles; aussi, si l'on n'est pas fortement prévenu, on pense tout de suite à la possibilité de *métrite*, et cette idée se trouve bientôt confirmée par la constatation, à côté de cet utérus augmenté de volume et dévié, d'une masse rénitente, sensible au toucher, plus ou moins nettement séparée de l'utérus que l'on prend pour une *salpingite kystique*. Si les hémorragies dominent la scène, on peut croire à un *fibrome* avec utérus métritique. Le *kyste de l'ovaire* satisfait moins l'esprit; pourquoi l'utérus serait-il gros et pourquoi y aurait-il des pertes ?

Parfois il y a eu un arrêt de règles bien net; les troubles sympathiques de la grossesse ont été remarqués, le diagnostic de grossesse est donc tout fait. En présence de pertes et de douleurs, surtout si au toucher combiné au palper on trouve un utérus gros, bosselé, semblant avoir un prolongement d'un côté ou en arrière, on croit à des menaces d'*avortement* dans un utérus où l'œuf s'est plus développé dans une *corne* (latéro-flexion, Budin, Bar, fluxion de l'utérus Bonnaire), ou, si la masse principale siège dans le cul-de-sac postérieur, à un début d'avortement dans un *utérus rétroversé*; c'est par un palper et un toucher très méthodiques, très complets et très délicats qu'on arrive à sentir deux masses plus ou moins distinctes.

Si la masse postérieure est assez dure, on peut croire à une *accumulation stercorale*; une purgation lèvera les doutes.

S'agit-il d'une *salpingite*, d'un *hématosalpinx* ? La salpingite a pour elle ses antécédents infectieux, l'hématosalpinx n'est le plus souvent qu'un avortement tubaire; tous deux comportent la même indication opératoire que la grossesse extra-utérine.

L'hématocèle rétro-utérine peut être fatale pour la femme ; elle se manifeste toujours par une douleur abdominale déchirante suivie des signes généraux d'hémorragie interne grave (syncope, face pâle, pouls petit et rapide) ; au palper on trouvera une zone mate et douloureuse, soit dans une fosse iliaque, soit à l'hypogastre, au toucher parfois une masse empâtée par endroits, semblant fluctuante à d'autres, située dans le cavum rétro-utérin. Ce tableau spécial ne doit pas être confondu avec une péritonite, une appendicite, un étranglement interne ou un empoisonnement.

Après quatre mois et demi, le diagnostic est plus facile. Il y a grossesse, le *fœtus semble très superficiel;* mais toujours par un palper et un toucher méthodiques on trouve à côté du kyste fœtal une tumeur distincte contractile qui est l'utérus. La grossesse dans un *utérus bicorne ou cloisonné* peut très bien en imposer pour une grossesse extra-utérine par les douleurs qu'elle provoque et la constatation à côté de la grosse masse de ce qui semble être l'utérus; la continuation entre les deux masses ne suffit pas pour éclairer le diagnostic qui ne pourra être affirmé que si la main qui palpe le sac fœtal sent celui-ci se contracter en même temps que le pseudo-utérus.

Quand le fœtus est mort depuis un certain temps, le diagnostic est très difficile et ne se fait souvent que sur la table d'opération ou par la constatation de l'évacuation par le rectum de débris de squelette fœtal.

Traitement. — On fait table rase de tous les vieux procédés médicaux : la grossesse extra-utérine est « une tumeur maligne » (Wœrth) pour le pronostic sombre qu'elle comporte pour le fœtus et pour la mère, aussi elle « *commande l'intervention chirurgicale* » (Pinard). On enlève une grossesse extra-utérine comme une salpingite ; mieux vaut faire une laparotomie exploratrice inutile, que de méconnaître une grossesse extra-utérine et la laisser se rompre. On ne sera pas autorisé à temporiser parce que l'état général est bon, la rupture pouvant toujours se faire au moment où l'on s'y attend le moins et assombrissant le pronostic opératoire.

La malade étant préparée comme il convient est mise dans la position de Trendelenburg. La laparotomie faite, on sépare les intestins des annexes par des compresses stérilisées, on se donne du jour à l'aide d'une grande valve automatique. on découvre le fond utérin que l'on peut fixer par une pince de Museux et on libère les annexes en les décollant de bas en haut. On sectionne l'insertion du ligament large à la corne utérine entre deux pinces, en dehors de l'insertion du ligament rond, on fait basculer la masse annexielle en dehors avec la pince et surtout avec les doigts qui s'insinuent entre elle et l'utérus pour passer ensuite sous elle. Quand elle ne tient plus que par le pédicule utéro-ovarien, on sectionne celui-ci entre deux pinces. On fait les ligatures au catgut en passant avec l'aiguille dans le pédicule pour qu'elles ne glissent pas. On touche au thermo le moignon de corne utérine et l'on ferme le ligament large ouvert par un surjet pour isoler la cavité péritonéale des surfaces cruentées. Le drainage abdominal suffit, mais doit être fait avec un gros drain de caoutchouc. Dans certains cas où il y a des suintements à craindre on draine par le cul-de-sac vaginal postérieur. On suture la paroi abdominale en trois plans ou en un plan; on enlève le drain au bout de quarante-huit heures si la température ne bouge pas. On ne mettra de Mickulicz que si l'on n'est pas sûr de l'hémostase.

Quand il y a *inondation péritonéale,* il faut intervenir d'urgence. Pendant les préparatifs, on fait faire une grande injection de sérum sous-cutané, on anesthésie de préférence à l'éther (Demelin); on laisse la femme dans la position horizontale pour ne pas chasser vers le diaphragme le sang épanché et peut-être avec lui des liquides septiques ; aussitôt la laparotomie faite on va explorer la trompe rompue; on place une pince sur la corne utérine, une sur le pédicule tubo-ovarien, on peut alors se reconnaître dans le magma que l'on a sous les yeux, enlever les caillots, assécher la poche, enlever les débris de poche; on isole les intestins par des champs aseptiques; on peut alors mettre la femme dans la position de Trendelenburg et finir l'opération. Le drainage s'impose.

LA GROSSESSE A PLUS DE CINQ MOIS. — 1° *Le fœtus est vivant.* — S'il est loin de la date minima de viabilité, il faut opérer (Segond). S'il est proche de la viabilité, la mère étant en bonne santé et ne perdant pas, on fait de l'expectative armée et l'on attend le plus longtemps possible. Quand on décide l'opération, on a recours à la laparotomie. On ouvre le sac, on enlève l'enfant après avoir coupé le cordon entre deux pinces, on vide le sac du liquide et des débris de membrane et l'on fixe les lèvres de l'ouverture du sac aux bords de la plaie abdominale, on marsupialise en un mot, bourrant la poche de gaze aseptique. Le placenta s'éliminera de lui-même en un ou deux mois. Il faudra panser la poche avec des poudres de tannin et d'acide salycilique; en cas de putréfaction, on lavera à l'eau oxygénée. Si le placenta semble facilement énucléable, s'il est en partie décollé, s'il n'y a pas de sac (grossesse abdominale), on enlèvera tout de suite la masse ovulaire (Segond).

2° *Le fœtus est mort.* — On tend de plus en plus avec M. Pozzi, malgré l'avis contraire de MM. Maygrier et Pinard, à opérer même aussitôt après la mort du fœtus. Si le fœtus est mort depuis longtemps (lythopédion), on peut opérer par le vagin (élytrotomie), surtout si le kyste fœtal bombe fortement dans le cul-de-sac de Douglas. Mais en règle générale « la simple extériorisation du sac, au niveau de la paroi abdominale, reste, par la simplicité de son exécution et la qualité de ses résultats, l'opération de choix dans la majorité des cas » (Segond). La marsupialisation est encore préférable à l'ablation en masse.

QUATRIÈME PARTIE

DYSTOCIE

I. — DYSTOCIE MATERNELLE

A. — ANOMALIES DE LA CONTRACTION UTÉRINE

1° INERTIE UTÉRINE. — L'inertie est une grosse complication que le praticien peut rencontrer pendant la dilatation, pendant l'expulsion du fœtus, pendant la délivrance, et due à une foule de causes (utérus surdistendu, insertion vicieuse du placenta, brièveté du cordon ombilical, rupture prématurée des membranes ou de la poche des eaux, altérations de la paroi utérine, adhérences anormales de l'utérus, déviations utérines, diathèses, obstacles à la progression du fœtus).

Le **diagnostic** se fait par la lenteur ou l'arrêt du travail ; les contractions sont affaiblies et espacées puis cessent ; la *paroi utérine reste molle, flasque*. Il n'en est pas de même dans la rétraction permanente de l'utérus où celui-ci est constamment dur et douloureux. L'inertie entraînant avec elle la souffrance du fœtus, l'infection du liquide amniotique, l'œdème et la rigidité du col et l'épuisement de la femme, il faut y remédier dès qu'on la constate.

Traitement. — Le traitement prophylactique suffit souvent dans les cas cités plus haut. Les membranes sont intactes, le col est en voie de dilatation ; on fait prendre à la femme un *grand bain chaud d'une heure,* on lui donne des *injections vaginales à* 45° sous faible pression. L'utérus est-il gêné dans ses contractions par de l'hydramnios, par un placenta inséré bas ? On rompra les membranes avant la dilatation complète.

Les membranes sont rompues, le fœtus ne souffre pas ; on donnera des injections chaudes, et des ecboliques variés : alcool, sucre, quinine (1 gramme en 2 fois, à dix minutes d'intervalle) mais *jamais de seigle ergoté.*

La femme commence à se fatiguer : on applique l'écarteur Tarnier (avec une force de 800 à 1 200 grammes, Bonnaire) et immédiatement les contractions réapparaissent, se régularisent, le col se dilate. On laisse l'écarteur quatre heures. Si la dilatation n'est pas complète et si l'enfant ne souffre pas, on laisse la mère se reposer trois ou quatre heures (un grand bain prolongé est donné pendant cet intervalle) et on remet l'écarteur. Il suffit le plus souvent. Si l'enfant souffre, s'il y a début d'infection, on termine la dilatation par la méthode bimanuelle de Bonnaire, et l'on fait un forceps s'il s'agit d'une tête, ou l'extraction podalique s'il s'agit d'une épaule ou d'un siège.

Si l'enfant ne souffre pas et s'il s'agit d'un siège non engagé ou d'une épaule, il suffit d'abaisser un pied pour que le siège appuie sur le segment inférieur ; le travail reprendra et l'expulsion spontanée se fera dans de bonnes conditions pour la mère et surtout pour l'enfant.

2° INSUFFISANCE DES CONTRACTIONS ABDOMINALES. — Les cardiaques, les tuberculeuses ne peuvent pas et ne doivent pas essayer de faire l'effort nécessaire avec la sangle abdominale pour l'expulsion ; d'autres font de même par crainte de la douleur. Dans ces cas une *expression utérine modérée* (deux mains empaument le fond de l'utérus et poussent en bas vers la base du sacrum au début de la douleur, Keim) ou mieux l'*extraction aidée par traction podalique ou forceps* suppléeront à cette insuffisance.

3° EXCÈS D'ÉNERGIE UTÉRO-ABDOMINALE. — Parfois, pour vaincre un obstacle quelconque, chez des femmes bien constituées, l'utérus lutte avec trop d'énergie, les

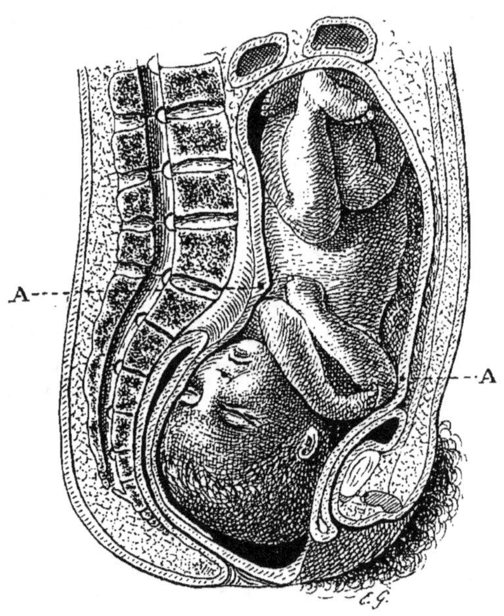

Fig. 33. — Utérus rétracté sur le fœtus (d'après Barbour).

A, A, anneau de Bandl.

douleurs se répètent avec trop de violence. Il est bon d'y mettre ordre par peur de rupture utérine, de déchirures du col ou de déchirures complètes du périnée, de rupture du cordon. Un peu de chloroforme suffira parfois ; il vaudra souvent mieux, sous anesthésie complète, terminer l'accouchement. Un lavement de chloral ou un peu de morphine régulariseront le travail en diminuant l'intensité anormale des contractions.

4° IRRÉGULARITÉ DES CONTRACTIONS UTÉRINES. — Les douleurs peuvent être tout de suite, dès le début, très violentes, sans amener de résultat du côté du col ; la femme s'épuise et le travail n'avance pas. Le chloroforme à la reine (quelques gouttes de chloroforme au début de chaque douleur) supprime la douleur et régularise le travail. A son défaut, on pourra donner un lavement laudanisé (XX gouttes) ou 2 grammes de chloral ou même une piqûre de morphine. Si c'est au début de l'expulsion que l'utérus se contracte violemment et de façon presque continue, l'enfant peut mourir en quelques minutes (Demelin). Il faut alors, au moindre signe de souffrance, terminer l'accouchement.

Parfois l'utérus, au lieu de se contracter dans son ensemble, ne se contracte que par endroits qui finissent par se contracturer. La rétraction permanente remplace la contraction intermittente. Que pour une cause ou pour une autre le segment inférieur devienne inerte, tout le corps utérin se contracture, et cette *contracture utérine* est presque toujours maxima à l'*anneau de Bandl* où la musculature utérine a son maximum d'épaisseur.

Souvent les douleurs ont été très intenses dès le début du travail ; puis, à dilatation complète, une poche des eaux volumineuse remplit le vagin : on la rompt et au toucher on ne sent rien ; ou bien après la rupture d'une poche normale, le col a plutôt tendance à revenir sur lui-même ; le fœtus, longitudinal, ne descend pas et cependant le bassin est normal ; les *douleurs continues et sourdes avec exacerbation ne sont pas expulsives* : « on croit d'habitude à l'inertie utérine » (Demelin). Mais au palper on trouve l'utérus dur ; au toucher on trouve le segment inférieur évasé, se rétrécissant plus on s'élève : la *présentation semble remontée* et à une hauteur variable de l'orifice cervical, 6, 8, ou 10 centimètres ; on sent sous la présentation ou autour de celle-ci un *bourrelet circulaire* dur, épais comme le pouce, ne se relâchant pas : c'est là l'obstacle, et non pas, comme on

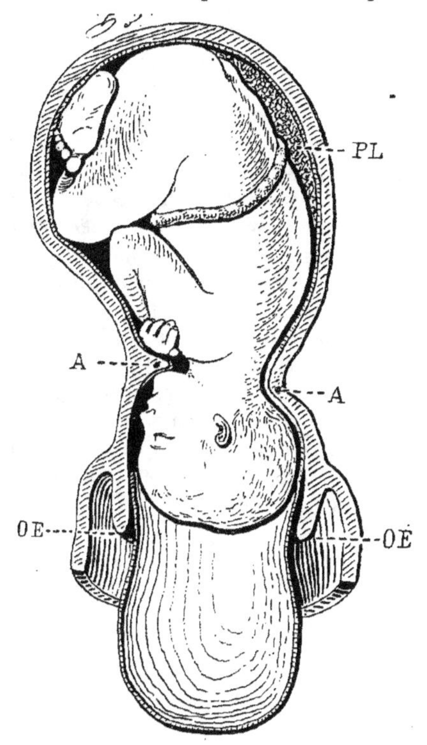

Fig. 34. — Anneau de Bandl rétracté avant l'ouverture de la poche des eaux (d'après Budin-Démelin).

A, A, anneau de Bandl. — PL., placenta.
OE, orifice externe.

pouvait le croire, ou de l'inertie, ou un fibrome, ou un rétrécissement du détroit supérieur. Cette *rétraction de l'anneau de Bandl* va aller en s'accentuant. La femme court des risques d'infection, l'enfant est menacé, l'accouchement ne peut se faire. Il faut intervenir.

Deux cas se présentent : 1° La *présentation est dans le segment inférieur. Il s'agit d'un sommet*. Il faut une anesthésie générale complète. Il ne faut pas songer à la version. Le forceps est nécessaire, mais pas toujours suffisant : il est très difficile à faire ; les *tractions doivent être modérées et prolongées (un effort violent ne fait qu'augmenter la contracture, Bonnaire)*. La basiotripsie peut s'imposer, l'enfant étant mort, et être aussi très difficile ; on tire et l'on amène à la vulve le col utérin lui-même : les épaules ne pouvant passer on se trouve bien de faire une cléidotomie (Bonnaire) : avec les ciseaux de Dubois on sectionne une clavicule ; le diamètre bi-acromial très diminué passe généralement. Si l'on n'atteint pas une clavicule, on fait la sus-acromiotomie, section des parties molles cervicales d'un côté, jusqu'à l'omoplate.

S'il s'agit d'un *siège complet* : on est à peu près sûr d'avoir la *tête dernière retenue par l'anneau de Bandl*. On essaie un Mauriceau ; si l'on échoue, on essaie un forceps sur cette tête dernière ; si le forceps échoue, le cordon se trouvant comprimé durant ces manœuvres entre la tête et l'anneau de Bandl, l'enfant qui souffre déjà depuis un certain temps meurt. Il ne reste plus à faire que la perforation (avec le perforateur de Blot) sur cette tête qu'une main maintient bien immobile à travers la paroi abdominale et on l'extrait ensuite facilement avec le forceps. Jamais on ne doit chercher à forcer l'obstacle par la violence : on ferait plutôt éclater l'utérus que de faire céder l'anneau de Bandl rétracté.

S'il s'agit d'un *siège décomplété mode des fesses,* on aura la plus grande difficulté à passer un lacs et les mêmes ennuis pour la tête dernière.

Pour l'épaule, voir présentation de l'épaule, page 322 et version, page 426.

2° *L'anneau est rétracté au-dessous du fœtus tout entier*. — Il faut dilater cet anneau ; on essaiera de passer la main en cône, progressivement. Si l'on ne réussit pas, et là encore il ne faut pas mettre de violence, on demandera cette dilatation aux ballons (Champetier, Boissard, Braun). L'enfant mourra généralement du fait de la rétraction qui empêche la circulation fœtoplacentaire. Aussi pour éviter toutes ces longues et pénibles opérations où l'enfant est presque toujours sacrifié, Bué a-t-il proposé la césarienne malgré l'ouverture de l'œuf et la longueur du travail déjà effectué.

B. — OBSTACLE A L'EXPULSION DU FŒTUS

1° DYSTOCIE DES PARTIES MOLLES

RÉSISTANCE DU PLANCHER PELVIEN. — La résistance du plancher pelvien est chez la *primipare une des principales indications du forceps* ; l'utérus est vaincu par le périnée et l'inertie ou la rétraction apparaissent, le travail s'arrête. On surveillera pour voir si l'enfant ne souffre pas (modification des bruits du cœur), si un thrombus ne se produit pas, et si les parties molles maternelles ne sont pas trop comprimées : c'est ce qui arrivait quand on attendait toujours l'expulsion spontanée et quand on laissait une tête appuyer sur le périnée pendant vingt-quatre heures et plus : il en résultait des escarres et des fistules vésico ou recto-vaginales, très rares aujourd'hui grâce à l'application de la règle suivante : *quand, deux heures après la dilatation complète, l'accouchement ne se fait pas, on est autorisé à le terminer.* Il va de soi qu'il ne faut pas la prendre à la lettre mais régler sa conduite d'après les circonstances : on pourra dépasser ce temps s'il y a inertie, *l'enfant ne souffrant pas* et la mère se reposant ; on la devancera au contraire si les contractions sont trop violentes : l'anesthésie sera alors un bon adjuvant. S'il s'agit d'un siège, on fera l'extraction podalique.

MALFORMATIONS CONGÉNITALES. — On attendra jusqu'au dernier moment, et si l'obstacle vulvaire (atrésie, étroitesse, épaississement de la membrane hymen, bride) gêne la sortie du fœtus, on excise ou on débride de façon à agrandir la vulve. De même dans le cas d'imperforation complète secondaire ou d'obturation complète et primitive de la vulve on incisera l'hymen.

RÉTRÉCISSEMENTS CICATRICIELS DU VAGIN. — S'ils siègent à la partie inférieure du vagin, ils peuvent être débridés. A la partie supérieure du vagin, ils peuvent nécessiter une césarienne.

L'ATRÉSIE VAGINALE est souvent assez ramollie pour permettre l'accouchement spontané ou une application de forceps. On sera parfois obligé de dilater avec des instruments ou de débrider le rétrécissement.

Les BRIDES ANTÉRO-POSTÉRIEURES s'effacent souvent ; ou bien la tête bute sur la bride ou le siège se met à cheval sur elle ; on s'en rend compte par le toucher et l'on sectionne la bride aux ciseaux. On fera de même pour les *cloisonnements transversaux du vagin.* S'il y a *abouchement anormal* du vagin dans l'urètre ou dans le rectum, rien n'est plus facile au bistouri que de créer une voie plus directe pour le fœtus.

Oblitération du col de l'utérus. — L'oblitération fibreuse se rencontre chez les multipares qui ont eu un accouchement laborieux : chez les primipares âgées, le col étant effacé peut ne pas se dilater et ne présenter qu'un orifice punctiforme (Budin), parfois on ne trouve qu'une petite inégalité. S'il n'y a qu'*agglutination* avec le doigt ou avec une sonde on libérera l'orifice externe.

S'il y a *oblitération fibreuse*, on débride le col avec huit ou dix petites incisions radiées et, si cela ne suffit pas, on débride jusqu'aux culs-de-sac vaginaux (opération de Dührssen, *césarienne vaginale*).

Déviations du col. — La plus fréquente est la déviation en arrière. Le doigt qui touche ne sent plus de cul-de-sac antérieur et n'arrive à trouver le col que très loin en arrière, souvent avec difficulté. C'est l'inverse dans l'antédéviation.

Il *faut bien connaître ces faits, pour ne pas faire un forceps sur un sommet ainsi coiffé du segment inférieur aminci.* Le travail traîne ; on accroche une lèvre du col, entre deux contractions, et on la ramène doucement dans l'axe du détroit supérieur et on l'y maintient quelques instants. Cela suffit pour que le travail reprenne régulièrement.

Œdème du col. — Le plus souvent l'œdème est limité à la lèvre antérieure. On surveille le travail, on repousse doucement par petites pressions le col au-dessus de la partie fœtale ; si l'on échoue, si l'œdème augmente et surtout si l'enfant souffre, on termine par un *forceps prudent* de façon à ne pas amener le col à la vulve dès que la dilatation est complète.

Rigidité du col. — Quelle que soit la variété de rigidité, *anatomique* (col épais donnant la sensation de cuir gras), *spasmodique* (orifice cervical constamment tendu donnant au doigt la sensation d'un cercle mince, qui serait formé par une corde de contrebasse ou par un fil métallique, de plus chaud, et douloureux au toucher, Maygrier), ou *pathologique* (fibrome, cancer, syphilis, brûlures, amputation du col), quand il y a rigidité, le travail ne progresse pas, la femme s'épuise : il faut craindre surtout l'*infection amniotique* et la *rupture utérine*.

a. *Les membranes sont intactes.* — On sera sobre de toucher, on fera des injections chaudes répétées, on donnera des bains chauds prolongés d'une heure, on donnera du chloroforme à la reine pour supprimer la douleur et régulariser le travail ; 2 ou 3 centigrammes de morphine en injections hypodermiques ou 4 grammes de chloral en lavement donneront à la femme un repos nécessaire et mettront à l'abri de la rupture.

b. *Les membranes sont rompues.* — Les moyens précédents restent indiqués, mais la situation est plus menaçante. Aussi aidera-t-on la dilatation avec l'écarteur de Tarnier. Si celui-ci échoue, si la température monte, si le fœtus souffre, il faut terminer par la dilatation bimanuelle de Bonnaire (sans rien forcer). Le col est-il trop rigide, on met un gros ballon en surveillant s'il ne se produit pas de déchirures. En dernier ressort, il restera la ressource des petites incisions nombreuses et peu profondes sur le col. Une application de *forceps* sera faite dans tous les cas *dès que le col sera à dilatation complète*. Si au début du travail on constatait une rigidité pathologique trop forte, on simplifierait beaucoup la situation par une *césarienne* qui améliorerait du même coup le pronostic pour la mère et pour le fœtus.

En ce qui concerne la dystocie par *fibromes* et *kystes de l'ovaire*, voir page 371.

KYSTES HYDATIQUES DU BASSIN

Les kystes hydatiques du bassin laissent le plus souvent la grossesse évoluer normalement. On trouve d'ordinaire une tumeur tendue, peu fluctuante, fixe, avec ou sans frémissement hydatique et le diagnostic sera à faire d'avec la grossesse extra-utérine, un kyste de l'ovaire et un fibrome. « Seule une ponction permettra bien souvent de fixer le diagnostic hésitant » (Bar et Dambrin). Le pronostic est réservé au moment de l'accouchement, puisque d'après les statistiques, la moitié des femmes porteuses de ces kystes en meurt. Aussi, *dès que le diagnostic est fait, il faut opérer*. Suivant les cas on adoptera la voie vaginale ou la voie abdominale pour l'ablation du kyste. S'il y a des adhérences avec l'utérus, la césarienne avec ou sans hystérectomie peut'être indiquée.

Au *voisinage du terme*, s'il y a des kystes autour de l'utérus, il sera préférable de faire une *césarienne, avant le début du travail* suivie ou non de l'ablation des kystes (Bar et Dambrin).

Le *kyste est rompu* : si l'accouchement n'est pas fait et si l'on suppose la cavité péritonéale envahie, il faut faire une laparotomie d'urgence et une césarienne. L'accouchement se fait-il aussitôt après la rupture, on fera :

a. Une laparotomie si la cavité péritonéale est sensée contenir des vésicules.

b. Une incision vaginale si le péritoine est indemne.

Enfin le *kyste intra-pelvien n'est pas rompu et empêche l'accouchement*. Le praticien aura le choix entre une *césarienne* (début du travail, pas d'infection, tumeur mal limitée) ou la *destruction de la tumeur*, non pas par ponction simple en apparence, dangereuse en pratique, mais par large incision du kyste et marsupialisation de la poche drainée et tamponnée; on fait, après l'évidement du kyste, l'accouchement rapide.

2° DYSTOCIE OSSEUSE

La dystocie osseuse est produite par les *viciations pelviennes*. Nous allons rappeler dans un tableau les différents types de bassins viciés, classés d'après la pathogénie (*Bonnaire*).

I. Déformations par excès de malléabilité du tissu osseux . . . .
- Bassins rachitiques.
- Bassins ostéomalaciques.

II. Viciations par lésions du rachis . .
- Bassins cyphotiques.
- Bassins scoliotiques.
- Bassins lordotiques.
- Bassins spondylolisthésiques.
- Bassins spondylizémateux.

III. Viciations par boiteries. . . . . .
- Bassins coxo-tuberculeux.
- Bassins viciés par luxation congénitale de la hanche.
- Bassins viciés par paralysie infantile.
- Bassins viciés par luxation coxo-fémorale double.
- Bassins viciés par pieds bots.

IV. Viciations par anomalies dans le développement du bassin même. . .
- Bassins viciés dans leur ensemble.
- Bassins viciés par arrêt de développement localisé.
- Bassins viciés par assimilation (pièces lombaires ou coccygiennes).

V. Viciations atypiques . . . .
- Bassins viciés par fractures ou tumeurs pelviennes.

BASSINS RACHITIQUES

Sur 16 bassins viciés il y en a 15 rachitiques.
Il en est deux grands types cliniques.

α) BASSIN PLAT RACHITIQUE, *surtout déformé.* — Il est rétréci au détroit supérieur et dans le sens antéro-postérieur (cœur de cartes à jouer). Possibilité de faux promontoires. Le point rétro-pubien est plus saillant et plus bas. Les diamètres transverses sont généralement augmentés. L'excavation est moins haute que normalement. Le détroit inférieur est élargi en tous les sens, sauf si le sacrum est recourbé en hameçon.

β) BASSIN GÉNÉRALEMENT RÉTRÉCI, *surtout atrophié*, se présentant sous deux types.
a. *Bassin généralement rétréci, non déformé* ou *justo-minor,*

b. *Bassin généralement rétréci et aplati*, parce que l'enfant a marché trop tôt.

Dans ces bassins la principale dystocie réside plus dans l'*atrésie des parties molles* que dans l'angustie pelvienne (Bonnaire).

Diagnostic. — Les rachitiques ont commencé à marcher tard (deux ans ou plus) ou bien ont dû s'arrêter plusieurs mois dans l'enfance après avoir marché. Elles sont souvent petites, ont une face asymétrique présentant du prognathisme, une voûte palatine ogivale, des dents irrégulières, de l'asymétrie du regard, un front proéminent. Le thorax peut être en sablier, en carène, les jambes en parenthèse. La femme est-elle enceinte de huit mois ou de neuf, il n'y a pas eu de phénomènes d'engagement (abaissement du ventre, envies fréquentes d'uriner, respiration plus facile), anomalie qui a de l'importance chez la primipare. Au palper on sent une présentation mobile au détroit supérieur.

Examen externe du bassin. — Les os sont généralement amincis, les hanches sont moins larges que normalement, dans le justo-minor. Les hanches et les fesses peuvent être normales dans le bassin plat. Le *losange de Michaelis*, dont les côtés vont de l'apophyse de la cinquième lombaire en haut et du point où se réunissent les fesses en bas aux deux fossettes latérales, répondant aux épines iliaques postéro-supérieures est déformé : il se rapproche d'autant plus du triangle que le promontoire est plus bas et devient irrégulier si le bassin est asymétrique. Avec le *pelvimètre* de Budin on fait la *pelvimétrie externe*. On mesure les diamètres suivants :

Diamètre bi-épineux (entre les deux épines iliaques antérieures supérieures) qui a normalement 23 à 24 centimètres.

Diamètre bi-iliaque médian (entre le milieu des deux crêtes iliaques), qui est de 26 à 28 centimètres.

Diamètre bi-trochantérien, 32 centimètres.

Diamètre de Baudelocque (du point le plus élevé de la symphyse pubienne à la fossette située sous l'apophyse épineuse de la cinquième lombaire), 20 centimètres.

Diamètres obliques : 1° D'une tubérosité ischiatique à épine iliaque postérieure et supérieure de l'autre côté, 17ᶜᵐ,5.

2° D'une épine iliaque antérieure supérieure d'un côté à l'épine iliaque postérieure supérieure de l'autre côté, 21 centimètres.

3° Du bord inférieur de la symphyse pubienne à l'épine iliaque postérieure supérieure des deux côtés, 17ᶜᵐ,2.

Exploration interne du bassin. — La femme est couchée sur le dos, sans oreiller, et a les deux poings sous son siège ; les cuisses sont fléchies et en abduction ; on pratique alors le *toucher mensurateur* : le coude reposant bien sur le plan du lit, on *introduit doucement un ou deux doigts* bien vaselinés ; il est bon de distraire l'attention de la femme pour éviter les contractions périnéales. On longe la paroi postérieure du vagin que l'on déprime le plus possible : si l'on rencontre le plan osseux sacré, le bassin est rétréci. On remonte ce plan osseux et l'on tombe sur une saillie transversale : c'est le *promontoire*, si latéralement on sent les ailerons du sacrum (bord osseux arrondi allant en bas et en dehors) et si au-dessus de la saillie on ne sent plus rien (face antérieure de la cinquième lombaire regarde en haut); c'est un *faux promontoire sacré*, si laté-

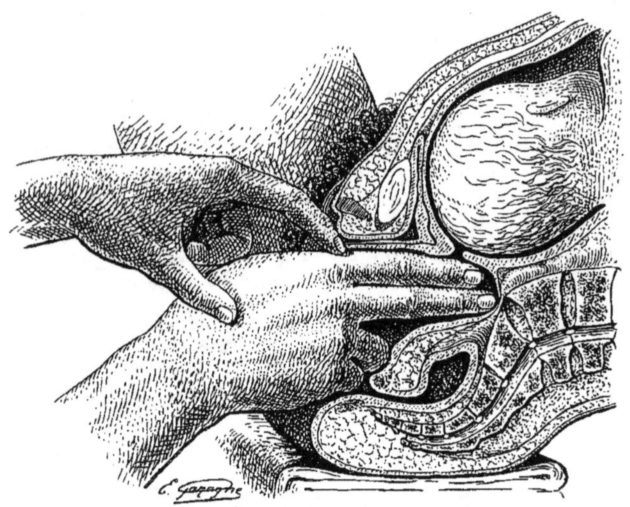

Fig. 35. — Toucher mensurateur bidigital (Bumm).

ralement on ne sent rien et si au-dessus on retombe sur un plan osseux facilement accessible.

Le *promontoire est bas* quand l'index dirigé horizontalement tombe sur lui ; le

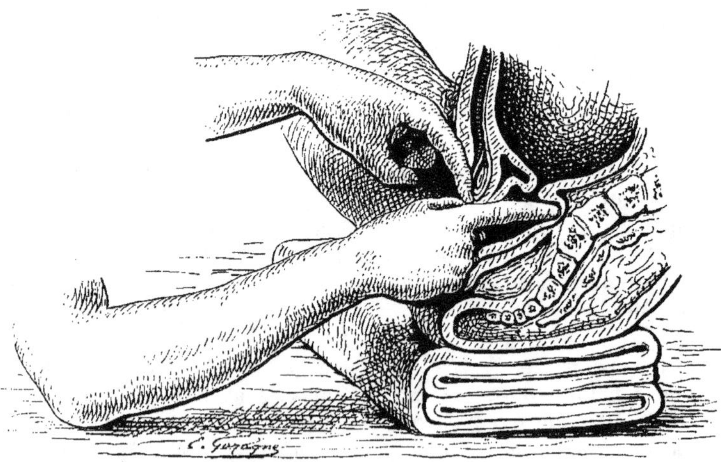

Fig. 36. — Toucher mensurateur à un doigt (Bonnaire, Tarnier et Budin).

promontoire est élevé quand l'index est dirigé très en haut, le coude déprimant beaucoup le plan du lit (nécessité de soulever le bassin de la femme).

Quand l'index droit est sur le promontoire, avec l'index gauche on marque sur le droit, aussi près que possible du ligament sous-pubien, un trait d'ongle. On mesure ensuite la distance trouvée sur l'index droit et l'on obtient le *diamètre promonto-sous-pubien* (normalement 12 centimètres). Pour avoir le *promonto-pubien minimum* (normalement 10^{cm},5) diamètre utile du détroit supérieur, on retire en moyenne 1^{cm},5 au chiffre trouvé. Cependant plus le promontoire est haut, plus il faut défalquer (2 centimètres), de même si la symphyse est inclinée très en avant, si la symphyse est haute et vice versa.

Ce toucher mensurateur révèle donc le diamètre antéro-postérieur du détroit supérieur. Mais il ne suffit pas. Il faut explorer toute la face antérieure du sacrum, le pourtour de la ligne innominée (détroit supérieur), l'arc antérieur du bassin (Fochier) qui est à courbure douce dans le bassin plat et à courbure anguleuse dans le justo-minor. On explorera les faces latérales de l'excavation avec les

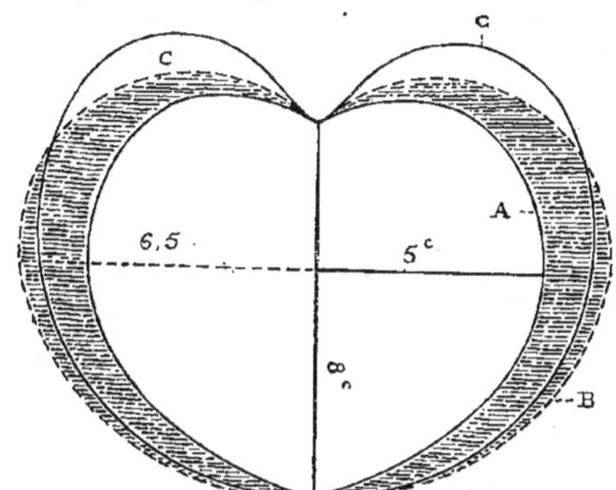

Fig. 37. — Trois bassins ayant 8 centimètres de promonto-pubien minimum
(d'après Budin-Demelin).

A, bassin généralement rétréci. — B, bassin plat. — C, bassin en cœur de cartes à jouer.

doigts de la main homologue au côté exploré et l'on verra ainsi si le bassin est symétrique, s'il y a des saillies anormales. Cet examen complet se fait surtout la femme étant en position obstétricale et l'accoucheur face à son siège.

Dans les cas où le toucher sera très difficile, surtout dans les justo-minor où le plancher périnéal est plus ou moins fibreux, et très sensible, d'où grande indocilité de la part de la femme, l'anesthésie générale peut être nécessaire pour permettre la pelvimétrie interne. La radiographie peut être faite à titre de complément.

Ce qu'il importe de savoir c'est *si le fœtus passera*. Paul Dubois admettait que le diamètre bi-pariétal avait en moyenne : 6 centimètres à six mois, 7 centimètres à sept mois, 8 centimètres à huit mois, 8^{cm},5 à huit mois et demi et 9^{cm},5 à neuf mois. Mais ce ne sont là que des moyennes. Au cours du neuvième mois on se trouvera bien de pratiquer le *palper mensurateur* (Muller, Pinard) qui consiste, la femme étant dans le décubitus dorsal, à amener avec une main la tête fœtale dans l'aire du détroit supérieur et à l'y maintenir : l'autre main explore le bord supérieur de la symphyse et sent si la tête déborde ou non ce bord.

DE L'ACCOUCHEMENT DANS LES BASSINS RACHITIQUES

L'accouchement diffère suivant la variété de bassin.

Le *bassin plat* est un bon bassin ; les contractions sont bonnes, la dilatation traîne toujours à cause du manque d'engagement, la poche des eaux volumineuse peut se rompre prématurément et une procidence du cordon peut en résulter.

Le *bassin justo-minor* est un très mauvais bassin : les contractions irrégulières sont des plus douloureuses et épuisent la femme amenant ou de la contracture ou de l'inertie ; le col rigide se dilate très lentement; le vagin, le périnée et la vulve sont coriaces ; ils ne se distendent pas mais se déchirent ; la dystocie est surtout dans les parties molles.

Le médecin voit la femme au cours de la grossesse et est alors souvent maître de la situation ; il ne peut cependant faire d'opération sans avoir le consentement de la parturiente. Ou bien il est appelé auprès d'une femme en travail et devra s'inspirer des circonstances pour régler sa conduite. C'est le rétrécissement du bassin qui domine tout ; aussi faudra-t-il le diagnostiquer à 2 millimètres près.

Bassins de 10^cm,5 a 9 centimètres (de promonto-pubien-minimum). — Les bas-

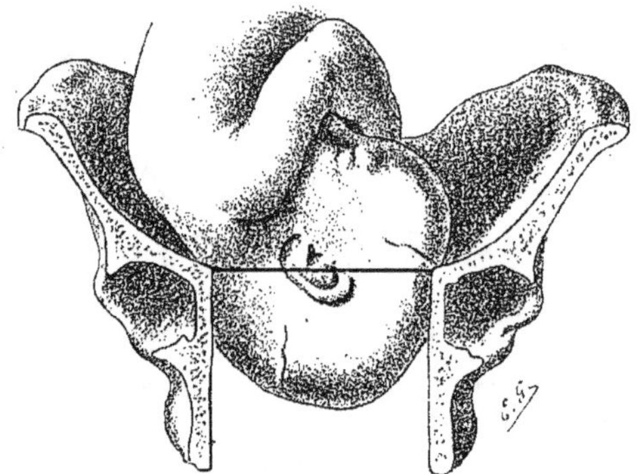

Fig. 38. — Bassin généralement rétréci ; la tête s'engage par hyperflexion
(d'après Budin-Demelin).

sins peu touchés sont de beaucoup les plus nombreux et sont les plus importants à bien connaître pour le praticien (Maygrier).

a. **Pendant la grossesse**. — Il n'y a rien à faire, on doit annoncer que l'accouchement se fera bien à la condition que le médecin soit prévenu dès les premières douleurs.

b. **Pendant le travail**. — Il faut attendre l'accouchement spontané : dans le bassin plat la tête se défléchit et s'engage en asynclitisme, le bi-pariétal escamotant par un mouvement de bascule le promonto-pubien-minimum ; dans le justo-minor la tête se fléchit à l'extrême, se visse dans l'excavation. S'agit-il d'un siège, la tête dernière passera très bien dans le bassin plat, sera au contraire souvent retenue défléchie par les parties molles contracturées dans le justo-minor. La face n'est pas rare.

Dans les deux cas, si la dilatation ne marche pas, les membranes étant rompues, on la stimulera par l'écarteur de Tarnier posé par période de quatre heures suivie d'une égale période de repos pendant laquelle on reposera la femme dans un grand bain chaud ou bien l'on fera des injections chaudes. S'il y a procidence du cordon, voir page 412.

La *dilatation est complète*, L'ENFANT EST VIVANT, mais il y a indication à finir vite (membranes rompues depuis longtemps, menaces d'infection, signes de souffrance de l'enfant, femme épuisée). Que faut-il faire ? *Forceps* ou *version ?*

La VERSION est *dangereuse* si les membranes sont rompues depuis longtemps ; elle nécessite l'introduction de la main dans l'utérus, d'où danger d'infection, et danger de mort pour le fœtus (difficultés pour la tête dernière, extraction rapide déjà traumatisante en cas de succès, fatale en cas d'échec) ; elle ne peut se faire que s'il n'y a pas d'engagement et si l'utérus n'est pas rétracté, conditions rarement réalisées.

La VERSION est *bonne* si la tête est mobile au-dessus du détroit supérieur et si l'utérus n'est pas rétracté ; elle est l'opération de choix (Budin) *dans le bassin plat ;* elle permet de tirer dans l'axe du bassin ; la tête dernière franchit généralement bien le détroit supérieur avec ou sans manœuvre de Champetier ; on aura toujours le forceps à côté de soi pour terminer s'il en est besoin par rétraction partielle du col ; un aide peut aider l'extraction en faisant de l'expression abdominale. La version sera indiquée dans les présentations de l'épaule, parfois dans la face (voir face, p. 314).

Le FORCEPS est très *dangereux* dans les prises élevées (bassin plat où le détroit supérieur fait le rôle de l'anneau du porte-crayon), contusionne fort la tête fœtale et les parties maternelles ; il ne permet guère de tirer dans l'axe pelvien.

Le *forceps* est *bon* quand il y a longtemps que les membranes sont rompues ; s'il est d'une application peu aisée (pour laquelle on peut prendre son temps et que l'on peut recommencer), une fois bien placé, il abaisse en premier le pôle le plus volumineux, profitant de l'engagement existant sans pénétrer profondément dans l'utérus ; il est nettement indiqué dans le *justo-minor*.

BASSINS DE 9 A 7^{cm},5. — *a*. **Au cours de la grossesse.** — L'accouchement spontané, à terme, étant très problématique, il ne faut pas l'attendre. Avec un BASSIN PLAT on *interrompra la grossesse au cours du neuvième mois* (Budin-Demelin), plus ou moins près du terme suivant le rétrécissement du bassin ; grâce à l'ampleur du diamètre transversal, un bi-pariétal égal ou un peu supérieur au promonto-pubien-minimum peut passer aisément. On *préférera la version au forceps* (Budin).

Dans le JUSTO-MINOR où tout est rétréci, il faut que la circonférence de la tête soit égale ou un peu inférieure à la circonférence pelvienne. Se rappeler les chiffres de Paul Dubois pour le bi-pariétal suivant l'âge de la grossesse. On provoquera l'accouchement :

A 7 mois 1/2 avec un bassin de 8   cent.
A 8 mois avec un bassin de 8,5   —
A 8 mois 1/2 avec un bassin de 9   —

L'accouchement prématuré artificiel fait aseptiquement ne comporte aucun risque pour la mère. Il peut être dangereux pour l'enfant s'il est pratiqué au début du septième mois. On pourra après avoir bien exposé la situation à la mère et obtenu son consentement, de peur de mettre au monde un enfant débile, attendre le terme et faire une opération chirurgicale, césarienne, symphyséotomie ou pubotomie.

b. **Pendant le travail**. — S'il s'agit d'un *bassin plat* dans lequel on sent la tête basculer (suivre l'engagement d'après la position de la suture sagittale), on peut attendre. Mais, en règle générale, il faut intervenir dès que la dilatation est complète. La *version* est préférable dans le *bassin plat*. Si la tête était retenue dernière par les parties molles, on ferait un forceps sur cette tête dernière; en cas

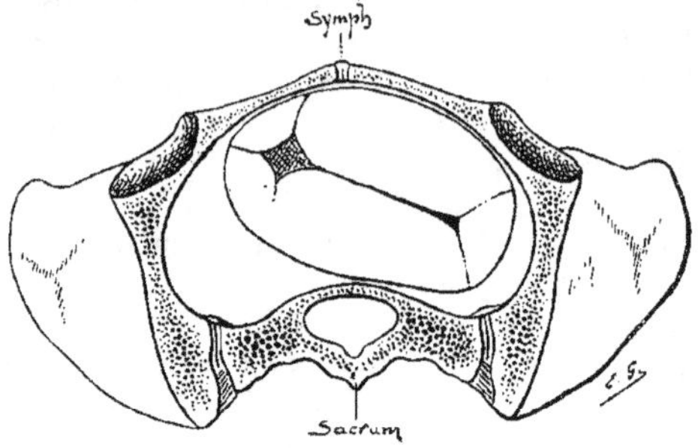

Fig. 39. — Engagement extra-médian de la tête dans le bassin plat.
Au toucher on sent la suture sagittale et les deux fontanelles (Tarnier, Budin, Bonnaire).

d'échec, l'enfant a succombé; on fait avec les ciseaux de Blot une perforation de la tête qu'un aide maintient immobile à travers la paroi abdominale.

Le *forceps* est bon quand la version est impossible ou dangereuse dans le *justo-minor* s'il y a engagement de la tête. Mais il ne faut jamais mettre l'ombre de violence; le forceps échoue, la version n'est plus possible, l'enfant est vivant, que faut-il faire? La *symphyséotomie* chez une femme fatiguée comporte un pronostic assez sérieux; la faire systématiquement au plus tôt à la dilatation complète, c'est opérer sur un meilleur terrain, mais c'est toujours une intervention plus grave qu'un forceps ou qu'une version. La *césarienne* faite au début du travail, d'une exécution facile à la portée de tous les praticiens est sans danger pour la mère si l'on opère aseptiquement. Mais on peut invoquer aussi contre elle les très nombreux succès du forceps et de la version. En cas d'insuccès de ceux-ci, le praticien pèsera les chances de la mère et de l'enfant, et verra si pour sauver un enfant souvent compromis, il doit faire à la mère épuisée une symphyséotomie, ou si pour sauver sûrement la mère il peut faire une *embryotomie céphalique*. Il sera de son devoir d'exposer loyalement les deux solutions à la mère et de se soumettre à la volonté de celle-ci.

Bassins de 7ᶜᵐ,5 à 6 centimètres. — Si la femme se résout à une opération (la césarienne est alors l'opération de choix), on attend le terme. Sinon, il faut interrompre la grossesse.

Au cours du travail. — Si la femme refuse une opération sanglante, on essaie le forceps et en cas d'échec la basiotripsie. Si la mère accepte une intervention, on choisira entre la césarienne et la symphyséotomie, ou la pubotomie de Gigli (section du pubis à hauteur de l'épine pubienne). La *symphyséotomie* et la *pubotomie de Gigli* peuvent être faites quand les membranes sont rompues, permettent d'attendre jusqu'au dernier moment la sortie spontanée de l'enfant, peuvent toujours

être faites quand le forceps a échoué. Elles ont contre elles, surtout la symphyséotomie, de faire courir des risques graves pour la mère quant aux parties molles,
nécessitent encore une intervention (forceps ou version), peuvent faire de la
femme une infirme.

La *césarienne* est plus facile, plus sûre pour la femme, ne nécessite pas d'autre
opération, mais ne peut être faite sans danger après la rupture de la poche des
eaux. Dans le bassin justo-minor elle est l'opération de choix.

BASSINS AU-DESSOUS DE 6 CENTIMÈTRES. — La césarienne seule permet de mettre un
enfant vivant à terme. Si la femme la refuse, il faut provoquer l'avortement.

L'ENFANT EST MORT. — Dans tous les cas dont nous venons de parler, si au moment
du travail l'accouchement ne se fait pas, l'enfant étant mort, il faut faire l'embryotomie céphalique. Au-dessous de 6 centimètres, comme on ne peut pas faire
la basiotripsie, on fera la césarienne suivie ou non d'hystérectomie.

BASSIN OSTÉOMALACIQUE

Les deux pubis s'accolent en bec de canard, les tubérosités ischiatiques sont
refoulées en dedans, le promontoire est très bas, le sacrum est très concave. L'ex-

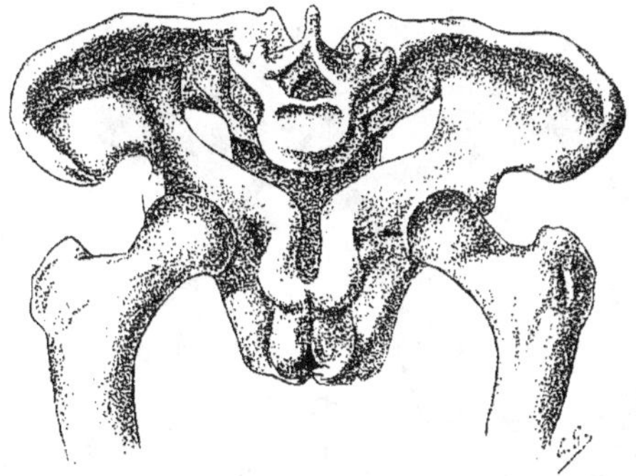

Fig. 40. — Bassin ostéomalacique (d'après Budin et Demelin).

cavation est très rétrécie, le détroit inférieur est très rétréci. La grossesse est
douloureuse au point d'immobiliser la femme au lit.

L'accouchement à terme est possible avec peu de déformations ou, au contraire,
avec une ostéomalacie très prononcée qui fait du bassin un bassin de caoutchouc.
Si le bassin résiste, c'est la rupture utérine qu'il faut craindre ou la mort par surmenage.

Traitement. — Si l'affection évolue lentement, on laisse la grossesse aller à terme
et, suivant la viciation pelvienne, on fera une césarienne un forceps ou une version. Si la maladie marche très vite, il vaudra mieux provoquer l'avortement. La
castration utéro-ovarienne en est le traitement curatif. L'allaitement peut aggraver
la maladie chez la femme non castrée.

BASSIN CYPHOTIQUE (en entonnoir.)

Conduite à tenir. — C'est le degré de rétrécissement (prononcé au détroit inférieur, très prononcé au détroit moyen bi-sciatique) qui rend l'accouchement

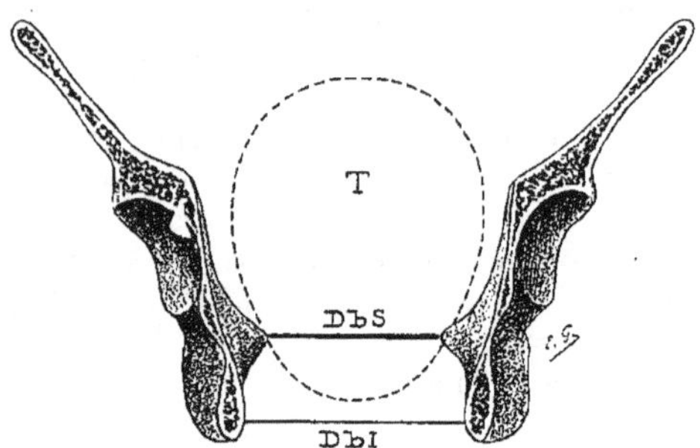

Fig. 41. — Bassin cyphotique. Saillie des épines sciatiques (d'après Budin-Demelin).

spontané à terme facile ou impossible. On pourra le doser approximativement en mesurant le *diamètre bi-ischiatique* en appuyant, suivant le conseil de Tarnier, les ongles des pouces sur la face interne des ischions et en ajoutant 1 centi-

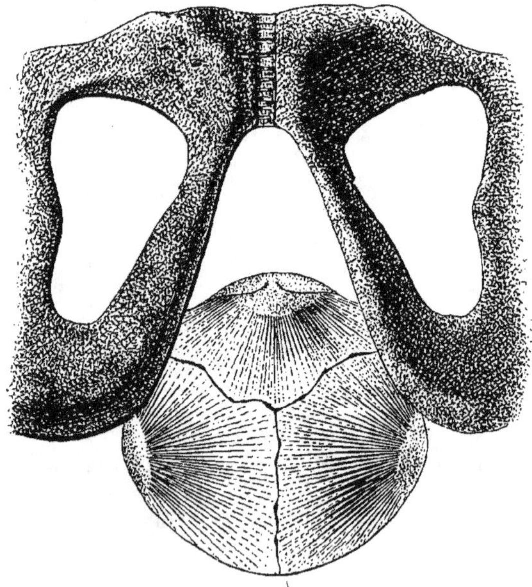

Fig. 42. — Défaut d'adaptation de la tête à l'arcade pubienne dans le bassin cyphotique (Bonnaire, Tarnier et Budin).

mètre et demi à la distance trouvée ou faisant cette recherche avec les deux boutons du céphalomètre de Budin. Il faudra aussi par le toucher mesurer le diamètre sous-sacro-sous-pubien et sentir si les épines sciatiques sont très proéminentes.

Quand le diamètre transverse mesure moins de 7 centimètres, l'accouchement à terme est impossible (Bonnaire). Le sommet en occipito-pubien est la plus mauvaise position, l'occipito-sacré vaut mieux, le siège est préférable, la face est la meilleure présentation. L'engagement est toujours rapide, c'est le *dégagement qui est plus ou moins dystocique.*

Quand le diamètre bi-ischiatique est au-dessus de 8 centimètres et demi, surtout s'il y a une mobilité coccygienne accusée, on peut espérer l'accouchement spontané ; si celui-ci tardait on terminerait par un *forceps* (ne pas transformer l'O S en O P) la *femme ayant les cuisses hyperfléchies.* En cas de mort de l'enfant, faire une basiotripsie. Si le forceps échoue, il faut faire la *symphyséotomie.*

Avec un diamètre bi-ischiatique de *8,5 à 7,* si l'on voit la femme au cours de la grossesse, il faut alors proposer l'accouchement prématuré à huit mois et demi, à huit ou à sept mois. Au cours du *travail,* mêmes indications que plus haut.

Au-dessous de 7, suivant les préférences personnelles, l'accoucheur fera la césarienne ou la symphyséotomie.

BASSIN SCOLIOTIQUE

C'est un bassin asymétrique, de forme dite ovalaire : au détroit supérieur, une moitié est plus étroite que l'autre ; le détroit inférieur est agrandi.

Par l'interrogatoire, on apprendra à quel âge est apparue la déviation rachidienne ; s'il s'agit d'une multipare, on ne tablera pas trop sur de bons accouchements antérieurs, l'occiput ayant pu passer du côté large du bassin. Le losange de Michaëlis est oblique et asymétrique. La fesse du côté aplati est plus étroite que l'autre. Au toucher on sent le promontoire plus ou moins accessible, le bassin plus ou moins étroit d'un côté.

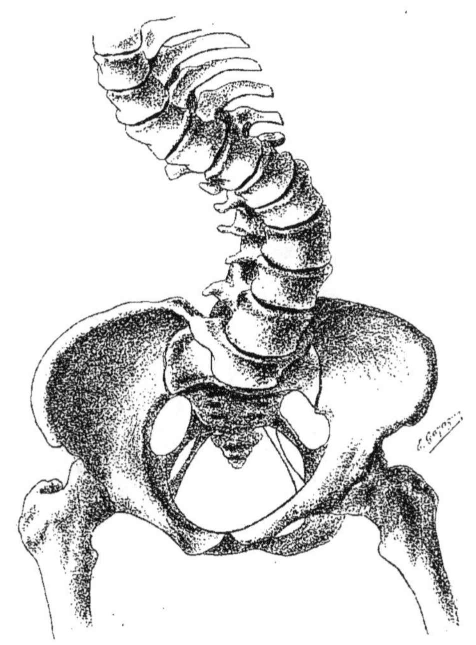

Fig. 43. — Bassin scoliotique (d'après Tarnier, Budin et Bonnaire).

Comme chez toutes les bossues, il *faut toujours craindre les accidents gravido-cardiaques.*

Quand le bassin mesure *plus de 9,5* de promonto-pubien-minimum, on attend l'expulsion spontanée ; si l'occiput est dans le côté large, le forceps peut être indiqué ; si l'occiput est dans le côté étroit, il faudra, si l'engagement ne progresse pas, faire une version en ayant soin d'amener pour la tête dernière l'occiput du côté large du bassin.

Si le promonto-pubien-minimum a *de 9,5 à 8 centimètres,* il vaut mieux provoquer l'accouchement prématuré au début du neuvième mois ou à la fin du huitième mois. Si l'on n'est appelé qu'au moment du travail, on termine par le forceps ou par la version.

Le bassin a moins de 8 centimètres. — On fera la *césarienne* si on peut la décider à temps ; sinon, en cas de mort de l'enfant, on termine par la basiotripsie.

BASSIN AVEC LUXATION CONGÉNITALE DE LA HANCHE

La grossesse est normale et va d'ordinaire, quoiqu'on en ait dit, à terme. L'accouchement se fait dans de bonnes conditions ; il n'y a pas d'indications particulières.

BASSIN AVEC LUXATION CONGÉNITALE DOUBLE

Le diagnostic est facile ; le bassin est large ou peu rétréci d'avant en arrière. L'accouchement se fait bien comme dans les bassins légèrement aplatis.

BASSIN COXALGIQUE

La femme debout a une attitude hanchée ; le bassin est incliné en avant ; d'où l'existence d'une scoliose de compensation et d'une lordose lombaire. Le losange de

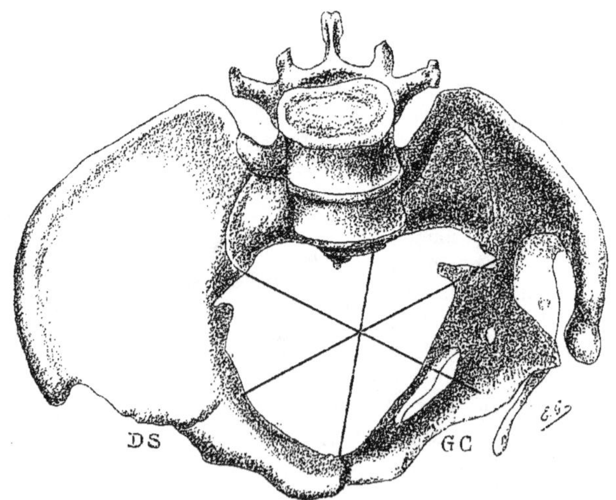

Fig. 44. — Bassin coxalgique aplati du côté malade (d'après Chalochet).

Michaëlis est irrégulier, plus petit d'un côté que de l'autre, une fesse est aplatie, un pli fessier est abaissé. Le bassin est le plus souvent *asymétrique* ; le diamètre antéro-postérieur est rétréci ; un diamètre oblique est plus petit que l'autre ; le bassin est aplati du côté malade ou du côté sain, ou des deux côtés (Chalochet). Il faut, pour bien examiner le bassin, mettre la femme en position obstétricale.

L'*accouchement spontané* est possible si le bassin est peu touché. Comme dans les bassins asymétriques, l'accouchement dépend du côté où se fait l'engagement. Il faut surveiller celui-ci par crainte de procidence du cordon. Si l'accouchement ne se fait pas (inertie utérine, défaut de rotation, souffrance du fœtus), on fait un forceps. Si l'occiput est tourné du côté étroit ou s'il y a procidence du cordon, on fait une version.

Quant le *promonto-pubien* est *inférieur à* 9,5, il faut au cours de la grossesse faire l'*accouchement prématuré*.

Le bassin est-il très atrophié (Lepage) ou obstrué, c'est la *césarienne* qui devient l'intervention de choix. Si l'on est appelé trop tard, il faut faire la basiotripsie, l'enfant étant très compromis ou mort. La symphyséotomie est contre-indiquée par la possibilité d'ankylose d'une moitié du bassin.

BASSIN VICIÉ PAR PARALYSIE INFANTILE

Il y a une *atrophie* de tous les tissus du côté malade. Le bassin est asymétrique, aplati du côté sain, à type oblique ovalaire ; comme pour les autres bassins de ce genre, on termine l'accouchement par le forceps ou par la version.

BASSIN DE NOEGELÉ

C'est le type du bassin oblique ovalaire, dû à l'arrêt de développement d'une des masses latérales du sacrum. Une fesse est aplatie et plus étroite ; une des fossettes

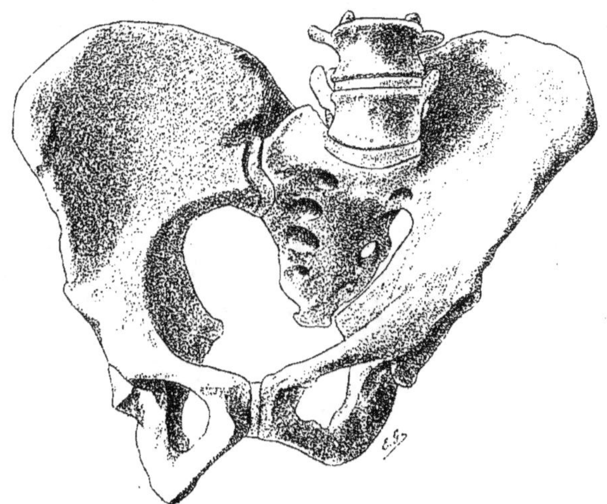

Fig. 45. — Bassin oblique de Nœgelé (d'après Tarnier, Budin et Bonnaire).

latérales du quadrilatère de Michaëlis manque (Budin). Au toucher vaginal le doigt tombe tout de suite sur une épine sciatique rejetée en dedans ; le promontoire est accessible ; à côté de lui on sent une rainure, il n'y a pas d'aileron sacré de ce côté ; l'asymétrie porte sur toute la hauteur du bassin dont une moitié est atrophiée.

Traitement. — *L'accouchement prématuré* vers le huitième mois est la méthode de choix pendant la grossesse. C'est le diamètre bi-ischiatique (toujours très rétréci) qui doit servir de guide. — *Pendant le travail* si l'occiput s'engage en

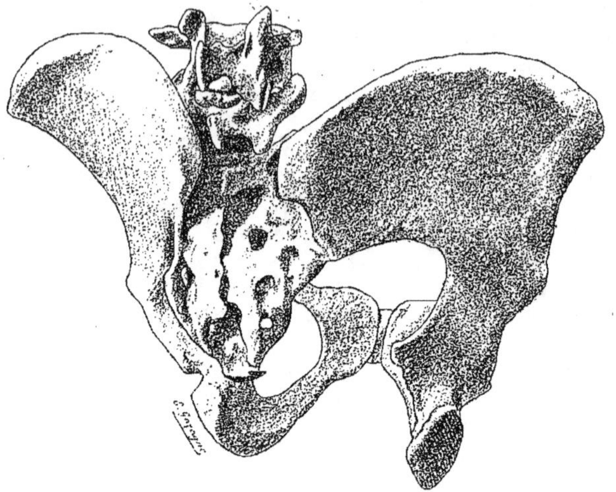

Fig. 46. — Bassin oblique ovalaire de Nœgelé (d'après Tarnier, Budin et Bonnaire).

avant, suivant le grand diamètre, il suffit de faire un forceps au détroit inférieur. Sinon, il faut faire une version pour accommoder l'occiput suivant le grand diamètre du détroit supérieur Si le bassin est trop étroit, il faut en temps voulu faire la césarienne. En cas de mort de l'enfant, on aura recours à la basiotripsie.

BASSIN DE ROBERT

Ce bassin oblique ovalaire double est symétrique, les deux ailerons sacrés y manquent. L'accouchement spontané est impossible. Aussi doit-on provoquer l'accouchement prématuré. Sinon, à terme, on aura recours à l'opération césarienne, si l'enfant est vivant, à la basiotripsie si l'enfant est mort.

II. — DYSTOCIE FŒTALE

EXCÈS DE VOLUME DU FŒTUS SANS ALTÉRATIONS MORBIDES

Excès de volume de la tête. — Le fœtus ne s'engage pas. A la dilatation complète, on fait un forceps.

Excès de volume des épaules. — 1° *La tête est sortie.* On attend les contractions utérines qui amèneront le bisacromial dans le diamètre antéro-postérieur (*avant tout, ne pas se presser*), avec deux doigts sous le menton et deux doigts sur le sous-occiput, on tire le plus bas possible, au moment des contractions ; dès que l'épaule antérieure est sous la symphyse, on introduit deux doigts parallèlement au bras antérieur, on amène le coude de celui-ci vers le dos du fœtus et on peut dégager ce bras (*manœuvre de Coudert*). On tirera ensuite sur la tête le plus en haut possible pour dégager l'épaule postérieure.

Si l'on échoue, on essaie la *manœuvre de Jacquemier* : une main relève la tête, l'autre main entre dans le vagin en suivant la paroi postérieure, va à la recherche du bras postérieur et par un mouvement de flexion en arrière l'abaisse doucement.

Mieux vaut, comme pis aller, fracturer un bras, que de laisser mourir le fœtus.

2° *Les épaules sont au détroit supérieur.* On fait une application de *forceps* en sachant que les tractions doivent être soutenues. Par des manœuvres externes et internes, on tente d'amener les épaules dans un diamètre oblique. En cas d'échec on cherche, en pénétrant dans la concavité sacrée, à atteindre le bras postérieur et on l'abaisse, même au prix d'une fracture. En cas d'échec, on fait la *basiotripsie* et l'on réduit ensuite le bisacromial à l'aide d'une *cléidotomie* (section d'une clavicule aux ciseaux de Dubois) ou d'une *sus-acromiotomie* si l'on n'atteint pas la clavicule (Bonnaire).

HYDROCÉPHALIE

S'il s'agit d'un sommet, celui-ci ne s'engage pas ; le plus souvent l'hydrocéphale se présente en siège ; le ventre est très développé. Au moment du travail le sommet reste au détroit supérieur où, après la rupture de la poche des eaux, on sent par le toucher des fontanelles et des sutures tellement larges qu'on peut les prendre pour une poche des eaux. Si l'on tombe sur les os, on sent une crépitation parcheminée.

L'utérus s'épuise par des contractions inutiles et peut se rompre.

Le siège premier se dégage bien mais la tête est retenue au détroit supérieur. Il ne faut pas vouloir triompher de l'obstacle par des tractions trop énergiques. Il faut faire le diagnostic par le toucher combiné au palper ; on sent ainsi une masse volumineuse qui déborde le détroit supérieur. Si l'on constate un spina-bifida, le diagnostic d'hydrocéphalie est à peu près sûr.

Traitement. — L'hydrocéphalie étant reconnue, l'enfant doit être considéré comme non viable. Aussi perfore-t-on le sommet avec un trocart : l'accouchement

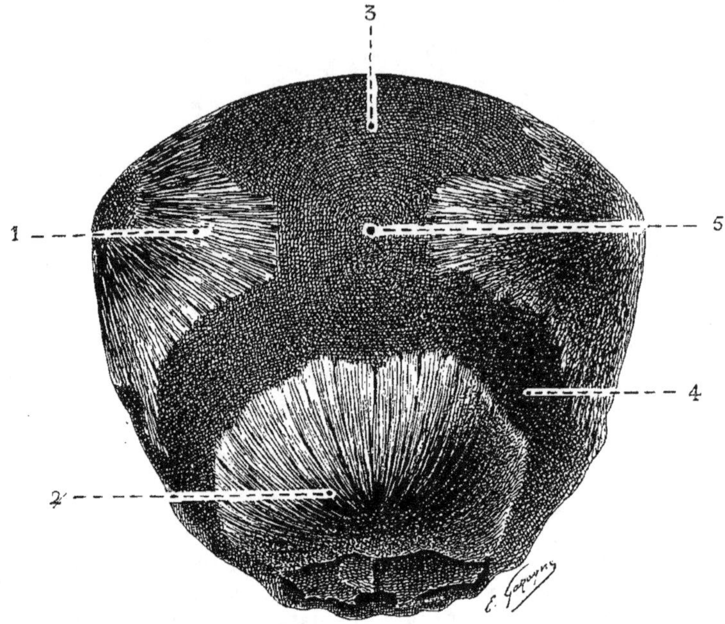

Fig. 47. — Hydrocéphalie congénitale (Tarnier et Budin).

1, pariétal. — 2, occipital. — 3, très large fontanelle supplémentaire. — 4, large suture lambdoïde.
5, extrémité postérieure de la suture sagittale très élargie.

peut ensuite se faire seul ou à l'aide de forceps qui dérape sur une tête vidée : le *cranioclaste* est l'instrument de choix.

Dans le siège, on fait la perforation sur la tête dernière par la nuque ou par la voie buccale. Le procédé de van Huevel-Tarnier est élégant et simple ; on incise un espace interépineux, on ouvre le canal rachidien et on introduit une sonde en gomme poussée dans le crâne. La décollation est facile mais dangereuse parce qu'elle supprime l'excellent tracteur constitué par le tronc et complique l'extraction de la tête.

Dans le cas de présentation de l'épaule, on fait une version par manœuvres externes ou par manœuvres internes. *Ce qu'il importe avant tout, c'est de faire le diagnostic de bonne heure.*

EXCÈS DE VOLUME DU TRONC

Le tronc peut être anormalement gros et cela par hydrothorax, ascite, rétention d'urine, kystes du cou, reins polykystiques, emphysème par putréfaction.

L'anomalie se découvre pendant le travail, le sommet est profondément engagé et cependant le fœtus ne progresse pas ; on pense à une brièveté du cordon, à un déplacement dorsal des bras, à une tumeur du tronc. Le forceps est pénible mais réussit enfin à extraire la tête ; celle-ci peut être décollée ; ou bien derrière le cou très allongé on sent, en introduisant la main dans l'utérus, un abdomen volumineux : si l'on ne peut abaisser le fœtus il faut en faire l'éviscération. Dans la pré-

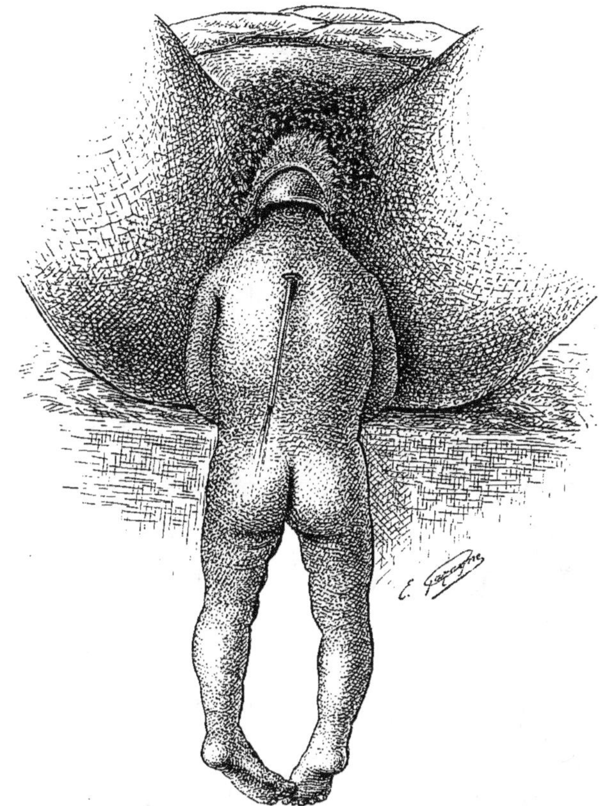

Fig. 48. — Procédé de Van Huevel-Tarnier pour extraire la tête dernière hydrocéphale. Tarnier, Budin et Tisssier.

sentation du siège, on diagnostique plus vite les reins polykystiques, fluctuants ou non. On ponctionne et cela suffit, ou l'on fait l'éviscération.

EXCÈS DE VOLUME DU SIÈGE

Le siège est anormalement volumineux par tumeurs sacro-coccygiennes que l'on diagnostique pendant le travail par le toucher. Si la tumeur se présente la première elle « donne alors au doigt explorateur des sensations inusitées, qui déroutent complètement, à moins d'introduire la main tout entière » (Budin et Demelin).

Dans la présentation du sommet, l'extraction est arrêtée au moment du dégagement du siège, alors qu'on s'y attend le moins. Il faut ponctionner la tumeur et si l'on échoue, la morceler. Dans ce cas, comme dans beaucoup d'autres, il faut, dans l'intérêt de la mère, bien éclairer le diagnostic ; dès qu'une résistance imprévue survient, il vaut mieux bien se rendre compte de la nature de l'obstacle plutôt que de chercher à en triompher par des tractions aveugles et efficaces au prix de déchirures dont on ne peut mesurer la gravité.

PROCIDENCE DES MEMBRES

Pendant le travail on diagnostique un membre procident quand, par un toucher méthodique on sent un pôle élevé à côté duquel se trouve une extrémité petite, irrégulière, mobile ; *moins que jamais on ne devra rompre prématurément les membranes « pour voir »* ce qui se présente. On n'en fera le diagnostic exact qu'après la rupture de la poche des eaux. A ce moment, si l'on reconnaît une main procidente avec un sommet, on attendra : il est probable que le sommet dans la descente coincera contre la paroi pelvienne la main qui sera refoulée en haut. Si l'avant-bras tout entier est procident, *le coude va* empêcher la tête de passer : on cherchera à le réduire, entre deux contractions, en fléchissant l'avant-bras et en refoulant le coude derrière l'occiput. De même s'il s'agit d'un pied procident avec un sommet, on réduit entre deux contractions en profitant de l'espace situé sur les côtés du promontoire.

Si la dilatation ne se fait pas, on la complétera soit avec l'écarteur de Tarnier, soit par le procédé bimanuel (en cas d'urgence). Si à la dilatation complète on n'a pu réussir la réduction et si l'accouchement ne se fait pas, il faut intervenir. La *version* n'est souvent plus possible et il faut savoir y renoncer quelle que soit la tentation qu'on en ait à

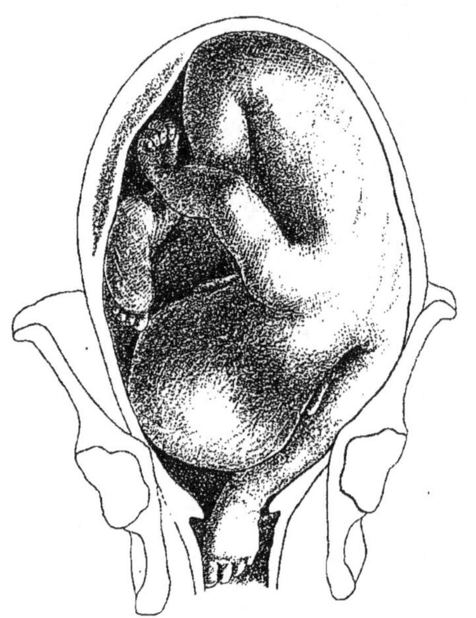

Fig. 49. — Procidence de l'avant-bras
(d'après Budin-Demelin).

cause de la procidence d'un pied. C'est le *forceps* qui réussira le plus souvent à condition qu'on ne prenne pas le membre procident dans une cuiller.

Avec une face diagnostiquée au début du travail, on fera de préférence la version. De même dans la présentation de l'épaule : s'il n'y a qu'un pied de procident, on fera bien d'aller abaisser l'autre. En cas de mort de l'enfant, on fera l'embryotomie.

III. — DYSTOCIE DUE AUX ANNEXES DU FŒTUS

RÉSISTANCE DES MEMBRANES

Quand les membranes ne se rompent pas à la dilatation complète, elles se distendent et arrivent à la vulve au-devant de la présentation (l'enfant naît coiffé). Il vaut mieux, pour activer l'accouchement, rompre les membranes à la dilalation complète avec un ongle ou un perce-membranes quelconque. Il faut ne faire cette perforation *qu'entre deux contractions* quand il s'agit d'une présentation élevée, de façon à éviter une procidence au milieu d'une issue trop brusque du liquide amniotique. Ne pas perforer une bosse séro-sanguine ou une tête hydrocéphale pour une poche des eaux.

BRIÈVETÉ DU CORDON

Le diagnostic de brièveté naturelle (moins de 45 centimètres) ou accidentelle (circulaires) du cordon se fait très rarement au cours de la grossesse. A peine peut-on y penser si la femme se plaint constamment d'une douleur en un point fixe, si, tout étant normal quant au bassin, un sommet ne s'engage pas. Le diagnostic de cette anomalie est difficile aussi à faire pendant le travail, mais il est possible. Le travail est lent et les contractions sont coupées par une sensation très douloureuse répondant à l'insertion funiculaire. S'agit-il d'une occipito-postérieure, la rotation ne se fait pas. Le sommet est-il engagé ? on le sent descendre avec la contraction pour remonter dès qu'elle finit. La tête s'est-elle dégagée hors de la vulve ? elle s'applique fortement sur elle comme si elle voulait rentrer dans le vagin. Tous ces tiraillements ne sont pas sans danger (rupture du cordon, décollement placentaire, hémorragies).

Traitement. — En présence de contractions incomplètes avec une présentation élevée, de signes de souffrance de l'enfant, d'hémorragies, il faut, avec une dilatation incomplète, rompre les membranes. A la dilatation complète, on fait un forceps aidé par de l'expression utérine. Si au milieu de cette extraction on avait une sensation de liberté soudaine, il faudrait penser à la rupture possible du cordon et se hâter.

Quand on constate, la tête étant sortie, la présence de plusieurs circulaires au milieu desquels on ne peut dégager le fœtus, il faut couper le cordon entre deux pinces.

En présence d'un sommet élevé, si l'on pense à la possibilité d'une brièveté du cordon, on ne fera pas la version, le siège réclamant pour se dégager plus de cordon que le sommet.

Si le siège est à cheval sur le cordon et si l'on ne peut dégager celui-ci trop tendu par la descente du siège, il faut couper le cordon entre deux pinces.

Quand dans une présentation de l'épaule on a échoué plusieurs fois dans la version par manœuvres externes, on peut penser à une brièveté du cordon. Il faudra attendre la dilatation complète pour introduire la main dans l'utérus, aller explorer le fœtus, le dégager de ses circulaires en le déroulant (Budin) et réussir alors la version par manœuvres internes.

PROCIDENCE DU CORDON

S'il s'agit d'une femme vue *avant le travail*, le praticien pourra souvent diagnostiquer d'avance la procidence du cordon lors du travail. En effet n'est-elle pas fréquente chez les multipares à bassin plat ou à bassin immense, dont l'enfant est petit ou mal placé (épaule, face, siège) ?

Fait-on le diagnostic de placenta inséré bas, on devra se méfier de la procidence du fait de l'insertion anormale et du fait de la présentation vicieuse qui en est souvent le corollaire. Enfin quand il y a hydramnios, il faudra toujours songer à la possibilité du procubitus (procidence du cordon, les membranes étant intactes) et de procidence à la rupture de la poche des eaux.

Ce qui fait de la procidence un accident grave, c'est que le cordon est comprimé si l'on n'intervient pas tout de suite et l'enfant meurt. Cette compression du cordon se manifeste cliniquement par des signes de souffrance de l'enfant constatés avec le stéthoscope si les membranes sont intactes : *bruits sourds, voilés, irréguliers*, au palper (mouvements désordonnés du fœtus) et à l'inspection liquide amniotique teinté de méconium si les membranes sont rompues.

Au toucher : *a. L'œuf est intact* ; on sent, avec délicatesse, dans l'intervalle des contractions un paquet de cordon qui bat sous le doigt, surtout si celui-ci le comprime légèrement sur le bassin.

b. L'œuf est ouvert, le cordon tombe dans la main, sort parfois de la vulve. Il est plus difficile quelquefois de sentir si le cordon bat ou non.

Dans certains cas où avec un pôle engagé on a des signes de souffrance de l'enfant dès le début du travail, si l'on a une des causes prédisposantes citées plus haut, il faudra alors, en l'absence de procidence, toucher plus profondément et rechercher entre la présentation (la tête le plus souvent) et la paroi pelvienne la *latérocidence du cordon*.

En observant la règle générale d'après laquelle on ne rompt la poche des eaux qu'à la dilatation complète, le praticien ne créera pas lui-même de procidence. Si, à dilatation complète, il rompt les membranes, la présentation étant encore mobile, il fera cette rupture entre deux contractions et il devra aussitôt s'assurer par le toucher que la procidence ne se produit pas : il l'évitera en hâtant l'engagement de la présentation par de l'expression abdominale que contrôle le doigt vaginal.

Traitement. — La procidence existe : les MEMBRANES SONT INTACTES. Si la *dilatation est incomplète* on peut essayer avec prudence entre deux contractions de repousser le cordon à travers les membranes, *sans rompre celles-ci*. On peut faire mettre la femme en position génu-pectorale ou déclive et latérale et l'on attend la dilatation complète pour rompre les membranes et faire une version, s'il n'y a pas d'engagement; ou, s'il y a engagement, faire un forceps s'il s'agit d'un sommet, faire l'extraction rapide s'il s'agit d'un siège. Si l'enfant souffre, même avec une dilatation incomplète, il faut intervenir en rompant d'abord les membranes.

Les MEMBRANES SONT ROMPUES: la *dilatation est incomplète*. On réduit le cordon avec des instruments ou avec la main. Nombreux sont les instruments conseillés; ils sont tous infidèles, car le difficile n'est pas de réduire la procidence mais de la maintenir réduite. « Le mieux est de se servir de l'instrument que nous avons tous à notre disposition, la main » (Maygrier). On mettra la femme dans la position la plus favorable et on introduira *toute la main dans le vagin* ce qui permettra aux deux doigts mis dans l'utérus de travailler utilement, surtout s'ils remontent d'abord dans la concavité sacrée puis sur le côté du promontoire dans l'échancrure sacro-iliaque. A la contraction suivante, on retire la main. Si, et cela se produit très souvent, la procidence se reproduit, on peut faire deux ou trois tentatives semblables de rétropulsion manuelle si l'enfant ne souffre pas. Le dispositif suivant est facile à réaliser. On prend une sonde en gomme stérilisée; on introduit un fil double par son extrémité large et l'on fait sortir l'anse du fil par l'œil de la sonde. On place celle-ci dans le vagin en arrière du cordon, on fait passer l'anse par-dessus le cordon et le bec de la sonde; on tire légèrement les chefs du fil de façon à bien tenir le cordon sans le comprimer; on pousse la sonde dans l'utérus et l'on remonte ainsi le cordon procident; on l'y maintient en repliant la partie libre de la sonde dans le vagin. On peut alors, après avoir refoulé le cordon, mettre un ballon gonflé

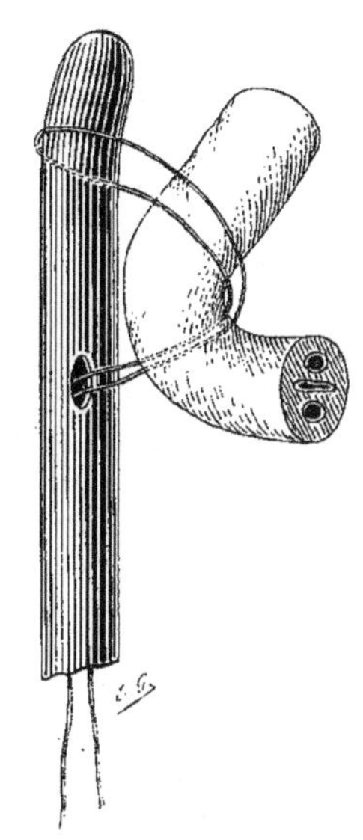

Fig. 50. — Procédé simple pour réduire le cordon procident (d'après Budin-Demelin).

à 300 grammes qui hâtera la dilatation et activera le travail; mais il faut ausculter avec le plus grand soin pour surveiller si la procidence ne se reproduit pas et si le ballon ne comprime pas le cordon : il faudrait alors terminer l'accouchement.

Si *l'enfant souffre* et *si la dilatation est incomplète*, « pourquoi ne pas employer l'accouchement méthodiquement rapide ? » (Maygrier) on terminera la dilatation à l'aide du procédé bimanuel de Bonnaire fait avec prudence surtout chez les primipares. Une fois à *dilatation complète*, surtout si les membranes sont rompues depuis peu, on fera une *version* prudente s'il n'y a pas d'engagement. S'il y a engagement on fera un forceps, s'il s'agit d'un sommet ou d'une face, en ayant bien soin de ne pas prendre l'anse du cordon dans une cuillère; s'il s'agit d'un siège on en fera l'extraction rapide.

CINQUIÈME PARTIE

HÉMORRAGIES PENDANT LA GROSSESSE ET L'ACCOUCHEMENT

CHAPITRE PREMIER

DÉCOLLEMENT DU PLACENTA NORMALEMENT INSÉRÉ

En présence d'une femme enceinte devenant subitement pâle avec ou sans frissons, dont le pouls devient petit et filiforme, dont la peau froide se couvre d'une sueur visqueuse, dont la respiration est pénible, si cette femme s'agite, demande de l'air et menace d'avoir une syncope, on doit penser à une hémorragie sérieuse. Si en même temps on trouve à la palpation un utérus plus gros, plus dur, constamment tendu, il n'y a pas de doutes : on doit regarder si cette femme ne perd pas, et dans ce cas affirmer une *hémorragie interne*.

Les signes généraux des grandes hémorragies empêcheront de prendre l'utérus dur et tendu pour de l'*hydramnios aiguë* ou pour une *grossesse gémellaire*. La *grossesse extra-utérine rompue* est plutôt un accident des premiers mois de la grossesse. La *rupture utérine* se fait à un moment avancé du travail, après la rupture de la poche des eaux, alors que l'hémorragie interne que nous avons en vue survient avant tout début de travail. Si l'hémorragie est externe, on pense facilement au *placenta inséré vicieusement :* mais dans ce cas les hémorragies sont insidieuses, indolores, nocturnes, à répétitions, le segment inférieur est modifié. Il faudra toujours après la délivrance bien examiner le placenta dans lequel on découvrira ou des infarctus ou surtout des géodes plus ou moins grandes.

Traitement. — *La femme n'est pas en travail.* La femme est-elle en danger? On peut doser cliniquement l'anémie par l'hémoglobinométrie (Devraigne) et voir s'il y a indication urgente à intervenir. Si la femme n'est pas très touchée, on la remonte par les moyens habituels (sérum, caféine, boissons chaudes, injections chaudes, linges chauds). Si au contraire la femme semble menacée, il faut rompre les membranes largement et faire l'accouchement méthodiquement rapide « en ne tenant d'ailleurs qu'à peine compte de l'enfant dont la vie est presque toujours irrémédiablement compromise par l'hémorragie » (Tarnier, Budin et Tissier).

Devant une situation trop urgente, on peut faire la césarienne (Pinard).

INSERTION VICIEUSE DU PLACENTA

L'insertion vicieuse peut toujours être grave parce qu'elle peut amener des hémorragies sérieuses avant tout travail, pendant le travail, pendant la délivrance,

après la délivrance. Quand tout danger par *hémorragie* a disparu, on a encore
parfois à lutter contre de l'infection toujours grave quand elle survient sur un
terrain très anémié.

Ces hémorragies dues à un placenta prœvia sont typiques : elles surviennent dans
les *trois derniers mois de la grossesse* (avant cette date elles n'ont rien de spécial),
elles sont *nocturnes, insidieuses, indolores, à répétition*. Au palper on sent une
présentation élevée. Au *toucher vaginal qui doit être fait avec une rare prudence*,
on sent une sorte d'empâtement d'une zone du segment inférieur (placenta latéral)
ou de tout le segment inférieur (placenta central). Le col est souvent dévié du côté
du placenta dans les insertions latérales (Pinard).

Si l'on touche la femme au début du travail, alors on sent dans le col ou des
membranes épaisses, rugueuses, ou bien un bord placentaire, mollasse, fongueux
et saignant, ou une surface entière irrégulière qui est le placenta. La rupture prématurée des membranes n'est pas rare.

Conduite à tenir. — Le médecin doit d'abord, surtout si la femme est loin du
terme, songer à faire de l'*hemostase provisoire*, pour permettre à l'enfant de se
développer davantage et dans l'espoir, souvent réalisé, qu'il ne surviendra plus
d'hémorragie nouvelle (on sait en effet que les *placentas prœvias qui saignent* au
point de compromettre la mère et l'enfant sont rares).

« La difficulté, c'est d'éviter à la fois une intervention trop hâtive et dispropor-
tionnée qui aurait pour résultat de produire l'hémorragie redoutée, et une expectation nuisible par les risques de pertes spontanées qu'elle laisse courir à la
femme » (Budin-Demelin).

1° PENDANT LES TROIS DERNIERS MOIS. — Tout d'abord on essaie les *injections chaudes*
à 48° qui peuvent arrêter une hémorragie légère mais ne suffiront jamais dans les

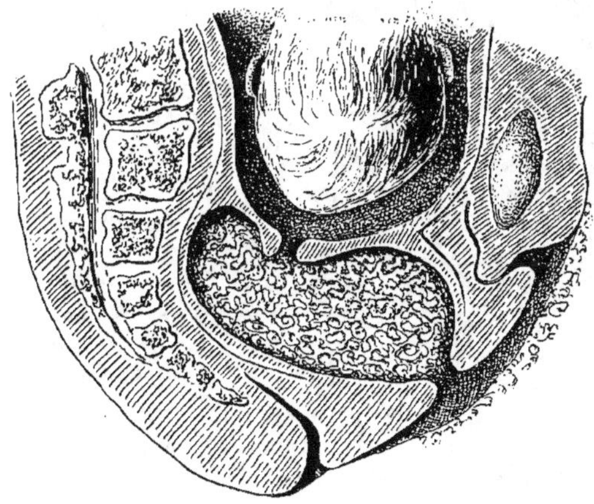

Fig. 51. — Tamponnement vaginal dans le cas de placenta prœvia (d'après Bumm).

cas sérieux. On y joindra le repos au lit absolu dans le décubitus dorsal. Si cela est
possible, on mettra une garde expérimentée auprès de la malade ; sinon ou bien
on fera entrer celle-ci à l'hôpital ou on se tiendra prêt à la moindre alerte pour

pratiquer un *tamponnement vaginal* fait suivant les règles classiques. Il est douloureux, il prédispose à l'infection (ne pas le laisser plus de dix heures), mais il est nettement hémostatique. C'est, pour le praticien à la campagne, un excellent moyen. Cependant si l'hémorragie se répète plusieurs fois, menaçant d'anémier la femme, il faut pratiquer la *déchirure large des membranes.*

Cette méthode est possible si l'on a affaire à une insertion latérale. Dans le cas d'insertion centrale, surtout avec une faible dilatation, elle n'est bonne que si elle est suivie de la pose d'un ballon (Champetier, Boissard, ou colpeurynter de Braun) ou mieux, d'après Demelin, de la *version de Braxton-Hicks,* le siège abaissé du fœtus jouant alors le rôle de tampon sur le placenta.

S'il y a *insertion centrale du placenta,* le col est béant, mou, facilement dilatable. Deux méthodes sont bonnes parce qu'elles sont faciles à faire, ne nécessitent pas d'instruments spéciaux et sont possibles dans tous les milieux. Ce sont :

1° Le *tamponnement cervico-vaginal* fait très serré en bourrant le col et le vagin : il a le double avantage d'être hémostatique et de faire progresser la dilatation du col qui permettra une intervention ultérieure ;

2° La *dilatation bimanuelle* du col de M. Bonnaire qui faite *prudemment, lentement* (dix à cinquante minutes) n'amène pas de nouvelle hémorragie (elle stupéfie le col), pas de déchirure du col quand on la fait avec les fléchisseurs des doigts sans faire intervenir les muscles des bras, et permet de terminer extemporanément l'accouchement avant que la femme ne soit trop anémiée (forceps ou version).

II. PENDANT LE TRAVAIL. — *a.* La *dilatation est complète ou presque complète.* — Tout le monde est d'accord : il faut terminer vite : forceps, version, basiotripsie si l'enfant est mort. La version vaut souvent mieux étant donné que la tête est presque toujours élevée, plus ou moins mobile.

b. La *dilatation est nulle ou incomplète.* — On peut essayer la déchirure large des membranes ou si l'on ne peut introduire le doigt à fond dans le col ou s'il s'agit d'une insertion centrale, on fait un *tamponnement vaginal;* si l'hémorragie se reproduit on fera :

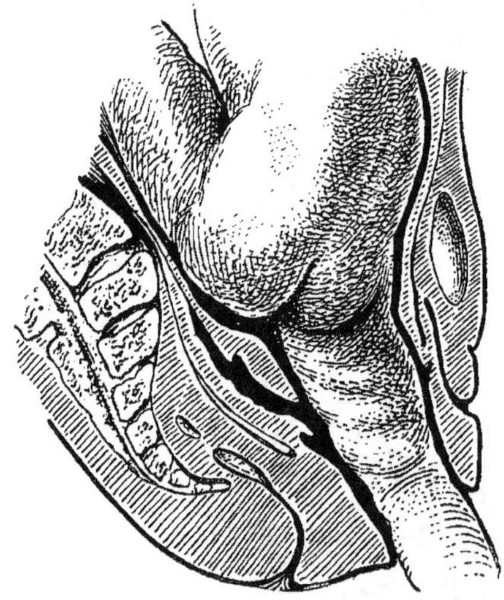

Fig. 52. — Version de Braxton-Hicks et placenta prævia (d'après Bumm).

α) Ou bien la version par manœuvres mixtes de Braxton-Hicks (Demelin).

β) Ou bien la dilatation bimanuelle et l'extraction du fœtus par version (Bonnaire).

Il ne faut pas traverser le placenta dans les cas d'insertion centrale ; il faut glisser un ou deux doigts sur un côté de ce placenta, en atteindre le bord et y rompre les membranes. Si cependant le placenta empêchait d'entrer dans l'utérus, on n'hésiterait pas à l'arracher (méthode de Simpson) pour terminer vite l'accouchement.

c. La femme est en état d'*anémie aiguë*. Si elle saigne il faut terminer rapidement l'extraction du fœtus et du placenta. Sinon, on tamponne et on remonte la malade par le traitement général intensif des grandes hémorragies (sérum souscutané, 1 à 2 litres par jour, fer, alcool, lait, viande crue, champagne, chaleur dans le lit) et on pratique l'accouchement ensuite (Ch. Maygrier).

La délivrance artificielle sera souvent nécessaire pour éviter de nouvelles hémorragies. On donnera de l'ergotine ensuite. En cas de menace d'inertie utérine, on tamponnera l'utérus.

Ce *tamponnement utérin* doit être fait très serré pour être efficace. On tient la lèvre antérieure du col avec une pince, cependant qu'un aide déprime la paroi postérieure du vagin avec une valve. A l'aide d'une pince longuette on conduit alors dans l'utérus une longue mèche aseptique ; si l'on ne sent pas bien avec la pince, il vaut mieux abandonner le col à l'aide, et abaisser le fond utérin par une main placée sur l'abdomen pendant que l'on bourre l'utérus avec deux doigts de l'autre main. On est sûr ainsi de ne pas laisser de vide dans la cavité utérine. On termine par un tamponnement vaginal saturé également. On laisse ce tampon huit à douze heures. Quand il est bien fait, il est très douloureux du moins au début.

HÉMORRAGIES DE LA DÉLIVRANCE

Les hémorragies de la délivrance se produisent le plus souvent par inertie du corps utérin. Celle-ci survient fréquemment dans l'albuminurie, chez les cardiaques, après un travail long (bassin rétréci, tumeurs), quand il y a fibromyomes, utérus surdistendu (hydramnios, gémellaire), adhérences anormales du placenta.

Si la délivrance n'est pas faite, il faut *la faire artificiellement d'urgence*.

Si la délivrance est faite, il *faut tout de même introduire la main dans l'utérus pour bien vider celui-ci*. La femme est mise dans le décubitus dorsal, la tête plus basse que les pieds ; on lui fait une injection d'ergotine ou d'ergotinine sous la peau, des injections utérines à l'eau bouillie très chaude (48 à 50°) ; on masse doucement l'utérus par la paroi abdominale.

On se gardera bien de faire un tamponnement vaginal qui transformerait une hémorragie externe en hémorragie interne sans en diminuer la gravité. La compression de l'aorte abdominale en déprimant l'abdomen à la hauteur de l'ombilic jusqu'à ce que la main arrive à la face antérieure de la colonne lombaire est bonne. Dans les cas graves, où l'hémorragie continue, on aura recours au *tamponnement utérin* bien fait avec de la gaze aseptique et qu'on laissera huit à douze heures.

Un certain temps après la délivrance, de dix à trente minutes, parfois la femme pâlit, a un pouls petit et rapide, se plaint d'avoir des vertiges ; on soulève la couverture et l'on trouve la femme baignant dans son sang : l'utérus est mou ; ou bien on ne voit rien du tout : met-on la main sur l'utérus, on le trouve remonté très au-dessus de l'ombilic : on l'exprime, il en sort de gros caillots et du sang liquide. Enfin avec une petite tache sur le drap, il peut se faire une hémorragie intense qui file directement dans le matelas.

Le meilleur traitement consiste à remettre immédiatement la main dans l'utérus : dès qu'on a vidé celui-ci on fait une injection d'ergotine ; des injections très chaudes d'eau stérilisée suffisent d'ordinaire, toujours même d'après M. Pinard.

Après ces hémorragies, la femme reste faible et très fragile : aussi faut-il l'entourer des soins les plus éclairés : on garnira le lit de bouteilles d'eau chaude ou de briques chaudes, on fera des injections sous-cutanées de caféine, des injections intra-musculaires d'éther. La femme respirera de l'oxygène, boira peu à la fois mais souvent des boissons alcooliques (grog, todd), on lui injectera un à deux litres de sérum artificiel sous la peau ou, dans les cas extrêmes, dans une veine du pli du coude (Maygrier). Si le décubitus dorsal semble insuffisant on aura recours à la position de Trendelenburg. L'utérus reste-t-il inerte, la femme continue-t-elle à perdre, en dépit de tous les soins, il faut faire alors un tamponnement utérin très serré à la gaze aseptique. On laissera ce tamponnement six à huit heures.

HÉMORRAGIES DE LA DÉLIVRANCE NON UTÉRINES

Ces hémorragies peuvent se faire pendant l'accouchement, avant, pendant ou après la délivrance. Elles ont toutes pour caractère commun de se produire avec un *utérus dur rétracté*. L'utérus étant dur, ne doit pas saigner (utérus rassurant des accoucheurs); d'où vient l'hémorragie ?

a. Du *clitoris* ; on voit souvent le sang descendre le long de la vulve. Il ne faut pas perdre de temps à chercher à faire une ligature; les tissus sont friables, la ligature ne tient pas et la femme peut perdre considérablement. Il vaut mieux faire deux ou trois points de suture transversaux qui assureront toujours l'hémostase (ne pas embrocher l'urètre).

b. Du *vestibule*, même traitement.

c. Des *petites lèvres*. Si la déchirure est superficielle, une serre-fine peut suffire. La suture au catgut vaut mieux.

d. Du *vagin*. On fait le diagnostic au toucher ou avec des valves. L'enfant sort le plus souvent avec du sang sur les épaules. Il faut faire un surjet au catgut et tamponner le vagin si la plaie est étendue.

e. De *varices vulvo-vaginales* dont la rupture peut produire des hémorragies très graves. Faire une ligature de la veine qui saigne.

f. D'un *thrombus*, voir l'article spécial.

g. D'une *artère périnéale* avec fissure. — Bien s'éclairer avec des valves et suturer. Il y a d'ailleurs toujours en ce cas une déchirure assez sérieuse du vagin dont il faut se méfier même si les plans cutanés paraissent indemnes.

CHAPITRE III

INVERSION UTÉRINE

C'est le retournement de l'utérus dont le fond descend dans le vagin et peut sortir hors de la vulve. C'est le plus souvent un accident de la délivrance, par inertie utérine, avec ou sans tractions sur le cordon.

Cet accident, s'accompagne presque toujours d'hémorragie grave, parfois rapidement mortelle. Palpe-t-on l'hypogastre, on n'y sent plus le globe utérin. Si la paroi abdominale n'est pas trop épaisse on sent une dépression en *cul de fiole* (Mauriceau).

Au toucher on sent le fond utérin soit au-dessus du col, soit engagé dans le col, soit dans le vagin. Dans ces deux derniers cas le col forme un anneau. Le placenta est-il encore adhérent? On le reconnaît facilement à sa face fœtale lisse ; l'utérus est-il vide, on reconnaît la paroi utérine irrégulièrement tomenteuse. Quand le fond utérin est dans le vagin, celui-ci est raccourci.

Le col peut se rétracter sur le corps inversé ; l'intestin grêle tombe souvent dans le cul de fiole et peut se trouver en partie ou tout à fait étranglé si l'on n'intervient vite : d'où nausées, vomissements, douleurs lombaires et épigastriques.

L'inversion utérine comporte un pronostic grave ; aussi faut-il la diagnostiquer vite. On ne la confondra pas avec un fibrome à cause de l'absence de corps utérin au-dessus de la symphyse. Dans le prolapsus utérin on sent toujours l'orifice externe du col.

Conduite à tenir. — Dès que l'inversion est produite, il *faut la réduire*. Si le

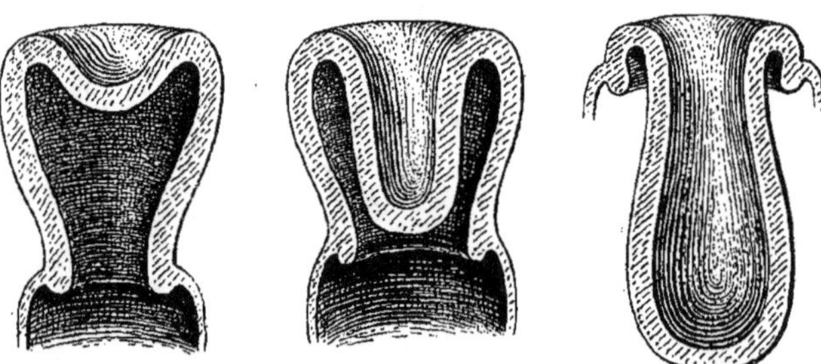

Fig. 53. — Les trois degrés de l'inversion non compliquée de prolapsus
(Tarnier, Budin et Brindeau).

placenta n'est qu'en partie décollé, il vaut mieux, surtout si l'inversion est très prononcée, achever le décollement du placenta et réduire l'utérus libéré et moins volumineux.

Si le placenta tient en entier, il vaut mieux réduire le tout et faire la délivrance
artificielle ensuite. « La réduction sera d'autant plus facile qu'elle sera plus hâtive »
(Ribemont Dessaignes et Lepage).

La *réduction manuelle* réussit souvent, mais il faut la faire de la façon suivante :
repousser progressivement dans l'abdomen les parties voisines du col. Vouloir

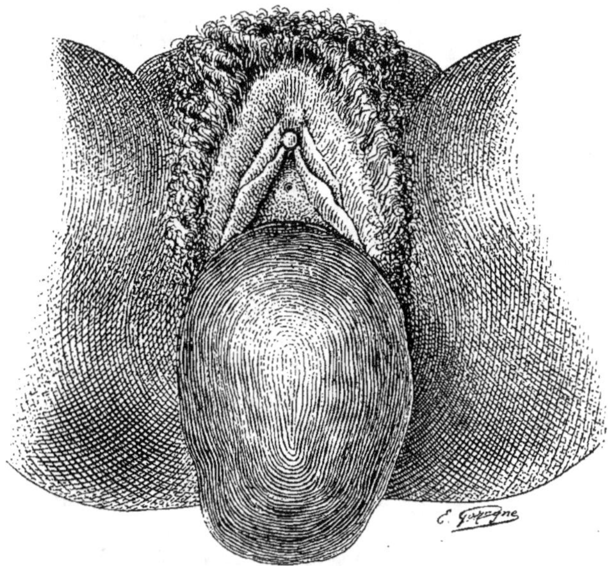

Fig. 54. — Inversion utérine compliquée de prolapsus (P. Bar).

repousser le fond utérin directement c'est échouer à peu près sûrement à cause du
gros bourrelet périphérique qui se produit.

La *réduction instrumentale* par pessaire à air ou par repoussoir (bâton de bois
garni d'un tampon de coton) est moins sûre et plus aveugle.

Il faut ensuite *maintenir l'inversion réduite* par injections utérines chaudes,
ergot de seigle, main dans l'utérus ou tamponnement utérin pour s'assurer la rétraction utérine.

HÉMORRAGIES PAR RUPTURE DU SINUS CIRCULAIRE

La rupture du sinus circulaire donne lieu souvent à des hémorragies pendant la
grossesse et pendant le travail. Elle se diagnostique le plus souvent de façon rétros-
pective : à l'examen du placenta on voit un caillot adhérent à un bord et se prolongeant dans le sinus ouvert. Elle peut donner lieu à des hémorragies graves
(Budin). On pense le plus souvent à un décollement prématuré du placenta normalement inséré, ou à une insertion vicieuse du placenta.

Mlle Hiernard, sage-femme en chef du Dr Maygrier, a observé un écoulement de sang spécial pendant le travail, tout à fait pathognomonique de cette
rupture. « Au moment où commence une contraction utérine, on remarque un

léger écoulement sanguin. La dilatation étant complète, on engage la femme à pousser et l'hémorragie s'arrête aussitôt, pour reprendre un peu plus abondante dès que la contraction est terminée. On fait une toilette vulvo-vaginale et on s'assure que le sang vient bien de l'utérus. La rotation s'effectue et à chaque contraction le même phénomène se reproduit : au début un peu de sang s'écoule ; puis la tête couverte de sang descend à la vulve ; dès que la contraction cesse et que la tête n'est plus appliquée sur le plancher périnéal, l'écoulement reprend, souvent avec quelques caillots et s'arrête. Et ainsi de suite, jusqu'à ce que la tête soit franchement fixée dans l'orifice vulvaire. »

Cette hémorragie peut être une indication à forceps.

THROMBUS

Le diagnostic d'un thrombus repose sur la constatation d'une tumeur apparaissant brusquement à la vulve ou dans le vagin, s'accompagnant de violentes douleurs et des signes généraux des hémorragies. Il est en général facile. On ne confondra pas un thrombus avec une bartholinite, une cystocèle, de l'œdème du col. Comment se comportent ces hématomes de la vulve, du vagin, du petit bassin? Souvent ils se résorbent spontanément mais ils y mettent du temps. Parfois sans rupture il y a infection et sphacèle. Enfin le thrombus surdistendu peut éclater du fait d'une hémorragie formidable ou bien se rompre longtemps après celle-ci et s'infecter.

PENDANT LA GROSSESSE, en présence d'un trombus on met la femme au repos absolu et s'il n'y a pas de danger de rupture (si la tumeur n'augmente pas) il suffit de faire une asepsie soignée et une compression modérée (Maygrier). A la moindre menace de sphacèle, il faut inciser largement la poche, bien la vider, la désinfecter soigneusement et la bourrer de gaze aseptique. On fera de même si le thrombus s'est rompu de lui-même.

PENDANT LE TRAVAIL. — Si le thrombus est petit et fermé, on termine vite par un forceps. Si le thrombus est volumineux et gêne la sortie du fœtus, on l'incise et on le vide, on fait le forceps, puis après asepsie de la poche on la bourre de gaze aseptique.

Après la délivrance même conduite que pendant la grossesse.

Dans le cas de *thrombus pelvi-abdominal,* un bandage abdominal bien serré pourra rendre quelques services en modérant la diffusion du sang. Le traitement de choix sera l'incision d'un des culs-de-sac vaginaux avec lavage du thrombus et drainage ou laparotomie, si d'après les signes d'hémorragie interne on a tout lieu de croire l'hématome considérable. Il faudra *surtout penser au traitement général* (Maygrier), ne pas remuer les malades mais les entourer de chaleur et leur prodiguer l'oxygène, l'alcool, la caféine, l'éther, la spartéine et par-dessus tout les injections de sérum artificiel sous la peau.

DÉCHIRURES DU PÉRINÉE

Les déchirures du périnée sont *complètes* ou *incomplètes* suivant que l'anus est intéressé ou non par la déchirure. Le praticien doit toujours inspecter le périnée dès que l'expulsion du fœtus est faite. Nous avons montré lors de l'accouchement normal comment en soutenant le périnée et surtout en empêchant la tête de sortir trop vite, en la dégageant avec méthode, on pouvait souvent éviter une déchirure.

N'y a-t-il qu'une petite déchirure superficielle, on peut se contenter, après la délivrance, de réunir les jambes de la femme par une serviette. Il vaudra mieux

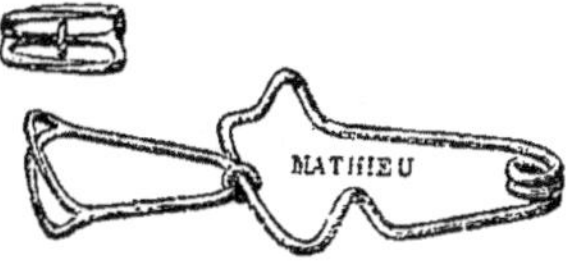

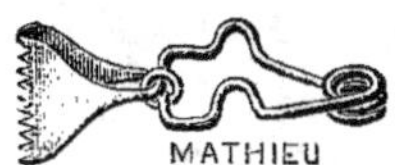

Fig. 55. — Serre-fine du Dr Boissard.   Fig. 56. — Serre-plate du Pr Budin.

mettre un crin ou plus simplement une serre-fine (Boissard), qu'on laisse vingt-quatre heures ou une serre-fine plate (Budin) qu'on laisse douze heures.

Si la déchirure est profonde, il faut la suturer. On examinera bien le vagin ; s'il est entamé, et il l'est presque toujours, les déchirures se faisant des plans profonds à la surface de la peau, on commencera par y faire un surjet au catgut. On fera ensuite trois ou quatre points profonds en prenant le plus de parties profondes et latérales (releveurs de l'anus), de façon à refaire un périnée solide. Si l'on néglige de bien refermer le vagin, on laisse un infundibulum dans lequel vont les liquides plus ou moins septiques qui s'écoulent de l'utérus et empêchent la réunion par première intention. L'anesthésie générale est bonne mais pas indispensable. On panse à plat avec de la gaze aseptique. Quelques attouchements à la teinture d'iode tous les jours assurent l'asepsie de la plaie. On coupe les fils au bout de huit à dix jours. Il est bon de sonder la femme les trois premiers jours ; le quatrième jour on donnera un lavement et le cinquième un purgatif huileux.

En cas de déchirure complète, on réparera d'abord par des points séparés au catgut le rectum et l'anus, puis par un surjet ou par des points séparés on reconstituera le vagin ; par des points profonds avec des crins de Florence (n° 2), on refera le périnée.

Sauf les cas d'œdème albuminurique ou de parties molles mâchées, contuses chez une femme infectée, il vaut mieux faire la périnéorraphie immédiate. Dans les cas précédents, on attendra de préférence une douzaine de jours (périnéorraphie secondaire précoce) ou deux ou trois mois périnéorraphie secondaire tardive).

Il va de soi que lorsqu'il y aura des déchirures des petites lèvres on les réparera pour ne pas laisser de portes ouvertes à l'infection.

DÉCHIRURES ET RUPTURES DE L'UTÉRUS

1° Déchirures du col. — Les déchirures du col surtout celles de la partie vaginale du col peuvent passer inaperçues. Elles peuvent devenir graves par la production d'hémorragies continues, qui par leur durée peuvent épuiser la femme. L'utérus est dur au palper dans son ensemble. On fait le diagnostic de la lésion par le doigt ou à l'aide de valves pendant qu'avec deux pinces à griffes on abaisse les deux lèvres du col.

Dès qu'on a fait le diagnostic de déchirure du col avec hémorragie, il faut avoir recours au traitement chirurgical : à l'aide de deux pinces on abaisse doucement les deux lèvres du col à la vulve et l'on suture au catgut la déchirure : c'est l'hémostase la plus rationnelle et la plus sûre. Si la suture est difficile, si l'on est seul, on place une pince-clamp sur les lèvres de la plaie.

Si l'hémorragie est très grave et si l'on n'a pas l'instrumentation nécessaire, on peut essayer le procédé de Breisky : quatre doigts introduits dans le cul-de-sac postérieur ramènent le col sous la symphyse et le compriment sur celle-ci cependant que l'autre main à travers la paroi abdominale exagère l'antéflexion du corps de l'utérus pendant six à dix minutes.

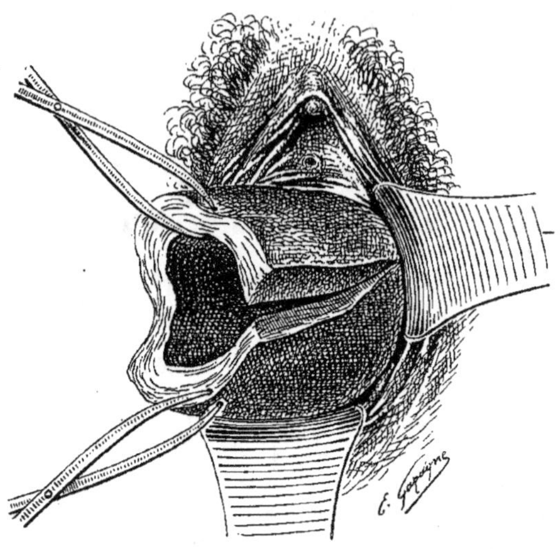

Fig. 57. — Abaissement à la vulve du col déchiré. Protection de la vulve et du périnée avec deux valves facilitant la suture (d'après Bumm).

2° Déchirures du segment inférieur. — Les ruptures spontanées, les plus fréquentes, se voient surtout dans les bassins viciés, dans les présentations de l'épaule, dans l'hydrocéphalie, quand il y a tumeur; l'ergot de seigle dans ces cas assombrit encore le pronostic.

Il se forme *à l'union du corps et du segment inférieur* un sillon transversal surmonté d'un bourrelet que l'on sent au palper au moment de la douleur et qui s'éloigne de plus en plus de la symphyse au fur et à mesure que le segment inférieur se distend. L'utérus prend la forme d'un sablier. Soudain au milieu de douleurs violentes, après un effort plus intense, la femme sent quelque chose se déchirer en elle : l'abdomen a perdu sa forme de sablier, les douleurs cessent; cette accalmie devient vite impressionnante quand on voit en quelques minutes la femme pâlir et parfois faire une syncope; son pouls est petit, rapide, son facies péritonéal, elle est couverte de sueur froide.

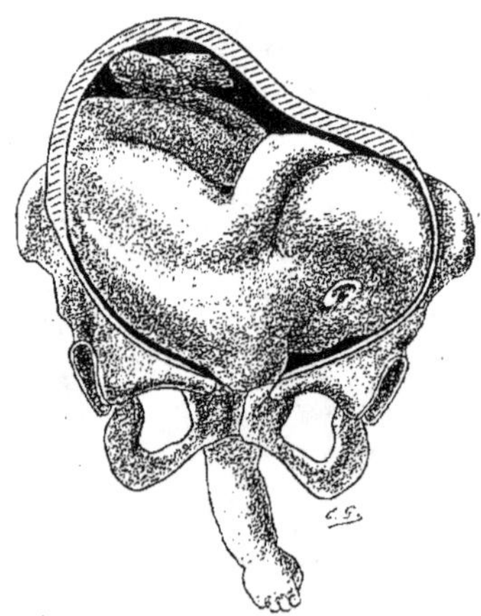

Fig. 58. — Présentation de l'épaule. Segment inférieur surdistendu. Menace de rupture interne (d'après Budin).

Fait-on le palper : on sent une masse latérale, dure : c'est l'utérus à côté duquel on délimite très bien le fœtus flottant souvent dans un épanchement péritonéal. Au toucher on sent la présentation haute, parfois inaccessible : si, pour confirmer le diagnostic, on introduit toute la main dans le vagin, on tombe dans la brèche du segment inférieur et l'on atteint des anses intestinales; on retire la main enduite de sang noir. Le ventre se ballonne, la température baisse; la femme meurt rapidement.

Parfois, au milieu de la même accalmie décrite plus haut, on trouve le fœtus remonté dans l'utérus mais plus mobile : la version est alors facile mais aggrave la déchirure.

Si la déchirure est due à l'extraction de l'enfant (*déchirure propagée*), elle peut être incomplète et se révéler par une hémorragie mixte persistante et remplissant le segment inférieur que surplombe le corps utérin remonté et rétracté; ou bien la déchirure est complète : l'hémorragie domine la scène. «La femme peut mourir en peu de temps d'anémie suraiguë » (Budin-Demelin).

L'enfant meurt le plus souvent ; le pronostic est toujours très grave pour la mère.

Conduite à tenir. — Dans les cas indiqués au début de ce chapitre, on surveillera la marche du travail de très près et l'on n'interviendra qu'avec la plus grande prudence. Il est plus facile de prévenir la rupture que de la guérir.

A. La rupture existe avant l'accouchement. — a. *Le fœtus est dans la cavité péritonéale*. — C'est la laparotomie d'urgence qui s'impose (sans position de Trendelenburg). On enlève fœtus, caillots et placenta (si c'est possible) et si *la plaie est petite,* on la suture ; on assure le drainage par un drain passant dans le cul-de-sac vaginal. On fait la toilette du péritoine et l'on referme l'abdomen cependant qu'un aide fait une injection de sérum artificiel.

Si la *plaie est large*, si la femme est déjà menacée d'infection, on fait l'hystérectomie sus-vaginale et l'on draine. Opère-t-on seul, l'état de la femme est-il désespéré, on pourra avoir recours au Porro classique, opération rapide et ne nécessitant pas une grosse éducation chirurgicale.

b. *Le fœtus est dans l'utérus*. — On l'extrait de la façon la moins dangereuse, pour ne pas agrandir la déchirure, on fait la délivrance artificielle.

Si la *déchirure est incomplète,* il suffit de tamponner l'utérus et le vagin.

Si la *déchirure est complète,* il faut faire l'hystérectomie, s'il y a un commencement d'infection. Si au contraire il n'y a pas d'infection et si l'on est seul, on se contentera de tamponner : la rétraction utérine facilite *parfois* la réunion spontanée de la brèche quand celle-ci n'est pas grande.

B. La rupture existe, après l'accouchement. — Si la déchirure est incomplète, on vide le segment inférieur des caillots qu'il contient, on fait une bonne injection chaude et l'on tamponne l'utérus sur lequel on peut agir en même temps par en dehors à l'aide d'un bandage de corps bien serré sur un gros tampon transversal appuyant sur le fond utérin (Bonnaire).

Si la déchirure est complète, on peut, pour arrêter l'hémorragie, prendre les lèvres dans une pince-clamp : en cas d'échec, l'hémorragie continuant en dépit de la pince et du tamponnement, il faut aller voir par laparotomie ce qui saigne, et faire pour le mieux de la femme.

CHAPITRE PREMIER

VERSION

La version a pour but de remplacer une présentation au détroit supérieur par une autre. Elle est dite *podalique* quand on amène le siège au-dessus de l'excavation, *céphalique* quand on y amène la tête. Elle est :

a. Par *manœuvres externes*, quand on agit à travers la paroi abdominale ;

b. Par *manœuvres internes*, quand on n'agit sur le fœtus que par la main entrée dans l'utérus ;

c. Par *manœuvres mixtes*, quand deux doigts agissent sur le fœtus dans l'utérus pendant que l'autre main agit à travers la paroi abdominale.

VERSION PAR MANOEUVRES EXTERNES

Ce procédé a été remis en honneur par M. Pinard. Dès qu'à la fin de la grossesse (huitième mois) on diagnostique une présentation de l'épaule ou du siège, on doit chercher à ramener la tête en bas. On place une main d'un côté de la tête et l'autre main de l'autre côté du siège ; *entre deux contractions* on exerce des pressions en sens inverse, de façon à amener la tête en bas. *On ne doit jamais déployer de force* sous peine de tuer le fœtus ou d'amener un accouchement prématuré ou un décollement du placenta.

A-t on réussi, pour maintenir la tête en bas, il est bon de mettre un bandage de corps qui maintient fixés de chaque côté de l'utérus d'épais tampons d'ouate haut de 25 centimètres et de 12 à 15 centimètres de diamètre. Dans la présentation de l'épaule, si l'on ne réussit pas la version céphalique, on essaie la version podalique : mieux vaut un siège qu'une épaule.

Est-il nécessaire de dire qu'on n'essaiera pas cette version quand il y aura engagement, quand les membranes seront rompues ou quand il y aura oligo-amnios, ou une malformation utérine empêchant l'enfant de tourner ? On ne la fera pas non plus s'il y a grossesse gémellaire, hydramnios (on ne pourrait maintenir la tête en bas) ou enfant mort.

On maintient la femme au lit tant que la présentation n'est pas engagée.

VERSION PAR MANŒUVRES MIXTES
(Version de Braxton-Hicks).

La version de Braxton-Hicks est une excellente opération pas assez connue, pas assez pratiquée. Elle est indiquée dans certains cas de *placenta prœvia* (Demelin) (le fœtus comprimant ensuite le placenta avec son siège arrête l'hémorragie) et dans la *présentation de l'épaule* avec rupture prématurée de l'œuf.

Elle se fait au début du travail, quand la poche des eaux s'est rompue trop tôt et spontanément, alors que la dilatation est incomplète.

On introduit la main dans le vagin; deux doigts passent dans le segment inférieur de l'utérus à la recherche d'un pied cependant que l'autre main, à travers la paroi abdominale, cherche à abaisser le siège et à l'amener dans l'aire du détroit supérieur. Un pied étant abaissé à la vulve, on laisse à l'utérus le soin de faire l'extraction du fœtus.

La *version céphalique* par manœuvres mixtes ne se fera que pour une *face* ou un *front* susceptibles d'être transformés en sommet.

VERSION PAR MANŒUVRES INTERNES

VERSION PROPREMENT DITE

La version proprement dite est toujours *podalique*. Les indications nous en sont connues : nous les citerons simplement, car nous les avons déjà précisées dans tout ce qui précède : ce sont : la présentation de l'épaule, la procidence du cordon, l'insertion vicieuse du placenta, les bassins plats, les bassins asymétriques, les cas où, la présentation étant restée mobile au détroit supérieur, il faut terminer rapidement l'accouchement.

Pour pouvoir faire une version, il faut :

1° Que le col soit complètement dilaté ou dilatable ;

2° Que la présentation ne soit pas profondément engagée et soit mobilisable ;

3° Que les membranes soient intactes ou rompues depuis peu de temps, de façon à ce que le *fœtus vivant* puisse évoluer dans un utérus non rétracté.

La version se fait surtout pour la présentation de l'épaule. S'il y a un bras procident, on y place un lacs qui lors du dégagement du tronc permettra d'abaisser facilement le membre qu'il commande. L'enfant pouvant venir en état de mort apparente, on préparera des linges chauds, un bain sinapisé chaud et un bain froid, de l'alcool, l'insufflateur, tout ce qu'il faut pour le ranimer. Comme pour l'accouchement par le siège, on aura à côté de soi le forceps tout stérilisé, en prévision de difficultés possibles pour la tête dernière.

On vide la vessie ; un lavement assure la vacuité du rectum. On rase, si possible, la vulve, on aseptise par un savonnage et brossage soignés le périnée, la vulve, le vagin; on fait une injection au sublimé faible ou au permanganate. La femme est mise dans la position obstétricale, les pieds reposant sur deux chaises entre lesquelles se place l'opérateur. Celui-ci fera bien de ne pas compter sur des parents pour tenir les jambes. Le lit doit être assez haut pour que l'opérateur ne soit pas gêné ; un drap par terre empêchera celui-ci de glisser. Des champs stérilisés seront placés sous le siège, sur la racine des cuisses et sur l'abdomen. La femme est anesthésiée si cela est possible (si le médecin a un aide). L'opérateur, les bras nus jusqu'au-dessus des coudes se nettoie très sérieusement les mains et les avant-bras (savon, alcool, sublimé ou oxycyanure) ; il évite ensuite tout contact septique, une main pouvant être appelée à suppléer l'autre. La main qui va entrer dans l'utérus est vaselinée sur sa face dorsale.

Quelle est la main qui doit opérer ? Il faut avant tout bien faire le diagnostic de position du fœtus (nous n'y revenons pas ici, voir *épaule*). En pratique on admet ceci :

α) Dans les dorso-antérieures, main de même nom que l'épaule qui se présente.

β) Dans les dorso-postérieures, main de nom contraire à l'épaule qui se présente.

S'il s'agit d'une *présentation céphalique,* on introduit la main de même nom que le côté du bassin occupé par l'occiput : la main droite si la tête est en O I D T, la main gauche si la tête est en O I G T.

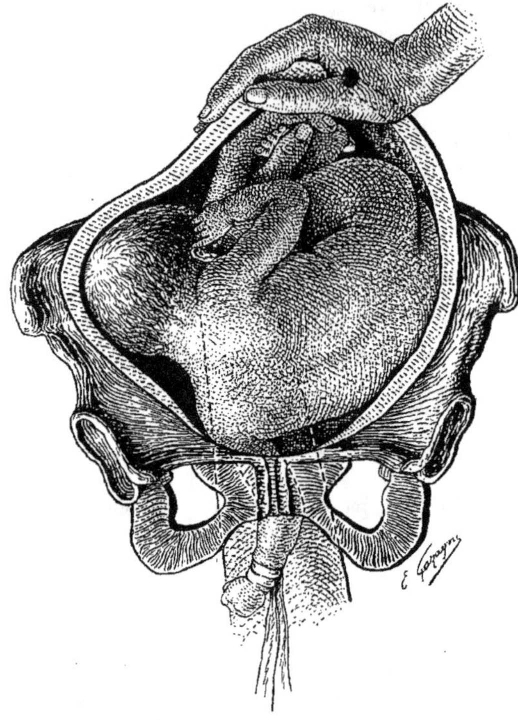

Fig. 59. — Présentation de l'épaule gauche en dorso-antérieur. La main gauche va au fond de l'utérus, longeant la paroi postérieure, saisir les pieds, manœuvre facilitée par la main droite qui abaisse le fond utérin.

INTRODUCTION DE LA MAIN ET SAISIE DES PIEDS. — La main qui n'opère pas va se placer sur la paroi abdominale, protégée par un champ stérilisé, et empaume le fond de l'utérus pour immobiliser celui-ci.

L'autre main disposée en cône, le pouce au milieu des quatre autres doigts rapprochés, entre doucement par des mouvements de vrille, dans le vagin, dans le col, rompt les membranes si elles sont intactes et entre franchement dans l'œuf, *entre deux contractions utérines.* « On est souvent frappé à ce moment de la saillie apparente que forme l'angle sacro-vertébral et on croit facilement à l'existence d'un rétrécissement du bassin qui n'existe pas » (Budin-Demelin). On abaisse le coude de façon à prendre l'axe du détroit supérieur; le poignet obstrue le col de sorte que le liquide encore contenu dans l'utérus y reste. Il faut aller droit au fond de l'utérus, en passant en arrière du fœtus (P. Dubois) ; c'est là qu'on trouvera toujours les pieds, toujours plus haut qu'on ne l'aurait supposé.

Si *théoriquement il y a un bon pied, le pied antérieur, en pratique le bon pied est le premier trouvé ; autant que possible on tâchera d'abaisser les deux pieds.*

Dans les dorso-antérieures, le pied antérieur est de même nom que l'épaule qui se présente ; dans les dorso-postérieures, c'est le pied de nom contraire à l'épaule qui se présente.

Il ne faut pas abaisser à la vulve une main pour un pied. — On les reconnaîtra aux caractères suivants : la main est dans le prolongement de l'avant-bras ; les doigts sont longs et le pouce est opposable aux autres doigts. Le pied fait un angle droit avec la jambe, les orteils sont courts et non opposables ; on sent les saillies du talon et des malléoles. Quand on a reconnu le bord interne d'un pied et son gros orteil, on reconnaît facilement quel pied l'on tient. On prend un pied entre l'index et le médius passés l'un sur le dos du pied, l'autre sur le talon.

Dès qu'une contraction survient, l'on arrête toute manœuvre.

Évolution du fœtus. — Il suffit de tirer, *dans l'intervalle des contractions,* sur le pied ou les deux pieds saisis, de haut en bas, *très en bas,* pendant que l'autre main repousse la tête de bas en haut pour faciliter la rotation du fœtus, qui doit se faire lentement, sans violence. Dès que les pieds sont à la vulve, on y met un lacs. *On ne tire jamais trop en bas, vers le sol, tant que la tête n'est pas dans l'excavation.*

La version, au sens strict du mot est terminée : on a changé la présentation. Les Allemands laissent l'utérus faire l'extraction du fœtus. En France, il est classique de terminer tout de suite cette extraction.

Extraction. — *C'est uniquement pendant les contractions utérines qu'on procédera à l'extraction.* — On saisit d'abord les jambes puis les cuisses avec une compresse stérilisée pour s'assurer une bonne prise. Cela devient un accouchement par le *siège,* nous renvoyons à ce chapitre pour les détails.

DIFFICULTÉS DE LA VERSION

Il est de nombreuses difficultés de la version observées en clinique et que le praticien doit bien connaître.

1° Difficultés a l'introduction de la main et a la saisie des pieds. — La *vulve* et le *vagin* peuvent être *étroits ;* avec beaucoup de vaseline et de patience on en triomphe. Un *thrombus* bouche-t-il le vagin : on l'incise, le vide et le tamponne. Le *cordon est procident.* Ou il ne bat pas et alors on ne s'en occupe pas ; ou bien il bat, et on l'entraîne dans l'utérus où on le lâche pour prendre les pieds. Il y a *procidence d'un ou de deux bras ;* on y met un ou deux lacs ; on sera sûr de ne pas avoir d'ennuis par le relèvement de ces membres.

Le *col est incomplètement dilaté ;* on le dilate par le procédé bimanuel ou s'il est rigide avec un gros ballon ; faire une version avec un col incomplètement dilaté c'est l'impossibilité certaine d'extraire la tête dernière, c'est la mort assurée de l'enfant, c'est risquer, si l'on insiste, un traumatisme sérieux pour ce col et pour le segment inférieur. La main est-elle surprise par une *contraction utérine ;* elle s'aplatit et s'immobilise pour en sentir moins les effets parfois très douloureux.

On *ne peut attraper un pied ;* l'index est mis dans le creux poplité, le pouce et le médius sur la face antérieure de la cuisse et de la jambe et l'on a ainsi une bonne prise.

Si le *dos est en arrière,* la main de nom contraire à l'épaule qui se présente ira directement en avant du fœtus prendre les pieds, c'est ce que Mme Lachapelle appelait *brusquer la version*.

La *rétraction de l'anneau de Bandl* sera forcée doucement ; il sera parfois bon de changer de main ; si la rétraction ne cédait pas même malgré le chloroforme, l'enfant serait bien compromis du fait de la rétraction utérine ; vivant, on essaie-

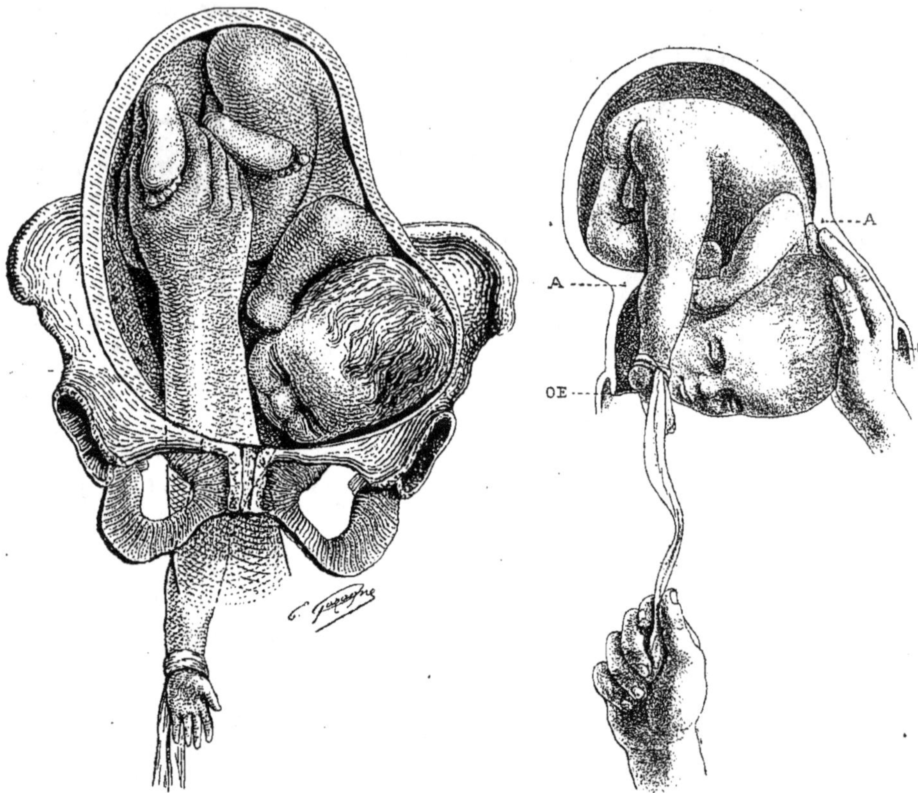

Fig. 60. — Version brusquée dans une dorso-posté-rieure. La main longeant la paroi utérine antérieure va directement saisir les pieds (d'après Tarnier, Budin et Maygrier).

Fig. 61. — Manœuvre du plan incliné de M. Budin pour faciliter l'ascension de la tête (d'après Budin-Demelin).

rait de l'avoir en luttant contre la rétraction de l'anneau par un gros ballon ; mort, on l'aurait par embryotomie.

2° DIFFICULTÉS DE L'ÉVOLUTION. — L'utérus n'étant pas rétracté, l'enfant évolue facilement. Il n'en est pas toujours ainsi. Le *pied abaissé peut remonter dès qu'on le lâche :* l'opérateur met un lacs dont il serre peu le nœud coulant autour de ses doigts et va à la recherche du pied remonté ; il l'abaisse, fait glisser le nœud coulant avec l'autre main au-dessus du pied, puis serre le nœud ; le lacs permettra ensuite de bonnes tractions.

La *tête peut ne pas remonter* vers le fond utérin surtout quand l'anneau de Bandl

est un peu rétracté. M. Budin conseille d'introduire une main dans le segment inférieur et de la glisser entre la tête et l'anneau ; elle jouera le rôle d'un *plan incliné*
sur lequel la tête remonte souvent facilement.

3° DIFFICULTÉS DE L'EXTRACTION DU FŒTUS. — α) *Passage du siège*. — L'opérateur a
abaissé un pied et sent une grande résistance ; le fœtus ne descend pas : c'est qu'il
a abaissé le *mauvais pied*, le *pied postérieur* : le fœtus est à cheval sur la symphyse ;
on peut aller à la recherche de ce pied et l'abaisser, manœuvre que l'on aide en
appuyant au-dessus de la symphyse pour faire reculer la fesse antérieure. Ou bien
on peut transformer le pied postérieur en pied antérieur en imprimant à la cuisse

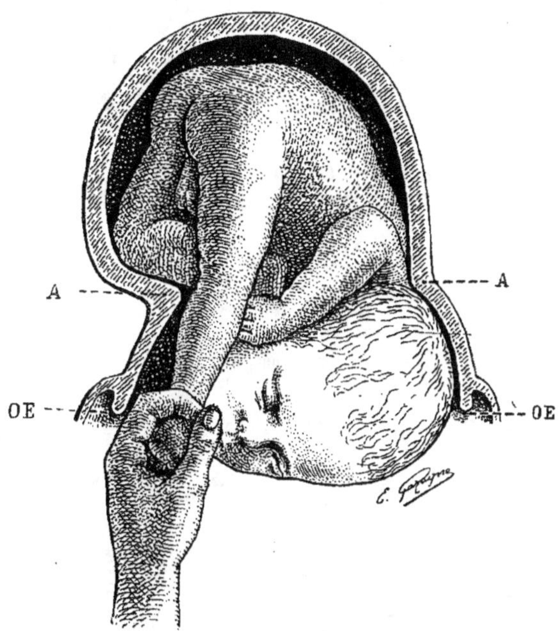

Fig. 62. — Évolution du fœtus gênée par anneau de Bandl (d'après Budin-Demelin).
A, A, rétracté.

tenue à pleine main un mouvement de torsion qui doit faire tourner le fœtus par sa
face dorsale ; le mauvais pied devient ainsi le bon pied.

Le *fœtus est à cheval sur son cordon*. — On cherche à le dégager en le faisant
passer sous la racine du membre inférieur qui est encore dans l'utérus ou bien on
le sectionne entre deux pinces.

β) *Passage des épaules*. — Le siège se dégage bien quand subitement il ne progresse plus : il ne faut pas y mettre de force et vouloir dégager le fœtus malgré la
résistance sentie : celle-ci tient à ce que les bras sont relevés tantôt en avant, tantôt
en arrière de la tête (fait plus rare). On tente d'abord d'abaisser le bras postérieur ;
on soulève le fœtus par les pieds ; la main dont la paume correspond naturellement
au dos du fœtus s'introduit le long de ce dos ; le pouce, l'index et le médius de cette
main se placent parallèlement à l'humérus et l'amènent en avant de la tête, faisant

moucher le fœtus ; le bras postérieur abaissé on a facilement l'autre ; si on ne peut l'atteindre, on peut en prenant les cuisses à pleines mains faire tourner le fœtus et

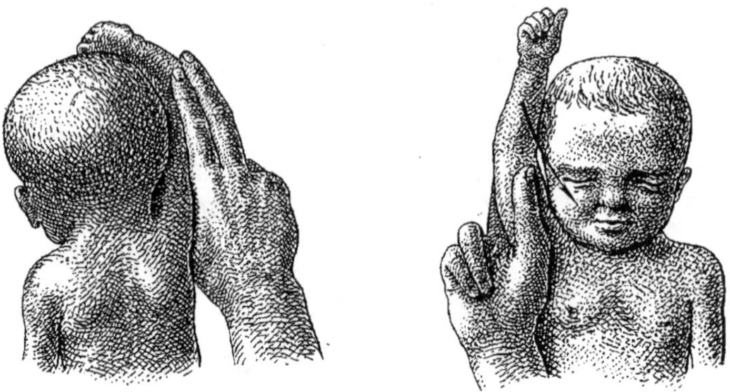

Fig. 63. — Bonne position des doigts (en attelles) pour abaisser un bras relevé en avant de la face près de la poitrine du fœtus (d'après Budin et Demelin).

amener ce bras antérieur en arrière vers le sacrum où on l'atteint plus facilement.

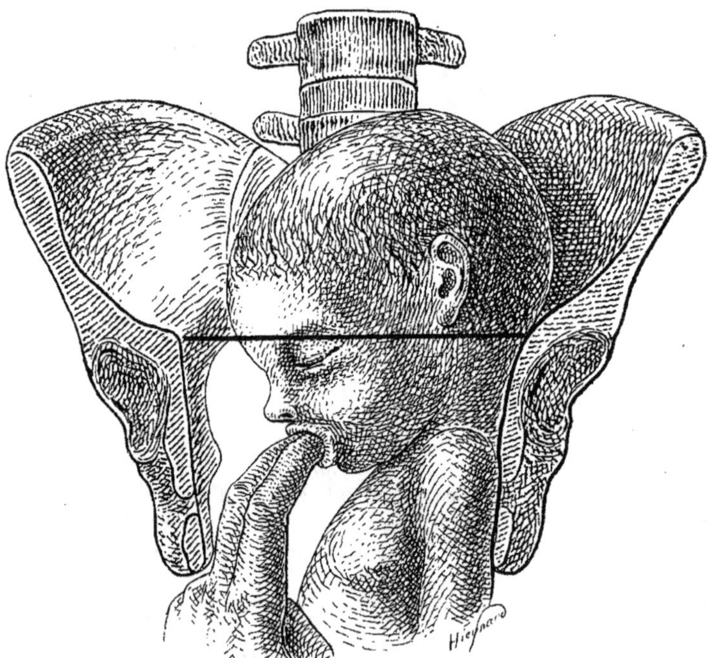

Fig. 64. — Un aide fait de l'expression à travers la paroi abdominale dans le sens des flèches (fig. 65) pour fléchir la tête et repousser l'occiput sur la paroi latérale du bassin(d'après Budin).

Quand un bras est relevé en arrière de la tête, il est parfois impossible de le rame-

ner en avant ; ou le prend encore avec trois doigts en attelle et on le fait glisser en
arrière et en bas le long du dos.

γ) *Extraction de la tête dernière.* — Quand la tête dernière est retenue par les

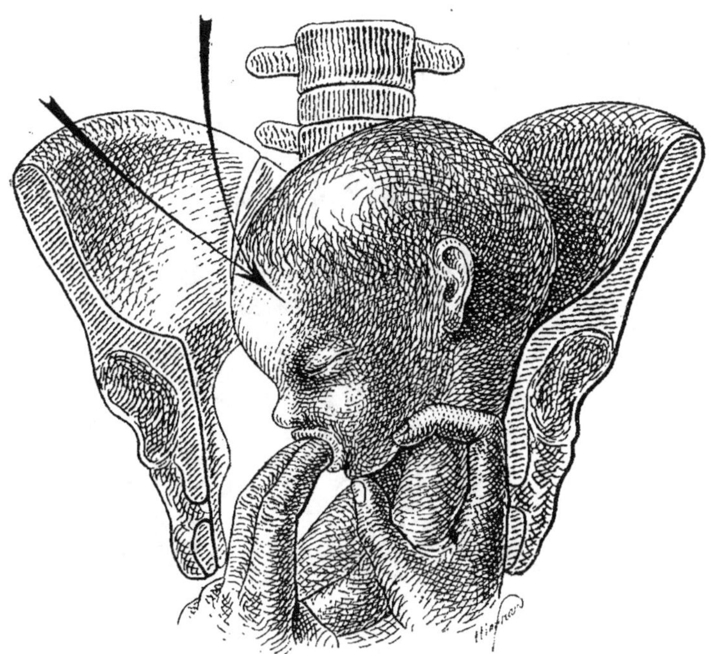

Fig. 65. — *Extraction de la tête dernière dans un bassin rétréci.* La tête est fléchie au maximum
et l'occiput est repoussé contre la paroi latérale pour amener le diamètre bi-temporal dans le
diamètre promonto-pubien minimum du détroit supérieur (d'après Budin).

parties molles, on l'extrait par le *forceps* que l'on a préparé d'avance : on relève le
tronc du fœtus et on passe les branches au-dessous de celui-ci.

La tête est dans l'excavation. — Elle est en occipito-sacrée. On peut, suivant le
conseil de Mme Lachapelle, glisser une main dans la concavité sacrée et aller
accrocher avec deux doigts la bouche qu'on cherche à ramener en arrière pour
faire le Mauriceau. Si l'on ne réussit pas, deux cas se présentent.

a. La *tête est fléchie ;* deux doigts passés dans la bouche tirent en bas la mâchoire
inférieure, cependant que l'on repousse le tronc de l'enfant en bas et en arrière
(dégagement dos sur dos).

b. La *tête est défléchie ;* on tire sur les cuisses les épaules en haut et en avant
(dégagement ventre sur ventre) (Budin-Demelin).

Si l'on échoue, dans les deux cas, on fait un forceps.

La tête est au détroit supérieur. — α) *La tête est en occipito-pubienne.* — Cet
enclavement au-dessus du diamètre promonto-pubien est souvent dû à une expression abdominale trop prolongée (Budin). Il suffit de continuer cette expression en

même temps que l'on fait de bonnes tractions; la tête tourne un peu et passe.

β) *La bouche est au-dessus du pubis.* — C'est encore le résultat d'une expression trop prolongée et surtout mal faite. Au toucher on sent le sillon rétro-auriculaire dirigé en arrière. Mme Lachapelle conseillait d'aller accrocher la bouche avec un doigt pour la ramener en arrière. Si l'on échoue, on peut (Budin) refouler le menton de côté et en arrière à la rencontre de la main qui ne peut l'atteindre en appuyant au-dessus de la symphyse d'*avant en arrière et de bas en haut*.

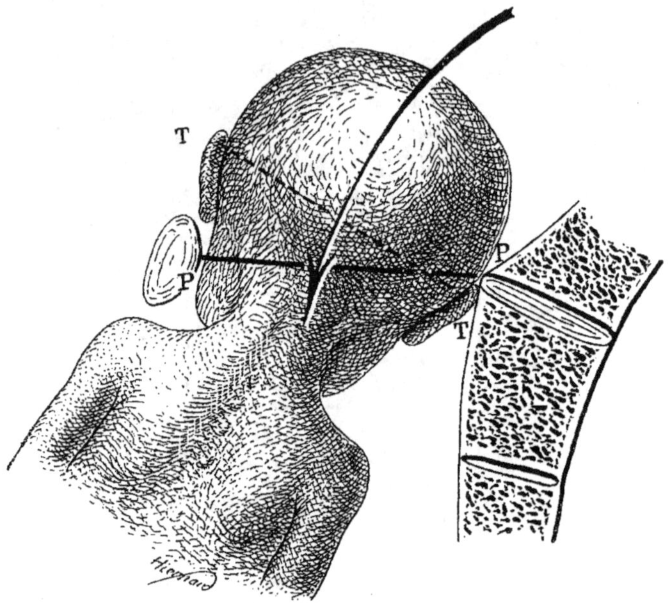

Fig. 66. — Traction *en avant et en bas* pour engager le pariétal postérieur
(d'après Budin).

Pour éviter ces deux complications, le mieux est de ne pas prolonger trop l'expression qui a servi d'abord à faire évoluer le tronc.

γ) *La tête est en travers au-dessus du détroit supérieur.* — Il faut alors avoir recours à la *manœuvre de Champetier de Ribes* complétée par les manœuvres préconisées par M. Budin, ayant pour but de reproduire l'asynclitisme qui se fait si souvent de façon spontanée dans le bassin plat.

Il faut : 1° Fléchir l'extrémité céphalique, en mettant un ou deux doigts dans la bouche de l'enfant, et refouler la nuque d'un côté du bassin de façon à l'appliquer sur la ligne innominée ;

2° Exercer des tractions sur les épaules et sur le maxillaire inférieur;

3° Si la tête ne descend pas, on ne doit pas se borner à ces tractions sur les épaules et sur le maxillaire inférieur. Pour que la tête double le promontoire :

a. On incline d'abord l'extrémité céphalique sur son pariétal postérieur, en relevant le tronc et en refoulant, avec la main qui est à cheval sur les épaules, le cou de l'enfant en avant (Budin) vers le pubis.

b. Puis on appuie sur le cou avec l'index de la même main, mais en pressant d'avant en arrière (Budin). Le diamètre transverse de la tête franchit alors le détroit supérieur.

4° On a recours à l'expression à travers la paroi abdominale : un aide appuie sur la région frontale du fœtus (Champetier de Ribes) et suivant l'axe du détroit

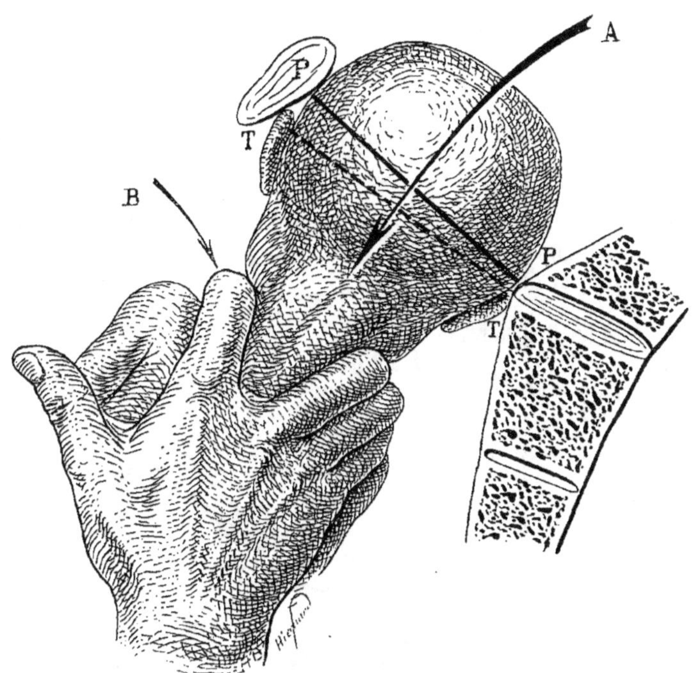

Fig. 67. — Traction *en arrière et en bas* pour engager le pariétal antérieur
(d'après Budin).

supérieur. Il fléchit ainsi la tête, appuie sa nuque sur la ligne innominée et contribue à l'engagement.

On termine l'extraction de la tête dernière dans l'excavation par la manœuvre de Mauriceau.

FORCEPS

On se sert aujourd'hui surtout du forceps de *Tarnier*, instrument à branches croisées, conçu de telle manière que :

1° Il permet de tirer dans l'axe, grâce à la courbure périnéale représentée par les tiges de traction et la tige de l'appareil de traction réunie au palonnier.

2° Il laisse à la tête saisie toute sa mobilité.

3° Les branches de préhension jouent le rôle d'aiguille indicatrice.

De nombreux inconvénients étant inhérents aux branches croisées, M. Demelin

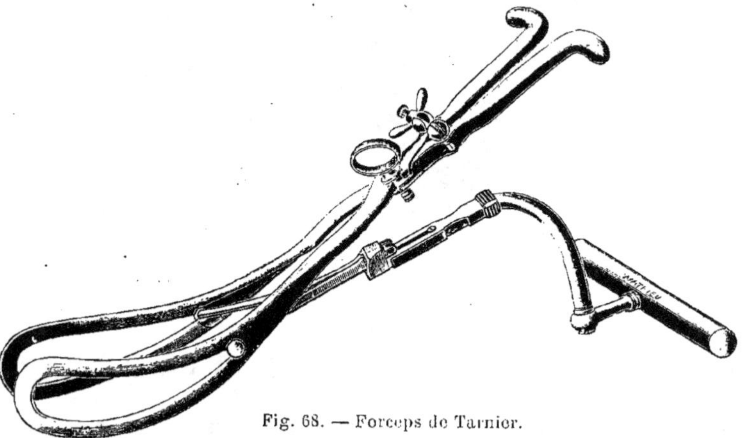

Fig. 68. — Forceps de Tarnier.

reprenant les principes de Chassagny a imaginé un forceps à branches parallèles. Nous ne nous occuperons ici que du forceps Tarnier.

Le forceps est avant tout et surtout un appareil d'extraction.

Conditions nécessaires pour une application du forceps. — L'orifice utérin doit être *complètement dilaté* ou facilement dilatable.

La poche des eaux doit être rompue.

Le bassin ne doit pas être trop rétréci pour gêner la prise et l'extraction du fœtus.

Il faut une présentation de la tête ou du siège engagée.

Indications du forceps : Ce sont :

1° *Des anomalies des forces expulsives*, inertie utérine, rétraction utérine;

2° *Des obstacles mécaniques à l'accouchement*, résistance du plancher pelvien (surtout chez les primipares; en pratique, on intervient quand environ deux heures après la dilatation complète l'accouchement ne se fait pas; si l'enfant souffre, on pourra intervenir plus tôt; s'il ne souffre pas et si la mère n'est pas fatiguée, on peut attendre plus longtemps), occipito-postérieures, rétrécissements du bassin, thrombus, tumeurs, excès de volume du fœtus, siège décomplété mode des fesses, brièveté du cordon.

3° *Des accidents de l'accouchement*, éclampsie, troubles gravido-cardiaques, tuberculose, hémorragies (pour la mère), état de souffrance de l'enfant caractérisé par les modifications des bruits du cœur et perte du méconium.

Conditions nécessaires pour faire une bonne prise. — La prise doit être *solide* pour ne pas déraper, *inoffensive* pour la mère et pour l'enfant. L'application de forceps est faite pour aider l'accouchement, pour suppléer l'utérus; elle doit donc *reproduire le mécanisme normal de l'accouchement de la présentation pour laquelle elle est faite.*

La tête fœtale est un ovoïde à *grand axe occipito-mentonnier;* c'est avec cet axe que doit coïncider *l'axe des cuillers;* cette condition sera remplie quand les cuillers embrasseront les *régions pariéto-malaires;* les cuillers sont alors entre l'angle externe de l'œil et l'oreille et affleurent le menton par leur bec.

La courbure pelvienne (suivant les bords) embrassera toujours dans sa concavité l'arc antérieur du bassin, quelle que soit la position de la présentation.

L'ovoïde céphalique place son grand axe dans l'axe de l'excavation qui est d'abord dirigé en bas, puis en avant, puis en haut; or l'axe des cuillers prolongé passe par le milieu du palonnier; comme, dans

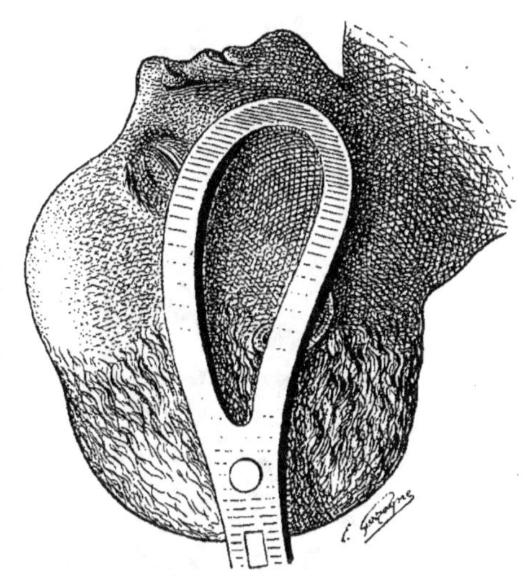

Fig. 69. — Prise pariéto-malaire de la tête fléchie (Tarnier, Budin et Demelin).

la bonne prise, il coïncide avec le grand axe de la tête; en tirant sur le palonnier on tire bien la tête suivant le grand axe pelvi-génital. On est sûr de suivre ce grand axe du petit bassin en suivant la direction donnée par la tête aux manches du forceps, véritable aiguille indicatrice (Tarnier). *Il suffit pour cela de maintenir la tige horizontale du tracteur à un travers de doigt des manches.*

Manuel opératoire général. — Les règles générales sont les mêmes pour toutes les applications. Il faut faire une antisepsie soignée du périnée, de la vulve et du vagin, après évacuation de la vessie et du rectum. La femme est mise en position obstétricale en travers du lit, les cuisses fléchies et écartées, les pieds reposant sur deux chaises ou sur les genoux de l'opérateur. Dans certains cas simples, M. Bonnaire conseille de laisser la femme dans son lit, de façon à ne pas l'effrayer et à ce qu'elle ne se doute pas de ce qu'on lui fait.

1° *Introduction et mise en place des branches.* Il ne *faut pas commencer* son application de forceps *avant d'être absolument certain de la position très exacte de la présentation*. Passer plusieurs minutes pour bien préciser le diagnostic, soit dans la majorité des cas en reconnaissant la suture sagittale et une fontanelle ou les deux fontanelles, soit, dans les cas difficiles, comme le recommande M. Pinard, en allant à la recherche de l'oreille postérieure ; c'est encore le plus sûr moyen d'aller vite et de faire une bonne prise.

La branche gauche sera tenue de la main gauche, introduite à gauche sur la main droite servant de guide.

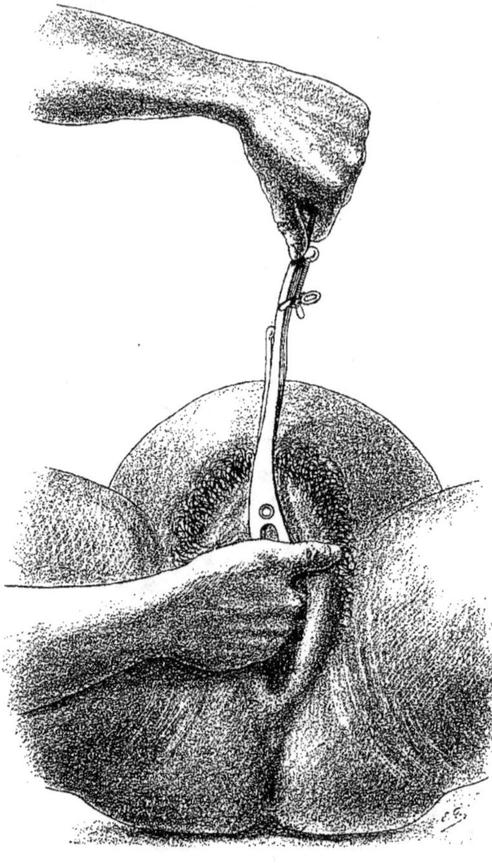

La branche droite sera tenue de la main droite et introduite à droite sur la main gauche guide.

On introduit toujours première la branche qui doit rester en arrière de la présentation.

On ne déploiera pas de force sous peine de léser les parties maternelles et de repousser en haut la présentation ou de la faire tourner. Les doigts guides sentiront si la cuiller ne pince pas le col, le cordon ou un membre procident.

ARTICULATION DES BRANCHES. — Les deux branches étant bien placées doivent s'articuler d'elles-mêmes. On serre la vis d'articulation puis modérément la vis de pression. On touche pour s'assurer que la *présentation est prise, bien prise et seule prise*. On pousse en dehors les deux petites tiges de traction on les fait entrer bien parallèles dans la douille carrée du tracteur et l'on pousse le verrou.

Fig. 70. — Introduction de la première branche tenue verticalement (d'après Budin-Demelin).

EXTRACTION. — On ne tire que sur le palonnier, *pendant les contractions*. On ne se servira que des muscles fléchisseurs de l'avant-bras, et l'on tirera doucement, sans à-coup. Dès que la tête est en partie dégagée hors de la vulve, on se débarrasse du tracteur et, prenant les manches d'une main, on relient la tête pour l'empêcher de sortir trop brusquement ; l'autre main soutient le périnée.

Quand la présentation est dégagée, il suffit de desserrer la vis de pression pour libérer le forceps.

APPLICATIONS DE FORCEPS SUR LE SOMMET

Le sommet est à la vulve ou au détroit inférieur, dans l'excavation, au détroit supérieur.

APPLICATIONS DU FORCEPS A LA VULVE OU AU DÉTROIT INFÉRIEUR. — 1° *Tête en occipito-pubienne.* — La *prise est directe*, parce que la rotation de la tête est faite. On introduit première la *branche gauche*, tenue de la *main gauche, verticalement*, le bec reposant sur deux doigts de la main droite qui servent de guides et dépriment la fourchette. Dès que le bec est bien entré sous la tête, on abaisse le manche vers la cuisse droite, le bec va se placer à l'extrémité gauche du diamètre transverse de l'excavation. Le manche est alors horizontal ; son crochet regarde directement à droite. Un aide prend cette branche et la maintient ainsi posée.

On prend la branche droite, tenue de la main droite que l'on introduit de même sur deux doigts de la main gauche guides ; on abaisse le manche vers la cuisse gauche jusqu'à ce qu'il soit horizontal.

On articule les deux branches, mais on *serre très peu la vis de pression* ; on touche pour voir si la tête est prise, bien prise, seule prise, et l'on adapte le tracteur.

On tire sur *le palonnier*, pendant les *contractions utérines*, en *maintenant la tige horizontale du tracteur à un travers de doigt des manches.*

Dès que la nuque apparaît bien hors de la vulve, il faut enlever le tracteur, prendre les manches dans la main gauche pour lutter contre une sortie trop brusque de la tête qui déchirerait le périnée ; la main droite empaume celui-ci et tout en le déprimant facilite, par de douces pressions de bas en haut la déflexion de la tête. Comme dans l'accouchement spontané, il faut régler la sortie de la tête et savoir *agir avec lenteur*, en prévenant l'entourage, de façon à ne pas passer pour un maladroit, de la nécessité de cette lenteur opératoire pour la mère.

2° La tête est en occipito-sacrée. — Le meilleur moyen de bien diagnostiquer cette position sera de s'asseoir devant la femme placée en travers du lit ; on pourra alors, par le toucher, reconnaître derrière la symphyse la fontanelle antérieure à 4 sutures qui avait pu en imposer à un examen ordinaire rapide pour la fontanelle postérieure.

On place ces branches comme s'il s'agissait d'une occipito-pubienne. La femme est une *multipare*, à tissus souples : il est possible de dégager lentement en O S. L'enfant semble-t-il gros ou la femme est-elle *primipare :* il faut alors *convertir l'occipito-sacrée en occipito-pubienne* par une rotation de 180 degrés. *Il faudra bien se garder de vouloir tourner sur place ;* on exécutera avec les manches un grand mouvement de rotation ; plus la rotation externe des manches sera grande, plus la rotation interne des becs se fera facilement ; la rotation se fera avec l'index et le petit doigt de la main droite placés sur les crochets, pendant que la main gauche tiendra le palonnier immobile. Les branches raseront la cuisse opposée au côté où se trouvait d'abord l'occiput avant sa rotation en O S et pendront verticalement quand la grande rotation sera finie. Le forceps est renversé ; on tire sur le palonnier en se maintenant toujours à un travers de doigt des branches.

APPLICATIONS DE FORCEPS DANS L'EXCAVATION

La tête est dans un diamètre oblique ; la *prise de forceps est oblique*. On introduit toujours première la cuiller postérieure : dans les *positions antérieures*, cette *cuiller* est de *même nom* que la position : G A = cuiller gauche, D A, cuiller droite ; dans les *positions postérieures* cette *cuiller est de nom contraire* D P = cuiller gauche, G P cuiller droite.

POSITION ILIAQUE GAUCHE ANTÉRIEURE O I G A. — Le toucher révèle la suture sagittale dans le diamètre oblique gauche, la fontanelle postérieure en avant et à gauche ; il faudra placer les cuillers aux extrémités du diamètre oblique droit.

On introduit *première la branche gauche* tenue de la main gauche d'abord verticalement en arrière, sur deux doigts de la main droite ; quand le bec est bien dans la concavité sacro-coccygienne, on abaisse lentement et doucement le manche en le rapprochant de la cuisse gauche à laquelle il doit être parallèle. On *n'enfoncera jamais trop profondément les cuillers*, d'autant plus que la bosse séro-sanguine pourra souvent faire croire la

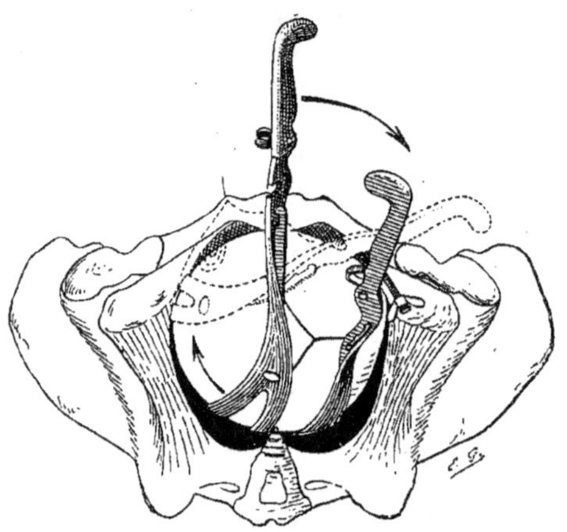

Fig. 71. — Tour de spire de Mᵐᵉ Lachapelle.

tête plus basse qu'elle ne l'est réellement. Le crochet du manche regarde en avant et à droite, le manche est oblique en haut et à gauche. On confie la branche posée à un aide.

La *branche droite*, tenue de la *main droite*, est introduite sur deux doigts de la main gauche guides, d'abord verticalement en arrière, par-dessus l'autre branche ; on amène la cuiller droite à sa place, c'est-à-dire en avant et à droite, à l'aide du *tour de spire de Mᵐᵉ Lachapelle ;* on dirige le bec de la cuiller en arrière et à droite et on abaisse le manche progressivement en rasant la symphyse, puis la cuisse gauche jusqu'à ce qu'il repose couché sur le manche gauche, parallèle à celui-ci ; il faut faire la rotation externe grande et bien abaisser le manche droit entre la cuisse gauche et le manche gauche, au-dessous de l'anus. Ce mouvement bien fait doit se faire très facilement, sans violence, sans grande résistance. Les deux branches bien posées doivent s'articuler tout naturellement. On contrôle par le toucher pour voir si la tête est prise, bien prise, seule prise et l'on met le tracteur. On se rappelle que le sommet tourne sur le plancher périnéal et *l'on commence par bien abaisser à fond ce sommet.* Quand une partie de la nuque sort de la vulve (on n'abaisse jamais trop le sommet), alors ou le sommet tourne en O P de lui-même, ou bien à deux doigts on fait cette rotation. On dégage alors comme nous l'avons dit pour l'O P.

Position droite postérieure (O. I D P). — Deux cas se présentent en clinique : la tête est bien fléchie ou bien elle est incomplètement fléchie.

a. *La tête est bien fléchie.* — Au toucher on sent la fontanelle postérieure au milieu de l'excavation, on suit la suture sagittale, mais on n'atteint pas la fontanelle antérieure qui est en regard de l'éminence ilio-pectinée gauche.

M. Budin conseille alors de prendre la tête comme s'il s'agissait d'une *gauche antérieure*, c'est absolument la même technique que celle que nous venons de décrire : branche gauche première, branche droite posée par le tour de spire de Mme Lachapelle, bien reporter l'extrémité des manches vers la cuisse gauche, *bien abaisser la tête sur le périnée* et alors seulement faire le grand mouvement de rotation en portant les branches en bas et en arrière de façon à ce que l'occiput se place successivement en D T, D A, puis sous la symphyse. Le forceps est placé à l'envers ; on dégage en suivant les manches dans leur mouvement de bas en haut.

b. *La tête est mal fléchie.* — On sent au toucher la fontanelle postérieure très en arrière et à droite, la suture sagittale entière et la fontanelle antérieure. M. Bonnaire conseille alors l'emploi d'un *forceps spécial dit fléchisseur* portant à la base des cuillers une grande coudure à angle droit qui embrassera le périnée : c'est une modification du forceps de Tarnier, dit en chapeau de gendarme. A défaut de ce forceps, on pourra se servir du forceps de Tarnier ordinaire, à la condition de déprimer au maximum le périnée. On se représentera bien par la pensée la position de la tête ; on introduira la *branche gauche première et l'on en ramènera le manche très en bas, en arrière, sous la cuisse droite.* Puis on introduira la cuiller droite que l'on mettra à sa place en avant et à droite par le grand tour de spire (*éviter dans ce mouvement de faire tourner la tête*). Quand les deux manches sont parallèles (il faut déprimer solidement le périnée, car, pour que la prise fût idéale, les branches devraient traverser l'échancrure sciatique, Bonnaire), on les articule, on vérifie la prise et l'on met le tracteur.

Pour *compléter la flexion, on relève les manches de bas en haut et de droite à gauche* (quant à la femme) jusqu'à la ligne médiane ; on abaisse alors cette tête bien fléchie et, quand elle apparaît à la vulve, on fait la grande rotation en rasant la symphyse, la cuisse gauche et en terminant en bas et très en arrière. Le dégagement se fait ensuite facilement.

M. Pinard conseille de transformer la droite postérieure en droite transverse, en appuyant avec la main placée en arrière de la tête (manœuvre de Loviot) ; on fait alors sur le sommet en transverse une prise comme s'il s'agissait d'une droite antérieure, ce qui évite le renversement du forceps. On a reproché à cette manœuvre de pouvoir faire remonter la tête, de risquer de défléchir davantage la tête, de rendre possible une procidence du cordon (Maygrier). Le renversement du forceps, dangereux avec le forceps de Levret, ne l'est pas avec le forceps de Tarnier.

Nous avons signalé dans l'introduction de la seconde branche, la possibilité de faire tourner la tête ; parfois cette introduction dans un bassin vicié est réellement difficile. M. Bonnaire conseille alors d'introduire la main gauche sous l'arc antérieur du bassin à droite et de glisser sous cette main guide directement en place la cuiller droite (manœuvre de Baudelocque).

Le sommet est en droite-antérieure O I D A. — On introduit *première la cuiller droite* qui va se placer à l'extrémité postérieure (droite) du diamètre gauche. La branche gauche introduite verticalement est amenée en avant et à gauche par un tour de spire. Elle repose alors sur la branche droite. Pour les articuler, *il faut décroiser les deux manches* en déplaçant le moins possible les deux cuillers. Le manche gauche étant passé au-dessous du droit on peut articuler.

On contrôle la prise par le toucher, on met le tracteur, on abaisse bien la tête, on fait la rotation (un doigt sur chaque crochet) et l'on dégage.

LE SOMMET EST EN GAUCHE-POSTÉRIEURE O I G P. — La prise se fera absolument comme dans la droite antérieure, si la tête est bien fléchie. On introduira les cuillers dans le même ordre, droite première en arrière et à droite, gauche seconde en avant et à gauche et l'on ramènera les manches très en bas et à gauche (par rapport à la mère), si la tête est mal fléchie. On fera après avoir bien abaissé le sommet une grande rotation externe qui l'amènera en transverse, puis en G A, puis sous la symphyse, et l'on dégagera.

Quand le sommet est en transverse on fait la prise comme s'il s'agissait d'une antérieure.

FORCEPS AU DÉTROIT SUPÉRIEUR

Pour faire une application de forceps au détroit supérieur, il faut que la tête soit fixée. Si le sommet est en oblique (bassin justo-minor), on fait la prise comme s'il était dans l'excavation (on articule dans le vagin).

Si le sommet est en transverse (bassin plat), et c'est la règle, il faut encore faire une *prise oblique*, la seule solide et non dangereuse pour la mère et pour l'enfant. On agit encore comme si la tête était dans l'excavation, dirigeant donc la courbure pelvienne du côté de l'occiput (Budin, Maygrier, Bonnaire). Pour d'autres auteurs (Fochier, Bar, Demelin), il vaut mieux tourner la courbure pelvienne vers la face. On introduira les cuillers très profondément, on articulera les manches dans le vagin. L'accoucheur *tirera très en bas et très en arrière*, assis par terre, et les pieds sous le lit, jusqu'à ce que la tête soit bien dans l'excavation.

APPLICATIONS DU FORCEPS SUR LA FACE

Ce sont les mêmes règles générales que pour le sommet avec cette différence cependant que la *face tourne dans l'excavation et non pas sur le plancher périnéal*. On ne cherchera donc pas, comme dans le sommet, à abaisser la face à la vulve avant de la faire tourner; ce serait le meilleur moyen de la bloquer. Il faut la faire tourner dans l'excavation, amener le menton sous la symphyse et seulement alors abaisser la face et la dégager par un mouvement de flexion.

La *mento-sacrée* doit de toute nécessité être transformée en *mento-pubienne*.

Mento-postérieures. Pour celles-là, plus encore que pour les occipito-postérieures, M. Bonnaire recommande l'emploi du *forceps* spécial qui, fléchisseur pour le sommet, devient *défléchisseur* pour la face, et l'introduction directe de la deuxième cuiller, l'antérieure, à la Baudelocque pour ne pas déplacer la face.

APPLICATIONS DE FORCEPS SUR LE SIÈGE DÉCOMPLÉTÉ MODE DES FESSES

Le forceps sur le siège décomplété mode des fesses, nous l'avons vu, ne se pose que dans les positions postérieures. On place le forceps comme s'il s'agissait d'un sommet, mais on ne prend dans les cuillers que les cuisses; les grands trochanters sont dans les fenêtres.

APPLICATIONS DE FORCEPS SUR LA TÊTE DERNIÈRE

Il faut, nous l'avons dit, toujours avoir le forceps prêt quand on fait un siège ou une version, parce qu'on peut toujours avoir la tête dernière retenue par l'anneau de Bandl, par le col, par le périnée.

Si la *tête est en occipito-pubienne*, on confie les pieds de l'enfant à un aide pour qu'il relève verticalement le tronc; sous celui-ci on fait une prise directe, en ayant bien soin de ne pas prendre le col utérin, ni le cordon dans une cuiller. On tire lentement pour ne pas avoir de déchirure cervicale ou périnéale.

Si la *tête est en occipito-sacrée*, deux cas se présentent : α) La *tête est fléchie*. On place le forceps par-dessus le fœtus, en laissant pendre celui-ci.

β) La *tête est défléchie*. On fait l'application au-dessous du fœtus.

CHAPITRE III

ACCOUCHEMENT PRÉMATURÉ PROVOQUÉ

C'est l'interruption, dans un but thérapeutique, d'une grossesse ayant atteint ou dépassé cent quatre-vingts jours. Les résultats en sont d'autant meilleurs qu'on pratique cet accouchement plus près du terme.

Indications. — 1° *Bassins rétrécis,* presque toujours *rachitiques* de 9,5 à 8 centimètres de promonto-pubien-minimum (bassin justo-minor) 7^{cm},5 (bassin plat).

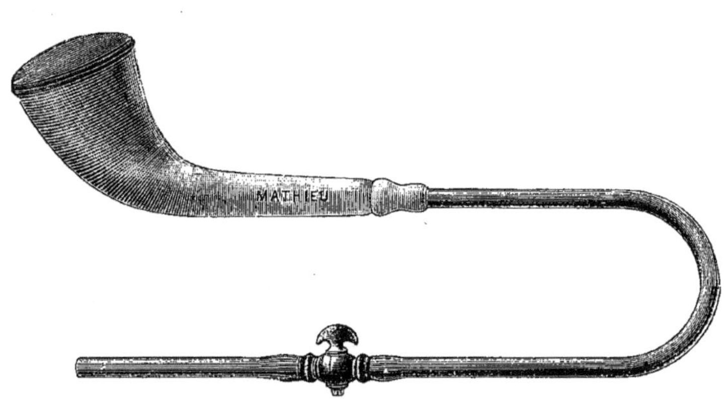

Fig. 72. — Ballons du Dr Champetier de Ribes.

De 7,5 à 6 on ne pratiquera l'accouchement prématuré que si la femme refuse nettement une opération sanglante (césarienne ou symphyséotomie). Pour les bassins *asymétriques,* il faut toujours bien évaluer l'âge de la grossesse, le rétrécissement pelvien (toucher mensurateur), les rapports entre la tête fœtale et le bassin (palper mensurateur) et, si on le peut, l'ossification de la tête (réduction souvent possible du bi-pariétal de 5 millimètres). Dans le cas de bassin à peu près *normal,* l'indication peut venir de gros enfants aux grossesses antérieures.

2° *Maladies générales ou complications du fait de la grossesse.* Vomissements incoercibles, albuminurie, éclampsie, cardiopathies mal compensées, tuberculose pulmonaire avec granulie ou phtisie laryngée, anémie pernicieuse progressive (quand les hématies tombent au-dessous de 2 millions et l'hémoglobine au-dessous de 40 p. 100 Bonnaire et Devraigne). Tumeur abdominale produisant dypsnée.

3° *Maladies de l'œuf.* Hydramnios aiguë, hydro-hématorrhée (comme pour ané-

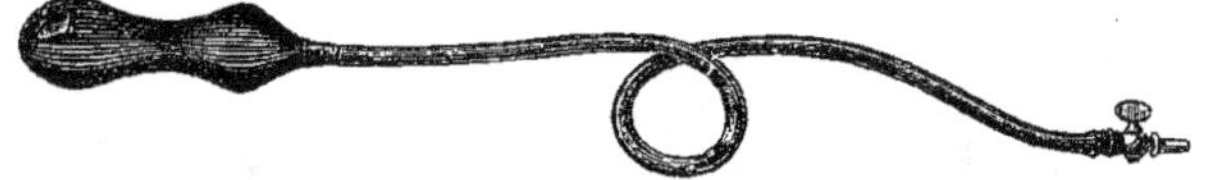

Fig. 73. — Ballon de Barnes.

mie pernicieuse). Insertion vicieuse du placenta avec hémorragies répétées.

4° *État du fœtus.* Hydrocéphalie, mort habituelle.

PROCÉDÉS OPÉRATOIRES très nombreux, d'efficacité variable avec les utérus dont la contractilité est si variable. Ils agissent :

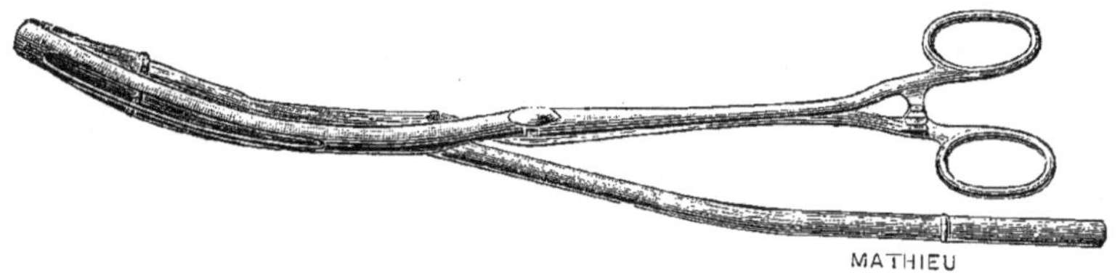

Fig. 74. — Pince servant à introduire un ballon dans l'utérus.

α) *Par excitation simple de l'utérus* produite :

1° *Par voie sanguine,* médicaments dits ecboliques (ergot de seigle, quinine, pilocarpine, sucre).

2° *Par excitation réflexe* (bains chauds, excitation des mamelles, massage de l'utérus à travers la paroi abdominale, tamponnement vaginal, douche de Kiwisch, colpeurynter.

3° *Par excitation directe de l'utérus* au niveau du *col* (tamponnement intra-

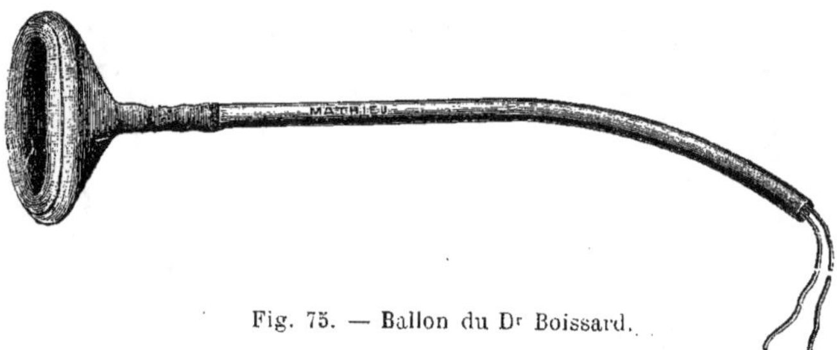

Fig. 75. — Ballon du Dr Boissard.

cervical, ballons de Barnes, électrisation), du *segment inférieur* (décollement du pôle inférieur de l'œuf, rupture des membranes, ballon excitateur de Tarnier), du *corps* (injections profondes, procédé de Krause).

β) *Procédés agissant par excitation et dilatation.* — Écarteur-excitateur de Tarnier, ballons dilatateurs de Champetier de Ribes, Boissard.

Conduite générale. — La multiplicité des procédés en prouve suffisamment la non-efficacité fréquente. Si l'on peut réussir parfois avec un seul, on sera souvent forcé d'en employer plusieurs. On réussit toujours en procédant comme il suit (Bonnaire, Demelin). Faire deux jours avant l'intervention une antisepsie

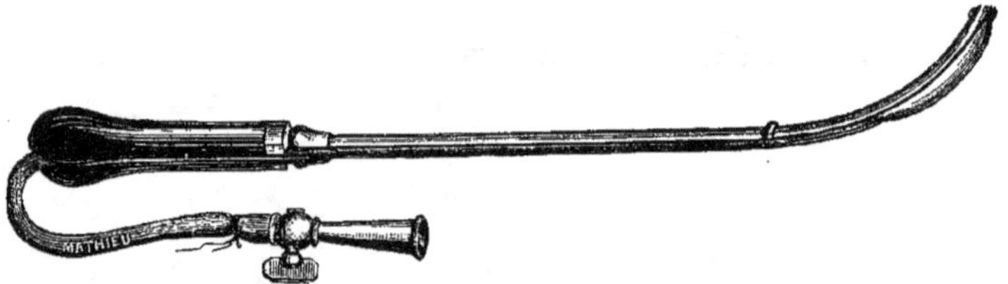

Fig. 76. — Ballon de Tarnier avec son conducteur métallique.

soignée de la vulve et du vagin, l'évacuation du rectum. Tamponner de façon sérieuse le vagin avec de la gaze aseptique pénétrant si possible dans le col. Cela peut suffire. Le lendemain on enlève le tampon s'il n'a rien donné et l'on introduit le ballon excitateur de Tarnier. La sonde de Krause introduite aseptiquement échoue souvent. Si, par hasard, on ne peut introduire le ballon de Tarnier, il suffit de dilater un peu le col avec quelques bougies de Hégar jusqu'à ce qu'on puisse passer le conducteur métallique dudit ballon. Trois ou

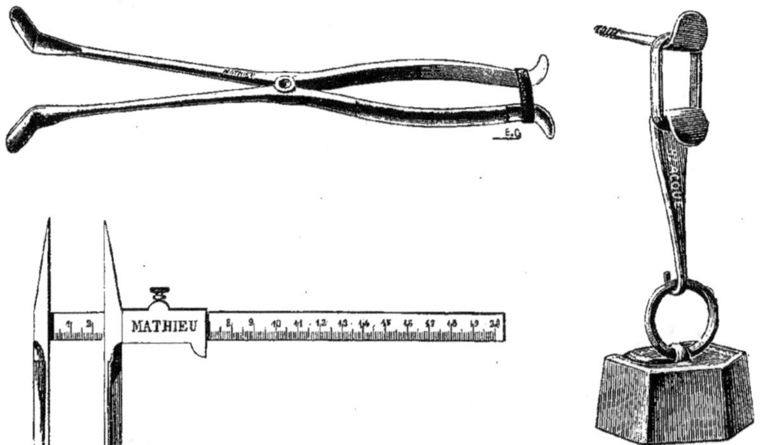

Fig. 77. — Écarteur Tarnier et glissière pour mesurer l'écartement.

Fig. 78. — Dispositif facile à réaliser pour toujours mesurer la force donnée sur l'écarteur.

quatre heures après ou bien le ballon est dans le vagin intact ou bien il est crevé non sans avoir commencé la dilatation du col. On achève celle-ci par l'écarteur-excitateur de Tarnier. Avec deux crochets dont l'un est fixé dans un mur, on peut toujours étant donné l'écartement produit par un, deux ou trois anneaux de caoutchouc repliés ou non, voir à quelle force correspond cet écartement; 800 *à* 1.200 *grammes suffisent* (Bonnaire). Enlever l'écarteur au bout de trois ou quatre heures, laisser la femme au repos un temps égal, puis reposer l'écarteur quatre

heures suivant un autre diamètre pour ne pas traumatiser le col. On peut faire
ainsi trois séances d'écarteur. Si le col est particulièrement rigide et cède peu,
on essaiera un gros ballon dilatateur en surveillant s'il ne se produit pas de
déplacement de la présentation, ni de procidence du cordon. Sinon, étant donné
que le travail provoqué dure depuis vingt-quatre ou quarante-huit heures (limite

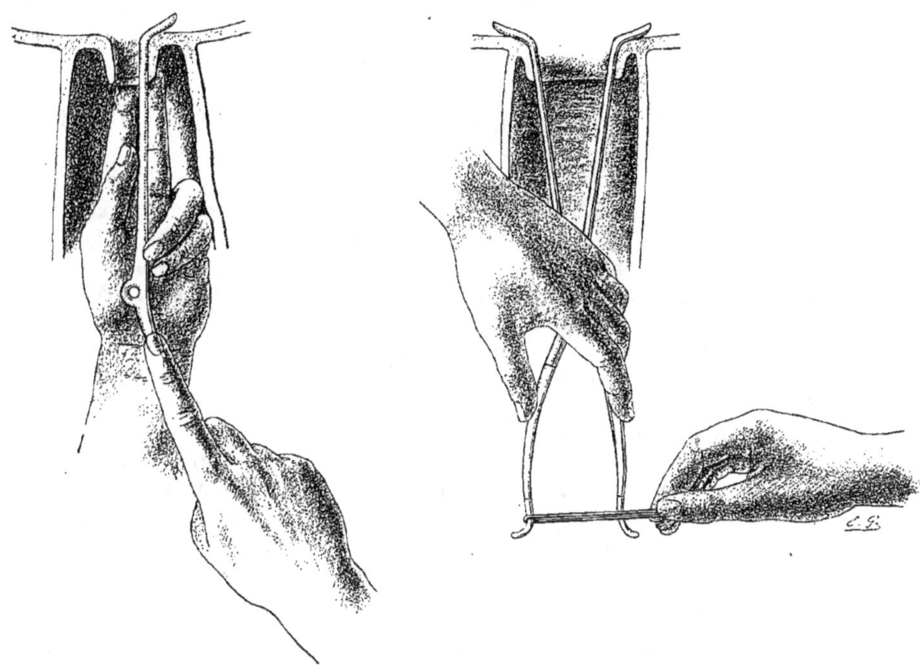

Fig. 79. — Introduction de la première branche
de l'écarteur Tarnier (Budin-Demelin).

Fig. 80. — L'écarteur Tarnier posé
(d'après Budin-Demelin).

qu'il ne faut pas dépasser, Demelin), on termine la dilatation par le procédé bimanuel de Bonnaire et l'on extrait l'enfant par forceps (justo-minor) ou version
(bassin plat).

CHAPITRE IV

DE L'ACCOUCHEMENT MÉTHODIQUEMENT RAPIDE

L'accouchement méthodiquement rapide est fait en entier par l'accoucheur, qui ne laisse rien à faire aux forces naturelles. Il se fait : « dans les *hémorragies graves* par insertion vicieuse du placenta, par décollement prématuré du placenta normalement inséré ou par déchirure du sinus circulaire ; dans l'*éclampsie*, la putréfaction fœtale intra-utérine, l'*infection amniotique*, l'état de souffrance du fœtus, la *procidence* ou la *compression du cordon*, lorsqu'il existe une maladie grave de la femme capable d'être améliorée par l'extraction rapide de l'œuf, l'asphyxie, etc. » (Budin, Demelin).

Sur la *femme agonisante ou morte* ce procédé serait préférable à la césarienne (Rizzoli, Bonnaire) parce qu'il met à l'abri de poursuites par la famille et n'a pas de conséquences si la femme supposée morte n'est qu'en mort apparente.

On ne tentera pas l'accouchement méthodiquement rapide, sous peine de courir fatalement à la déchirure utérine s'il y a de la rigidité anatomique et pathologique du col, de l'atrésie des parties molles (justo-minor), s'il s'agit d'une primipare âgée.

DILATATION MANUELLE. — Elle se fait à une main, à deux mains.

Dilatation unimanuelle. — Après avoir fait une antisepsie soignée de la vulve et du vagin, on maintient l'utérus immobile avec la main gauche à travers la paroi abdominale pendant que la main droite pénètre dans le vagin. On entre dans le col l'index, le médius, puis trois doigts, puis quatre, enfin toute la main disposée en cône, en exécutant une série de mouvements de rotation. Il faut aller avec la plus grande lenteur pour ne pas avoir de déchirure (Rizzoli).

Dilatation bimanuelle, de Bonnaire. — C'est le meilleur procédé quand il est bien exécuté. Il réclame beaucoup de patience (pouvant durer de quinze à soixante minutes), beaucoup de douceur. En commençant on a toujours l'impression qu'on ne finira pas (Bonnaire) ; aussi ne faut-il pas vouloir activer trop vite la dilatation. On entre d'abord l'index droit dans le col

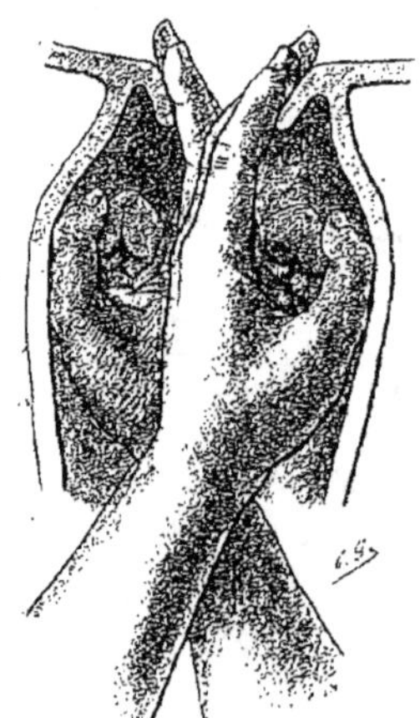

Fig. 81. — Dilatation bimanuelle du col (méthode Bonnaire). Bonne position des mains.

jusqu'à ce que la *phalangette accroche bien l'orifice interne ;* par une série de mouvements de vrille, il assure le chemin pour l'index de la main gauche ; pour opérer on *croise naturellement les deux poignets ;* de cette façon les doigts sont bien dos à dos, mais grâce à cette position naturelle les avant-bras ne se fatiguent pas trop vite : Les *deux index n'agissant que par leurs fléchisseurs* massent le col excentriquement, dans tous ses diamètres. On introduit successivement chaque doigt dès qu'il y a de la place. Quand huit doigts pénètrent facilement et touchent partout les parois pelviennes, la dilatation est complète.

Si les mains se fatiguent au cours de l'opération, elles se trouveront très bien d'un léger bain froid antiseptique. Il ne faut pas, par impatience ou par fatigue, lâcher avant la dilatation complète : terminer l'accouchement dans ces conditions, c'est s'assurer une déchirure du col dont on ne pourra mesurer la gravité. Il ne

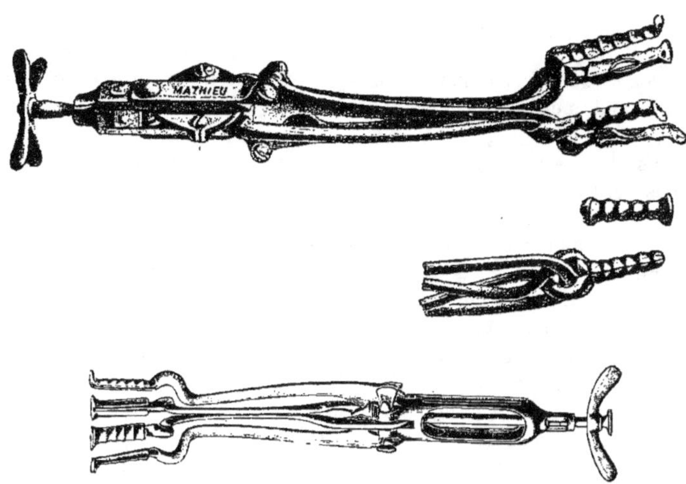

Fig. 82. — Dilatateur de Bossi.

faut pas non plus, pour aller plus vite, se servir des muscles des bras : on est, dans ce cas, à peu près sûr d'avoir une déchirure sérieuse.

DILATATION INSTRUMENTALE. — Le *dilatateur de Bossi* est un instrument puissant dont il faudra se servir avec la plus grande prudence si l'on ne veut pas avoir de déchirure grave. Il est d'un usage très restreint en France.

Ballons. — Les ballons de Barnes et le colpeurynter de Braun sont extensibles ; ceux de M. Champetier de Ribes sont inextensibles ; les ballons de M. Boissard ont un fond concave pour ne pas déplacer la présentation. Ils sont de calibre variable. Ils sont bons contre les cols rigides ; mais ils ont les inconvénients du caoutchouc ; ils ne produisent pas la dilatation complète et, de plus, amènent facilement la rétraction de l'anneau de Bandl.

CHAPITRE V

OPÉRATION CÉSARIENNE

I. Opération césarienne conservatrice. — C'est l'opération qui consiste à extraire le fœtus par l'abdomen en laissant l'utérus.

Indications. — La césarienne s'impose quand l'accouchement est impossible par les voies naturelles.

α) *Dans les bassins très rétrécis de moins de* 4, 5.

β) Dans les bassins remplis par une *tumeur qu'on ne peut mobiliser*.

Elle est indiquée dans les cas où l'accouchement prématuré donnerait un enfant débile qu'on ne pourrait élever : *bassins de* 4,5 à 6,5.

Elle peut être faite encore, de préférence à la symphyséotomie, à la pubotomie de Gigli, à l'accouchement prématuré ou à la basiotripsie dans les cas suivants :

α) Bassins viciés de 6,5 à 8.

β) Rigidité du col (cicatricielle, cancéreuse).

γ) Fibromes du segment inférieur ou pédiculés obstruant le petit bassin.

Si *la femme est morte*, il faut tenir compte des circonstances de la mort.

a. La femme est morte de *traumatisme, surprise en pleine santé* : on aura de grandes chances d'avoir un enfant bien portant, en opérant moins d'une heure après la mort de la mère.

b. La femme est morte d'une *maladie aiguë*, d'une *intoxication*, d'une *infection* : l'enfant est très compromis et, extrait vivant, il survit rarement.

Contre la césarienne *post mortem*, faite sans précautions antiseptiques, on invoque les cas de mort apparente ; aussi beaucoup d'auteurs préfèrent-ils la dilatation artificielle du col facile à faire sur un cadavre.

Manuel opératoire. — Beaucoup d'auteurs attendent le début du travail pour que le col entr'ouvert facilite le drainage et pour ne pas avoir d'inertie. Certains accoucheurs, dont M. Bar, font la césarienne avant le début du travail, au moment fixé par eux. Cette opération devient ainsi une véritable opération chirurgicale.

On préparera la femme soigneusement : le tube digestif sera nettoyé par un purgatif et des lavages intestinaux ; la femme sera baignée, le pubis sera rasé, l'abdomen bien stérilisé (ne pas oublier de désinfecter l'ombilic), vulve et vagin seront aussi aseptiques que possible. Avant l'opération on videra la vessie. L'opérateur doit, si possible, avoir deux aides : l'un maintiendra la partie supérieure de la brèche abdominale sur le fond utérin de façon à ce que l'intestin ou le grand épiploon n'apparaissent pas dans le champ opératoire ; l'autre passera les divers instruments nécessaires et fera les ligatures et les sutures. Il sera bon d'avoir une troisième personne pour faire l'injection d'ergotine au moment voulu et surtout pour s'occuper de l'enfant qui vient souvent un peu étonné.

Incision de la paroi abdominale. — L'incision est faite sur la ligne blanche, très haut, puisque l'ombilic doit répondre au milieu de l'incision qui aura de 16 à 20 centimètres de long. L'opérateur non prévenu sera toujours étonné de la *minceur de la paroi abdominale chez la femme à terme* : il fera donc son incision prudemment.

· *Incision de la paroi utérine.* — L'utérus bien mis à découvert présente en général son bord gauche en avant ; on le fait tourner en masse de droite à gauche pour bien mettre en avant sa face antérieure. On garnit les bords supérieurs de l'ouverture abdominale de *compresses stérilisées montées sur des pinces* de façon à être sûr de ne pas courir le risque d'en laisser dans l'abdomen : elles ont l'avantage de bien isoler l'intestin et le grand épiploon, de les protéger du liquide amniotique ou du sang susceptibles de s'écouler dans la cavité péritonéale. L'utérus étant maintenu bien immobile, on ponctionne au bistouri sa face antérieure sur la ligne médiane, à 18 centimètres environ du fond (ne jamais inciser sur le segment inférieur).

Par la petite boutonnière faite au bistouri (Tarnier), on introduit l'index de la main gauche (l'opérateur étant à gauche de la femme) et sur ce doigt guide on coupe la paroi utérine aux ciseaux droits de bas en haut jusque près du bord supérieur sans s'occuper du liquide amniotique et du sang qui peuvent s'écouler.

Extraction de l'œuf. — Si par hasard, l'œuf n'est pas ouvert, on le ponctionne et l'on va à la recherche des pieds du fœtus ; dès qu'on les tient on s'en sert pour extraire l'enfant, la tête dernière nécessitant parfois une manœuvre dans le genre de celle de Mauriceau. On coupe le cordon et l'on passe l'enfant à l'aide spécial qui lui donne les premiers soins.

Le *meilleur moyen d'éviter l'hémorragie ou d'en abréger une, c'est de faire la délivrance très rapidement* : l'opérateur introduit donc la main droite nue ou recouverte d'un gant de fil (Bonnaire), entre la paroi utérine et les membranes, décolle le placenta qu'il enlève avec les membranes sans déchirer celles-ci.

Dans un tiers des cas, l'opérateur rencontre, dès qu'il a incisé la paroi utérine, le *placenta inséré en avant :* il ne doit pas hésiter ni s'occuper du sang qui coule : il doit inciser ce placenta, aller chercher l'enfant à travers cette large fenêtre placentaire et extraire ensuite le placenta et les membranes.

Dès que la délivrance est faite, l'utérus, déjà un peu revenu sur lui-même après l'ouverture de l'œuf et la sortie du fœtus, se rétracte. On facilite cette rétraction en faisant faire, aussitôt après la délivrance, une injection sous-cutanée d'*ergotine ou d'ergotinine*.

Suture de l'utérus. — On fait avec de la gaze stérilisée un nettoyage utérin pour n'y pas laisser de caillots ou du sang. Les uns bourrent la cavité utérine avec une longue mèche de gaze stérilisée ou iodoformée dont le bout inférieur affleure l'orifice interne (Bar), d'autres passent dans le col un gros drain ; d'autres enfin après s'être assurés de la perméabilité du col avec l'index plongé in utero ne mettent rien du tout (Bonnaire, Demelin).

On fait la suture de l'utérus avec de la soie plate, n° 2, stérilisée, en prenant toute la tranche utérine. Les points sont distants de 1 centimètre et demi les uns des autres. On peut compléter cette suture par quelques points superficiels au catgut.

Toilette de la cavité péritonéale. — On enlève les compresses montées (en ayant bien soin de n'en pas laisser), on explore le cul-de-sac de Douglas et on l'assèche s'il contient du sang ou du liquide amniotique. On regarde si rien ne saigne et l'on rabat le grand épiploon en avant de l'utérus pour bien isoler la masse intestinale du champ opératoire.

Suture de la paroi. — On fait un surjet au catgut sur le péritoine, un surjet semblable sur les muscles et des points séparés aux crins de Florence sur la peau. Il faut bien soigner la paroi en vue des grossesses futures. Pour avoir une belle plaie cutanée on se trouvera bien de poser les crins et de ne les serrer que par-dessus un long bourrelet de gaze stérilisée de 2 centimètres d'épaisseur qui permet un bon affrontement des lèvres cutanées sans froncement, tout en protégeant très bien la plaie.

On met quelques compresses stérilisées par-dessus les crins, du coton hydrophile et un bandage de corps bien serré. Sauf complications, on n'ouvre le pansement qu'au bout de huit jours pour couper les fils.

Si l'on a bourré l'utérus, on va par le vagin au travers du col chercher le chef inférieur de la mèche et l'abaisser dans le vagin que l'on bourrera de gaze antiseptique ou aseptique, on met un pansement ouaté sur la vulve. On coupe tous les jours un bout de la mèche utérine (Bar).

Si l'on a mis un drain, on l'enlève au bout de trois ou quatre jours. Les auteurs qui ne mettent ni mèche, ni drain dans l'utérus, font chaque jour matin et soir une injection vaginale antiseptique et mettent simplement un pansement vulvaire.

Les premiers jours on sonde la femme; on assure la vacuité du rectum. La femme peut allaiter son enfant. Elle se lèvera, si tout est normal, au bout de trois semaines.

La *césarienne est contre-indiquée* quand les membranes sont rompues depuis un certain temps, que l'on ait fait ou non des tentatives d'accouchement par les voies naturelles, quand l'enfant est compromis.

HYSTÉRECTOMIES POST-CÉSARIENNES

« Elles sont surtout indiquées quand il survient une hémorragie incoercible après l'incision de l'utérus, en cas d'infection existante ou menaçante (rupture prématurée des membranes, travail long, etc.), ou quand il existe des tumeurs utérines (fibromes, etc.), capables soit de gêner l'écoulement lochial, soit de s'infecter pendant le post-partum » (Budin-Demelin).

A. AMPUTATION UTÉRO-OVARIQUE DE PORRO. — On fait, du moins à présent que l'on est propre, la laparotomie, l'hystérotomie et l'extraction de l'œuf comme dans la césarienne conservatrice. Avec une forte pince on attire hors de l'abdomen le corps utérin et autour du segment inférieur on noue un tube de caoutchouc de façon très serrée. On suture le pédicule utérin sous-jacent au tube, à la partie inférieure de la plaie, on coupe le corps utérin à 4 centimètres au-dessus du tube, le moignon situé au-dessus du tube étant transfixé par une broche en acier transversale qui en empêche le retrait. On régularise ce moignon avec le thermocautère ou avec du chlorure de zinc. On recouvre le tout d'un pansement antiseptique; le temps se charge d'éliminer le moignon.

Cette opération, remarquable à son apparition en 1875, un peu avant l'ère antiseptique, peut encore trouver son indication dans certains cas d'obstétrique d'urgence, où il faut faire vite et où l'on est mal aidé.

B. HYSTÉRECTOMIE SUB-TOTALE. — C'est l'opération de choix, l'opération moderne, qui donne d'excellents résultats et doit être préférée au Porro si l'on est bien outillé et bien aidé. Est-elle décidée au cours d'une césarienne conservatrice ; on pince les deux tranches utérines avec des clamps et on met la femme dans la position inversée dite de Trendelenburg.

On pince les ligaments larges avec de grands clamps, on les sectionne de haut en bas, de chaque côté de l'utérus. On incise le péritoine entre les insertions utérines des ligaments ronds, avec le doigt on décolle ce péritoine de la face antérieure de l'utérus, on libère ainsi la vessie ; on achève la section des ligaments larges jusqu'aux artères utérines pincées et au-dessus de l'insertion vaginale on coupe transversalement le col utérin.

On enlève ainsi l'utérus avec ses annexes, on touche au thermocautère la lumière du moignon de col, on suture celui-ci, puis on péritonise ; il est prudent de laisser dans le fond du puits péritonéal un drain passant par l'extrémité inférieure de la plaie abdominale.

C. HYSTÉRECTOMIE ABDOMINALE TOTALE. — Elle est très rarement indiquée et est plus difficile à faire que la précédente. On la fait pour : cancer du col, infection utérine, rupture utérine intéressant le col.

CHAPITRE VI

DES EMBRYOTOMIES

On distingue deux variétés d'embryotomies :
a. L'embryotomie céphalique ;
b. L'embryotomie rachidienne.

EMBRYOTOMIE CÉPHALIQUE

Pour cette opération, on cherche à réduire le volume de la tête. On y arrive par différents procédés.

A. — PERFORATION SIMPLE DU CRANE

On perfore simplement la boîte crânienne pour que la matière cérébrale s'écoule. On se sert pour cela d'une foule de perforateurs : le plus connu est le *perforateur de Blot*. Avec cet instrument, on peut facilement perforer la tête, dilacérer la matière cérébrale, faire un grand orifice de perforation.

On fait cette opération sur l'*enfant mort* quand le col est incomplètement dilaté,

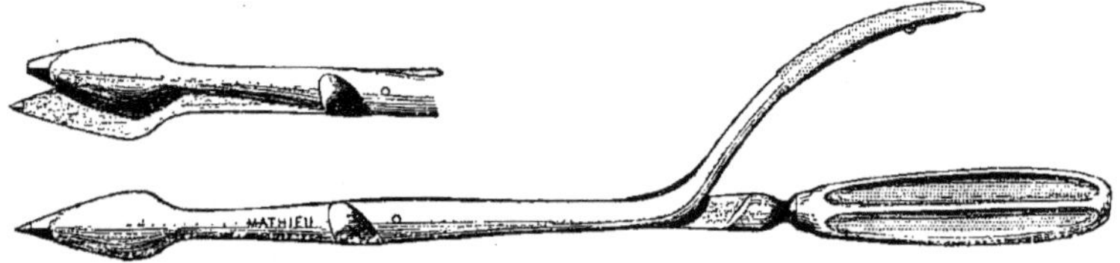

Fig. 83. — Perforateur de Blot.

quand le bassin est vicié, quand une tumeur obstrue le petit bassin, quand le fœtus est hydrocéphale ; on la fait sur la tête dernière retenue par le bassin ou par les parties molles (la basiotripsie n'est alors jamais nécessaire, Bonnaire).

Peut-on la faire sur l'*enfant vivant?* « Si l'enfant a déjà souffert pendant le travail, s'il est sérieusement compromis par une asphyxie profonde, par l'infection amniotique, ou par toute autre cause, on n'aura vraiment pas raison d'exposer la parturiente aux menaces d'une opération grave comme l'opération césarienne ou la symphyséotomie, quand on n'aura pas de chances sérieuses de faire naître un enfant capable de survivre. Il faut encore tenir compte de la volonté de la mère ou des ayants droit et aussi des conditions dans lesquelles on se trouve relativement à la réalisation aseptique et chirurgicale d'une intervention telle qu'une laparotomie) (Budin-Demelin).

Manuel opératoire. — Présentation du sommet. — Après avoir fait une antisepsie soignée de la vulve et du vagin, on fait endormir la femme mise en position obstétricale.

Un aide compétent maintient à travers la paroi abdominale la tête immobile pour éviter des échappées qui pourraient être dangereuses. Sur la main gauche guide, on introduit doucement le perforateur jusqu'à ce qu'il rencontre la voûte crânienne ; plus la tête est élevée, plus naturellement on baisse le manche de l'instrument. Il vaut mieux pénétrer en *plein pariétal perpendiculairement*, que dans une fontanelle ou une suture, pour avoir un trou permanent : on entre par des mouvements de vrille et l'on sent vite une résistance vaincue ; on pousse doucement l'appareil vers le trou occipital. On appuie sur le levier et l'on tourne l'instrument dans tous les sens : les lames dilacèrent toutes les parties molles qu'elles rencontrent. L'instrument étant fermé, avant de sortir (sous le contrôle de l'index et du médius gauches) on appuie plusieurs fois encore sur le levier pour bien agrandir la brèche osseuse.

On peut laisser l'accouchement se terminer seul ou faire sur la tête réduite une application de forceps.

2° Tête dernière. — On fait l'opération là où la tête est le plus facilement accessible : dans l'occipital, dans la voûte palatine.

3° Présentation de la face. — Il faut diriger le perforateur vers le corps de l'occipital : on passera dans le frontal, dans l'orbite, dans la voûte palatine.

B. — Basiotripsie

C'est l'opération qui consiste à broyer la base du crâne. Elle se fait sur l'enfant mort ou très gravement compromis et qui ne peut passer (excès de volume, tumeur pelvienne, accouchement gémellaire avec enclavement), on la fait quand il y a de l'infection contre-indiquant une césarienne ou une symphyséotomie et quand la femme refuse toute intervention.

On la fait quand le col est à dilatation complète ou facilement dilatable, quand le bassin a au moins 4 centimètres et demi de promonto-pubien minimum, sur une présentation du sommet, les membranes étant rompues (sur la tête dernière la perforation suffit) (Bonnaire).

Le *basiotribe* a été imaginé par Tarnier en 1883. Il est formé de trois branches d'inégale longueur ; la plus courte porte le nom de *perforateur* ; on l'enfonce doucement dans la boîte crânienne jusqu'à la base. La branche gauche se place à gauche dans le bassin, la branche droite, la plus longue, à droite ; toutes deux dans l'ordre d'introduction, s'articulent par-dessus le perforateur, la branche gauche avec le perforateur par un pivot fixé sur ce dernier et par un crochet, la branche droite avec un pivot dépendant de la branche gauche. On place ensuite la grande vis de broiement.

Manuel opératoire. — La basiotripsie se fait en plusieurs temps :
a. La *perforation* se fait avec le perforateur et peut être commencée avec

les ciseaux de Blot. La femme est anesthésiée, mise en position obstétricale; l'asepsie rigoureuse de la vulve et du vagin est faite. L'aide qui maintient la tête immobile à travers la paroi abdominale joue un rôle capital : « il tient le succès de l'opération entre ses mains » (Bonnaire). On perfore la voûte comme nous l'avons dit plus haut; dès que le perforateur est en contact avec la base, il est confié à un aide qui aura bien soin de ne pas le déranger. *Plus la tête sera haute, plus le perforateur devra se rapprocher de la verticale, plus l'on devra déprimer le périnée avec le manche.*

Petit broiement. — On touche avec la main droite et sur cette main guide on in-

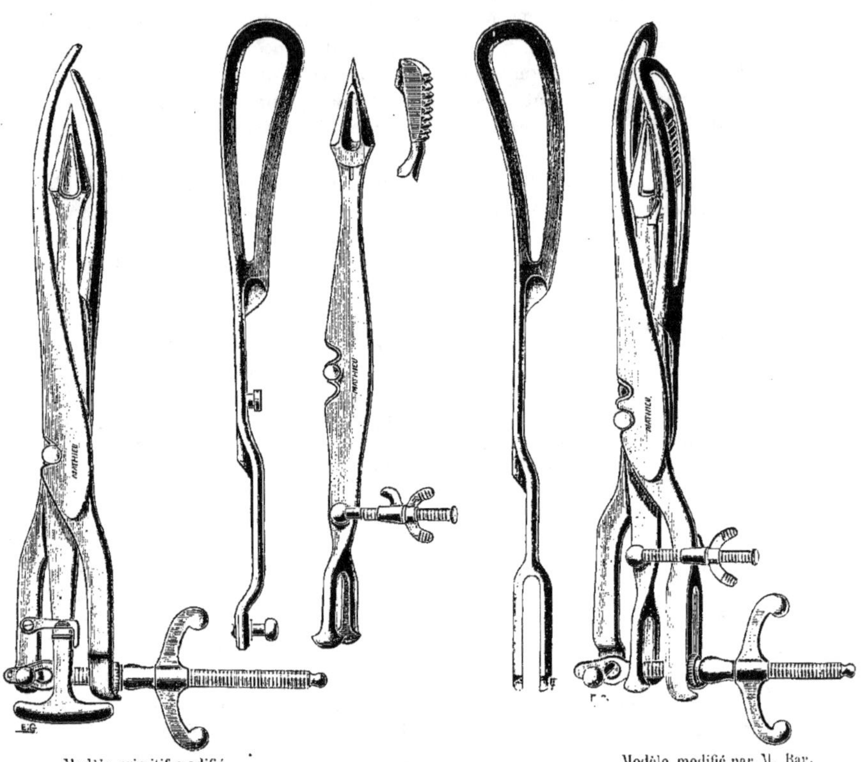

Fig. 84. — Basiotribe de Tarnier.

troduit la branche gauche, tenue de la main gauche, dont on va placer la cuiller au-devant de l'articulation sacro-iliaque gauche. Elle repose sur le perforateur, on l'articule avec celui-ci et soit à la main, soit avec la vis d'écrasement, on rapproche les deux manches de façon à pouvoir les fixer ensemble par le crochet qui est sur la branche gauche.

Grand broiement. — La branche droite (la plus longue), tenue de la main droite, est introduite sur la main gauche guide et placée à droite et en avant. Si on ne peut faire passer cette branche, on peut à l'aide du perforateur et de la branche gauche remonter un peu la tête (Bar). On articule cette branche avec la branche gauche. De la main gauche on tient les trois branches réunies et de la

main droite on articule la vis de broiement avec le pivot qui est en bas de la branche
gauche, on fait passer la vis dans l'encoche qui existe à l'extrémité du perforateur
et de la branche droite. On contrôle par le toucher si la tête est bien prise et seule
prise et l'on donne de temps en temps un tour de vis ; la matière cérébrale s'écoule
lentement. On serre ainsi progressivement la vis à fond, tout en nettoyant le vagin
par une injection chaude.

Extraction. — On a aplati la tête comme une galette dont le grand diamètre
répond à un diamètre oblique si l'on a fait la prise oblique, à un diamètre antéro-
postérieur si l'on a fait une prise directe. Dans les deux cas, il faut faire tourner le
disque céphalique, de façon à amener son grand diamètre suivant le diamètre
transverse du bassin. On tire très en bas pour abaisser la tête ; quand elle est arrivée sur le périnée on refait une rotation en sens inverse pour mettre le grand
diamètre du disque céphalique dans le diamètre antéro-postérieur du détroit intérieur. On dégage alors facilement la tête à travers la vulve. M. Bar a modifié le

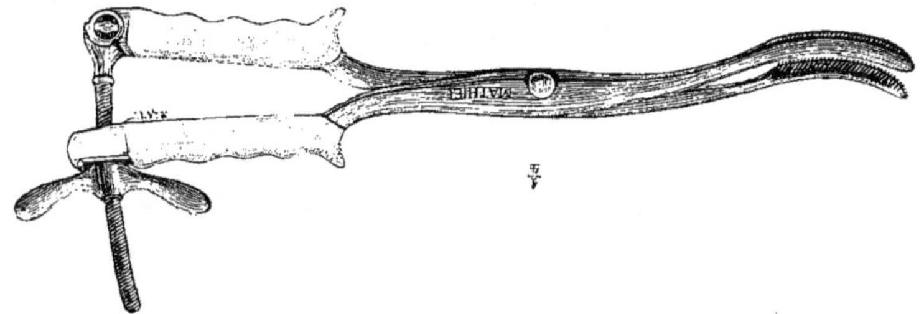

Fig. 85. — Cranioclaste de Braun.

basiotribe : avec son modèle on fait le petit broiement sur la face et l'on applique
première soit la branche gauche, si la face est à gauche, soit la branche droite, si
la face est à droite.

C. Cranioclasie

Le meilleur cranioclaste, celui de Braun, ne broie pas la tête mais assure une
bonne prise surtout pour la face. On perfore la tête avec les ciseaux de Blot. Dans
l'ouverture ainsi faite, on introduit à fond la branche mâle (branche crénelée). On
place ensuite la branche femelle de façon à ce qu'elle embrasse le front dans sa
concavité. On serre à fond avec une vis semblable à la vis de broiement du basiotribe. On a ainsi une prise solide ; l'instrument bien mis ne doit pas déraper.

EMBRYOTOMIE RACHIDIENNE

Quand on n'intervient pas à temps dans une présentation de l'épaule, le plus
souvent l'enfant meurt : on l'extrait en sectionnant sa colonne vertébrale, c'est
l'embryotomie rachidienne. Cette opération porte surtout sur le cou (*décollation*).
On la fait parfois sur un point quelconque du rachis (*détroncation*). Enfin quand
on ne peut avoir l'enfant que par morceaux, on fait une *éviscération*.

L'opération est plus ou moins facile suivant que l'enfant est au-dessous ou au-dessus de l'anneau de Bandl. La variété sous-bandlienne est bonne pour l'accoucheur

et dangereuse pour la mère (à cause de la distension du segment inférieur) la variété sus-bandlienne est très pénible pour l'accoucheur (le fœtus est peu accessible) peu dangereuse pour la mère (peu de danger de rupture utérine) (Bonnaire, Demelin).

On peut faire presque toutes les embryotomies avec les *ciseaux de Dubois* et le

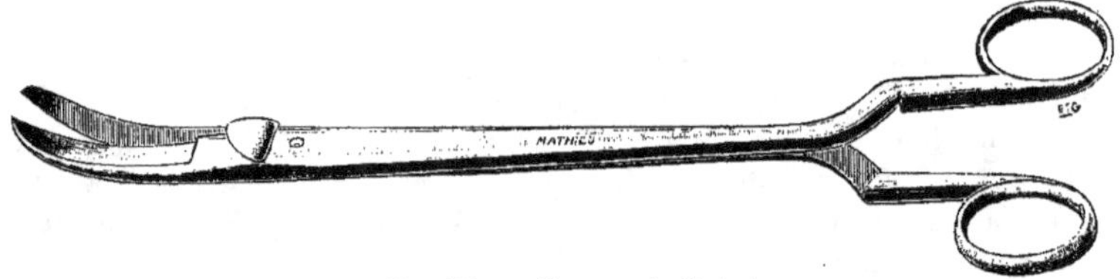

Fig. 86. — Ciseaux de Dubois.

crochet de Braun. Les ciseaux de Dubois sont longs, à lames épaisses et tranchantes dont la force est en raison directe de la longueur des manches. Ils sont droits ou courbes. Le crochet de Braun est un crochet mousse en métal ; il assure une bonne prise du cou.

La femme est anesthésiée, aseptisée. Avec la main gauche introduite dans l'utérus on reconnaît le cou ; sur cette main on glisse le crochet de Braun avec lequel on accroche le cou ; on confie à un aide le manche du crochet qu'il abaisse fortement.

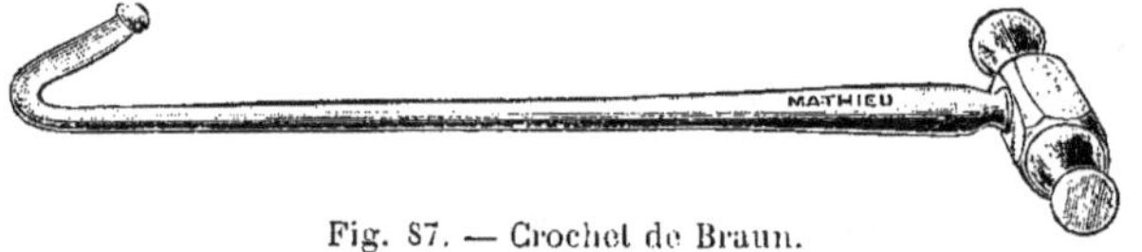

Fig. 87. — Crochet de Braun.

S'il y a un bras procident, on y jette un lacs et on s'en sert pour rendre le cou plus accessible. Toujours sur la main gauche guide on amène les ciseaux en contact

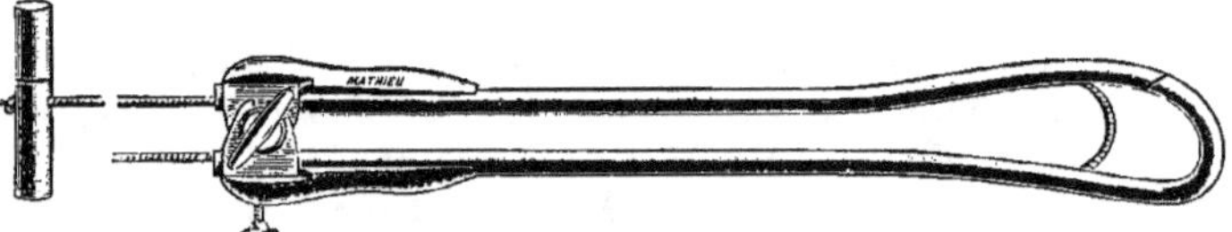

Fig. 88. — Embryotome du Dr Ribemont-Dessaignes.

avec le cou et l'on coupe celui-ci par petits coups, sous le contrôle intelligent des doigts de la main gauche, de façon à ne pas blesser les parties maternelles. Quand on a sectionné la colonne et les parties molles du cou on retire les ciseaux ; on s'assure de la main gauche que le tronc est bien libéré, puis l'on retire cette main.

Il suffit de tirer sur le bras procident pour extraire le tronc. Pour sortir la tête on entre deux doigts dans la bouche et l'on tire. Il est rarement nécessaire d'accrocher le maxillaire avec une longue pince pour s'assurer une pesée plus solide. Si l'on avait du mal à extraire le tronc (gros enfant), on pourrait couper la clavicule ou les parties molles sus-acromiales (Bonnaire). Si la tête est volumineuse, on en facilitera la sortie par une perforation aux ciseaux de Blot et on la prendra de façon irrésistible avec le cranioclaste.

Le crochet de Braun bon pour rendre le cou plus accessible ne doit pas servir d'embryotome.

Il existe des embryotomes plus complexes que les ciseaux de Dubois et le crochet de Braun : ce sont l'embryotome de M. Ribemont-Dessaignes, la guillotine de Tar-

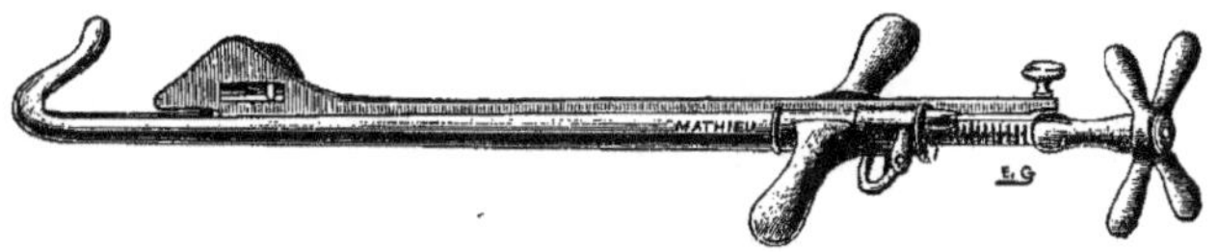

Fig. 89. — Guillotine Tarnier modifiée.

nier, d'un maniement plus délicat, qui donnent d'excellents résultats dans des mains habiles.

Quand on ne peut atteindre le cou, on fait la *détroncation ;* on coupe la colonne vertébrale où on peut l'atteindre, soit directement (dorso-antérieures), soit en passant à travers l'abdomen ou le thorax (dorso-postérieures).

Quand on ne peut pas faire la section du rachis, on fait l'*éviscération*, on enlève tous les viscères un par un et l'on extrait le fœtus vidé comme l'on peut. C'est une opération longue, pénible pour l'accoucheur, sans grand danger pour la mère.

CHAPITRE VII

SYMPHYSÉOTOMIE

Nous en avons vu les indications et les contre-indications à propos des bassins rachitiques. Dans tous les cas où elle est mise en parallèle avec l'opération césarienne, le praticien suivra ses préférences personnelles. La symphyséotomie a l'avantage de pouvoir se faire à un moment où la césarienne n'est plus praticable et de laisser à la mère le bénéfice possible de l'accouchement spontané ; mais s'il est jugé de la situation avant l'accouchement, s'il n'a pas la main forcée, le praticien fera plus facilement dans la pratique courante l'opération césarienne qui sauve plus facilement l'enfant et est moins dangereuse pour la mère quoad vitam et quoad fonctionem, tout en étant d'un manuel opératoire plus simple.

Manuel opératoire. — M. Bar conseille de bien surveiller le travail, l'opération ne pouvant être faite qu'à dilatation complète, de façon à activer si cela est nécessaire cette dilatation (écarteur Tarnier, ballon dilatateur), à éviter une procidence (l'enfant doit être sûrement viable), à diminuer la résistance des parties molles périnéales (gros ballon).

La femme bien aseptisée (le mont de Vénus entièrement rasé) est endormie. Les cuisses doivent être tenues symétriquement. L'opérateur explore et délimite la symphyse. Il fait une *incision cutanée* de 8 centimètres, verticale, répondant par son milieu au milieu de la symphyse. L'incision va jusqu'à la face antérieure de la symphyse et ne doit pas en bas léser le clitoris.

L'articulation mise à découvert est soigneusement dénudée, libérée en haut et en bas par des incisions transversales (on sectionne le ligament sous-pubien, dit arcuatum). L'index passe en arrière du pubis pour en détacher toutes les parties molles. On introduit alors le long de cette face postérieure de la symphyse la sonde protectrice de Farabeuf pour protéger la vessie, l'urètre, le clitoris et les plexus prévésicaux.

On incise la symphyse avec le bistouri spécial de Farabeuf ou avec un bistouri court, de haut en bas. Si l'incision reste bien médiane et bien verticale, elle sera facile, le bistouri n'entamant pas le tissu osseux.

Les aides qui tiennent les cuisses les écartent *doucement* et symétriquement ; il faut souvent même lutter contre une tendance à un trop grand écart ; l'écartement des deux pubis ne doit pas dépasser 7 centimètres. M. Pinard a imaginé un écarteur-enregistreur « qui remplit le double but de mesurer le degré d'écartement et de produire cet écartement à l'aide d'une vis qui éloigne les deux branches l'une de l'autre » (Ribemont-Dessaignes et Lepage).

D'après M. Farabeuf, l'écartement de 7 centimètres agrandit le diamètre promonto-pubien-minimum dans les proportions suivantes :

3 centimètres pour les bassins de. . . . . 6 cent.
28 millimètres pour les bassins de. . . . . 7 —
25 millimètres pour les bassins de. . . . . 8 —
23 millimètres pour les bassins de. . . . . 9 —

Dès que l'on a l'écartement nécessaire, on bourre la plaie de gaze stérilisée.

Il est préférable de profiter de l'anesthésie de la mère pour hâter la sortie du

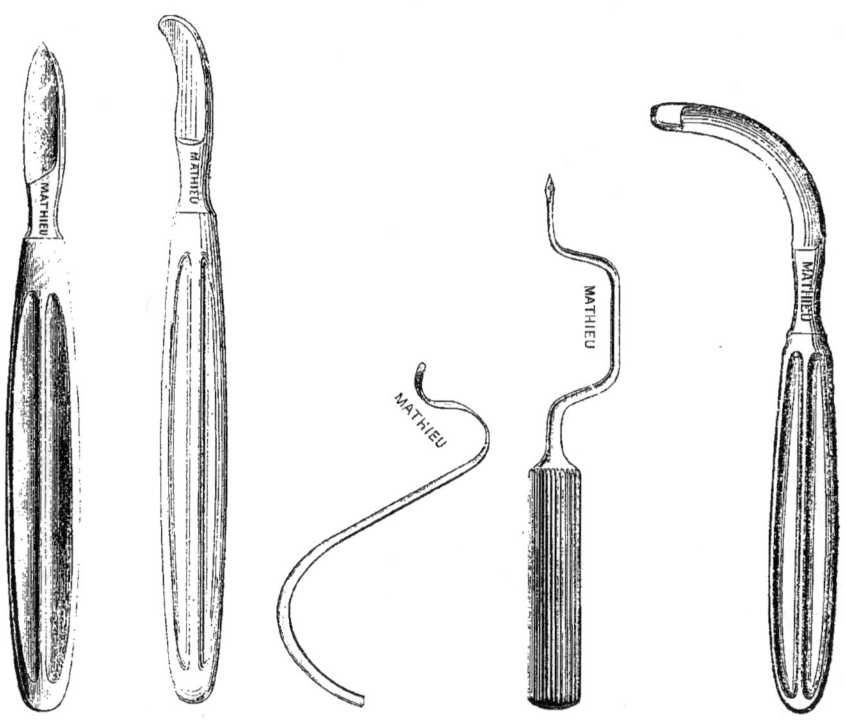

Fig. 90. — Instruments pour symphyséotomie.

fœtus soit par la version (tête mobile, utérus non rétracté), soit plus souvent par le forceps. On fera aussi de préférence la délivrance artificielle.

On fait rapprocher les cuisses de façon à amener en contact les surfaces de section ; on suture les plans aponévrotiques présymphysaires par des fils d'argent ; on reconstitue le ligament arcuatum. Les plans superficiels sont suturés avec des crins de Florence. Si l'on n'est sûr ni de l'hémostase, ni de l'asepsie, il vaut mieux drainer. On place autour du bassin, sur les trochanters, un bandage élastique ou même une bande plâtrée : les modèles de ceinture imaginés dans ce but sont très nombreux. Le pansement de la plaie doit être distinct du pansement vulvaire. Il est bon d'immobiliser les membres inférieurs.

La femme est condamnée au repos absolu pendant plusieurs jours. Les soins consécutifs n'ont rien de spécial. Les fils seront coupés le dixième jour. S'il n'y a pas de complications la femme peut se lever le vingt-deuxième jour. On lui supprimera son appareil de contention du douzième au quinzième jour.

OPÉRATION DE GIGLI

Cette opération a les mêmes indications que la césarienne. Elle est d'une exécution facile. Elle consiste dans la section du pubis faite un peu en dedans de l'épine pubienne. On sectionne suivant une ligne verticale les parties molles jusqu'à l'os, depuis le bord supérieur du pubis jusqu'à l'extrémité inférieure de la petite lèvre; l'os étant bien mis à nu (il est bon pour faire l'incision de tendre les téguments un peu en haut, de façon à ce que la plaie cutanée soit bien antérieure), on libère les téguments au-dessus du bord antérieur du pubis par quelques coups de bistouri horizontaux, et avec le doigt on libère le bord inférieur de la branche

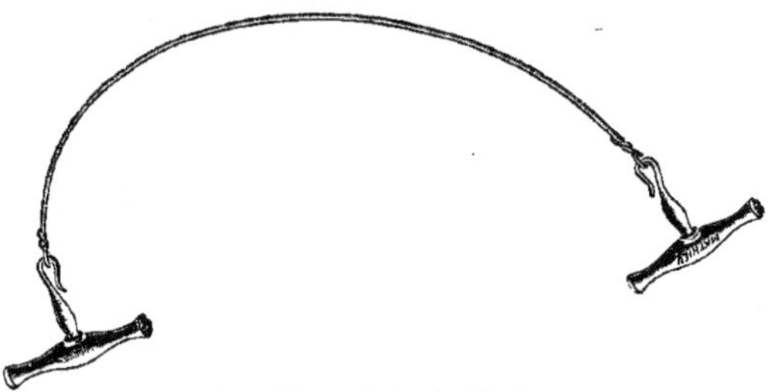

Fig. 91. — Scie de Gigli.

ischio-pubienne ; on introduit de bas en haut en arrière de l'os une aiguille spéciale courbe qui ressort par la partie supérieure de la plaie. On y attache un chef de la petite scie de Gigli; en retirant l'aiguille, on amène en même temps le chef de la scie qu'on libère. Il suffit de fixer aux deux extrémités de la scie deux petites poignées et de scier l'os. On obtient ainsi une belle section osseuse qui se répare très bien spontanément.

De l'emploi du chloroforme chez la femme enceinte. — Pour une foule d'interventions sur la femme enceinte on aura recours à l'emploi du chloroforme pour faire l'anesthésie. Le chloroforme est alors donné à dose chirurgicale. Cette anesthésie n'a rien de bien spécial : la femme enceinte supporte cependant très bien le chloroforme. Chez les femmes gravement saignées, il vaudra mieux, pour éviter une syncope fatale, donner de l'éther (Maygrier, Demelin).

On peut avoir à donner le chloroforme à *dose analgésique*, pour supprimer des douleurs exagérées (chloroforme à la reine). On fait respirer *quelques gouttes de chloroforme dès que la femme sent venir sa douleur* ; la femme cause, a toute sa lucidité et ne souffre pas; on peut ainsi arriver jusqu'à la fin de la période d'expulsion en donnant une quantité infime de chloroforme ; au moment où la tête va se dégager, on peut augmenter un peu les doses. M. Budin a imaginé un petit masque très commode pour faire cette chloroformisation. On fera cette analgésie soit pendant la période de dilatation, soit pendant la période d'expulsion, suivant l'intensité des douleurs et le tempérament nerveux de la parturiente. Le chloroforme ainsi donné supprime les douleurs et régularise le travail.

Cette pratique, toujours bien accueillie par les femmes, donne d'excellents résultats à la condition de ne pas être trop prolongée..

CHAPITRE VIII

TRAITEMENT DE L'INFECTION PUERPÉRALE

Depuis ces vingt dernières années, on sait qu'il n'y a pas une infection puerpérale mais des infections puerpérales variables avec l'espèce ou les espèces microbiennes en jeu, avec les associations microbiennes, avec la présence ou l'absence de microbes anaérobies (Jeannin), variables aussi suivant l'état général et la résistance de la malade, variables enfin suivant la localisation ou, au contraire, la généralisation de l'infection.

Le praticien devra savoir la dépister sous toutes ses formes (pour l'étude desquelles nous renvoyons aux traités et manuels récents) : il devra avant tout tâcher de l'empêcher de se produire.

Traitement prophylactique. — La femme enceinte devra prendre un grand bain par semaine et prendre une ou deux injections vaginales à l'eau bouillie par jour. Si elle a d'abondantes pertes blanches dues à la vaginite blennorrhagique, à des végétations d'ailleurs souvent de même nature, à de l'endométrite, elle prendra de préférence des injections au permanganate au 1/4 000.

Dès le *début du travail*, nous l'avons déjà dit plusieurs fois et le répétons à dessein, on administrera à la parturiente un grand lavement évacuateur (eau et glycérine) ; on coupera aux ciseaux les poils vulvaires, on savonnera et brossera le périnée, la racine des cuisses, le mont de Vénus, la vulve ; la vagin sera bien savonné avec un ou deux doigts recouverts de coton hydrophile chargé de savon ; on termine par une injection au permanganate.

On touchera la femme en travail le moins possible, au milieu d'une injection (Bonnaire) après s'être soigneusement aseptisé soi-même. Les femmes qui accouchent sur la voie publique sans soins antiseptiques, mais aussi sans avoir été touchées, font rarement de l'infection. Le danger du toucher et de toutes les introductions de la main dans l'utérus réside dans la nécessité de la traversée vaginale, toujours dangereuse à cause de l'impossibilité d'aseptiser complètement le vagin.

Après l'expulsion du fœtus, si le travail a été long, si l'infection est à redouter, on peut faire une *injection intra-ovulaire* (Bonnaire) au permanganate au 1/4 000, à la solution iodo-iodurée de Tarnier ou à l'eau oxygénée neutralisée à six volumes.

Après la délivrance, une *injection vaginale* chaude suffit dans la majorité des cas. S'il y a eu intervention, si les membranes sont rompues depuis longtemps, et si l'on est sûr de son asepsie personnelle (bock et canule), on pourra faire une *injection utérine* au permanganate (chaude) ou à l'iode (froide), au sublimé faible (chaude) ; on n'emploiera pas l'eau oxygénée avant le quatrième jour, ni le sublimé même faible chez les albuminuriques.

Dans les suites de couches, on fera soir et matin un nettoyage de la vulve (toilette vulvaire) qui sera toujours garnie de coton ou de gaze aseptiques que l'on maintiendra à l'aide d'un bandage en T. Quand le milieu le permettra, on fera matin et soir une injection vaginale antiseptique. On évitera la constipation.

Traitement curatif. — *Traitement des escarres vagino-cervicales.* — On fera une injection vaginale à la solution iodo-iodurée matin et soir, ou mieux avec de l'eau oxygénée à 12 volumes. M. Bonnaire fait des attouchements de ces escarres avec du coton hydrophile imbibé de perhydrol (eau oxygénée à 100 volumes). On fait ce pansement en se donnant du jour avec une valve.

Traitement de l'endométrite puerpérale. — Dès qu'il y aura des lochies fétides et 38° on fera sans tarder deux *injections intra-utérines* par jour. On se ser-

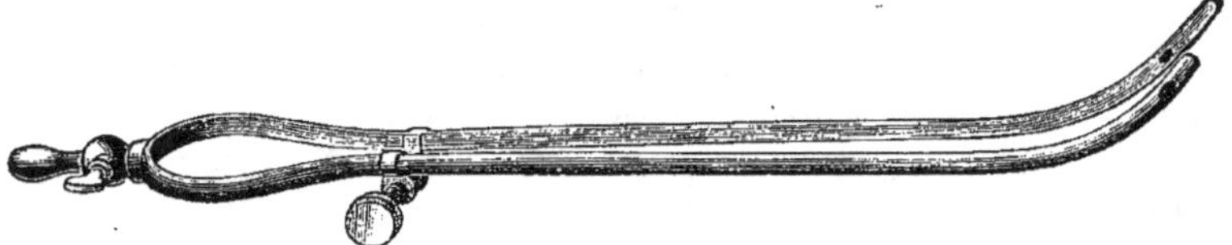

Fig. 92. — Sonde de Dr Doléris.

vira de canules facilitant le libre retour du liquide injecté (sondes de Tarnier, Budin, Doléris). On fera ces injections sous faible pression avec du sublimé à 25 centigrammes par litre (sauf chez les albuminuriques), avec le permanganate

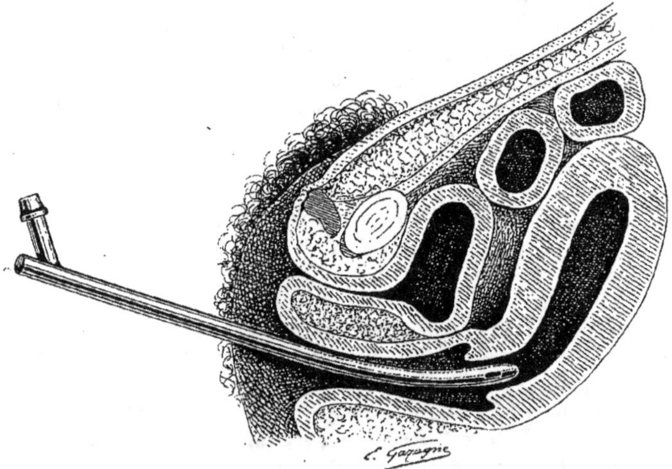

Fig. 93. — *Injection intra-utérine.* — Premier temps : La canule est poussée dans le vagin de *haut en bas*, jusqu'à l'entrée de l'utérus, sur un doigt guide ou directement si l'on a une grande habitude de ce genre d'injections.

de potasse à 1/4 000 ou la solution iodo-iodurée de Tarnier. Si les lochies sont putrides, on emploiera de préférence la liqueur de Labarraque (20 à 50 grammes par litre d'eau), l'eau oxygénée à 12 volumes neutralisée par parties égales à 6 volumes par l'eau de chaux.

On met la femme en position obstétricale, on fait une toilette vulvaire et une injection vaginale; le bock, le caoutchouc et la canule étant aseptiques, le praticien ayant les mains désinfectées, introduit l'index et le médius dans le vagin jusqu'à ce qu'ils rencontrent le col, toujours largement ouvert quand l'utérus

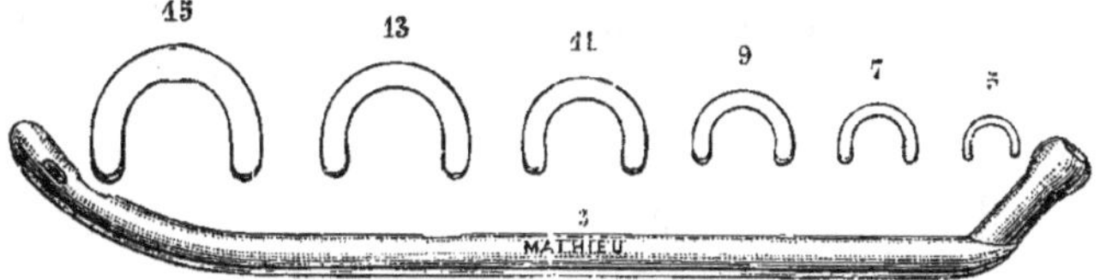

Fig. 94. — Canule à injections intra-utérines du Pr Budin.

est infecté. De la main gauche, il glisse le bec de la canule (purgée d'air) sur les doigts guides et le fait pénétrer dans le col; la canule est alors oblique de haut en bas, le bec étant en bas. Puis de la main gauche le praticien appuie sur la face antérieure de l'utérus (si souvent en antéflexion dès qu'il est infecté), cependant qu'avec la main droite il prend le pavillon de la sonde, l'abaisse au point de la rendre horizontale, puis oblique de bas en haut, et la pousse doucement dans

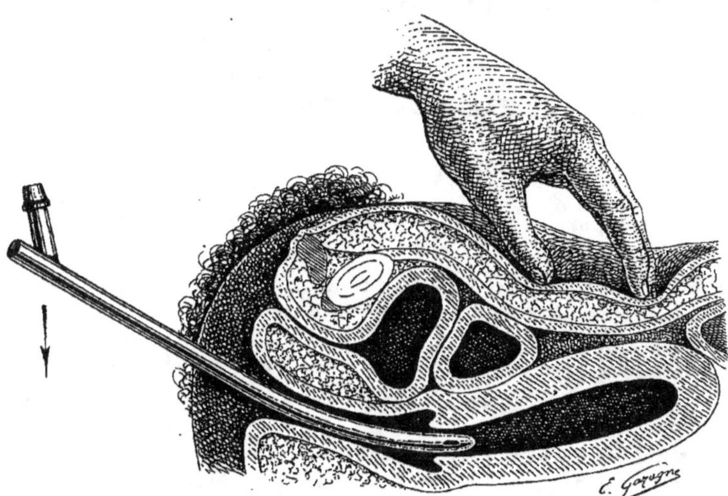

Fig. 95. — *Injection intra-utérine*. — Deuxième temps : La main gauche corrige l'antéversion utérine pendant que la main droite appuie de haut en bas sur le pavillon de la canule.

l'utérus la dirigeant vers l'ombilic. Il n'est pas nécessaire de l'entrer à fond dans l'utérus : à la moindre résistance, il ne faut pas insister ; la main gauche placée alors sur le fond utérin (qu'elle ne doit pas quitter) sent les différents mouvements imprimés à la canule par la main droite. Le bock ne dépassera pas la vulve en hauteur de plus de 50 centimètres. On retire la canule avant que le bock ne soit vide, et on finit l'injection dans le vagin.

En procédant méthodiquement comme nous venons de le dire, sans violence, on ne perforera pas l'utérus, toujours très mince et souvent mou quand il est infecté.

Il arrive parfois *après l'injection inra-utérine* que la femme est prise d'un *frisson intense* avec claquement de dents et subite élévation de température (40 et même 41°). Il faut connaître la possibilité de cette scène souvent plus dramatique que grave et en prévenir l'entourage de l'accouchée.

D'ordinaire l'injection utérine fait tomber la température dans les vingt-quatre heures quand il s'agit d'un cas bénin. Si la température se maintient à 38° ou au-

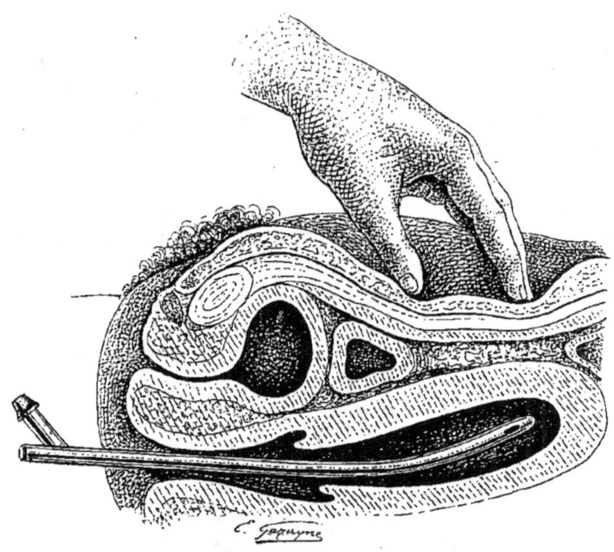

Fig. 96. — *Injection intra-utérine.* — Troisième temps : La main droite pousse doucement le bec de la canule dans l'utérus, d'abord horizontalement, puis de bas en haut.

dessus, il faut tout de suite nettoyer la cavité utérine. Le praticien a le choix entre deux méthodes : le *curage digital*, le *curettage instrumental*.

Le *curage digital* dont M. Budin s'est fait le défenseur est facilement réalisable pour tous les praticiens ; il permet d'explorer complètement l'utérus avec les doigts et de n'y rien laisser de suspect ; il est sans aucun danger, mais nécessite l'anesthésie générale.

On introduit, après asepsie de la vulve et du vagin, la main droite dans le vagin ; puis deux doigts entrés dans l'utérus en grattent les faces, les bords, les cornes et le fond ; la main gauche par une expression savante abaisse l'utérus et contrôle le travail des doigts mis dans l'utérus. Quand la surface interne de l'utérus ne présente plus de saillies ou de débris adhérents, on fait sortir tout ce qui a été libéré par *l'expression abdomino-vaginale* (Budin), en serrant l'utérus entre la main placée sur l'abdomen et l'autre main dans le cul-de-sac postérieur.

Le curage digital doit toujours être complété par un bon *écouvillonnage* fait avec des écouvillons trempés dans la glycérine créosotée (au tiers) ou à l'essence de lavande. La lèvre antérieure du col est tenue par une pince de Museux ; une valve abaisse la paroi postérieure du vagin. Une injection utérine, à l'eau bouillie et chaude, enlève l'excès de créosote et stimule la rétraction utérine. Tant que le col est perméable, on fait une injection utérine antiseptique. On se servira de préférence des écouvillons à côtes de plumes du professeur Budin, qu'on stérilise soit à la chaleur sèche, soit en les laissant dix minutes dans l'eau bouillante.

Le *curettage instrumental* a l'avantage de ne pas nécessiter l'anesthésie générale, de râcler plus profondément la muqueuse utérine; on lui reproche d'être aveugle et parfois dangereux si l'opérateur est maladroit ou brutal. Il peut toujours compléter le curage. Il est bon de ne se servir que de curettes fenêtrées, moins coupantes que les curettes pleines. La *paroi utérine puerpérale mince et molle doit être curettée avec douceur.* Il ne faut pas chercher le cri utérin de l'utérus gynécologique. M. Bonnaire, pour éviter le frisson de réensemencement fréquent après le curettage, préconise deux ou trois heures avant le curetage un attouchement iodé fait avec un tampon imbibé dans la teinture d'iode tenu au bout d'une longue pince. Pour

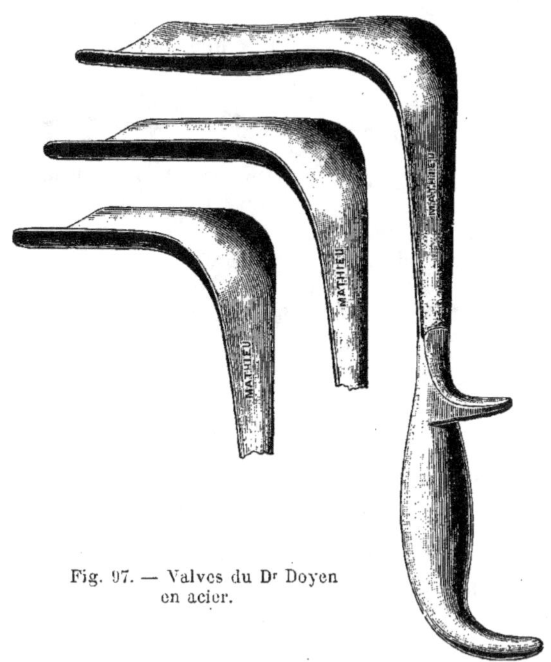

Fig. 97. — Valves du Dr Doyen en acier.

faire le curettage, on abaisse l'utérus à l'aide d'une pince de Museux mise sur la lèvre antérieure du col; un aide appuie sur la face postérieure du vagin avec une valve. Après le curettage on fait un écouvillonnage qui assure la vacuité de l'utérus et en fait la revision. On fait ensuite une injection utérine au permanganate de potasse, ou à l'iode (30 grammes de teinture dans un litre) à l'eau oxygénée neutralisée à 6 volumes. On peut enfin tamponner très légèrement la cavité utérine

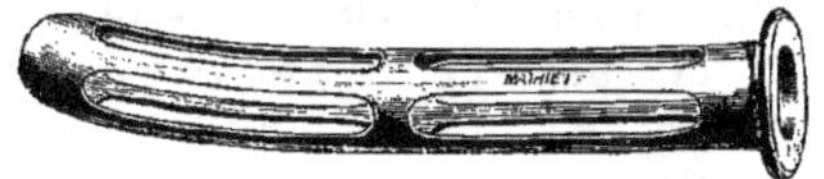

Fig. 98. — Drains du Dr Mouchotte, pour utérus infecté.

avec de la gaze aseptique non tassée, qu'on enlèvera au bout de douze heures; ou bien on mettra un drain ou l'on ne mettra rien, si l'utérus n'est pas antéfléchi.

Quand l'utérus est antéfléchi et très infecté, on y met un gros drain en caoutchouc dur à large tête fenêtrée (Bonnaire), ou un drain métallique (Mouchotte), pour faciliter l'écoulement des produits septiques.

L'infection a gagné le parenchyme utérin, la température reste élevée; le curettage reste inefficace. On peut toujours en faire un nouveau. Mais il faut en plus mettre de la glace à demeure sur le ventre et faire de grandes irrigations utérines, vaginales et rectales chaudes. On peut admettre l'*hystérectomie* quand l'infection existe avec une déchirure utérine, quand il y a gangrène utérine, quand il reste des débris placentaires trop adhérents, quand il y a suppuration pelvienne.

Quand l'*infection est localisée au petit bassin*, on sent l'utérus immobilisé dans une gangue inflammatoire de tissus parfois durs et lardacés, parfois ramollis, pâteux ou fluctuants même. Il faut alors couvrir l'hypogastre de glace, répéter

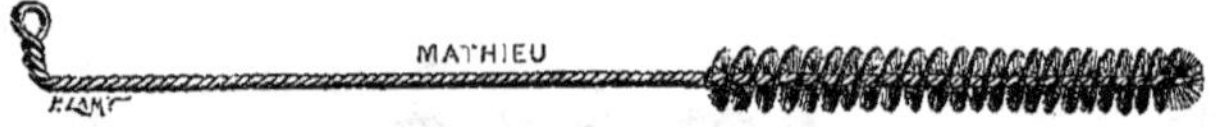

Fig. 99. — Écouvillons à côtes de plumes du Pr Budin.

les injections vaginales et les lavements à l'eau bouillie très chaude. Dès qu'il y a abcès, il faut l'ouvrir et le drainer.

La malade a le facies péritonéal, a de la discordance du pouls et de la température, du hoquet, des vomissements porracés : on ne comptera pas trop sur la glace : il faudra recourir vite à la laparotomie et au drainage large de la cavité péritonéale.

En dépit de curage et de curettages répétés, la température ne baisse pas; la femme a le teint plombé, fait de grands frissons : c'est que l'infection a dépassé l'utérus, elle est généralisée : il faut soutenir l'organisme en proie à la *septicémie* : on y arrive par le *traitement général*. On suralimente la malade avec du lait, des œufs, du jus de viande, de la viande crue, des crèmes. On donne chaque jour 75 centigrammes de quinine à titre de tonique plutôt que d'antithermique. Pour stimuler le foie, M. Bonnaire prescrit une dose quotidienne de 20 centigrammes de calomel. Plus que jamais il faut lutter contre la coprostase, soit par de grandes entéroclyses, soit par des purgatifs. Une injection sous-cutanée de 200 grammes de sérum artificiel sera faite chaque jour pendant la durée de l'infection générale.

Quand la température reste au-dessus de 39° : il faut faire la *balnéation froide* sous forme de bains à 34-35° refroidis à 27-28° d'une durée de quinze à vingt minutes. Il va de soi qu'on s'en abstiendra en cas de phlegmatia, de péritonite et de myocardite (Macé).

On n'oubliera pas comme excellent stimulant l'alcool sous toutes ses formes (Todd, grog, champagne). Le café diurétique et tonique du cœur sera souvent bien accepté de la malade. A tout ce traitement général, M. Bonnaire ajoute les injections intra-veineuses de *collargol* à 2 p. 100 à la dose de 10 centigrammes tous les deux jours. Le jour même de l'injection, la malade réagit souvent par un très grand frisson et une température de 40 à 41°, ce qui est de bon augure d'après M. Bonnaire. Il faut en être averti et en prévenir l'entourage pour n'en pas être effrayé. En tout cas, s'il n'agit pas, le collargol n'est pas nocif.

S'il survient une *phlegmatia*, on immobilise le membre fortement ouaté (surtout sous le talon), dans une gouttière en fil de fer. Si les douleurs sont très vives, on se trouvera bien, suivant le conseil de Tarnier, d'envelopper le membre de compresses imbibées de chlorhydrate d'ammoniaque recouvertes de taffetas gommé. Il sera bon d'immobiliser ce membre malade pendant un mois après la dernière élévation de température. On pourra alors le faire masser et le mobiliser progressivement (Vaquez).

SEPTIÈME PARTIE

PUÉRICULTURE

CHAPITRE PREMIER

SOINS A DONNER AUX NOUVEAU-NÉS

L'enfant ne doit rien prendre le premier jour. S'il crie trop, on peut cependant lui donner quelques cuillerées à café de lait de vache stérilisé coupé d'eau bouillie. « L'enfant qu'on ne gorge pas d'eau sucrée s'endort paisiblement dans son berceau. Nous protestons contre l'usage habituel et surtout contre l'abus de l'eau sucrée. Il faut aussi éviter de lui administrer, comme on le fait trop souvent, ce liquide parfumé avec de l'eau de fleur d'oranger. Ce mélange a généralement pour résultat de déterminer chez le nouveau-né des nausées et des vomissements » (Tarnier).

Le second jour on met l'enfant plusieurs fois au sein de sa mère ; dès le troisième jour, on l'y met régulièrement ; la montée laiteuse se fait d'ordinaire le troisième jour.

On change l'enfant chaque fois que cela est nécessaire. On le baigne une fois par jour, le matin ou le soir, dans un bain à 33 (cinq minutes). Il faut bien essuyer l'enfant après le bain pour éviter un refroidissement et lui soupoudrer le siège, les plis inguinaux et les membres inférieurs avec du talc.

On change le pansement du cordon chaque jour ; le cordon doit être bien sec : quand il est humide, c'est qu'il y a de l'infection. Il tombe vers le septième jour. C'est à partir de ce moment qu'on baigne l'enfant.

L'enfant ne doit jamais coucher dans le lit de la mère, car celle-ci (les cas en sont nombreux) pourrait l'étouffer. Dans son berceau on mettra des boules d'eau chaude si la chambre n'est pas d'une température constante. Après la tétée, on place l'enfant sur le côté et non sur le dos : s'il régurgite, il ne risque pas ainsi de s'asphyxier. La première sortie pourra avoir lieu du dixième au quinzième jour l'été, vers la sixième semaine l'hiver (Budin).

ALLAITEMENT AU SEIN

L'allaitement au sein est pratiqué par la mère ou par une nourrice.

1° Allaitement par la mère. — Si l'on veut faire analyser du lait de femme, il faut prendre du lait du début, du milieu et de la fin d'une tétée, à trois moments différents de la journée (matin, midi, soir). Quand l'enfant tète, il faut éviter de lui boucher les narines avec le sein.

On règle l'enfant dès le début à *huit tétées dans les vingt-quatre heures* en adoptant pour le soir et la nuit les heures suivantes : neuf heures, minuit, six heures. L'enfant bien réglé tout de suite laisse dormir ses parents la nuit.

Les prématurés se trouveront bien de faire neuf à dix tétées.

La tétée doit durer dix à quinze minutes pour éviter le mâchonnement inutile du bout de sein et l'apparition de crevasses. Entre les tétées, il faut laisser crier l'enfant mais surtout ne pas le remettre au sein pour ne pas le suralimenter.

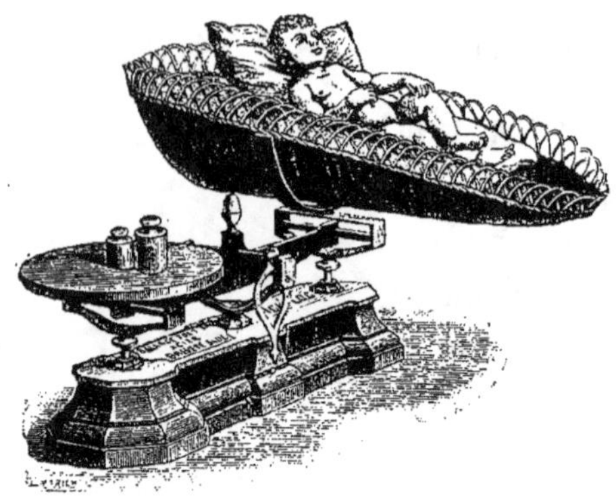
Fig. 100. — Balance pèse-bébé.

Les trois ou quatre premiers jours l'enfant perd de 100 à 200 grammes de son poids ; il rattrape son poids de naissance vers le septième jour ; en moyenne, il doit augmenter ensuite d'environ 30 grammes par jour pendant le premier mois, de 20 grammes par jour jusqu'au sixième mois et enfin de 10 à 15 jusqu'à la fin de la deuxième année. Pour bien savoir ce que prend l'enfant, on le pèse avant et après chaque tétée tout habillé. Quand la sécrétion lactée est bien établie, il suffit de peser l'enfant une fois par jour. L'enfant à terme prendra environ 500 grammes vers le dixième jour pour M. Budin, un peu moins pour M. Bonnaire.

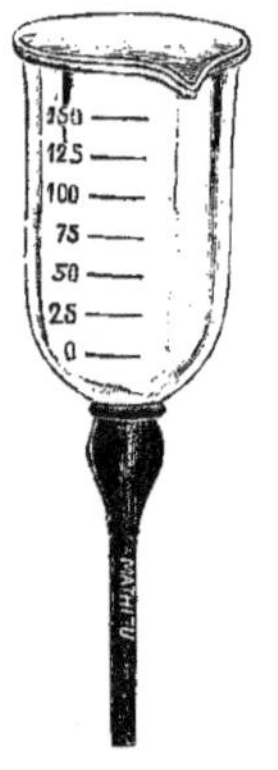
Fig. 101. — Appareil du Dr Guinon, pour lavages intestinaux et de l'estomac chez les nouveau-nés, avec une sonde.

Certains *enfants trop peu alimentés* deviennent très calmes (enfants sages) ; ils urinent peu ou ont des selles rares, dorment sur le sein. La balance démontre qu'ils perdent du poids au lieu d'en gagner. Il faut les mettre en couveuse, les stimuler par des frictions alcooliques, les gaver jusqu'à ce qu'ils repartent bien à augmenter.

Si la *mère n'a pas assez de lait,* on complétera chaque tétée par du lait stérilisé. Si la *mère a trop de lait,* l'enfant ne tarde pas à être suralimenté et à souffrir : il urine beaucoup, a des selles très fréquentes, il fait des augmentations de poids exagérées jusqu'au jour où apparaissent la gastro-entérite et la chute de poids. Il faut dans ces cas tirer le premier lait de la glande avant la tétée : l'enfant prend moins de lait mais prend un liquide plus nourrissant.

En moyenne l'enfant peut prendre en vingt-quatre heures : 600 grammes à la fin du premier mois, 600 à 700 jusqu'à la fin du troisième mois, 800 à la fin du sixième mois, 900 à partir du huitième mois (Tarnier, Chantreuil).

Quand, avec des quantités rationnelles de lait, l'enfant n'augmente pas, il faut faire analyser le lait de la mère. L'enfant doit peser à la fin de la première année 9 kilogrammes (Budin) et 11^{kg},500 à la fin de la seconde (Perret et Planchon).

L'enfant peut ne pas augmenter parce qu'il ne prend pas assez ou parce qu'il prend trop. S'il ne prend pas assez (ou si le lait maternel est pauvre),

il n'a pas de diarrhée, il a un ventre plutôt déprimé : il suffit de lui donner plus de
lait. S'il n'augmente pas parce qu'il prend trop, il a des selles abondantes, pleines
de grumeaux, mal digérées, mélangées d'abord, puis verdâtres, vertes et liquides.
L'enfant régurgite beaucoup; le ventre est énorme. Bientôt surviennent les vomissements. Si ces troubles se produisent avec des doses de lait normales, c'est que
(l'analyse le prouve) le lait est trop riche en beurre.

Certains enfants voraces prennent en quelques minutes jusqu'à 100 et 120 grammes de lait. Ils ont fréquemment du *hoquet*. Il faut diminuer la durée de la tétée.
S'ils ont droit à cette quantité de lait, on leur fait faire la tétée en deux ou trois
fois (Bonnaire).

Le lait de la mère est-il trop riche en beurre, on modifie l'hygiène et l'alimentation de la mère : en cas d'échec, on fait de l'allaitement mixte ou l'on confie l'enfant
à une nourrice.

Certains enfants paresseux restent pendant plusieurs jours sans vouloir téter et
diminuent. Il faut insister sur la tétée et compléter celle-ci, d'après la balance,
soit en faisant boire l'enfant à la cuiller, soit en le gavant.

Enfin si le nourrisson prend du lait en quantité suffisante et de bonne qualité et
régurgite en partie ce lait plus ou moins caillé, M. Budin conseille de donner quelques paillettes de pepsine trois ou quatre fois par jour.

Causes qui influent sur la quantité de la sécrétion lactée. — La succion est le
meilleur stimulant de la sécrétion lactée. L'exemple des nourrices professionnelles
que M. Budin employait à la Maternité en 1895 est probant : ces femmes étaient
progressivement arrivées à donner en moyenne 2.230 grammes de lait par jour;
l'une d'elles donna jusqu'à 2.840 grammes. Par suite d'une épidémie, ces femmes
ont moins de nourrissons à nourrir ; immédiatement, en six semaines, leur sécrétion lactée baisse d'un tiers. *La quantité de lait s'accroît avec l'appel et inversement.*

Les femmes qui ont des jumeaux peuvent les nourrir tous les deux; de même la
femme qui fait une galactophorite et perd, au point de vue fonctionnel, un sein,
arrive à donner avec l'autre sein la même quantité totale de lait.

La succion ramène très bien le lait chez une femme qui a cessé d'allaiter depuis
un mois à six semaines même. On pourra toujours essayer concurremment les
substances galactagogues ou galactogènes.

« Le *régime d'une femme qui nourrit* peut comprendre dans les conditions normales : le matin, une soupe avec du pain, des légumes ou des pâtes; à midi, un
plat de viande, des légumes divers ou du dessert, fruits cuits, confitures etc.;
l'après-midi, du pain avec du fromage ou des confitures; le soir : des œufs, du
poisson, des légumes, pas de viande, en général, ou très peu. Comme boisson on
donnera par jour une demi-bouteille de vin qui sera bu avec de l'eau, une petite
bouteille de bière très légère très peu alcoolisée ou mieux du lait » (Budin).

La mère qui nourrit doit sortir une heure ou deux le matin et l'après-midi.

Causes qui ont une influence sur la qualité de la sécrétion lactée. — Les boissons alcooliques sont mauvaises car l'alcool passe chez le nourrisson par le lait
maternel (Nicloux). Les émotions morales, les fatigues exagérées altèrent la qualité du lait. Au moment des règles, l'enfant peut rester stationnaire mais repart
vite. Les règles ne sont pas une contre-indication à l'allaitement. De même la
grossesse ne doit pas faire supprimer l'allaitement, si la mère n'est pas fatiguée.

Les affections aiguës (sauf la galactophorite), ne doivent pas non plus interdire l'allaitement ; on isolera l'enfant en dehors des tétées. De même pour la tuberculose au début, l'albuminurie, les affections du cœur.

DIFFICULTÉS DE L'ALLAITEMENT . — a. *Du côté de l'enfant.* — Le coryza, le muguet gênent la succion. Le bec-de-lièvre compliqué la rend impossible : on nourrit alors l'enfant à la cuiller ou avec une bouteille armée d'une grosse tétine fendue (Budin).

b. *Du côté de la mère.* — L'épiderme du mamelon peut être couvert de croûtes et dur. On l'assouplit par des lotions alcoolisées et de la glycérine. Les *crevasses* rendent l'allaitement très pénible et peuvent produire des lymphangites suivies d'abcès ou de galactophorites. Il faut laver le bout de sein avant et après la tétée.

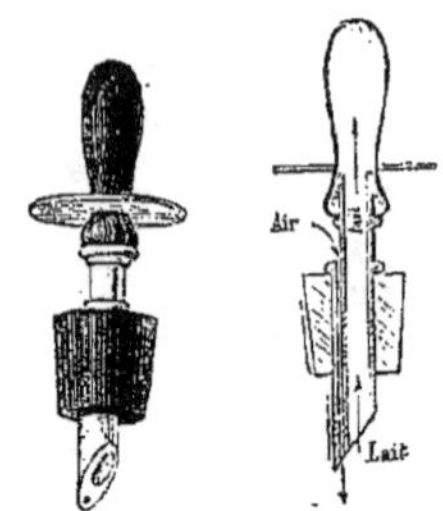
Fig. 102. — Galactophore (Budin).

Contre le bout de sein trop court, contre le bout de sein ombiliqué, on se sert du bout de sein de Bailly modifié par Barbin. La mère peut elle-même faire sortir son lait que l'enfant tète aussitôt à l'aide de la téterelle bi-aspiratrice de Budin, perfectionnement de celle d'Auvard.

Les prématurés trop faibles pour téter sont alimentés soit à la cuiller, soit par le gavage : il suffit d'enfoncer la sonde de caoutchouc de 15 centimètres depuis l'arcade dentaire pour être dans l'estomac.

La BALANCE joue un rôle capital en puériculture ; c'est par son emploi rationnel qu'on suit pas à pas les progrès de l'enfant ; c'est par elle, mieux que par l'état de

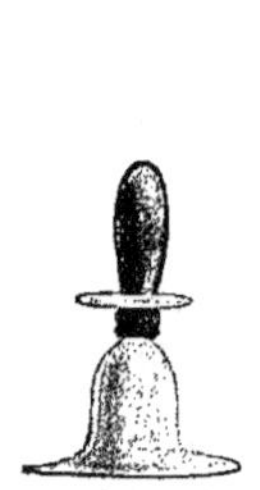
Fig. 103. — Bout de sein de Barbin.

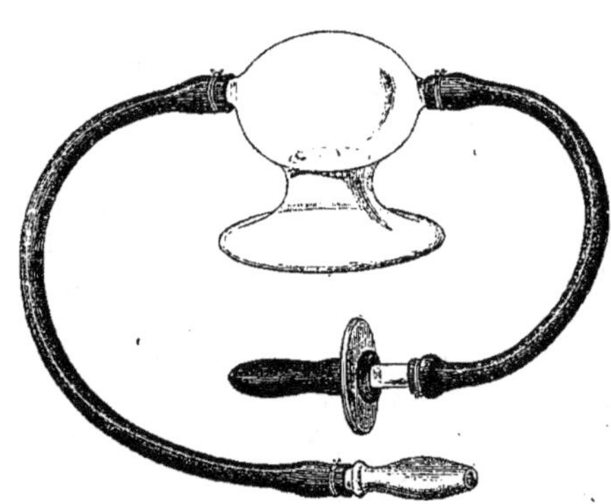
Fig. 104. — Téterelle bi-aspiratrice (Budin).

ses fontanelles, la fermeté de ses tissus, le nombre et la qualité de ses selles, qu'on voit si l'enfant se porte bien ; c'est avec la balance qu'on établit la courbe de poids de l'enfant : cependant, chez les syphilitiques, chez les enfants atteints d'affections fébriles graves, la courbe peut rester ascendante et l'enfant meurt tout de même. Une trop grande augmentation chez un enfant malade est de mauvais augure.

« *S'il existe de la diarrhee,* si le tube digestif est malade, c'est lui qu'il faut avant tout rétablir, sinon l'enfant pourra ne plus assimiler et mourir ; *la diète jouera le rôle principal* pour obtenir la guérison » (Budin).

2° Allaitement par une nourrice mercenaire. — Le choix d'une nourrice est toujours délicat. Celle-ci ne doit être ni trop jeune ni trop âgée. Elle doit être accouchée depuis deux mois. On doit l'examiner au point de vue tuberculose et syphilis et s'enquérir de la santé de son mari. A-t-elle de bonnes dents, elle mastique bien et doit bien s'alimenter. Les bons seins sont pleins de nodosités et sillonnés de veines bleuâtres. Le mamelon ne doit pas être ombiliqué.

On s'assurera que le lait est épais, en regardant le sein qui vient d'être tété. L'examen de l'enfant de la nourrice sera très utile. Il vaut mieux prendre une multipare qui a déjà fait ses preuves qu'une primipare qui peut ne plus avoir de lait au bout de peu de temps.

Il est possible que dans les premiers jours qu'elle est en place, la nourrice s'ennuie et ait moins de lait : ce n'est pas une raison pour la renvoyer; la sécrétion normale se rétablit vite.

FAIBLESSE CONGÉNITALE

Il y a faiblesse congénitale quand l'enfant pèse 1.000 à 2.500 grammes (au lieu de 3.200 à 3.500). A poids égal, l'enfant resté le plus longtemps dans l'utérus sera plus solide.

Les débiles ne résistent pas au refroidissement, ni à la suralimentation, ni à une alimentation insuffisante.

On évite bien le *refroidissement* en mettant les débiles en *couveuse*. La couveuse

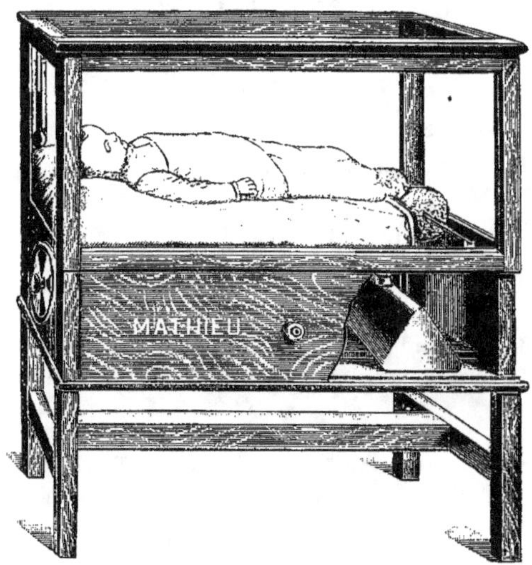

Fig. 105. — Couveuse.

de Tarnier est trop connue pour que nous la décrivions. M. Bonnaire l'a modifiée en lui ajoutant une paroi de verre intérieure ce qui fait un matelas d'air intermédiaire entre l'extérieur et l'intérieur de la couveuse. M. Budin y met les enfants soit emmaillotés, soit enveloppés d'ouate : aussi recommande-t-il une température de

25° comme suffisante. M. Bonnaire préfère laisser aux débiles toute liberté pour leurs mouvements : aussi les met-il nus dans la couveuse pour laquelle il conseille une température de 28°.

Pour réchauffer vite un débile on le trempe dans un bain de 1° plus élevé que sa température et l'on réchauffe progressivement le bain de 4 à 5°, en y laissant l'enfant quinze à vingt minutes. On sort le débile de la couveuse dès qu'il est à 2.300 après avoir légèrement refroidi la couveuse.

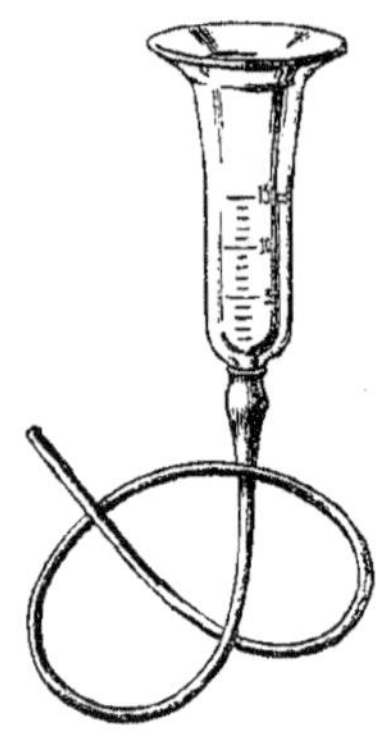

Fig. 106. — Gaveuse.

Les *débiles insuffisamment alimentés se cyanosent.*

Les *débiles suralimentés ont tout de suite des troubles digestifs très graves.*

Plus l'enfant est petit, plus sa courbe de poids doit monter lentement. Il faut faire prendre peu à ces enfants et souvent (toutes les heures et demie pour les petits). Il faut beaucoup de tact pour alimenter les débiles. La pepsine en paillettes sera souvent utile pour faciliter l'absorption.

Quand la mère d'un débile veut nourrir celui-ci, M. Budin conseille de prendre à domicile une nourrice avec son bébé ; celui-ci tète d'abord la mère du débile, lui fait monter son lait et prend son complément chez sa mère ; il empêche ainsi son lait de disparaître ; la nourrice tire son lait pour le débile nourri au verre ou à la cuiller jusqu'à ce qu'il puisse téter sa mère. Si l'on prend une nourrice pour un débile, le meilleur moyen qu'elle conserve son lait est de prendre aussi son enfant à elle.

Le débile ne résiste pas aux maladies contagieuses.

ALLAITEMENT MIXTE

C'est l'allaitement dans lequel on complète le sein de la mère ou d'une nourrice par du lait d'animal.

ALLAITEMENT MIXTE DANS LES JOURS QUI SUIVENT LA NAISSANCE. — L'allaitement mixte donne de bons résultats quand la sécrétion lactée tarde à se faire ou est insuffisante. On le cesse dès que la mère a assez de lait. C'est souvent le cas des femmes saignées pendant l'accouchement (placenta prœvia). On peut par ce procédé laisser se cicatriser des crevasses du sein sans interrompre l'allaitement maternel, en sautant une tétée sur deux.

ALLAITEMENT MIXTE FAIT LONGTEMPS APRÈS LA NAISSANCE. — Dès que la sécrétion lactée faiblit, on peut par l'allaitement mixte la prolonger encore longtemps, pour le mieux du nourrisson.

Le *lait d'ânesse* est pauvre en beurre ; il est très bien digéré par les prématurés mais est insuffisant pour les enfants, au-dessus de 3.500. Il doit être employé le jour de la traite, non stérilisé, chauffé au bain-marie à 37°, sans sucre ni addition d'eau. Il est très coûteux.

Le *lait de chèvre* est un peu lourd et doit être étendu d'eau. On ne s'en procure pas facilement dans les grandes villes.

Le *lait de vache* est de beaucoup le plus répandu. Il doit contenir par litre :

Eau 870
Beurre 40
Sucre de lait 50
Caséine, sels extractifs 40

Il contient plus de caséine que le lait de femme, mais moins de sucre (75).

Le lait ne doit être ni écrémé, ni mouillé et venir de vaches saines, bien nourries. La grande variabilité des laits du commerce en beurre est un des gros obstacles à l'allaitement mixte et surtout à l'allaitement artificiel. L'appareil de Gerber permet d'évaluer rapidement la richesse du lait en beurre.

« Le Dr Parmentier a montré tous les services pratiques que pouvait rendre la recherche du point de congélation du lait ; elle se fait à l'aide du *cryoscope* usuel, appareil peu coûteux, d'une précision suffisante et dont on se sert couramment dans les laboratoires pour faire la cryoscopie de l'urine et du sérum sanguin. Le point de congélation de l'eau distillée sert à fixer au préalable le zéro du thermomètre » (Budin).

Le lait doit être aussi dépourvu que possible de germes pathogènes. La *pasteurisation* se propose ce but par le chauffage du lait à 60° et son refroidissement brusque. C'est un mode de stérilisation insuffisant. L'*ébullition* vaut mieux, surtout quand on conserve et met au frais le lait dans le vase où on l'a fait bouillir. Si l'ébullition a eu lieu en vase ouvert, il faut attendre que le lait soit refroidi pour le couvrir, à moins que le couvercle n'ait été ébouillanté. La méthode Soxhlet-Budin est le meilleur mode de stérilisation du lait à domicile ; c'est le chauffage au bain-marie par une ébullition de trois quarts d'heure des petites bouteilles graduées et bouchées hermétiquement contenant les tétées complémentaires ou totales à donner pendant la journée. Au bout de quarante-cinq minutes d'ébullition, on enlève le porte-flacons de la marmite et on laisse refroidir. L'expérience du marteau d'eau prouve que le vide existe bien dans les flacons. Il suffit, au moment de la tétée, de faire tiédir le flacon et de remplacer le bouchon de caoutchouc par la tétine.

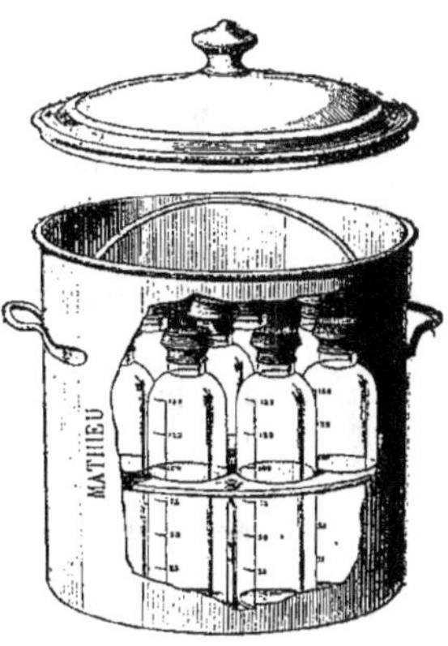

Fig. 107. — Stérilisateur pour le lait.

Les petites bouteilles seront nettoyées à l'eau carbonatée dès qu'elles seront vides. Le lait ainsi stérilisé doit être employé dans les vingt-quatre heures. Aussi quand on veut conserver le lait stérilisé plus longtemps, il faut le stériliser par le *chauffage à 110°*. Le bon lait stérilisé n'a pas de mauvaise odeur, ne contient pas de gaz, n'est ni caillé ni coloré, n'a pas mauvais goût.

Le meilleur biberon est la petite bouteille dans laquelle on a stérilisé le lait : *le biberon à long tube doit disparaître à jamais*. La tétine doit reposer entre deux tétées dans de l'eau bouillie et doit être trempée tous les jours dans l'eau bouillante.

« C'est l'étude de la courbe qui guide le médecin et lui indique, parce qu'elle reste stationnaire ou qu'elle s'abaisse sans autre cause apparente, qu'il y a production insuffisante de lait maternel, qu'il faut donner davantage de lait stérilisé » (Budin).

Il vaut mieux compléter les tétées insuffisantes que de remplacer une ou plusieurs tétées par des biberons.

L'allaitement mixte peut encore, grâce aux crèches qui sont et surtout seront de mieux en mieux organisées, permettre à beaucoup de mères pauvres de nourrir leur enfant et de le garder auprès d'elles.

Il permet aussi à une mère de nourrir au sein deux jumeaux sans fatigue.

ALLAITEMENT ARTIFICIEL

Certaines femmes n'ont pas de lait du tout, ou en ont trop peu pour nourrir ; d'autres sont malades (tuberculose grave, affections cardiaques avec mauvais myocarde); d'autres enfin, de par les nécessités sociales, ne peuvent allaiter leur enfant. Certains nouveau-nés ne peuvent téter (bec-de-lièvre, gueule de loup). Quelques enfants ne peuvent s'acccommoder du lait de femme (Budin, Bar).

Les enfants syphilitiques non nourris par la mère seront mis au biberon.

En règle générale, on peut donner le lait pur (pas de coupage, pas de sucre), quel que soit l'âge du nourrisson (Budin).

L'allaitement artificiel est surtout dangereux dans les trois premiers mois. Le lait humanisé ou maternisé est coûteux et n'a pu se généraliser. Le lait de vache stérilisé est le plus répandu et le moins cher. Toujours les parents ou les nourrices ont tendance à trop donner.

Pour les enfants à partir de cinq mois, M. Budin conseille de donner en moyenne 100 grammes de lait pur par kilo de poids. Il faut augmenter les doses très lentement, progressivement, en se basant sur la courbe de poids.

Le lait cru trait de façon aseptique n'a pas encore fait ses preuves pour prétendre détrôner le lait stérilisé.

La suralimentation est une des principales causes de mortalité infantile par gastro-entérite ; elle produit aussi une foule d'accidents dont les principaux sont : l'eczéma (surtout dans l'allaitement au sein), la dyspepsie, le gros ventre, le rachitisme.

Contre *l'eczéma*, Quillier recommande un régime hygiénique sévère pour la nourrice (pas de café, pas d'alcool, pas de mets indigestes), des tétées régulières pour l'enfant qui sera tenu très proprement. Les médicaments pour l'enfant sont inutiles. Il faudra parfois changer de nourrice. Les poudres inertes (talc, bismuth) feront bien sur les croûtes ; dans les poussées aiguës, on mettra des pansements humides à l'eau bouillie. MM. Budin, Variot, Bresset n'ont jamais vu de scorbut dans leurs consultations de nourrissons.

DENTITION

Les deux incisives médianes inférieures, puis les deux incisives médianes supérieures sortent du sixième au huitième mois ; les quatre incisives latérales viennent à la fin de la première année. Vers dix-huit mois paraissent les quatre premières petites molaires, puis les canines; entre deux ans et deux ans et demi sortent les quatre autres prémolaires.

Les accidents de la dentition existent (Budin) et consistent en salivation, gingivite, insomnie, diarrhée, quintes de toux, diminution de poids. Il ne faut cependant pas les exagérer et ne pas mettre de parti pris sur la dentition des troubles qui relèvent de la suralimentation.

SEVRAGE

Le sevrage consiste à supprimer le sein à l'enfant et à remplacer le lait de femme par du lait d'animal. Or, pendant la seconde année, l'enfant n'augmente que de deux kilogrammes. Il lui faut donc prendre à peine plus qu'à la fin de la première année. On y arrive par l'adjonction de potages faits avec des farines spéciales : il faut bien savoir que 20 grammes de farine représentent 100 grammes de lait. On peut commencer à donner des potages dès le dixième mois.

Le *sevrage progressif est préférable* au *sevrage brusque;* les sevrages difficiles sont l'exception : dans ces cas on cherche le goût de l'enfant, en sucrant ou en salant le potage, en le faisant clair ou épais. On badigeonne le mamelon avec des substances amères telles que teinture de gentiane ou d'aloès; dans certains cas, la séparation reste le moyen héroïque.

La mère se fait passer son lait par une bonne compression des seins et l'absorption de peu de liquides.

Il y a intérêt à ne pas sevrer pendant les fortes chaleurs de l'été ni pendant la sortie d'un groupe dentaire. Jusqu'à deux ans, M. Budin ne donne guère plus de 1.000 à 1.050 grammes de lait avec des farines.

Tous ces conseils simples à observer sont ignorés des mères, toutes imprégnées de préjugés aussi dangereux qu'ils sont anciens. C'est devant la constatation de cette ignorance, cause d'une mortalité infantile excessive, que M. Budin eut l'idée en juin 1892 de créer la première consultation de nourrissons à l'hôpital de la Charité où il fit revenir les mères accouchées dans son service, leur donna des conseils et surveilla les nourrissons.

Les CONSULTATIONS DE NOURRISSONS, véritables *Écoles des mères* se sont depuis répandues partout en France et à l'étranger : partout où elles paraissent, elles font baisser la courbe de mortalité infantile.

CHAPITRE II

VICES DE CONFORMATION ET ÉTATS PATHOLOGIQUES
CHEZ LE NOUVEAU-NÉ

Le praticien doit, après l'accouchement, avant de partir, examiner très soigneusement l'enfant qu'il vient de mettre au monde pour voir s'il n'a pas de malformation congénitale qu'on lui reprocherait plus tard de ne pas avoir découverte. Avec un doigt il explorera la bouche ; il se rendra compte de l'intégrité de la voûte palatine, de la longueur du filet. Il verra s'il n'y a pas de méningocèle, de spina-bifida, de pied bot ou de main bote. S'il y a du pemphigus, le médecin devra le faire constater au mari pour bien se mettre à l'abri de tout reproche.

Le *bec-de-lièvre* et les *fissures de la voûte palatine* constituent des contre-indications de l'allaitement au sein. L'enfant boira au verre, à la cuiller, ou avec une grosse tétine, ou mieux avec la téterelle de M. Budin. Il sera opéré vers trois ou quatre ans.

La *brièveté du filet* pourra souvent s'opérer simplement par une pression faite avec l'index, d'avant en arrière, moyen sûr et moins dangereux que la section qu'il ne faut jamais faire.

On verra dès le deuxième jour, si l'enfant n'a pas rendu de méconium, que *l'anus est imperforé*. Si l'anus semble normal, *l'imperforation siège sur le rectum*. On s'en rend compte en introduisant dans l'anus une sonde molle. Il suffit d'inciser sur la région périnéale et l'on trouve d'ordinaire facilement l'ampoule rectale que l'on ouvre et suture à l'anus. Si l'on échoue, on fera, en attendant mieux, un anus iliaque.

Le *spina-bifida* sera pansé aseptiquement et non opéré, les résultats des interventions étant peu satisfaisantes.

Ombilic. On observe parfois après la chute du cordon un *petit bourgeon rouge* qui suinte. Pour éviter une infection toujours grave, il faut toucher ce bourgeon au nitrate d'argent et faire un pansement aseptique sec.

Sur la *hernie ombilicale* souvent observée quelques jours après la naissance, on appliquera de préférence un bandage fait avec une bande de toile ou de flanelle dans laquelle on fixera une pièce de monnaie, de 10 centimes par exemple. C'est un bandage peu coûteux, supérieur à toutes les pelotes de caoutchouc.

Si l'on constatait une hernie ombilicale à la naissance, englobée dans le cordon, il faudrait couper le cordon au-dessus de la hernie.

Le *pied bot, la main bote* guérissent très bien par des massages quotidiens et le port permanent de petites attelles en gutta-percha. Ce traitement fait dès les premiers jours doit réussir. En cas d'échec, l'intervention chirurgicale se ferait beaucoup plus tard vers cinq ou six ans.

ÉTATS PATHOLOGIQUES

Ophtalmies. — Le meilleur traitement en est le traitement prophylactique qui consiste aussitôt après la naissance à mettre dans les yeux de l'enfant quelques gouttes d'une solution de nitrate d'argent à 1 p. 150 (Budin), ou quelques gouttes de jus de citron ou d'une solution d'acide citrique à 5 p. 100 (Pinard). Dans le même ordre d'idées, il faut recommander les injections vaginales au cours de la grossesse ; si la femme a de la vaginite granuleuse ou des végétations vulvaires, elle prendra des injections quotidiennes au permanganate à 1 p. 4.000.

L'*ophtalmie purulente* existe : le praticien ouvrira prudemment les paupières de l'enfant en prévision d'un jet de pus possible. Cette infection peut toujours être très grave si elle n'est pas bien soignée dès le début. « Il faut donc, de toute nécessité, nous ne saurions trop le répéter, que le médecin avertisse la famille du danger que court l'enfant » (Budin).

S'il y a œdème très prononcé des paupières, on se trouvera bien de l'application de compresses chaudes à 48° ou mieux de l'application de glace pilée contenue dans un condom (Bonnaire) pendant un jour ou deux. Puis, on fait des irrigations sur l'œil en bien écartant les paupières, ou avec des canules spéciales de liquides variés, tels qu'acide borique, naphtol B ou sublimé faible. On badigeonne le globe oculaire et surtout les culs-de-sac de la conjonctive avec un pinceau imbibé de nitrate d'argent à 1 ou 2 p. 100 que l'on neutralise aussitôt en passant un autre pinceau trempé dans l'eau salée. M. Bonnaire obtient les meilleurs résultats, en promenant dans les culs-de-sac de la conjonctive un pinceau trempé dans le *collargol* à 2 p. 100 ; il ne lave pas, mais essuie simplement l'œil au préalable avec du coton hydrophile. L'œil malade est isolé par un pansement sec aseptique. La mère devra être avertie des dangers de la contagion.

Infections ombilicales. — C'est encore le traitement prophylactique qui rend ces infections plus rares aujourd'hui. Par des *pansements aseptiques secs* du cordon et de la plaie qui résulte de sa chute, on évite l'infection. Le cordon aseptique est dur, sec, racorni, momifié. Le cordon infecté est mou, infiltré de liquide ; la région ombilicale est alors tendue, luisante, rouge, œdématiée ; l'enfant a de la température et perd du poids. On est trop souvent impuissant contre l'omphalite, l'érysipèle péri-ombilical et surtout la phlébite de la veine ombilicale pour ne pas prendre toutes les précautions aseptiques qui empêchent l'apparition de ces redoutables complications.

L'**Érythème** du nouveau-né se voit sur le siège et sur les jambes. Il est produit par des selles diarrhéiques vertes et l'urine chez des enfants suralimentés. Il faut rationner ceux-ci, faire des entéroclyses, changer souvent les couches et saupoudrer les parties malades de poudres inertes (talc).

Mammites. — Dans certains cas, il se produit chez le nouveau-né une montée laiteuse. On fera aseptiquement une expression modérée. S'il y a mammite, il faut mettre sur les seins ou de la glace ou des compresses très chaudes ; on fera ensuite, s'il n'y a que galactophorite, de l'expression digitale (Budin), s'il y a *abcès collecté*, on *ouvrira largement*, par peur de vastes décollements sous-cutanés.

Le CORYZA peut être assez sérieux pour empêcher l'enfant de téter. On aura recours à la téterelle et l'on guérira le coryza par la vaseline mentholée ou mieux l'huile mentholée.

Le SCLÉRÈME est un endurcissement spécial de la peau et du tissu cellulaire sous-cutané que l'on constate surtout chez les prématurés et les enfants affaiblis. Il y a hypothermie, le pouls est filiforme et ralenti (80, 60), le cri est faible. Il faut mettre ces enfants en couveuse, les réchauffer, les stimuler par des frictions alcooliques, des massages et les gaver.

Le CÉPHALOEMATOME se résorbe spontanément. « Tout traitement chirurgical doit être proscrit » (Budin).

Le MUGUET se soigne par des applications répétées plusieurs fois par jour de coton hydrophile trempé dans de l'eau de Vichy, du sublimé à 1 p. 4.000. On fait après chaque tétée avec un pinceau des badigeonnages d'un mélange par parties égales de miel et de borax.

Hémorragies ombilicales. — Celles qui se produisent aussitôt après la naissance s'arrêtent avec une ligature mieux faite ou une pince. Dans les cas d'hémorragie persistante, il ne faudra pas hésiter à dénuder au bistouri pour lier le vaisseau qui saigne. Il en sera souvent de même des hémorragies tardives d'origine infectieuse. On fera le traitement général de l'anémie : couveuse, 15 à 20 grammes de sérum artificiel sous la peau en une fois, plusieurs fois par jour, lait un peu alcoolisé en gavage, oxygène.

Hémorragies gastro-intestinales. — Le sang peut venir d'un sein crevassé et ne comporte aucune gravité. S'il vient du tube digestif, il faut éviter de surmener celui-ci. L'enfant sera mis en couveuse. On lui donnera de petites et fréquentes tétées de lait glacé et alcoolisé. Comme potions hémostatiques, on essaiera une goutte d'éther acétique dans une cuiller d'eau glacée, ou une des potions suivantes :

Perchlorure de fer	V gouttes.
Eau sucrée	30 grammes.

par cuiller à café de cinq en cinq minutes.

ou

Extrait de ratanhia	2 à 4 gr.
Excipient	60 gr.

ou

Ergotine	0 gr. 10 à 0 gr. 50
Sirop de ratanhia	20 grammes.
Eau de menthe	20 grammes.

par cuillerée à café tous les quarts d'heure.

« Il faut s'abstenir chez le nouveau-né d'application extérieure d'eau froide ou de sachets de glace, afin d'éviter un dangereux refroidissement général. La chaleur est de beaucoup préférable. » (Demelin.)

Hémorragies broncho-pulmonaires. — L'enfant meurt presque toujours au milieu de cyanose, dyspnée, hypothermie. La thérapeutique est impuissante.

Hémorragies méningées. — Elles sont d'origine traumatique et dues à une application de forceps ou à une version, ou à un accouchement par le siège. L'enfant est mis en couveuse, on lui donne des bains chauds, on lui pose des révulsifs légers et on lui fait respirer un peu d'éther ou de chloroforme. Dès qu'il y a température, la ponction lombaire à hauteur des crêtes iliaques sur la ligne des apophyses épineuses, en enfonçant l'aiguille de 12 à 15 millimètres, est indiquée et peut guérir l'enfant si la lésion n'est pas trop grave (Devraigne). On enlèvera 3 à 4 centimètres cubes de liquide.

Les *hémorragies par les voies génitales* chez les petites filles sont d'un pronostic bénin et guérissent spontanément.

Les *paralysies* chez le nouveau-né guérissent par l'électrisation, les massages, les frictions stimulantes.

OBJETS A PRÉPARER POUR UN ACCOUCHEMENT

1° Savon de Marseille blanc.
2° Linge, draps, serviettes, mouchoirs.
3° Layette.
4° Toiles blanches cirées très souples (deux, pour garnir le lit).
5° Bande de flanelle pour bandage de corps (3 mètres).
6° Ouate ordinaire (une livre).
7° Épingles anglaises en acier (assorties).
8° Baignoire pour le bébé.
9° Cruchons (deux).
10° Jambières flanelle.
11° Bassin plat et injecteur de 2 litres.
12° Cuvettes émaillées (petit modèle), quatre.
13° Canules de verre non percées au bout avec 4 trous latéraux (deux).
14° Canule à lavement en verre (deux).
15° Balance pèse-bébé avec poids fonte et cuivre.
16° Thermomètre maxima.

PHARMACIE

1° (Sublimé . . . . 0^{gr},25
) Acide tartrique . . . . 1 gramme.
  (Carmin d'indigo . . . . Quantité suffisante
     Pour un paquet n° 40.

2° Permanganate de potasse en poudre . . . . 15 grammes.
3° Bisulfite de soude en solution concentrée, un flacon. . . . 200 grammes.
4° (Vaseline au sublimé, en tube. . . . . n° 3
   (Vaseline aseptique. . . . . 50 grammes.
5° Alcool rectifié à 90° . . . . 1 litre.
6° Poudre de talc stérilisée . . . . 30 grammes.
7° Glycérine anglaise. . . . . 1 litre.
8° Ether sulfurique . . . . 20 grammes.
9° Ergotine Yvon, ampoules . . . . n° 2
10° Caféine Yvon, ampoules. . . . . n° 4
11° Chloroforme Adrian. 30 grammes.
12° Sérum artificiel de Hayem en ballon de un litre . . . . . n° 2
13° Compresses stérilisées dans boîte hermétiquement close. . n° 2
14° Ouate hydrophile stérilisée, 8 paquets de . . . . 250 grammes.
15° Brosses à ongles stérilisées 2
16° Soie plate stérilisée n° 4 . . . . 1 flacon.
17° Catgut stérilisé n° 3 . . . . 1 flacon.
18° Crins de Florence stérilisés moyens . . . . 1 flacon.

TROUSSE D'ACCOUCHEMENT

Forceps de Tarnier.
Basiotribe de Tarnier.
Perforateur de Blot.
Cranioclaste de Braun.
Pince molaire de Bonnaire.
Pince à deux dents pour col.
    { Ciseaux de Dubois (courbes et droits).
    { Crochet de Braun.
Ou Embryotome de Ribemont-Dessaignes.
Ou Guillotine de Tarnier.
Écarteur Tarnier (avec les crochets pour mesurer la force).
Ballons de Champetier ou de Boissard (tailles différentes).
Kolpeurynter de Braun.
Ballon excitateur de Tarnier.
Lacs pour version.
Curette fenêtrée de Bonnaire.
Pince-mouchette de Bonnaire.
Écouvillons en côtes de plumes de Budin.
Drains métalliques de Mouchotte.
Gros drains de caoutchouc à large tête fenêtrée de Bonnaire.
Pinces clamps.
Aiguilles d'Emmett et de Reverdin.
Serres fines de Boissard. Serres plates de Budin.
Bougies d'Hégar.
Bistouris. Pinces de Péan et de Kocher.
Spéculum. Valves.
Sondes en verre et en caoutchouc pour vessie.
Canule pour injections intra-utérines.
Ciseaux droits et courbes.
Insufflateur.
Stéthoscope à large pavillon.
Gants de caoutchouc.

NOTIONS
D'ÉLECTROTHÉRAPIE

ET

DE RADIOTHÉRAPHIE

PAR

Le Dʳ Louis DELHERM

Ancien interne des Hôpitaux de Paris.

Nous nous proposons dans cet article :

1° De fournir aux médecins qui désirent faire quelques applications électriques la technique détaillée des procédés simples.

2° De leur donner sur des questions plus complexes des notions générales sur l'électrothérapie et la radiothérapie; leur expliquer les raisons de leur emploi; les renseigner sur les indications et les contre-indications : en un mot leur permettre de conseiller leurs malades en connaissance de cause [1].

[1] Les lecteurs désireux de plus amples détails peuvent se reporter à *L'Electrothérapie clinique* de LAQUERRIÈRE et DELHERM, préface de M. le Prof. D'ARSONVAL.—Maloine, 1906.

CHAPITRE PREMIER

UNITÉS ÉLECTRIQUES

Il est d'usage, pour étudier ces unités, de comparer les phénomènes électriques à ceux de l'hydraulique.

Considérons un réservoir d'eau.

α) Ce réservoir contient une *quantité* d'eau qui s'exprime en *litres*.

β) Cette quantité d'eau exerce une poussée sur les parois du réservoir, c'est la *pression*.

Cette pression s'exprime en *kilogrammes par centimètres carrés*.

Considérons un corps électrisé.

α) Ce corps contient une *quantité* d'électricité qui s'exprime en *coulombs*.

β) Cette quantité d'électricité a une tendance à abandonner le corps, la force qui la met en mouvement est la *force électromotrice* ou *tension*.

Cette force électromotrice s'exprime en *volts* (le volt est égal à la force électromotrice d'une pile Daniell).

Ainsi donc en électricité la notion de *quantité* et celle de *tension* sont différentes l'une de l'autre, en voici quelques exemples.

Un *petit* réservoir étant situé très haut donne un jet d'eau *élevé*.

Un appareil peut fournir une *petite* quantité d'électricité (peu de coulombs) et donner de *grandes étincelles* (tension ou voltage élevé).

Exemple : machine statique.

Un *grand* réservoir bas situé donne un jet d'eau *peu élevé*.

Un appareil peut fournir une *grande quantité d'électricité* (nombreux coulombs) et ne pas être capable de fournir une étincelle (*voltage faible*).

Exemple : Appareil galvanique.

Si l'on réunit par un conduit le réservoir à un autre réservoir situé à un niveau inférieur, l'eau s'écoule, grâce à la *différence de niveau*.

Si on réunit par un conducteur un corps ayant un voltage élevé (ce corps est considéré comme positif); à un autre ayant un voltage moindre (ce corps est considéré comme négatif), l'électricité s'écoule vers ce dernier, grâce à la *différence de potentiel*.

Le conduit laisse, par seconde, s'écouler un certain nombre de litres : on dit que le débit est de X litres par seconde.

Le conducteur laisse passer par seconde une certaine quantité (ou coulombs) d'électricité : on dit que l'intensité du courant est de X coulombs par seconde : *c'est l'ampère* (en électrothérapie, on se sert seulement de milliampères, l'ampère étant une unité trop forte).

Le conduit peut être rugueux, plié, contourné, étroit ou seulement long. L'eau qu'il contient éprouve en le traversant une certaine résistance capable de diminuer le débit.

Le conducteur (fil, corps humain, etc.), oppose une certaine résistance au passage du courant, cette unité résistante *c'est l'Ohm* (résistance opposée au passage d'un courant par une colonne de Hg de 1 centimètre carré de section et de 1^{m},05 de long).

Au point de vue pratique, il faut savoir que l'intensité de courant qu'on veut avoir (Coulomb-Seconde exprimé en milliampères) est fonction du voltage (ou force électro-motrice) de l'appareil, divisé par la résistance des conducteurs (métalliques, humains, etc.) qu'on exprime en Ohms.

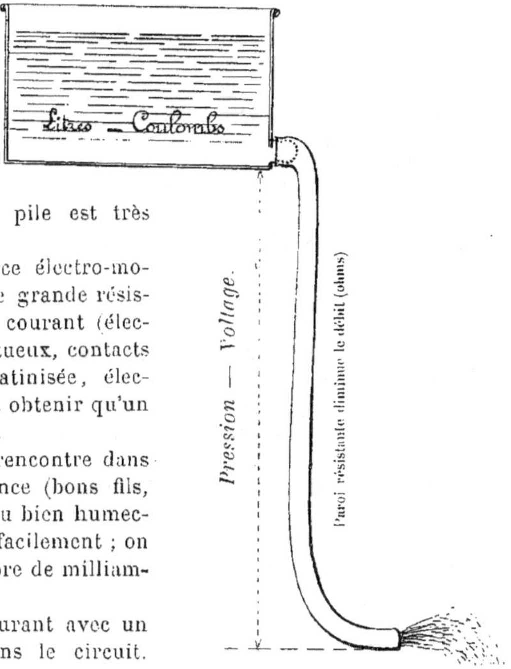

Exemples. — L'intensité (exprimée en milliampères) que peut donner une même pile est très variable.

Si le voltage de la pile (force électro-motrice) est employé à vaincre une grande résistance opposée au passage du courant (électrodes mal humectées, fils défectueux, contacts imparfaits, peau humaine kératinisée, électrodes petites, etc.) on n'arrive à obtenir qu'un nombre infime de milliampères.

Si le voltage de la pile ne rencontre dans le circuit qu'une faible résistance (bons fils, bonnes et larges électrodes, peau bien humectée, etc. etc.) le courant passe facilement ; on arrive à obtenir un grand nombre de milliampères.

On mesure l'intensité du courant avec un milliampèremètre intercalé dans le circuit. Le milliampèremètre ne sert à mesurer que le courant continu, le courant ondulatoire, sinusoïdal, etc. La statique et le faradique ne peuvent être mesurés par cet appareil, et leur graduation ne peut être qu'approximative (degré d'enfoncement de la bobine pour le faradique, longueur de l'étincelle pour la statique).

La force électro-motrice est mesurée par un voltmètre.

Ce sont les deux seuls appareils dont on se sert en pratique, et spécialement du milliampèremètre dont l'emploi est aussi utile au médecin que la balance au pharmacien.

Débit en litres ou en milliampères (par unité de temps).

Fig. 1.

CHAPITRE II

PRINCIPALES MODALITÉS UTILISÉES EN MÉDECINE

Les principales modalités utilisées en médecine sont :

1° La statique. — La statique est caractérisée par un voltage très élevé, mais par une quantité infime. Elle est produite par des machines à plateaux actionnées à la main ou par un moteur. Ce courant agit surtout sur l'état général : élévation de la température périphérique, augmentation de fréquence du pouls et aussi parfois de la pression, augmentation de l'oxyhémoglobine, sédation du système nerveux.

Le bain statique est donné de la manière suivante : le malade assis sur un tabouret à pieds de verre est relié à la machine et est ainsi chargé d'électricité. Quand on approche du patient un peigne spécial il se dégage une effluve : c'est l'effluvation statique, ou la douche statique quand l'excitateur est placé à une certaine distance de la tête. Quand on approche une boule métallique du patient il part des étincelles, on peut ainsi pratiquer une révulsion générale énergique.

2° La haute fréquence et d'Arsonvalisation. — Ces courants ont une tension considérable, mais une quantité beaucoup plus forte que la statique. Ils sont produits à l'aide des appareils spéciaux (grandes bobines, transformateur de Gaiffe, etc.).

En application générale, on les distribue sous forme de lit ou de cage de haute fréquence. Le patient est mis dans une cage formée de fils par où passe le courant; lui-même tient une poignée métallique où vient aboutir un des fils provenant de la source productrice. Quand on fait les applications sous forme de lit le sujet est étendu sur un lit spécial, et son corps relié à un des fils forme condensateur à travers une lame d'ébonite avec une plaque métallique reliée à un autre fil.

Ces applications générales ne sont pas perçues par nos sens et ne provoquent pas de contraction musculaire; à cause de leur très haute tension, nos nerfs moteurs ou sensitifs ne sont pas influencés.

Ces courants ont une action excitante sur l'activité de la nutrition, ils régularisent les échanges organiques, augmentent la teneur d'oxyhémoglobine (Triper, Laquerrière), régularisent son activité de réduction, diminuent parfois l'hypertension artérielle, augmentent la circulation capillaire (Delherm, Laquerrière) ont une action marquée sur la diurèse, l'élimination de l'urée, de l'acide urique, des chlorures (Apostoli, Berlioz, Denoyès).

Pour être réellement efficaces, ces courants nécessitent une installation soignée.

Ces courants peuvent aussi être appliqués localement, en augmentant leur tension, et en les appliquant sous forme d'effluves qui sont bien plus fortes et mieux nourries que celles de la statique, et partant leur sont aussi bien supérieures.

On les utilise encore sous forme de petites étincelles en pluie à l'aide d'un appareil dit électrode à manchon de verre de Oudin. Les effluves et les étincelles ont un pouvoir analgésiant considérable, on peut avec les étincelles obtenir une scarification superficielle ou profonde, etc., ou encore une vaso-dilatation très étendue.

3° **Les rayons X.** — L'appareil producteur se compose d'une source d'électricité (machine statique, bobine, transformateur), et d'une ampoule dans laquelle on a fait le vide. Ce vide peut être augmenté ou diminué, et les rayons deviennent ainsi plus ou moins pénétrants dans les tissus. La quantité des rayons émis peut être mesurée par le radiochromomètre de Benoist, leur qualité par le chromoradio-mètre de Holtzknecht ou de Sabouraud et Noiré. Le degré de vide de l'ampoule s'apprécie à l'aide du spintermètre de Bèclere.

Les méthodes d'application des rayons X peuvent se ramener à deux princi-pales. Méthode de séances répétées et courtes (Oudin) (trois, six, dix minutes, trois fois par semaine). Méthodes de séances espacées (une tous les dix à quinze jours, séance longue jusqu'à ce qu'on ait fait absorber à la peau tout ce qu'on peut sans avoir à craindre de radiodermite).

La méthode de séances courtes offre plus de sécurité et pour nous est souvent supérieure aux séances longues, elle doit être employée de préférence en radiothé-rapie. Pourtant, quand on a affaire à une région ulcérée, et dans certains cas, il est peut-être préférable d'employer des doses massives.

4° **Les courants ondulatoire et sinusoïdal** produits par des appareils du profes-seur d'Arsonval. Le sinusoïdal se rapproche du faradique, mais à intensité égale est beaucoup moins perçu, ce qui permet de lui demander des actions plus intenses. L'ondulatoire se rapproche du courant galvano-faradique, il est surtout employé en gynécologie.

5° **L'ozone.** — Nous en indiquerons l'emploi dans un paragraphe particulier.

6° **Courant continu.** — La modalité électrique désignée sous la rubrique de courant continu — mauvaise dénomination, puisqu'on peut appliquer ce courant en faisant des interruptions, ce qui conduit à cette expression bizarre : courant continu interrompu — est également appelé courant galvanique ou enfin, ce qui vaut mieux, parce qu'on évite la confusion avec le galvanisme ou application de plaques métalliques, courant *voltaïque*, du nom de l'inventeur de la pile.

Dans ses applications médicales, il est le plus souvent fourni soit par des piles, soit par des accumulateurs (voir plus loin la description des appareils), c'est-à-dire qu'on l'obtient par transformation de l'énergie chimique en énergie électrique.

Ses effets sur l'être vivant sont multiples et variables suivant diverses conditions d'application ; nous allons étudier seulement les plus importants.

Dans l'espace compris entre les pôles. — a. *Action trophique.* — Un muscle élec-trisé par le courant continu augmente de volume, un muscle traversé par un courant trop intense s'atrophie et dégénère (Weiss). Les échanges respiratoires élémentaires sont augmentés (Guilloz), etc.

b. *Action sédative sur le système nerveux*, dont un des exemples les plus démonstratifs est fourni par l'analgésie obtenue dans les douleurs du plexus sympathique abdominal, lequel, par sa situation anatomique, peut être considéré comme aussi éloigné d'un des pôles que de l'autre.

c. *Action régulatrice sur la circulation.* — La température augmente légèrement, les œdèmes disparaissent, etc., dans un segment de membre électrisé. Le pouls devient plus ample et plus régulier si l'on galvanise un territoire étendu de l'organisme.

A côté de ces actions interpolaires se placent des actions polaires qui vont se différencier de plus en plus au fur et à mesure qu'on approchera davantage d'une des électrodes.

Près des points d'application des pôles. — D'une façon générale, on peut considérer d'abord des *actions polaires de voisinage* qui sont schématiquement, au pôle positif, de la vaso-constriction et de l'analgésie, tandis que le pôle négatif serait au contraire, au moins sur certains organes, vaso-dilatateur et peu ou pas analgésique. Nous nommons ces actions, actions de voisinage, parce que, immédiatement au contact des électrodes, il se produit une série de phénomènes particuliers variant selon la nature physique et chimique des électrodes.

Actions polaires de contact. — Avec des électrodes spongieuses imbibées d'eau ordinaire (peau de chamois, coton hydrophile, etc.), il apparaît aux deux pôles, aux points de contact, une rougeur plus ou moins intense, suivant la densité du courant.

Avec des électrodes solides (charbon ou métal), la vésication apparaît très rapidement et les phénomènes douloureux sont très intenses.

Si on utilise des électrodes en métal attaquable (cuivre, argent, etc.) par ces produits d'électrolyse, il y a une série de réactions qui aboutissent à la formation de corps nouveaux, en particulier, au pôle positif, d'oxychlorure du métal, qui peuvent être utilisés pour certains effets thérapeutiques particuliers.

Enfin, si on emploie comme électrode un bain formé par une solution saline, ou si on imprègne les électrodes de cette même solution saline, le sel qui la forme est également décomposé[1] et les produits résultant de cette décomposition se dirigent chacun vers un pôle, comme nous l'avons indiqué tout à l'heure pour les solutions salines de l'organisme ; les uns sont des *ions* électro-positifs, les autres des *ions* électro-négatifs. Ceux qui se trouvent placés de telle sorte que le pôle vers lequel ils se dirigent est de l'autre côté de l'organisme pénètrent dans la peau d'abord, et dans le corps ensuite ; ils peuvent donc, s'ils ont une action médicamenteuse, être employés soit pour modifier la peau, soit pour agir localement sur une lésion déterminée, à la façon d'une injection hypodermique.

La constatation faite par le professeur Bouchard, qu'en certains cas il était préférable de ne pas saturer l'organisme d'un médicament pris par la bouche afin d'atteindre un point isolé et, au contraire, de porter le médicament au point où on veut l'utiliser, montre le parti qu'on peut tirer de ce procédé électrique.

Actions sur le nerf. — Le courant continu en application *constante* sur un nerf moteur provoque des modifications dans l'excitabilité de ce nerf c'est ce qu'on

---

[1] C'est là ce qu'on appelle l'*électrolyse ;* les substances ne pénètrent dans l'organisme que grâce à une série de décompositions chimiques du liquide de l'électrode, et de recomposition chimique avec les solutions de l'organisme. Quant à la *cataphorèse,* c'est-à-dire à l'entraînement en bloc d'une substance sans décomposition, son existence n'est pas suffisamment prouvée ni suffisamment probable pour qu'il y ait lieu d'en tenir compte jusqu'à présent au point de vue médical.

appelle l'*électrotonus* : au pôle positif l'excitabilité est diminuée (anélectrotonus), elle est augmentée au négatif (cathélectrotonus).

Cette action suffisamment appréciable sur le nerf mis à nu, est moins marquée quand le courant traverse la peau, et l'application de ce phénomène à la clinique et à la thérapeutique ne paraît pas bien précise jusqu'à présent.

Sur la sensibilité, le courant continu constant agit presque exclusivement au niveau des téguments, où l'irritation de la peau sous les électrodes provoque des fourmillements, de la chaleur ou même de la brûlure.

Si on considère les effets du courant quand on fait varier brusquement l'intensité, on constate que chaque variation brusque (début, augmentation, diminution, arrêt) donne une secousse.

Sur le nerf moteur (lois de Pflüger), avec des courants faibles ou moyens, le sens du courant par rapport au nerf n'a pas d'importance : les courants faibles provoquent une secousse à la fermeture seulement, les courants moyens en donnent à la fermeture et à l'ouverture. Avec des courants très intenses, lorsque le courant est dirigé de façon centrifuge (comme l'influx nerveux moteur) il y a contraction à la fermeture, il n'y a rien à l'ouverture; si le courant est centripète, il n'y a rien à la fermeture, il y a contraction à l'ouverture.

ACTION SUR LES MUSCLES STRIÉS. — En application constante le courant continu ne provoque pas de réaction sur le muscle strié.

Au contraire les changements brusques d'état (ouvertures, fermetures du courant, augmentation ou diminution brusque de l'intensité) provoquent des contractions musculaires ; ces contractions ont pour caractères d'être très rapides, d'arriver brusquement à leur maximum et de disparaître immédiatement; elles sont maxima en un point spécial à chaque muscle qu'on appelle le point moteur. Elles varient selon l'intensité, le pôle considéré, etc.

Ces contractions, étudiées par Chauveau puis par Erb, obéissent pour le muscle normal à des lois bien déterminées dans le détail desquelles nous n'entrerons pas.

ACTION SUR LA FIBRE LISSE. — Sans vouloir entrer dans le détail, nous dirons simplement que la fibre lisse sur laquelle nous avons fait personnellement de longues expériences [1] d'électrophysiologie, se comporte d'une façon très différente de celle de la fibre striée : elle réagit à la période d'état du courant, ne paraît pas influencée par les secousses isolées et présente une réaction plus marquée au positif qu'au négatif. Enfin elle se contracte lentement, progressivement, sans secousses.

7⁰ Courant faradique. — La faradisation est encore appelée courant induit (et parfois courant interrompu, ce qui est une mauvaise dénomination); elle se présente sous forme de décharges brèves. Ces décharges n'occasionnent pas de phénomènes de décompositions chimiques appréciables (voir plus loin pour les appareils).

Elles peuvent être isolées ou bien se succéder soit lentement soit de plus en plus rapidement.

La faradisation est un médicament très variable selon la bobine employée et suivant la vitesse que l'on donne à l'interrupteur.

Si l'on provoque des interruptions espacées, on constate à chaque interruption *une secousse* qui est brusque et rapide. Si les interruptions sont suffisamment

---

[1] LAQUERRIÈRE et DELHERM. *Annales d'Électrobiologie*, 1902-1903. — *Soc. de Biologie*, 1903.

rapprochées, il se produit une contraction analogue au *télanos physiologique* par fusion des secousses successives.

Les appareils médicaux doivent avoir au moins deux bobines induites l'une à gros fil (courant dit de *quantité*), l'autre à fil fin (courant de *tension*).

Avec la bobine à gros fil on provoque peu de douleurs; avec la bobine à fil fin, au contraire, les sensations douloureuses sont plus marquées.

La faradisation a une action trophique manifeste : un muscle électrisé d'une façon répétée en séance courte et peu intense, surtout avec la bobine à gros fil et des interruptions lentes, s'hypertrophie; au contraire, un muscle électrisé de façon répétée mais à trop haute dose et avec le trembleur rapide s'atrophie.

Sur la circulation ce courant a des effets marqués : en séances courtes (trois minutes environ avec le gros fil et des interruptions lentes), c'est un vaso-constricteur; avec des séances légères et le trembleur rapide, il régularise la circulation, résorbe les œdèmes, etc.

Avec des courants intenses, en particulier avec le fil fin et le trembleur rapide une vaso-dilatation paralytique succède à la vaso-constriction.

Le courant de la bobine à fil fin détermine sur la peau des sensations douloureuses en application spéciale révulsive (balai de Duchenne, rateau de Tripier), il donne une hyperhémie intense de la peau et une excitation sensitive extrêmement marquée.

Le courant galvano-faradique s'obtient par l'adjonction dans le circuit d'un courant galvanique, d'une bobine faradique.

CHAPITRE III

LE MATÉRIEL ÉLECTRIQUE DU PRATICIEN
ET CE QU'IL PEUT EN FAIRE

Dans ce chapitre nous exposerons ce que peut être le matériel électrique du praticien, c'est-à-dire un matériel simple, peu encombrant, de prix relativement minime; et nous décrirons les applications que le médecin en peut faire sans un apprentissage trop prolongé.

Il n'aura certainement pas à sa disposition toutes les ressources que peut fournir l'électrothérapie; mais il aura du moins une arme sérieuse dans bon nombre de cas.

Ce matériel élémentaire doit comprendre essentiellement :

1° Une source de courant continu ;

2° Un appareil faradique ;

3° Les accessoires nécessaires pour appliquer le courant fourni par ces deux appareils.

Piles. — Si on ne doit faire que des applications rares et se servir de l'appareil peu de temps chaque jour, on peut n'avoir qu'une batterie transportable.

Une boîte de piles au bisulfate de mercure montées en tension avec des éléments de taille suffisante du modèle capable de fournir 250 milliampères (trente-deux) ne présente pas un poids considérable, peut être portée chez les malades et est capable de fournir une tension et une intensité suffisantes pour la plupart des usages médicaux.

Le modèle dont nous donnons la figure se compose d'une boîte comprenant essentiellement :

1° Un casier mobile reposant sur le plancher de la boîte et qui contient les vases où se trouve le liquide (D);

2° Un toit sur la face inférieure duquel sont fixés les zincs charbons, et sur la face supérieure duquel on voit les plots et l'appareil de graduation du courant (C).

Au repos les couples ne sont pas en contact avec le liquide. Quant on veut utiliser la batterie il suffit pour amener le contact de remonter la tringle qui émerge au milieu du toit (A).

La recharge de la batterie peut s'effectuer très facilement. On prend pour cela, 180 grammes de bisulfate de mercure, 110 grammes d'acide sulfurique pur, 1 200 grammes d'eau.

Après avoir enlevé le toit en le soulevant par les deux prises PP, on met par parties égales dans chaque godet du bisulfate, on ajoute de la même manière de l'acide sulfurique, on ajoute la quantité d'eau indiquée (remplir les godets jusqu'au niveau du bord du casier). L'addition d'eau échauffe le liquide, il faut verser avec précaution, agiter avec une baguette, laisser refroidir avant de l'employer.

Si après recharge la batterie ne fonctionne pas, s'assurer que les charbons fixés

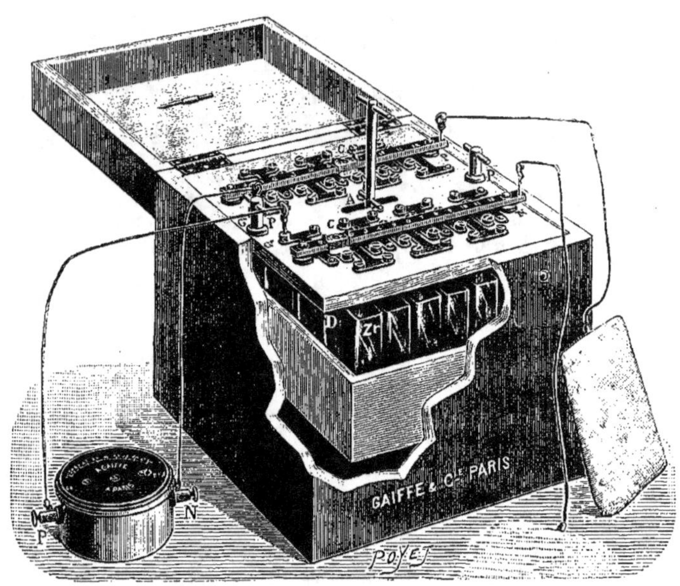

Fig. 2. — Batterie galvanique montée, prête à fonctionner.

ne sont pas cassés ou usés, et au besoin les remplacer en dévissant la vis ou le bouton de cuivre qui les fixe. Vérifier aussi le serrage de toutes les vis.

La batterie doit toujours être portée par la poignée médiane et être maintenue horizontale.

Si on la renverse il faut la laver avec de l'eau de bicarbonate de soude et sécher le plus vite possible.

Quand on dit qu'une pile est capable de fournir un certain nombre de milliampères, cela veut dire que, quand la résistance extérieure est suffisamment faible pour que cette intensité soit atteinte, la pile peut fabriquer une quantité d'électricité nécessaire pour atteindre le nombre de milliampères donnés ; cela ne veut nullement dire que cette pile donnera ce nombre de milliampères dans n'importe quelle condition quand la résistance dans le circuit est grande par exemple.

Si nous empruntons une comparaison hydraulique, nous dirons qu'un réservoir peut fournir, par exemple, 20 litres par minute : nous indiquons seulement que les conditions d'écoulement étant les plus favorables : il peut s'écouler 20 litres ; mais cela n'indique pas du tout que l'eau sera capable de vaincre n'importe quelle résistance pour fournir ces 20 litres, si on lui oppose des obstacles.

APPAREIL FARADIQUE

Il est nécessaire de posséder un appareil muni :

1° D'un trembleur dont on peut faire varier la vitesse.

2° D'au moins deux bobines induites, l'une à fil fin, l'autre à gros fil.

Il est commode que les piles destinées à le faire fonctionner soient de petit volume et ne risquent pas de se renverser si l'on veut pouvoir le transporter en ville.

Nous ne saurions trop insister sur les inconvénients innombrables que présentent les petites boîtes qu'on voit encore dans beaucoup de services des hôpitaux de Paris, qui fournissent uniquement du courant tétanisant et dans lesquelles il est impossible de choisir la grosseur du fil. Si ces appareils ont peut-être fait parfois

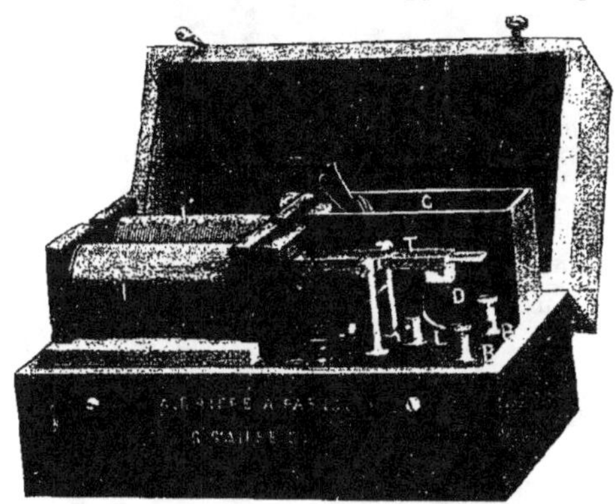

Fig. 3. — Appareil faradique Tripier, nouveau modèle.

du bien, ils ont certainement fait souvent du mal et n'ont pas peu contribué à jeter le discrédit sur l'électrothérapie.

Le modèle dont nous donnons la figure répond à tous les desiderata, il est très facilement transportable, et présente l'avantage d'être muni de deux bornes, qui permettent, quand on s'en sert dans son cabinet, de le faire fonctionner sur de grosses piles, ce qui évite l'usure des petites piles transportables qu'il contient et qu'on réserve pour les applications en ville.

L'appareil est composé d'une bobine inductrice à droite de laquelle se trouve un interrupteur horizontal. On règle cet interrupteur en levant ou en abaissant plus ou moins la tige en cuivre en forme de V qui se trouve au-dessous de lui; on peut ainsi produire des interruptions très rapides (2.000 à 2.500), ou très lentes (25, 30, 50) par minute.

A côté de l'interrupteur existe un commutateur à manette qui dans la position de repos parallèle aux bords de la boîte coupe le courant des piles intérieures et permet l'emploi de piles extérieures (piles au bichromate de préférence) si les piles intérieures venaient à ne pas fonctionner, et qui dans la position de marche est perpendiculaire au bord de la boîte.

Quand on se sert d'une pile extérieure pour remplacer la pile intérieure ne fonctionnant pas, il faut avoir soin de réunir les piles P (ositif) et N(égatif) de cette pile aux bornes respectivement marquées P et N de l'appareil faradique.

Pour mettre l'appareil en marche on pousse le commutateur, on règle l'interrupteur (interruptions lentes, interruptions rapides), on prend une des deux bobines induites (fil fin ou fil gros), selon le cas, on l'enfonce fort peu de manière à ce qu'elle n'entre pas dans la bobine inductrice, on fixe les fils qui vont aux électrodes aux

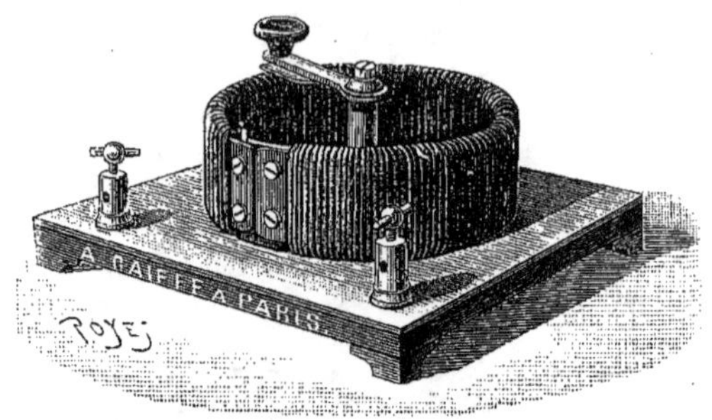

Fig. 4. — Rhéostat destiné à graduer le courant continu, pouvant se brancher sur une pile (utilisé pour certaines applications délicates).

deux trous de la bobine induite, on applique les électrodes, et on rapproche de plus en plus la bobine induite de l'inductrice.

Les piles qui font marcher l'appareil sont sous la planchette qui supporte la bobine.

L'appareil est protégé par un couvercle à charnières maintenu par deux crochets avec une poignée pour le transport.

Accessoires. — Les accessoires sont les fils, les électrodes, le galvanomètre, un appareil de graduation du courant.

Fils. — Les fils doivent être suffisamment souples et suffisamment longs pour pouvoir joindre l'appareil à la région malade quelle que soit la position de celle-

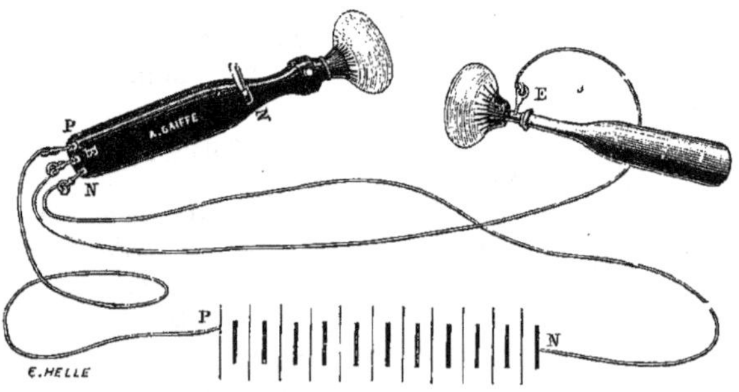

Fig. 5. — Tampons montés.

ci. Ils doivent être entourés d'une gaine isolante, solide, pour ne pas qu'en se brisant elle laisse à nu le métal qui pourrait causer des brûlures s'il venait au contact de la peau; et imperméable de façon à ce que, si le fil est mouillé au voisinage de l'électrode, il ne laisse pas passer le courant soit en rencontrant l'autre fil, soit en rencontrant l'épiderme du malade.

Ils doivent présenter à leurs extrémités des pitons permettant de les introduire dans les bornes des appareils ou des électrodes.

Electrodes. — Les électrodes sont de divers modèles suivant les usages auxquels on les destine, nous allons décrire les deux modèles les plus employés.

1° Les *tampons* sont constitués par des boutons en charbon de cornue, de taille variable, qui permettent de bien localiser l'action du courant, mais sont de petite taille et ont besoin d'être tenues à la main.

2° Les *plaques* sont formées par des feuilles métalliques, malléables, de façon à épouser la forme des téguments ; elles peuvent être de taille aussi grande que l'on veut et permettent de faire des séances très longues parce qu'il est très simple de les maintenir bien appliquées au moyen de rubans ou de lacets.

Les uns et les autres au moins quand on ne cherche pas d'effet caustique, doivent être recouverts d'une substance s'imbibant d'eau (ouate, étoffe mouillée, etc.); le plus commode est de les entourer d'une ou deux épaisseurs de peau de chamois épaisse (qu'il est facile de remplacer soi-même), qui se maintient suffisamment humide durant toute la séance et qui est d'ailleurs le plus généralement adoptée.

Lorsqu'on veut faire passer le courant par l'extrémité d'un membre, pied ou main, il est commode de se servir d'un bain comme électrode; on prend une cuvette en substance *isolante* (porcelaine, métal émaillé) contenant de l'eau dans laquelle on plonge une électrode reliée à l'appareil.

Galvanomètre. — Pour utiliser le courant continu, il est de toute nécessité de posséder un galvanomètre suffisamment sensible et mesurant des intensités élevées ; les modèles *apériodiques* sont de beaucoup plus commodes que les autres parce qu'ils permettent de se rendre compte plus exactement et plus rapidement des intensités atteintes. Le plus souvent, on aura tout intérêt à posséder un galvanomètre muni d'un *shunt*, c'est-à-dire d'un appareil qui permet par la manœuvre d'une clef de faire marquer par le galvanomètre des unités de grandeur différentes, par exemple des unités ou des dizaines; c'est ainsi qu'on peut recommander le *shunt* permettant d'obtenir une graduation soit sur 15 soit sur 150 milliampères, le même instrument donne ainsi des indications précises pour les petites comme pour les hautes intensités.

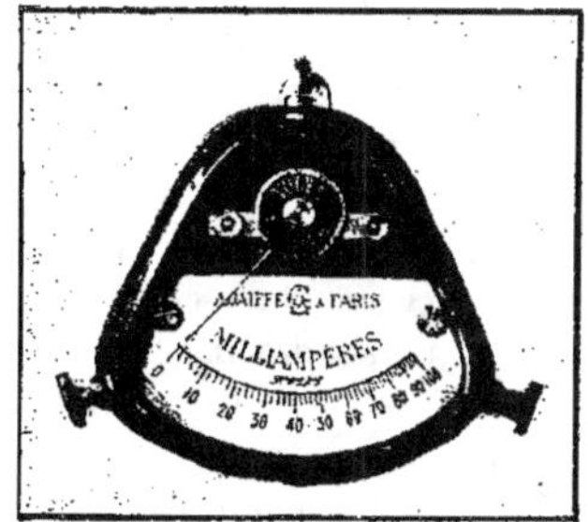

Fig. 6. — Galvanomètre

L'usage du galvanomètre doit être regardé comme indispensable; son emploi est d'ailleurs généralisé et l'on peut considérer qu'il joue en électrothérapie le rôle de la balance en pharmacie.

Quant à l'ancien système de mesure par le nombre de couples employés, il est aujourd'hui abandonné de tous comme absolument illusoire ; d'une part parce qu'avec le même nombre d'éléments, l'intensité varie selon une série de facteurs (résistance du malade, surface ou humidité des électrodes, etc.), d'autre part parce que la force électromotrice d'un élément n'est pas absolument constante et va en s'abaissant lorsque l'usure commence à se produire.

Le galvanomètre mesure seulement l'intensité du courant galvanique, il ne peut servir d'appareil de mesure pour le faradique.

Pour reconnaître l'intensité faradique qu'on observe, on se contente d'enfoncer de plus en plus la bobine induite sur l'inductrice au fur et à mesure qu'on veut augmenter l'intensité.

Technique générale pour les applications galvaniques[1]. — Pour appliquer le courant, on assied le malade, ou bien on le fait coucher selon l'indication qui se pose. Dès que les parties sur lesquelles l'application du courant doit porter ont été découvertes, il faut minutieusement inspecter la peau pour reconnaître l'existence de piqûres, de boutons ou de toute autre solution de continuité de l'épiderme. Toutes ces éraillures seront recouvertes immédiatement de collodion. Si l'on omettait cette précaution le courant passerait de préférence par ces points qui opposent à son passage une moindre résistance que la peau saine, et il en résulterait d'abord de la douleur, ensuite une brûlure et une eschare.

La pile est placée sur une table, à portée du médecin qui met le bout d'un fil dans le trou-borne marqué G_1 et l'autre bout en contact avec une des deux bornes du galvanomètre. L'autre borne du galvanomètre est reliée par un deuxième fil à la borne G_2[2].

Un troisième fil relié à la borne N (négatif ou —) de la pile aboutit ou à la plaque ou à un tampon. Un quatrième relié au pôle P ou positif aboutit également à une électrode.

Il faut avoir bien soin de planter à fond les fils dans les bornes, ou de serrer les vis de pression, car tout contact mauvais pourrait s'opposer au passage du courant.

Avant d'appliquer les électrodes sur la région à électriser, il faut vérifier l'intégrité des peaux de chamois, on peut avec avantage recouvrir par propreté les électrodes avec une couche d'ouate. On trempe ensuite les électrodes dans de l'eau chaude de préférence; il est inutile de les tremper dans de l'eau salée. L'eau salée augmente la douleur de l'application, et produit en outre des décompositions chimiques qui peuvent faire obstacle au passage du courant. Les plaques sont maintenues fixes à la main ou avec des lacs.

Après avoir appliqué les électrodes, on remonte la tringle qui amène le liquide au contact des zincs-charbons, on *débite* le courant. Pour cela, on pousse *doucement* le petit anneau métallique placé sur la réglette de la pile, et en même temps l'œil fixé sur le galvanomètre lit le nombre de milliampères qui passent dans le circuit. Quand on arrive au chiffre voulu on cesse de pousser le curseur.

Pendant toute la durée de la séance il ne faut pas cesser de regarder le galvanomètre; il arrive, en effet souvent, que par suite de la diminution de la résistance dans le circuit, l'intensité du courant augmente, et dépasse celle qu'on s'était fixée ; il suffit alors de ramener le curseur en arrière.

Il faut veiller à ce que les électrodes touchent les tissus de toute leur surface et non en certains points seulement ; car dans ce cas il y aurait ou diminution de l'intensité, ou production d'eschares.

Du reste les applications galvaniques ne doivent pas être douloureuses. Tant que le malade perçoit une sensation de picottement il n'y a aucun danger, mais

---

[1] Nous donnons ici une fois pour toutes la technique générale des applications simples d'une façon détaillée, au cours des différents chapitres nous n'y reviendrons pas, et nous prions le lecteur de se reporter ici pour compléter les notions générales de technique insuffisamment développées ailleurs.

[2] Suivant le modèle de pile, il peut exister des modifications de détail par exemple à ce *modus faciendi*, il suffit pour arriver au même résultat de consulter la notice que chaque constructeur donne avec les appareils.

s'il éprouve une sensation de brûlure surtout en un point localisé, gare l'eschare : il faut se hâter de diminuer l'intensité ou de cesser, et de collodionner le point où se faisait sentir la brûlure [1].

Quand la séance touche à sa fin (cinq, dix, quinze minutes), on ramène *lentement* le collecteur vers le zéro et alors seulement on retire les plaques.

Après la séance on détache les fils, on referme la boîte du galvanomètre, on fait sécher les électrodes, et on vérifie surtout que le curseur de la batterie soit bien au zéro.

On dit qu'on *ouvre un circuit*, quand on rompt ce circuit, c'est-à-dire quand on interrompt le courant.

On dit qu'on *ferme un circuit*, quand on rétablit la continuité de ce circuit, quand on permet au courant de passer; c'est, on le voit, le contraire des appellations usitées pour un robinet sur un tuyau d'eau.

On dit qu'on *renverse* un courant quand on change les connexions avec la source de façon à ce que l'électrode négative devienne positive et inversement. Cette inversion peut se faire brusquement, en changeant les fils de place.

Technique des applications faradiques. — 1° *Révulsion faradique*. — Pour appliquer la faradisation sous forme de révulsion, on prend la bobine à fil fin et le

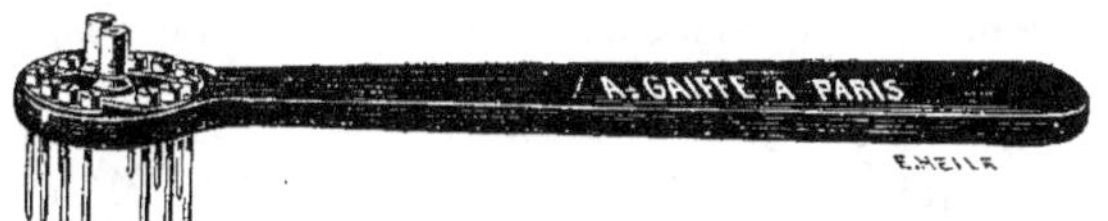

Fig. 7. — Rateau de Tripier.

trembleur rapide, et on utilise comme électrode soit le pinceau de Duchenne, soit le rateau de Tripier.

α) Si l'on utilise le pinceau de Duchenne, il faut relier une des bornes de la bobine à cet appareil, et l'autre borne à une plaque ou à un tampon qu'on place en un point quelconque du corps, le sternum par exemple. Si l'on utilise le rateau de Tripier, les deux bornes de la bobine doivent être reliées aux deux bornes de l'appareil;

β) On enduit ensuite la partie sur laquelle on va intervenir d'une légère couche de vaseline afin de permettre le glissement rapide de l'instrument sur les téguments et de rendre la peau plus résistante;

γ) Tout étant ainsi disposé, on actionne le trembleur, on enfonce d'une certaine profondeur la bobine secondaire dans le primaire, et on promène rapidement sur la région l'instrument révulseur. Il est facile, en éloignant ou en rapprochant la bobine secondaire du primaire, de graduer l'intensité du courant qui doit, lorsque la sensibilité est normale, provoquer une sensation violente. La séance est arrêtée quand l'opérateur a obtenu la rubéfaction de l'épiderme au degré qu'il recherche (trente secondes, une, deux minutes).

---

[1] Il arrive parfois au cours des applications galvaniques qu'on veut faire des interruptions de courant pour provoquer des secousses musculaires. Il n'est pas absolument indispensable d'avoir un appareil spécial, il suffit d'enlever et de remettre dans la borne de la pile un des fils n'importe lequel; la montre d'une main, le fil de l'autre, on peut provoquer dans une minute autant de secousses qu'on le juge nécessaire.

Quand on emploie ce procédé pour traiter une anesthésie, la séance peut être prolongée beaucoup plus longtemps (cinq, huit, dix minutes).

2° *Faradisation à interruption lente* (pour l'électrisation musculaire). — On utilise une bobine à fil fin ou gros selon le cas.

On règle le trembleur de manière à ce qu'il oscille lentement (40, 50, 60 ou 100 oscillations par minute).

On relie un des fils à la borne P de la bobine, un autre à la borne N.

Les tampons ou les plaques qui terminent l'autre extrémité du fil sont placés tantôt chacun à chaque extrémité du muscle, tantôt un sur le thorax (électrode indifférente), l'autre sur le point moteur du muscle (électrode différente), et y est maintenu le temps nécessaire.

3° *Faradisation tétanisante.* — On règle le trembleur au maximum de vitesse. L'application en elle-même ne diffère pas de la manière dont nous l'avons décrite au paragraphe précédent.

Lorsqu'on ne fait pas d'une façon fréquente des applications électriques, il arrive souvent que les appareils ne fonctionnent pas, alors que cela n'arrive presque jamais à l'électrothérapeute de profession.

Une première cause d'erreur est qu'on ne mouille pas assez les électrodes. Les couches de peau de chamois, racornies par le temps, ne s'imbibent pas quand on ne fait que les tremper quelques instants dans l'eau, et seule la surface est humide, tandis que les parties profondes demeurées sèches présentent au passage du courant un obstacle considérable.

La seconde cause qui est de beaucoup la plus fréquente réside dans la rupture d'un fil conducteur.

On peut poser comme principe la règle suivante : *Toutes les fois qu'un appareil semble ne pas marcher, vérifier d'abord les fils.*

La tresse métallique qui les compose est en effet plus cassante que l'enveloppe isolante de soie ou de caoutchouc, et peut être brisée sans que le fil soit rompu ; il en résulte que le fil, normal en apparence, ne laisse pas passer le courant.

Pour vérifier si un fil est bon, on place une de ses extrémités à l'un des pôles et l'on place l'autre en contact avec une des bornes d'un galvanomètre, l'autre borne étant reliée par un autre fil à l'autre pôle de la batterie on fait passer un courant faible : si l'aiguille dévie, c'est que le fil laisse passer le courant.

Si l'on ne s'est pas servi d'un fil depuis longtemps, il faut le tâter avec les doigts, le tordre légèrement en tous ses points, surtout au niveau des insertions sur les goupilles d'attache, où les ruptures se produisent souvent, et constater que ces manœuvres ne modifient pas la déviation de l'aiguille du galvanomètre.

Si le galvanomètre ne dévie pas, on remplace le fil soupçonné par un autre fil, par exemple un fil neuf, si l'aiguille de l'appareil de mesure se met en marche on a la preuve que c'est bien le premier fil qui était défectueux.

D'une façon générale, toute recherche pour vérifier le fonctionnement d'un appareil en le mettant en court-circuit (c'est-à-dire en le reliant directement sans interposition de résistance aux deux bornes de ce galvanomètre) sur un galvanomètre doit être faite avec un voltage extrêmement faible pour ne pas s'exposer à déranger le galvanomètre.

Si l'on est sûr que l'arrêt ne vient ni des électrodes ni des fils, il faut l'attribuer à la pile elle-même; il sera bon de vérifier si les divers contacts sont bons, si les bornes d'insertion des fils ne sont pas oxydés (auquel cas un léger grattage leur rendrait leur conductibilité électrique), si les fils reliant les diverses piles les unes aux autres ou les piles aux bornes d'attaches ne sont pas brisés : s'ils l'étaient, on les remplacerait immédiatement.

Enfin, si les piles ne contiennent plus assez de liquide, on remet dans chaque élément un peu d'eau distillée.

Toutes ces manœuvres faites, on vérifie élément par élément, en reliant successivement chacun d'eux aux deux bornes d'un galvanomètre.

Si un des éléments est mauvais, on dévisse le zinc, et on le remplace par un bâton du même métal. Il est utile d'avoir une provision de zinc.

Si tous les éléments pris isolément sont bons, mais si un groupe ne fonctionne pas, on vérifiera soigneusement les fils et les bornes d'attaches qui réunissent ce groupe.

Si on n'arrive pas à trouver la cause de l'arrêt, il faut retourner l'appareil au constructeur; mais il faut le lui retourner tout entier et avec tous ses accessoires, car quand on n'est pas habitué aux manipulations électriques, il arrive facilement de ne pas savoir découvrir le défaut, et on retourne au constructeur des parties d'appareils qui fonctionnent parfaitement[1].

---

[1] Avoir soin d'ailleurs avant de faire l'expédition de vider les appareils contenant des liquides de façon à éviter les renversements qui détérioreraient complètement les pièces.

CHAPITRE IV

ÉLÉMENTS D'ÉLECTRO-DIAGNOSTIC

L'électro-diagnostic a pour but de renseigner sur la valeur fonctionnelle des muscles et des nerfs, *il aide ainsi à établir le diagnostic, le pronostic et le traitement des affections.*

Cet examen est délicat, minutieux, et ne peut être pratiqué au complet que par une personne exercée.

Nous nous bornerons à donner quelques considérations d'un ordre très général.

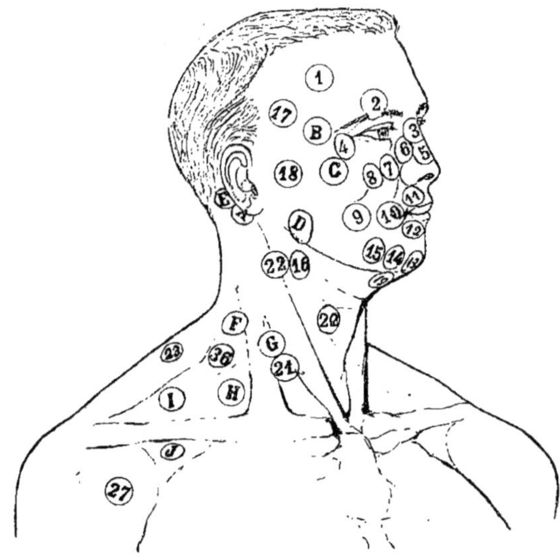

Fig. A.

On l'effectue, en provoquant avec le courant faradique d'abord, galvanique ensuite, des excitations sur les nerfs et sur les muscles.

Pour l'examen faradique, un pôle constitué par une large plaque est placé sur le dos, l'autre pôle, pôle actif, est un tampon tenu à la main et porté successivement sur chacun des points d'élection désignés dans les tableaux ci-joints.

Le pôle actif doit être le pôle négatif.

On cherche d'abord l'intensité nécessaire pour faire contracter le muscle homologue du côté sain, on examine ensuite le côté malade.

TABLEAUX D'ÉLECTRO-DIAGNOSTIC DE M. CASTEX

Territoire du nerf facial :

Fig. A.	Fig. B.	Fig. C.	
A	»	A	Nerf facial, tronc.
B	»	»	— branche supérieure.
C	»	»	— — moyenne.
D	»	»	— — inférieure.
1	»	»	Muscle frontal.
2	»	»	— sourcilier.
3	»	»	— pyramidal.
4	»	»	— orbiculaire des paupières.
5	»	»	— transverse du nez.
6	»	»	— élévateur commun de la lèvre supérieure et de l'aile du nez.
7	»	»	— élévateur de la lèvre supérieure.
8	»	»	— zygomatique.
9	»	»	— buccinateur.
10	»	»	— orbiculaire de lèvres (point commun).
11	»	»	— — supérieure.
12	»	»	— — inférieure.
13	»	»	— houppe du menton.
14	»	»	— carré —
15	»	»	— triangulaire des lèvres.
16	»	»	— peaussier.
E	»	»	Nerf auriculaire inférieur.

Territoire du nerf trijumeau (nerf maxillaire inférieur).

17	»	»	Muscle temporal.
18	»	»	— Masseter.
19	»	»	— mylo-hyoïdien.

Territoire de l'hypoglosse :

20	»	»	Muscle sterno-cléido-hyoïdien.
21	»	»	— omo-hyoïdien.

Territoire du nerf spinal :

22	»	»	Muscle sterno-cléido-mastoïdien.
F	»	»	Branche externe du nerf spinal.
23	»	»	Muscle trapèze (portion claviculaire).

Territoire du plexus cervical :

G	»	»	Nerf phrénique.
36	»	»	Muscle angulaire de l'omoplate.

Territoire du plexus brachial :

H	»	»	Plexus brachial point d'Erb.
I	»	»	Nerf circonflexe.
27	»	»	Muscle deltoïde portion antérieure.
J	»	»	Nerf du grand pectoral.

Plexus brachial :

Fig. A.	Fig. B.	Fig. C.	
27	27	»	Muscle deltoïde (antérieur).
»	»	28	— — postérieur.
»	»	29	— petit rond.
J	J	29	Nerf du grand pectoral.
»	30	»	Muscle grand pectoral.
»	K	»	Nerf grand dentelé.
»	31	»	Muscle grand dentelé.
»	32	»	— — rond.
»	33	»	— — dorsal.
»	»	34	— sous-épineux.
»	»	35	— —

Territoire du plexus cervical :

»	»	24	Muscle trapèze (partie moyenne).
»	»	25	— — (partie inférieure).
36	»	»	— angulaire de l'omoplate.
»	»	37	— rhomboïde.

Territoire des branches postérieures des nerfs cervicaux :

»	»	26	Muscle splénius.

Territoire des nerfs dorsaux et des nerfs abdominaux génitaux :

»	38	»	Muscle grand droit.
»	39	»	— — —
»	40	»	— — oblique.
»	»	41	Masse commune.

Territoire du plexus cervical :

»	»	24	Muscle trapèze portion moyenne.
»	»	25	— — — inférieure.
36	»	»	— angulaire de l'omoplate.
»	»	37	— rhomboïde.

Territoire des branches postérieures des nerfs cervicaux :

»	»	26	Muscle splénius.

Territoire des nerfs dorsaux et des nerfs abdomino-génitaux :

»	38	»	Muscle grand droit.
»	39	»	— — —
»	40	»	— — oblique.
»	»	41	— de la masse commune.

Le muscle malade peut nécessiter pour réagir comparativement au même muscle du côté sain.

α) Un courant plus faible : on dit qu'il y a hyperexcitabilité faradique.

β) Un courant égal : il y a excitabilité normale.

γ) Un courant plus fort : il y a hypoexcitabilité faradique.

δ) Enfin quel que soit l'enfoncement de la bobine, on n'obtient aucune contraction : il y a inexcitabilité faradique.

La recherche de l'excitabilité avec le courant galvanique s'effectue de la manière suivante : une large plaque, pôle indifférent, est placée sur la poitrine

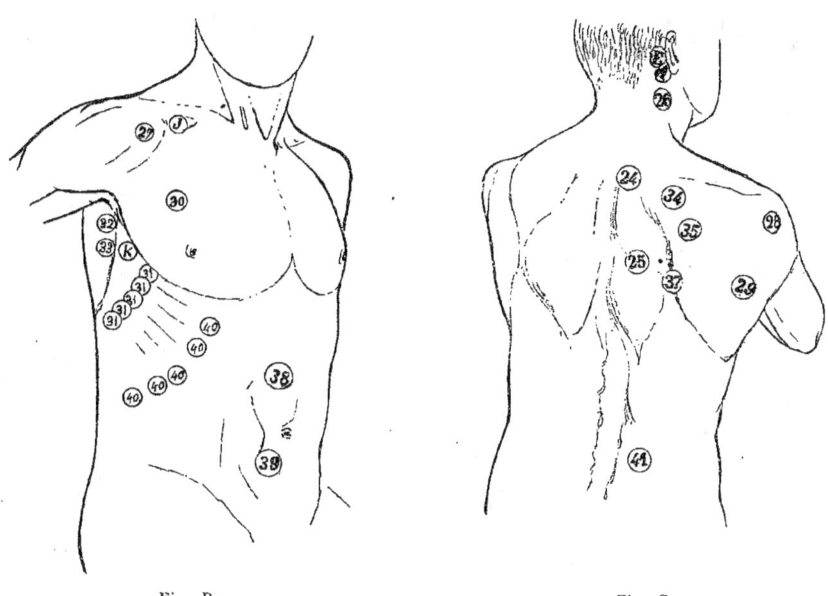

Fig. B.   Fig. C.

ou le dos, l'autre pôle négatif qui est le pôle actif constitué par un tampon est porté sur les points moteurs.

On détermine des interruptions du courant pour obtenir les contractions.

Le muscle sain réagit au galvanique avec 2-8 milliampères environ, sa contraction est vive et brusque, en éclair, elle est plus forte, à intensité égale lorsque le pôle actif est négatif que lorsqu'on le rend positif.

α) Le muscle malade peut donner une contraction égale au muscle sain avec une intensité de courant moindre (2 milliampères en moins par exemple), on dit qu'il y a hyperexcitabilité galvanique.

β) La contraction pour être obtenue nécessite une intensité égale. On dit qu'il y a excitabilité normale.

γ) La contraction pour être obtenue nécessite une intensité supérieure (4, 6, 10 milliampères), on dit qu'il y a hypoexcitabilité galvanique.

δ) La contraction est lente, paresseuse, vermiculaire (à opposer à la contraction en éclair du muscle sain), le muscle est plus excitable avec le positif qu'avec le négatif.

ε) Le muscle ne réagit plus aux points moteurs (réaction d'Huet Doumer), ou ne réagit plus du tout au courant.

La réaction de dégénérescence partielle est caractérisée par un affaiblissement de la contractilité faradique tandis qu'au galvanique on peut constater les réactions précitées.

La réaction de dégénérescence complète est caractérisée par l'abolition de la contractilité au faradique.

Tantôt l'exagération, tantôt la diminution de la contractilité galvanique avec

Fig. D.   Fig. E.   Fig. F.

secousse *lente* vermiculaire, et contraction plus marquée à intensité égale au positif qu'au négatif (Inversion de la formule).

Les nerfs doivent être excités aux points inaugurés sur les tableaux annexés.

Toutes les fois qu'on est en présence d'un état spécial du muscle ou du nerf il y a intérêt à pratiquer l'électrodiagnostic par ce que :

1° *Il aide au diagnostic :* une paralysie d'origine centrale par exemple ne s'accompagne jamais de réaction de dégénérescence ; une paralysie périphérique s'accompagne souvent de cette réaction.

2° *Il aide le pronostic :* En présence d'une paralysie, la clinique seule est impuis-

Territoire du nerf musculo-cutané :

Fig. D.	Fig. E.	Fig. F.	
A	»	»	Nerf musculo-cutané.
1	»	»	Muscle biceps.
2	»	»	Muscle coraco-brachial.
3	»	»	— brachial antérieur (bord interne).
»	»	4	— — — (bord externe).

Territoire du nerf médian :

B	»	»	Nerf médian au bras.
C	»	»	— — — coude.
D	D	»	— — — poignet.
5	»	»	Muscle rond pronateur.
6	»	»	— grand palmaire.
7	»	»	— petit —
8	»	»	— fléchisseur superficiel (auriculaire et annulaire).
9	9	»	— — — (index).
10	»	»	— — — (médius).
11	»	»	— — propre du pouce.
12	»	»	— court fléchisseur — —
13	»	»	— — abducteur — —
14	»	»	— lombricaux.

Territoire du nerf cubital :

»	E	»	Nerf cubital au coude.
F	F	»	— — — poignet.
»	15	»	Muscle cubital antérieur.
»	16	»	— fléchisseur profond (auriculaire et annulaire).
17	»	»	— palmaire cutané.
18	»	»	— court fléchisseur auriculaire.
19	19	»	— — abducteur.
20	»	»	— adducteur du pouce.
21	»	»	Muscles lombricaux.
»	»	22	— interosseux dorsaux.

Territoire du nerf radial :

»	23	»	Nerf triceps, longue portion.
»	24	»	— vaste interne.
26	»	»	Muscle long supinateur.

Territoire du nerf musculo-cutané :

»	»	4	Muscle brachial antérieur (bord externe).

Territoire du nerf cubital :

»	»	22	Muscles interosseux dorsaux.

Territoire du nerf radial :

»	»	G	Nerf radial.
»	23	»	Muscle triceps (longue portion).
»	24	»	— (vaste interne).
»	»	25	— (vaste externe).
26	»	»	Muscle long supinateur.
»	»	27	Premier radial.
»	»	28	Deuxième radial.
»	»	24	Muscle anconé.
»	»	30	— court supinateur.
»	»	31	— cubital postérieur.

Fig. D.	Fig. E.	Fig. F.	
»	»	32	Muscle extenseur commun des doigts (annulaire).
»	»	33	— — propre du petit doigt.
»	»	34	— — commun des doigts (médius).
»	»	35	— — — (index).
»	»	36	— — propre de l'index.
»	»	37	— long extenseur du pouce.
»	»	38	— long abducteur du pouce.
»	»	39	— court extenseur du pouce.

Territoire du nerf crural :

Fig. G.	Fig. H.	Fig. I.	
A	A	»	Nerf crural.
1	1	»	Muscle couturier.
2	2	»	— droit antérieur.
3	»	»	— vaste interne.
»	4	»	— — externe.
5	»	»	— pectiné.

Territoire du nerf obturateur :

6	»	»	Muscle moyen abducteur.
7	»	»	— droit interne.
»	»	8	— grand abducteur.

Territoire du nerf fessier supérieur :

9	9	»	Muscle tenseur du fascia lata.
»	»	10	— moyen fessier.

Territoire du nerf petit sciatique :

»	»	11	Muscle grand fessier.

Territoire du nerf grand sciatique :

»	C	»	Nerf poplité externe.
»	16	»	Muscle jambier antérieur.
»	17	»	— extenseur commun des orteils
»	18	»	— externe propre du gros orteil.
»	19	»	— long péronier latéral.
»	20	»	— court.
»	21	»	— pédieux.
»	29	»	— interosseux dorsaux.
»	24	»	— soléaire (bord externe).
»	26	»	— fléchisseur commun des orteils.
E	»	»	Nerf tibial postérieur.
27	»	»	Muscle abducteur du gros orteil.
»	28	»	— court fléchisseur du petit orteil.

Territoire du nerf obturateur :

»	»	8	Muscle troisième abducteur.
»	»	10	— moyen fessier.
»	»	11	— grand fessier.
»	»	B	Nerf sciatique.
»	»	12	Muscle biceps (longue portion).
»	»	13	— (courte portion).
»	»	14	Muscle demi-tendineux.
»	»	15	— membraneux.
»	»	D	Nerf poplité externe.
»	»	22	Muscle jumeau interne.
»	»	24	— soléaire bord externe.
»	»	25	— fléchisseur propre du gros orteil ?

sante à fixer le degré de la paralysie et par conséquent à en préciser *le pronostic* : que la maladie soit légère, grave ou définitive, rien ne peut nous l'indiquer.

Seul l'examen électrique peut nous permettre de poser le pronostic.

Prenons par exemple une paralysie faciale périphérique : au point de vue symptomatique toutes les paralysies se ressemblent, qu'il s'agisse d'une paralysie dont la durée sera brève, ou d'une indélébile. Un simple examen électrique nous

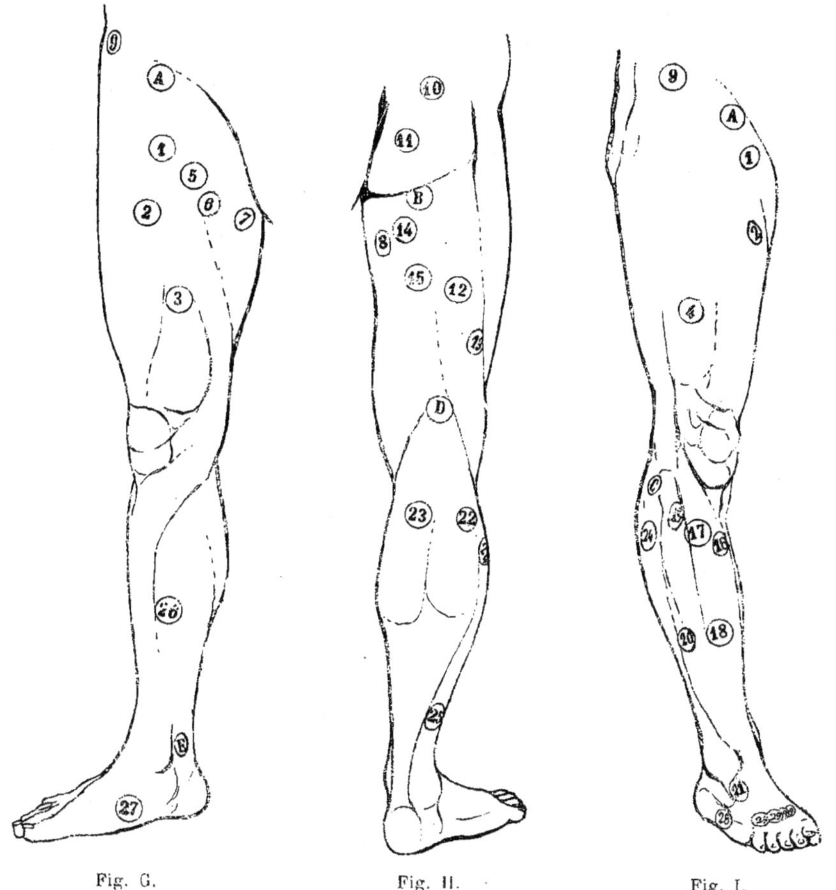

Fig. G.   Fig. H.   Fig. I.

montrera que les muscles réagissent bien aux courants faradiques et galvaniques, ou qu'ils sont inexcitables au faradique et présentent la réaction lente et l'inversion de la formule : dans le premier cas le pronostic est des plus bénins, dans le second cas il est des plus graves.

Les cas ou les modifications de la contractilité sont simplement quantitatives et où la réaction de dégénérescence n'existe pas donnent un pronostic bénin (pourvu que la maladie soit réparable). Plus les réactions s'éloignent de la normale, plus la durée de la réparation sera longue. L'existence de la R. D. indique toujours un pronostic fâcheux et entraîne un traitement prolongé. Par des examens successifs on peut suivre à mesure le progrès de cette réparation.

3° *Il fixe le traitement à suivre.*

Nous voyons tous les jours des malades atteints de paralysie qui ont été électrisés faradiquement sans aucune espèce de résultat, pendant des mois. Nous faisons l'électro-diagnostic et nous trouvons de la réaction de dégénérescence : c'est-à-dire que les muscles ne réagissent pas au faradique. On reconnaît alors que l'électrisation qui a été faite était inutile et a fait perdre un temps précieux au malade qui n'était justiciable que de la galvanisation.

C'est du reste bien souvent en faradisant à tort et à travers — c'est une méthode courante dans les hôpitaux — qu'on arrive à se faire une opinion défavorable sur l'électricité.

En ce qui concerne le praticien, nous dirons que : si les muscles de son malade ne réagissent pas au faradique il y a lieu de soupçonner des troubles graves, qu'un examen précis fait par un spécialiste précisera en intensité et en étendue.

CHAPITRE V

SYSTÈME NERVEUX

1° SYSTÈME NERVEUX CENTRAL

Dans les affections du cerveau et de la moelle on est trop souvent en présence de lésions irréparables et l'électricité pas plus qu'aucun autre procédé n'a la prétention d'en triompher.

Mais les courants peuvent être utilisés avec fruit :

1° Pour combattre certaines atrophies musculaires ;

2° Pour agir contre les troubles vaso-moteurs et sensitifs ;

3° Pour modifier les manifestations inorganiques qui s'associent si souvent aux états organiques : l'électricité étant un agent rééducateur par excellence.

Bien maniée l'électricité peut donc rendre une foule de services en soulageant les patients d'un certain nombre d'accidents, qui sans action marquée sur l'évolution générale de la maladie, gênent néanmoins beaucoup le malade.

Hémiplégie organique. — Lorsqu'un hémiplégique se résigne mal à son infirmité et lasse le médecin de ses doléances, il est d'un usage courant de lui confier un petit appareil faradique avec lequel on le laisse s'électriser sans aucune mesure, et à sa volonté.

Le résultat le plus clair de cette manière de faire est de provoquer ou d'exagérer la contracture. On doit procéder tout autrement.

Il faut avant tout assurer la mobilité des articulations, et il semble qu'il faille pour cela s'adresser aux mouvements passifs, à une gymnastique appropriée, plutôt qu'à l'électricité qui ne peut être pour cette mobilisation d'une bien grande utilité.

Par contre, il n'en est plus de même lorsqu'il s'agit de lutter contre les autres troubles :

L'atrophie musculaire est due en très grande partie à ce fait que le muscle ne fonctionne pas, est mal irrigué, et peut-être aussi, comme certains auteurs l'ont montré, à des lésions des cellules des cornes antérieures. Nous pensons qu'on peut utiliser avec fruit les applications du courant galvanique, un pôle sur la colonne vertébrale, un autre pôle à l'extrémité du membre, de cinq à dix minutes de durée, de 20 à 30 milliampères *sans secousses* quotidiennes d'abord, espacées ensuite.

Les troubles vaso-moteurs : œdèmes, rougeur des téguments, refroidissement du membre, sont très améliorés par ces mêmes applications, et nous avons vu que les courants galvaniques, appliqués en séances longues à une intensité de 20 milliampères, élèvent la température locale de plusieurs dixièmes de degré, la statique avec effluvation ou révulsion légère, donne les mêmes résultats[1]. Le traitement peut être commencé une vingtaine de jours après le début des accidents[2].

Quand l'hémiplégique est en état de contracture on peut encore avec le courant galvanique, appliqué comme nous venons de l'indiquer, agir sur les troubles moteurs, vaso-moteurs, et trophiques, et nous pouvons affirmer que cette manière de faire qui *exclut toute secousse musculaire* ne risque en aucun cas d'exagérer la contracture.

Bien des hémiplégies évoluent naturellement vers une amélioration qui parfois peut être très accusée : en agissant comme nous venons de l'indiquer on aura l'avantage de conserver aux malades la plus grande part possible des fonctions physiologiques des muscles et des articulations.

Hémiplégie hystérique (voir p. 521). — Dans l'hémiplégie hystéro-organique, qui est une association très fréquente, il faut tout d'abord soustraire à l'hémiplégie tout ce qui est inorganique, et pour cela avec la faradisation (voir p. 521) utilisée avec prudence, rééduquer le malade quant à la sensibilité et au mouvement. Du reste on arrive assez vite à obtenir ce résultat dans les cas récents, et on constate alors que la maladie ne progresse plus, c'est qu'il ne reste plus que les troubles organiques, contre lesquels il faut agir comme nous l'avons indiqué au paragraphe précédent.

Affections de l'axe spinal. — D'après Erb, **la méningite spinale chronique, l'apoplexie méningée, les myélites traumatiques, les myélites chroniques, la sclérose latérale amyotrophique**; d'après d'autres auteurs, **la syringomyélie, la sclérose en plaques, la maladie de Fiedreich** peuvent être justiciables de l'électricité sous forme de courant continu; un pôle à la nuque, un pôle aux lombes, avec une intensité de 10 à 30 milliampères pendant cinq ou dix minutes chaque jour. *Avec ce mode de traitement (pas plus qu'avec d'autres du reste) il ne faut pas chercher à obtenir un résultat toujours décisif.*

Mais comme nous l'avons fait remarquer plus haut, on peut être très utile à ces malades en combattant par les applications appropriées :

1° Les atrophies musculaires quand elles existent, par la galvanisation du membre, 10 à 30 milliampères pendant cinq à dix minutes suivies de secousses musculaires pendant quelques minutes s'il y a atrophie sans menace de contracture ou sans phénomène douloureux. Nous avons vu souvent des améliorations inattendues, notamment chez quelques malades atteints de l'ancien type *Aran Dachenne*, au cours d'une syringomyélie. Il est probable aussi qu'aux côtés de l'atrophie d'origine centrale, il s'en crée une autre par défaut de fonctionnement comme l'atrophie réflexe chirurgicale sur laquelle on a une action plus décisive.

2° Les troubles vaso-moteurs (faradisation révulsive).

3° Les douleurs concomitantes (courant continu).

4° Les accidents hystéro-neurasthéniques surajoutés (faradisation, statique, haute fréquence (voir *hystérie*).

Maladie de Little. — Il faut ici proscrire absolument le courant faradique. On peut utiliser le courant continu, une plaque au rachis, une aux extrémités avec

---

[1] Delherm et Laquerrière. Les hémiplégies organique, hystérique, hystéro-organique devant l'électricité. *Archives d'Elect. Méd.*, juillet 1903.

[2] Laquerrière et Delherm. A propos des traitements électriques. *Société d'électrothérapie*, 1903.

10 millampères environ sans secousse ni interruption brusque du courant en séances de 10 minutes trois fois par semaine. On peut avec cette manière faire diminuer quelque peu la raideur du membre.

Tabes. — L'électricité peut être un adjuvant utile dans quelques manifestations du tabes.

On utilise avec fruit la statique ou, s'il y a hypertension artérielle, la haute fréquence contre les manifestations neurasthéniques.

Quand le malade éprouve des douleurs vives et localisées dans un membre, on fait la galvanisation du point douloureux. Massy applique une électrode sur la nuque ou les lombes, reliée au pôle négatif; une autre électrode plus petite, positive, sur le point douloureux en utilisant 10 à 20 milliampères pendant dix minutes.

Il est préférable d'utiliser de hautes intensités galvaniques, 100 milliampères, dont la manipulation est il est vrai plus délicate, et en cas d'échec d'avoir recours à la radiothérapie qui nous a donné de bons résultats, surtout dans les douleurs fixes, comme par exemple dans quelques crises gastriques tabétiques; ces traitements doivent être tentés avant d'utiliser la morphine.

Contre les *paralysies oculaires,* on emploie la faradisation faible.

Contre l'*atrophie du nerf optique* on a souvent utilisé le courant galvanique : un pôle sur l'œil, un autre pôle à l'apophyse mastoïde (2 à 3 milliampères pendant cinq minutes).

La faradisation donne de bons résultats dans les *anesthésies.*

Contre les *troubles vésicaux,* on a dirigé maintes fois avec avantage (Huet) un traitement électrique (courant continu).

On peut également utiliser le courant galvanique et faradique contre d'autres manifestations du tabes (*parésie, atrophies musculaires*).

Paralysie infantile. — En présence d'un cas de paralysie infantile on a l'habitude de faradiser aveuglément le muscle atrophié.

Cette manière de faire est défectueuse.

En effet si les muscles présentent la réaction de dégénérescence, ils sont inexcitables par le faradique et par conséquent l'électrisation est complètement inutile.

Si les muscles présentent une tendance à dégénérer, ils sont surmenés par cette électrisation intempestive, qui en précipite l'atrophie.

Dans le premier cas on dit que l'électricité n'a rien fait, dans le second qu'elle a fait du mal.

Lorsqu'un enfant atteint de paralysie infantile se présente devant le médecin, ce dernier doit faire pratiquer un électro-diagnostic minutieux qui le fixera sur le degré de dégénérescence des muscles, partant sur le pronostic et enfin sur le traitement qu'il faut faire.

Si cet examen montre que *les muscles réagissent au faradique* on est en présence d'une paralysie infantile légère. — Le traitement doit être effectué avec la faradisation à intermittences lentes. Un pôle est placé aux lombes ou à la nuque, l'autre pôle tenu à la main de l'opérateur est porté sur le point d'élection de chacun des muscles paralysés, pendant quelques minutes chaque jour au début du traitement, trois fois par semaine ensuite. Ces formes guérissent presque toujours.

Si les muscles ne réagissent pas au faradique.

Pendant très longtemps, seul le courant galvanique doit être employé.

Au début du traitement. — On applique une large électrode lombaire, une autre à la nuque, on relie l'inférieure au positif, la supérieure au négatif, on fait passer 10 à 20 milliampères pendant dix minutes sans provoquer de secousses.

Pendant dix autres minutes on galvanise le ou les membres atteints : la main ou le pied est plongé jusqu'au-dessus du poignet ou de la cheville dans une cuvette aux trois quarts remplie d'eau chaude : une plaque positive à la racine du membre, une autre dans la cuvette ; 10 à 15 milliampères. Une séance tous les jours ou tous les deux jours.

Plus tard on galvanise la moelle et les membres comme plus haut, mais on fait cinquante secousses environ à chaque séance sur le membre seulement. On a soin de retirer le membre de la cuvette, et de placer l'électrode négative sur le muscle ou le groupe musculaire qu'on veut faire contracter. Trois séances par semaine. Tant que les muscles ne réagissent pas au faradique on continue le même traitement. Dès que cette réaction apparait on traite les muscles comme ceux atteints de paralysie infantile légère par la faradisation.

Dans les cas récents le traitement doit être commencé trente jours après le début environ.

C'est au même traitement qu'il faut avoir recours dans les cas anciens, et toujours nous avons vu des groupes de muscles s'améliorer ou guérir.

Il faut s'armer de beaucoup de patience. Presque toujours dans les paralysies récentes (après la période de régression spontanée bien entendu) on obtient des résultats, on guérit tout ce qui est guérissable. Souvent dans les paralysies datant de plusieurs années on obtient de notables améliorations.

Quant à la guérison absolue, elle est beaucoup plus rare.

Le traitement doit être continué pendant plusieurs mois, cessé de temps à autre, pour être repris ensuite ; des électro-diagnostics pratiqués tous les trois mois permettent de suivre l'évolution.

Du reste, comme le fait judicieusement remarquer Albert Weill, et comme nous le pratiquons aussi à l'hôpital Bretonneau, si l'électrisation doit être le traitement de choix, on doit lui associer les massages, l'hydrothérapie, la mobilisation des articulations, la kinésithérapie ; et à la période de déformations, les appareils orthopédiques et les interventions chirurgicales.

Paralysie faciale. — L'examen clinique est impuissant à fixer le pronostic de la paralysie faciale, et des cas en apparence identiques peuvent présenter une évolution complètement différente.

Le degré de gravité de la paralysie, par conséqnent la durée approximative de l'affection, n'est connue que grâce à l'électro-diagnostic, qui dans la première semaine peut nous fournir des données précises et certaines.

D'après Erb :

Si vers la fin de la première semaine il n'existe pas de modification appréciable de l'excitabilité galvanique et faradique, la guérison a lieu en trois semaines.

S'il existe de l'hypoexcitabilité faradique avec l'hyperexcitabilité galvanique, la guérison s'effectue en six à douze semaines.

S'il y a abolition de l'excitabilité faradique avec l'hyperexcitabilité du muscle avec ou sans contraction lente, la guérison exige plusieurs mois ou ne se produit pas.

Dans le premier cas c'est à la faradisation à interruption lente sur chaque groupe musculaire qu'il faut avoir recours avec dix minutes de séance par jour environ.

Dans les autres cas il faut donner la préférence au courant continu.

Une large plaque recouvrant la partie du visage y est maintenue solidement appliquée, elle est reliée au pôle positif ; une deuxième reliée au pôle négatif est placée à la nuque. On débite lentement le courant de 8, 15, 20 milliampères, pendant dix à quinze minutes environ,

Ensuite on provoque des contractions (mais avec un courant très faible) de chacun des muscles paralysés. Pour cela, il suffit à la fin de chaque séance, de promener un petit tampon sur chacun des points moteurs des muscles, en fermant et en ouvrant le courant. Cette manœuvre a pour but d'empêcher l'atrophie de ces muscles.

Enfin, quand on voit réapparaître l'excitabilité faradique on utilise ce courant concurremment avec le courant galvanique ; mais on produit *des secousses espacées* qui permettent aux muscles d'avoir une période de repos entre deux secousses. Ce courant doit être juste suffisant pour provoquer une contraction apparente.

L'électrisation diminue considérablement la durée des paralysies faciales ; et en faisant fonctionner le muscle paralysé elle combat l'atrophie qui atteint tout muscle privé de fonctionnement.

Même lorsqu'il y a réaction de dégénérescence on peut espérer très souvent en y mettant le temps (plusieurs mois) guérir des cas d'apparence inguérissables.

En tout cas il ne faut jamais s'abstenir de pratiquer l'électrisation.

Névrites. Polynévrites. — Le traitement électrique peut être entrepris à la période aiguë douloureuse (courant continu à intensité élevée sans secousses), il ne doit pas être différé dès que ces manifestations se sont atténuées ou ont disparu.

Les constatations cliniques sont le plus souvent insuffisantes pour établir le pronostic et le seul moyen précis, pour être fixé, consiste à vérifier le degré de paralysie des nerfs et des muscles au moyen de l'électro-diagnostic. Cet examen, qui doit être répété plusieurs fois au cours de la maladie, donne en effet, selon le degré de la lésion, des réponses différentes dont nous n'allons retenir que les principales :

α) *L'exploration électrique montre que les muscles réagissent au faradique et au galvanique.* (Type : paralysie diphtérique.)

Dans ce cas, c'est à la faradisation qu'il faut avoir recours (Duchenne, Erb).

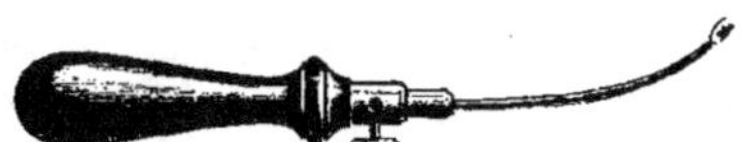

Fig. 8. — Électrode pharyngienne.

Bien entendu, il faut proscrire la faradisation tétanisante. Les secousses musculaires provoquées par le courant doivent être espacées, et il faut régler le trembleur en conséquence. Les électrodes sont placées : une de 200 centimètres carrés environ à la nuque, la deuxième dans une cuvette remplie d'eau où viennent tremper les mains ou les pieds, selon la région qu'on veut électriser. Les contractions musculaires doivent être de force moyenne ; les séances, de dix minutes environ, seront quotidiennes d'abord et faites ensuite trois fois par semaine.

Le voile du palais est presque toujours paralysé : avec une électrode olivaire, on porte le courant faradique sur les muscles de cette région, l'autre électrode étant toujours à la nuque.

La paralysie diphtérique guérit en général spontanément, mais dans les formes généralisées elle peut durer trois ou quatre mois ; le rôle de l'électricité consiste à en diminuer la durée en provoquant un fonctionnement artificiel des muscles paralysés.

Les paralysies diphtériques non traitées et évoluant lentement s'améliorent et guérissent rapidement dès qu'elles sont convenablement soignées.

Toutes les autres névrites ou polynévrites qui présentent les mêmes réactions doivent être traitées d'une manière identique.

β) L'*exploration électrique montre qu'il y a inexcitabilité faradique avec ou sans secousse lente et inversion de la formule au galvanique* (Types : névrite alcoolique, saturnine, grippale, etc.).

La faradisation des muscles est inutile, puisque les muscles ne répondent pas à l'excitation de ce courant.

C'est le courant galvanique seul qui doit être utilisé. S'il s'agit d'une paralysie du membre supérieur, on place une plaque de 200 centimètres carrés environ à la nuque, on fait plonger les mains dans une cuvette remplie d'eau.

Le dispositif est le même pour le membre inférieur : plaque aux lombes, pied dans un pédiluve.

Dans les deux cas le pôle positif est au rachis et le négatif aux extrémités. L'intensité du courant, au début de 15 à 20 milliampères, peut être portée à 30 et même 50 milliampères progressivement la durée est de dix, vingt, trente minutes, chaque jour d'abord, trois fois par semaine ensuite.

Au bout de quelques semaines on provoque des contractions des muscles paralysés ; pour cela, au lieu de laisser la main ou le pied dans l'eau, on se munit d'un tampon de 6 centimètres carrés environ que l'on place au point moteur de chacun des muscles qu'on veut faire contracter.

La durée du traitement varie pour chaque cas particulier, elle est en général longue mais elle donne très certainement des résultats quand le traitement est fait avec constance. On comprend qu'il faut du temps pour ramener à l'état normal un muscle qui a présenté la réaction de dégénérescence.

Nous avons vu avec l'électricité des névrites torpides et stationnaires depuis des mois, marcher résolument vers la guérison dès qu'elles furent traitées d'une *manière rationnelle.*

De temps à autre, on procède à un nouvel électro-diagnostic, et, dès qu'on voit que l'excitabilité faradique est revenue, on fait suivre la séance de galvanique d'une séance de faradique, comme nous l'avons indiqué au paragraphe précédent.

Névralgies. — Avant d'entreprendre un traitement électrique dans un cas de névralgie, il est nécessaire de procéder à une enquête étiologique minutieuse, car l'on peut parfois la faire disparaître sous l'action du traitement approprié (quinine chez les paludéens, mercure dans la syphilis, etc.).

Dans tous les autres cas, lorsqu'on a épuisé toute la gamme pourtant si variée des médications pharmaceutiques, avant de laisser les malades s'adonner à des toxiques, nous pensons qu'il faut les soumettre à un traitement électrique parce que, dans bien des cas, nous lui avons vu donner un résultat inespéré.

1° *Névralgies névroses*. — (Type : algies des neurasthéniques et des hystériques).

Les névralgies, les topoalgies que présentent presque tous les neurasthéniques ; les algies consécutives à une fausse position, à un faux mouvement ; les phénomènes douloureux apparus sans cause occasionnelle connue ou sous l'influence d'un choc nerveux d'origine émotive ; les douleurs venues à la suite d'impression de froid ; les algies des hystériques seront soumises de préférence à la faradisation révulsive. Ce procédé supprime souvent instantanément la douleur et la diminue considérablement en vertu de cette loi qu'une douleur vive quoique transitoire atténue ou fait disparaître une douleur moins vive.

Si la douleur reparaît on peut recommencer l'intervention aussi souvent qu'il est nécessaire.

A côté de cette méthode prennent place : le courant de Morton, les étincelles de statique, les applications de courant de haute fréquence préconisées par Oudin avec le dispositif du professeur d'Arsonval, le courant continu à haute intensité qu'il ne faut pas négliger d'utiliser en cas d'échec.

2° *Névralgies névrites*. — La névralgie névrite quand elle est légère, peut être traitée par l'un des moyens indiqués plus haut, mais en cas d'échec il est nécessaire de procéder à des applications de courant continu. On peut également utiliser, comme le fait Leduc, l'introduction de la quinine *loco dolenti* par l'électrolyse.

Névralgie sciatique. — Il est important avant tout de fixer l'étiologie de la sciatique afin d'entreprendre un traitement médical ou chirurgical approprié : sciatique dans le diabète, la blennorrhagie, les affections du rectum, de la vessie, de l'utérus, des testicules ; ou pour arrêter les effets d'une intoxication (plomb, oxyde de carbone, etc.).

Dans la névralgie sciatique aiguë, franche, dans la sciatique névralgique, c'est aux étincelles de statique, à la révulsion faradique, à la haute fréquence qu'il est préférable d'avoir recours ; et surtout enfin au courant continu avec la technique indiquée pour la névrite.

La sciatique névrite tenace, avec atrophie musculaire, abolition du réflexe achilléen, etc., doit d'emblée être traitée par le courant continu.

La cause des insuccès du traitement électrique réside dans ce fait qu'on utilise toujours des intensités trop faibles, des doses homéopatiques pendant un temps très court. Pour obtenir des résultats, il est nécessaire d'employer des intensités élevées à 50, 80, 100 milliampères, des applications très longues (1/2 heure à 1 heure).

La méthode que nous préconisons demande une certaine habitude aussi nous bornons-nous à la signaler.

A son défaut on peut placer un pôle négatif à l'émergence du nerf, le positif sur les points douloureux, avec un courant de 15 à 20 milliampères pendant vingt minutes environ, chaque jour.

Névralgies diverses. — Nous ne passerons pas particulièrement en revue le traitement des diverses névralgies (*occipitale, cervico-brachiale du membre supérieur, intercostale, crurale, du testicule, etc.*), la conduite à tenir est la même que pour la névralgie sciatique : faradisation révulsive d'abord, effluves de haute fréquence, etc., et en cas d'insuccès, courant continu, soit seul, soit avec une solution de salicylate de soude ou de quinine au positif qui, d'après Leduc, est transporté dans l'intérieur des tissus par l'électrolyse.

Névralgie du trijumeau. — Lorsque tous les traitements médicaux ont échoué, il est classique d'avoir recours aux interventions chirurgicales, section du nerf, élongation, ablation du ganglion de Meckel ou de Gasser.

Le traitement chirurgical est loin d'être sans danger, et il n'empêche pas toujours les récidives, aussi pensons-nous que entre les interventions médicale et chirurgicale, il y a place pour l'intervention électrique qui a donné dans un grand nombre de cas des résultats *absolument inespérés*.

.Le procédé du professeur Bergonié qui utilise des intensités élevées (50, 60, 80, milliampères) pendant vingt à trente minutes chaque jour est le plus utilisé.

Son utilisation nécessite une main exercée et une installation fixe, nous nous abstiendrons de le décrire.

Zimmern pour parer à cet inconvénient y a apporté des modifications qui exigent une surveillance moindre.

Il place une large électrode positive bien maintenue sur la face, une autre sur la nuque, il fait passer un courant de 8, 10, 20 milliampères pendant une heure chaque jour.

Trois mois de séances représentent la moyenne du traitement, on arrive avec ces procédés à rendre très supportables des névralgies très rebelles.

LA MÉRALGIE PARESTHÉSIQUE peut être efficacement combattue par l'effluve de haute fréquence.

LA MALADIE DE RAYNAUD sera soignée de la même manière ou par le courant continu.

Hystérie. — Si l'électricité est sans action immédiate sur les *stigmates psychiques et sur les crises paroxystiques de l'hystérie*, elle agit sur la nutrition générale des malades, surtout sous forme de bains statiques et elle modifie tellement l'état nerveux, que, dit Charcot, « Après être descendus du tabouret, les malades conservent leur sensibilité pendant quelque temps, ils ont l'humeur plus égale, les fonctions digestives sont plus régulières et surtout il n'y a pas d'attaques. »

Les séances de statique doivent avoir lieu tous les jours au début, elles seront plus espacées ensuite.

L'électricité, bien maniée, constitue en outre certainement le procédé *de persuasion et de rééducation* le plus rapide, le plus efficace, pour faire disparaître la plupart des manifestations hystériques ; aussi nous pensons que dans bien des cas, on pourra se dispenser, grâce à elle, de soumettre les malades à l'hypnotisme, à l'isolement ou à d'autres méthodes qui sont loin d'être toujours réalisables facilement dans la pratique.

Sans entrer dans la discussion des théories pathogéniques de l'hystérie, nous dirons avec Babinski que l'hystérie est tout ce que la suggestion peut produire : cette suggestion crée en quelque sorte un état inhibiteur du côté de la sensibilité, de la motricité (etc.).

Pour guérir ces états, il faut *rééduquer* la sensibilité, le mouvement, etc.

Pour arriver à ce résultat, le médecin doit posséder un certain nombre de qualités qui sont nécessaires, chaque fois qu'on s'adresse à des névropathes. Il doit gagner la confiance du sujet, obtenir son obéissance complète ; il doit en même temps posséder un sens clinique exact, pour imposer sa volonté d'une façon absolue et quelles que soient les protestations du malade ; ou au contraire pour savoir céder à bon escient.

Ainsi armé il sera en droit d'étendre considérablement le champ de son action dans l'hystérie[1] :

Nous ne pouvons pas passer en revue tous les accidents hystériques contre lesquels l'électricité peut être utilisée, nous nous bornerons seulement à citer quelques exemples.

Un phénomène banal entre tous est l'hémiplégie hystérique. Abandonnée à elle-même, elle constitue pour le malade une infirmité aussi grave qu'une monoplégie organique. Traitée par l'électricité faradique, elle peut se terminer souvent par une guérison rapide, en une séance de quelques minutes ou en quelques séances.

L'hémiplégique hystérique a perdu le souvenir de l'exécution des mouvements, et c'est la rééducation de ces mouvements qu'il faut tenter. Il est préférable d'abord de commencer par les mouvements simples. Dans ce but on place, par exemple, les deux réophores d'un appareil faradique sur les muscles fléchisseurs de l'avant-bras; sous l'action du courant ces muscles entrent en action, les doigts se fléchissent sur la main; en même temps, on a soin d'attirer l'attention du malade sur le mouvement qui se produit, en l'invitant à constater par lui-même, que ses muscles se contractent parfaitement, et à faire mentalement l'effort nécessaire pour reproduire la contraction.

Au bout de quelques minutes on presse le malade d'exécuter tout seul le mouvement, et il est bien rare qu'à son grand étonnement, le patient ne s'aperçoive pas que ce mouvement qui tout à l'heure était impossible, l'est devenu maintenant en totalité ou en partie.

Quand on a agi sur un groupe de muscles, on passe à un autre et ainsi de suite et il n'est pas rare à la fin d'une séance d'une vingtaine de minutes , de voir le malade porter la main à sa bouche ou la mettre sur sa tête ce qui lui était impossible auparavant.

Les mêmes principes doivent guider pour guérir l'astasie, l'hémiplégie hystérique, etc., les résultats sont d'autant plus rapides qu'on intervient à une période plus rapprochée du début des accidents.

Il faut procéder d'après le même esprit pour guérir les phénomènes de contracture (torticolis, coxalgie, etc.).

Les stigmates sensitivo-sensoriels ne résistent pas non plus à une électrisation bien conduite (révulsion faradique, étincelles de statistique, ou de haute fréquence). Les résultats sont souvent surprenants pour l'anesthésie.

Il en est de même pour tous les prétendus stigmates de l'hystérie (rétrécissement du champ visuel, amblyopie, amaurose, etc.).

Les atrophies musculaires ne présentent jamais de D R, elles doivent être traitées par la faradisation à intermittence lente.

Accidents viscéraux. — L'aphonie guérit très vite surtout si elle est récente (faradisation cutanée ou intra-laryngée).

Les autres accidents (vomissements, troubles gastriques, etc.), seront traités comme nous l'indiquerons aux chapitres spéciaux.

Ces procédés de guérisons symptomatiques ne sont pas nouveaux, ils ont été longuement utilisés par Briquet, Vulpian, Babinski, Ballet, et nous les avons largement employés avec le Dr Laquerrière.

---

[1] LAQUERRIÈRE et DELHERM. Hystérie et Electricité (*Archiv. d'Electricité Médicale.* 1904) ; — DELHERM. L'Electricité, agent rééducateur dans l'hystérie (*Archiv. de Méd..* janvier 1905).

Neurasthénie. — Le traitement électrique de la neurasthénie est variable suivant les symptômes présentés par le malade.

α) Dans la forme *cérébro-spinale avec hyperexcitabilité,* l'indication qui se pose est de calmer l'irritabilité générale, on y parvient à l'aide du bain statique donné avec des appareils capables de fournir de grandes quantités d'énergie électrique.

Le bain statique, surtout associé à la douche statique, a une action calmante des plus manifestes sur le système nerveux ; les malades qui y sont soumis retrouvent en général le sommeil, ce qui leur permet de réparer leur énergie nerveuse. On doit dire pourtant que quelques malades de cette catégorie le supportent mal, on le remplace alors par la haute fréquence en application générale.

Comment agit la statique ? Il est une remarque qu'on ne manque jamais de faire ; c'est que la statique n'agit que par suggestion. Cette objection ne nous embarrasse nullement, l'électricité agit beaucoup par suggestion et nous ajouterons : qui oserait rejeter l'emploi d'un agent suggestif puissant de la thérapeutique des neurasthéniques ? Ce titre seul suffirait pour permettre à l'électricité de prendre rang en tête des médications de la neurasthénie ; mais nous sommes plus exigeants pour elle, et nous nous proposons de démontrer que son action est moins simple qu'une connaissance superficielle des choses permet de le supposer.

M. le professeur d'Arsonval a mesuré la capacité respiratoire avant et après l'électrisation statique, et il a constaté que cette capacité calculée, d'après l'oxygène absorbé et l'acide carbonique exhalé, augmente de 1/8 à 1/10.

Stepanoff, Eulenbourg ont vu que la tension artérielle était augmentée, et l'on sait combien cette tension est parfois faible chez les neurasthéniques.

Dignat à son tour a signalé en outre une augmentation très appréciable de l'amplitude des pulsations, une régularité plus grande du pouls, une atténuation du dicrotisme.

Le chimisme du globule sanguin est favorablement modifié. Chez les neurasthéniques la quantité d'oxyhémoglobine et l'activité de réduction sont très faibles, or Tripet à la Clinique Apostoli Laquerrière a noté une augmentation de la quantité d'oxyhémoglobine et de l'activité de réduction.

D'après Vigouroux, enfin, la statique diminue l'acide urique, augmente la quantité d'urée.

Si l'on ajoute que la nutrition générale se trouve heureusement modifiée, et que cette modification se traduit par de notables augmentations de poids, il semble bien que la statique ne se borne pas seulement à une action suggestive.

β) En présence des phénomènes de la *neurasthénie asthénique,* l'indication principale est de stimuler le malade. Ici encore on utilise la statique pour faire bénéficier le sujet de l'action que cette médication exerce sur la nutrition générale, mais on fait suivre le bain statique d'une révulsion générale sur tout le corps faite avec l'étincelle.

γ) Mais le plus souvent, un certain nombre de phénomènes appartiennent aussi bien à la *neurasthénie asthénique* qu'à la *neurasthénie avec hyperexcitabilité ;* nous allons étudier les indications que comportent les principaux d'entre eux.

La *céphalalgie* est combattue avec le souffle statique, et dans les cas plus rebelles par la galvanisation en appliquant une plaque sur le front, et une autre indifférente. On utilise aussi le casque vibrant de Charcot ou la faradisation.

Contre l'*insomnie*, la douche statique se montre le plus souvent suffisante ; un courant continu de 2 à 5 milliampères, un pôle à chaque tempe, pendant cinq à dix minutes, devra être utilisé dans les cas où elle échoue.

Les maladies en hypotension artérielle éprouvent une sensation de mieux être et de force après les étincelles de statique ou de haute fréquence sur le rachis, et leur pression remonte plus rapidement qu'avec un autre médicament (Moutier).

Aux *algies*, aux *fourmillements*, aux *engourdissements*, aux *troubles vaso-moteurs*, on opposera la révulsion au pinceau faradique ; aux *palpitations*, à la *pseudo-angine de poitrine*, à la *dyspnée*, d'abord le souffle statique, les étincelles, et enfin, dans les cas rebelles, le pinceau de Duchenne, ou la galvanisation des pneumogastriques au cou sans secousse ni renversement.

Quant aux phénomènes *psychiques* (aboulie, phobie), le traitement électrique n'a sur eux qu'une action indirecte.

δ) *La neurasthénie féminine*, traitée par la méthode de Weir-Mitchell, comporte un traitement électrique joint à l'isolement, au repos, à la suralimentation et au massage.

Weir-Mitchell, pendant une demi-heure chaque jour provoque des contractions de tous les muscles afin d'obvier aux inconvénients du repos absolu. On peut objecter à cette manière de faire qu'en provoquant ainsi des contractions musculaires, les conditions mêmes du repos absolu ne sont pas observées, parce qu'on surmène le malade par un travail musculaire alors qu'on veut précisément le faire reposer.

Le but qu'on doit se proposer est de faciliter la circulation périphérique, et on peut y parvenir très facilement, en utilisant la faradisation au pinceau généralisé à toute la surface de l'épiderme, en insistant surtout sur les extrémités. On aura ainsi tous les avantages que cherchait Weir-Mitchell sans risquer les inconvénients que peut comporter sa méthode mal maniée, car ainsi l'action reste tout à fait superficielle, et les muscles n'entrent pas en contraction.

ε) *L'hystéro-neurasthénie traumatique* sera étudiée dans un chapitre spécial.

ζ) Une variété particulière de neurasthénie est la *neurasthénie des artério-scléreux*. Alors que le bain statique doit être considéré comme la base du traitement dans toutes les formes neurasthéniques, il doit être prescrit chez les artério-scléreux. La statique (Stépanoff, Eulenbourg, Dignat) augmente la tension artérielle ; en outre Vigouroux, Apostoli ont remarqué que cette variété de neurasthénie n'était en rien modifiée par la franklinisation. Il semble que les phénomènes neurasthéniques soient secondaires aux modifications générales subies par l'organisme de l'artério-scléreux, que ce sont surtout ces modifications générales qu'il faut combattre en essayant de diminuer la pression artérielle, en suractivant la dépuration urinaire, en modifiant les échanges cellulaires. Ces résultats peuvent être obtenus par l'emploi des courants de haute fréquence, qui ont une si puissante action sur l'organisme, comme l'a montré le professeur d'Arsonval, donnent des améliorations symptomatiques des plus nettes chez des malades du même ordre. Mais il importe de faire des applications générales (lit ou cage) car les effluves et surtout les étincelles augmentent au contraire la pression sanguine.

η) Les troubles *gastro-intestinaux* qui font si souvent cortège à la neurasthénie sont souvent améliorés par la statique ; nous nous étendrons sur cette question dans un chapitre spécial.

θ) Le traitement des *troubles urinaires et génitaux* sera également fait dans une autre partie de ce volume.

Syndrome de Basedow. — L'électricité constitue le meilleur traitement du syndrome de Basedow ; on lui doit, dit le professeur Joffroy, des guérisons et des améliorations considérables.

1° Le procédé le plus employé est celui de Vigouroux qui consiste à faradiser avec la bobine à fil moyen et interruptions rapides. On place une électrode indifférente à la nuque, pendant que l'autre pôle, pôle actif, est promené d'abord sur les orbiculaires pendant deux ou trois minutes de chaque côté, avec une intensité capable de faire entrer en contraction appréciable les muscles sous-jacents.

On promène ensuite la même électrode au-devant du sterno-mastoïdien, de haut en bas de ce muscle, en appuyant fortement; l'on règle l'intensité de telle sorte que le peaucier se contracte, et on insiste surtout au niveau du ganglion sympathique cervical supérieur.

La durée de l'application est de quatre à cinq minutes.

Enfin on faradise la région précordiale avec une électrode plus large (comme la main), avec une intensité capable de faire contracter le pectoral légèrement. La durée sera de deux à trois minutes.

2° Depuis quelques années, on a une tendance à substituer au courant faradique des applications galvaniques (Bordier-Larat).

3° La galvanisation et la faradisation donnent de bons résultats, aussi avons-nous utilisé avec Laquerrière leur combinaison : courant galvano-faradique, dans un certain nombre de cas avec succès.

Assez rapidement en général nous avons observé la diminution de l'irritabilité générale, l'atténuation de crises de palpitation, de l'oppression et de la diarrhée, la diminution du goitre.

La diminution du tremblement et de la tachycardie semble venir ensuite ; quant à l'exophtalmie elle cède très lentement.

Sous l'influence du traitement, en deux ou trois mois on a une amélioration très marquée ; on peut du reste de temps à autre, s'il y a lieu, faire des séries de traitement complémentaire.

Par l'électricité on obtient des améliorations tellement considérables qu'on peut presque les appeler guérisons. Dans d'autres cas au contraire, les résultats sont plus précaires sans qu'on puisse en donner aucune explication. Il est vraisemblable que sous le couvert de la maladie de Basedow on confond des affections qui peuvent être très différentes les unes des autres, ce qui expliquerait peut-être cette inégalité des cas devant les bons effets du traitement électrique.

Dans ces derniers temps, Thiellé a employé la voltaïsation sinusoïdale, le malade étant placé dans un bain d'eau et la totalité du corps étant ainsi électrisée. Il a eu d'excellents résultats très rapides qui dans cinq cas ont persisté depuis la cessation du traitement. Fait intéressant, l'examen urologique a montré une augmentation de la diurèse, une diminution de l'acide urique, une augmentation de l'urée, la disparition du sucre et de l'albumine quand ces éléments anormaux existaient.

Chorée de Sydenham. — Nous avons vu, dans les chorées moyennes la statique sous forme de bains avec ou sans effluve fournir de bons résultats.

Psychoses. — Remak, Benedikt, Arndt, Schule ont préconisé l'électricité dans certaines psychoses, ils ont tour à tour utilisé tous les courants, leurs résultats n'ont pas été confirmés.

Tics, crampes des écrivains. — Ces malades, présentant presque tous des troubles hystéro-neurasthéniques, bénéficieront d'un traitement général par la statique.

Quant au traitement local, il sera de préférence fait avec le courant continu, à l'intensité de 5 à 10 milliampères; un pôle au dos de la main, un pôle à la nuque, les résultats sont très lents à se produire dans les cas anciens, ils sont plus rapides et parfois complets dans les cas récents. Si on publie un certain nombre de guérisons, on constate aussi, souvent des insuccès. L'électricité semble agir comme agent de persuasion, il est bon de la combiner à la rééducation.

Dans la **paralysie agitante**, le bain statique combiné au massage vibratoire pourra donner quelques résultats.

Dans **les myoclonies**. D'après Blocq, le traitement externe le plus usité est l'électrisation par le courant continu, c'est aussi ce que conseille Destarac.

M. le professeur Raymond pense qu'en première ligne on doit tenter la galvanisation des centres nerveux, et il a vu le bain statique et la faradisation exercer une influence salutaire sur les manifestations du *paramyoclonus*.

Dans la **maladie de Thomsen**, la galvanisation généralisée, la galvanisation des centres nerveux est recommandée par Erb.

CHAPITRE VI

AFFECTIONS CHIRURGICALES

Asphyxie chloroformique. — Quand la syncope survient à la phase de début ou d'excitation, on peut pratiquer la faradisation révulsive (voir p. 503) au pinceau de Duchenne sur la région précordiale, qui est une région réflexogène pour le nerf du cœur (Duchenne).

Quand l'asphyxie est tellement avancée qu'on croit déjà voir le signe de la mort, Duchenne recommande de faradiser le nerf phrénique au niveau du cou, en procédant de manière à produire des expirations et des inspirations, en enlevant de 15 à 18 fois par minute un des tampons de la place où il est appliqué. D'après le même auteur, cette méthode pourrait rappeler à la vie, alors même que le cœur aurait cessé de battre.

Fractures et leurs suites. — Les longues immobilisations ne sont pas sans avoir des conséquences fâcheuses. La guérison de la lésion osseuse s'accompagne trop souvent de profondes altérations des synoviales, des cartilages des ligaments, des tendons et, surtout, des muscles, au point de créer des maladies consécutives graves, et, parfois trop souvent, incurables.

Au traitement par l'immobilisation, M. Lucas-Championnière a opposé le traitement par le massage et la mobilisation précoce ; mais comme il faut masser toutes les vingt-quatre heures, et enlever chaque fois l'appareil, on a ainsi le désavantage de favoriser la mobilité des fragments osseux et leur déviation.

L'électricité peut, d'après Libotte, donner les mêmes résultats que le massage, tout en permettant de maintenir pendant le temps nécessaire le membre dans un appareil de contention : elle enraye l'atrophie musculaire qui se produit pendant la durée de la consolidation des fragments.

L'application consiste à placer une électrode au-dessus de l'appareil à fracture, une deuxième à l'autre extrémité du membre, en un point quelconque. Les deux électrodes sont reliées à une batterie à courant galvanique, l'intensité est de 10 à 25 milliampères pendant dix à vingt minutes.

Au début, quand il existe encore de la douleur due à la contusion des parties molles, il est peut-être bon de ne pas provoquer de secousses musculaires, mais le plus tôt possible, au bout de quelques jours, il faut en produire afin de faire travailler ces muscles qui autrement s'atrophieraient par le seul fait de leur immobilisation. — L'électricité agit, en outre, sur la circulation du membre qu'elle active ; elle facilite la résorption ; elle stimule la sensibilité, la motricité du membre, d'une façon pour ainsi dire toute physiologique ; elle est une auxiliaire précieuse si, pour une cause quelconque, l'appareil doit demeurer longtemps appliqué.

Malheureusement le plus souvent on n'a à intervenir que beaucoup plus tard : un ou deux mois après la fracture. Pour combattre l'atrophie, il faut faire de la faradisation à interruption lente pendant quinze minutes environ ; un pôle étant placé vers la racine du membre, l'autre à l'extrémité. Cette manière de faire donne pour ainsi dire toujours d'excellents résultats, elle doit toujours être associée au massage.

Entorse. — L'électricité donne des résultats très rapides dans l'entorse récente : Il faut enserrer l'articulation entre deux plaques bien assujetties et faire passer pendant vingt-cinq à trente minutes, deux ou trois fois par jour, un courant faradique à intermittences rapides, à haute intensité.

Mieux encore, on peut utiliser le courant ondulatoire ou sinusoïdal (Laquerrière).

Dans l'entorse, après la première séance, la douleur cesse souvent complètement pendant pendant plusieurs heures, pour revenir par la suite, il est vrai, mais sans jamais reprendre son intensité première, et pour disparaître définitivement au bout de quelques séances. *On ne saurait trop insister sur ce remarquable résultat obtenu avec la faradisation pratiquée suivant cette méthode* : il faut avoir vu des malades atteints d'entorses récentes pour se rendre compte de l'importance du phénomène douleur, et de l'utilité qu'il y a à le faire disparaître ou même seulement à le diminuer sensiblement en même temps que l'œdème.

L'articulation pouvant être mobilisée on évite ainsi les complications ordinaires de l'entorse : épanchement chronique, exsudats, etc.

Le traitement de l'affection ne demande en général que quelques séances.

Arthrites. — Dans les arthrites blennorrhagique surtout dans la forme de Duplay-Brun, nous utilisons le courant continu, à intensité élevée[1]. Les résultats sont très rapides (8 à 12 jours), l'articulation guérit sans ankylose, il n'y a pas d'atrophie musculaire, à condition de faire le traitement en pleine période aiguë inflammatoire et fébrile avant le huitième ou le dixième jour, avant que les exsudats n'aient eu le temps de s'organiser.

Plus tard on peut encore obtenir des résultats, mais ils sont beaucoup plus aléatoires, parce que la tendance à l'ankylose est si rapide qu'elle s'établit en quelques jours.

Le même traitement peut être appliqué aux hydarthroses et aux ankyloses fibreuses. On peut aussi tenter dans ce dernier cas l'électrolyse de chlorure de sodium. Les résultats sont beaucoup plus aléatoires.

Tuberculose chirurgicale. — Billinkin, Imbert (de Montpellier) et Denoyes ont eu quelques bons résultats dans les tuberculoses chirurgicales (arthrites, adénites), avec la haute fréquence.

Le professeur Bergonié, d'autres auteurs, nous-même, avons appliqué avec succès la radiothérapie aux adénites suppurées et non suppurées.

Atrophies musculaires (Atrophies réflexes par immobilisation). — Comme le remarquent Forgues et Reclus, l'électricité est souveraine en pareille matière. Le traitement pour donner de bons résultats doit être précoce. Il ne faut pas faradiser avec les petites boîtes qu'on voit partout et qui, donnant seulement un courant tétanisant, surmènent le muscle, et en précipitent l'atrophie.

---

[1] DELHERM. *Annales d'Electrobiologie*. 1902.

Il faut placer une électrode fixe à la racine du membre, une autre tenue à la main sera successivement portée sur les muscles atrophiés. Le courant employé est le faradique à interruptions lentes. On provoque une trentaine d'abord, ensuite une centaine de contractions do chaque muscle. Il est inutile de provoquer de violentes contractions musculaires, il suffit qu'elles soient nettes.

Quand il existe un état spasmodique il ne faut pas faradiser, parce qu'on pourrait augmenter l'irritabilité médullaire : c'est au courant continu qu'on doit avoir recours.

L'électrodiagnostic fixera la durée du traitement. En général lorsqu'il y a une légère diminution de l'excitabilité faradique, une conservation de l'excitabilité galvanique ou une diminution légère, on peut espérer une guérison en quinze jours à trois semaines ; si non il faut deux mois de traitement.

Névrites traumatiques. — Lorsqu'un traumatisme, un coup de couteau par exemple a été porté sur une région, il y a intérêt à savoir si le nerf a été sectionné ou s'il ne l'est pas, afin de poser avec plus de précision les nécessités d'une intervention.

L'électrodiagnostic peut nous dire si oui ou non il y a section nerveuse, et à un moment très rapproché de l'accident : il ne faut donc pas négliger de le pratiquer.

Longtemps après l'accident, lorsque la plaie s'est cicatrisée, ou encore quand il existe des troubles de la motricité dont la nature organique ou hystéro-traumatique est douteuse (accidents de travail), et des troubles trophiques, il y a intérêt à savoir s'il y a eu, ou non, lésion du nerf, l'électrodiagnostic nous fixera encore très souvent.

Un point intéressant au point de vue de l'électrodiagnostic est que ce procédé permet de localiser exactement le point où siège la lésion, par ce fait que le tronc nerveux est excitable au-dessous de la lésion, et inexcitable au-dessus, à cause de l'arrêt de la conductibilité (Erb).

Si l'excitation électrique porte sur le nerf et si les muscles qu'il innerve en dessous du point où on le suppose lésé réagissent convenablement, on peut dire que le nerf n'est pas sectionné, et que le pronostic est très favorable. Si, au contraire, l'exploration montre l'existence de réactions anormales, réaction de dégénérescence ou inexcitabilité, il y a section, et le pronostic est des plus sombres.

Les réactions intermédiaires sont plus délicates à interpréter.

Paralysies radiculaires du plexus brachial. — Ces paralysies seront étudiées à l'article *Paralysie obstétricale*, car chez les adultes, quelle que soit la variété de la paralysie, le traitement est le même que chez l'enfant.

Paralysie de branches du plexus brachial. Nerf circonflexe. — Les contusions, les luxations de l'épaule, peuvent s'accompagner d'atrophie du deltoïde, avec impotence fonctionnelle. Il est d'un intérêt capital au point de vue du pronostic, de savoir si le muscle est capable de revenir à l'état normal, ou si son atrophie est définitive. La réponse nous sera donnée par l'électrodiagnostic. Si le muscle réagit au courant faradique, il est à peu près certain que le nerf circonflexe est intact. Si le muscle présente la réaction de dégénérescence, c'est que le nerf est sectionné ou dégénéré.

Dans le premier cas le pronostic est bénin, dans le deuxième, il est très grave ; dans le premier cas on fait de la faradisation à interruptions lentes, bobine à fil gros, un pôle à la nuque, l'autre pôle successivement sur les trois chefs du deltoïde, avec une intensité moyenne, pendant cinq à dix minutes, chaque jour d'abord, en espaçant ultérieurement.

En présence d'un deltoïde présentant la D. R., c'est au courant continu qu'il faut avoir recours. La séance sera appliquée selon les règles posées à l'article : *Paralysie obstétricale*.

Nerf cubital. — En dehors des signes cliniques, l'électrodiagnostic nous montre l'état des muscles innervés par ce nerf qui sont ou non en état de dégénérescence. Le pronostic est très sombre quand on constate la présence de la R. D. Le traitement est identique à celui qui sera posé par la paralysie radiale.

Les mêmes considérations peuvent être envisagées pour le *nerf médian*.

Paralysie radiale. — Des causes très diverses (compression, dilacération, engainement dans un cal, section) peuvent déterminer la paralysie radiale. Comme toujours, le degré de gravité de la paralysie nous est fourni par l'électrodiagnostic : pronostic grave s'il y a R. D., pronostic bénin si elle n'existe pas.

Le courant galvanique doit être préféré, au moins au début, au faradique. Une électrode négative large est placée au niveau de la face postérieure et interne du bras, enserrant en demi-cercle le triceps et par conséquent le nerf radial. L'électrode reliée au positif est plongée dans une cuvette remplie d'eau, où l'on immerge la main. L'intensité est de 15, 20, 30 milliampères, la durée de la séance de dix minutes à un quart d'heure. Les premières séances ont lieu sans interruption de courant, mais bientôt il est bon de produire des secousses musculaires espacées pour éviter l'atrophie consécutive à l'absence de fonctionnement et à la lésion du nerf.

Paralysie à la suite de l'anesthésie chloroformique. — En général, ces paralysies sont bénignes, il faut pourtant pratiquer par prudence l'électrodiagnostic.

Les autres NÉVRITES TRAUMATIQUES doivent être traitées de la même manière.

Pied bot paralytique. — L'intervention ne doit être tentée d'après Leroy des Barres que lorsqu'un traitement médical institué pendant deux ans n'a donné aucun résultat. Quand l'intervention est décidée elle doit toujours être précédée d'un électrodiagnostic qui montre la valeur des muscles qui pourront être utilisés par le chirurgien, établira ainsi les limites de l'intervention et évitera les méprises. Après l'intervention, faire le traitement de la paralysie infantile.

Pied plat douloureux. — On pratique la faradisation du long péronier latéral.

Myalgies. — Les badigeonnages au pinceau de Duchenne constitue un très bon traitement, en cas d'insuccès, il faut avoir recours à la statique, ou aux courants de haute fréquence.

Nævi. Angiomes. Anévrismes cirsoïdes. —Le traitement des angiomes par l'électrolyse constitue une méthode aujourd'hui acceptée de tous. D'après P. Delbet, si les angiomes sous-cutanés circonscrits, simples ou caverneux, sont justiciables du bistouri, si les angiomes nettement pédiculisés doivent être traités par la ligature ou la section, les angiomes cutanés simples et étendus doivent être traités par l'électrolyse.

Nous pensons que, même dans les deux premières catégories de Delbet, l'électrolyse peut être utilisée, soit seule, soit comme adjuvant ; *qu'elle constitue même le traitement de choix des angiomes*, parce qu'elle présente la possibilité d'un dosage et d'une limitation exactes ; et surtout parce qu'elle offre sur le traitement chirurgical la supériorité de pouvoir, sans danger, être limitée à une partie de la

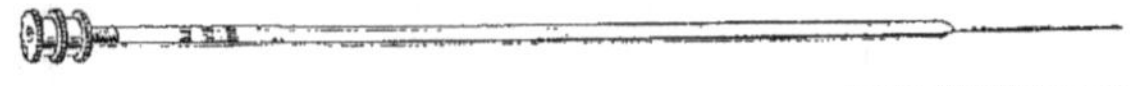

Fig. 9. — Aiguille pour la destruction des angiomes nævi, de l'hypertricose, etc.

tumeur, si celle-ci se prolonge en des points peu accessibles, comme les angiomes des cavités orbitaires. Enfin bien maniée, l'électrolyse *donne des résultats esthétiques incomparables.*

On peut attaquer la tumeur quand elle est assez volumineuse en plaçant à la périphérie une couronne d'aiguilles positives, et au centre une aiguille négative (Apostoli-Laquerrière). Quand la tumeur est petite, un pôle constitué par une plaque en un point quelconque, une petite aiguille négative est implantée dans la tumeur. L'intensité du courant pour un gros angiome peut être portée à 40 ou 50 milliampères si c'est nécessaire, on peut se contenter d'une intensité moindre dans des angiomes plus petits. La durée des séances est de trois, cinq, dix minutes. Après la séance les escarres produits se ramollissent, tombent ; du tissu sain le remplace. Ce n'est que lorsque toutes les parties escarrifiées ont été éliminées qu'on peut faire une nouvelle séance.

L'électricité agit comme agent destructeur de la masse angiomateuse, et en produisant la sclérose des vaisseaux qui apportent le sang à l'angiome et y interrompt la circulation.

Cette méthode est incontestablement supérieure dans bien des cas aux procédés chirurgicaux, elle est sans danger mais demande un certain doigté, aussi nous bornons-nous à des indications générales.

Accidents du travail. — Au point de vue diagnostic et pronostic, il est à peine besoin de mentionner les très grands services que peut rendre le radiodiagnostic.

L'utilité de l'électrodiagnostic est aussi très grande : dans les atrophies musculaires, il permet de dire s'il reste quelques chances de guérison ou si au contraire l'infirmité doit être considérée comme définitive.

Enfin dans le cas de paralysie il permet de déceler soit la simulation, soit l'hystérie traumatique : manifestation qui passe très souvent inaperçue. Le traitement des accidents du travail est exposé aux différents chapitres et paragraphes précédents.

RADIOTHÉRAPIE DES CANCERS

La radiothérapie a très souvent une action curatrice des plus marquée sur les cancers superficiels; en ce qui concerne le cancer profond nous écrivions[1] : « si quelques cas exceptionnels où les résultats furent tout à fait favorables doivent engager ne pas rejeter à priori pour eux l'emploi des rayons X, les insuccès sont si nombreux qu'il est bien difficile de se prononcer sur l'avenir de la méthode. Rien n'a été changé depuis que nous écrivons ces lignes ».

Cancer de la langue. — Engelman, Asch Silva, Bisserié ont rapporté des cas de guérison mais ils sont restés à l'état de rareté. En pratique, il faut d'abord opérer,

[1] Delherm et Laquerrière, février 1904.

ensuite faire de la radiothérapie. Dans les cas inopérables, il faut toujours tenter la radiothérapie ; les rayons X ont très souvent une action analgésiante, et peuvent donner quelques améliorations fonctionnelles, parfois assez durables.

Cancer de la luette, du voile du palais. — Mcaw rapporte un cas guéri par l'excision et la radiothérapie. Freund et le professeur Ehrmann ont obtenu une remarquable amélioration dans un cancer du voile du palais : un tube rigide de plomb introduit dans la bouche permit de concentrer les rayons sur la lésion.

Cancer du larynx. — Delavan a considérablement amélioré un malade qui mourut ensuite du mal de Bright, Scheppegrell a vu un cas dont la guérison persiste depuis deux mois. Béclère et Viollet ont publié un cas de guérison. Leur observation est intéressante parce qu'elle montre la possibilité d'obtenir une réaction favorable sur les lésions situées à une certaine profondeur.

Cancer du sein. — Le nombre de cancers du sein traités par la radiothérapie est déjà considérablement élevé : Coley, Hopkins, Morton, professeur Schiff, professeur Mikulicz (de Breslau), Doumer et Lemoine, Vigouroux, Mondain, Biraud, Tuffier, Béclère, etc.

Il y a des cas d'amélioration telle qu'on peut les qualifier de guérison, mais il existe encore trop peu d'observations pour qu'on puisse avoir sur cette question une opinion ferme et définitive.

D'après les Américains, plus une tumeur est à évolution rapide, plus elle est modifiée, c'est aussi l'opinion de Belot, qui n'a rien obtenu dans des squirrhes anciens.

A notre avis, en présence d'un cancer du sein opérable, il faut toujours opérer, et faire suivre l'intervention d'applications de rayons X, pour prévenir la récidive.

Si en effet la radiothérapie semble jusqu'ici n'avoir pas une action toujours salutaire quand la tumeur présente un certain volume, elle paraît donner d'excellents résultats dans les récidives, surtout les récidives cutanées.

Quand la tumeur est inopérable, on doit utiliser la radiothérapie qui ne guérit pas, mais est une excellente méthode palliative : elle calme les douleurs, cette action indiscutable est souvent le premier effet du traitement. Nous avons vu aussi de larges ulcérations très améliorées, un relèvement parfois considérable de l'état général, etc.

Cancers des voies digestives. — La radiothérapie peut atténuer les douleurs des cancers profonds souvent d'une manière assez manifeste.

Cancers des organes génito-urinaires. — Scott Cleaves, Morton, Hopkins ont pu améliorer ou retarder la marche de ces cancers.

Les auteurs utilisent les rayons tantôt en applications, tantôt sur la paroi abdominale, tantôt sur le périnée, tantôt enfin ils projettent les rayons sur le col à l'aide d'un spéculum.

Nous avons soigné un certain nombre de cancers de l'utérus, nous nous hâtons de dire que nous n'en avons guéri aucun ; mais souvent nous avons obtenu un arrêt ou une diminution des hémorragies, des phénomènes congestifs, des œdèmes et surtout des douleurs ; un relèvement manifeste dans l'état général et des augmentations de poids.

La radiothérapie nous semble constituer, après intervention, le traitement de choix pour retarder la récidive ou la combattre.

Reymond et Chanoz ont considérablement amélioré une femme atteinte d'*épithélioma de la vulve*.

Imbert et Marquès ont eu un bon résultat dans un cancer de la prostate.

Sarcome, mélano-sarcome. — Turnure, Coley, Pusey, Kreisbach, Holzknecht, Morton ont communiqué des observations où ils avaient obtenu soit l'amélioration, soit la guérison du sarcome. Holzknecht dit même, que le sarcome est plus sensible à la radiothérapie que l'épithéliome.

Lymphosarcome. — D'après Heincke, les rayons X ont une action spécifique sur les lymphocytes qui sont détruits après une courte exposition aux rayons.

Cliniquement, Williams, Bizard et A. Weede, Bergonié, en ont amélioré considérablement ou guéri.

CHAPITRE VII

TUBE DIGESTIF

Œsophage. — L'électricité peut agir avec efficacité contre le spasme de l'œsophage, soit en applications externes : un pôle étant placé entre chacun des deux chefs d'insertion inférieure du sterno-mastoïdien, on fait passer pendant une dizaine de minutes, 10 milliampères environ.

Quand on échoue, on peut introduire une sonde dans l'œsophage jusqu'au niveau du spasme (procédé de Dubois de Saujon) : on peut ainsi guérir des spasmes qui ont résisté même à la dilatation chirurgicale.

Le même traitement peut être employé dans certaines formes de *rétrécissements œsophagiens*.

Estomac. — Hystérie gastrique. — La région prégastrique peut être le siège de troubles de la sensibilité cutanée provoqués par la névrose. Les *algies* qui se produisent sans relation avec la digestion sont d'ordre purement psychique et qui viennent si souvent se surajouter à des troubles réellement dus au mauvais fonctionnement de l'organe, l'anesthésie, l'hyperesthésie, les points hystérogènes, la gastralgie hystérique ne résistent que très rarement à une ou plusieurs séances de faradisation révulsive, d'étincelles de statique ou de haute fréquence.

Vomissements nerveux. — Les vomissements nerveux constituent une des manifestations les plus rebelles à toute intervention thérapeutique. Quand on a tout essayé, on soumet les malades à l'isolement qui, en général, au bout d'un laps de temps plus ou moins long, fait disparaître les vomissements.

Mais si théoriquement l'isolement est un excellent procédé, dans la pratique sa réalisation n'est pas sans présenter quelques difficultés, et nous pensons qu'on ne devrait le prescrire que lorsqu'un essai convenable de l'électrisation aura été fait.

D'autre part, dans bien des cas, ces vomissements ne sont pas assez graves pour nécessiter l'isolement, et l'électrisation est entièrement le procédé de choix, car judicieusement employée elle en restreindra singulièrement les indications. Le traitement électrique réussit presque toujours ici d'une manière remarquable.

Parmi toutes les méthodes qui ont été préconisées, nous préférons la galvanisation faite au niveau du cou (procédé d'Apostoli), un pôle de chaque côté de la trachée avec une intensité faible d'abord : 2 à 5 milliampères, accompagné de temps à autre d'augmentations brusques et éphémères d'intensité. Ces variations de courant arrêtent les tentatives de vomissement. En voici l'explication : en augmentant brusquement l'intensité du courant, on produit une contraction énergique des muscles de la région sous-hyoïdienne qui appliquent fortement la trachée sur l'œsophage, et produisent une constriction impossible à vaincre par le vomissement, parce que les parois du pharynx et de l'œsophage sont appliquées fortement l'une contre l'autre. En agissant ainsi, on réapprend au malade à exécuter volontairement le mouvement de constriction du pharynx, qui est l'acte de défense contre le vomissement, acte dont le malade a oublié l'exécution, et pour lequel la rééducation par le courant électrique nous semble à la fois le remède le plus simple, le plus logique et le plus efficace. Il se produit en outre des phénomènes d'inhibition sur le pneumo-gastrique et sur l'estomac.

Ce procédé qui donne maintes fois des résultats décisifs, mériterait d'être plus connu, et plus souvent appliqué.

Dyspepsie sensitivo-motrice (division Mathieu). — **Forme bénigne commune.** — Cette forme est d'observation fréquente, elle se caractérise par une sensation de plénitude plus ou moins marquée après le repas. La moindre cause d'irritabilité, tout ce qui peut exciter ou déprimer le système nerveux, réagit toujours d'une manière fâcheuse sur l'état gastrique. Aussi, l'indication principale qui se pose est d'agir sur l'état général sous forme de bains statiques, avec ou sans douche statique.

Au bain statique sera associée la douche statique qui possède une action sédative puissante sur le système nerveux, amène le calme et le sommeil, diminue ainsi les causes d'irritabilité nerveuse qui ont une si fâcheuse action sur l'estomac, fait constaté depuis longtemps, et mis encore récemment en lumière par Pawlow et Cannon.

Avec le bain statique, la nutrition se fait mieux; les malades dorment davantage, ont plus d'appétit, s'alimentent; leur poids augmente et les phénomènes gastriques disparaissent en même temps souvent sans qu'il soit nécessaire d'intervenir directement.

Mais il est des cas où on est obligé d'agir localement. Lorsque les signes de la dyspepsie ne s'atténuent pas, on se trouve bien de provoquer avec un excitateur des étincelles de la région gastrique pendant quelques minutes. Chaque étincelle produit une contraction des muscles de l'abdomen qui provoque des changements de capacité dans l'estomac sous-jacent, active ainsi la motricité de l'organe, produit une anesthésie sensitive manifeste qui atténue et fait disparaître les sensations pénibles de la dyspepsie.

Les courants statiques induits, les étincelles de haute fréquence, la révulsion faradique au pinceau donnent aussi les mêmes résultats; cette dernière est plus énergique.

Forme douloureuse. — Les malades qui présentent cette forme sont le plus souvent des névropathes qui individualisent leur dyspepsie par des manifestations douloureuses intenses qui sont le plus souvent d'origine hystérique, ou qui traduisent l'irritabilité du plexus solaire pendant le séjour des aliments dans l'estomac.

Quand ces phénomènes sont de nature hystérique (persistance des douleurs en dehors des digestions et pendant celles-ci présence des signes de la dyspepsie nervo-motrice, etc.), nous faisons une faradisation énergique au pinceau de Duchenne de la région épigastrique, des étincelles de statique ou de haute fréquence.

La douleur peut reparaître ensuite au bout de quelques heures, mais elle est en général moins violente. Peu à peu, en répétant les séances, on arrive à l'atténuer progressivement, et lorsque le malade voit qu'on peut le calmer, il s'alimente davantage, son état général se relève et les phénomènes disparaissent.

Lorsque la douleur existe pendant la digestion, elle est due à l'irritation du plexus solaire, comme l'a montré J.-Ch. Roux, et elle est localisée en un point grand comme une pièce de deux francs qui est le point douloureux épigastrique profond.

Nous traitons cette névralgie du plexus solaire comme une névralgie quelconque, par des applications de courant continu à haute intensité [1] (100 milliampères).

Au point de vue pratique, nous avons remarqué que nos malades souffraient moins après les séances, que cette analgésie persistait huit, dix, quinze heures et plus dès le début du traitement, et que les douleurs disparaissaient souvent complètement.

Forme flatulente. — La flatulence gastrique est causée souvent par l'aérophagie, il suffit de faire constater au malade qu'il avale de l'air pour faire disparaître les accidents ; ce procédé est beaucoup plus rapide que n'importe quel autre moyen — même électrique — de rééducation, mais s'il y a d'autres symptômes dyspeptiques, on fera le traitement approprié.

Forme grave. — Quand les phénomènes douloureux atteignent un degré plus aigu, et surtout quand les viciations de la motricité sont très marquées, on est en présence de la forme grave de la dyspepsie sensitivo-motrice (Mathieu). Ce type correspond à la description du dilaté de l'estomac de Bouchard.

L'électrisation, peut répondre aux trois indications principales qui se posent : agir sur le système nerveux ; exciter la motricité et la sécrétion.

a. *Agir sur le système nerveux.* — Nous n'insisterons pas sur la manière de calmer l'irritabilité du système nerveux (voir plus haut).

b. *Exciter la motricité.* — Les applications *externes* sur la région épigastrique provoquent-elles des contractions de l'estomac? On peut l'admettre par analogie avec ce qui se passe pour l'intestin, comme le fait remarquer M. Mathieu. En tout cas ces applications produisent des variations de tension intragastrique des plus nettes (Bordier, Laquerrière et Delherm).

Les applications intra-gastro-pariétales excitent manifestement la contractilité stomacale (Kussmaul, Rosenheim, Ewald, Ducchessi, etc.).

La sécrétion est aussi activée par l'électricité (Montegazza, Hoffmann, Onimus et Legros, Ravé, Jones, Einhorn).

Comme l'électrisation *percutanée* est la plus facile à appliquer, c'est à elle qu'il faut en premier lieu avoir recours, on utilisera ensuite seulement si c'est nécessaire l'électrisation *intragastrique*.

Méthodes percutanées. — Des procédés différents ont été utilisés : étincelles statiques, courants frankliniques induits (Weill, Bordier, Castex), voltaïsation sinusoïdale, etc., galvanisation simple (Onimus, Von Ziemssen, Leube), faradisation.

Nous donnons avec Erb la préférence à la galvano-faradisation ; en voici les raisons : 1° la faradisation agit comme nous l'avons vu sur la musculature abdominale, produit des modifications de tension intragastrique, active la sécrétion, produit un massage de l'estomac ; 2° le courant galvanique pénètre profondément et agit, lui aussi sur la sécrétion, sur la motricité stomacale, et également, comme nous l'avons vu, sur la sensibilité.

En général, après la séance, nous avons toujours observé une sédation souvent manifeste, qui persiste toute la journée, et ne tarde pas, dans bien des cas à s'établir rapidement dans l'intervalle des séances.

---

[1] DELHERM. *Bull. Soc. d'Electrothérapie*, 1901.

Méthode intragastrique. — Ce procédé préconisé par Kussmaul, Kraus, Rosenheim, Bardet, Ewald et surtout dans ces dernières années par Max Einhorn, consiste à introduire dans l'estomac une sonde spéciale déglutissable, après avoir fait boire au malade un verre d'eau. Cette électrode constitue le pôle actif, l'électrode indifférente étant placée sur la région épigastrique. Le courant employé est, soit la galvanisation (surtout contre la douleur) quinze à vingt minutes avec le pôle négatif dans l'estomac, soit la faradisation (surtout dans l'atonie gastrique). Einhorn a rapporté de nombreux succès avec cette manière de procéder.

Autres affections de l'estomac. — Dans d'autres affections de l'estomac : *Hyperchlorhydrie, sténose incomplète du pylore avec hypersécrétion*, nous avons utilisé le courant continu à hautes intensités avec la technique indiquée plus haut (*voir forme douloureuse de la dyspepsie sensitive motrice*).

Nous avons souvent obtenu dès les premières séances la disparition des douleurs tardives diurnes et aussi nocturnes : ce qui montre que l'anesthésie produite par le courant persiste un certain nombre d'heures après l'application. Nous avons eu des résultats durables après un nombre assez restreint de séances. Nous pensons que le courant agit en analgésiant le plexus solaire, et aussi en faisant disparaître le spasme du pylore, qui pour certains auteurs jouerait un grand rôle en pathologie gastrique. Dans deux cas de petit Reichmann, nous avons eu un excellent résultat.

Ce procédé n'a pas la prétention de se substituer absolument aux alcalins, mais chez les hyperchlorhydriques constipés que les poudres alcalines constipent encore davantage, et dans bien d'autres cas, il peut devenir un auxiliaire précieux. Par contre, quand la sténose pylorique est très marquée, l'emploi de l'électricité ne saurait être de mise.

Dans deux cas de crises gastriques tabétiques, nous avons par le courant continu obtenu une atténuation marquée des douleurs.

Nous avons eu le même résultat dans deux autres cas avec la radiothérapie. Nous donnons ces faits à titre de pure indication.

Constipation habituelle. — Il y a environ quinze ans, les conceptions sur la constipation habituelle étaient sensiblement différentes de ce qu'elles sont aujourd'hui ; le rôle de la fibre intestinale était tout à fait restreint, et l'on pensait que la constipation était due à la paresse ou à la paralysie intestinale : l'atonie ; ainsi constipation et atonie étaient devenues si étroitement unies qu'elles étaient pour ainsi dire synonymes, « l'une complétant l'autre » (Mazeran).

Actuellement des modifications importantes ont été apportées à cette conception. À la suite de travaux de Fleiner, Cherchewski en Allemagne, de A. Mathieu, Soupault, Guinon, Sigaud, etc., tous les spécialistes du tube digestif admettent que la constipation atonique est rare, et qu'il faut faire une très large place à la constipation consécutive au spasme de l'intestin, à la *constipation spasmodique*. D'autre part, de plus en plus la constipation comme la colite n'apparaissent plus comme un symptôme mais comme un syndrome traduisant la réaction de l'intestin, sous l'action de causes très diverses : nerveuses, gastriques, appendiculaires, utérines, etc., agissant sur l'intestin par l'intermédiaire du plexus solaire et du sympathique abdominal.

La thérapeutique idéale serait probablement une thérapeutique strictement étiologique, mais cette conception est encore difficile à réaliser, et la majorité des cas de constipation doivent encore être classés dans la constipation idiopathique ou primitive.

Constipation habituelle primitive, forme légère. — Nous mettons dans cette classe les malades qui vont de temps à autre spontanément à la selle : ce sont ceux qui s'exonèrent facilement avec un laxatif léger ou un petit lavement et n'en font pas un usage quotidien.

Dans ces poussées légères, le traitement électrique doit surtout consister en bains statiques avec ou sans douche statique, avec des machines suffisamment puissantes et des séances assez longues : dix, vingt et trente minutes. La statique agit surtout comme agent sédatif du système nerveux et calme au même titre que les procédés de balnéation prolongée comme on les pratique dans certaines stations d'eaux minérales où l'on soigne spécialement les constipés.

On sait combien l'irritabilité nerveuse, les émotions réagissent sur l'intestin en inhibant son péristaltisme comme Pawlow en a apporté récemment encore la preuve, comme Kronecker l'a montré, comme Cannon l'a précisé sur des chats dont il regardait à l'écran radioscopique l'intestin rendu opaque aux rayons X.

En général, à la fin de l'application, il est bon chez les atoniques de tirer de l'abdomen une série d'étincelles ou des courants statiques induits (Bordier, Weill).

Nous pensons qu'on doit réserver aux spasmodiques avec douleurs intestinales les applications de souffle à la fosse iliaque, procédé indiqué par Doumer et Musin, dans certaines constipations.

En cas d'insuccès, on devra avoir recours à d'autres procédés que nous exposerons plus loin, *mais toujours, même quand on fait des applications locales, la statique nous semble devoir figurer dans le traitement de la constipation dans le but de calmer l'état général.*

Constipation habituelle primitive forme grave. — Nous comprendrons dans cette forme, les malades qui n'ont plus de selles spontanées, qui sont obligés chaque jour de se soumettre à une médication évacuante, et qui ont pendant un certain temps utilisé les procédés habituels de traitement.

Ces malades peuvent être des *atoniques*, des *spasmodiques*, ou, tout en se comportant cliniquement comme des *spasmodiques*, présenter des alternances de *spasme* et d'*atonie*.

Constipation atonique. — Elle se rencontre surtout chez les sujets âgés ou sédentaires ; la paroi abdominale est flasque, l'intestin se présente sous forme d'une grosse masse boudinée, les matières rendues forment des blocs volumineux.

De plus en plus dans cette forme, comme le remarque M. Mathieu, c'est à l'hygiène et aux agents physiques qu'il faut avoir recours. Au point de vue qui nous occupe, ce sont les méthodes capables de produire des contractions énergiques des muscles de la paroi et d'exciter les mouvements péristaltiques de l'intestin qu'il faut employer. On utilise d'abord les méthodes percutanées : le courant faradique aussi fort que le malade peut le supporter (Benedikt) ; on peut utiliser aussi le courant galvanique (Erb) en ayant soin de produire des interruptions répétées du courant pendant dix à vingt minutes, ou en ramenant de temps à autre à zéro en renversant le courant et en remontant dans l'autre sens (Zimmern). Ce dernier utilise des intensités galvaniques élevées.

En cas d'insuccès, on place une électrode abdominale et on introduit dans le rectum une électrode de 6 à 8 centimètres de profondeur, on utilise le courant faradique à interruptions lentes.

Enfin on peut utiliser le lavement électrique.

b. *Constipation spasmodique*. — Elle est l'apanage des névropathes; le ventre est dur, globuleux ; l'intestin, rétracté donne à la palpation la sensation d'une corde tendue, il est douloureux; les matières sont filiformes, en crottes de bique, avec parfois des glaires.

La conception théorique [1] et l'expérience clinique sur la constipation dite spasmodique ont amené les thérapeutes à utiliser contre elle des procédés de douceur, à éloigner tout ce qui est de nature à exciter la contracture spasmodique de l'intestin ;

Aussi emploie-t-on avant tout dans la thérapeutique courante, les sédatifs et les calmants : huile, lavage à faible pression, belladone, valériane, compresses chaudes; mais souvent ces médications arrivent à ne plus produire d'effet désirable et ne forment plus qu'un palliatif qu'il faut continuer indéfiniment.

Nous avons cherché avec le Dr Laquerrière une méthode électrique capable de répondre aux exigences de la clinique ; et, rejetant celles provoquant des contractions abdominales ou de l'intestin lui-même ; nous basant d'autre part sur cette idée de Fleiner que le courant galvanique constant peut avoir une action favorable sur le spasme, nous préconisons l'emploi du courant galvano-faradique [2] ou du galvanique seul selon les cas, à intensités galvaniques élevées (80, 100 milliampères) sans secousses, un pôle large abdominal, un pôle lombaire d'égales dimensions, séances de dix à vingt minutes.

Dans un certain nombre de cas, 30 p. 100, les selles deviennent spontanées dès les premières séances et l'on peut supprimer d'emblée toute médication ; dans les autres cas, c'est seulement entre la première et la quinzième séance.

Non seulement nous avons vu la constipation horaire disparaître, mais nous avons constaté des modifications heureuses de la constipation qualitative, quantitative ; la disparition des glaires et souvent parallèlement une atténuation très sensible des phénomènes gastriques, une amélioration de l'état général et une augmentation de la courbe du poids de 2 à 5 kilos en moyenne.

Nous avons eu 75 p. 100 de guérison et les résultats se sont maintenus dans les 5/6 des cas [3]. Nous entendons par conserver les résultats la faculté pour des malades qui avaient suivi antérieurement un traitement régulier d'avoir des selles spontanées 25 fois par mois environ.

Ce traitement ne comporte comme contre-indication que les cas où l'état psychique du malade ne permet pas de le soumettre à une discipline sévère, et ceux où il existe une constipation symptomatique d'une lésion indélébile du tube digestif. Dans trois échecs notamment, l'autopsie nous a montré que nous étions en présence d'un cancer de l'intestin.

[1] Notre pratique est basée sur plusieurs séries de recherches physiologiques préalables qui ont été exposées à la Société de Biologie, à la Socité d'Electrothérapie, etc., en 1901, 1902, 1903 et plus complètement dans les *Annales d'Électrobiologie* ; études sur l'excitation électrique de l'intestin grêle, 1901 et 1902.

[2] Delherm. Thèse Paris, 1903 (médaille d'argent de la Faculté). Laquerrière et Delherm. Mémoires divers à la Société d'électrothérapie, 1902, 1903, 1904, à la Société de médecine de Paris, à la Société médicale de l'Elysée, aux réunions de l'A. F. A. S., au Congrès d'électrologie de Berne, etc., etc. Etudes cliniques sur les traitements électriques de la constipation et de l'entérocolite, *Annales d'électrobiologie*, 1903.

[3] *Thèse Lamorlette*, Paris, 1905.

Colite muco-membraneuse. — La colite comporte un certain nombre d'indications thérapeutiques : l'institution d'un régime, la prescription de médications gastriques ou intestinales pour obtenir des garde-robes, le relèvement de l'état général.

Les lavements d'huile, les purgatifs à petite dose, les lavages à faible pression, les cures de Plombières et de Châtel-Guyon donnent souvent de bons résultats. Mais ces médications finissent trop souvent à ne donner de selle que le jour où elles sont utilisées; en outre, comme le font remarquer MM. Mathieu et Roux, on ne saurait trop se mettre en garde contre l'abus des grands lavages; et comme le dit aussi Boas « qui bene purgat male curat ».

Toutes les fois que les méthodes ordinaires de traitement faites convenablement pendant un certain temps n'ont pas donné de satisfaction, nous pensons qu'il y a lieu d'une façon formelle et absolue de recourir à l'électricité.

Les seules contre-indications sont les suivantes : crise d'entérite aiguë (pendant la crise), impossibilité d'arriver à plier le malade aux indications précises que le médecin doit poser (malades raisonneurs, phobiques, etc.). Il est bon également de différer l'application du traitement chez les malades qui ont l'intestin tellement irrité qu'aucune médication ne produit plus, le jour où elle est administrée, aucun effet.

Le traitement est effectué à l'aide de la galvano-faradisation ou de la galvanisation seule qui a une influence manifeste sur l'hyperexcitabilité du sympathique, qui tient sous sa dépendance le fonctionnement de l'intestin.

En général, au bout d'une douzaine de séances, dans les formes avec constipation, souvent beaucoup plus tôt, les selles spontanées apparaissent et, avec trente séances, on obtient des résultats durables.

Dans 75 p. 100 des cas, et nous n'avons pris que des cas moyens ou graves, nous avons obtenu les selles régulières quotidiennes spontanées; en ce qui concerne la constipation qualitative et quantitative nous avons pu constater que l'amélioration était en quelque sorte, fonction du résultat obtenu dans la constipation horaire.

Les uns ont eu des selles qui sont redevenues complètement normales, les autres, à la fin du traitement avaient des séries de selles normales entrecoupées des périodes ou les garde-robes étaient moins bonnes.

Un preuve du bon état intestinal nous est donnée par les modifications constatées pour les glaires : elles ont disparu dès que les selles régulières ont été obtenues, sauf dans quelques cas, où elles ont considérablement diminué.

La courbe du poids s'est ressentie aussi du bon état intestinal, la moyenne du gain a été de 2 à 5 kilogrammes. Nous avons noté au point de vue de l'état général les mêmes améliorations que celles que nous avons signalées pour la constipation habituelle.

Les succès sont surtout marqués dans les cas où la constipation est prédominante et où les crises diarrhéiques sont espacées ; les chances de guérison sont plus restreintes dans les variétés où la diarrhée et la constipation alternent à très brève échéance.

Les résultats se sont maintenus intégralement pour certains malades depuis trois ans dans plus de 60 p. 100 des cas (*Thèse Lamortette*, 1905), nous pensons qu'ils seront définitifs chez ceux qui pourront éviter les erreurs diététiques, le surmenage moral ou physique, les maladies infectieuses. Du reste dans quelques cas où il y avait menace de rechute, quelques séances faites immédiatement ont arrêté l'évolution du mal.

Nos résultats ont été confirmés par les professeurs Bordier et Costa, MM. C. Sigur, Bloch, Morel, Petit, etc.

Les constipations et les colites symptomatiques — Nous avons dit plus haut que la constipation et la colite étaient loin d'être des entités morbides, mais qu'au contraire elles apparaissent comme des syndromes traduisant la réaction de l'intestin sous l'action de causes très différentes qui malheureusement ne peuvent pas toujours être mises en lumière ; quoique quelques-unes aient pu être réalisées expérimentalement.

Cette question est encore à l'étude et si nous l'indiquons, c'est pour attirer l'attention sur l'importance du diagnostic étiologique, au point de vue des indications thérapeutiques.

Il semble que des causes très diverses (gastrique, rénale, appendiculaire, hépatique, etc., etc.), produisent une irritation du sympathique abdominal (plexus solaire et ganglions mésentériques), qui tient sous sa dépendance l'intestin, dont la réaction morbide se fait sous forme de constipation ou de colite.

Au Congrès d'électrobiologie de Berne, 1902, nous avons rapporté avec Laquerrière vingt-huit observations de constipation et de colite grave accompagnant une affection gynécologique (fibrome, rétroversion, annexite, etc.). Nous avons fait uniquement un traitement utérin, et dans quatorze cas nous avons obtenu une guérison ou tout au moins une amélioration considérable du trouble intestinal.

· **Occlusion intestinale.** — Dans l'occlusion intestinale, il est des cas où le lavement électrique doit presque à coup sûr suffire à lever l'obstacle : obstruction stercorale, pseudo-ileus, etc. Il en est d'autres — quand il existe un défilé néoplasique très resserré, par exemple — où les résultats sont très hypothétiques.

Mais en pratique on ne sait que rarement qu'elle est la cause réelle de l'occlusion, et si l'on soupçonne un néoplasme, on ne sait pas jusqu'à quel point le calibre de l'intestin est resserré.

Comme le remarque M. Lejars, il est sage de n'accorder qu'une créance restreinte au diagnostic de la nature de l'occlusion, c'est pourquoi avant de pratiquer une de ces interventions chirurgicales qui sont si pénibles pour le patient, nous croyons qu'il faut avoir recours au lavement électrique.

Le reproche qu'on a l'habitude de faire au lavement, c'est qu'il fait perdre un temps précieux au chirurgien. Nous répondons que la faute n'en est pas au lavement électrique, mais à cette pratique condamnable qui consiste à médiquer à outrance pendant six ou huit jours le malade qu'on remet au bout de ce laps de temps, moribond, entre les mains de l'électricien ou du chirurgien.

On doit procéder autrement. Si au bout de deux ou trois jours, les moyens ordinaires n'ont pas donné de résultats, il faut prévenir à la fois l'électricien et le chi-

Fig. 40. — Sonde de Boudet, de Paris.

rurgien. En vingt-quatre heures au plus, le lavement électrique aura produit tout son effet, et s'il n'a rien produit, on pourra intervenir chez un malade encore en état de bien supporter le schok opératoire.

L'instrumentation est fort simple, elle se compose d'une pile, d'un galvanomètre. d'une plaque de 18 centimètres sur 24, de trois fils, d'un bock à injections, d'une sonde rectale de Boudet de Paris.

Arrivé chez le malade le médecin demande cinq ou six litres d'eau bouillie dans laquelle il met du sel de cuisine à saturation.

Il fait ensuite préparer une petite table qu'il place à sa gauche et sur laquelle il dépose sa pile et ses accessoires.

Il procède ensuite à la mise en position du malade. En prévision de la durée assez longue du lavement, on doit envelopper d'ouate ou de linges les membres inférieurs qui doivent pendant tout ce temps rester hors du lit.

Le patient en effet est placé en travers du lit, le siège sur le bord, les jambes maintenues pliées, par un ou deux aides, la tête reposant sur un oreiller. Il est bon de garnir le siège avec une toile imperméable qu'on fait plonger dans un récipient placé en dessous.

L'opérateur, revêtu d'une blouse, et dont les jambes sont protégées par un drap, s'assied en face de son malade, ayant à sa gauche la table qui porte les appareils. Il place sur l'abdomen du patient la plaque très imbibée d'eau (non salée) recouverte d'une serviette, et il ordonne au malade d'appliquer fortement ses deux mains sur la plaque, dont le fil va être fixé à la borne N de la batterie.

Un deuxième fil est fixé à la borne P et aboutit à une des bornes du galvanomètre (n'importe laquelle avec le galvanomètre où le zéro est au milieu de la division ; la plus rapprochée de l'aiguille, quand le zéro est à une extrémité).

Le troisième fil part de cette dernière borne et aboutit à la sonde de Boudet.

On remplit le bock avec l'eau salée, on monte la tringle en T de la batterie (manœuvre indispensable pour la faire fonctionner[1]), on introduit la sonde vaselinée dans le rectum le plus profondément possible, tout en ayant soin d'en suivre les courbures avec précaution. On éprouve parfois une certaine difficulté à franchir l'ampoule rectale, il ne faut pas se presser, on y parviendra par la suite. Tout est prêt pour commencer la séance.

Premier temps. — On lève le bock à une certaine hauteur jusqu'au moment où le malade déclare sentir que l'eau pénètre dans l'intestin. A ce moment on l'abaisse vivement à 30, 40, 50 centimètres ou plus, et on laisse pénétrer un demi à un litre de liquide bien lentement. Il existe en effet presque toujours du spasme de l'organe et non pas de l'atonie comme on le pensait autrefois. C'est surtout par la pénétration lente qu'on arrivera à vaincre ce spasme, et au but qu'on se propose : porter aussi haut que possible l'eau ; car ce n'est pas la sonde, c'est elle qui va servir d'électrode intestinale.

Deuxième temps. — Quand on juge qu'il est passé une quantité suffisante de liquide, on ferme à moitié le robinet du bock, de façon à permettre, pendant toute la durée de la séance, l'écoulement de nouvelles quantités d'eau dans l'intestin mais toujours très lentement.

Troisième temps. — On pousse la baguette du collecteur en le faisant glisser sur les divisions de gauche à droite très lentement.

Pendant cette manœuvre l'œil surveille alternativement le galvanomètre, et la réaction du malade. Il se peut que le patient se plaigne dès qu'il passe quelques milliampères. Rassurez-le ; n'essayez pas tout de suite de monter très haut ; bientôt

---

[1] Pour le modèle que nous avons décrit.

la sensation désagréable passera, et on pourra augmenter l'intensité ; avant tout il faut procéder avec douceur, et ainsi on peut arriver assez rapidement à 30, 40, 50 milliampères.

Il ne faut pas avoir peur d'utiliser de hautes intensités, *il n'y a aucun danger* et Il ne peut en résulter que des avantages. Interrogez le malade sur la sensation qu'il éprouve au niveau de la plaque abdominale. S'il n'éprouve que la sensation de piqûres multiples tout va bien, montez plus haut; s'il a en un point une sensation de brûlure, arrêtez, vérifiez ce point, vous trouverez une éraillure de la peau; isolez avec une goutte de collodion ou du carton, et recommencez la séance.

Dans l'abdomen la sensation éprouvée est celle de coliques et d'envies d'aller à la selle. Engagez le malade à se retenir quelque peu, puis si les envies sont trop fréquentes laissez-le déféquer; dans le cas contraire, au bout de cinq à six minutes ramenez progressivement votre collecteur à zéro.

Quatrième temps. — Dans le temps précédent c'était le pôle positif qui était intra-intestinal; il faut maintenant rendre intra-intestinal le pôle négatif. La manœuvre est des plus faciles : après avoir ramené au zéro le collecteur, sans rien changer par ailleurs, placez dans la borne N le fil qui était dans la borne P, et dans la borne P le fil qui était dans la borne N.

Il suffit ensuite de répéter la manœuvre du deuxième temps, de pousser la bague du collecteur jusqu'à ce qu'on obtienne l'intensité voulue, et de laisser passer le courant pendant cinq ou six minutes.

Cinquième temps. — Au bout de ce temps, on renverse de nouveau le courant, et, toutes les cinq minutes environ, on en fait autant. Au bout de quinze à vingt minutes la séance prend fin, et à ce moment on fait une cinquantaine d'interruptions de courant. Il suffit pour cela de prendre le fil de la borne P par exemple, de le retirer de la goupille, et toutes les cinq secondes de l'y enfoncer de nouveau. On provoque ainsi avec une intensité suffisante, de bonnes contractions des muscles de la paroi.

La séance finie, on ramène le collecteur au zéro, on retire la sonde; et le malade qui, pendant la séance a expulsé une partie de son eau, ne tarde pas souvent à rendre le reste avec ou sans vents et matières fécales.

Quand se produira la débâcle ? Parfois immédiatement après la séance, parfois deux ou trois heures après, mais il faut bien savoir que dans un nombre de cas assez grand, *elle ne se produit que dix, douze heures après,* et même plus, comme j'ai pu l'observer plusieurs fois, et comme d'autres du reste l'ont signalé de leur côté.

Il ne faut pas, du reste, toujours compter sur une débâcle dès la première séance, deux ou trois lavements sont parfois nécessaires. Parfois, le premier n'aboutit qu'à l'émission de quelques gaz. Ce dernier signe a une grande importance, car il permet d'affirmer que l'intestin est redevenu perméable et de présumer qu'une nouvelle électrisation provoquera une expulsion fécale abondante.

En général, dans les cas aigus, il faut procéder à deux séances, et à trois dans les cas chroniques, en laissant six à huit heures d'intervalle. Trois applications demandent dix-huit à vingt-quatre heures.

La technique du lavement électrique telle que nous venons de l'exposer peut subir un certain nombre de modifications dans lesquelles nous n'entrerons pas.

Dans la *constipation* et la *colite* quand on fait sur le malade un traitement prolongé par le lavement électrique, on ne tarde pas à s'apercevoir que les selles, d'abord copieuses, le deviennent de moins en moins, qu'elles viennent en billes, comme passées à la filière, du volume du petit doigt; et qu'au bout d'un certain temps l'eau du lavement est rendue telle qu'elle a été prise.

Le lavement électrique doit être proscrit de la thérapeutique de la constipation spasmodique; on doit toujours lui préférer des applications externes de courant galvano-faradique, qui ont une action sédative et calmante; le lavement électrique doit être réservé aux cas de constipation atonique.

Dans l'obstruction intestinale. — Chez les constipés chroniques et les colitiques qui peuvent rester huit et quinze jours sans aller à la selle, et qui résistent à tous les procédés habituels d'exonération faut-il utiliser le lavement électrique? Nous pensons qu'il faut y avoir recours sans hésitation le plus tôt possible. Le lavement électrique lève à coup sûr l'obstruction ; même quand il y a spasme, il ne faut pas se préoccuper de cet état de l'intestin : on est en présence d'un cas urgent, qui demande une exonération, à tout prix.

Labadie-Lagrave, Régnier, Gaillard ont rapporté quelques cas d'obstruction au cours *de colique de plomb*, guéris par le lavement électrique, et nous en avons signalé deux cas avec M. Belin[1].

Telles sont les conditions dans lesquelles doit être pratiqué le lavement électrique, dont l'application n'est *jamais dangereuse*, et qui, d'après l'avis de certains chirurgiens eux-mêmes (Le Fort, Schwartz, Routier, Jalaguier, Lejars, Monod, etc.), quoique n'étant pas infaillible, est assez souvent curatif dans l'occlusion, pour qu'on ne prive pas, de parti pris, un malade d'une ressource qui bien des fois a fait ses preuves, en rendant inutile des interventions regardées auparavant comme indispensables.

Fissure sphinctéralgique. — Dans la fissure intolérante, lorsque les différents traitements médicaux n'ont donné aucune satisfaction, il est classique de recourir à la dilatation forcée de l'anus. Sans doute le traitement chirurgical bien fait débarrasse — quoiqu'il comporte aussi des échecs surtout au point de vue des résultats éloignés — souvent instantanément le malade des douleurs dont il souffre parfois depuis des mois; mais une telle intervention nécessite la chloroformisation qui, dans ce cas, est particulièrement dangereuse.

La syncope mortelle est loin d'être rare dans la dilatation, et ne saurait trop s'en souvenir. Or, comme le réflexe anal ne disparaît qu'après le réflexe cornéen, il faut être sûr du chloroformisateur, et l'on est malgré tout toujours à la merci d'un instant d'inattention.

Les courants de haute fréquence appliqués selon le procédé de Doumer dans l'anus guérissent rapidement la fissure, en quelques séances, et sont un véritable triomphe pour l'électrothérapie; aussi pensons-nous qu'ils constituent la méthode de choix parce que leur application est simple, ne comporte aucun danger, et, à notre avis, on ne doit avoir recours à l'intervention chirurgicale qu'après échec d'une électrisation bien conduite.

Le procédé de Doumer est entré dans la pratique courante des électrothérapeutes et sur les nombreuses observations publiées par Doumer, Oudin, Zimmern, Bloch, Bollaan, Larat, Pisani, Thiellé et nous-même[1] on n'a constaté aucun insuccès.

Marque, dans 50 cas, a enregistré 47 succès.

[1] *Congrès d'électrobiologie*, Berne, 1902.

Les résultats éloignés sont comparables à ceux qu'on obtient après l'intervention chirurgicale.

Hémorrhoïdes. — La haute fréquence intra-rectale a aussi une action réelle sur les hémorrhoïdes. Notre expérience personnelle nous permet de donner les conclusions suivantes :

1° Les accidents inflammatoires locaux, irritation de la muqueuse (cuisson, démangeaison) sont très heureusement modifiés par le courant dont l'action analgésiante des plus puissantes est actuellement reconnue de tous ;

2° L'inflammation aiguë, avec congestion hémorrhoïdaire, turgescence, poussées fluxionnaires douloureuses, hémorragie, bénéficie aussi largement de l'action vaso-constrictive de ces courants ;

Les malades sont en général soulagés dès les premières séances, comme il ressort des observateurs de Doumer, Thiellé, Bloch, Imbert et des nôtres ;

3° Les fissurettes hémorrhoïdaires produites par les selles qui éraillent la muqueuse des hémorrhoïdes sont rapidement cicatrisées, mais souvent chaque nouvelle selle produit une autre fissure; aussi le traitement doit-il être continué plus longtemps pour les fissurettes que pour la fissure intolérante, de façon à prévenir les rechutes.

4° Dans les cas chroniques, les résultats sont d'autant moins rapides que les altérations anatomiques sont plus anciennes et qu'elles s'accompagnent moins de phénomènes inflammatoires.

Paralysie du sphincter. Prolapsus anal. — Le prolapsus anal est justiciable d'un traitement électrique. Le meilleur procédé, celui de Duchenne, consiste à placer

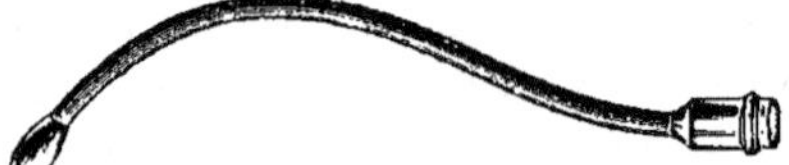

Fig. 11. — Excitateur rectal de Tripier.

une électrode sur le ventre, à introduire une électrode olivaire dans le rectum, et à exciter avec un courant faradique à fil gros et à interruptions lentes pendant cinq à dix minutes.

CHAPITRE VIII

DERMATOSES

Les premiers essais de dermatothérapie électrique sont contemporains de l'invention de la machine statique au xviiie siècle. mais ce n'est que depuis les travaux de Leloir, Doumer, Monell, Oudin, Brocq et Bisserié, Schiff, Freund, etc., etc., que la physiothérapie est utilisée en dermatologie plus qu'à aucune autre branche de la médecine.

Mais en général les applications nécessitent ou bien des études assez spéciales, ou encore la possession d'appareils spéciaux, machine statique, haute fréquence, rayons X, que le praticien ne possède pas. Aussi nous bornerons-nous à poser les indications générales, nous réservant d'insister tout particulièrement sur les points qui ne nécessitent pas l'intervention absolue du spécialiste.

Hypertrichose. — L'électrolyse demeure le traitement de choix dans l'hypertrichose surtout quand elle n'est pas trop considérable.

Le but qu'on se propose est de détruire le follicule pileux grâce à l'action destructive du pôle négatif.

L'opération consiste à placer une plaque reliée au positif d'une batterie dans une région quelconque du corps, à introduire dans le follicule une aiguille reliée au négatif à 6 ou 8 millimètres de profondeur, à faire passer un courant de 1 à 3 milliampères pendant trente secondes environ jusqu'à ce qu'un peu de mousse blanche vienne apparaître à l'orifice du follicule, après quoi on retire l'aiguille et on passe à un autre poil.

L'introduction de l'aiguille est un temps difficile ; si on ne suit pas exactement le trajet du follicule, on ne le détruit pas et le poil repousse.

Cette opération est très délicate, elle demande du temps. car on ne peut guère enlever plus de trente à quarante poils par séance ; il est nécessaire de faire des traitements complémentaires pour détruire les poils qui auraient échappé à une première électrolyse.

Quand les surfaces à épiler sont considérables, il est préférable d'avoir recours à la radiothérapie. Quelle que soit la méthode qu'on emploie, il faut de temps à autre faire quelques séances complémentaires, jusqu'au moment où le follicule est complètement détruit.

Nævi. — Les nævi pileux doivent être traités comme l'hypertrichose, il en est de même des nævi hypertrophiques. Dans les nævi pigmentaires lisses l'électrolyse donne de meilleurs résultats.

Les nævi vasculaires superficiels à télangiectasies visibles doivent être (Brocq) tatoués sur toute leur étendue avec une aiguille négative avec 2 à 3 milliampères.

Les nœvi vasculaires en nappe uniforme bénéficient surtout du traitement du professeur Bergonié qui consiste à cribler la surface d'étincelles produites avec le manchon de verre de Oudin relié à un appareil de haute fréquence : la peau redevient de couleur normale.

Dans les *nœvi stellaires*, il faut avoir recours à l'électrolyse négative : on détruit d'abord le centre du nœvus ensuite les petits vaisseaux divergents qui l'entourent.

Les *comédons*, la *couperose*, l'*angiokératome* doivent être traités d'une manière identique.

On obtient avec le traitement de bons résultats esthétiques, mais il faut agir avec beaucoup de légèreté de main.

L'*acné hypertrophique*, la *kératose pilaire*, la *sclérodermie*, les *verrues simples*, doivent également être soumise à l'électrolyse, ou encore aux rayons X.

Prurits, névrodermites, urticaire. — L'application de statique et surtout de haute fréquence sous forme d'effluves a une action des plus heureuses sur les prurits et les névrodermites. D'après Brocq, cette méthode a une très réelle efficacité dans les prurits circonscrits, surtout de la vulve et de l'anus si fréquents chez les arthritiques nerveux. En une vingtaine de séances on peut espérer la disparition complète du prurit.

D'après Brocq les prurits généralisés demandent plus de temps pour être modifiés.

Dans des cas où ces procédés avaient échoué, nous avons eu de bons résultats avec la radiothérapie.

Le **Prurigo de Hebra**, le *lichen plan*, le *lichen corné*, doivent être soumis de préférence aux rayons X.

Eczémas. — Les *formes prurigineuses* à poussées brusques et rapides, avec érythème et vésicules, l'eczéma suintant, les eczématisations (application de teintures aux cheveux) sont très heureusement modifiés par l'effluvation de statique ou surtout de haute fréquence. Brocq pense que ces derniers courants pourraient modifier ainsi les *eczémas séborrhéiques*.

Les *formes chroniques torpides* doivent être traitées par les étincelles de haute fréquence, avec adjonction comme traitement général de cage ou de lit de haute fréquence, et en cas d'échec, par la radiothérapie.

Le **Psoriasis** traité par l'étincelle de haute fréquence guérit aussi très bien, on signale de bons résultats avec la radiothérapie.

Les **Ulcères variqueux** traités par l'application de haute fréquence sont souvent bien modifiés, probablement grâce au dégagement d'ozone à l'état naissant.

Les **brûlures** et **engelures** sont symptomatiquement guéries qu'il y ait phlyctène ou non par des effluvations de statique ou de haute fréquence. Les résultats sont souvent remarquables.

Alopécies. Les trycophyties sont très rapidement guéries par la radiothérapie utilisée suivant une formule donnée par Sabouraud et Noiré. Il y a 5 à 10 p. 100 d'échecs seulement.

Favus. — Freund a fait des applications a peu près identiques et à eu de bons résultats.

Sycosis. — Le sycosis assez superficiel bénéficie largement de la radiothérapie.

Lupus tuberculeux. — La photothérapie donne de bons résultats ; la radiothérapie paraît surtout indiquée dans les cas graves, profonds, étendus. Le traitement est long.

Lupus érythémateux. — Le traitement de choix est (Bisseré, Jacquot) la haute fréquence sous forme d'étincelles données avec le manchon de verre. La durée du traitement est assez longue mais les résultats sont plus rapides qu'avec d'autres procédés et la cicatrice est esthétique.

Epithélioma cutané. — Depuis que Despaigne de Lyon traita le premier, en 1896, l'épithélioma par les rayons X, de nombreux auteurs, surtout à l'étranger, ont utilisé la radiothérapie, alors qu'en France, il y a trois ans à peine qu'on a commencé à s'occuper de nouveau sérieusement de la question.

Depuis, du reste, de nombreuses observations avec guérison ont été apportées par un grand nombre d'auteurs.

Nous-même avons plusieurs résultats absolument identiques [1].

Il n'est pas douteux, d'après les examens histologiques, que les rayons X ont une action *élective* sur les cellules cancéreuses qui dégénèrent et s'éliminent.

Les cas favorables sont ceux qui sont caractérisés par une ulcération.

Les épithéliomas qui présentent une ulcération sanieuse taillée à pic, sont eux aussi rapidement améliorés.

Quand la lésion est végétante, on doit faire un grattage préalable très superficiel pour l'aplanir, ensuite appliquer les rayons X immédiatement après ; on obtient également de très bons résultats dans un temps très court.

Quand la tumeur est croûteuse il faut, avant de radiothérapier, enlever les croûtes.

Dans l'épithélioma perlé, il faut curetter les perles et faire ensuite de la radiothérapie.

L'épithélioma de la lèvre inférieure est assez réfractaire aux rayons X.

Quant aux récidives, lorsqu'elles se sont produites, elles cèdent rapidement à de nouvelles expositions au rayons X.

Nous ne dirons rien de la technique : les uns préconisant des séances courtes et répétées, les autres de longues séances espacées. Dernièrement Oudin Lacaille, et nous-même avec Laquerrière avons pu voir des résultats beaucoup plus rapides obtenus avec la haute fréquence en étincelles appliquées sur la région malade.

Les rayons X ont été utilisés dans la *xérodermie pigmentaire*, la *tuberculose véruqueuse*, l'*ichtyose congénitale*, le *rhino phyma*, l'*hyperhydrose*, les *tubercules lépreux* : il est encore trop tôt pour se prononcer sur leur efficacité.

Dans le *zona* les effluves de haute fréquence sèchent vite les vésicules et calment la douleur. Dans les névralgies qui restent à la suite du zona on se trouve bien du courant continu à intensité élevée.

[1] GAUCHER, LACAPÈRE et DELHERM, *Soc. Dermatol.*, 2 février 1905.

CHAPITRE IX

MALADIES DES ORGANES GÉNITO-URINAIRES

Il paraît difficile d'écrire sur ce sujet avec une entière indépendance d'esprit, tant les affirmations empiriques et les réclames se sont multipliées, détournant beaucoup de praticiens sérieux de l'étude des traitements électriques des maladies des organes génito-urinaires. Cependant, nous n'avons pas cru pouvoir passer sous silence ce chapitre, car il est indéniable que l'électrothérapie *bien maniée* peut rendre des services, si on sait lui demander tout ce qu'elle peut donner, et rien que ce qu'elle peut donner. On nous pardonnera de ne pas être tombé dans une négation systématique, car on constatera, nous l'espérons, que nous nous sommes gardé de l'enthousiasme de quelques-uns, pour nous efforcer de rester dans la vérité clinique et expérimentale ».

Rétrécissement de l'urètre. — Le traitement comporte plusieurs méthodes.

I. MÉTHODE CIRCULAIRE. — Elle consiste à porter une petite électrode métallique au niveau du rétrécissement et à faire agir le courant sur toute la périphérie du conduit. C'est la méthode préconisée par Tripier et Mallez, et toutes les électrodes servant à l'appliquer sont des modifications de l'électrode qu'ils avaient indiquées : petite olive de calibre convenable, suivant le diamètre du rétrécissement, et portée sur une tige rigide. On a construit des électrodes semblables avec des bougies conductrices, on a placé des bagues métalliques sur des sondes molles ordinaires, etc. En réalité, toutes ces électrodes sont bonnes, et la meilleure est celle dont on a l'habitude, à la condition qu'elle soit construite de façon à ne pas être capable de créer mécaniquement des lésions de l'urètre.

II. MÉTHODE LINÉAIRE. — Cette méthode consiste à ne porter l'action de l'électricité que sur un point du rétrécissement, à faire en quelque sorte une urétrotomie électrique. Ici, les actions résolutives n'entrent plus en ligne de compte ; et c'est uniquement l'action caustique destructive qu'il faut invoquer.

C'est Jardin, élève de Tripier et Mallez, qui indiqua ce procédé et fit construire, en 1867. le premier électrolyseur.

D'après les thuriféraires de cette méthode, on sectionnerait ainsi les rétrécissements en une seule séance, sans anesthésie, sans douleur, sans risque d'hémorragie ou d'infection, et le *résultat serait durable*. En somme, on aurait tous les avantages de l'urétrotomie chirurgicale sans les inconvénients, et la guérison serait définitive.

III. M. DESNOS, d'abord, puis MM. Minet et Aversenq se sont livrés à une série d'expériences sur des animaux qui ont fixé d'une façon définitive l'action du courant continu appliqué à l'intérieur de l'urètre. Ils en ont déduit un procédé

« rapide de dilatation électrolytique » à l'aide de Béniqués auxquels on fixe simplement le fil qui amène le courant.

En général, les malades trouvent la *dilatation électrique bien moins pénible que la dilatation ordinaire* ; et on peut, sauf chez des névropathes, se passer absolument de cocaïne.

On fait une nouvelle séance au bout de plusieurs jours quand toute réaction a disparu et on continue comme pour la dilatation jusqu'aux environs du 60 Béniqué.

En somme, ce procédé paraît le plus efficace de tous, parce qu'il permet d'augmenter considérablement la rapidité de la dilatation « et dans les cas simples de réduire sa durée complète de deux à quatre séances ».

Dans les rétrécissements très serrés, où il est nécessaire d'assurer rapidement un certain degré de dilatation, qui permette l'évacuation facile de la vessie, il paraît permis d'espérer qu'on obtiendra la plupart du temps en une séance un calibre suffisant pour rendre les mictions faciles, et faire au besoin des traitements intra-vésicaux (cystite, etc.). On éviterait ainsi dans nombre de cas la bougie à demeure.

Ce procédé peut réussir dans des cas où, soit la dilatation ordinaire, soit divers autres procédés d'électrolyse, ont échoué.

Il parait le plus susceptible de tous d'assurer des résultats durables, parce qu'il joint à l'action résolutive de l'électrolyse à faible dose, tous les avantages d'une dilatation bien faite et poussée au maximum.

Enfin si dans certains cas de rétrécissements quasi ligneux, très épais il est parfois impuissant, il peut être employé comme complément à l'urétrotomie, afin de rendre un certain degré de souplesse au canal traité chirurgicalement.

En somme sans avoir la prétention de remplacer toute intervention chirurgicale, il parait capable d'agir mieux et plus vite dans tous les cas considérés par les classiques comme justiciable de la dilatation et « il est probable par cela même qu'il permettra d'étendre les indications de cette dernière. »

Hypertrophie de la prostate. — On a utilisé tour à tour la faradisation, le courant ondulatoire, et la haute fréquence intra-rectale.

Ces procédés fournissent en général, dans les cas relativement récents, des améliorations considérables et paraissent capables de lutter jusqu'à un certain point contre la progression de la maladie ; mais il ne semble pas qu'on puisse leur demander des réductions de volume bien appréciable, ni de lutter contre une affection invétérée.

Impuissance. — L'impuissance est une manifestation pathologique extrèmement complexe dont nous n'entreprendrons pas ici d'étudier les diverses modalités. — Il est des anaphrodisies de nature chirurgicale où l'électricité n'a rien à faire et ce n'est qu'après un examen attentif du malade qu'on peut entreprendre le traitement.

Quand l'impuissance est purement psychique, il y a lieu de procéder à la rééducation du patient, et pour cela, le courant continu en applications périnéo-lombaires est souvent préconisé, mais les applications qui nous ont donné des guérisons vraiment fréquentes sont celles de galvanisation à haute dose des lombes à la nuque à très haute dose en séances de quinze, vingt, trente minutes, répétées tous les deux jours (avec les électrodes en terre glaise, dont nous conseillons ici vivement l'emploi, on arrive facilement à des intensités de 100 milliampères).

Il est vraisemblable, d'après les expériences de physiologie que le courant continu ainsi appliqué augmente le pouvoir réflexogène de la moelle, et d'autre part comme il est certain qu'il modifie notablement la courbe de fatigue des muscles, on peut le considérer comme un tonique général.

Rein douloureux. — Nous ne pensons pas que l'électricté puisse servir ni à replacer un rein mobile ni à calmer les douleurs dues à certains troubles comme la colique néphrétique ; nous ne pensons pas non plus qu'elle puisse modifier la grande crise paroxystique liée vraisemblablement à une torsion de l'uretère, mais nous croyons, avec Laquerrière, l'électricité capable de lutter contre toutes sortes de douleurs rénales sous la dépendance d'un trouble circulatoire ou d'une névralgie.

Dans la plupart des cas nous employons de préférence la galvano-faradisation ou l'ondulatoire qui joignent les effets des variations d'état à ceux du courant continu.

Dès la première application, le soulagement est très marqué, et, en particulier, dans les crises aiguës de congestion du rein, on observe une action analgésique considérable. En une dizaine de séances au plus, on arrive presque toujours à une guérison symptomatique presque complète. Naturellement, il est des cas où on a besoin de recommencer quelques applications au bout d'un certain temps.

Incontinence d'urines. — INDICATIONS. — Sans vouloir entrer dans le détail des différentes formes de l'incontinence d'urine, nous distinguerons deux grandes catégories : .

1° L'*incontinence nocturne*, qui est surtout fréquente dans l'enfance, est une forme d'irritabilité vésicale et peut s'expliquer par le défaut de coordination entre les centres médullaires et les centres conscients. Les courants électriques, en augmentant la tonicité du sphincter, qui, résistant mieux, transmet des sensations plus intenses à la moelle ; probablement aussi en mettant en jeu des phénomènes d'ordre nerveux, soit sensitifs, soit réflexes, sont le procédé le plus efficace pour agir dans cette affection. En fait, ils fournissent des résultats à peu près constants. Chez les petits garçons, surtout quand ils sont indociles, les difficultés du cathétérisme ; chez les fillettes déjà grandes, des raisons de convenances, doivent en certains cas faire essayer d'abord les applications externes. En cas d'insuccès, chez ces sujets, et d'emblée chez les petites filles, il faut recourir aux applications intra-urétrales.

2° L'incontinence *diurne et nocturne* est due à la paralysie ou à la paresse du sphincter, elle se rencontre plutôt chez l'adulte et plus fréquemment chez la femme. D'une façon générale, le pourcentage de guérison est bien plus faible que dans l'incontinence purement nocturne ; mais on doit *toujours essayer le traitement* électrique.

Dans certains cas, la paralysie est d'origine purement locale (par exemple l'incontinence des femmes qui ont subi des cathétérismes répétés, des lavages de vessie) et l'électrisation en a facilement et rapidement raison, si, bien entendu, il n'y a pas eu destruction des fibres du sphincter.

Parfois, il est difficile de déterminer si le trouble fonctionnel a une origine locale ou une origine centrale (diabétiques, séniles, médullaires au début pouvant présenter des troubles névritiques passagers), et dans ces cas, l'efficacité du traitement est plus variable.

Enfin, il est des sujets chez lesquels l'incontinence paraît manifestement liée à la destruction des centres médullaires et, évidemment, le pronostic doit être très réservé ; mais là encore le traitement doit être essayé.

Dans tous ces cas d'incontinence diurne et nocturne, il est presque toujours absolument nécessaire de recourir au traitement intra-urétral par l'introduction d'une sonde connue sous le nom d'olive de Guyon l'autre pôle étant placé sur l'abdomen, actionnée par un courant faradique à intermittences lentes pendant cinq minutes environ.

CHAPITRE X

APPAREILS RESPIRATOIRE ET CIRCULATOIRE

Coqueluche. — La coqueluche a une marche presque cyclique : à une période catarrhale fait suite une période de quintes, qui se résout à son tour, au bout d'un certain temps. L'ozone a une action non pas spécifique, mais très énergique, à la période des quintes, sur les quintes et les reprises. On peut objecter il est vrai que toute coqueluche a une tendance normale à la diminution des quintes à partir d'un certain temps, et que le traitement n'y est peut-être pour rien : a cela nous répondons que cette objection tombe en présence de nombreux cas de Hellet, Labbé. Oudin, Doumer, Vernay. Thiellé. Bordier, et des 27 cas que nous avons étudiés aux Enfants-Malades dans le service des Coquelucheux du Dʳ Comby, et qui ont été pris à toutes les phases de la période des quintes.

L'ozone, sans action à la période catarrhale du début et de la fin, doit être employé seulement à la période des quintes.

Il abaisse rapidement le nombre des quintes.

Son action est peut-être encore plus marquée sur les reprises.

L'ozone, n'a aucune action appréciable dans les coqueluches compliquées de broncho-pneumonie.

La durée de la période de quintes est raccourcie ; en résumé : action manifeste et rapide sur la quinte et la reprise, atténuation de la quinte dans son intensité, sa violence, sa durée est pour ainsi dire masquée.

La durée du traitement doit être d'une quinzaine de jours. on fait de deux à quatre inhalations de dix minutes par jour, de préférence avec l'appareil de Labbé et Oudin, qui est transportable. Chaque fois que nous avons cessé trop tôt le traitement, nous avons observé une recrudescence dans le nombre des quintes et d ans leur intensité [1].

Algies cardiaques, palpitations. — D'après Huchard les courants continus (pôle négatif au sternum) pôle positif au cou avec 10 à 15 milliampères pendant quinze minutes ont une action sédative sur le cœur dans les affections aortiques et dans certaines angines de poitrine.

Le bain hydro-électrique dans les affections cardiaques mal compensées aurait une action des plus nettes sur la disparition de l'anasarque, l'augmentation de la diurèse (Gautier, Larat). Les artério-scléreux avancés ne doivent pas être soumis à ce traitement.

Hypertension artérielle. — La haute fréquence, en application générale, d'après Moutier, Challamel, etc., diminue manifestement l'hypertension artérielle. Cet

---

[1] Delherm. *Arch. de Med. infantile*, 1903.

auteur place le malade dans la cage à auto-conduction du professeur d'Arsonval pendant cinq à dix minutes. Presque toujours il a observé une diminution de l'hypertension après la séance d'autoconduction ; en général, elle est de 1 à 2, et ensuite de 3 à 5 centimètres de mercure.

Nous avons très longuement étudié la question, en nous servant du Verdin et du Potain. Si les résultats sur les symptômes fonctionnels de l'hypertension nous ont paru satisfaisants, nous devons dire que nous n'avons pas, sur des malades à hypertension constante, enregistré des abaissements de pression comparables à ceux obtenus par M. Moutier.

Nous avons même avec le Dr Laquerrière étendu nos recherches à l'étude de la circulation capillaire. La pression capillaire n'a pas paru diminuée sensiblement ; et pourtant, fait intéressant, le pléthysmographe de Haillon et Comte nous a montré une augmentation nette de l'amplitude du pouls capillaire [1]. Il paraît donc y avoir une action sur la circulation qui concorde avec les bons résultats symptomatiques observés et sur le mécanisme intime de laquelle nous ne pouvons pas encore nous prononcer.

Anémies. — Lender a montré que les inhalations d'ozone améliorent les maladies dues à un défaut d'oxygénation du sang. La méthode de Hénocque montre que l'oxyhémoglobine et l'activité de réduction augmentent (Tripet, à la Clinique Apostoli, Laquerrière). La radiothérapie donne aussi de bons résultats.

Varices. — On peut améliorer sensiblement les œdèmes, les sensations de lourdeur et de pesanteur, etc., qui se voient toujours au cours des varices. On peut en espérer beaucoup lorsque les malades n'ont que des varices profondes et superficielles ; les résultats sont bien moins brillants quand il existe des paquets variqueux.

Le traitement le plus pratique consiste à mettre à la racine du membre une électrode, tandis que l'autre vient plonger dans un récipient où est immergé le pied et la jambe. Le courant employé est le courant faradique, à trembleur rapide, en utilisant un courant capable de donner une légère tétanisation des muscles.

Il est préférable d'utiliser le courant ondulatoire ou sinusoïdal.

Gautier et Larat se sont bien trouvés du bain hydro-électrique à courant sinusoïdal.

Le même traitement peut être institué dans les *phlébites anciennes*.

Gangrène sénile. — Dans deux cas à marche lente, Laquerrière [2] a pu arrêter d'une façon nette l'évolution de la maladie, grâce à des applications faradiques et d'effluves de haute fréquence.

Leucémies. Adénies. Splénomégalies. — La radiothérapie a une action des plus nettes dans la leucémie.

Aubertin et Beaujard ont publié des cas des plus intéressants, et ils déclarent que la radiothérapie a une action indéniable sur la leucémie myélogène, ce qui contraste avec l'impuissance bien connue des autres médications.

Dans la leucémie lymphatique la diminution des leucocytes s'établit d'emblée, les

---

[1] LAQUERRIÈRE et DELHERM (*Congrès pour l'avancement des Sciences*, Grenoble 1903).

[2] LAQUERRIÈRE. *Bull. de la Soc. d'Électrothérapie*, 1903.

oscillations sont faibles et la courbe uniformément descendante. L'amélioration qualitative ne survient qu'après la leucopénie.

Ces résultats ont été confirmés par Acúna.

Ces auteurs ont constaté qu'après chaque application il y avait augmentation considérable de leucocytes qui baissent ensuite au-dessous du chiffre primitif, et que cette leucocytose est constituée par des polynucléaires et non par des myélocytes.

Nous même avons en cours de traitement un certain nombre de cas qui s'annoncent comme devant être très favorables.

Les résultats durables sont obtenus seulement chez les malades qui ne sont pas encore dans un état de cachexie trop avancée. A cette période même on peut avoir des survies appréciables.

CHAPITRE XI

MALADIES DE LA NUTRITION

L'électricité peut être utilisée dans le traitement des diverses maladies où on constate des troubles de la nutrition, de deux façons différentes : elle peut agir sur les échanges nutritifs eux-mêmes, elle peut être un traitement symptomatique des diverses manifestations pathologiques présentées par le sujet.

Les deux procédés qui sont les plus recommandables et réunissent le suffrage de presque l'unanimité des électrothérapeutes sont le bain hydro-électrique avec courant sinusoïdal et les courants de haute fréquence en applications générales.

À la suite d'expériences comparatives faites autrefois avec Apostoli à sa clinique, nous croyons d'ailleurs avec Laquerrière à la supériorité des courants de haute fréquence qui forment à nos yeux la base de la thérapeutique des affections de cet ordre, comme d'Arsonval l'avait prévu dès le début.

Apostoli a résumé ainsi leurs effets :

Cliniquement : restauration de l'état général; relèvement des forces et de l'énergie ; réveil de l'appétit; amélioration du sommeil, de la digestion ; réapparition de la résistance au travail, de la facilité pour la marche.

Chimiquement[1] : amélioration de la diurèse et élimination plus facile des excreta; suractivité plus grande des combustions et des échanges organiques; tendance du rapport de l'acide urique à l'urée de se rapprocher de la moyenne normale (1/40).

Quant à une thérapeutique spéciale, nous la considérons dans la plupart des cas seulement comme un adjuvant destiné à soulager plus rapidement tel ou tel symptôme, comme on le verra en étudiant chaque groupe de maladies.

Arthritisme. — Nous allons passer successivement en revue les diverses manifestations de cette diathèse.

Rhumatismes[1]. — Dans les poussées subaiguës survenant chez les *rhumatisants chroniques*, nous conseillons soit le courant continu à haute intensité (voir *Rhumatisme blennorrhagique*). soit le courant continu en plaçant une solution de salicylate de soude au pôle *négatif* au pourtour de l'articulation malade. On a ainsi la possibilité de faire pénétrer, comme le recommande Bouchard en ces derniers temps, le médicament exactement là où il doit être utilisé.

Ces traitements sont capables de juguler l'accès, mais les applications générales de haute fréquence sous forme de lit ou de cage sont des plus utiles non seulement pour hâter la guérison, mais pour prévenir les récidives. D'ailleurs, en cer-

---

[1] APOSTOLI et LAQUERRIÈRE. De l'action thérapeutique des courants de H. F. *Annales de l'électrobiologie*, 1899.

tains cas, on se trouvera bien d'employer simplement l'effluvation de H. F. sur les articulations malades. On aura ainsi une action sédative locale et une modification de l'état général.

Dans les diverses formes de *rhumatisme chronique*, c'est surtout sur les applications générales qu'il faut compter ; mais on peut y adjoindre avec fruit des révulsions sous forme d'effluves ou d'étincelles aux points douloureux.

On utilise surtout le lit ou la cage en séance de dix, quinze, vingt, trente minutes, suivant l'intensité de l'appareil et la tolérance du malade (on peut aller jusqu'à une sensation de lassitude agréable, comme celle qui succède à un exercice physique bien dosé, mais sans jamais arriver à une véritable fatigue); dans les cas où les troubles seront assez localisés, on aura recours à l'effluve bipolaire.

Dans les cas moyens ne durant que depuis un certain nombre de mois, on a une amélioration souvent marquée — car il est bien difficile de parler de guérison absolue de la diathèse rhumatismale — en une trentaine de séances.

Mais dans les cas graves, dans les cas très anciens, qui ont été rebelles à toutes les thérapeutiques, le traitement doit être longtemps prolongé, et la chronicité des lésions explique alors qu'une thérapeutique de longue durée soit nécessaire et qu'elle n'aboutisse parfois, quand il s'est constitué des déformations articulaires indélébiles, qu'à des demi-résultats.

Dans le rhumatisme musculaire (torticolis, lumbago, etc.), la faradisation, la galvano-faradisation, calment souvent les douleurs, mais nous préférons l'effluvation de haute fréquence.

Goutte. — En modifiant les échanges, les courants de haute fréquence éloignent parfois les accès de goutte, mais nous croyons utile de compléter son action par un traitement local quand les crises ont laissé à leur suite des lésions, et nous nous rattachons pleinement à la pratique de Guilloz (de Nancy), qui préconise la méthode suivante :

1° Une séance quotidienne de haute fréquence, sous forme de cage (ou de lit);

2° Une séance quotidienne de courant continu : le pôle positif est placé sous forme de bain (solution à 2 p. 100 de carbonate de lithine, alcalinisée avec lithine caustique, environ 1/2 000) au point malade (pied, main, etc.), une grande plaque négative est appliquée sur les reins, l'intensité est portée au maximum de tolérance, 100 à 200 milliampères en certains cas, et la séance dure de vingt à trente minutes. Au début il est parfois bon de faire deux séances par jour.

On obtient, en se conformant à cette technique, non seulement l'atténuation puis l'éloignement et la disparition des accès, mais aussi la résorption des empâtements articulaires.

Dans les *accès de goutte aiguë*, l'usage de l'électrolyse lithinée, avec la technique que nous venons de décrire, provoque presque toujours un soulagement immédiat souvent marqué.

Diabète. — Vigouroux a préconisé autrefois la statique, et a constaté, sous son influence, non seulement le relèvement de l'état général mais encore, parfois, des diminutions considérables de la glycosurie.

Mais la méthode la plus employée est l'application, des courants de haute fréquence sous forme de lit ou de cage ; ils paraissent être, de toutes les modalités électriques, celle qui est de beaucoup la plus efficace ; et, entre autres, une observation de Gandil (de Nice) rapportée à la Société de biologie, et portant sur un confrère dans des conditions telles qu'elle a presque la valeur d'une expérience de laboratoire, montre tout le parti qu'on peut en tirer en certains cas.

Malheureusement, si on obtient d'une façon à peu près constante un relèvement très marqué des forces, une atténuation des divers symptômes qui, pour certains sujets, équivaut à une véritable résurrection, il faut insister sur ce point que l'action sur la glycosurie n'est pas toujours constante : parfois elle est considérable, parfois elle est nulle.

Obésité. — Il est des obèses qui sont, pour ainsi dire, obèses de nature, dont les échanges physiologiques sont normaux et chez qui les traitements ne peuvent avoir que peu d'influence. Il est au contraire des obèses, et ils forment la majorité, qui sont des obèses pathologiques; ils sont devenus obèses accidentellement à la suite d'une hygiène défectueuse, ils sont neuro-arthritiques, l'analyse des urines montre des troubles de la nutrition.

Le bain de lumière électrique, avec une technique qui variera suivant l'appareil employé, donne également des résultats qui sont parfois extrêmement brillants. Dans un cas, nous avons obtenu un amaigrissement de 133 kilos à 112 en 20 bains : le résultat persiste depuis un an.

Rachitisme. — Certains auteurs repoussent l'usage de l'électricité, trop capable d'activer la désassimilation; nous n'avons pas d'expérience personnelle, mais nous pensons que, si l'on manie les divers courants avec prudence en prenant soin de ne pas causer de fatigue aux petits malades, on doit espérer modifier la nutrition du sujet.

Les courants de haute fréquence nous paraissent très indiqués et, d'autre part, Sagretti de Rome, qui a soigné 40 cas par les bains hydro-électriques avec courant sinusoïdal, dit que ce traitement réussit rapidement, même dans les cas graves. Tederchi et Bonadei, en Italie, Albert Weill, en France, préconisent le courant continu, faible dose, des pieds à la nuque (5 à 6 milliampères).

CHAPITRE XII

ÉLECTROTHÉRAPIE GYNÉCOLOGIQUE

La gynécologie d'abord presque exclusivement médicale, devint brusquement, au moment des conquêtes de l'antisepsie, du domaine chirurgical.

Mais, après une période d'enthousiasme du reste bien légitime, on a été amené à penser que toute intervention thérapeutique en gynécologie ne se réduisait pas uniquement à l'intervention opératoire et qu'il fallait faire une large part aux traitements conservateurs.

C'est, qu'en effet, on a de plus en plus tendance à reconnaître aux phénomènes congestifs, aux localisations arthritiques, la place légitime qui leur est due en gynécologie, alors que jusqu'à ces derniers temps on avait imputé uniquement à l'infection toutes les manifestations morbides de l'appareil génital.

Beaucoup de ces malades, arthritiques, hystériques ou neurasthéniques, après quelques opérations de petite chirurgie, qui loin de satisfaire leur avidité morbide n'amenait qu'une sédation momentanée, forçaient la main au chirurgien; et beaucoup de femmes castrées subissaient souvent, sous l'influence de l'insuffisance ovarienne, des modifications mentales telles, que déséquilibrées parfois à jamais, elles allaient s'échouer dans les services spéciaux et dans les asiles.

La gynécologie médicale a donc tendance à reprendre la place qui lui est due.

Comme modificateur de l'état général, comme sédatif de la douleur, comme agent vaso-moteur, l'électricité avec la diversité de ses modalités, est, si on sait la manier, un mode thérapeutique des plus efficaces.

L'emploi de l'électricité en gynécologie n'est jamais dangereux, à condition qu'on ait une pratique suffisante des applications électriques, et une connaissance suffisante du diagnostic gynécologique.

Les non-spécialistes doivent se borner à faire quelques applications vaginales.

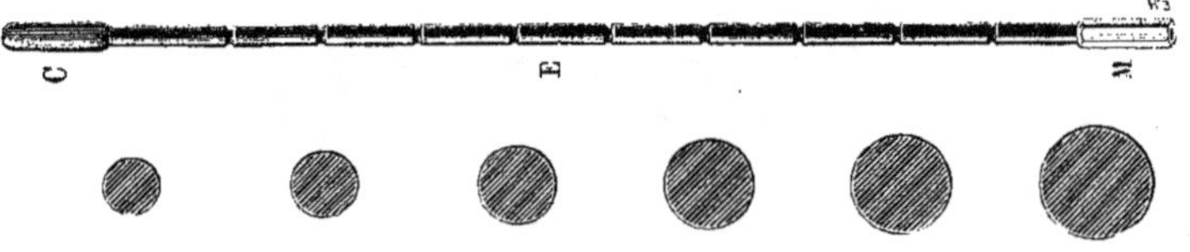

Fig. 12. — Jeu d'électrodes (charbon d'Apostoli).

Pour ces applications, il est utile d'avoir, en outre des appareils décrits déjà, des sondes spéciales, dites charbons d'Apostoli.

Technique d'une application vaginale galvanique. — L'électrode en charbon, recouverte d'une couche d'ouate imbibée d'eau, essorée, et enduite de vaseline, est portée dans le vagin, dans le cul-de-sac que l'on veut atteindre, elle est reliée au pôle dont on veut utiliser l'action particulière, on place sur l'abdomen une grande plaque, on débite l'intensité progressivement, et à la fin de la séance, on redescend lentement à zéro.

Quand on veut introduire l'électrode dans l'utérus il ne faut pas la recouvrir d'ouate.

La technique de l'application faradique est identique.

Troubles congestifs utérins et péri-utérins. — Sans entrer dans aucun détail sur la pathogénie et la classification de ces troubles fonctionnels, nous les engloberons tous dans un même chapitre.

En présence de congestions pelviennes, d'œdème, d'exsudats, de lésions inflammatoires non suppurées, on utilisera avec avantage la faradisation vagino-abdominale, à trembleur rapide, à intensité modérée, en séance ne dépassant pas cinq minutes.

Il faut agir avec prudence et ne pas donner de courants trop intenses, ou procéder à des manœuvres trop brutales.

Le courant ondulatoire pourra être utilisé en cas d'échec.

Si les phénomènes congestifs sont dus à des irrégularités menstruelles il faut avoir recours aux applications galvaniques négatives intracervicales qui établissent une perméabilité normale du canal utérin.

Si les troubles congestifs sont symptomatiques d'une lésion bien caractérisée, c'est à cette lésion que le traitement doit s'adresser d'abord.

Lésions non suppurées de la trompe et de l'ovaire. — Toutes les fois qu'on se trouve en présence d'une lésion non suppurée il faut avant l'intervention chirurgicale épuiser les ressources du traitement conservateur.

On utilise les courants à états variables (faradisation, courant ondulatoire), en applications soit vaginales, soit intra-utérines.

On obtient le plus souvent dans les premières séances une atténuation marquée des douleurs, et il est fréquent de voir des malades tellement soulagées de leurs divers symptômes qu'elles se considèrent comme guéries alors que l'état anatomique ne semble pas s'être souvent modifié très sensiblement.

Ovaire scléro-kystique. — Il n'y a pas de traitement électrique qui permette de modifier anatomiquement ces lésions ovariennes, mais on peut très souvent donner à certaines malades une amélioration telles qu'elle peut et doit les mettre à l'abri d'une intervention chirurgicale.

On utilise, soit le courant faradique à interruptions rapides, soit le courant ondulatoire, en applications vaginales.

Névralgies pelviennes. — Elles sont, tantôt primitives sans aucune cause locale, tantôt secondaires et liées à une lésion génitale plus ou moins accusée.

Quand il y a une lésion il faut commencer par la guérir, mais même quand on y est parvenu, souvent les manifestations nerveuses persistent encore.

L'ovaralgie paroxystique, caractérisée par des crises douloureuses intenses et brusques doit être traitée par le courant faradique en applications bipolaires, soit vaginale, soit intra-utérine. Il est parfois nécessaire de faire des séances un peu longues, et d'atteindre une intensité élevée.

En général on obtient des résultats très marqués, et les malades sont très améliorés pour une durée plus ou moins longue.

Les névralgies pelviennes chroniques ne sont le plus souvent que de véritables topoalgies neurasthéniques, elles sont constituées par des douleurs assez vagues et assez variables comme localisation, mais continuelles.

Dans ces formes en général très rebelles on a quelques succès, soit par la

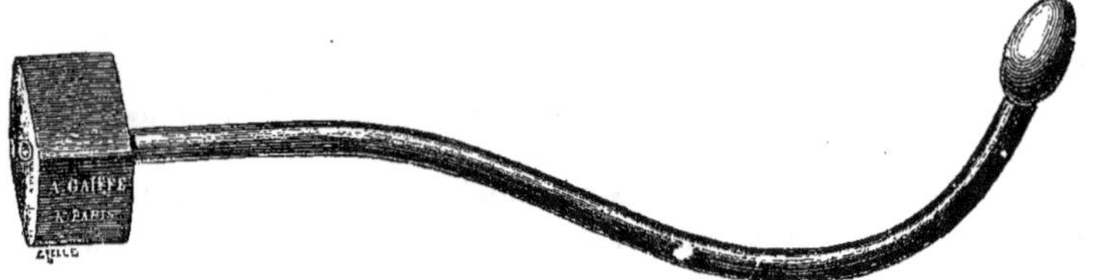

Fig. 13. — Excitateur rectal ou vaginal.

faradisation, soit par la statique, mais il faut savoir que souvent ces affections sont plus tenaces et qu'il faut des semaines et des mois pour obtenir une amélioration définitive. On a recours à des procédés doux : faradisation vaginale légère. courant ondulatoire, ou courant continu vaginal selon les cas 1 à 30 milliampères environ).

Métrites. — Dans la métrite chronique c'est à la galvanocaustique qu'il faut avoir recours : une électrode en charbon ou en platine selon les dimensions de la cavité étant introduite dans l'utérus, l'autre pôle étant abdominal, avec des intensités élevées, 40, 50 milliampères et plus.

C'est surtout dans la métrite chronique qu'on utilise avec fruit les électrodes de métal électrolysables (zinc, argent ou cuivre). Le métal est décomposé électrolytiquement et laisse dans l'épaisseur de la muqueuse une couche d'oxychlorure du métal qui constitue un pansement antiseptique profond.

Dans l'utérus arthritique atteint de métrite, l'emploi du pôle positif ou de la faradisation à gros fil à intermittence lente, donne souvent des résultats là où toute thérapeutique classique a échoué.

C'est au pôle négatif qu'il faut avoir recours dans certaines métrites parenchymateuses. et dans certaines dispositions anatomiques spéciales (atrésie, flexion) où le produit des sécrétions a tendance à stagner dans l'utérus, ce qui en assure le drainage.

Dans la métrite hémorragique c'est au pôle positif intra-utérin avec 80, 100 milliampères l'autre pôle en la paroi antérieure qu'il faut donner la préférence. Ce pôle peut être considéré comme le plus puissant des hémostatiques.

Dans la subinvolution utérine la meilleure des thérapeutiques consiste dans l'emploi du courant faradique intra-utérin de préférence avec la bobine à gros fil, en séance courte de trois minutes, en réglant le trembleur de manière à avoir 150 à 200 interruptions par minute.

L'application intra-utérine positive (Zimmern) donne de très bons résultats.

Fibromes. — En dehors de la chirurgie dont nous n'avons pas ici à discuter les indications, de tous les traitements conservateurs, la méthode électrique l'emporte de beaucoup sur les autres actuellement en usage contre les fibromes.

Bien des procédés peuvent être utilisés, mais les deux vraiment efficaces sont la faradisation et la méthode d'Apostoli.

La faradisation à gros fil, un pôle vaginal, un pôle abdominal, en séance de trois minutes, avec 150 interruptions à la minute, chaque jour, a donné des résultats satisfaisants contre l'hémorragie, mais ces résultats sont parfois peu durables.

La méthode d'Apostoli demande plus de soin, ne peut être maniée qu'après quelque apprentissage, mais est supérieure à la précédente.

Elle consiste en applications intra-utérines positives (sonde ou charbon), l'autre pôle négatif constitué par une électrode de préférence en terre glaise sur la paroi abdominale. L'intensité est de 60, 80, 100 milliampères pendant cinq minutes environ trois fois par semaine.

Pratiquée suivant les règles exposées par Apostoli en 1881, elle donne les résultats suivants :

Arrêt de l'accroissement du fibrome, 60 p. 100.

Diminution du volume de la tumeur, 10 à 15 p. 100 surtout pour les fibromes interstitiels. Cette diminution n'aboutit presque jamais à la disparition.

Mobilisation fréquente du fibrome soit par diminution soit par disparition des phénomènes congestifs, réduction ou résorption des adhérences ou exsudats.

Tendance à l'expulsion de la masse fibreuse hors de l'utérus.

Au point de vue des symptômes, on observe en général dès le début, l'atténuation ou la disparition des phénomènes de compression (troubles urinaires, constipation, des douleurs soit menstruelles, soit intermenstruelles, 70 p. 100).

Enfin, les hémorragies sont arrêtées dans 80 à 90 p. 100 des cas : c'est là le point capital, le résultat le plus important donné par la méthode d'Apostoli.

L'état général se relève aussi en général rapidement.

Les résultats éloignés sont difficiles à apprécier par des chiffres, une série de facteurs en particulier, l'âge de la malade pouvant influer sur eux : mais la lecture des observations de la thèse de Laquerrière qui a recherché à seize ans de distance les malades de la thèse Carlet, montre que les résultats éloignés de la méthode d'Apostoli sont particulièrement brillants[1].

Betton Massey[2], qui a étudié les résultats éloignés de cent dix cas de traitement de fibrome par la méthode d'Apostoli, conclut que les trois quarts des cas restent pratiquement guéris à plusieurs années de distance.

Quelques malades, dans la proportion de 10 à 20 p. 100 (Apostoli), réclament un traitement complémentaire de courte durée, il s'agit alors de femmes jeunes qui ont parfois besoin durant les longues années qui les séparent de la ménopause, de quelques séries de séances pour prévenir ou combattre les récidives qui peuvent survenir.

Indications et contre-indications. — D'une façon générale on peut avec Ricard[2] diviser les fibromes en trois catégories :

1° *Ceux qu'il ne faut pas opérer* sont : *a*, les fibromes de petit volume ne don-

---

[1] LAQUERRIÈRE. *Études cliniques sur le traitement électrique des fibromes utérins.* Paris, 1900.
[2] BETTON MASSEY. *Journal Americ. medic. Ass.*, 21 mai 1904.

nant que des symptômes légers : la plupart du temps une cure électrique de courte durée empêche l'accroissement de volume et débarrasse le malade des symptômes pour un certain nombre d'années au moins ; *b*, les fibromes énormes, ou s'accompagnant d'un état général par trop précaire (tuberculose, diabète, etc.), car « on n'opère pas les moribonds » (Ricard) ; sans prétendre que l'électricité guérisse complètement même symptomatiquement ces malades, elle leur procure au moins une amélioration plus ou moins grande mais qui presque toujours est suffisante pour leur rendre la vie tolérable et qui parfois est considérable ; en tout cas, ici, le traitement électrique est le traitement de choix ; *c*, les fibromes même ceux sérieux par leurs symptômes ou leur volume, mais qu'on rencontre chez des femmes qui sont très près de la ménopause.

2° *Ceux qu'on peut opérer*. — Ce sont ceux qui augmentent de volume ou occasionnent des symptômes sérieux ; ces fibromes sont presque toujours justiciables de la méthode d'Apostoli et, à vrai dire, les échecs sont absolument rares. Nous croyons donc qu'elle doit toujours être essayée avant de tenter l'ablation, au moins s'il n'y a pas de raisons (conditions sociales par exemple) qui font que la malade exige d'être débarrassée rapidement de son infirmité. — Il faut d'ailleurs savoir qu'une certaine persévérance est nécessaire : bon nombre de cas que les chirurgiens opèrent en les considérant comme des échecs de l'électricité sont simplement des cas où la malade n'a eu que quelques séances ; ou bien elle s'est lassée, trouvant qu'elle n'était pas totalement guérie après un petit nombre d'applications, ou bien, se sentant tout à fait bien après deux ou trois semaines de traitement, elle n'a pas continué malgré les conseils de l'électricien et, voyant une rechute se produire au bout de peu de temps, elle proclame l'inefficacité des courants :

3° *Ceux qu'on doit opérer*. — Ce sont *a*, les fibromes qui donnent des symptômes sérieux ou ne présentent pas d'amélioration après un essai loyal de l'électricité ; ces cas répondent presque toujours à des bizarreries anatomiques qu'on reconnaît lors de l'opération (fibromes à grande cavité kystique (Apostoli), fibrome télangiectasique[1], etc.) ; *b*, les fibromes qui rentrent dans les catégories que nous allons exposer aux contre-indications.

Contre-indications absolues[2]. — 1° Il ne faut pas employer l'électricité dans les fibromes avec lesquels coïncide une des affections que nous avons énumérées comme contre-indiquant l'usage de l'électrothérapie (suppuration pelvienne, cancer, kyste de l'ovaire) ;

2° Il ne faut pas non plus l'utiliser lorsqu'il y a torsion du pédicule d'un fibrome sous-péritonéal, ou lorsqu'il y a sphacèle d'un polype, ni contre les fibromes à marche très rapide (forme galopante de Pozzi), car tout retard apporté à l'ablation chirurgicale est une faute.

Contre-indications relatives[3]. — 1° La coexistence d'un polype nettement pédiculé peut permettre l'usage de la méthode d'Apostoli ; par contre, la constatation d'un polype très peu pédiculé et à plus forte raison d'une masse sous-muqueuse à

---

[1] *Gazette des hôpitaux*, 1899.

[2] LAQUERRIÈRE. Insuccès de l'électrothérapie dans un cas du fibrome utérin, *Société d'électrothérapie*, mai 1902.

[3] LAQUERRIÈRE. Réflexions sur le traitement des fibromes (1re et 2e notes). *Société d'électrothérapie*, 1900. — Comment il faut entendre les contre-indications au traitement électrique des fibromes. *Congrès de Berne*, 1902.

peine énucléée doit faire pencher la balance vers l'intervention chirurgicale, car dans ces cas il y aurait bien des chances pour que les hémorragies deviennent redoutables avant que l'électricité ait déterminé la pédiculisation et la chute de la masse ;

2° La présence de masses sous-péritonéales ne doit faire rejeter l'usage de l'électricité que si les troubles paraissent dus surtout à ces masses (fibrome sous-péritonéal enclavé, par exemple) ; car ces masses, à cause de la diffusion du courant, ne seront jamais traversées que par une intensité faible ne permettant pas d'espérer une action sérieuse sur leur volume. Par contre, si les symptômes sont ceux du fibrome en général, l'hémorragie par exemple, il est infiniment probable que les troubles sont dus à d'autres noyaux, ceux-là interstitiels, ou à la métrite concomitante, aussi on retirera le plus souvent du traitement les bénéfices habituels ;

3° Une maladie générale ne contre-indique que rarement l'emploi de l'électricité, nous avons soigné des anémiques, des cardiaques, des tuberculeux, des albuminuriques, dont la santé générale contre-indiquait une opération et qui ont souvent retiré du traitement des bénéfices marqués.

En résumé, c'est surtout dans le fibrome interstitiel ou moyennement saillant, avec hémorragies, que les résultats sont les plus brillants. Dans les autres cas, quoique les indications, posées par Apostoli en 1881, soient devenues un peu plus restreintes, par suite du progrès que la chirurgie a fait depuis, il faut tenter l'électricité, et particulièrement si l'on a quelque raison de craindre les conséquences mentales d'une intervention (insuffisance ovarienne).

APPLICATIONS OBSTÉTRICALES

Sécrétion lactée. — Le bain statique simple paraît exciter toutes les sécrétions ; mais l'excitation directe des seins au moyen de l'effluve statique (Mauduyt) active presque constamment la sécrétion lactée. Le même résultat est obtenu par la faradisation mammaire pratiquée successivement sur chaque sein une dizaine de minutes chaque jour.

Vomissements de la grossesse. — La technique (voir p. 520) est la même que pour le vomissement incoercible hystérique : pour certains auteurs du reste, les vomissements de la grossesse sont purement d'origine nerveuse. Nous ne nions pas l'origine toxique de ces vomissements, et nous ne prétendons pas que l'électricité doive toujours réussir ; mais ce que nous pouvons dire, c'est qu'Apostoli n'avait rarement rencontré d'insuccès, et que personnellement nous avons presque toujours eu des résultats favorables, bien que nous ayons traité souvent des cas graves et parfois des cas où l'avortement avait été proposé.

En tous cas, nous estimons que la galvanisation du pneumo-gastrique a donné jusqu'ici, quand elle a été *bien appliquée*, des résultats assez brillants *pour qu'elle doive systématiquement être essayée* avant d'avoir recours à l'avortement provoqué.

Paralysie obstétricale. — Quand on est en présence d'une paralysie obstétricale, une première question se pose : la paralysie est-elle grave ou bénigne ? Seul, l'électro-diagnostic fait quelques jours après la naissance, peut fixer d'une manière certaine sur le degré de gravité de l'affection.

Si les muscles réagissent au courant faradique, le traumatisme n'est pas grave, et en six semaines à deux mois, on peut, avec un traitement électrique approprié, obtenir la guérison.

Si les muscles présentent la réaction de dégénérescence, il faut compter parfois sur cinq ou six mois de traitement et davantage surtout pour le deltoïde (Larat) qui ne revient que lentement, comme nous avons pu le constater bien souvent nous-même à l'hôpital Bretonneau.

Quand on est ainsi fixé sur le pronostic, il faut immédiatement instituer un traitement électrique judicieux, car il arrive souvent, si le membre n'est pas électrisé régulièrement, que des muscles qui semblent peu atteints, au début, présentent au bout de quelques semaines la DR complète.

α) *L'excitabilité faradique existe.* C'est le courant faradique qu'on doit utiliser ; on fixe une électrode au dos, l'autre électrode, tenue par l'opérateur est portée successivement sur chacun des muscles paralysés au niveau du point moteur. Le trembleur étant réglé de manière à avoir des interruptions lentes, environ quarante à la minute, on fait contracter chaque muscle une vingtaine de fois environ, chaque jour au début, trois fois par semaine ensuite.

β) *L'excitabilité faradique est abolie.* C'est au courant continu qu'il faut avoir recours. On place une électrode reliée au positif sur l'épaule, qu'elle recouvre en entier. On plonge le bras dans une petite cuvette remplie d'eau tiède où le pôle négatif est immergé. On amène lentement le courant à 3 ou 4 milliampères pendant cinq à dix minutes, temps au bout duquel on le redescend à zéro sans provoquer de contractions musculaires.

Au bout de quelques jours, on continue à faire l'application du courant continu comme nous venons de la décrire.

A la fin de la séance on prend à la main le tampon relié au pôle négatif, on le porte sur chacun des muscles paralysés surtout le deltoïde et on le fait contracter un certain nombre de fois en faisant des interruptions de courant.

En raison de la minceur de la peau des enfants il faut agir avec précaution.

Nous ne saurions trop insister sur l'importance qu'il y a à électriser dès le début des accidents.

NOMENCLATURE

APPAREILS ÉLÉMENTAIRES

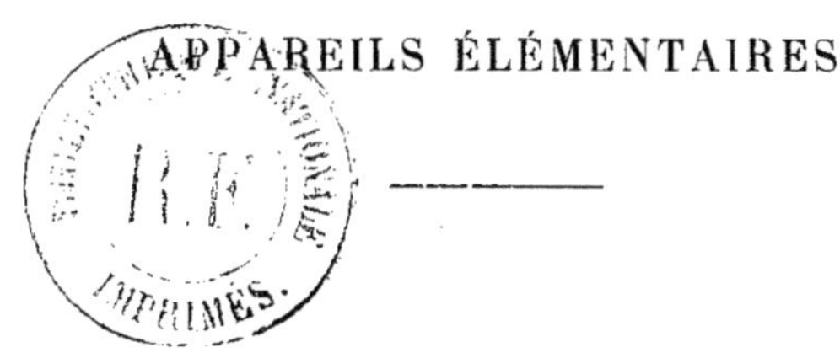

		ENVIRON	
Batterie galvanique	. . . .	110	francs.
Hystéromètre en charbon d'Apostoli	. . . .	8	—
Excitateur de Tripier	. . . .	12	—
Tampons	. . . .	1,50 à 3	—
Plaques	. . . .	3 et 6	—
Appareil faradique de Tripier	. . . .	130	—
Galvanomètre	. . . .	40	—
Rhéostat	. . . .	25 à 60	—
Fils	. . . .	1 fr. 50	
Aiguilles à angiomes	. . . .	2 fr. 50	
Excitateur de Tripier, vaginal et rectal	. . . . . .	6 fr. 50	

INDEX ALPHABÉTIQUE

I. — ORTHOPÉDIE

II. — VOIES URINAIRES

V

III. — GYNÉCOLOGIE

A

B

C

D

E

F

G

H

I

K

L

IV. — OBSTÉTRIQUE

V. — ÉLECTROTHÉRAPIE ET RADIOTHÉRAPIE

TABLE DES MATIÈRES

CHIRURGIE ORTHOPÉDIQUE

CHAPITRE X

CHAPITRE XI

CHAPITRE XII

GYNÉCOLOGIE

CHAPITRE PREMIER

CHAPITRE II

CHAPITRE III

CHAPITRE IV

CHAPITRE V

CHAPITRE VI

OBSTÉTRIQUE

PREMIÈRE PARTIE

Diagnostic, indications, manuel opératoire.

CHAPITRE PREMIER

CHAPITRE II

CHAPITRE III

CHAPITRE IV

CHAPITRE V

CHAPITRE VI

CHAPITRE VII

CHAPITRE VIII

CHAPITRE IX

CHAPITRE X

DEUXIÈME PARTIE

Pathologie de la grossesse.

CHAPITRE PREMIER

CHAPITRE II

CHAPITRE III

CHAPITRE IV

CHAPITRE V

CHAPITRE VI

CHAPITRE VII

CHAPITRE VIII

CHAPITRE IX

TROISIÈME PARTIE

Maladies de l'œuf.

CHAPITRE PREMIER

CHAPITRE II

CHAPITRE III

CHAPITRE IV

QUATRIÈME PARTIE

Dystocie.

CINQUIÈME PARTIE

Hémorragies pendant la grossesse et l'accouchement.

CHAPITRE PREMIER

CHAPITRE II

CHAPITRE III

SIXIÈME PARTIE

Opérations.

CHAPITRE PREMIER

CHAPITRE II

CHAPITRE III

CHAPITRE IV

CHAPITRE V

CHAPITRE VI

CHAPITRE VII

CHAPITRE VIII

SEPTIÈME PARTIE

Puériculture.

CHAPITRE PREMIER

CHAPITRE II

ÉLECTROTHÉRAPIE ET RADIOTHÉRAPIE

CHAPITRE PREMIER

CHAPITRE II

CHAPITRE III

CHAPITRE IV

CHAPITRE V

Maladie de Little. — Tabes. — Paralysie infantile. — Paralysie faciale. — Névrites.
— Névralgies. — Hystérie. — Neurasthénie. — Syndrome de Basedow. — Chorée de
Sydenham. — Psychoses. — Tics, crampes des écrivains.

CHAPITRE VI

Asphyxie chloroformique. — Fractures et leurs suites. — Entorse. — Arthrites. —
Tuberculose chirurgicale. — Névrites pulmonaires. — Pied bot. — Myalgies. —
Nævi. — Radiothérapie des cancers.

CHAPITRE VII

OEsophage. — Estomac. — Constipation. — Colite muco-membraneuse. — Occlusion intestinale. — Hémorrhoïdes.

CHAPITRE VIII

Hypertrichose. — Nævi. — Prurits. — Eczémas. — Epithélioma cutané.

CHAPITRE IX

Rétrécissement de l'urètre. — Hypertrophie de la prostate. — Impuissance. —
Incontinence.

CHAPITRE X

Coqueluche. — Algies cardiaques. — Varices. — Leucémies, etc.

CHAPITRE XI

Arthritisme. — Diabète. — Obésité. — Rachitisme.

CHAPITRE XII

Technique d'une application vaginale galvanique. — Troubles congestifs utérins
et péri-utérins. — Lésions non suppurées de la trompe et de l'ovaire. — Ovaire
scléro-kystique. — Névralgies pelviennes. — Métrites. — Applications obstétricales.

ÉVREUX, IMPRIMERIE DE CHARLES HÉRISSEY

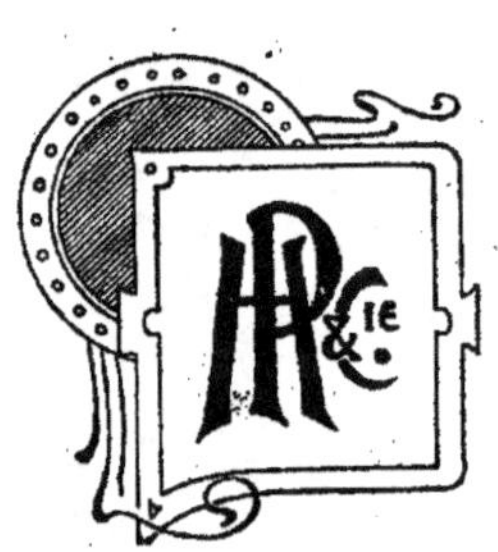